Tratado de Reabilitação

INSTITUTO PHORTE EDUCAÇÃO
PHORTE EDITORA

Diretor-Presidente
Fabio Mazzonetto

Diretora-Executiva
Vânia M. V. Mazzonetto

Editor-Executivo
Tulio Loyelo

Paulo Yazbek Jr. – Lívia Maria Santos Sabbag – Linamara Rizzo Battistella

Tratado de Reabilitação

Diretrizes nas afecções cardiovasculares, neuromusculares e musculoesqueléticas

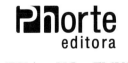

IMREA – HC – FMUSP

São Paulo, 2010

Tratado de reabilitação: diretrizes nas afecções cardiovasculares, neuromusculares e musculoesqueléticas
Copyright © 2010 by Phorte Editora

Rua Treze de Maio, 596
CEP: 01327-000
Bela Vista – São Paulo – SP
Tel/fax: (11) 3141-1033
Site: www.phorte.com   *E-mail*: phorte@phorte.com

Nenhuma parte deste livro pode ser reproduzida ou transmitida de qualquer forma ou por quaisquer meios eletrônico, mecânico, fotocopiado, gravado ou outro, sem autorização prévia por escrito da Phorte Editora Ltda.

CIP-BRASIL. CATALOGAÇÃO-NA-FONTE
SINDICATO NACIONAL DOS EDITORES DE LIVROS, RJ

Y37r

Yazbek Junior, Paulo
   Tratado de reabilitação: diretrizes nas afecções cardiovasculares, neuromusculares e musculoesqueléticas / Paulo Yazbek Jr., Livia Maria dos Santos Sabbag, Linamara Rizzo Battistella. - São Paulo: Phorte, 2010.
   808p. : il.

   Inclui bibliografia
   ISBN 978-85-7655-260-4

   1. Coração - Doenças - Pacientes - Reabilitação. I. Sabbag, Livia Maria dos Santos. II. Battistella, Linamara Rizzo. III. Título.

09-6008.   CDD: 616.12062
                                  CDU: 616.12-085

19.11.09 27.11.09   016397

Impresso no Brasil
Printed in Brazil

Autores

Paulo Yazbek Jr.
Médico pela FCMS
Doutor em Ciências – Área de concentração em Cardiologia (FMUSP)
Especialista em Cardiologia (SBC e INCOR-HC-FMUSP)
Especialista em Ergometria (SBC) e em Medicina Esportiva (EEUSP)
Curso de Ergometria e Ergoespirometria no Memorial Medical Center (LA-EUA)
Médico-Chefe Assistente da Cardiologia do IMREA-HC-FMUSP

Livia Maria dos Santos Sabbag
Doutora em Ciências – Área de concentração em Cardiologia (FMUSP)
Especialista em Cardiologia (SBC) e em Ergometria (SBC)
Médica Cardiologista do IMREA-HC-FMUSP

Linamara Rizzo Battistella
Médica Fisiatra
Doutora em Medicina (FMUSP)
Professora Associada do Departamento de Medicina Legal, Ética Médica, Medicina Social e do Trabalho da Faculdade de Medicina de São Paulo
Presidente da International Society of Physical and Rehabilitation Medicine – ISPRM (2004-2006)
Presidente Honorária de ISPRM.
Secretária de Estado dos Direitos da Pessoa com Deficiência desde 2008 (Governo do Estado de São Paulo)

Colaboradores

Adilson Gonçalves
Educador Físico – IMREA HC FMUSP

Adriana Pinto Bellini Miola
Especialista em Cardiologia – Ergometria e Reabilitação do IMC de São José do Rio Preto

Alexandra Passos Gaspar
Fisiatra do Hospital Sírio Libanês e da AACD

Almir Sergio Ferraz
Doutor em Ciências – Área de concentração em Cardiologia (FMUSP)

Álvaro José Bellini
Especialista em Cardiologia – Chefe do IMC de São José do Rio Preto

Andrea Karina Meszaros Bueno Silva
Mestre em Fisioterapia (USP) e Supervisora IDPC

Andréa Thomaz
Especialista em Fisiatria (IMREA-HC-FMUSP)

Arlete Camargo de Melo Salimene
Doutora em Serviço Social (PUC-SP) e Diretora do Serviço Social do IMREA-HC-FMUSP

Augusta Leite Campos
Mestre em Cardiologia (UFF-RJ)

Caio César Jorge Medeiros Jr.
Doutor em Ciências – Área de concentração em Cardiologia (FMUSP)

Carla Paschoal Corsi Ribeiro
Fisioterapeuta do Serviço de Fisioterapia do IMREA-HC-FMUSP

Carlos Alexandrino Brito
Fisiatra-assistente e Coordenador da Escola de Postura do IMREA-FMUSP

Carlos Alberto Cyrillo Sellera
Mestre em Ciências (UNIFESP – EPM)

Carmen Silva Figliolia
Terapeuta ocupacional e chefe do IMREA-HC-FMUSP

Célio Ronaldo Tuda
Especialista em Cardiologia (FMUSP)

Cristina Ichihara
Assistente Social e Especialista em Serviço Social – Reabilitação de pessoa com deficiência física do HC-FMUSP

Christina May Moran de Brito
Doutora em Ciências – Área de concentração em Fisiatria (FMUSP)

Cristiane Akie Kavamoto
Fisiatra (IMREA-HC-FMUSP e AACD)

Cristiane Bonilha Boreggio Antonelli
Educadora Física – IMREA-HC-FMUSP

Cristiane Vieira Cardoso
Educadora Física – IMREA-HC-FMUSP

Denise Maisa Surantes
Pós-graduanda em Cardiologia (UNIFESP – EPM)

Donaldo Jorge Filho
Doutor em Ciências – Área de concentração em Fisiatria (FMUSP)

Edgard O. C. Prochaska
Doutor em Odontologia (USP)

Edmar Alcides Bocchi
Professor Associado e Livre-Docente da FMUSP e Diretor da Unidade de Transplante do INCOR-HC-FMUSP

Eduardo César Swensson
Educador Físico – IMREA-HC-FMUSP

Eduardo Villaça Lima
Doutor em Ciências – Área de concentração em Cardiologia (FMUSP)

Giuseppe Dioguardi
Especialista em Cardiologia e Medicina Esportiva (IDPC) e pós-graduação em Cardiologia (IDPC-USP)

Gracinda Rodrigues Tsukimoto
Diretora do Serviço de Saúde e Terapeuta Ocupacional do IMREA-HC-FMUSP

Guilherme Veiga Guimarães
Doutor em Ciências – Área de concentração em Cardiologia (INCOR-HC-FMUSP)

Gustavo Fonseca Paz Ferreira
Especialista em Medicina Esportiva (IDPC)

Harumi Nemoto Kaihami
Mestre em Ciências – Área de concentração em Psicologia (FMUSP)

Isabel Chateaubriand Diniz de Salles
Fisiatra Coordenadora do Hospital Sírio Libanês e da AACD

Japy Angelini Oliveira Filho
Professor associado e Livre-Docente em Cardiologia (UNIFESP – EPM)

João Vicente Vitola
Professor-adjunto de Medicina (UFPR) e Doutor em Ciências (FMUSP)

José Augusto Fernandes Lopes
Mestre em Sistemas Eletrônicos (Escola Politécnica – USP)

José Cláudio Meneghetti
Doutor em Ciências – Área de concentração em Cardiologia (FMUSP)

José Maria Santarém
Doutor em Ciências – Área de concentração em Fisiatria e Reumatologia

Leda Maria Campos Guerra
Mestre (FOUSP), especialista em Medicina Bucomaxilo Facial e Diretora de Odontologia do IMREA-HC-FMUSP

Luiz Eduardo Mastrocolla
Doutor em Ciências – Área de concentração em Cardiologia (FMUSP)

Marcelo Alves Mourão
Médico-Chefe da Fisiatria do IMREA-HC-FMUSP

Marcelo Riberto
Doutor em Ciências – Área de concentração em Fisiatria (FMUSP)

Marcos Valério Rezende
Doutor em Ciências – Área de concentração em Cardiologia (FMUSP)

Maria Cecília dos Santos Moreira
Mestre Fisioterapeuta e Diretora do Serviço de Fisioterapia do IMREA-HC-FMUSP

Marta Imamura
Doutora em Ciências – Área de concentração em Fisiatria (IOT-HC-FMUSP)

Mauricio Koprowski Garcia
Fisioterapeuta e Educador Físico – Reabilitação em Piscina do IMREA-HC-FMUSP

Midori Cristina Silvestre Namihira
Fisiatra do IMREA-HC-FMUSP

Milton Artur Ruiz
Doutor em Ciências – Medicina Interna (Unidade Estadual de Campinas) e mestre (UNIFESP – EPM)

Mônica Milinkovic de la Quintana
Especialista em Reabilitação (IIC-FMUSP)

Nabil Ghorayeb
Doutor em Ciências – Área de concentração em Cardiologia (FMUSP)

Nilsa Cecília Mammana Madureira
Mestre em Saúde do Adulto (EEUSP) e Diretora da Divisão de Enfermagem do IMREA-HC-FMUSP

Oswaldo Tadeu Greco
Doutor em Ciências (FAMERP e USP) e Responsável pelo setor MP e TC do IMC de São José do Rio Preto

Patricia Cantericui Vianna
Fisiatra do IMREA-HC-FMUSP

Priscilla Pereira dos Santos Otsubo
Fisioterapeuta do Serviço de Fisioterapia do IMREA-HC-FMUSP

Renata Maria Ortiz de Silva
Mestre em Fundamentos de Enfermagem (EEUSP)

Ricardo Contesini Francisco
Especialista em Cardiologia e Medicina Esportiva (IDPC) e pós-graduado (UNIFESP)

Ricardo Vivacqua Costa
Doutor em Ciências – Área de concentração em Cardiologia (FMUSP)

Rita de Cássia Montelli
Educadora Física – IMREA-HC-FMUSP

Roberto Guimarães Alfieri
Doutor em Ciências – Área de concentração em Cardiologia (FMUSP)

Romeu Sergio Meneghelo
Doutor em Ciências – Área de concentração em Cardiologia (FMUSP)

Rose Mary Maciel
Especialista em Assuntos de Família, Terapeuta familiar da PUC e da USP e Assistente Social-Chefe do IMREA-HC-FMUSP

Satiko Tomikawa Imamura
Doutora em Ciências – Área de concentração em Fisiatria (IMREA-HC-FMUSP)

Sandro Pinelli
Médico-Assistente e especialista em Cardiologia (IDPC)

Sonia Askanuch Yezeguilian
Nutricionista E Especialista em Saúde Pública (Faculdade de Saúde Pública da USP)

Susimeire Buglia
Doutoranda do Instituto Dante Pazzannese de Cardiologia (IDPC)

Thais Rodrigues Pato
Especialista em Fisiatria (IMREA-HC-FMUSP)

Vera Lúcia Rodrigues Alves
Doutor em Ciências – Área de concentração em Psicologia e Social (PUC)

William Azem Chalella
Doutor em Ciências – Área de concentração em Cardiologia (FMUSP)

Wilma Viana
Educadora Física – IMREA-HC-FMUSP

Xiomara Miranda Salvetti
Doutora em Ciências – Área de concentração em Cardiologia

Dedicamos este livro aos nossos pais e aos nossos filhos, presentes, ou não, pelo incentivo que sempre nos deram por serem a razão para continuarmos em novas realizações.

Paulo, Livia e Linamara

Agradecimentos

Agradecemos de coração àqueles que, de alguma maneira, direta ou indiretamente, ajudaram nesta obra: Tatiana da Costa Oliveira, Zelaide de Morais Silva, Ailton dos Santos Pereira, Raimunda Maria da Conceição Araújo, Dra. Hatsue Sakamoto, Dra. Sueli Satic Hamada Jucá, Tânia Cristina Duran, Eduardo Augusto Matias, Eduardo Santarelli, Leandro B. Afonso Martinez, Márcia Maria Batista, Cristiane B. de Freitas, Ana Lucia Miranda da Silva, Dra. Neusa Sayuri Habu, Tânia Alves dos Santos, Marcelo Carlos da Silva Jr., Efrain Alves Midoes, Andréia Regina de Camargo, Alan dos Santos Silva, Elisângela de Souza Lima, Luiz Enrique Exposito, Rosana Afonso Machado da Costa, Claudia Xavier Virges, Maria Luiza Barbosa de Paula, Jurema Maria Alves da Cruz, Ricardo Alves Midoes, Célia Pires de Araújo, Priscila Arakaki, Aparecida de Freitas Vieira, Ângela Maria Alvarenga, Andréia Gomes de Souza, Maria José Alves de Almeida, Aparecida Ferreira Mendes, Fabio Mazzonetto, Talita Gidarchichi, Maria Apparecida Bussolotti, Silas Messias, Benedita P. Fonseca, Dr. Afonso Guedes Barbato, Milton Godoy e Paulo Augusto de Camargo Júnior.

Agradecemos aos Profs. Drs. Luis Gastão do Serro Azul e Sankar Koyal (Memorial Hospital LA-EUA)

Agradecemos especialmente à Dra. Margarida Miyazaki, diretora-executiva do Instituto de Medicina Física e Reabilitação – IMREA – Hospital das Clínicas – FMUSP.

Prefácio

Ao conhecer este livro, senti-me tomado por grande alegria e privilegiado em prefaciá-lo. A par da excelência do conteúdo e da qualificação de seus organizadores e autores, esta obra prima pela originalidade do tema. Ao privilegiar a qualidade de vida como objetivo da reabilitação, os autores superaram-se em demonstrar a importância do assunto nos vários capítulos que compõem a obra. Por vezes esquecido dos tratados convencionais sobre vários assuntos que versam sobre medicina, este tema recupera a qualidade de vida com a reabilitação, desenvolto com grande elegância neste *Tratado de Reabilitação*, aproximaram os autores da essência da medicina, que é o humanismo, entrelaçado com a arte de buscar a cura.

Esta obra portentosa com certeza deve atingir diferentes segmentos dos profissionais envolvidos na área da saúde, preenchendo importante lacuna.

Parabéns aos organizadores pela iniciativa. Parabéns à nossa Instituição, que ganha mais um título à altura da sua grandiosidade.

Prof. Dr. Jose Otavio Costa Auler Junior
Diretor-Clínico do Hospital das Clínicas
da Faculdade de Medicina da Universidade de São Paulo

Apresentação

É uma obra que, de maneira exemplar, com excelente didática e capítulos pouco dependentes um do outro, abrange conhecimentos relacionados ao exercício e à reabilitação, envolvendo basicamente cardiologia e noções importantes de fisiatria, ambas abordando aspectos de reabilitação.

O livro está escrito em três partes e trinta e quatro capítulos. Seus autores e colaboradores pertencem a instituições de referência, incluindo médicos cardiologistas, fisiatras, especialistas em medicina esportiva, fisioterapeutas, professores de educação física, nutricionistas, enfermeiros, psicólogos, odontologistas e terapeutas ocupacionais.

É o livro que estava faltando nesta área de atuação.

Os autores

Sumário

Introdução 21

Seção 1

1 – Fisiologia da Avaliação Física na Reabilitação, Gênese e Evolução das Lesões Ateroscleróticas
(Paulo Yazbek Jr.) 27

2 – Nutrição e Fatores de Risco
(Sonia Askanuch Yezeguielian) 37

3 – Ergometria na Reabilitação Cardíaca
(Luiz Eduardo Mastrocolla, Susimeire Buglia, Eduardo Villaça Lima e Sandro Pinelli) ... 89

4 – Ergoespirometria na Reabilitação Cardíaca: Teste Cardiopulmonar
(Paulo Yazbek Jr., Célio Ronaldo Tuda e Almir Sergio Ferraz) 109

5 – Ecocardiografia na Reabilitação Cardíaca
Marcos Valério Resende e Caio César Jorge Medeiros Jr.) 131

6 – Medicina Nuclear na Reabilitação Cardíaca
(João Vicente Vitola, José Cláudio Meneghetti e William Azem Chalela) ... 149

Seção 2

7 – Aplicação Técnica da Prescrição de Treinamento Físico
(Wilma Viana, Cristiane Bonilha Boreggio Antonelli, Cristiane Vieira Cardoso, Eduardo César Swensson, Adilson Gonçalves e Rita de Cássia Montelli) 167

8 – Exercícios Resistidos no Condicionamento Físico Cardiovascular
(José Maria Santarém) 207

9 – Reabilitação Cardíaca não Supervisionada
(Japy Angelini Oliveira Filho, Xiomara Miranda Salvetti e Denise Maisa Surantes) 225

10 – Condicionamento Físico para Adolescentes
(Isabel Chateaubriand Diniz de Salles e Alexandra Passos Gaspar) 255

11 – Reabilitação nos Idosos
(Christina May Moran de Brito e Marcelo Alves Mourão) 273

12 – Reabilitação na Lesão Medular
(Marcelo Alves Mourão, Patrícia Canterucui Vianna e Midori Cristina Silvestre Namihira) 297

13 – Fatores de Risco e Enfermidades Cardiovasculares em Populações com Lesão Medular
(Livia Maria dos Santos Sabbag) 315

14 – Teste Ergométrico Pós-Infarto do Miocárdio
(Roberto Guimarães Alfieri) 325

15 – Prescrição do Exercício Físico para Pacientes com Insuficiência Cardíaca
(Almir Sergio Ferraz, Paulo Yazbek Jr., Guilherme Veiga Guimarães e
Edmar Alcides Bocchi) 339

16 – Condicionamento em Pacientes Pós-Revascularização do Miocárdio e Transplante Cardíaco
(Romeu Sergio Meneghelo, Almir Sergio Ferraz e Andrea Karina Meszaros Bueno Silva) 361

17 – Avaliação Cardiológica do Atleta
(Carlos Alberto Cyrillo Sellera) 389

18 – Reabilitação Aquática em Pacientes com Cardiopatia
(Cristiane Akie Kavamoto e Mauricio Koprowski Garcia) 403

19 – Mergulho Subaquático – Risco Pulmonar
(Edgard O. C. Prochaska) 433

20 – Treinamento Físico em Altitudes: Atletas e Cardiopatas
(Ricardo Vivacqua Cardoso Costa e Augusta Leite Campos)........................ 457

21 – A Célula-Tronco na Insuficiência Cardíaca: Importância na Reabilitação
(Álvaro José Bellini, Oswaldo Tadeu Greco e Adriana Pinto Bellini Miola) 481

22 – Condicionamento Físico para Amputados de Membros Inferiores
(Donaldo Jorge Filho, Mauricio Koprowski Garcia, José Augusto Fernandes Lopes e Linamara Rizzo Battistella) 517

23 – Condicionamento Físico Pós-Acidente Vascular Encefálico
(Andréa Thomaz e Christina May Moran de Brito)............................... 565

24 – Reabilitação Cardíaca e Tratamento da Fibromialgia
(Marcelo Riberto, Thais Rodrigues Pato Saron e Linamara Rizzo Battistella) 579

25 – Ergometria e Ergoespirometria na Doença Musculoesquelética: Fibromialgia
(Livia Maria dos Santos Sabbag) 595

26 – Condicionamento Físico em Alterações Posturais
(Carlos Alexandrino Brito e Linamara Rizzo Battistella)........................... 603

27 – Síndrome Dolorosa Miofascial (SDMF): Importância na Reabilitação
(Marta Imamura e Satiko Tomikawa Imamura).................................. 639

28 – Morte Súbita Cardíaca em Atletas
(Nabil Ghorayeb, Ricardo Contesini Francisco, Gustavo Fonseca Paz Ferreira e Giuseppe S. Dioguardi) 657

Seção 3

29 – Abordagem Psicológica do Cliente Cardiopata
(Vera Lúcia Rodrigues Alves e Harumi Nemoto Kaihami) 673

30 – A Enfermagem no Atendimento da Reabilitação Cardíaca
(Nilsa Cecília Mammana Madureira, Renata Maria Ortiz de Silva e Mônica Milinkovic de la Quintana) 687

31 – Fisioterapia na Reabilitação das Doenças Incapacitantes com Afecções Cardiovasculares
(Maria Cecília dos Santos Moreira, Carla Paschoal Corsi Ribeiro e Priscilla Pereira dos Santos Otsubo) 697

32 – O Serviço Social no Programa de Prevenção e Reabilitação Cardiovascular
(Arlete Camargo de Melo Salimene, Rose Mary Maciel e Cristina Ichihara) 735

33 – Odontologia na Reabilitação Cardíaca
(Leda Maria Campos Guerra) 745

34 – Terapia Ocupacional em Cardiopatia Associada à Disfunção Física
(Gracinda Rodrigues Tsukimoto e Carmen Silvia Figliolia) 767

Caderno Iconográfico 793

Introdução

Qualidade de Vida como Objetivo da Reabilitação

Adicionar mais qualidade aos anos de vida é o objetivo da medicina moderna, reconhecendo que se dispõe, hoje, de inúmeros tratamentos que não curam, mas limitam e controlam os sintomas e a progressão da doença.

A introdução do conceito de qualidade de vida, como medida de desfecho em saúde, surge como consequência da necessidade de se reconhecerem a condição funcional e a percepção do paciente sobre as variáveis positivas da vida humana. Assim, as pesquisas na área da saúde na atualidade envolvem, com frequência, a avaliação das características adaptativas do indivíduo e a percepção sobre seu estado de saúde.

Qualidade de vida em saúde está quase sempre vinculada ao modelo funcionalista de avaliação. Essa abordagem considera que, para uma boa qualidade de vida, o indivíduo deve estar de posse da sua funcionalidade (Mc Kenna, 1998) e, ainda que com limitação das atividades, garantindo participação e inclusão social satisfatória.

Os instrumentos com base teórica na funcionalidade estão identificados como pesquisa de qualidade de vida relacionada à saúde.

É preciso lembrar que, a despeito do consenso sobre a importância de avaliar a qualidade de vida, permanecem a complexidade e a impossibilidade de conceituar, de forma adequada e única, a qualidade de vida. Todos os estudiosos deste tema concordam com a subjetividade e a multidimensionalidade que existem no conceito de qualidade de vida.

Pessoas de todas as idades devem ser estimuladas a participar de programas de atividade física para promoção de saúde, prevenção de doenças e melhora da qualidade de vida.

A prevenção e a reabilitação na perspectiva da qualidade de vida nos remetem ao enfoque multidisciplinar. Múltiplas são as variáveis hoje bastante conhecidas, e, portanto, o enfoque preventivo e terapêutico é polifacetário.

Neste contexto, o exercício vem sendo apontado como um fator de grande importância na assistência desses pacientes; no entanto, era vaga e pouco clara a literatura sobre este tema. Impressões pessoais não devem substituir o conhecimento baseado em estudos clínicos e laboratoriais, e, quando o médico se defronta com a necessidade de orientar seu paciente, deve dispor das informações necessárias para uma adequada prescrição terapêutica.

De alguma maneira, a radicalização do conceito de exercício como fator de saúde desperta a questão referente a riscos e benefícios da atividade física. Para responder a situações de morte súbita durante ou imediatamente após o exercício, é preciso reconhecer o significado da adequação do exercício à capacidade física e conceituar o exercício extenuante. Fundamental é saber que o exercício terapêutico, que obedece a níveis previamente definidos e individualizados para cada paciente, deve ser diferenciado da atividade física não supervisionada e da competitiva.

Exercícios regulares e moderados são eficientes na proteção contra as doenças coronárias. A regularidade do exercício foi considerada fator fundamental para a manutenção deste efeito protetor.

Exercícios desenvolvidos com intensidade apropriada, em intervalos regulares e de forma constante, impedem o desenvolvimento da doença arterial coronária e são um fator relevante na prevenção do infarto agudo do miocárdio. Portadores de doenças cardiovasculares, inclusive valvopatas, cardiopatas e pessoas com insuficiência cardíaca são fortemente beneficiados pelo exercício, ampliando este universo inicialmente representado pelos hipertensos e pelos coronarianos. Mais uma vez é enfatizada a necessidade de se buscar uma melhor qualidade de vida.

O exercício assume, pois, o seu papel na prevenção e na terapêutica do paciente coronariano, porém apenas isso não é suficiente. Adequação dos hábitos alimentares, controle do álcool, do tabagismo e principalmente do estresse constituem os paradigmas para a qualidade de vida, que é a meta de todo programa de Reabilitação.

É preciso, a partir do reconhecimento desses fatos, dar maior atenção ao seguimento pós-operatório, para que melhores resultados possam ser conseguidos após um procedimento cirúrgico que, ao mesmo tempo, encerra os riscos de uma cirurgia e a complexidade e a sofisticação de uma moderna tecnologia, nem sempre completamente aproveitada pelo paciente, exatamente por serem negligenciados os cuidados de recuperação e reabilitação em longo prazo.

Desde 1992, a American Heart Association enfatiza, por meio de uma publicação (Statement on Exercise), sua posição quanto à necessidade de se estimularem, de forma contínua, escolas, empresas e grupos comunitários a desenvolver programas específicos de exercícios. Afirma, no mesmo artigo, que programas deste tipo, nos locais de trabalho, com uma abordagem integral para a Saúde do Trabalhador, são efetivos para modificar os fatores de risco coronariano e também para reduzir o absenteísmo, os acidentes de trabalho, os custos com cuidados de saúde, internação e reabilitação.

Este livro representa uma novidade na área de Reabilitação, pois abrange, também, os pacientes com deficiência física e restrição da mobilidade com todos os problemas de saúde, que esta população de aproximadamente 15 milhões de brasileiros envolve.

O atleta e o paciente, com ou sem deficiência física, podem submeter-se a práticas de exercícios nos mais diversos meios, na água (subaquática e aquática), por exemplo, bem como em altitudes maiores, motivo pelo qual o tema é abordado por especialistas da área.

Os métodos Diagnósticos de Avaliação, por exemplo, Ergometria, Teste Cardiopulmonar e Ecocardiografia, bem como a Medicina Nuclear, foram abordados na perspectiva de avaliação e acompanhamento do processo terapêutico.

Considerando que todos os profissionais da saúde devem estar preparados para assistir ao paciente de forma integral, este livro pretende ser um valioso auxílio para todos aqueles que trabalham, no seu dia a dia, nessa área do conhecimento médico. Assim, foram abordados tópicos específicos relacionados ao controle do estresse, à limitação do álcool e ao combate ao tabagismo e à obesidade.

Estudos recentes como célula-tronco e sua possibilidade na medicina atual foram considerados em capítulo especial.

Nesta obra, o profissional de Saúde foi contemplado em diversas disciplinas, como: Enfermagem, Nutrição, Psicologia, Fisioterapia, Terapia Ocupacional, Odontologia e Educação Física, além da abordagem especializada em Cardiologia, Fisiatria e Medicina Esportiva.

Linamara Rizzo Battistella

Seção 1

1

Fisiologia da Avaliação Física na Reabilitação, Gênese e Evolução das Lesões Ateroscleróticas

Paulo Yazbek Jr.

Há 4 bilhões de anos, o oxigênio na Terra era de apenas 1% da taxa atual. À medida que este foi se acumulando na atmosfera, devido à formação da camada protetora de Ozônio, possibilitou que surgissem os primeiros seres multicelulares, precedidos por formas primitivas de algas verde-azuladas detectadas em rochas.[1]

Nesse período, a Terra foi recoberta por densa vegetação que adicionou oxigênio à atmosfera em constante troca com o meio ambiente.

Este fenômeno complexo facilitou aos anfíbios emigrarem do mar dando origem aos répteis e aos mamíferos maiores, sendo necessários alguns milhões de anos mais para o aparecimento dos dinossauros – que desapareceram com o cataclisma que irrompeu na Terra. Muito depois, um evento mais importante faz surgir as formas homonídeas do gênero *HOMO*. Esse nome designa as espécies *Homo habilis*, o primeiro *HOMO*; *Homo erectus*, que passa a colonizar a Europa e a Ásia; e há cerca de 40 mil anos apareceu na Terra o protótipo do que chamamos *Homo sapiens*, que chega até a América. Estes *Homos* gradativamente assumiram a posição de bípede, porém, pagando um tributo enorme por isso. Aparentemente, planejado para ser um quadrúpede, teve todos seus órgãos adaptados ao ortostatismo com o decorrer da evolução.

****

No sistema cardiocirculatório dos animais, o sangue é impelido em vasos situados horizontalmente, com algumas exceções. No corpo humano há necessidade constante de operacionalidade dos sistemas de controle de quimiorreceptores e pressorreceptores, assim como no sistema de ventilação que é deficiente nos ápices pulmonares.

O nosso organismo faz uso da transformação da energia química em energia mecânica, permitindo que o indivíduo realize seus movimentos, sendo, para isto, necessária a integração dos sistemas cardiovascular e pulmonar.

Para que haja manutenção da homeostase, todos os órgãos deste sistema energético complexo necessitam de transferência de energia do organismo. Esta se faz de forma lenta, em quantidades diminuídas de acordo com as necessidades da célula.

O organismo no reino animal oxida carboidratos, gorduras e proteínas com produção de CO_2 e H_2O, obtendo energia que é utilizada nos processos vitais (Figura 1).

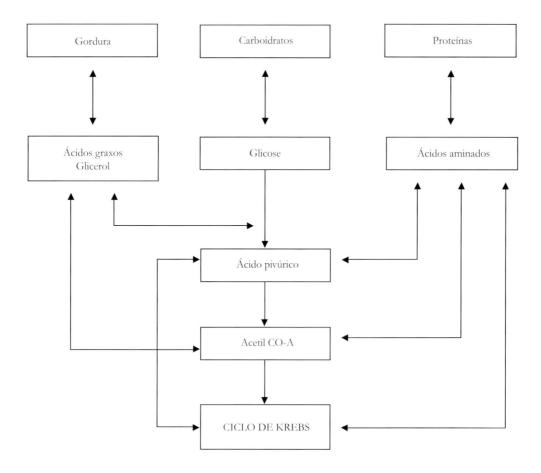

Figura 1 – Esquema do metabolismo energético.

Os músculos consomem oxigênio - O_2 nas mitocôndrias e produzem energia química na forma de adenosina trifosfato (ATP), tendo como principal derivado o dióxido de carbono (CO_2). Este processo denomina-se fosforilação oxidativa, porém, a ATP pode ser gerada pelos sistemas ATP-fosfocreatina (ATP - PCR) e glicolítico.

A ATP-PCR é um sistema anaeróbio que não depende de O_2, sendo o mais primitivo não aeróbio e imediato, agindo nas atividades que duram menos de 15 segundos, como, por exemplo, o seu predomínio em uma corrida de 100 metros.

A ATP é armazenada em pequenas quantidades, portanto, o organismo só pode realizar exercícios de grande intensidade durante alguns segundos. A evolução para seres superiores levou à necessidade de reações químicas naturais mais complexas, como a fosforilação oxidativa, processo pelo qual a ATP é sintetizada a partir da cadeia respiratória, denominada Sistema Anaeróbio Lático:

$$\text{Glicogênio (ou glicose)} \rightarrow \text{ATP + ácido lático}$$

Já no sistema aeróbico as reações são realizadas em presença de O_2:

$$\text{Glicogênio ou gorduras} \xrightarrow{O^2} \text{ATP} + CO_2 + H_2O$$

O processo aeróbio é o mais eficiente do ponto de vista de produção energética, pois forma ATP sem produção de ácido lático, com pouca alteração no pH e sem elevação significativa da temperatura. Por esta via, forma-se maior número de ATP para cada mol de glicose metabolizada.

Sabe-se que cerca de 90% da síntese da ATP é obtida pela cadeia respiratória acoplada à fosforilação. Neste jogo de reações, a NAD (adenina-dinucleotídeo-nicotinamida) exerce papel fundamental como coenzima.

Veja-se como os nutrientes consumidos na dieta respondem pela permanência e pelo equilíbrio interno:

Os caibodratos, ou moles de glicose, geram 686 kcal:

$$C_6H_{12}O_6 + 6\,O_2 \longrightarrow 6\,CO_2 + H_2O + E$$

Como são necessárias 7,3 kcal para a síntese de 1 mol de ATP, é fácil observar que:

$$686\ \text{kcal} / 7{,}3 = 94\ \text{ATP}$$

A energia dos carboidratos é obtida pelo processo da glicólise. Por este meio, permite-se a liberação de pequenas quantidades de formação de ácido pirúvico.

Se o O_2 não se acha disponível, o ácido pirúvico formado pela glicólise pode ser convertido em ácido lático ou em acetilcoenzima-A, com liberação de H^+:

$$CH_3 - \overset{\overset{\displaystyle O}{\|}}{C} - COOH + DPNH + H^+$$
(ácido pirúvico)

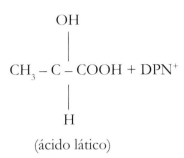

(ácido lático)

Ciclo de Krebs

A acetilcoenzima-A é um elemento importante do ciclo de Krebs.

A função deste ciclo é degradar o substrato, acetil-CO-A, em CO_2 e átomos de H+ no interior da mitocôndria. Estes átomos são oxidados em processo que envolve o transporte de elétrons e a fosforilação oxidativa com a produção de ATP.

Então, haverá a metabolização completa de uma molécula de glicose do músculo esquelético, gerando 36 moléculas de ATP, sendo quatro provenientes diretamente da fosforilação (Krebs e glicólise) e 32, da fosforilação oxidativa.

Já as gorduras são encontradas sob a forma de triglicérides nas células adiposas. Pela ação da lípase, os triglicérides são transformados em acetilcoenzima-A, sendo uma fonte adicional na formatação de ATP e H+ pelo ciclo de Krebs.

O catabolismo de cada molécula de gordura neutra gera 463 moléculas de ATP, portanto, cerca de 13 vezes mais do que a metabolização de uma molécula de glicose.

O metabolismo proteico pode ser útil em exercícios de longa duração. Os aminoácidos podem sofrer desaminação ao produzir ATP aerobiamente. Como se observa na Figura 1, existe uma interação metabólica dos diversos nutrientes.[3]

Todas estas equações bioquímicas são básicas para gerar energia para as células. O organismo utiliza o sistema aeróbico ou anaeróbico em função da intensidade do exercício físico a ser executado e o tipo de fibra muscular usado no momento. Nos exercícios que exigem energia imediata, é usado o sistema anaeróbico. Caso a atividade física seja prolongada e de baixa intensidade, utilizam-se as vias metabólicas aeróbicas.

Os sistemas cardiovascular, respiratório, nervoso central e periférico regulam intimamente as necessidades metabólicas. Estes sistemas associados a uma função renal normal controlam o suprimento sanguíneo de um órgão ou tecido e consequente necessidade de O_2.

Papel fundamental em todo este complexo fisiológico orgânico é representado pela microcirculação que se interpõe entre o sistema arterial e o venoso. A quantidade de capilares, sua funcionalidade e a autorregulação são influenciadas pela temperatura local, pelo pH do líquido intersticial e pelos eletrólitos. A água e os nutrientes fluem na microcirculação devido às pressões existentes.

Podem-se citar as pressões osmóticas, oncóticas e as geradas pela ação da gravidade. A pressão hidrostática ao nível venular é menor do que a oncótica, permitindo a reabsorção de água e nutrientes, com a respectiva eliminação de produtos provenientes do metabolismo, como o CO_2 e o ácido lático.

O coração funcionando como bomba eletromecânica ajusta sua capacidade para a distribuição destes diversos elementos e de O_2 em maior ou menor quantidade. Normalmente, o sangue responsável pela distribuição de O_2 flui de uma área de alta pressão (ventrículo esquerdo – pressão arterial sistólica = 120 mmHg), para uma de menor pressão (circulação pulmonar = 22 mmHg). Nos grandes vasos, o sangue flui com pouca resistência a seu fluxo nas arteríolas; nos capilares, há uma grande resistência, que pode ser medida e se denomina *unidade de resistência periférica* (URP). É empregada nesta avaliação a fórmula entre as diferenças de pressão média entre a artéria aorta e a veia cava, admitindo-se no cálculo débito cardíaco (DC) de 6 ℓ.

$$R = \frac{P_{aorta} - P_{cava}}{DC} = \frac{90 - 5 \text{ mmHg}}{100 \text{ ml/s}} = 0,8 \text{ URP}$$

Mecanismos Neuro-Hormonais e o Sistema Resporatório

A regulação do coração durante o exercício é, também, obtida por mecanismos neuro-hormonais. O sinal é obtido na formação reticular do diencéfalo e destes aos centros simpáticos primários e secundários.

Os baro e os quimiorreceptores localizados na aorta e nas carótidas exercem importante papel no controle das respostas cronotrópicas e inotrópicas. O sistema nervoso autônomo ajusta o organismo por intermédio do sistema endócrino. Como o aumento do fluxo sanguíneo no músculo ocorre ao se iniciar o esforço, um mecanismo mediado pela via nervosa autônoma, por estimulação simpática direta, provoca a liberação de noradrenalina das células cromatínicas e das terminações simpáticas, estimulando a liberação de adrenalina pela medula suprarrenal, incrementando o trabalho físico e regulando, portanto, o funcionamento de O_2, que depende do sistema cardiorrespiratório. A eficiência deste determina sua melhor ou pior capacidade funcional. É o VO_2máx a melhor maneira de realmente avaliar esta capacidade de trabalho do ser humano. O VO_2máx é a maior quantidade de O_2 que o sistema cardiovascular é capaz de entregar aos tecidos durante esforço máximo e depende do débito cardíaco e da diferença arteriovenosa. O débito cardíaco é o produto da frequência cardíaca (FC) e do volume sistólico (VS).

$$VO_2\text{máx} = DC \times \text{dif. A-V}$$

O sistema respiratório é importante e fundamental para prever um meio de troca gasosa entre os ambientes externo e interno do organismo.

A troca gasosa nos pulmões ocorre através de 300 milhões de pequenos alvéolos perfazendo uma área em torno de 70 a 80 m².

A ventilação pulmonar (VE), ou gás ventilado, por minuto é o produto da frequência respiratória (FR) e do volume corrente (VC). Para um indivíduo de 70 kg, é aproximadamente 7,5 ℓ/min com VC de 500 ml de ar, podendo a VE ao esforço atingir até 180 ℓ/min.

O transporte de O_2 depende da hemoglobina (Hb), proteína contida nos eritrócitos. A concentração de Hb é de cerca de 16 g por litro de sangue. Quando saturada de O_2, cada grama de Hb pode transportar 1,34 ml de O_2, podendo, portanto, perfazer 200 ml de O_2 por litro de sangue arterial e 150 ml no sangue venoso, ao nível do mar. Portanto, a diferença arteriovenosa de 50 ml de O_2, com um débito cardíaco de 5 ℓ/min, faz que um indivíduo transporte 250 ml de O_2, em média, por minuto ou 3,5 ml/kg/min, caracterizando 1 MET ou unidade metabólica de repouso.

É óbvio que o VO_2máx dependerá do conteúdo de hemoglobina e hemácias no sangue. Os indivíduos anêmicos com hemoglobina em torno de 8% a 10% diminuem o seu VO_2 em até 20%. É importante salientar que o treinamento físico aumenta o volume sanguíneo total em até 20%, oferecendo a vantagem de melhor retorno venoso e dissipação de calor, podendo, porém, provocar a chamada anemia dilucional em atletas bem-condicionados.

Como se observou, desde que os valores sanguíneos sejam normais, haverá uma relação entre o débito cardíaco e o VO_2 durante o exercício. Alguns autores[4,5] conseguiram equacionar estas duas variáveis:

- Débito cardíaco = 5,2 x VO_2 (ml/kg/min) + 66 para pessoas ativas com menos de 40 anos;
- Débito cardíaco = 5,9 x VO_2 (ml/kg/min) + 49 para sedentários acima de 40 anos.

E obtiveram para cardiopatas do sexo masculino[4,5,6] a fórmula:

$$DCmáx = \frac{VO_2máx \times peso\ (kg)}{1.000} \times 5,9 + 3,1$$

O débito cardíaco depende da FC e do VS, esta última variável aumenta do início até 40% a 60% do VO_2máx. É, portanto, na função cronotrópica que se pode assegurar da boa ou da má resposta da capacidade de esforço, já que isso é facilmente avaliável.

Pode-se, diante de um teste ergométrico, obter a FCmáx, que se baseia nas fórmulas [FCmáx = 210 – id x 0,65 (OMS)] ou simplesmente (220 – id). A FC submáxima corresponde a 85% do máximo.[4,5,6]

O conceito de FC útil ou capacidade funcional útil corresponde àquela em que, se ultrapassada, poderão ocorrer sinais e sintomas no paciente, como dor precordial ou arritmia.

Na Tabela 1, pode-se observar a FCmáx e a FC submáxima por grupo etário.

Tabela 1 – Frequência cardíaca por grupo etário

Idade	FCmáx	FC submáxima
20	200	170
30	190	162
40	180	153
50	170	145
60	160	136
70	150	126

AVALIAÇÃO DE PA – REPOUSO/ ESFORÇO

A pressão arterial (PA) resulta do produto do DC pela resistência vascular periférica (RVP). Proporcionalmente à carga de trabalho empregado, a PA sistólica aumenta até próximo de 260 mmHg em indivíduos normais, e a PA diastólica deve apresentar manutenção ou queda de seus valores durante o exercício.

Na avaliação da PA em repouso, existe hoje a classificação pela Sociedade Internacional de Hipertensão/OMS representando a Diretriz Europeia (Tabela 2).[6]

No esforço, se a PA sistólica for acima de 230 mmHg ou 12 mmHg/MET, considera-se a resposta hipertensiva. Na maioria das diretrizes, considera-se até 250 mmHg para interrupção do teste ergométrico.[7,8,9,10] Quanto ao aumento da PA diastólica, considera-se até 15 mmHg.

Realizou-se estudo com a variação da diferença de PAs (ΔPA = PAmáx – PA repouso) pela ergometria e constatou-se que a variação de PA e a tolerância ao exercício é um importante parâmetro fisiológico do desempenho ventricular esquerdo. A variação de PA pós-infarto agudo do miocárdio foi de aproximadamente 35 mmHg, quando comparada aos

Tabela 2 – Definição e classificação da pressão arterial (repouso)

Categoria	Sistólica (mmHg)	Diastólica (mmHg)
Ótima	< 120	< 80
Normal	120 – 129	80 – 84
Normal alta	130 – 139	85 – 89
Hipertensão grau I	140 – 159	90 – 99
Hipertensão grau II	160 – 179	100 – 109
Hipertensão grau III	≥ 180	≥ 110
Hipertensão sistólica isolada	≥ 140	< 90

OMS – ESH (2003)

valores normais de ΔPA = 80 mmHg. O baixo incremento da PA ao exercício representa um índice da baixa potência ventricular esquerda.[9]

O duplo-produto [DP = (PA x FC)] é uma variável associada ao consumo de O_2 pelo miocárdio (MVO_2), sendo importante no controle de cardiopatas em estudos longitudinais. O pulso de O_2 (VO_2/Fc) será visto no Capítulo 4.

AVALIAÇÃO FUNCIONAL CARDIORRESPIRATÓRIA

A avaliação funcional cardiorespiratória é composta de avaliação de frequência cardíaca (FC) e de pressão arterial (PA); dados indiretos do consumo de oxigênio (VO_2máx) obtidos por nomogramas ou direto pelo uso da ergoespirometria (cf. Capítulo 4); e do o trabalho total realizado.

Todos os parâmetros precisam ser analisados por intermédio de ergômetros, sendo os mais difundidos a bicicleta ergométrica e a esteira rolante. É importante que o esforço desenvolvido por um indivíduo durante a prova ergométrica seja mensurável por unidades físicas, expresso em números e reproduzível, portanto, que a prova seja realizada em aparelho com boa calibração, a fim de se estudar a evolução do paciente.[10]

Da mesma maneira, os parâmetros fisiológicos e pulmonares são necessários e traduzem o tipo de metabolismo, aeróbico e/ou anaeróbico, durante o exercício.

A oferta de O_2 depende de coronárias normais, fluxo dependente. Para sua avaliação, emprega-se o duplo-produto que se relaciona com o (MVO_2), sendo um bom parâmetro empregado na prática médica, pois é de fácil obtenção.

As respostas cronotrópica, de pressão, duplo-produto, variáveis respiratórias e o traçado de ECG são de fundamental importância no acompanhamento do reabilitando, quando o objetivo é restituir ao paciente um equilíbrio fisiológico, psicológico, nutricional e social e, a partir disso, melhora qualidade de vida.

A ampliação das pesquisas e do conhecimento na gênese das doenças coronarianas, da hipertensão arterial e das dislipidemias permite uma intervenção adequada para o controle ou a eliminação dos fatores intercorrentes nestes processos de altas morbidade e mortalidade.

Tabela 3 – Classificação da ACSM (VO_2 em ml/kg/min)[8]

Idade (anos) – classificação	Masculino					Feminino				
	20 – 29	30 – 39	40 – 49	50 – 59	> 60	20 – 29	30 – 39	40 – 49	50 – 59	> 60
Bem acima da média	51,4	50,4	48,2	45,3	42,5	44,2	41,0	39,5	35,2	35,2
Acima da média	46,8	44,6	41,8	38,5	35,3	38,1	36,7	33,8	30,5	29,4
Na média	42,5	41,0	38,1	35,2	31,8	35,2	33,8	30,9	28,2	25,8
Abaixo da média	39,5	37,4	35,1	32,3	28,7	32,3	30,5	28,3	25,5	23,8
Bem abaixo da média	34,5	32,5	30,9	28,0	23,1	28,4	26,5	25,1	22,3	20,8

No Brasil, ocorrem milhares de internações por doenças cardiocirculatórias, sendo a manifestação de aterosclerose a principal causa. Deve-se dizer arteriosclerose para uma afecção que se caracteriza por endurecimento das arteríolas. A aterosclerose compromete artérias de grande e médio calibre com lesões de aspectos de placas chamadas ateroma, cuja evolução pode ser de estrias gordurosas (*fatty streaks*) – formação de placas amareladas ou placas fibrolipídicas que são elevadas na superfície da íntima, podendo ter implicações, como fissuras, roturas, hemorragias e trombose, bem como calcificação e necrose.[11]

As placas podem ser instáveis ou *moles* sujeitas a roturas e *duras*, onde o componente fibroso é predominante, com menos complicações.

Hoje, sabe-se da importância do endotélio que possui efeito regulador do tônus vascular, além da função de barreira ao trânsito das macromoléculas.

Esta camada protetora secreta ou inativa substâncias vasodilatadoras, como as prostaciclinas (EDRF e EDHF), ou vasoconstritoras, como a angiotensina II, a endotelina e a tromboxano A^2.

Esta parede endotelial é uma entidade reativa e responsiva a fatores ambientais e hemodinâmicos, como fluxo turbulento e exposição aos agentes aterogênicos, como as lipoproteínas.

As placas ateromatosas propensas a lesões apresentam células mononucleares ateromatosas com potencial para trombose, caracterizando a insuficiência coronariana aguda. Estas, hoje, são consideradas como um verdadeiro processo inflamatório. Sabe-se da ação citotóxica sobre o endotélio com penetração do LDL. Induz-se à transformação dos monócitos em macrófagos ricos em gorduras (células espumosas), com ação de receptores *scavenger receptors*.

A multiplicação de células musculares lisas, presentes no subendotélio, induzidas por fatores mitogênicos e aumento da concentração de colágeno e de proteoglícanos, representa outras causas complicadoras.

Hoje, classificam-se as lesões[12] dos tipos I e II – inicial; intermediárias – III; e avançadas de tipo IV a VI, cujos estágios de gravidade são de lesão, ruptura, anomalia estrutural, resposta inflamatória ou infecciosa, predisposição genética e endotélio reativo.

A história familiar é conhecida como fator de risco primário com bases genéticas, como de hipercolesterolemia familiar (visto no Capítulo 2).

Estas lesões levam à insuficiência coronariana que, por sua vez, leva à limitação cardíaca primária durante o exercício e consequente baixo limiar anaeróbico, diminuição do pulso de oxigênio e elevação dos equivalentes respiratórios. No estudo da Ergoespirometria (Capítulo 4), mostram-se os diversos parâmetros envolvidos.

Considerações Finais

Como decorrência da melhor compreensão sobre os efeitos fisiológicos do treinamento, a atividade física programada ocupou nestas décadas uma posição de destaque nos programas de reabilitação cardíaca; no entanto, é preciso enfatizar a complexidade deste assunto que, por isso mesmo, envolve várias áreas do conhecimento.

Procuramos desenvolver neste livro, com a colaboração de excelentes especialistas, os diversos problemas e soluções dentro de uma atividade que é, essencialmente, multiprofissional.

Referências

1. British Library Cataloguing in Publication. Atlas of The World Family Edition. London; 1993.
2. Washington, DC: Us Departament of Health and Human Sciences. Agency for Health Care Policy and Research Clinical Practice Guidelines. Cardiac Rehabil 1995.
3. Froelicher VF, Myers J. Exercise and the Heart. Forth Edition. Philadelphia: Saunders, 2000.
4. Astrand PO. Quantification of Exercise Capacity and evaluation of physical capacity in Men. Prog Cardiovasc Dis 1976;19:51
5. Weber KT, Jamichi JB. Lactate production during a submaximal exercise in patients with chronic failure. J Am Coll Cardiol 1985;6:717.
6. ESH/ESC. Hypertension Guidelines Committee. 2003. European Society of Hypertension. J. Hypertens 2003;21:1011-53.
7. Gallo JrL, Maciel BC, Masineto JH et al. Sympathetic and Parasympathetic changes in heart rate control during dynamic exercise induced by endurance training in men. Braz J Méd Biol Res 1989;22:631-43.
8. ACSM's Guidelines for Exercise testing and Prescriptions. Sixth Edition. Lippnicott Willians e Willkins. Balttimore MD 2001;115-133.
9. Yazbek JrP, Del Nero JrE, Ortiz J, Barbato HSG. Alfieri R Avaliação Ergométrica da função ventricular esquerda, valor da pressão arterial sistólica e da tolerância ao exercício. Arq Bras Cardiol 1983;260/6:387/330.
10. Ellestad MH, Cooke BM, Coren Bug PS. Stress testing: Clinical application and physical capacity. Proj Cardio Vasc Dis 1979;21:431.
11. Giannini SD. Aterosclerose e Dislipidemias. Clínica e Terapêutica: Fundamentos Práticos. BA Cultural 1998.
12. Stary HC, Blankemleom DH, Cheandler AB et al. A definition of Advanced Lesions and Classification of Anteriosclerosis. Circulation 1995;92:135J-137Y.

2

Nutrição e Fatores de Risco

Sonia Askanuch Yezeguielian

Erro nutricional não é privilégio das populações carentes e tampouco a nutrição adequada é inerente aos ricos. O comportamento alimentar das populações não é condicionado apenas pelo seu nível de desenvolvimento econômico e pelo seu poder aquisitivo. Portanto, os transtornos nutricionais não são causados apenas pela ingestão deficiente de nutrientes e calorias, mas também por excessos e desvios alimentares, sendo, dessa forma, uma decorrência tanto da desnutrição quanto da "supernutrição".

As dietas ricas em calorias e gorduras de origem animal e pobres em fibras, associadas a alguns hábitos e estilos de vida "não saudáveis", contribuem para o aparecimento, em todo o mundo, de uma grande variedade de enfermidades crônicas, como a obesidade, as doenças cardiovasculares, o diabetes melito e várias formas de câncer. Hoje, observa-se que na maior parte dos países desenvolvidos estão diminuindo as doenças crônicas vinculadas ao estilo de vida, pois há uma preocupação maior com a saúde, enquanto estão aumentando nos países em desenvolvimento, em função das exigências sociais crescentes de consumo intenso de alimentos, sobretudo nos centros urbanos, pela adoção da dieta tipicamente ocidental, sendo significativa a proporção de afecções crônicas relacionadas com os padrões dietéticos como causa de morte prematura.[1]

Em decorrência desta situação, atualmente, o problema de controle do impacto da nutrição na saúde e na doença vem atraindo maior atenção dos especialistas da área e da comunidade em geral.

Dado o reconhecimento da influência de múltiplos fatores na aterogênese, tais como os dietéticos, os cuidados nutricionais devem participar da intervenção multifatorial na prevenção e na reabilitação de doenças cardiovasculares, pois está amplamente demonstrada a estreita interdependência entre o tipo de dieta – nível de colesterol sanguíneo – e a severidade do acometimento coronariano.[1]

Além disso, a postura de intervenção neste fator é reforçada pelos resultados de estudos recentes que evidenciam os reais benefícios em se restringirem a quantidade e a qualidade das gorduras ingeridas, já que uma pequena diminuição da colesterolemia (particularmente da fração aterogênica) leva à redução da incidência e da prevalência de eventos ateroscleróticos (cardiopatia coronária, acidente vascular cerebral e doença vascular periférica).[1]

Cabe destacar, também, a importância da assistência nutricional no controle dos fatores de risco das enfermidades cardiocirculatórias e na evolução favorável das cardiopatias, merecendo especial atenção o tratamento da obesidade, por seus efeitos negativos sobre outros fatores de risco e sobre a eficiência cardíaca.

A orientação nutricional deve incluir as atividades de aconselhamento dietoterápico e de educação nutricional, já que a obtenção de benefícios em relação à redução do risco cardíaco requer um programa educacional contínuo, que propicie mudanças permanentes das práticas alimentares. Para tanto, na abordagem terapêutica, devem-se considerar os componentes cognitivos, afetivos e situacionais do comportamento alimentar.[1]

As medidas de prevenção e reabilitação nas cardiopatias estão intimamente relacionadas à intervenção nos fatores de risco o mais precocemente possível, uma vez que a aterosclerose é um processo patológico no qual as primeiras lesões têm início provável na infância ou na adolescência e cuja lenta evolução é acelerada por estes fatores.[1]

FATORES DE RISCO DA ATEROSCLEROSE

A aterosclerose é uma doença progressiva de alta prevalência, morbidade e mortalidade em todo o mundo cuja patogênese é multifatorial. Na aterosclerose ocorrem alterações na estrutura e na composição da camada mais interna ou íntima de artérias de médio e grande calibre. Estas alterações produzem fluxo sanguíneo prejudicado ou inadequado e causam diferentes manifestações clínicas, dependendo das artérias afetadas: angina e infarto do miocárdio (nas artérias coronárias); acidentes vasculares cerebrais (nas artérias cerebrais); claudicação intermitente e gangrena (na circulação periférica), podendo, também, afetar os rins. Atualmente, a aterosclerose é reconhecida como uma resposta inflamatória e proliferativa à agressão ao endotélio vascular e não somente como um acúmulo passivo de lípides na parede arterial. O processo inflamatório crônico envolvendo o endotélio arterial pode ser causado por uma resposta inflamatória ou por fatores, como o estresse oxidativo, desencadeados por partículas de lipoproteína de baixa densidade (LDL) oxidada, infecção crônica, formação de radicais livres, entre outros.[2,3,4]

Hoje, são conhecidos determinados elementos que, de alguma forma, são relacionados à instalação e ao desenvolvimento dos quadros ateroscleróticos, especialmente na circulação coronariana, chamados de fatores de risco da aterosclerose, visto que a presença deles aumenta a probabilidade de ocorrência de doenças isquêmicas através de ações e mecaniscos ainda em estudo, e, consequentemente, elevam a taxa de morbidade e mortalidade a elas associadas, levando a uma diminuição da qualidade de vida e da sobrevida.[1]

A formação da placa aterosclerótica incia-se com lesões da parede arterial decorrentes destes fatores de risco.

Os fatores de risco associados à gênese e à evolução da doença aterosclerótica, sobretudo coronária, são os seguintes:[1,2,4,5,6,7]

- hipercolesterolemia (aumento dos níveis de colesterol total, em especial elevação do LDL colesterol):[a,b]
- hábito de fumar;[a,b]
- hipertensão arterial;[a,b]
- diabetes;[b]
- obesidade:[b] particularmente de localização abdominal (obesidade central) e, quando severa, mais de 30% de excesso de peso;
- vida sedentária ou inatividade física;[b]
- fatores psicossociais: estresse, depressão, tipo de personalidade, nível de educação (inferior a ensino médio);[b]
- hereditariedade:[c] história familiar de doença arterial coronariana (DAC) prematura (parente de primeiro grau masculino < 55 anos ou feminino < 65 anos);
- sexo masculino;[c]
- idade avançada.[c]

- outras dislipidemias:[b]
  - níveis baixos de HDL-colesterol (inferior a 40 mg/dl);
  - hipertrigliceridemia;
  - apolipoproteína B aumentada.

- padrão dietético habitual (*rich diet*):[b]
  - rico em colesterol (> 450 mg/dia);
  - rico em gorduras saturadas (> 15% das calorias totais);
  - rico em gorduras totais (> 35% das calorias totais);
  - rico em calorias;
  - rico em açúcares refinados (> 15% das calorias totais);
  - rico em sal (> 6 g/dia);
  - elevada ingestão alcoólica (> 4 doses/dia, que equivalem a mais de 50 g de álcool ou aproximadamente 350 kcal/dia oriundas do álcool);

- hiperuricemia: a elevação do ácido úrico sanguíneo tem sido considerada um marcador de outras patologias;[b]
- fatores trombogênicos (atividade trombótica e fibrinolítica): alterações da coagulação sanguínea com elevação da taxa de fibrinogênio (aumento da adesividade e da agregabilidade plaquetária).[b]
- raça: parece que o risco de hipertensão é maior na raça negra e o de doença coronária, na raça branca.[c]

Outros aspectos têm sido associados à coronariopatia:

- características da alimentação moderna:[b]
  - alta ingestão de café e açúcar refinado;
  - ingestão reduzida de óleos insaturados, fibras e peixe.
- uso de anticoncepcionais hormonais;[b]
- alterações hormonais (hipoestrogenismo na mulher, hiper e hipoandrogenismo no homem, hipotireoidismo etc.);[b]
- hematócrito alto;[b]
- frequência cardíaca basal alta;[b]
- capacidade vital pulmonar diminuída;[b]
- alteração eletrocardiográfica no eletrocardiograma de repouso, como hipertrofia ventricular esquerda (ocorre em resposta à hipertensão arterial) e alterações inespecíficas da repolarização ventricular;[b]
- fatores ambientais: exposição a certos agentes químicos.[b]

Novos fatores de risco coronário:

- fatores inflamatórios: proteína C – reativa (marcador de inflamação)[6,16]
- lipoproteína (a);
- LDL pequena e densa;
- estresse oxidativo: a oxidação de LDL colesterol na parede do vaso acelera o processo aterogênico;
- elevação da homocisteína: (aminoácido sulfurado, não essencial, proveniente da dieta protéica). O aumento dos níveis plasmáticos de homocisteína possui efeitos citotóxicos ao endotélio vascular por acelerar a produção de espécies reativas de oxigênio, estimular a ativação da cascata de coagulação, aumentar a adesividade plaquetária, prejudicar a vasodilatação dependente de óxido nítrico e estimular a oxidação de LDL-colesterol. Além disso, pode induzir à resistência insulínica, levando à hiperinsulinemia compensatória, o que poderia alterar ainda mais o metabolismo de homocisteína, que se acumularia no plasma. Portanto, as concentrações de homocisteína podem aumentar na resistência insulínica. Em diabéticos tipo 2, hiper-homocisteinemia correlaciona-se, ainda, à microalbuminúria.[8] A hiper-homocisteinemia é comum em

indivíduos que apresentam deficiência das vitaminas do complexo B envolvidas no seu metabolismo, especialmente folato, cobalamina (vitamina B12) e piridoxina (vitamina B6). A suplementação com estas vitaminas é, em geral, eficiente na redução das concentrações plasmáticas de homocisteína, independentemente de suas causas.[6,9]

OBSERVAÇÕES

a. São os principais fatores de risco, por estabelecerem um vínculo causal muito forte com a doença coronária.
b. Fatores controláveis, que podem ser alterados através de mudanças de hábitos de vida, medidas dietéticas ou através de intervenção medicamentosa.
c. Fatores incontroláveis, não podem ser alterados e, portanto, impossibilitam a intervenção preventiva.

Tais fatores podem atuar isolados ou conjuntamente. A presença de mais de um desses fatores associados, sobretudo dos três mais importantes, acrescenta uma carga adicional de preocupação e responsabilidade médica assistencial, por ampliar o significado de risco cardiovascular para o paciente, além de justificar a necessidade de uma abordagem interdisciplinar que propicie a intervenção sobre todos os fatores controláveis apresentados pelo cliente.[1]

As observações epidemiológicas indicam que a extensão do comprometimento das coronárias é proporcional à dose do fator de risco ("efeito dose–resposta"), além do grau de interação existente entre os diferentes fatores e, portanto, que estas condições irão determinar a severidade da cardiopatia.[1]

As manifestações clínicas da doença aterosclerótica, geralmente, têm início a partir da meia-idade. Entretanto, o processo aterosclerótico inicia-se precocemente. Há relatos de estrias gordurosas precursoras das placas ateroscleróticas, na camada íntima da aorta, nos primeiros anos de vida e, até, evidências de sua presença na vida intrauterina. Fatores de risco detectados na infância ou na adolescência associam-se à maior probabilidade de sua presença também na vida adulta, acelerando o desenvolvimento da aterosclerose (fenômeno denominado *trilha*). Estudos realizados no nosso meio, que identificaram a presença de fatores de risco na infância e na adolescência, justificam a importância do estímulo precoce à adoção de um estilo de vida saudável e, inclusive, da orientação nutricional a partir dos 2 anos de idade. Portanto, as observações destes estudos apontam para a necessidade de um maior envolvimento dos setores de Educação e Saúde, visando não apenas ao desenvolvimento de ações de educação em saúde, com foco na educação nutricional, mas, também, à vigilância e à detecção precoce dos fatores de risco para aterosclerose em crianças e adolescentes, cabendo, em especial, ao pediatra investigar este risco potencial.[7,10,11,12,13,14,15]

Deve-se considerar que, apesar de existirem fatores de natureza genética, constitucional e ambiental, várias destas condições estão frequentemente associadas aos fatores que compõem o chamado estilo de vida das populações e, por conseguinte, para se reduzir a prevalência de eventos coronarianos (angina de peito, infarto do miocárdio e morte súbita), é necessário intervir sobre estes por meio de modificações nos hábitos da pessoa.[1]

É conveniente salientar que, além de os padrões alimentares poderem se constituir num fator de risco, exercem influências sobre algumas destas variáveis que caracterizam risco para as doenças isquêmicas cardíacas e, por isso, o controle eficaz destas depende, em grande parte, da intervenção dietética.[1]

As medidas preventivas, no tocante às doenças cardiocirculatórias, devem se iniciar pelo controle adequado de seus fatores de risco, no sentido de reduzir ou eliminar sua influência, principalmente por apresentarem efeito cumulativo e sinérgico, com o objetivo de impedir o desenvolvimento de lesões ateroscleróticas (prevenção primária) ou, no máximo, estabilizá-las, fazê-las regredir ou evitar a formação de novas placas (prevenção secundária).[1]

Quando se tem por objetivo a profilaxia, a população deve ser alertada e esclarecida continuamente sobre os benefícios de se adotar um modo de vida mais saudável. Para combater de maneira eficiente a ação destes fatores de risco, é necessário reorganizar a vida através de modificações nas atitudes, nas posturas e nos ritmos de vida, visando à incorporação das novas práticas no cotidiano pessoal e familiar.

Nesse sentido, atuar de forma favorável sobre os padrões dietéticos requer um processo de reeducação alimentar – *recondicionamento alimentar* – que leve à mudança de padrões dietéticos e da própria vida. Isto pode ser alcançado em etapas graduais ou mesmo adotando-se parcialmente os cuidados nutricionais, sobretudo para aqueles indivíduos nos quais transformações extremas podem gerar alto grau de ansiedade e/ou desestruturá-los emocionalmente. Além disso, as modificações realizadas paulatinamente são mais eficazes na aquisição de novos e mais saudáveis hábitos alimentares, por propiciarem as condições para fixá-los de modo permanente, à medida que os hábitos antigos vão sendo eliminados e substituídos de maneira menos agressiva. Consequentemente, a aquisição de um estilo de vida sadio torna-se menos penosa, e até agradável, quando as alterações necessárias são introduzidas vagarosamente, por meio de sucessivos ajustes.[1]

A seguir, serão feitas algumas considerações sobre importantes conceitos e informações, que se julga necessário à melhor elucidação da abordagem dietética.

LIPOPROTEÍNAS

As lipoproteínas são complexos hidrossolúveis de alto peso molecular constituídos de lipídios (colesterol, triglicérides, fosfolipídios), que são insolúveis no meio sanguíneo aquoso, e uma ou mais proteínas específicas, chamadas *apolipoproteína*s ou *apoproteínas*, com as quais os lipídios têm capacidade de se ligar formando conglomerados solúveis (micelas), responsáveis por seu transporte pela corrente sanguínea. São formadas principalmente no fígado e, em menor intensidade, no intestino.[1]

No fígado, o conteúdo de colesterol é regulado por três mecanismos principais: a) síntese intracelular do colesterol; b) armazenamento após esterificação do colesterol livre no interior das células; e c) excreção pela bile. Na luz intestinal, o colesterol é excretado na forma de metabólitos ou como ácidos biliares. Metade do colesterol biliar e aproximadamente 95% dos ácidos biliares são reabsorvidos e retornam ao fígado pelo sistema porta (ciclo êntero-hepático).[2]

A lipoproteína HDL desempenha diferentes funções que contribuem para proteger os vasos da aterogênese: além de realizar o transporte reverso do colesterol, através de sua extração das células de tecidos periféricos e posterior transporte até o fígado, onde ele é captado pelos receptores SR-B1, a lipoproteína HDL, também, remove os lípides oxidados da LDL, inibe a fixação de moléculas de adesão e monócitos ao endotélio e estimula a liberação de óxido nítrico (potente agente antiagregante que exerce um papel importante na regulação da função plaquetária).[2]

As diferentes classes de lipoproteínas têm a propriedade de formar partículas pseudomicelares, nas quais as frações hidrofílicas dos fosfolipídios e das apoproteínas se dispõem na camada externa (proteica), e os componentes hidrofóbicos, os triglicérides e os ésteres de colesterol se guiam para o núcleo (lipídico).[1]

As lipoproteínas podem ser classificadas tanto por suas densidades, tal qual determinadas pela ultracentrifugação, quanto pela mobilidade eletroforética. Estas classificações e outras características das lipoproteínas encontram-se descritas na Tabela 1.[1]

Tabela 1 – Características das lipoproteínas plasmáticas

Classificação	Densidade (g/ml)	Origem/local de síntese	Lipídio transportado	Composição aproximada	
				Lipídios[4]	Proteínas[5]
Quilomícrons[1,2]	< 0,95	Intestino (células mucosas do duodeno e jejuno)	Triglicérides exógenos (absorvidos da gordura da alimentação e da circulação êntero-hepática)	98% – 99,5% T: 90% F: 5% C: 3%	2% Apo-AI, AII, AIV, B-48 e baixas concentrações de C e E

Continua

Continuação

Classificação	Densidade (g/ml)	Origem/local de síntese	Lipídio transportado	Composição aproximada Lipídios[4]	Proteínas[5]
VLDL (*Very Low Density Lipoproteins*): lipoproteínas de muito baixa densidade,[1] pré-beta-lipoproteínas[2]	< 1,006	Fígado	A maior parte dos triglicérides endógenos (sintetizados no fígado a partir de carboidratos da alimentação)	85% – 90% T: 60% – 70% F: 10% – 15% C: 10%	10% – 15% 30% – 35% de Apo-B, mais de 50% de Apo-C (CI, CII, CIII), ≅ 10% de Apo-E, outras
IDL (*Intermediate Density Lipoproteins*): lipoproteínas de densidade intermediária[1]	1,006 – 1,019	Fígado: produtos da 1ª etapa do catabolismo das VLDL ou das partículas precursoras de LDL	Ricas em colesterol		
LDL (*Low Density Lipoproteins*): lipoproteínas de baixa densidade,[1] beta-lipoproteínas[2] (*fração aterogênica*)	1,019 – 1,063	Fígado: produtos finais do catabolismo das VLDL por ação da lípase lipoproteica	65% – 70% do colesterol sanguíneo total	75% T: 10% F: 15% – 20% C: 50%	25% Apo-B 100
HDL (*High Density Lipoproteins*): lipoproteínas de alta densidade,[1] alfa-lipoproteínas[2] (*fração protetora*), Subfrações:[3]	1,063 – 1,21	Fígado e intestino: precursores de HDL; plasma: transformação em HDL	Colesterol celular (transporte reverso: remoção do colesterol dos tecidos periféricos e transporte para o fígado, onde é eliminado)	50% T: 5% F: 30% C: 10% – 20%	50% 30% – 35% de Apo-AI 10% – 15% de Apo-AII 3% – 5% de Apo-C
HDL1 (HDLC)	1,055 – 1,085			Alto teor de ésteres do C	Alto teor de Apo-E
HDL2	1,063 – 1,125			60%	40%
HDL3	1,125 – 1,210			45%	55%

1. De acordo com suas densidades determinadas pela ultracentrifugação. 2. Pela mobilidade eletroforética. 3. Subfrações de maior interesse clínico. 4. Triglicérides (T), fosfolipídios (F), colesterol e seus ésteres (C). 5. Apolipoproteínas (Apo); as Apo-B e Apo-AI guardam relação direta e inversa com a aterosclerose, respectivamente.

A determinação dos níveis plasmáticos das lipoproteínas pode ser utilizada para identificar o risco de doença aterosclerótica coronariana e, assim, prever a probabilidade de aparecimento de eventos coronários.[1]

Receptores Celulares de Lipoproteínas plasmáticas

São substâncias especiais (proteínas especializadas) que se encontram na superfície celular e que se ligam às lipoproteínas após reconhecerem suas apoproteínas. Esta ligação, das lipoproteínas com os receptores específicos para as suas apoproteínas, é indispensável para a sua captação, penetração e posterior catabolização intracelular e, consequentemente, para a sua remoção da corrente sanguínea.[1]

As deficiências destes receptores trazem sérias consequências para o metabolismo lipídico, sendo o que acontece na hipercolesterolemia familiar nas suas formas homo e heterozigótica (Tabela 2).[1]

Dislipidemias

Dislipidemias são os distúrbios do metabolismo lipídico que determinam alterações dos níveis de um ou mais constituintes lipídicos do sangue acompanhadas, com frequência, de alteração na concentração plasmática de uma ou mais classes de lipoproteínas que, em maior ou menor grau, predispõem à aterogênese.[1,5,7]

Níveis anormais de lipídios sanguíneos podem ser provocados pelos seguintes fatores: nutricionais, alterações genéticas (dislipidemias primárias), doenças metabólicas como diabete melito, hipotireoidismo, síndrome de Cushing, insuficiência hepática, síndrome nefrótica, insuficiência renal crônica, obesidade, pancreatite, efeito colateral de

Tabela 2 – Características da hipercolesterolemia familiar (hiperlipoproteinemia do tipo IIa)[a]

Características	Formas	
	Homozigótica	Heterozigótica
Nº de genes anormais	2	1
Níveis plasmáticos de LDL	6 a 8 vezes superiores ao normal[b]	2 a 3 vezes superiores ao normal
Instalação das manifestações ateroscleróticas	Na infância ou na puberdade (infarto do miocárdio antes dos 20 anos)	Ao redor de 35 anos de idade
Prevalência	1:1.000.000	1:500
Nº de LDL – receptores (receptores para Apo-B)	Inexistentes	Metade do esperado

(a) Transmitida por gene dominante. (b) Presente desde o nascimento.

medicamentos e hábitos de vida inadequados como tabagismo e etilismo (produzem alteração secundária dos lipídios séricos causando as dislipidemias secundárias).[1,17]

Fredrickson classificou os vários tipos de dislipidemias primárias (classificação fenotípica dos defeitos lipídicos metabólicos) através da eletroforese considerando as diferentes categorias de lipoproteínas. Porém, os resultados desta classificação, que é adotada pela Organização Mundial de Saúde, se adaptam aos da ultracentrifugação (Quadro 1).[1]

Quadro 1 – Classificação de Fredrickson das dislipidemias primárias

Tipos	Alterações lipídicas	Patogênese e outras características
I	↑ Quilomícrons[1] (hiperquilomicronemia)	Tipo raro Tendência de episódios de pancreatite com dores abdominais agudas e cólicas intestinais Não há tendência para o desenvolvimento de aterosclerose
IIa	↑ Betalipoproteínas[1] ↑ LDL[2] ↑ Colesterol[3] (hipercolesterolemia familiar)	De caráter familiar: formas homo e heterozigótica (Tabela 2) Prevalência de 1:1.000.000 e 1:500, respectivamente Importante na aterogênese prematura
IIb	↑ Beta e pré-betalipoproteínas[1] ↑ LDL e VLDL[2] ↑ Colesterol e triglicérides[3] (hiperlipidemia combinada)	Relativamente frequente Importante na ateromatose precoce
III	Aparecimento da IDL ↑ VLDL e LDL[2] ↑ Triglicérides e colesterol[3] (disbetalipoproteinemia)	Muito raro Bastante grave com relação à aterosclerose
IV	↑ Pré-betalipoproteínas[1] ↑ VLDL[2] ↑ Triglicérides[3] (hipertrigliceridemia endógena)	Um dos tipos mais comuns Tendência para manifestações ateroscleróticas prematuras Frequentemente HDL-colesterol ↓ Forma mais sensível à dieta
V	↑ Quilomícrons e pré-betalipoproteínas[1] ↑ Quilomícrons e VLDL[2] ↑ Triglicérides[3] (hipertrigliceridemia mista)	Tipo relativamente frequente Tendência de episódios de dores abdominais e cólicas intestinais por pancreatite

(1) Eletroforese (Fredrickson). (2) Ultracentrifugação. (3) Análise química (dosagem enzimática).

CLASSIFICAÇÃO BIOQUÍMICA

O perfil lipídico das dislipidemias é definido através da classificação bioquímica que considera a determinação laboratorial do colesterol total, dos triglicérides, do colesterol ligado à HDL ou HDL-colesterol (HDL-c) e do colesterol ligado à LDL ou LDL-colesterol (LDL-c).

Compreende quatro tipos principais bem-definidos:

a. *Hipercolesterolemia isolada*: elevação isolada do colesterol total, que corresponde ao aumento do colesterol da LDL.
b. *Hipertrigliceridemia isolada*: elevação isolada dos triglicérides, que reflete o aumento do volume de partículas ricas em triglicérides como VLDL, IDL e quilomícrons.
c. *Hiperlipidemia mista*: valores aumentados de colesterol total e triglicérides.
d. *HDL – colesterol baixo*: redução do HDL-colesterol isolada ou em associação com aumento de LDL-colesterol ou de triglicérides.[2,5,17]

CLASSIFICAÇÃO GENÉTICA

As dislipidemias são classificadas de acordo com sua etiologia em primárias, quando são resultantes de alterações genéticas que aumentam ou diminuem as concentrações dos lípides plasmáticos (hiperlipidemias e hipolipidemias). Estas desordens genéticas podem alterar a estrutura e a função de proteínas envolvidas na síntese, no metabolismo e na homeostase do colesterol, como as apolipoproteínas, os receptores e as enzimas, interferindo, assim, nos mecanismos de síntese ou remoção das lipoproteínas circulantes. O conhecimento destas alterações é necessário para auxiliar na investigação diagnóstica, na definição da conduta terapêutica e no aconselhamento genético das famílias afetadas.[5,17,18]

Classificação das dislipidemias primárias ou dislipidemias genéticas:[5]

- *Hipercolesterolemia poligênica*: promove o aumento do colesterol total e do LDL-c;
- *Hipercolesterolemia familiar*: também promove o aumento de colesterol total e do LDL-c;
- *Hipertrigliceridemia familiar*: o aumento dos triglicérides observado pode associar-se à hiperglicemia e à hiperuricemia;
- *Hiperquilomicronemia familiar*: leva ao aumento de triglicérides à custa da elevação importante dos quilomícrons;
- *Hiperlipidemia familiar combinada*: ocorre alternância do perfil lipídico apresentado pelo paciente ao longo do tempo, ora com níveis elevados de uma lipoproteína, ora de outra, ou ainda padrões combinados. Outros elementos da família apresentam as mesmas características;

- *Disbetalipoproteinemia familiar*: ocorre o aumento de colesterol e triglicerídeos à custa de IDL-c.

O tratamento adequado das dislipidemias, com a manutenção da melhora alcançada nos níveis dos lipídios séricos, tem valor para melhorar o prognóstico e a evolução da doença coronária aterosclerótica, por meio da diminuição na incidência de suas manifestações clínicas (*angina pectoris*, infarto do miocárdio, arritmias, insuficiência cardíaca, morte súbita) e da redução nos seus índices de mortalidade.[1]

É conveniente salientar, também, a importância do início precoce do tratamento das dislipidemias, visto que as investigações demonstram que, na presença de hipercolesterolemia por tempo prolongado, há intenso e extenso comprometimento aterosclerótico.[1]

A resposta individual à dieta é variável em função da própria etiologia das dislipidemias. Porém, não há dúvida de que a dietoterapia é essencial na abordagem terapêutica destes distúrbios. Em geral, conduz a resultados favoráveis, sobretudo se o distúrbio lipídico for decorrente de excessos alimentares ou da obesidade. Até mesmo nas formas genéticas, a intervenção dietética pode atuar de forma eficaz e, se for necessária a terapêutica farmacológica, esta deve ser utilizada associada à dieta hipolipêmica.[1]

EVIDÊNCIAS CIENTÍFICAS

Estão bem-documentadas, por importantes e diferentes estudos, as evidências experimentais, clínicas, epidemiológicas e terapêuticas indicadoras da correlação direta existente entre padrões de dieta (sobretudo consumo excessivo de gorduras, principalmente saturadas); níveis de colesterol sanguíneo (particularmente da fração LDL); e a gênese da doença aterosclerótica (especialmente da doença coronária aterosclerótica).

Assim, destacam-se, a seguir, as principais conclusões reveladas por diversos trabalhos a respeito do comportamento das lipoproteínas e da influência das gorduras dietéticas e de outros fatores sobre os lipídios plasmáticos e a aterogênese. Merece especial atenção o conhecimento destes resultados para uma melhor compreensão e definição das estratégias terapêuticas a serem empregadas no tratamento das dislipidemias, como, também, no controle dos fatores de risco da aterosclerose.

LIPOPROTEÍNAS

- Admite-se que, em ambos os sexos, o teor de LDL-c se eleva progressivamente com a idade, acentuando-se, nas mulheres, após a menopausa e atingindo

- níveis máximos ao redor dos 60 anos, mantendo-se, a seguir, estável.[1]
- O colesterol presente na parede das artérias é proveniente do plasma, especialmente das lipoproteínas de baixa densidade (LDL) circulantes consideradas aterogênicas e, portanto, a sua concentração é um prognosticador do risco coronário.[1]
- Em condições fisiológicas, o ingresso das LDL na parede arterial é seletivo e se realiza por mecanismo ativo das células endoteliais.[1]
- Maiores teores de LDL são observados na íntima das artérias quando os seus níveis plasmáticos ultrapassam os limites fisiológicos e as suas concentrações são proporcionais.[1]
- A elevação das taxas de LDL na parede celular provoca acúmulo local destas, uma vez que a capacidade de sua remoção da parede é limitada.[1]
- A atividade dos receptores para LDL diminui com a idade e pela ação da dieta;[1]
- A utilização de diuréticos e/ou beta-bloqueadores, para o tratamento da hipertensão arterial sistêmica, pode produzir o aumento do colesterol ligado à lipoproteína LDL e dos triglicérides e a redução do HDL-c.[1]
- Admite-se que, em ambos os sexos, os níveis de HDL-colesterol diminuem com o passar dos anos, acentuando-se, no sexo feminino, a partir dos 50 anos;[1]
- A fração HDL-colesterol desempenha um papel protetor como fator de prevenção da aterosclerose (*fator antirrisco*), pois remove e transporta o colesterol depositado na parede arterial de volta para o fígado (transporte reverso), onde é degradado (excreta cerca de 95% do colesterol diário, através dos ductos biliares e dos intestinos). Assim, o nível de HDL-colesterol estabelece uma correlação inversa com a colesterolemia e com a incidência de coronariopatia.[1]
- Há indícios de que os teores de HDL-colesterol teriam maior valor em função dos níveis de LDL, por aumentarem ou diminuírem a possibilidade de deposição do colesterol na parede das artérias, interferindo, assim, na vulnerabilidade da parede arterial ao colesterol LDL.[1]
- As maiores causas de redução dos níveis séricos de HDL-colesterol são: hábito de fumar; obesidade visceral; dieta muito pobre em gordura; inatividade física; uso de certos medicamentos, como hormônios masculinos (androgênios), progesterona, esteroides anabólicos (utilizados para o desenvolvimento da musculatura) e betabloqueadores adrenérgicos (hipertensão); hipertrigliceridemia; fatores genéticos (hipoalfalipoproteinemia primária).[1]
- A redução do peso, o exercício físico aeróbico praticado com regularidade, o consumo regular e a moderação de

álcool (em particular de vinho tinto) e o abandono do tabagismo podem provocar elevação do HDL-colesterol.[1,19]
- Os hormônios femininos (estrogênios) e a fenitoína (anticonvulsivante) aumentam os níveis de HDL-colesterol.[1]
- Na mulher, antes da menopausa, os níveis de LDL-colesterol e de triglicérides são mais baixos, e os de HDL, mais altos, e, após sua instalação, equivalem às taxas encontradas nos homens, sugerindo que os hormônios sexuais femininos desempenham papel protetor durante os anos férteis. Portanto, ao avaliar o perfil lipídico de uma mulher, é importante conhecer em que fase hormonal ela se encontra, pois há interferência dos hormônios (os hormônios estrogênicos protegem a parede arterial, reduzindo a deposição e a oxidação da LDL).[1,20]
- Para cada aumento de 1% na colesterolemia há elevação de 2% na probabilidade de doença coronária.[1]
- A análise conjunta de diversos estudos epidemiológicos revelou que, após ajuste para outros fatores de risco, para cada diminuição de 1 mg/dl de HDL-colesterol, o risco de DAC aumenta 3% nas mulheres e 2% nos homens.[19]
- Valores elevados de HDL não conferem necessariamente proteção em relação à doença aterosclerótica e, às vezes, estão associados ao excesso de risco cardiovascular.[19]

Componentes Nutricionais

- A ingestão excessiva de colesterol e, principalmente, de gorduras saturadas tem sido frequentemente relacionada a níveis elevados de colesterol plasmático e à ocorrência de hiperlipidemia e, consequentemente, de aterosclerose, uma vez que estes lipídios se depositam na parede das artérias formando as lesões ateroscleróticas.[1]
- A gravidade da ateromatose está associada ao tempo de exposição à sobrecarga lipídica.[1]
- Pesquisas demonstram que o consumo de 1 g de ácido graxo saturado, para um adulto padrão, eleva a colesterolemia em aproximadamente 1 mg/dl (porém são encontradas respostas variadas em função da sensibilidade individual aos ácidos graxos saturados).[1]
- As espécies de ácidos graxos saturados mais potentes em elevar o colesterol sérico são os tipos presentes na manteiga, no óleo de coco, no óleo de palmeira e no óleo de semente da palmeira.[1]
- Trabalhos mostram que, em média, para uma ingestão habitual de 250 mg de colesterol dietético, a concentração do colesterol sanguíneo se eleva em cerca de 10 mg/dl, aumentando, sobretudo, o LDL-colesterol, embora exista uma variabilidade inter e intra-

pessoal na resposta ao consumo exagerado de colesterol.[1]

- O consumo excessivo de calorias totais, ácidos graxos saturados e colesterol eleva os teores do colesterol sanguíneo, por diminuir a síntese e a atividade dos receptores hepáticos de LDL, reduzindo, consequentemente, a remoção das LDL circulantes.[1]

- Os ácidos graxos saturados e os ácidos graxos livres têm efeito trombogênico, pois favorecem a agregação plaquetária.[1]

- Quando há substituição de ácidos graxos saturados por ácidos graxos polinsaturados do tipo ômega-6, ocorre diminuição na concentração plasmática de colesterol e LDL-colesterol.[1]

- Os ácidos graxos polinsaturados, os ácidos graxos monoinsaturados, os carboidratos, as fibras dietéticas e a dieta vegetariana, quando utilizados em substituição aos ácidos graxos saturados, têm sido associados com níveis baixos de colesterol sanguíneo e com menor incidência de doença coronariana.[1]

- Valores elevados de HDL estão associados à ingestão de dieta muito rica em gordura saturada e colesterol.[19]

- As dietas hipogordurosas, as gorduras polinsaturadas e, sobretudo, os ácidos graxos ômega-3 (óleos marinhos, peixes) e ômega-6 (óleos vegetais) reduzem a agregação plaquetária sendo considerados antitrombóticos.[1]

- Quando comparadas em quantidades equivalentes, as gorduras saturadas são duas vezes mais potentes em aumentar o nível do colesterol plasmático do que a capacidade das insaturadas em diminuí-lo.[1]

- As taxas de colesterol sérico são influenciadas não só pelo tipo (grau de saturação ou insaturação) e pela quantidade de gordura na dieta, mas, também, pelo excesso de calorias.[1]

Outros Fatores

- Homens de 35 a 65 anos estão mais expostos ao processo ateromatoso e, até 50 anos, apresentam um risco cerca de três vezes maior do que as mulheres da mesma faixa etária, mas, após a menopausa, esta diferença diminui.[1]

- Atualmente está aumentando a incidência de doenças isquêmicas cardíacas entre as mulheres, por adquirirem hábitos anteriormente restritos aos homens, como o tabagismo e as atividades profissionais estressantes, somados, também, à utilização dos anticoncepcionais hormonais. Estes anticoncepcionais podem causar ou agravar a hipercolesterolemia ou a hipertrigliceridemia, bem como reduzir o HDL-colesterol, de acordo com a proporção de estrógenos e progestágenos presentes em sua composição.[1]

VALORES DE REFERÊNCIA

Os níveis ideais para os lípides séricos, a serem alcançados com as medidas terapêuticas, foram definidos em função de valores associados ao menor risco para a cardiopatia isquêmica, encontrados em estudos epidemiológicos (correspondem aos observados em populações que apresentam baixos índices de doença aterosclerótica). Portanto, os valores desejáveis representam o limite abaixo do qual o risco potencial para desenvolver doença coronária é mínimo. Estes devem ser observados como meta nas ações preventivas, particularmente em populações de risco elevado.[1]

Observa-se, com frequência, que os valores de referência habitualmente considerados como normais pelos laboratórios são superiores a estes níveis-alvo.

Os valores de referência dos níveis plasmáticos de lípides (mg/dl), para adultos maiores de 20 anos de idade, preconizados pelo Adult Treatment Panel (ATP-III), são apresentados na Tabela 3 e têm sido utilizados para o diagnóstico, a prevenção e o tratamento das dislipidemias.[21]

Tabela 3 – Valores de referência (mg/dl) dos lípides plasmáticos para indivíduos maiores de 20 anos de idade da ATP-III[21]

Frações lipídicas	Valores (mg/dl)	Categoria
Colesterol total	< 200 200 – 239 ≥ 240	Ótimo Limítrofe Alto
LDL-colesterol	< 100 100 – 129 130 – 159 160 – 189 ≥ 190	Ótimo Desejável Limítrofe Alto Muito alto
HDL-colesterol	< 40 > 60	Baixo Alto
Triglicérides	< 150 150 – 199 200 – 499 ≥ 500	Ótimo Limítrofe Alto Muito alto

Fonte: National Cholesterol Education Program (NCEP) (2001).[21]

O VLDL-colesterol pode ser obtido indiretamente pelo nível de triglicérides plasmáticos, através da seguinte equação (apenas quando a concentração de triglicérides for ≤ 400 mg/dl):[1]

$$\text{VLDL-colesterol} = \frac{\text{triglicérides}}{5}$$

O LDL-colesterol pode ser calculado indiretamente pela equação de Friedewald, porém ela é imprecisa em pacientes com hipertrigliceridemia (TG > 400 mg/dl), diabetes melito, hepatopatia colestática crônica ou síndrome nefrótica (nestas condições clínicas, está indicada a dosagem direta no plasma):[1,2]

Equação de Friedewald

$$\text{LDL-colesterol} = \text{colesterol total} - \text{HDL-colesterol} - \frac{\text{triglicérides}}{5}$$

onde triglicérides/5 representa o colesterol ligado à VLDL-colesterol.

A partir da faixa de risco limítrofe, a chance de desenvolvimento prematuro da coronariopatia aumenta consideravelmente, sobretudo na presença de valores limites de colesterol total e de LDL-colesterol concomitantes com dois ou mais fatores de risco.[1]

Em relação às crianças e aos adolescentes, merecem maior atenção aqueles que apresentam hipercolesterolemia e antecedentes familiares de doença arterial prematura (pais ou avós, aos 55 anos ou menos) ou cujos pais possuem hipercolesterolemia.[1,4,7]

A Tabela 4 apresenta os níveis plasmáticos de referência de lípides para crianças e adolescentes recomendados, em 1991, pelo Programa de Educação do Colesterol (National Heart, Lung, and Blood Institute).[4,7]

Cabe destacar a importância da intervenção terapêutica nas dislipidemias de pacientes submetidos à revascularização miocárdica através da implantação de enxertos de veia safena aortoartérias coronárias-EVS (procedimento mais empregado nas últimas décadas), pois estes EVS podem apresentar,

Tabela 4   Valores de referência dos lipídios para crianças e adolescentes entre 2 e 19 anos de idade[7]

Lipídios	Idade (anos)	Valores (mg/dl)		
		Desejáveis	Limítrofes	Aumentados
CT*	2 – 19	< 170	170 – 199	≥ 200
LDL-C+	2 – 19	< 110	110 – 129	≥ 130
HDL-C±	< 10 10 – 19	≥ 40 ≥ 35		
TG§	< 10 10 – 19	≤ 100 ≤ 130		> 100 > 130

CT* = colesterol total. LDL-C+ = lipoproteínas de baixa densidade. HDL-C± = lipoproteínas de alta densidade. TG§ = triglicérides.

ao longo do tempo, um percentual variável de estenoses ou oclusões frequentemente associadas à presença de alterações lipídicas.[22]

O objetivo do tratamento das dislipidemias nos pacientes com DAC manifestada, submetidos ou não a procedimentos de revascularização miocárdica, segundo as diretrizes de sociedades médicas, é atingir valores de:

- LDL-C < 100 mg/dl
- Colesterol não ligado a HDL-C (LDL-C + VLDL-C) < 130 mg/dl
- HDL-C > 40 mg/dl
- Em diabéticos:
  - TG < 150 mg/dl
  - HDL-C > 45 mg/dl

Estas metas visam reduzir a progressão de lesões ateroscleróticas e impedir o desenvolvimento de novas lesões e oclusões nestes pacientes.[22]

Diagnóstico Laboratorial

Para o diagnóstico das dislipidemias, a determinação química dos lipídios séricos é o método laboratorial mais acessível em função de sua técnica e custo. Estas dosagens devem ser realizadas após jejum de 12 a 14 horas em indivíduos com dieta habitual, peso e estado metabólico estáveis por, pelo menos, duas semanas antes da realização do exame. Recomenda-se, também, evitar a ingestão de álcool e a realização de atividade física vigorosa nas 72 e 24 horas que antecedem a coleta de sangue, respectivamente.[1,2]

Alguns aspectos básicos devem ser observados na determinação bioquímica dos níveis de lipídios plasmáticos, visando à obtenção de resultados confiáveis, à correta interpretação dos valores encontrados e a um planejamento terapêutico apropriado:

- As dosagens iniciais e de acompanhamento da evolução do paciente devem ser realizadas pelo mesmo laboratório de análise clínica criteriosamente selecionado (método de análise preciso, aparelhagem confiável, reagentes de boa qualidade, pessoal técnico competente e treinado, controle de qualidade eficiente etc.).[1]
- O perfil lipídico do paciente, entre duas determinações laboratoriais, pode ser modificado por algumas condições, como: hábitos alimentares, atividades físicas, doenças anteriores ou concomitantes, variação ponderal importante, uso de determinados medicamentos etc.[1]
- Podem-se encontrar dados diferentes em função do local de coleta de sangue (na veia ou picada no dedo).[1]
- Para a confirmação do diagnóstico de dislipidemia, recomenda-se realizar, no mínimo, duas dosagens das taxas de lípides séricos, observando-se um intervalo mínimo de uma semana e máximo de dois meses entre uma e outra.[1,2]

Dietoterapia na Prevenção Primária

Importantes e diferentes estudos realizados em vários países têm demonstrado que os fatores dietéticos estabelecem uma relação bastante estreita com a maioria das doenças crônicas (hipertensão, doenças cardíacas, aterosclerose, diabetes, certos tipos de câncer). Além das evidências científicas citadas anteriormente sobre o papel das dietas ricas em gorduras na origem das doenças cardíacas, os trabalhos têm revelado, também, a associação destas com os cânceres de cólon, de mama e de próstata, além de maior incidência de obesidade e diabetes.[1]

Existem, ainda, outros fatores que têm sido relacionados ao aumento de risco de câncer, como dietas ricas em carne e proteína animal e certos tipos de câncer, abuso de álcool e câncer do fígado, excesso de peso e câncer do endométrio.[1]

Desse modo, a associação dieta–doenças cardiocirculatórias é apenas uma de muitas notáveis descobertas recentes da influência potencial da dieta, tanto na prevenção ou no tratamento de grande variedade de doenças e distúrbios (função protetora) quanto no seu desenvolvimento (fator de risco), além de ser uma forma de prevenção eficiente e de baixo custo, justificando-se, assim, a importância da inclusão das medidas de intervenção dietética em todos os níveis de assistência à saúde, mesmo quando os demais recursos do arsenal terapêutico se fizerem necessários.[1]

A dietoterapia atual deve ressaltar, com particular ênfase, as ações preventivas em cardiologia, valendo-se da contribuição da educação em saúde, através de um exaustivo trabalho de informação, sensibilização, conscientização e encorajamento da população, individual e coletivamente, para a melhoria dos hábitos alimentares, uma vez que as alterações dietéticas recomendadas não só influenciam favoravelmente no controle das enfermidades cardiovasculares, como também não apresentam efeitos adversos e, ao contrário, estudos recentes apontam as evidências de seu papel na prevenção de alguns tipos de câncer e do envelhecimento precoce, além de proporcionarem melhor condição nutricional, maior disposição e sensação de bem-estar físico e mental.[1]

Em 1989, pesquisadores do Conselho Nacional de Pesquisa dos Estados Unidos divulgaram o relatório *Diet and health: implications for reducing chronic disease risk* (*Dieta e saúde: implicações para a redução de risco de doenças crônicas*), contendo informações sobre as evidências científicas dos diversos fatores dietéticos na manutenção da saúde e na redução do risco para as doenças crônicas, resultantes de avaliação criteriosa e minuciosa da vasta literatura científica disponível, produto de numerosas pesquisas clínicas, laboratoriais e epidemiológicas que revelaram as influências da dieta na etiologia de algumas enfermidades crônicas.

Portanto, as conclusões deste relatório, expressas na forma de recomendações dietéticas, caracterizam os principais cuidados nutricionais que devem ser adotados por crianças, adolescentes e adultos saudáveis para a prevenção primária de doenças crônicas e, por isso, incentivados e cultivados em todos os lares, desde a infância (Quadro 2).[1]

Quadro 2 – Recomendação dietética e cuidados nutricionais para a prevenção de doenças crônicas

1. *Reduza a ingestão* total de gorduras para 30% ou menos do total das calorias.
   - Reduza a ingestão de ácidos graxos saturados para, no máximo, 10% do total calórico e a de colesterol para 300 mg por dia.
   - Para diminuir a ingestão de gordura e de colesterol, substitua as carnes gordas e os derivados do leite integral por peixes, aves sem pele, carnes magras e derivados do leite parcial ou totalmente desnatados.
   - Esta redução também pode ser obtida através do consumo de uma variedade de legumes, vegetais folhosos, frutas, cereais e leguminosas e moderando-se a ingestão de óleos, gorduras, gema de ovo, frituras e outros alimentos ricos em gordura.
2. *Consuma diariamente* cinco ou mais porções de uma combinação de verduras, legumes e frutas, principalmente hortaliças verdes e amarelas e frutas cítricas. Aumente a ingestão de amidos e de outros carboidratos complexos, consumindo seis ou mais porções de uma combinação de pães, cereais e leguminosas. Limite a ingestão de açúcares – refinado, granulado, mascavo e mel.
3. *Mantenha o consumo de proteína* em níveis moderados.
4. *Mantenha o equilíbrio* entre a ingestão de alimentos e a atividade física para conseguir e/ou manter o peso adequado à sua altura e à idade (adequação da ingesta energética).
5. *A ingestão de álcool não é aconselhada* pelo Comitê de Dieta e Saúde, especialmente para as mulheres grávidas.
   - Para os indivíduos que ingerem álcool, o Comitê aconselha diminuir a frequência de consumo e limitar a ingestão para no máximo 30 g de álcool por dia, isto equivale a duas latas de cerveja, dois copos pequenos de vinho ou duas doses de uísque, vodca ou outra bebida destilada.
6. *Reduza o consumo de sal* (cloreto de sódio) para, no máximo, 6 g por dia.
   - Diminua a adição de sal durante o preparo dos alimentos e evite utilizar o saleiro à mesa.
   - Limite o consumo de alimentos altamente salgados e conservados por salga.
7. *Mantenha a ingestão adequada de cálcio*: derivados do leite parcial ou totalmente desnatado e verduras verdes de tonalidade escura.
8. *Evite suplementos dietéticos de vitaminas e minerais* excedendo à IDR (ingestão diária recomendada) em qualquer dia.
   - Estes devem ser prescritos apenas quando necessário, sob orientação de profissional especializado.
9. *Mantenha a ingestão adequada de flúor*, em especial no pré-escolar, escolar, principalmente, durante os anos de formação e crescimento primário ou secundário dos dentes, na gestante e lactante.[1]

Cabe lembrar que este relatório se mantém atualizado em relação às diretrizes para prevenção primária (abordagem epidemiológica e de saúde pública), recomendadas pela American Heart Association, em 2000, para a população em geral com mais de 2 anos de idade.[4]

É importante frisar que estes princípios não representam apenas as medidas gerais e iniciais no que diz respeito à profilaxia das cardiopatias, mas constituem os requisitos básicos de uma dieta saudável que pode ser ingerida por toda a população, inclusive pelas crianças, já que, comumente, os pacientes alegam obstáculos à adesão dietética em função da dificuldade de preparo de dieta diferenciada da dos demais membros da família, por julgarem que não podem prejudicá-los ao impor-lhes as mesmas restrições recomendadas para o seu tratamento dietético, não percebendo o valor destas para evitar que crianças e jovens desenvolvam os fatores de risco cardiovasculares.[1]

A estratégia preventiva é fundamental na adolescência, por ser o período em que as preferências nutricionais e os padrões de vida começam a ser fixados, sendo conveniente identificar o perfil de risco de doenças cardiocirculatórias em filhos de dislipidêmicos, de portadores de doença aterosclerótica prematura, cardíaca ou cerebral (idade menor do que 55 anos para os homens e menor do que 65 anos para as mulheres), de hipertensos e de diabéticos.[1,2]

Estas medidas profiláticas devem ser intensificadas a partir de 30 anos. Resumindo, para a prevenção primária e secundária da cardiopatia coronariana e dos fatores de risco da aterosclerose relacionados com os padrões dietéticos, recomenda-se, basicamente, a seguinte dieta:[1]

- reguladora do peso corporal com valor calórico total suficiente para manter ou atingir o peso desejável;
- reduzida no teor de gordura total;
- pobre em ácidos graxos saturados;
- pobre em ácidos graxos trans;
- baixa em colesterol;
- aumentada em ácidos graxos insaturados (polinsaturados e, principalmente, monoinsaturados);
- restrita em açúcares simples;
- elevada em carboidratos complexos, sobretudo rica em fibras;
- moderada em sódio;
- isenta ou diminuída em álcool;
- limitada em café.

TRATAMENTO DIETÉTICO DA HIPERCOLESTEROLEMIA

Hoje, em investigações populacionais, os níveis plasmáticos de LDL-colesterol são considerados um forte preditor do risco de mortalidade por DAC, uma vez que está claro que a sua elevação causa a doença aterosclerótica coronária. Assim, o controle da hipercolesterolemia, mais especificamente do LDL-colesterol, tem sido o alvo principal do tratamento das dislipidemias. O relatório da NCEP de 2001 (ATP-III) reafirma que diminuir o colesterol total e o LDL-colesterol reduz o risco de DAC. Uma redução de 10% no colesterol total reduziria a incidência de DAC em cerca de 30%.[4,21]

A hipercolesterolemia pode ser primária, quando não está relacionada a determinada doença (é provocada por alterações genéticas), ou secundária, quando está associada a algumas doenças (diabetes melito, hipotireoidismo, síndrome de Cushing, síndrome nefrótica, obstrução de vias biliares etc.), ou ao uso de certos medicamentos, como progestágenos, esteroides exógenos (anabolizantes ou hormônios sexuais), anti-hipertensivos (diuréticos, beta-bloqueadores, tiazida), ou a alterações endógenas dos hormônios sexuais (níveis reduzidos de estrógenos nas mulheres na pós-menopausa) ou, ainda, a outros fatores, como dieta inadequada, sedentarismo e obesidade.[1,4,17]

Na hipercolesterolemia secundária, a intervenção terapêutica (dietética e medicamentosa) deve ser instituída paralelamente ao tratamento da doença de base.[1]

A correção de todos os outros fatores de risco presentes é indispensável, independentemente da origem da hipercolesterolemia.[1]

A definição de metas e do início da abordagem nutricional depende de algumas condições que determinarão a intensidade das intervenções dietéticas:[1,4]

- os padrões dietéticos do paciente;
- o nível de colesterolemia (total e das frações LDL e HDL);
- a presença de cardiopatia coronariana;
- o número de fatores de risco presentes;
- o grau de resposta aos regimes anteriores.[1]

Hoje, a determinação da colesterolemia é indicada a partir dos 20 anos. Quando os valores encontrados para o colesterol total e a fração LDL estiverem nos níveis desejáveis, repete-se a dosagem a cada cinco anos e recomenda-se o seguimento das medidas dietéticas preventivas.[1]

O ATP-III preconiza para o tratamento das dislipidemias modificações do estilo de vida e/ou administração de fármacos hipolipemiantes. As orientações para a mudanças dos hábitos de vida incluem: controle de peso corpóreo de indivíduos com sobrepeso ou obesidade, adequação dos hábitos alimentares, atividade física aeróbica regular e abolição do tabagismo.[21]

A prevenção e o tratamento das dislipidemias devem ser iniciados pela terapia nutricional.[1,4,23]

A introdução do tratamento medicamentoso deverá ser indicada sempre acompanhada de aconselhamento e seguimento rigoroso da terapia nutricional. O paciente deve ser alertado de que drogas hipolipemiantes só apresentam resultados importantes se associadas aos cuidados nutricionais, não estando, deste modo, liberado para voltar aos antigos hábitos alimentares.[1]

A resposta à dieta pode ser avaliada após seis semanas de tratamento dietético, que é o período previsto para que haja redução nos níveis plasmáticos de LDL-colesterol. Se a meta de colesterol LDL não for alcançada, o tratamento deve ser intensificado.[21]

Muitas vezes, é conveniente em pacientes hiperlipêmicos e obesos condicionar a determinação dos lípides à perda de peso, visto que a redução da lipemia acontece muito antes do que uma baixa ponderal evidente, podendo diminuir a motivação do paciente para a observância às medidas dietéticas.[1]

Cada indivíduo apresenta uma resposta metabólica variada à dieta, e esta diferença decorre, em parte, de influências genéticas. As medidas dietéticas promovem reduções de 10% a 25% nos níveis séricos de colesterol.[1]

Os componentes dietéticos influenciam diferentemente os níveis plasmáticos de lípides, e os principais determinantes dietéticos do aumento do LDL-colesterol são as gorduras saturadas e as transisoméricas (trans) e, também, o colesterol dietético. Entretanto, os fatores dietéticos que diminuem o LDL-colesterol são ácidos graxos monoinsaturados e polinsaturados, quando substituem os ácidos graxos saturados, fibras solúveis, proteína de soja, esteróis e a redução de peso.[1,2,4]

As recomendações para o tratamento dietético da hipercolesterolemia, propostas pelo Expert Panel on Detection, Evaluation and Treatment of High Blood Cholesterol in Adults (Adult Treatment Panel III – ATP-III) estão relacionadas na Tabela 5 e foram referidas na IV Diretriz Brasileira sobre Dislipidemias.[2,21] Estas recomendações incluem um planejamento alimentar que propõe a substituição de alimentos fontes de gorduras saturadas e colesterol por alimentos similares com baixos teores destes componentes nutricionais e a in-

Tabela 5 – Recomendações dietéticas para o tratamento das hipercolesterolemias

Nutrientes	Ingestão recomendada
Gordura total	25 a 35% das calorias totais
Ácidos graxos saturados	< 7% das calorias totais
Ácidos graxos polinsaturados	Até 10% das calorias totais
Ácidos graxos monoinsaturados	Até 20% das calorias totais
Carboidratos	50% a 60% das calorias totais
Proteínas	Cerca de 15% das calorias totais
Colesterol	< 200 mg/dia
Fibras	20 a 30 g/dia
Calorias	Para atingir e manter o peso desejável.

Fonte: National Cholesterol Education Program.[21]

clusão de alimentos considerados saudáveis.[1]

FATORES DIETÉTICOS

ÁCIDOS GRAXOS SATURADOS

Em geral, tendem a aumentar o colesterol total e todas as frações de lipoproteínas do colesterol plasmático (isto é, LDL-colesterol e HDL), quando substituem os carboidratos ou outros ácidos graxos. Apesar de serem extremamente hipercolesterolêmicos, a resposta metabólica individual pode ser variada.[4]

A gordura saturada representa o principal determinante dietético do aumento do LDL-colesterol, porque a sua absorção intestinal não é limitada e, por isso, sua ingestão eleva mais intensamente a colesterolemia.[2,6] As gorduras saturadas inibem a depuração plasmática de LDL-colesterol, além de permitirem maior entrada de colesterol nessas partículas.[8] Para cada 1% de aumento da energia proveniente dos ácidos graxos saturados, o colesterol sérico aumenta 2%.[6]

As principais fontes dietéticas de ácidos graxos saturados são a gordura animal (manteiga, leite e seus derivados integrais, carnes gordurosas, toucinho), a polpa, o leite e o óleo de coco e o azeite de dendê.[2,4,5,6]

ÁCIDOS GRAXOS INSATURADOS

Os ácidos graxos insaturados são classificados em duas categorias principais: polinsaturados, representados pelas séries ômega-6 (linoleico e araquidônico) e ômega-3 (alfalinolênico, eicosapentaenoico-EPA e docosahexaenoico-DHA), e monoinsaturados, representados pela série ômega-9 (oleico).[2]

ÁCIDOS GRAXOS POLINSATURADOS

A substituição isocalórica dos ácidos graxos saturados por ácidos graxos polinsaturados reduz o colesterol total e o LDL-colesterol plasmáticos.[2] Sua ação hipocolesterolêmica está bem estabelecida e seu maior efeito é aumentar o número de receptores de LDL.[5] Os ácidos graxos polinsaturados possuem o inconveniente de induzir maior oxidação lipídica e diminuir o HDL-colesterol, quando utilizados em grande quantidade.[2]

ÁCIDOS GRAXOS POLINSATURADOS ÔMEGA-6

O ácido linoleico é essencial e o precursor dos demais ácidos graxos polinsaturados da série ômega-6.[2] As principais fontes alimentares são os óleos vegetais de soja, milho e girassol.[2,5]

Ácidos Graxos Polinsaturados Ômega-3

Os ácidos graxos ômega-3 apresentam ação antiaterogênica, pois diminuem os níveis plasmáticos de triglicérides, por reduzirem a síntese hepática de VLDL e de apo B-100 e por diminuírem a lipidemia pós-prandial.[2,4] Podem, ainda, exercer outros efeitos cardioprotetores, como ação antitrombótica, pois reduzem a viscosidade do sangue e a adesividade plaquetária; promovem maior relaxamento do endotélio; apresentam efeitos antiarrítmicos; e promovem pequena redução na pressão arterial.[2,8]

O ácido alfalinolênico é o precursor dos polinsaturados ômega-3 e considerado essencial ao ser humano. Ele é encontrado em vegetais, como soja, canola e linhaça.[2,5] Os ácidos eicosapentaenoico (EPA) e os docosahexaenoico (DHA) estão presentes em peixes marinhos de águas muito frias e profundas, como salmão, sardinha, cavala, arenque, atum e bonito; em óleos e cápsulas de óleos destes peixes.[2,4,5,6] A American Heart Association recomenda uma ingestão semanal de 180 g de peixes ricos em ômega-3.[6]

A suplementação com óleo de peixes, em altas doses (4 a 10 g/dia), reduz os triglicérides e aumenta discretamente o HDL-colesterol, mas pode aumentar o LDL-colesterol. A sua utilização é indicada como terapia adjuvante na hipertrigliceridemia ou na substituição a fibratos, niacina ou estatinas em pacientes intolerantes.[2]

Ácidos Graxos Monoinsaturados

A substituição de ácidos graxos saturados por ácidos graxos monoinsaturados reduz o colesterol total, o LDL-colesterol e os triglicérides plasmáticos, mas não diminui o HDL-colesterol e não provoca oxidação lipídica.[2,4] As gorduras monoinsaturadas fortalecem as partículas de LDL-colesterol, tornando-as menos propensas à oxidação.[8] Outros efeitos benéficos atribuídos às dietas ricas em ácidos graxos monoinsaturados são: o de ser antitrombótico e inibir a agregação plaquetária, além de reduzirem o conteúdo total de apo B e as concentrações de apo B-100.[5,23]

Dos ácidos graxos monoinsaturados pertencentes à série ômega-9, cujo precursor é o ácido oleico, as principais fontes dietéticas são: azeite de oliva, óleo de canola, azeitona, abacate e oleaginosas (amêndoas, amendoim, castanhas, nozes).[2,5]

É importante lembrar que estudos epidemiológicos recentes evidenciam que o maior consumo de frutos secos (oleaginosas) está relacionado a um menor risco de desenvolver enfermidades cardiovasculares, por estar associado a efeitos benéficos sobre o perfil lipoproteico. Estas investigações recomendam a adoção de uma dieta prudente (como a mediterrânea), que inclua cerca de 25 g de frutos secos, de preferência crus (para conservar o seu conteúdo de vitaminas e minerais e evitar os processados que podem ser fritos e/ou salgados), em torno de cinco vezes por semana.[24]

Os frutos secos possuem um conteúdo elevado de ácidos graxos insaturados (aproximadamente 90% do total de ácidos graxos) das categorias monoinsaturados (como o oleico) e polinsaturados (como linoleico). Em geral, também apresentam um conteúdo elevado de proteínas de alta qualidade e possuem uma quantidade interessante de arginina, que, além de desempenhar um papel importante nos efeitos cardiovasculares benéficos atribuídos aos frutos secos, é precursora do óxido nítrico, potente vasodilatador endógeno. Contêm, principalmente, os minerais magnésio, potássio, cálcio, selênio, cobre e zinco e é uma fonte importante de vitamina E da dieta.[24]

Vale destacar seu elevado conteúdo em polifenóis em geral, como quercetina, catequina, resveratrol, ácido elágico, kaempferol, rutina, ácido fítico e ácidos tânicos, que, como tem sido demonstrado, apresentam propriedades quelantes e, portanto, antirradicais livres, prevenindo o estresse oxidativo.[24]

A Tabela 6 apresenta a composição dos frutos secos em água, macronutrientes e fibras, e a Tabela 7, seu conteúdo em lipídios, ácidos graxos e vitamina E.

ÁCIDOS GRAXOS INSATURADOS TRANS

Os ácidos graxos trans insaturados (ou ácidos graxos trans isômeros ou gorduras trans ou isômeros geométricos trans de ácidos graxos insaturados) são gorduras sólidas produzidas artificialmente pelo processo de hidrogenação parcial de óleos vegetais, por mecanismo induzido termicamente. São formados, também, no processo de fritura e no refino de óleos, e alguns podem ser encontrados nas gorduras animais.[26] Metade da ingestão de ácidos graxos trans provém de alimentos de origem animal (carne bovina, manteiga e gordura do leite) e os outros 50%, de óleos vegetais hidrogenados.[4]

O principal efeito metabólico dos ácidos graxos trans em relação às doenças cardiovasculares refere-se à sua ação hipercolesterolêmica, elevando o colesterol total, o LDL-colesterol e a lipoproteína, reduzindo o HDL-colesterol, aumentando, assim, a razão LDL-C/HDL-C e, da mesma forma que outros ácidos graxos, aumentam, também, os triglicérides.[2,8,23,26,27]

O aumento no consumo de ácidos graxos trans a partir de 3% das calorias totais

Tabela 6 – Composição em água, macronutrientes e fibras dos frutos secos

Fruto seco	Energia (kcal)	Água (g)	Proteínas* (g)	Hidratos de carbono disponíveis (g)	Amido (g)	Monossacarídeos + dissacarídeos (g)	Lipídios (g)	Fibra total (g)
Amêndoas	578	5,25	21,26	5,53	0,73	4,8	50,60	11,8
Avelãs	628	5,31	14,95	4,82	0,48	4,34	60,75	9,70
Nozes	654	4,07	15,23	2,67	0,06	2,61	65,21	6,70
Amendoim	691	3,52	9,17	4,43	0,46	3,97	71,97	9,60
Castanha do Brasil	656	3,48	14,32**	2,58	0,25	2,33	66,43	7,50
Pistache	557	3,97	20,61	9,31	1,67	7,64	44,44	10,30
Castanhas frescas	231	48,65	2,42	37,41	Nd	Nd	2,26	8,10

Nd: não disponível. * (N x 5,3). ** (N x 5,46) Resultados por 100 g de porção comestível. Adaptado de tabelas da USDA de composição dos alimentos.[24]

Tabela 7 – Composição de lipídios, ácidos graxos e vitamina E em oleaginosas (g/100 g)

Ácido graxo	Lipídios (%)	Ácidos graxos saturados(%)	Ácidos graxos monoinsaturados (%)	Ácidos graxos polinsaturados (%)	Vitamina E (α-tocoferol equivalente)
Castanha do Brasil	66,2	16,1	23,0	24,1	7,6
Castanha de caju	46,3	9,2	27,3	7,8	0,6
Macadâmia	73,7	11,0	58,2	1,2	0,4
Amendoim	49,7	6,9	24,6	15,7	7,8
Amêndoa	52,2	4,9	33,9	11,0	24,0
Avelã	62,6	4,6	49,1	6,0	23,9
Nozes	61,9	5,6	14,2	39,1	2,6

Fonte: USDA.[25]

elevará os níveis de LDL-colesterol, e, a partir de 6% das calorias totais, também reduzirá o HDL-colesterol.[4]

Considera-se que o consumo de gordura trans no período gestacional pode contribuir para que o processo de aterogênese tenha início ainda na fase intrauterina.[27]

Não há consenso em relação à quantidade máxima permitida na dieta,[2] no entanto, a recomendação da Organização Mundial de Saúde (OMS) é de menos de 1% do valor energético total.[8]

A principal fonte de ácidos graxos trans na dieta é a gordura vegetal hidrogenada e *shortenings*, que são as gorduras industriais utilizadas no preparo de massas e recheios de biscoitos, sorvetes cremosos, chocolates, sobremesas cremosas, bolos industrializados, produtos de panificação, pães recheados, massas, alimentos com consistência crocante (*nuggets*, *croissants*, tortas), molhos para salada, maionese, salgadinhos de pacote, batatas fritas (*chips*), formulações de bases para sopas e cremes, margarinas duras, cremes vegetais, alguns alimentos produzidos em redes de *fast foods*.[2,5,23,26,27,28] Há formação de isômeros trans quando os óleos refinados são reutilizados, principalmente no preparo de alimentos fritos.[25,26]

COLESTEROL

É um ácido orgânico com propriedades semelhantes às gorduras, podendo estar sob forma livre ou ligado a diferentes ácidos graxos, e está presente somente em alimentos de origem animal. O fígado é o órgão responsável pela maior parte da sua síntese. Além de ser um dos principais componentes da estrutura das membranas celulares, é precursor dos hormônios esteroides, dos ácidos biliares e da vitamina D.[2,5,25]

O colesterol dietético eleva os níveis plasmáticos de colesterol total e de LDL-colesterol, mas em proporção menor que os ácidos graxos saturados, porque a maioria da população absorve aproximadamente metade do colesterol presente na luz intestinal, e apenas uma minoria absorve maior quantidade.[2,4] Um aumento de 25 mg no colesterol dietético elevaria o colesterol sérico em 1 mg/dl.[4]

Para reduzir a ingestão de colesterol, deve-se diminuir o consumo de alimentos de origem animal, como manteiga, leite e seus derivados integrais, carnes vermelhas gordurosas, pele de aves, *bacon*, frios e embutidos (salsicha, linguiça, presunto, mortadela, salame), gema de ovo (até quatro unidades/semana ou até duas unidades/semana, quando o colesterol plasmático estiver elevado), vísceras (fígado, coração, língua etc.), crustáceos e moluscos (lagosta, camarão, ostra, marisco, polvo etc.), biscoitos amanteigados, folhados, *croissants* etc.[2,5,6]

Quantidade de Gordura Dietética

O aumento do consumo total de gordura está relacionado com a obesidade, que afeta muitos dos fatores de risco maiores para aterosclerose. Também as dietas de alto teor de gordura aumentam a lipidemia pós-prandial e os remanescentes de quilomícrons, ambos associados a maior risco de DAC.[4]

As dietas de baixo teor de gordura (< 25% das quilocalorias totais) e que apresentam aumento na proporção de carboidratos elevam os níveis de triglicérides e diminuem as concentrações de HDL-colesterol.[4]

Cabe destacar que as dietas de baixo teor de gordura só diminuem os níveis de colesterol LDL quando acompanhadas de redução no consumo de ácidos graxos saturados.[4]

Os guias alimentares adotados pelos diversos órgãos de saúde, que são indicados como referência nas intervenções terapêuticas, divergem quanto à percentagem total de gordura recomendada. O Departamento de Agricultura dos Estados Unidos[29] adota o guia da pirâmide alimentar e recomenda um consumo moderado de óleos e gorduras, limitando o conteúdo de lipídios da dieta em até 30% do valor energético total (VET). A American Heart Association[30] recomenda para a população em geral que a ingestão de gordura saturada seja inferior a 10% do VET. A OMS[31] e o guia alimentar para a população brasileira[32] recomendam proporções semelhantes para o consumo de lipídios (de 15% a 30% do VET). O guia alimentar para americanos (Dietary Guidelines for Americans)[33] recomenda que o consumo de lipídios esteja entre 20% e 35% do VET. Segundo o National Cholesterol Education Program (NCEP – ATP-III),[21] a ingestão dietética de gordura deve ser mantida entre 25% e 35% das calorias totais e é a recomendação indicada neste capítulo (Tabela 5) e referida na IV Diretriz Brasileira sobre Dislipidemias.[2]

Portanto, a escolha de uma dieta com maior ou menor nível de restrição no teor total de gordura deve ser feita considerando-se as alterações clínicas, que devem ser priorizadas na abordagem terapêutica, e as respostas metabólicas ao consumo de diferentes concentrações de lipídios e carboidratos. É oportuno lembrar que restrições muito severas em lipídios resultariam em dietas muito ricas em carboidratos (hiperglicídicas), que podem apresentar efeitos adversos graves à saúde, principalmente, quando provenientes de alimentos processados e com alto índice glicêmico, como alterações no perfil lipídico (hipertrigliceridemia e redução da concentração plasmática de HDL-colesterol) e aumento da adiposidade corporal, podendo, ainda, levar à ingestão de ácidos graxos essenciais abaixo da recomendada.[34]

Fatores Dietéticos Coadjuvantes

Fibras

São carboidratos complexos, não absorvidos pelo intestino, classificados, de acordo com a sua solubilidade em água, em solúveis e insolúveis. As fibras solúveis reduzem o tempo de trânsito gastrintestinal e a absorção enteral do colesterol. Estas fibras são representadas pela pectina (frutas) e pelas gomas (aveia, cevada e leguminosas: feijão, inclusive feijão soja, grão de bico, ervilha, lentilha). O farelo de aveia é o alimento com maior concentração de fibras solúveis e, por isso, pode reduzir moderadamente o colesterol sanguíneo. As fibras insolúveis não atuam sobre a colesterolemia, mas aumentam a saciedade, auxiliando na redução da ingestão calórica. São representadas pela celulose (trigo), pela hemicelulose (grãos integrais) e pela lignina (hortaliças). A recomendação de ingestão de fibra alimentar total para adultos como medida coadjuvante para a redução da colesterolemia é de 20 a 30 g/dia, e cerca de 6 a 10 g deve ser de fibras solúveis.[2,5] A adição de fibra solúvel a uma dieta de baixo teor de gordura reduz o LDL-colesterol, em média, em 14% para hipercolesterolêmicos e em 10% para normocolesterolêmicos.[4]

Fitosteróis

São encontrados apenas nos vegetais e desempenham funções estruturais análogas ao colesterol em tecidos animais. Soja, oleaginosas e óleos vegetais em geral, principalmente de canola, girassol e arroz, são fontes naturais desses compostos. O betasitosterol, extraído de óleos vegetais, é o principal fitosterol encontrado nos alimentos. Reduzem a colesterolemia por competirem com a absorção do colesterol da luz intestinal (reduzem a absorção de colesterol dietético e aumentam sua excreção fecal). Uma dieta balanceada com quantidades adequadas de vegetais fornece cerca de 200 a 400 mg de fitosteróis e os níveis plasmáticos variam de 0,3 a 1,7 mg/dl. Entretanto, é necessária a ingestão de 2 g/dia de fitosteróis para promover uma redução média de 10% a 15% do LDL-colesterol. Os fitosteróis não influenciam os níveis plasmáticos de HDL-colesterol e de triglicérides. A ingestão de 3 a 4 g/dia de fitosteróis pode ser utilizada como medida adicional para a redução do colesterol.[2,5,25] Como estes ésteres podem diminuir o betacaroteno, o alfatocoferol e o licopeno, mais estudos de segurança são necessários para assegurar o uso em indivíduos normocolesterolêmicos, crianças e mulheres grávidas.[4]

Proteína de Soja

Esta leguminosa é a única fonte de proteínas de origem vegetal que possui todos os aminoácidos essenciais e, por isso, é considerada uma fonte de proteínas de alto valor biológico. A soja contém cerca de 1 a 3 mg de isoflavona de proteínas.

As isoflavonas pertencem ao grupo de fitoquímicos classificados como fitoestrógenos e são potentes antioxidantes.[25] A ingestão diária de 25 g de proteína de soja (cerca de 60 g do grão) pode ser utilizada como adjuvante ao tratamento hipolipemiante, uma vez que ela pode reduzir o LDL-colesterol em menos de 6%. Os dados disponíveis são contraditórios quanto aos efeitos sobre os triglicérides e o HDL-colesterol.[2] As proteínas da soja reduzem o risco de doenças cardiovasculares, porque o seu consumo está associado à redução dos níveis de colesterol, ainda que moderadamente, e também associado ao aumento da flexibilidade endotelial e à inibição da oxidação de LDL-colesterol, e consequente redução da formação das células esponjosas.[25] As principais fontes de soja na alimentação são: feijão de soja, óleo de soja, queijo de soja (tofu), molho de soja (*shoyo*), farinha de soja, leite de soja (extrato de soja) e o concentrado proteico da soja. Este concentrado exclui a presença de gorduras, mantendo carboidratos e 75% da sua composição em proteínas, e é amplamente utilizado como base de alimentos liofilizados e como *suplemento proteico*. Alguns produtos derivados de soja devem ser consumidos com cautela, por apresentarem alto teor de sódio (*missô* e *shoyo*).[2,5,25]

Antioxidantes

Os antioxidantes, entre eles os flavonoides, presentes na dieta podem potencialmente estar envolvidos na prevenção da aterosclerose, tanto por inibirem a oxidação das LDL no endotélio das artérias quanto por reduzirem a agregação plaquetária, diminuindo, assim, sua aterogenicidade.[2,5]

Os flavonoides são antioxidantes polifenólicos encontrados nos alimentos, principalmente em verduras, frutas (amora, cereja, açaí, uva, morango, jabuticaba), grãos (como grãos de soja e derivados, trigo integral), sementes, castanhas, condimentos e ervas e, também, em bebidas, como vinho (principalmente tinto), suco de uva e chá verde e preto.[2,4,5,35,36] Os flavonoides mais importantes são quercetina, campferol, miricetina e crisina.[5] As vitaminas C, E e betacaroteno, em níveis fisiológicos, possuem papéis antioxidantes no corpo. Em níveis suplementares, podem ser pró-oxidantes ou antioxidantes, dependendo das concentrações de outros íons metálicos. Uma função importante da vitamina E é prevenir a oxidação de ácidos graxos polinsaturados na membrana celular.[4] Não há estudos randomizados, controlados e com número suficiente de pacientes que demonstrem a prevenção de eventos clínicos relacionados à aterosclerose com suplementação com antioxidantes, como, por exemplo, as vitaminas E, C ou betacaroteno. Suplementos de vitaminas antioxidantes não são recomendados, uma vez que não há evidência de que esses suplementos previnam manifestações clínicas da aterosclerose.[2] Como os antioxidantes não atuam sozinhos, mas agem sinergicamente, uma alimentação rica em frutas e vegetais diversificados fornece doses apropriadas de substâncias antioxidantes que, com certeza, serão benéficas para a saúde, contribuindo para a sua manutenção.[2,5]

ÁLCOOL

A literatura documenta a ação do consumo de quantidade moderada de álcool e efeitos benéficos sobre a mortalidade por doença coronária. Esse efeito cardioprotetor é parcialmente atribuído à sua capacidade de elevar a concentração de HDL-colesterol e, também, de reduzir o fibrinogênio e inibir a agregação plaquetária.[5]

Há controvérsias a respeito da equivalência protetora que todas as bebidas álcoolicas exerceriam sobre a doença aterosclerótica.[5]

Alguns autores relatam redução de 26% no risco de doença cardiovascular em homens que consomem de 5 a 30 ml de álcool/dia, quando comparados com os abstêmios.[5]

O limite máximo recomendado para o consumo de bebidas álcoolicas é de 30 g de etanol ao dia para o sexo masculino e metade deste valor para mulheres, indivíduos com sobrepeso e/ou triglicérides elevados e para homens de baixo peso.[23,37] Este limite de 30 g de álcool/dia equivale a 600 ml de cerveja (5% de álcool), ou 250 ml de vinho (12% de álcool), ou 60 ml de destilados (uísque, vodca, aguardente – 50% de álcool).[37]

O vinho contém resveratrol, um componente antifúngico nas cascas de uvas que aumenta o HDL-colesterol e inibe a oxidação de LDL.[4]

Entretanto, os efeitos deletérios do álcool têm de ser considerados, principalmente em indivíduos propensos à hipertrigliceridemia, em que a alta ingestão de álcool pode elevar os níveis de triglicérides por estimular a síntese hepática de VLDL. O álcool pode, ainda, apresentar outros efeitos negativos, como aumentar a pressão arterial, o peso corporal e a glicemia, além de provocar alterações gastrintestinais (úlceras e inflamação do estômago e dos intestinos, cirrose hepática, câncer de pâncreas), doença do músculo cardíaco, doença cerebral e lesão do sistema nervoso central, enfim, insuficiência múltipla de órgãos e sistemas.[5,35] Portanto, como o abuso de álcool exerce efeitos tóxicos diretos sobre todos os órgãos, sua utilização como coadjuvante na terapia das dislipidemias não se aplica a todos os indivíduos.

CAFÉ

Os grãos de café contêm duas substâncias (cafestol e kahweol) que elevam o colesterol sérico.[5]

A água quente utilizada para o preparo do café remove algumas dessas substâncias gordurosas dos seus grãos, que permanecem presentes no líquido que não é coado.[5]

O café preparado apenas fervido, consumido em alguns países europeus, o uso do coador de pano, utilizado no Brasil, os conhecidos café árabe (sem coar) e o tipo expresso possuem quantidades variadas dessas substâncias que podem elevar a colesterolemia.[4,5]

Portanto, é recomendável, sempre que possível, usar o filtro de papel, que tem a propriedade de reter as substâncias citadas, e evitar o consumo de café expresso.[5]

LIPOPROTEÍNAS DE ALTA DENSIDADE E INTERVENÇÃO TERAPÊUTICA

As HDL constituem uma classe de lipoproteínas heterogêneas, e seu metabolismo é complexo e não foi totalmente esclarecido. São consideradas antiaterogênicas por promoverem o transporte reverso do colesterol e pelas propriedades antioxidantes, anti-inflamatórias, antiagregantes plaquetárias, anticoagulantes, pró-fibrinolíticas e de proteção endotelial, demonstradas *in vitro* e em animais. Sua concentração sanguínea estabelece uma relação inversa com o desenvolvimento de DAC evidenciada por estudos experimentais, epidemiológicos, clínicos e de intervenção terapêutica.[2,19] Portanto, um alto nível de HDL-colesterol (> 60 mg/dl) é considerado protetor, e o baixo nível (< 40 mg/dl), fator de risco.[21]

As medidas terapêuticas adotadas para elevar as taxas plasmáticas de HDL-colesterol, relacionadas aos hábitos de vida, incluem:[19]

- Diminuição do peso corpóreo de indivíduos com sobrepeso ou obesidade.
- Abolição do tabagismo.
- Estímulo à prática regular de exercícios aeróbicos. Cabe destacar que o exercício físico, quando associado à dieta adequada, promove uma elevação mais acentuada dos níveis de HDL tanto em portadores de diferentes tipos de dislipidemia quanto

em indivíduos normais, em obesos e não obesos. Porém, este aumento promovido pela adequação dietética combinada ao exercício físico é mais intenso nos homens, quando comparados às mulheres.
- Adequação da dieta através da escolha dos componentes da dieta segundo seus efeitos sobre os níveis plasmáticos de HDL.

Fatores que Elevam o HDL

- ácidos graxos saturados;
- ácidos graxos polinsaturados ômega-3 (por inibirem a secreção hepática de VLDL);
- ácidos graxos monoinsaturados (por diminuirem a secreção de VLDL);
- consumo moderado de álcool, em particular de vinho tinto;
- polifenóis do cacau (também diminuem a oxidação lipídica);
- restrição calórica para diminuir o peso corpóreo (cada redução de 3 kg de peso corresponde a elevação de 1 mg/dl de HDL-colesterol).[19]

Fatores que Reduzem o HDL

- redução de ácidos graxos saturados (a diminuição é acentuada à medida que se aumenta a restrição, sendo mais exarcebada na mulher);
- ácidos graxos polinsaturados ômega-6;
- ácidos graxos insaturados na forma trans;
- carboidratos;
- café.[19]

Hipertrigliceridemia e Cuidados Nutricionais

Os triglicérides são formados a partir de três ácidos graxos ligados a uma molécula de glicerol e constituem uma das formas de armazenamento energético mais importantes no organismo, depositados nos tecidos adiposo e muscular.[2]

A hipertrigliceridemia exógena é causada pelo aumento na produção intestinal de triglicérides exógenos, isto é, provenientes da gordura da dieta, com consequente elevação do nível de quilomícrons no sangue, os quais são as lipoproteínas responsáveis pelo seu transporte pela corrente sanguínea. Os triglicérides endógenos são sintetizados no fígado a partir de carboidratos da alimentação. Uma dieta rica em carboidratos pode provocar superprodução de triglicérides, elevando sua taxa plasmática e, consequentemente, a concentração da fração lipoproteica que os transportam (VLDL), conduzindo, deste modo, à hipertrigliceridemia endógena. O principal carboidrato responsável por este tipo de hipertrigliceridemia é a sacarose (açúcar comum).[1]

A hipertrigliceridemia frequentemente está associada com a resistência à insulina e a intolerância à glicose, sendo, portanto, mais encontrada em pacientes com síndrome metabólica.[4]

O diabetes (em geral tipo 2 não compensado), a obesidade, o consumo excessivo de bebidas álcoolicas e carboidratos, o sedentarismo, o tabagismo, a insuficiência renal crônica, o hipotireoidismo não tratado, certos medicamentos e vários distúrbios genéticos relacionados ao metabolismo dos triglicérides também podem elevar a trigliceridemia.[1,4]

O controle terapêutico da hipertrigliceridemia endógena e, sobretudo, a identificação de sua causa são aconselhados, especialmente quando associados a outros fatores de risco.[1]

O tratamento da hipertrigliceridemia previne o aparecimento de pancreatite aguda (especialmente nas hipertrigliceridemias graves) ou episódios agudos de dor abdominal.[4,5]

A Tabela 8 apresenta a classificação dos níveis plasmáticos de triglicérides para adultos maiores de 20 anos de idade.[21]

Em geral, as hipertrigliceridemias respondem muito bem às medidas dietéticas. A normalização dos níveis plasmáticos de triglicérides é obtida mais precoce e facilmente do que a da colesterolemia.[1]

Características da Dieta[1,2,4,5]

- valor calórico total suficiente para atingir ou manter o peso corporal desejável, ou seja, redução do total de calorias quando a obesidade estiver presente e a manutenção das calorias totais ingeridas na ausência de excesso de peso. As hipertrigliceridemias respondem de forma favorável à redução de peso;
- restrição de sacarose (açúcar de cana ou beterraba) e redução de outros carboidratos, sobretudo dos refinados, principalmente na presença de resistência à insulina e intolerância à glicose (diabetes);
- baixo teor de gordura saturada e de colesterol;
- consumo de gorduras preferencialmente monoinsaturadas e polinsaturadas da série ômega-3;

Tabela 8 – Valores de referência (mg/dl) dos triglicérides plasmáticos para indivíduos maiores de 20 anos de idade, segundo o NCEP

Lípides	Valores	Categoria
Triglicérides	< 150	Ótimo
	150 – 199	Limítrofe
	200 – 499	Alto
	≥ 500	Muito alto

Fonte: National Cholesterol Education Program.[21]

- suspensão da ingestão de bebidas álcoolicas de qualquer tipo;
- redução severa da ingestão total de gordura da dieta (no máximo 15% das calorias diárias) para pacientes com níveis muito elevados de triglicérides e que apresentem quilomicronemia.

Enfim, fundamentada em dados de publicações científicas recentes, parece-nos mais segura e coerente para o tratamento das dislipidemias a indicação de dieta com predominância vegetariana, na qual os alimentos de origem animal participem da alimentação habitual em quantidades mínimas necessárias apenas para o fornecimento daqueles nutrientes que os caracterizam como principal fonte dietética, ao invés de supervalorizá-los como prato principal ou como alimentos mais nobres e nutritivos e, por conseguinte, superestimar suas necessidades quantitativas.

Este aspecto se constitui em um obstáculo a ser superado por nossa população, visto que a experiência no desenvolvimento da assistência nutricional tem se revelado uma tendência de as famílias destinarem uma porcentagem razoável de seu orçamento para a aquisição destes gêneros (principalmente carnes em geral e seus produtos processados), priorizando-os, inclusive, no sentido de aumentar as quantidades *per capita* e a frequência de consumo, quando há excedente na receita familiar, em detrimento de outros alimentos essenciais que, muitas vezes, são excluídos do seu padrão dietético cotidiano.

HIPERTENSÃO ARTERIAL

A hipertensão se constitui em considerável fator de risco para doenças cardiovasculares, sobretudo acidentes vasculares cerebrais, insuficiência cardíaca e insuficiência vascular, que se origina de processos ateroscleróticos (isquêmicos), como a *angina pectoris*, o infarto do miocárdio e a claudicação intermitente, e pode, ainda, em estágio terminal, levar à nefropatia. Estes comprometimentos cardiocirculatórios diminuem significativamente a expectativa e a qualidade de vida do hipertenso, por ocasionar tanto mortes prematuras quanto incapacidades físicas graves, temporárias ou definitivas.[1] A hipertensão contribui para o desenvolvimento da doença cardiovascular por causar lesão vascular e estresse ao miocárdio. Sua prevalência aumenta com o envelhecimento e sua ocorrência é mais frequente em negros do que em brancos não hispânicos.[4]

Existem alguns fatores importantes que estão associados à elevação da pressão arterial e, por isso, predispõem ao aparecimento da hipertensão.

As principais medidas para a prevenção primária da hipertensão estão relacionadas ao controle e à alteração dos fatores mais importantes em relação às ações profiláticas:[1]

- Reduzir a ingestão de sal: a ingesta salina diária recomendada varia de 4 a 6 g de cloreto de sódio (sal).

- Diminuir o peso corporal para valores inferiores a 15% do ideal através de uma dieta adequada em calorias e nutrientes e de exercícios. Deve-se ressaltar que, para a perda ponderal atuar favoravelmente, ela deve ser mantida por período prolongado.
- Evitar o sedentarismo, praticando exercícios físicos frequentes e regulares. A atividade física é uma medida eficaz tanto pela sua ação biológica quanto pelo seu efeito sobre o gasto energético, contribuindo, assim, para a perda ponderal que, por conseguinte, leva à diminuição da pressão arterial.
- Diminuir as fontes de estresse e realizar modificações comportamentais: adaptação a um modo de vida com menor nível de tensões psicossociais. É recomendado o emprego de técnicas de relaxamento.

Algumas medidas contribuem de forma importante na profilaxia secundária da hipertensão:[1]

- Identificação e tratamento eficaz dos hipertensos: precoce e individualizado, que leve em consideração as características clínicas e socioeconômicas do paciente para se obter eficácia e maior aderência ao tratamento com menor repercussão na qualidade de vida do paciente.
- Diagnóstico e tratamento precoce dos distúrbios que causam a hipertensão arterial secundária e o emprego criterioso de determinados medicamentos.

O grau e a evolução da hipertensão determinarão a intensidade das medidas terapêuticas a serem aplicadas no tratamento da hipertensão (medidas de ordem geral, dietoterápicas e farmacológicas).[1]

No tratamento não medicamentoso da hipertensão arterial, são aconselhadas, além das medidas propostas para as ações de prevenção primária, as seguintes estratégias:[1]

- Controlar os outros fatores de risco associados (dislipidemias, diabetes melito, tabagismo e hiperuricemia).[1]
- Combater o uso abusivo de álcool: limitar a ingestão de bebidas álcoolicas em 30 g de álcool/dia contidas em 600 ml de cerveja (5% de álcool) ou 250 ml de vinho (12% de álcool) ou 60 ml de destilados (uísque, vodca, aguardente – 50% de álcool). O limite recomendado para mulheres, indivíduos com sobrepeso e/ou com triglicérides elevados e homens de baixo peso é de 15 g de álcool/dia.[37]
- Eliminar os medicamentos hipertensivos (anticoncepcionais hormonais e glicocorticoides).[1]
- Fornecer orientação dietética adequada.
- Desenvolver ações educativas com ênfase nas mudanças de estilo de vida.[4]

Cuidados Nutricionais

Ingestão de Sal

A orientação básica recomenda a utilização de 2 a 3 g de cloreto de sódio 800 a 1.200 mg de sódio na insuficiência cardíaca congestiva e de 4 g/dia de sal para o tratamento da hipertensão (corresponde a quatro colheres de café rasas de sal ou 1.600 mg de sódio), porém as quantidades deverão ser ajustadas em função do nível e da evolução da hipertensão e, portanto, na presença de hipertensão severa, de insuficiência cardíaca e complicações renais, é necessário aumentar o nível de restrição de sódio. O consumo de sal deve ser reduzido gradualmente.[1,4,37]

O equilíbrio do balanço de cloreto de sódio é mantido com a ingestão de aproximadamente 1,25 g de sal por dia,[4] tendo sido comprovado que a ingestão de sódio não está relacionada com as necessidades orgânicas de sódio, existindo, assim, o "apetite para o sal". Observa-se, também, que depois de se submeterem a determinado período de restrição salina, os indivíduos diminuem sua predileção por sal, passando a limitar espontaneamente o seu consumo.[1]

O principal alvo da restrição de sódio é o sal adicionado aos alimentos durante ou após o preparo, em sua conservação e em seu processamento e os compostos de sódio usados em fermentos, aditivos e conservantes acrescentados na preparação ou no processamento industrial dos alimentos. Assim, devem ser evitadas as seguintes substâncias dietéticas: alimentos conservados com altas concentrações de sal, como os alimentos industrializados em geral, enlatados, carnes e peixes defumados, processados ou curados, embutidos, queijos, extratos de caldo de carne, sopas, azeitonas, manteiga e margarina com sal, bolachas salgadas, salgadinhos de pacote, temperos e molhos industrializados, fermentos, adoçantes à base de sacarina e ciclamato sódico.[1]

Outras Orientações

- eliminar o uso do saleiro à mesa;
- ler o rótulo dos alimentos industrializados para verificar a presença de compostos de sódio;
- incentivar a utilização de ervas, condimentos e temperos naturais para evitar a monotonia alimentar, melhorar e realçar o sabor dos alimentos restritos em sodio;
- estimular o paciente a apreciar o sabor natural dos alimentos;
- esclarecer quanto aos métodos de preparação dos alimentos;
- orientar quanto à seleção adequada de alimentos nas refeições realizadas fora de casa.[1]

Valor Calórico

Deve ser suficiente para manter o peso corporal ideal (índice de massa corporal entre 20 e 25 kg/m^2) ou para promover o emagrecimento de pacientes obesos. Atingir o peso normal é importante para aliviar os sintomas da hipertensão. A perda de peso diminui a pressão sanguínea significativamente.[1,4,37]

Gorduras

Restrições quantitativas e qualitativas equivalentes às indicadas no tratamento das dislipidemias.

Carboidratos

Elevar o consumo de carboidratos complexos, particularmente os ricos em fibras, e diminuir o consumo de açúcares simples (importante no controle da obesidade e do diabetes).[1]

Cabe ressaltar que os alimentos ricos em fibras contêm, geralmente, altos teores de potássio (a ação natriurética e hipotensora deste íon já está bem-definida). Além disso, trabalhos recentes mostraram que uma dieta com alto teor de fibras pode induzir à redução dos níveis pressóricos.[1]

Proteínas

Em proporções normais (10% a 15% do total de calorias), porém, recomenda-se moderar o consumo de alimentos ricos em proteínas de origem animal (leite, queijos, ovos, carnes, aves etc.), por possuírem teores relativamente altos de sódio, além de representarem a principal fonte dietética de gorduras saturadas e colesterol.[1]

Potássio

Maior ingestão de potássio (2 a 4 g/dia) pode ser útil na redução da pressão e na prevenção da hipertensão arterial. O consumo de grande quantidade de frutas e vegetais deve ser incentivado, pois eles possuem baixas concentrações de sódio e caloria, e grande quantidade de potássio, que é importante, também, na terapêutica com diuréticos que aumentam a sua excreção urinária.[1,37]

O uso de suplementos de potássio (KCl), de diuréticos poupadores de potássio e de substitutos do sal de cozinha que contêm este mineral pode levar ao aumento significativo do potássio sérico.[1]

Medidas sem Avaliação Científica Definitiva

Suplementação de cálcio e magnésio.[37]

Café

Deve-se controlar a ingestão de café em função de sua capacidade de provocar arritmias e taquicardia.[1]

Substitutos Comerciais do Sal

São substâncias formadas por outros sais que não contêm sódio na sua composição e são utilizados para simular o gosto do sal (cloretos de potássio, de cálcio e de amônia). Porém, a oferta de grandes quantidades de potássio e de amônia é contraindicada em determinadas doenças, limitando, assim, o emprego destes substitutos, que devem ser prescritos pelo médico.[1]

Cabe lembrar, ainda, que alguns destes produtos podem deixar um sabor residual amargo nos alimentos, além de, na realidade, serem formados por uma mistura de NaCl e outro sal.[1]

Todo paciente hipertenso deve ser estimulado a executar, ininterruptamente, as medidas terapêuticas não medicamentosas. Para aqueles que apresentam formas leves de hipertensão arterial, estes recursos podem ser empregados como única estratégia de tratamento, desde que cumpridas persistentemente.

No controle efetivo dos níveis pressóricos, através de medidas gerais e da utilização de fármacos eficazes, merece especial atenção a seleção adequada dos diferentes agentes indicados na terapêutica anti-hipertensiva, no sentido de serem priorizados medicamentos que não agravem os fatores de risco cardiovasculares (Quadro 3). Os efeitos decorrentes do uso dessas drogas merecem citação tanto para que possam ser esclareci-

Quadro 3 – Efeitos das drogas anti-hipertensivas sobre os fatores de risco cardiovascular[1]

Classe	Tolerância a glicose	Potássio plasm.	HDL Colest.	LDL Colest.	Triglicérides	HVE
Diuréticos	↓↓	↓↓		↑↑	↑	
Alfabloqueador			↑	↑		
Betabloqueador	↓		↓*	↑*	↓	
Ant. cálcio						↓
Ant. ECA	↑	↑				↓↓

* Alterações inversas com ASI. Abreviações: HVF: hipertrofia ventricular esquerda. Ant. cálcio: antagonista de cálcio. Ant. ECA: antagonista de enzima conversora da angiotensina. ASI: ação simpatomimética intrínseca.

das as prováveis causas da presença destes fatores associados a quadros hipertensivos, em indivíduos cujos hábitos cotidianos não justifiquem tais alterações, quanto para minimizar estas complicações induzidas pelo próprio tratamento.[1]

SÍNDROME METABÓLICA

A síndrome metabólica é um fator de risco cardiovascular por promover a aterosclerose, que é conhecida como síndrome da resistência à insulina, síndrome X, síndrome plurimetabólica ou quarteto mortal. É um distúrbio metabólico complexo caracterizado pela associação de um conjunto de fatores de risco cardiovasculares usualmente relacionados à deposição central de gordura (obesidade abdominal, androgênica ou visceral) e à resistência à insulina.[2,8,38,39] A resistência à ação da insulina nos tecidos periféricos resulta na hiperinsulinemia, que tem um papel importante no desenvolvimento dos outros componentes da síndrome metabólica.[4,8]

Esta síndrome é caracterizada pela associação de tolerância à glicose prejudicada/diabetes melito e/ou resistência insulínica, obesidade central, hipertensão arterial sistêmica, hipertrigliceridemia e baixas concentrações sanguíneas de HDL-colesterol, além de hiperuricemia e dos estados pró-trombótico e pró-inflamatório observados.[2,8,38,39]

Para o diagnóstico da síndrome metabólica, a IV Diretriz Brasileira sobre Dislipidemias adotou os critérios apresentados na Tabela 9.

O diagnóstico de síndrome metabólica requer a presença de obesidade abdominal, como condição essencial, e dois ou mais dos critérios impostos na Tabela 9.[2]

O plano alimentar recomendado para a síndrome metabólica assemelha-se à terapêutica nutricional abordada no tratamento das dislipidemias e descritas nas referências.[8,23,38,39]

Uma das principais medidas que deve ser adotada na intervenção terapêutica da síndrome metabólica é a adoção de uma dieta balanceada direcionada para a perda de peso e da gordura visceral, com o objetivo de controlar e/ou corrigir os fatores de risco apresentados e, consequentemente, reduzir o risco cardiovascular.

Na Tabela 10, estão relacionadas as características do plano alimentar recomendado para o tratamento da síndrome metabólica, pela *I Diretriz Brasileira de Diagnóstico e Tratamento da Síndrome Metabólica*.[38]

Considerando-se o número de condições clínicas que são influenciadas pela obesidade (Quadro 4),[42] o aumento da prevalência da obesidade na população brasileira, particularmente em crianças e adolescentes, a importância da obesidade na infância e na adolescência no desenvolvimento da síndrome metabólica e da aterosclerose prematura[43] e os benefícios da redução de 10 kg no peso corporal (Quadro 5),[44] todos os segmentos

Tabela 9 – Critérios diagnósticos para síndrome metabólica

Critério	Definição
Obesidade abdominal	
Homens	
Brancos de origem europídea e negros	≥ 94 cm
Sul-asiáticos, ameríndios e chineses	≥ 90 cm
Japoneses	≥ 85 cm
Mulheres	
Brancas de origem europídea, negras, sul-asiáticas, ameríndias e chinesas	≥ 80 cm
Japonesas	≥ 90 cm
TG	≥ 150 mg/dl ou tratamento para hipertrigliceridemia
HDL-colesterol	
Homens	< 40 mg/dl
Mulheres	< 50 mg/dl
Pressão arterial sistêmica	
Sistólica	≥ 130 mmHg ou tratamento para HAS
Diastólica	≥ 85 mmHg ou tratamento para HAS
Glicemia de jejum	≥ 100 mg/dl ou tratamento para DM

Quadro 5 – Benefícios da diminuição de 10 kg no peso corporal[44]

Mortalidade	Queda de 20% a 25% na mortalidade total Declínio de 30% a 40% nas mortes por diabetes 40% a 50% de diminuição nas mortes por neoplasias da obesidade
Pressão arterial	Queda de 10 mmHg na pressão sistólica Diminuição de 20 mmHg na pressão diastólica
Angina	Redução nos sintomas em 91% Aumento de 33% na tolerância ao exercício
Lipídios	Diminuição de 10% no colesterol total Declínio de 15% no LDL-colesterol Diminuição de 30% nos triglicérides circulantes Aumento em 8% no HDL-colesterol
Diabetes	Redução no risco de desenvolvimento de diabetes maior que 50% Diminuição de 30% a 50% na glicemia de jejum Declínio de 15% em HbA1c

Fonte: Modificado de Jung.[44]

Tabela 10 – Composição do plano alimentar recomendado para a síndrome metabólica (adaptado)[38]

Calorias e macronutrientes	Ingestão recomendada	Observações
Calorias totais para reduzir o peso em 5% a 10% e prevenir recuperação		
Carboidratos[1]	50% – 60% das calorias totais	1. O total de porções diárias desse grupo de alimentos varia de acordo com o VCT do plano alimentar prescrito. Considerando que uma porção de carboidratos corresponde a uma fatia de pão de forma, meio pão francês, uma escumadeira rasa de arroz ou de macarrão, uma batata média ou meia concha de feijão, por exemplo, mulheres com IMC > 27 kg/m² e sedentárias poderão receber apenas seis porções/dia, enquanto homens ativos com peso normal poderão ingerir até 11 porções/dia.
Fibras[2]	20 – 30 g/dia	2. Selecionar alimentos integrais ou minimamente processados com baixo índice glicêmico (índice glicêmico é uma classificação proposta para quantificar a glicose sanguínea após a ingestão de um alimento fonte de carboidrato).[25,40]
Gordura total[3]	25% – 35% das calorias totais	3. Devem ser evitados alimentos gordurosos em geral, como carnes gordas, embutidos, laticínios integrais, frituras, gordura de coco, molhos, cremes e doces ricos em gordura e alimentos refogados e temperados com excesso de óleo ou gordura.
Ácidos graxos saturados (AGS)[4]	< 10% das calorias totais	4. Incluem os ácidos graxos saturados (C8-C16) e os ácidos graxos trans. Recomendar até 7% se LDL-colesterol for > 100 mg/dl.
Ácidos graxos polinsaturados (AGPI)[5]	até 10% das calorias totais	5. Incluem os ácidos graxos ômega-3, encontrados em peixes, como salmão, sardinha, cavala, arenque, atum, linguado, truta, viola, cherne, anchova, tainha e manjuba.[35,38,41]
Ácidos graxos monoinsaturados (AGMI)[6]	até 20% das calorias totais	6. O azeite de oliva possui 77% de AGMI, e seu consumo é predominante na dieta mediterrânea.
Colesterol[7]	< 300 mg/dia	7. Alguns indivíduos com LDL-colesterol > 100 mg/dl podem se beneficiar com uma ingestão diária de colesterol de 200 mg/dia.
Proteína[8]	0,8 a 1,0 g/kg peso atual/dia ou 15% das calorias totais	8. Corresponde a duas porções pequenas de carne magra/dia, que podem ser substituídas pelas leguminosas (soja, grão de bico, feijões, lentilha etc.) e duas a três porções diárias de leite desnatado ou queijo magro. O consumo de peixes deve ser incentivado por sua riqueza em ácidos graxos ômega-3. Os ovos também podem ser utilizados como substitutos da carne, respeitando-se o limite de duas gemas/semana, em função do teor de colesterol. Excessos proteicos devem ser evitados.

da sociedade envolvidos na promoção de hábitos que compõem o estilo de vida das populações e na assistência à saúde deveriam priorizar a implementação de medidas efetivas de prevenção e controle da obesidade que reduzam a morbimortalidade associada à síndrome metabólica.

Metodologia de Atendimento Nutricional

A intervenção eficaz sobre os hábitos alimentares requer um programa educacional contínuo que propicie mudanças extensas e duradouras das práticas dietéticas, não apenas fornecendo conhecimentos corretos de nutrição, nem somente listas de alimentos recomendados e não aconselháveis, mas também levando à adoção de atitudes positivas com relação à alimentação, transformando, desse modo, o ato de comer em um ato consciente pela busca de uma alimentação equilibrada e saudável. Portanto, o sucesso deste processo está intimamente relacionado à metodologia empregada no desenvolvimento da assistência nutricional.[1]

Assim sendo, o atendimento nutricional ao paciente cardiopata tem por objetivo contribuir para a prevenção e o controle dos fatores de risco e/ou das doenças cardíacas apresentadas pelo paciente, assegurando-lhe o melhor estado nutricional possível, e corrigir hábitos alimentares inadequados, visando, assim, à melhoria de sua qualidade de vida e à redução na morbidade e na mortalidade por doença cardiovascular.[1]

A conduta básica de atendimento nutricional deve incluir as seguintes etapas:

1. *Avaliação inicial*

Na qual é realizada a coleta dos dados, especialmente a anamnese alimentar cuidadosa e bem-conduzida, visando, fundamentalmente, caracterizar o padrão alimentar do paciente e de seus familiares e, assim, identificar as áreas nas quais as mudanças devem ser feitas. Para definir corretamente o diagnóstico nutricional e propor um planejamento alimentar adequado às necessidades de cada indivíduo, e que seja de fácil compreensão e execução, devem ser levantadas as seguintes informações (além de dados laboratoriais clínicos e medidas antropométricas, como peso, altura, índice de massa corporal, pregas cutâneas, medida da circunferência abdominal):

- horário e local onde são feitas as refeições;
- alimentos habitualmente ingeridos em cada refeição do dia, inclusive nos intervalos entre as refeições, nos fins de semana e fora de casa (quantidades, frequência de consumo e técnicas de preparo culinário utilizadas);
- temperos e molhos adicionados ao

preparo dos alimentos, naturais e/ou industrializados (sobretudo à base de sódio e de gorduras);
• ingestão hídrica, inclusive de bebidas alcoólicas e de café (variedades, volumes, frequência de ingesta, adição de açúcar);
• preferências alimentares;
• excessos alimentares, principalmente massas em geral e alimentos gordurosos;
• açúcares e doces de qualquer tipo;
• restrições dietéticas (em função de preferências, intolerâncias ou reações adversas, controles voluntários, imposições de natureza clínica, religiosa, filosófica, tabus etc.);
• disponibilidade de alimentos da família;
• elemento responsável pela aquisição e pelo preparo dos alimentos.[1]

2. Intervenção dietética

Faz-se no atendimento individual, de grupo e, quando necessário, familiar.[1]

Individualmente, é realizada através de orientações personalizadas, a fim de adequar a dieta às características e às necessidades de cada paciente e às condições de sua família, para modificar o seu padrão dietético habitual o mínimo possível. Este atendimento envolve discussão mais profunda sobre os vários aspectos do padrão alimentar do cliente, para ajudá-lo a refletir sobre estes e compreender suas motivações, atitudes e práticas alimentares e, assim, conseguir melhorar seus hábitos alimentares.[1]

Na abordagem grupal, são desenvolvidos preceitos básicos de alimentação e nutrição, visando estimular a motivação para o seguimento das orientações, através do encorajamento mútuo, e propiciar a aquisição de conhecimentos, atitudes e práticas adequadas na área alimentar.[1]

A intervenção familiar é desenvolvida através de orientação e conscientização para obter retaguarda adequada em relação às condições necessárias ao seguimento das orientações, como a aquisição e o preparo dos gêneros, além de comportamentos favoráveis à aquisição de novos hábitos alimentares.[1]

O acesso aos alimentos apropriados pode ser dificultado pela família. Esta exerce um importante papel na adoção de novos padrões alimentares, não só por propiciar apoio estrutural mas também por conceder auxílio moral. O alvo principal da abordagem familiar não deve ser apenas sua orientação, mas, particularmente, suas sensibilização e conscientização para que todos os seus membros passem a adotar os cuidados nutricionais aconselhados ao paciente, visto que estes podem beneficiá-los enquanto medidas de prevenção primária das doenças cardiocirculatórias e, assim, fazer que a busca por um estilo de vida mais saudável se torne meta familiar e não somente prescrição terapêutica individualizada. Esta estratégia de tratamento merece especial atenção em função da constatação de que, frequentemente, as medidas dietéticas recomendadas são encaradas como mais um encargo familiar, exercendo, deste modo, interferências negativas na sua dinâmica e, até, exacerbando antigos conflitos.[1]

3. *Seguimento*

O acompanhamento da evolução nutricional do cliente é realizado em retornos sistemáticos para avaliar a eficiência terapêutica da dieta orientada e a necessidade de revisão e reforço do aconselhamento realizado ou de reformulação do plano de atuação.[1]

4. *Avaliação final*

É realizada para avaliar a eficácia terapêutica das condutas adotadas e os progressos obtidos na área alimentar, refletidos nas mudanças comportamentais.[1]

A implementação do cuidado nutricional se faz através de atividades de aconselhamento dietoterápico, aconselhamento e educação nutricional.[1]

No aconselhamento dietoterápico, são adotadas dietas terapêuticas específicas para as alterações apresentadas pelo paciente.[1]

A educação nutricional é desenvolvida através de ensinamentos básicos sobre alimentação e nutrição, visando auxiliar o reabilitando a usar apropriadamente o conhecimento nutricional para selecionar e consumir adequadamente os alimentos necessários a seu organismo, além de conscientizá-lo sobre seu comportamento alimentar.[1]

Prevenir o consumo alimentar não recomendado significa levar o cliente a questionar este prazer e, ao mesmo tempo, oferecer-lhe alternativas para que possa encontrar novas formas de satisfação através da ingestão de alimentos saudáveis, auxiliando-o a desfazer a crença de que alimentação salutar não pode ser, também, saborosa.[1]

Para tanto, é indispensável desenvolver um programa de reeducação alimentar sólido, que propicie ao reabilitando um processo gradual e contínuo de conscientização e incorporação de novas práticas alimentares, por meio de discussão detalhada dos benefícios e dos malefícios decorrentes da ingestão dos diferentes alimentos, e que, ao mesmo tempo, lhe proporcione segurança para recusar a oferta de alimentos não aconselháveis sem que se sinta castigado ou privado. Desse modo, para se obter êxito neste procedimento, é preciso que o paciente seja acompanhado por determinado período, uma vez que, usualmente, o número reduzido de atendimentos cumpre apenas o papel de informar.[1]

Um requisito indispensável para iniciar uma mudança dietética é reconhecer a necessidade de realizar correções no padrão dietético. Nesse sentido, estimular o registro diário do consumo alimentar é um instrumento valioso de conscientização do comportamento alimentar habitual, por auxiliar o indivíduo na percepção sobre sua própria dieta, especialmente para indivíduos que não reconhecem suas práticas dietéticas inadequadas e têm uma percepção errônea quanto às características de uma alimentação saudável.

Para modificar hábitos, as pessoas precisam de tempo, sobretudo quando são necessárias várias alterações. Observa-se, com frequência, que, a cada substituição positiva realizada nos padrões dietéticos, o indivíduo se torna mais pronto e motivado para incorporar, sucessivamente, outras correções em suas rotinas alimentares. Ademais, nos primeiros contatos, o cliente pode oferecer uma resistência natural às mudanças propostas ou não apresentar, naquele momento, as condições para executá-las, além de absorver parcialmente as orientações dadas pela privação de conhecimentos básicos de alimentação e nutrição.[1]

A existência dessas condições exige cautela quando o paciente comparece aos retornos sem ter alcançado os objetivos propostos, pois, muitas vezes, constata-se que atitudes repreensivas e hostis que enfatizam o fracasso obtido conduzem à frustração, paralisando-o na sua capacidade de mobilização, rebaixando sua autoestima e, até, afugentando-o do profissional. Portanto, atitudes excessivamente críticas podem ser contraproducentes e, por isso, diante do insucesso, torna-se imprescindível que o nutricionista atue como facilitador da mudança comportamental desejada, guiando de maneira inteligente o processo de educação alimentar, fornecendo apoio constante e demonstrando ser um aliado, e não um inimigo do reabilitando, que conhece e acredita no potencial de mudança do indivíduo e que está ao seu lado tanto para auxiliá-lo na identificação das causas que impossibilitaram um desempenho satisfatório como para orientá-lo quanto às medidas dietéticas disponíveis para o atendimento de suas necessidades e/ou para a prevenção, o controle e a eliminação das causas determinantes das inadequações nutricionais, encorajando-o, insistentemente, para que se submeta às condutas recomendadas, visto que experimentar uma mudança benéfica faz o cliente se sentir capaz e fortalecido para dar início a outras, encontrando, dessa maneira, incentivo para iniciar um processo de incessante aprimoramento de seus padrões dietéticos, através de sucessivas aquisições de novos e mais saudáveis hábitos alimentares.[1]

Para se conseguir essa mudança na atitude das pessoas perante a alimentação e, inclusive, ajudá-las a modificar certos automatismos, deve-se conscientizá-las de que é necessário enfrentar certo desconforto, sacrificar-se por determinado tempo e estar preparadas para resistir às tentações e às pressões sociais, já que a aquisição de novas práticas alimentares depende de aprendizado.[1]

Para aumentar a chance de sucesso, é preciso envolver as pessoas do convívio habitual do cliente, particularmente aquelas que, além de apresentarem padrões alimentares inadequados, tentam incentivar e persuadir os outros a reproduzirem seus hábitos. Nesse sentido, o paciente deve ser estimulado a atuar como multiplicador do conhecimento nutricional adquirido, visando minimizar essas interferências negativas.[1]

OBSTÁCULOS À ADESÃO DIETÉTICA

No desenvolvimento da assistência nutricional aos pacientes cardiopatas, têm sido reconhecidos vários obstáculos que dificultam a adesão adequada e prolongada às medidas dietéticas, entre eles:

1. A natural resistência do paciente às mudanças de hábitos dietéticos.[1]
2. Implicações sobre hábitos sociais, principalmente quando a alimentação é uma das formas mais frequentes de lazer, sobretudo nos fins de semana e durante o período de férias. Cabe ressaltar, também, a existência de pressões e condicionamentos sociais, assim como de hábitos bastante disseminados em nossa população, como consumo de café, feijoada, churrasco, pizza etc.[1]
3. Disponibilidade de alimentos, que é influenciada tanto pelas condições socioeconômicas quanto pela existência de apoios estruturais positivos ou negativos, isto é, a presença ou a ausência de alimentos em casa e no ambiente de trabalho. A disponibilidade domiciliar não é determinada apenas pelo poder aquisitivo e pelas influências culturais, mas também pelos elementos responsáveis pela aquisição e pelo preparo dos gêneros, como pelo próprio cliente, que, quando reside só, geralmente opta por uma alimentação simplificada ou à base de alimentos industrializados ou adquiridos prontos.[1]
4. De ordem psicológica:
    - Grau de disciplina para seguir uma dieta apropriada.
    - Motivação: o nível de motivação de cada paciente está na dependência dos valores atribuídos à alimentação, como seus benefícios para a saúde e aparência física, o prestígio e a aceitação social ou a supervalorização dos prazeres da mesa.
    - Mecanismos de compensação decorrentes de flutuações do estado emocional, que se caracterizam por um apego excessivo aos alimentos e, muitas vezes, se manifestam através de comportamentos compulsivos em situações de fadiga, estresse, ansiedade, angústia, frustração, solidão ou mesmo pelo abandono do tabagismo, conduzindo, geralmente, à busca de alimentos de alta densidade calórica. Estes comportamentos podem ser reforçados pela existência de condicionamentos gerados no ambiente familiar durante a infância, quando as guloseimas em geral são utilizadas para premiar, gratificar e consolar, e, a partir desse momento, passam a ser supervalorizadas, estabelecendo uma forte associação com o prazer.[1]
5. Profissionais: estão relacionados ao custo e ao tipo de alimento disponível no ambiente de trabalho; ao tempo disponível para as refeições, devendo ser citadas as refeições rápidas à base de lanches e guloseimas ou mesmo a realização de reuniões,

durante as refeições, para discussão de assuntos profissionais.[1]
6. Orientações recebidas anteriormente de leigos ou de profissionais da área de saúde. Muitas vezes, essas orientações são fornecidas de forma incompleta, isolada (sem considerar os hábitos e a disponibilidade alimentar do cliente), ou mesmo são dadas informações incorretas, podendo gerar descrédito e ideias preconcebidas quanto à eficiência terapêutica das dietas.[1]

Uma vez reconhecida a interferência desses entraves na aplicação dos cuidados nutricionais, os programas de intervenção dietética devem considerar e atuar sobre os componentes cognitivos, afetivos e situacionais do comportamento alimentar, no sentido de minimizar essas dificuldades enfrentadas pelo reabilitando, além de estarem integrados a uma estratégia terapêutica interdisciplinar de atendimento global às necessidades individuais.[1]

Considerações Finais

Independentemente de modismos, devemos incentivar a cultura da saúde, despertando o desejo não de estar saudável temporariamente, mas de ser saudável, demonstrando que, para este fim, antes de a alimentação adequada se constituir em um recurso terapêutico, ela deve se tornar um estilo de vida que proporcione, além de vários benefícios à saúde, muito prazer, isto é, fazer da alimentação uma fonte de saúde e prazer. Assim, priorizar a prevenção sobre a terapêutica deve ser nossa primeira e grande meta, para que se consiga obter uma melhora real na qualidade de vida das pessoas.

Referências

1. Yezeguielian SA. Assistência Nutricional na prevenção e reabilitação: objetivos, parâmetros e resultados. In: Yazbek Júnior P, Battistella LR. Condicionamento físico do atleta ao transplantado: aspectos multidisciplinares na prevenção e reabilitação cardíaca. São Paulo: Sarvier; 1994:104-36.
2. IV Diretriz Brasileira Sobre Dislipidemia e Prevenção da Aterosclerose. Departamento de Aterosclerose da Sociedade Brasileira de Cardiologia. Arq Bras Cardiol 2007;88(Supl 1):2-19.
3. Araújo RG, Casella Filho A, Galvão TFG, Chagas ACP. Dislipidemia, inflamação e aterosclerose. Rev Soc Cardiol Est SP 2005;15(6):470-6.
4. Mahan LK, Escott-Stump S. Alimentos, nutrição e dietoterapia-Krause. 11 ed. São Paulo: Roca; 2005.
5. Cuppari L. Guia de nutrição: nutrição clínica no adulto. Barueri: Manole; 2002.
6. Savioli RM. Um coração saudável. Cachoeira Paulista: Canção Nova; 2005.

7. Romaldini CC, Issler H, Cardoso AL, Diament J, Forti N. Fatores de risco para aterosclerose em crianças e adolescentes com história familiar de doença arterial coronariana prematura. J Pediat 2004;80(2):135-40.

8. Santos CRB, Portella ES, Ávila SS, Soares EA. Fatores dietéticos na prevenção e tratamento de comorbidades associadas à síndrome metabólica. Rev Nutr 2006;19(3):389-401.

9. Uehara SK, Baluz K, Rosa G. Possíveis mecanismos trombogênicos da hiper-homocisteinemia e o seu tratamento nutricional. Rev Nutr 2005;18(6):743-51.

10. Gerber ZRS, Zielinsky P. Fatores de risco de aterosclerose na infância. Um estudo epidemiológico. Arq Bras Cardiol 1997; 69(4):231-6.

11. Coronelli CLS, Moura EC. Hipercolesterolemia em escolares e seus fatores de risco. Rev Saú Púb 2003;37(1):24-31.

12. Mendes GA, Martinez TL, Izar MC, Amâncio OM, Novo NF, Matheus SC, Bertolami MC, Fonseca FAH. Perfil lipídico e efeitos da orientação nutricional em adolescentes com história familiar de doença arterial coronariana prematura. Arq Bras Cardiol 2006;86(5):361-5.

13. Suárez de Ronderos MP, Esquivel Solís V. Modelo educativo nutricional para la reducción de factores de riesgo cardiovascular em niños escolares obesos. Rev Costar Sal Pub 2003;12(22):1-15.

14. Poll FA, Meyer F. Prevalência de fatores de risco para doença cardiovascular isquêmica em adolescentes no município de Santa Cruz do Sul/RS. Nutr Paut 2007;85:11-6.

15. Tressoldi C, Souza DC, Henn R, Matos CH. Estado nutricional, prevalência de pressão arterial alterada e consumo de sódio de crianças e adolescentes assistidos por um centro de referência no atendimento infantil de Balneário Camboriú/SC. Nutr Paut 2007;86:45-9.

16. Santos WB, Mesquita ET, Vieira RMR, Olej B, Coutinho M, Avezum A. Proteína – C – reativa e doença cardiovascular. As bases da evidência científica. Arq Bras Cardiol 2003;80(4):452-6.

17. Chacra APM, Diament J, Forti NA. Classificação das dislipidemias. Rev Soc Cardiol Est SP 2005; 15(6):465-69.

18. Forti N. Salazar LA, Diament J, Giannini SD, Hirata MH, Hirata RDC. Alterações genéticas e colesterolemia: recentes estudos brasileiros. Arq Bras Cardiol 2003;80(5):565-71.

19. Forti N, Diament J. Lipoproteínas de alta densidade: aspectos metabólicos, clínicos, epidemiológicos e de intervenção terapêutica. Atualização para os clínicos. Arq Bras Cardiol 2006;87:671-9.

20. Alves RJ, Forti N, Diament J. Dislipidemia na mulher. RBM 2002;59(5):369-74.

21. Executive Summary of the Third Report of the National Cholesterol Education Program (NCEP) Expert Panel on Detection, Evaluation, and Treatment of High Blood Cholesterol in Adults (Adult Treatment Panel III). JAMA 16; 285(19):2486-97,2001.

22. Forti N, Diament J. A terapêutica hipolipemiante modifica a evolução da aterosclerose nos enxertos de safena artoartérias coronárias? RBM 2003;60(4):195-8.

23. Bressan J, Coelho SB. Abordagem nutricional na síndrome metabólica. Nutr Paut 2008;88:10-6.
24. Nus M, Ruperto M, Sánchez-Muniz FJ. Frutos secos y riesgo cardio y cerebrovascular. Una perspectiva española. Arch Lat Amer Nutr 2004; 54(2):137-48.
25. Philippi ST. Pirâmide dos alimentos: fundamentos básicos da nutrição. Barueri: Manole; 2008.
26. Andreo D, Jorge N. Gordura trans e as implicações na saúde humana. Nutr Paut 2006;80:11-5.
27. Chiara VL, Silva R, Jorge R, Brasil AP. Ácidos graxos trans: doenças cardiovasculares e saúde materno-infantil. Rev Nutr 2002;15(3):341-9.
28. Cibeira GH, Guaragna RM. Lipídio: fator de risco e prevenção do câncer de mama. Rev Nutr 2006;19(1):65-75.
29. USDA (U.S. Departament of Agriculture). Food Guide Pyramid. Home and Garden Bulletin 1992;252.
30. Krauss RM, Eckel RH, Howard BV, Appel LJ, Daniels SR, Deck-elbaum RJ et al. AHA Dietary Guidelines. Revision 2000: a statement for healthcare professionals from the Nutrition Committee of the American Heart Association. Circulation 2000;102:2284-99.
31. WHO (World Health Organization). Diet, nutrition and the prevention of chronic diseases. WHO Geneva Tec Rep Ser 2003;916.
32. Brasil. Ministério da Saúde. Secretaria de Atenção à Saúde. Coordenação-Geral da Política de Alimentação e Nutrição. Guia alimentar para a população brasileira: Promovendo a alimentação saudável: Brasília: Ministério da Saúde; 2005.
33. US. Department of Health and Human Services and U.S. Department of Agriculture. Dietary Guidelines for Americans 2005. 6 ed. Washington: US Government Printing Office; 2005.
34. Polacow VO, Lancha Junior AH. Dietas hiperglicídicas: efeitos da substituição isoenergética de gordura por carboidratos sobre o metabolismo de lipídios, adiposidade corporal e sua associação, com atividade física e com o risco de doença cardiovascular. Arq Bras Endocr Metab 2007; 51(3):389-400.
35. Sizer F, Whitney E. Nutrição: conceitos e controvérsias. Barueri: Manole; 2003.
36. Duarte-Almeida JD, Santos RJ, Genovese MI, Lajolo FM. Avaliação da atividade antioxidante utilizando sistema B-caroteno/ácido linoléico e método de seqüestro de radicais DPPH. Ciênc Tecnol Aliment 2006;26(2):446-52.
37. IV Diretrizes Brasileiras de Hipertensão Arterial Arq Bras Cardiol 2004;82(Supl 4):7-22.
38. Brandão AP. Brandão AA, Nogueira AR, Suplicy H, Guimarães JI, Oliveira JEP. I Diretriz Brasileira de Diagnóstico e Tratamento da Síndrome Metabólica. Arq Bras Cardiol 2005; 84(Supl 1):3-28.
39. Silva, EC. Síndrome Metabólica. Nutr Paut 2007; 83:43-6.
40. Foster-Powel K, Holt SHA, Brand-Miller JC. International table of glycemic índex and glycemic load values. Am J Clin Nut 2002;76:5-56.
41. Cardoso L. Nutrindo o cérebro. Nutr Paut 2003;59:35-41.
42. Pereira LO, Francischi RP, Lancha Junior AH. Obesidade: hábitos nutricionais, sedentarismo

e resistência à insulina. Arq Bras Endocr Metab 2003;47(2):111-27.

43. Oliveira CL, Mello MT, Cintra IP, Fisberg M. Obesidade e síndrome metabólica na infância e adolescência. Rev Nutr 2004;17(2):237-45.

44. Franscischi RPP, Pereira LO, Freitas CS, Klopler M, Santos RC, Vieira P, Lancha Junior AH. Obesidade: atualização sobre sua etiologia, morbidade e tratamento. Rev Nutr 2000; 13(1):17-28.

Ergometria na Reabilitação Cardíaca

Luiz Eduardo Mastrocolla
Susimeire Buglia
Eduardo Villaça Lima
Sandro Pinelli

A modalidade terapêutica que emprega o exercício físico como um dos componentes principais da prevenção secundária na doença arterial coronária (DAC) é parte integrante da reabilitação cardiovascular ou cardiopulmonar e metabólica, definida atualmente como a integração de intervenções denominadas *ações não farmacológicas*, para assegurar as melhores condições físicas, psicológicas e sociais para o paciente com doença cardiovascular, pulmonar e metabólica.[1] Da mesma forma, a experiência e a prática médicas consolidadas na medicina baseada em evidências contemplam, de modo obrigatório, o benefício da reabilitação não só para portadores de DAC, mas em hipertensão arterial sistêmica, doença arterial periférica, doenças metabólicas, doença pulmonar obstrutiva crônica, insuficiência cardíaca, nefropatia crônica, entre outros (Quadro 1).[2,3,4,5]

Adicionalmente, o exercício físico atua de modo independente desde a idade escolar na prevenção denominada primordial (mudança de estilo de vida na infância e na adolescência objetivando a prevenção dos fatores de risco, mas visualizando especialmente a diabetes e a obesidade futuras)[6] e, no âmbito das prevenções primária e secundária, interfere sobre os fatores de risco modificáveis que são participantes na gênese e ou na evolução do processo aterosclerótico, resultando na medida mais eficaz para a diminuição da mortalidade em longo prazo.[5,7,8,9,10]

O teste ergométrico na reabilitação cardíaca é essencial:

- no planejamento da prescrição do exercício, objetivando estabelecer a intensidade efetiva e segura de treinamento;
- na estratificação de risco de pacientes determinando a necessidade do grau de supervisão e monitorização durante as sessões de ginástica;
- na avaliação da evolução clínica e dos resultados do programa aplicado.[11]

Por tais razões, a prova ergométrica limitada por sintomas e sinais está indicada antes do início do programa em todos os pacientes que tenham sido encaminhados de modo adequado ao tratamento complementar.

Nos pacientes estáveis que permaneçam aderentes ao programa, pode ser realizado como primeira reavaliação após 8 a 12 semanas e de modo subsequente a cada 6 a 12 meses,[12] prestando-se à revisão da prescrição do exercício, à avaliação evolutiva da capacidade funcional, além de fornecer ao paciente e ao médico assistente o *feedback* necessário para a continuidade do tratamento.

Quando, em evolução recente pós-infarto do miocárdio não complicado, o teste ergométrico tem indicação consensual (grau A de recomendação, nível 1 de evidências segundo a II Diretriz da Sociedade Brasileira de Cardiologia sobre Teste Ergométrico),[13] é seguro,[14,15] sendo realizado por ocasião da alta hospitalar, em torno de quatro a seis dias do evento, e repetido alternativamente entre 14 a 21 dias ou três a seis semanas, de acordo com a estratégia empregada, mas utilizado adicionalmente na orientação das atividades permitidas no retorno ao domicílio, ao trabalho e na prescrição de exercícios dentro de programas compreensivos de reabilitação.

Quadro 1 – Abrangência da reabilitação cardiopulmonar e metabólica – grau de recomendação para a indicação e níveis comprobatórios de evidências na literatura[1]

Indicação de reabilitação – CPM	Recomendação – grau	Evidência
Doença arterial coronária	A	1
Pneumopatia crônica	A	1
Insuficiência cardíaca	A	1
Hipertensão arterial sistêmica	A	1
Nefropatia crônica	B	3
Outras	A – B	2 – 3

CPM – Cardiopulmonar e metabólica; A – Sempre usar. Recomendação conclusiva, sendo adotada por unanimidade; conduta conclusivamente útil e segura; eficácia e segurança comprovadas. B – Deve ser geralmente indicada. Recomendação considerada aceitável, mas com ressalvas; conduta aceitável e segura; grande potencial de utilidade, mas ainda sem comprovação conclusiva, com nível de evidência menos sólido; 1 – Evidência baseada em estudos randomizados, controlados, amplos, concordantes e com poder estatístico adequado; preferencialmente com revisão sistemática conclusiva; 2 – Evidência baseada em poucos estudos randomizados, controlados, concordantes e de médio porte ou metanálises de vários estudos desta natureza, pequenos ou de médio porte; 3 – Evidência baseada em poucos estudos randomizados, controlados e de ótima qualidade.

* Comissão de Cardiologia baseada em evidências da Sociedade Brasileira de Cardiologia e Associação Médica Brasileira.

Além de sua importância na reabilitação física e psicológica destes pacientes, ressaltam-se as informações prognósticas que são obtidas para o auxílio ao processo de decisão clínica, em especial capacidade funcional abaixo do gasto metabólico de 5 MET (1 MET = 3,5 ml . kg . min^{-1} de consumo de oxigênio em um indivíduo em condições de repouso supino), curva deprimida de pressão arterial sistólica e sintomas em baixa carga de exercício como marcadores de má evolução.[16]

A Aplicação do Teste Ergométrico nas Diversas Classes de Indivíduos que Pretendem Exercitar

O teste ergométrico (TE) deve ser realizado como parte integrante de programas de reabilitação, assim como na orientação de outros tipos de atividades, fornecendo informações importantes para a prescrição do exercício.[17] Para efeito de padronização e do modo de inserção do método nos programas de atividade física, recomenda-se que os indivíduos sejam estratificados em classes, segundo a probabilidade de inerente ao exercício propriamente dito:[18]

Classe A

Ausência de risco para exercícios de média intensidade

- Incluem-se os indivíduos aparentemente sadios menores que 40 anos, assintomáticos, sem sinais de cardiopatia e com menos de dois fatores maiores de risco coronário. Não há obrigatoriedade da realização de TE, supervisão ou monitorização eletrocardiográfica/ pressão arterial.
- Em indivíduos acima de 40 anos e nas mesmas condições anteriormente descritas, desde que com TE normal.

Classe B

Baixo risco para exercícios de média intensidade

Portadores de cardiopatia estável e TE sem marcadores de mau prognóstico. Estão contemplados DAC crônica, pós-infarto do miocárdio, pós-intervenção coronária percutânea, pós-revascularização cirúrgica do miocárdio, valvopatias, cardiomiopatias, mas com classes funcionais I e II da NYHA (New York Heart Association). Ausência de angina instável ou isquemia documentada em repouso; arritmia ventricular complexa; insuficiência cardíaca descompensada ou disfunção ventricular com fração de ejeção abaixo de 50%; antecedentes de parada cardiorrespiratória; e outras situações de risco de morte ou sequelas impeditivas para a prática de exercícios, se na presença de isquemia ou angina induzidas pelo esforço somente acima do gasto metabólico de 6 MET ou 21 ml . kg . min^{-1}, com comportamento normal da pressão arterial e sem a ocorrência de arritmias ventriculares de alto risco. A capacidade de automonitorização deve ser considerada satisfatória, bem como há a necessidade da prescrição individualizada pelo médico, baseada na integração entre clínica e TE, além de supervisão direta nas primeiras sessões[19] até estarem estabelecidas as condições de segurança. Sugere-se, da mesma forma, a monitorização eletrocardiográfica e o controle da pressão arterial durante as aulas iniciais.

Classe C

Moderado a elevado risco para exercícios de média intensidade

Incluem-se os mesmos grupos de pacientes descritos na Classe B, mas com algumas características clínicas específicas: antecedentes de parada cardiorrespiratória primária (que não tenha ocorrido na presença de evento isquêmico agudo ou procedimento cardiológico) ou mais de dois infartos do miocárdio; disfunção ventricular com fração de ejeção entre 30% e 50% ou menor em situações individualizadas; lesões multiarteriais; incapacidade de automonitorização ou de compreensão do nível prescrito de atividade; tipo funcional III da NYHA; angina, isquemia de esforço ou arritmias ventriculares complexas (taquicardia ventricular) abaixo do gasto metabólico de 6 MET ou 21 ml . kg . min^{-1}; isquemia grave, caracterizada por infradesnível do segmento ST maior que 4 mm e acompanhada de angina,[19] independentemente da carga de trabalho alcançada; e comportamento anormal da pressão arterial durante TE por queda do componente sistólico. A prescrição e a supervisão seguem as mesmas orientações que os indivíduos pertencentes à Classe B.

Classe D

Risco proibitivo ao exercício

Indivíduos com cardiopatia de evolução instável e restrição às atividades físicas, compreendendo a angina ou a isquemia instável; insuficiência cardíaca descompensada; arritmias ventriculares repetitivas e não controladas; estenose aórtica grave sintomática; lesão de tronco ou equivalente não tratada; e outras condições com risco de morte e sequela grave. Nestas condições, não há prescrição planejada de exercício, a não ser o necessário para a manutenção das atividades essenciais. Com a instituição dos tratamentos apropriados, o objetivo inicial torna-se a readequação dos pacientes para a Classe C e, eventualmente, a Classe B.

As classes propostas representam modos alternativos de se iniciarem os exercícios dentro do menor risco possível e a propriedade da aplicação do teste de esforço. Comorbidades, como diabetes melito insulino-dependente, obesidade mórbida, doença pulmonar grave, doenças neurológicas e ortopédicas limitantes, que podem demandar supervisão próxima dos especialistas durante as sessões de treinamento, não são consideradas prioritariamente. À medida que o paciente adquire conhecimento e experiência aliados à melhora da capacidade funcional, resgatam-se as discussões para a transferência deste a classes de risco menor.

Bases para a Prescrição do Exercício Físico – Participação do Teste Ergométrico

Aceita-se de modo estabelecido o corolário que sugere a realização diária de exercícios físicos de moderada intensidade pelo menos por 30 minutos, quer nas populações saudáveis, quer nos portadores de DAC crônica estável.[20] Considerando-se os efeitos sobre o sistema cardiovascular e objetivando-se a melhora da capacidade funcional avaliada pelo aumento do consumo máximo de oxigênio após o período de treinamento, os exercícios aeróbicos e de resistência formam a base para a prescrição da atividade física. Ainda, qualquer sobrecarga aplicada durante uma sessão de exercícios caracteriza-se a partir de componentes como *intensidade, duração, frequência* e *modo* ou *modalidade*.[21]

A *dose total* a ser aplicada relaciona-se à quantidade total de energia utilizada, habitualmente empregando-se movimentos musculares repetitivos, a intensidade traduz a maneira como o gasto metabólico é empregado dentro da frequência e da duração propostas. Pode-se estimar ou medir diretamente a energia utilizada, expressa em quilojoules (kJ) ou calorias (kcal ou cal), com a intensidade definida em termos absolutos ou relativos. A absoluta é normalmente expressa em equivalentes metabólicos (MET). Nesta situação, a intensidade do exercício realizado será calculada em múltiplos da taxa metabólica basal. A relativa pode, também, ser caracterizada em valores porcentuais do consumo máximo de oxigênio ($VO_2máx$) ou capacidade física máxima e da frequência cardíaca máxima obtidos no TE, sendo as atividades moderadas consideradas entre 40% e 60% do $VO_2máx$ (Tabela 1).[22]

Adicionalmente, o gasto metabólico estimado em múltiplos de MET durante atividade de determinada intensidade pode ser transformado em consumo de calorias utilizando-se fórmulas específicas:

kcal . min = [(MET x 3,5 x peso corporal em kg)/200]

Tabela 1 – Classificação da intensidade relativa (% VO$_2$máx e % FCmáx) e absoluta (MET) da atividade física de *endurance* e força em adultos saudáveis, baseada em 8 a 12 repetições (< 50 a 60 anos) e 8 a 15 (> 50 a 60 anos)[22]

Intensidade	% VO$_2$máx	% FCmáx	Borg	MET*	MET**	CVM%
Muito fraca	< 20	< 35	< 10	< 2,0	< 2,4	< 30
Fraca	20 – 39	35 – 54	10 – 11	2,0 – 3,9	2,4 – 4,7	30 – 49
Moderada	40 – 59	55 – 69	12 – 13	4,0 – 5,9	4,8 – 7,1	50 – 69
Intensa	60 – 84	70 – 89	14 – 16	6,0 – 8,4	7,2 – 10,1	70 – 84
Muito intensa	≥ 85	≥ 90	17 – 19	≥ 8,5	≥ 10,2	≥ 85
Máxima	100	100	20	10	12	100

% VO$_2$máx – valores porcentuais do consumo máximo alcançado de oxigênio ou capacidade funcional máxima; % FC – valores percentuais da frequência cardíaca máxima alcançada; Borg – escala de percepção subjetiva do esforço, variando de 6, 7 (muito, muito fácil); 9 (muito fácil); 11 (relativamente fácil); 13 (ligeiramente cansativo); 15 (cansativo); 17 (muito cansativo); 19, 20 (muito, muito cansativo); MET* – gasto metabólico medido em múltiplos da unidade metabólica basal (1 MET = 3,5 ml . kg . min^{-1}) para indivíduos do sexo masculino entre 40 e 64 anos; MET** – gasto metabólico medido em múltiplos da unidade metabólica basal para indivíduos do sexo masculino entre 20 – 39 anos. CVM (%) – força: intensidade relativa aferida em valores percentuais da contração voluntária máxima.

Exemplo

Indivíduo ativo de 40 anos e 73 kg realiza treinamento físico regular quatro vezes por semana, com distância percorrida de 8 km/h. O consumo de oxigênio obtido nesta velocidade, medido diretamente durante a realização de teste cardiopulmonar, foi de 25 ml . kg . min^{-1} ou 7,14 MET (25/3,5), correspondente à frequência cardíaca entre 150 e 160 bpm.

Considerando-se o peso, teremos:

kcal . min = (7,14 x 3,5 x 73) / 200 ou 9,12 kcal . min

O gasto energético em uma hora será, portanto, (9,12 kcal x 60 min) ou 547,2 kcal, totalizando ao final de uma semana de exercícios regulares (quatro sessões) 2.188 kcal.

A intensidade necessária da atividade para a melhora da capacidade funcional pode variar entre os indivíduos em programa de reabilitação física, como, por exemplo, determinada na faixa entre *40%* e *60%* do VO$_2$máx, correspondente aproximadamente à faixa de *55%* a *70%* da FCmáx alcançada no teste ergométrico, durante três sessões por semana de 20 minutos de duração cada. Contudo, menores intensidades demandam mais tempo para melhora da capacidade funcional, aceitando-se atualmente o paradigma de quanto maior a intensidade, a frequência e a duração, maior o efeito protetor cardiovascular. Estudos experimentais e epidemiológicos sugeriram que atividades com gasto superior a 700 kcal por semana associaram-se com maior capacidade de exercício; quando indivíduos utilizaram mais de 2.000 kcal por semana (1 kcal = 4,1 kJ), observou-se redução significativa da mortalidade no seguimento clínico.[23,24,25] De maneira geral, na maioria dos pacientes iniciantes ou em programa de reabilitação cardiovascular, a intensidade deve ser prescrita de 50% a 80% do VO_2máx determinado pelo TE ou pelo número estimado correspondente em unidades metabólicas ou MET, sendo a faixa de frequência cardíaca de treinamento equivalente a 60% a 85% do limite máximo atingido.[26] Para os coronariopatas que apresentam sintomas, alterações eletrocardiográficas isquêmicas caracterizadas por infradesnível de segmento ST, arritmias complexas ou outros critérios de anormalidade, calcula-se a frequência cardíaca-alvo para treinamento em torno de dez batimentos abaixo do momento em que tais alterações se tornaram presentes. Igualmente, a exata localização e a detecção do momento no TE em que ocorreram sintomas e ou modificações ao eletrocardiograma, bem como do aparecimento de alterações nas respostas cronotrópica e da pressão arterial frente ao esforço, permitem a identificação de momentos ou índices que nortearão a prescrição dos exercícios. Tais índices são denominados *capacidade funcional útil*, *capacidade funcional limite* e *capacidade funcional máxima*.[27,28]

- *Capacidade funcional útil (CFU)*: em um teste alterado, representa a frequência cardíaca (FC) correspondente à carga máxima de esforço que é compatível com normalidade clínica, hemodinâmica e eletrocardiográfica ou o momento imediatamente abaixo daquele em que se iniciam as manifestações isquêmicas ou de anormalidade cardiovascular.
- *Capacidade funcional limite (CFL)*: considerada como o nível limite de segurança para a realização dos exercícios físicos, traduzido pelo momento do TE (carga e FC), no qual as alterações se mostram presentes. A faixa de segurança de FC situa-se entre a CFU e a CFL. Nas provas normais, a CFU e a CFL são coincidentes, pois passam a representar a carga de trabalho e a FC abaixo da etapa que motivou a interrupção do esforço.
- *Capacidade funcional máxima (CFM)*: é o limite máximo de esforço obtido em um TE. Nas provas alteradas, representa a carga de trabalho e a FC coincidentes aos critérios de interrupção da fase de esforço. Representa, portanto, a alteração máxima a partir da qual a prova deve ser descontinuada. Nas respostas cardiovasculares normais ao esforço, coincide, também, com o momento de pico do exercício determinado habitualmente pelo maior grau de cansaço físico e ou níveis preconizados de FC alcançados. A partir dos resultados, podem ser selecionados aqueles que estarão aptos a realizar exercícios não supervisionados ou sob supervisão multiprofissional, classificados de acordo com o tipo de resposta encontrado nos testes ergométricos. Ressalta-se que condições não cardíacas implicam controle clínico adequado, com subsequente

início ou continuidade do programa de reabilitação. Exemplos para o cálculo da intensidade do treinamento a partir da determinação da CFU, da CFL e da CFM estão expressos nos Casos 1 e 2.

Caso 1

JVL, 78 anos, sexo masculino, branco, vendedor, antecedentes de infarto do miocárdio inferior em 12.2.1983. Cinecoronariografia na ocasião revelou oclusão total da artéria coronária direita (CD = 100%), lesão grave em ramo marginal (MG1 > 70%) da artéria circunflexa (CX) e discretas e difusas irregularidades parietais na artéria descendente anterior (DA), além de acinesia inferoapical do ventrículo esquerdo. Admitido em programa de reabilitação cardiovascular fase III de evolução em 29.8.1983, foi mantido em tratamento clínico e assintomático, assíduo aos exercícios, em uso atual de dinitrato de isosorbitol, AAS e ramipril. Realiza periodicamente TE em bicicleta ergométrica para revisão de prescrição da intensidade do exercício que pratica durante as sessões de treinamento, sendo a última reavaliação em 25.9.2006 (Figura 1).

Comentários

Paciente com 78 anos, evoluindo totalmente assintomático após evento coronário em 1983 – 23 anos de evolução na ocasião da realização do TE em 2006, portador de lesão biarterial, mas sem sinais de disfunção ventricular. Observa-se pequena elevação da frequência cardíaca em face do esforço (74% da FC máxima preconizada), com isquemia eletrocardiográfica definida a partir da FC = 102 bpm (CFL) na carga de 100 W. A FC e a carga de treinamento foram estabelecidas na etapa imediatamente abai-

Tabela 2 – Controles durante teste ergométrico em cicloergômetro, com duração de 5 minutos em cada etapa, objetivando alcançar o *estado estável* (momento de equilíbrio entre oferta e demanda de oxigênio). Caracterizações da CFU, da CFL e da CFM. A prescrição para o ginásio ficou estabelecida na CFU, correspondente à FC de 89 bpm, na carga de 75 W

Tempo (m)	Carga (w)	FC (bpm)	PA (mmHg)	Borg	ST (mm)	Outros
Rep		44	150/070		0	
5	25	51	160/090	9	0	
5	50	63	170/080	11	0	
5	75	89	180/070	13	-0,5	CFU
4	100	102		17	-1,0	CFL
5	100	105	200/070	19	-2,0	CFM

FC máxima preconizada = 142 bpm; FC submáxima preconizada = 117 bpm.

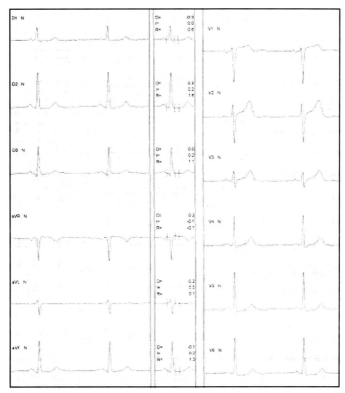

FIGURA 1 – Eletrocardiograma clássico de 12 derivações em repouso supino – 25.9.2006. Considerado, ainda, dentro dos limites da normalidade, com discreto infradesnível de ST em V5 e V6.

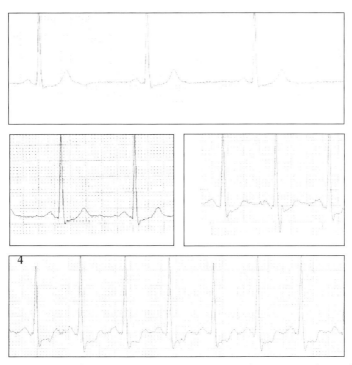

FIGURA 2 – Derivação MC5 – os traçados 1, 2, 3 e 4 representam, respectivamente, registros eletrocardiográficos em *repouso* e cargas de *50, 75 e 100 W,* respectivamente. Notar no registro número 3 infradesnível de segmento ST entre 0,5 e 1,0 mm após 80 ms do ponto J, alcançando o valor máximo de 2 mm no registro número 4, representativo do pico de esforço. Valores de FC e PA, bem como as caracterizações da CFU, da CFL e da CFM, são expressos na Tabela 3.

xo (CFU), em que não existem alterações expressivas de ECG, com comportamentos clínico e hemodinâmico normais, além de percepção subjetiva do esforço (Borg 13) sem grau impeditivo de cansaço.

Caso 2

CDM, 64 anos, sexo masculino, branco, antecedentes familiares para DAC, dislipidêmico, com história de IM anterior extenso em 20.8.2000, na época com 60 anos. Cinecoronariografia em 23.8.2000 com oclusão total da artéria coronária descendente anterior (DA = 100%), circulação colateral grau II proveniente da artéria coronária direita (CD) e imagem sugestiva de aneurisma anteroapical e lateral do ventrículo esquerdo, fração de ejeção = 39%. Ecocardiograma demonstrando trombo apical aderido à parede de 42 mm x 16 mm como dado adicional. Ex-jogador profissional de basquete (até 40 anos), professor de Educação Física dos 40 aos 59 anos, deseja continuar a atividade física como "Master". Contraindicada a prática de exercícios competitivos pelo médico assistente, sendo encaminhado ao programa de reabilitação cardiovascular meses após o evento. Nova cinecoronariografia em 25.8.2004 com manutenção do resultado. Após cintilografia do miocárdio, teste cardiopulmonar, ecocardiograma e angiotomografia de coronárias no início de 2007, mantido tratamento clínico. Vem em uso de espironolactona 25 mg, losartan 50 mg, atenolol 50 mg, AAS 200 mg e sinvastatina 20 mg, demonstrando assiduidade irregular às sessões de treinamento, mas assintomático e com capacidade funcional aparentemente mantida. Última

Tabela 3 – Testes ergométricos (TE) e cardiopulmonares (TCP) de reavaliação para a prescrição do exercício e o acompanhamento clínico durante o programa de reabilitação, com o paciente assintomático, evidenciando-se manutenção da capacidade funcional na evolução (notar carga mantida na bicicleta ergométrica e consumo pico de oxigênio semelhante – VO_2 – nas provas seriadas, sem modificação da classe funcional)

TE	Carga (W)	% FC	ST	PA	Arritmia	Clínica	Resultado
05.8.2003	100	89,7	0	160/090	EV isol	Assint.	(–)
09.3.2004	125	89,7	0	210/100	EV isol	Assint.	(–)
05.4.2005	125	87,1	0	200/110	EV isol	Assint.	(–)
TCP	**VO_2**	**LA**	**RER**	**FC LA**	**FC PICO**	**VO_2/FC**	**VE/VO_2**
10.6.2003	19	6	1,10	93	116	17	44
23.8.2004	20	13	1,38	101	129	16	48
31.3.2006	17	13	1,23	115	150	12	47

W – watts; % FC – valor percentual alcançado da frequência cardíaca máxima preconizada; ST – infradesnível do segmento ST, valor em mm; PA – pressão arterial; LA – limiar anaeróbico; RER – razão de trocas respiratórias; VO_2/FC – índice de pulso de oxigênio; VE/VO_2 – equivalente ventilatório de oxigênio. Os valores de VO_2 e LA representam o consumo de oxigênio no pico do exercício e no limiar anaeróbico, medido em ml . kg . min^{-1}.

reavaliação para adequação de prescrição de treinamento em 19.6.2007.

Comentários

Paciente atualmente com 68 anos, portador de DAC crônica com antecedentes de infarto do miocárdio anterior extenso, lesão uniarterial, grande aneurisma anteroapical com trombo séssil e disfunção ventricular moderada. Evolui assintomático em programa de reabilitação cardiovascular, mantendo capacidade funcional documentada por TE e testes cardiopulmonares (TCP) sequenciais. As prescrições da intensidade do exercício foram baseadas na CFU obtida nos TE ou quando disponíveis os TCP na FC correspondente ao limiar anaeróbico (LA). Ressalta-se que não houve indicação consensual quanto à indicação cirúrgica para a reconstrução geométrica do ventrículo esquerdo associada à revascularização ou à anticoagulação mantida.

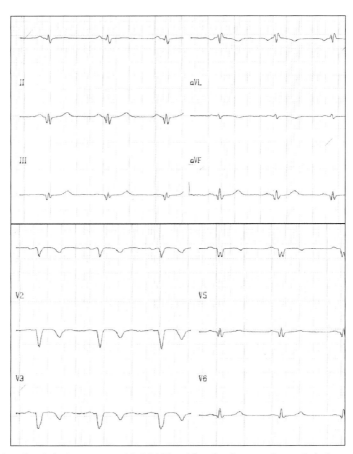

Figura 3 – ECG clássico de 12 derivações em 08.5.2003 evidenciando complexos de baixa voltagem em derivações no plano frontal e padrão sugestivo de área inativa anterior extensa e inferior.

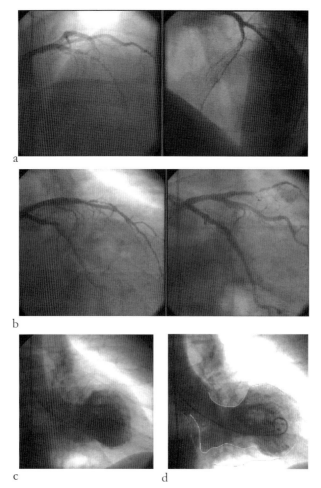

Figura 4 – Reestudo cinecoronariográfico em 25.8.2004, evidenciando em A e B a artéria coronária esquerda com a artéria DA ocluída e aspecto de recanalização. Em C e D, ventriculografia demonstrando imagem de grande aneurisma anteroapical.

Tabela 4 – Controles clínico (Borg) e hemodinâmico (PA e FC) durante TE em esteira associado à cintilografia com radioisótopos para estratificação de risco. Mesmo considerando-se TE sem finalidade para a prescrição do exercício e não se alcançando o estado estável de FC nas cargas aplicadas, a CFU foi definida na faixa de FC até 105 bpm, coincidente com TE anteriores

Etapa	T	FC	PA	Borg	Índices
Repouso	0	98	150/090		
1,7 mph / 10%	3	105	160/080	9	CFU
2,5 mph / 12%	6	130	160/080	17	CFL
3,4 mph / 14%	6,09	153	–	19	CFM
Recuperação					
1	1	150	160/080		
4	6	101	150/090		

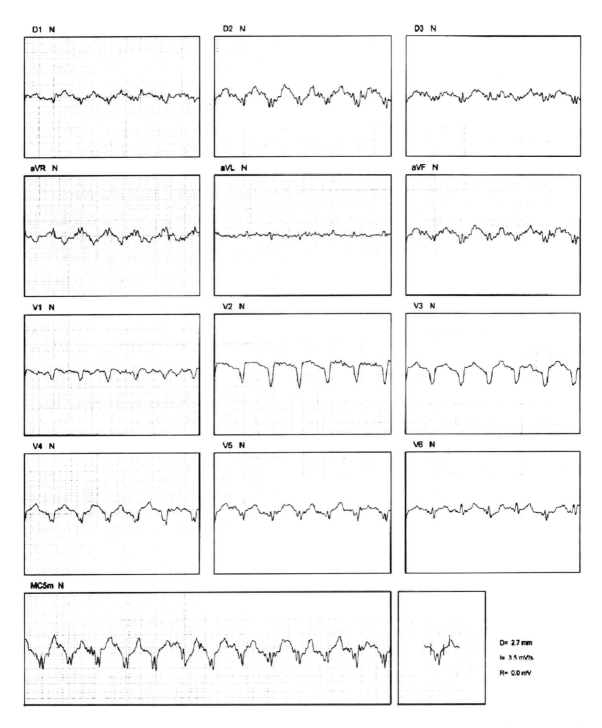

Figura 5 – Teste ergométrico associado à cintilografia miocárdica com radioisótopos (MIBI marcada com tecnécio 99 m) em 19.6.2007. Registros nas 12 derivações de Mason e Likar e na derivação MC5 no pico de exercício. Controles de PA e FC expressos na Tabela 5. Há ausência de modificações em relação ao ECG de repouso, apenas com discreto supradesnível de J/ST em área inativa induzido pelo esforço.

Abordagem da Capacidade Funcional (CF) Seriada pelo Teste Ergométrico em Pacientes em Programa de Reabilitação Física

A avaliação da CF individual reflete a condição de realizar atividades de vida diária que demandam metabolismo aeróbico mantido, mecanismo sustentado pela integração normal entre os sistemas respiratório, cardiovascular e musculoesquelético.[29] Esta é definida pelo consumo máximo de oxigênio (VO_2máx) obtido durante exaustão física, resultante do produto do débito cardíaco (FC x VS) pela diferença artério venosa periférica, tendo vários fatores interferentes, como idade,[30] sexo, presença de doença ou medicações específicas, entre outros. Reveste-se de especial importância seu acompanhamento evolutivo durante programa de prevenção secundária com reabilitação cardiovascular, considerando-se o papel e a importância definidos da variável na avaliação diagnóstica e prognóstica em pacientes de ambos os sexos.[31,32] O simples conhecimento da frequência de declínio na capacidade aeróbica com o progredir da idade, em média de 10% por década em indivíduos sem atividades atléticas, variando de 3% a 6% em indivíduos jovens a mais de 20% em idades superiores a 70 anos, por si só pode auxiliar a monitorar o processo de evolução de uma doença cardiovascular, bem como o sucesso das medidas terapêuticas implementadas. Da mesma forma, as diferenças entre a medida direta e a estimativa do VO_2máx devem ser consideradas nos tipos de indivíduos avaliados, nos protocolos e nos ergômetros empregados,[33] especialmente no âmbito da doença cardiovascular, em que a cinética mais lenta na captação do oxigênio leva a discrepâncias significativas, com as equações de regressão que calculam valores preditos[34] e alcançados de VO_2, superestimando valores em relação à medida direta pelo teste cardiopulmonar. Independentemente destes aspectos, um dos objetivos maiores do TE durante a reabilitação física é acompanhar a evolução da CF, que, em treinamentos de *endurance*, aumenta de 10% a 30% pelo VO_2máx, primariamente pelo aumento do volume sistólico máximo e da diferença arteriovenosa.[35] Igualmente, observa-se melhora do VO_2 no limiar anaeróbico ou no ventilatório[36] de 10% a 20% em indivíduos previamente sedentários.

Aspectos Metodológicos

Vários estudos têm demonstrado associação entre a capacidade aeróbica determinada pelo cicloergômetro e pela esteira rolante, embora o primeiro resulte em menores valores de VO_2,[37] corrigindo-se as discrepâncias por fórmula específica:

MET (gasto metabólico) na esteira = (0,98 x MET no cicloerg.) + 1,85[38]

Após o resultado, ao multiplicar-se por 3,5, obtém-se o valor do VO_2 em ml . kg . min^{-1}. Ainda, embora o ergômetro para membros superiores possa ser utilizado em indivíduos com limitações de membros inferiores, a maioria não conseguirá alcançar cargas de trabalho equivalentes aos outros ergômetros, em função da menor massa muscular envolvida e também descondicionada. A seleção do protocolo a ser utilizado para avaliação da CF na reabilitação física é de importância inquestionável, especialmente quando esta é calculada a partir do tempo de exercício ou da carga de trabalho aplicada. Protocolos que empregam grandes incrementos no gasto metabólico etapa a etapa, geralmente, evidenciam fraca associação entre o VO_2 medido e a carga de trabalho. Entretanto, protocolos de rampa que incluem pequenos aumentos na sobrecarga de trabalho em intervalos curtos (10 a 60 segundos) apresentam maior fidelidade na determinação da CF, recomendando-se como regra geral duração total da prova de 8 a 12 minutos. Mesmo considerando protocolos que empregam moderados aumentos de carga, os resultados podem não expressar relação linear entre VO_2/trabalho, quando a duração é menor que 6 minutos. Quando é maior que 12 minutos, o exercício, via de regra, termina por outros fatores limitantes (osteomusculares, por exemplo) que não os cardiopulmonares.

Outro enfoque que merece atenção na avaliação da capacidade funcional em pacientes em programa de reabilitação cardiovascular, fase crônica de evolução, é a realização de testes submáximos, especialmente naqueles estratificados como alto risco para o desenvolvimento de eventos ou que tenham impedimentos físicos ou insegurança para a finalização de provas máximas, ou, ainda, para ajustes na prescrição da intensidade da FC de treinamento após adequação terapêutica. Critérios de interrupção baseados em valores percentuais da reserva de frequência cardíaca e da frequência cardíaca máxima predita têm sido utilizados.[39]

Seguem-se equações para a estimativa da frequência cardíaca de interrupção das provas submáximas: indivíduo hipotético com 70 anos e FC repouso de 63 bpm.

1 – Reserva FC (70%) = {0,70 x [(220 – idade) – FC repouso] + FC repouso}

Portanto:
FC = {0,70 x [(220 – 70) – 63] + 63} ▶ FC = 124 bpm

2 – Percentual a FC máxima predita (85%) = [0,85 x (220 – idade)

Portanto:
FC = [0,85 x (220 – 70)] ▶ FC = 128 bpm

A reserva de FC tende a refletir com maior acurácia o percentual do VO_2máx, enquanto a FC máxima preconizada para a idade superestima o esforço voluntário, resultando em diferenças no critério de interrupção, a depender da equação utilizada.[40] Assim, o TE submáximo termina antes que o critério de FC máxima tenha sido atingido, especialmente em indivíduos com elevada capacidade aeróbica, que já exibem menor elevação da FC em relação ao ajuste das cargas de trabalho. O erro existente na estimativa da FC máxima, com desvio padrão em torno de 12 bpm em indivíduos normais,[41] é encontrado, também, na DAC,[42] devendo sempre ser levado em consideração para a prescrição do exercício, especialmente nos indivíduos em vigência de medicação específica, cuja resposta alterada da FC ao exercício reduz ainda mais o valor de previsão da capacidade aeróbica máxima. De qualquer modo, sempre que possível e aceitando-se a variabilidade entre os indivíduos na resposta da FC ao exercício, torna-se recomendável interromper o esforço baseando-se em sinais e sintomas quan-

Quadro 2 – Informações obtidas, aplicações gerais e na avaliação da capacidade funcional de alguns métodos empregados utilizados em reabilitação cardiovascular

	TE máximo	TE submáximo	TCP	Testes caminhada
Variáveis	MET estimado	MET estimado	VO_2 pico / máximo	Distância (metros)
	Duração (minutos)		Limiar anaeróbico	
	Clínica	Clínica	VE/VCO_2 *slope*	
	Borg	Borg	VO_2/FC	
	ECG	ECG	RER – pico	
	FCpico – cronotropismo	FC	Cinética O_2 – recuperação	
	PAS e PAD	PAS e PAD	Variáveis do TE	
	Oximetria			
	FC recuperação			
Aplicações	CF – estimativa	CF – pós - IM	CF – padrão	CF – estimativa
		CF – outros		
	Prognóstica	Prescrição	Prognóstica	Avaliar intervenções
	Prescrição		Gravidade ICC, TX	
			Avaliar intervenções	
			Diferenciar dispneia**	

MET – gasto metabólico estimado em múltiplos da unidade metabólica basal; VO_2 pico – maior consumo de oxigênio alcançado durante teste cardiopulmonar, pode ou não coincidir com o consumo máximo de oxigênio; VE/VCO_2 *slope* – equivalente ventilatório de CO_2 – medida da inclinação durante teste cardiopulmonar; Borg – escala de percepção subjetiva do esforço; VO_2/FC – índice de pulso de oxigênio; RER – razão de trocas respiratórias representada pela relação entre a produção de CO_2 e o consumo de oxigênio; FC – frequência cardíaca; PAS – pressão arterial sistólica; PAD – pressão arterial diastólica; CF – capacidade funcional ou aeróbica; IM – infarto do miocárdio; ICC – insuficiência cardíaca congestiva; TX – transplante cardíaco.
Modificado de Arena et al.[14]

do o objetivo é a prova máxima, ao invés do cálculo de valores percentuais predefinidos. Alternativamente, como avaliação submáxima, destaca-se o teste da caminhada de 6 ou 12 minutos, em que a distância percorrida no tempo predeterminado guarda valor prognóstico para mortalidade por causas globais e insuficiência cardíaca (ICC), além de internação hospitalar.[43] Algumas evidências apontam que distâncias iguais ou maiores que 300 metros no teste de 6 minutos associam-se com melhor prognóstico em pacientes com ICC.[44,45] Tem grande aplicação na avaliação do resultado de intervenções em portadores de insuficiência cardíaca ou doença pulmonar, incluindo farmacológicas e após reabilitação cardiovascular, destacando-se pela facilidade de execução, baixo custo, reprodutibilidade, segurança e similaridade nas atividades de vida diária.[46]

Finalmente, o teste ergométrico convencional na reabilitação física continua considerado como o método padrão e o custo-efetivo para a prescrição da intensidade do exercício, na avaliação seriada da capacidade funcional, em que pese suas limitações quando comparado ao teste associado a outras metodologias (Quadro 2), bem como para o seguimento clínico. De modo prático e com propriedades diagnósticas e prognósticas já estabelecidas, auxilia adicionalmente a estabelecer a classificação de risco para a realização do treinamento físico, complementando a avaliação clínica, a definir o tipo de atividade a ser desenvolvida, a quantificar a dose de exercício,[47] tornando-se obrigatório dentro dos programas de prevenção secundária.

REFERÊNCIAS

1. Tales et al. Diretriz de reabilitação cardiopulmonar e metabólica: aspectos práticos e responsabilidades. Arq Bras Cardio 2006 jan;86(1).

2. Belardinelli R et al. Randomized, controlled trial of long-term moderate exercise training in chronic heart failure: effects on functional capacity, quality of life, and clinical outcome. Circulation 1999;99(9):1173-82.

3. Seamus PWA, Chin XX, Jiang H. Effect of aerobic exercise on blood pressure: a meta-analysis of randomized, controlled trials. Ann Intern Med 2002;136(7):493-503.

4. Taylor RS et al. Exercise-based rehabilitation for patients with coronary heart disease: systematic review and meta-analysis of randomized controlled trials. Am J Med 2004;15;116(10):682-92.

5. Thompson P et al. Exercise and physical activity in the prevention and treatment of atherosclerotic cardiovascular disease: a statement from the Council on Clinical Cardiology (Subcommittee on Exercise, Rehabilitation, and Prevention) and the Council on Nutrition, Physical Activity, and Metabolism (Subcommittee on Physical Activity). Circulation 2003 jun 24;107(24):3109-16.

6. Fletcher G, Balady GJ, Vogal RA. 33rd Bethesda Conference: Preventive Cardiology: How Can We Do Better? JACC 2002;40:(4)579-651.

7. Shephard RJ, Balady GJ. Exercise as cardiovascular therapy. Circulation 1999 feb; 23;99(7):963-72.

8. O'Connor GT, Buring JE, Yusuf S et al. An overview of randomized trials of rehabilitation with exercise after myocardial infarction. Circulation 1989 aug;80(2):234-44.

9. Oldridge NB, Guyatt GH, Fischer ME, Rimm AA. Cardiac rehabilitation after myocardial infarction. Combined experience of randomized clinical trials. JAMA 1988 aug 19;260(7):945-50.

10. Jolliffe JA, Rees K, Taylor RS, Thompson D, Oldridge N, Ebrahim S. Exercise-based rehabilitation for coronary heart disease. Cochrane Database Syst Rev 2001;(1):CD001800. Update of Cochrane Database Syst Rev 2000;(4):CD001800.

11. Balady GJ, Bricker JT, Chaitman BR et al. ACC/AHA 2002 Guideline Update for Exercise Testing a Report of the American College of Cardiology/American Heart Association task force on practice guidelines (Committee on Exercise Testing). J Am Coll Cardiol 2002 oct 16;40(8):1531-40.

12. Balady GJ, Fletcher BJ, Froelicher ES et al. Cardiac rehabilitation programs: scientific statement. Circulation 1994;90:1602-10.

13. Andrade J, Sândoli de Brito F, Vilas-Boas F et al. II Diretrizes da Sociedade Brasileira de Cardiologia Sobre Teste Ergométrico. Arq Bras Cardiol 2002;78(Supl II):1-18.

14. Arena R, Myers J, Williams MA et al. Assessment of functional capacity in clinical and research settings. A scientific statement from the AHA Committee on Exercise, Rehabilitation, and Prevention of the Council on Clinical Cardiology and the Council on Cardiovascular Nursing. Circulation 2007;116(3):329-43.

15. Hamm LF, Crow RS, Stull GA, Hannan P. Safety and characteristics of exercise testing early after acute myocardial infarction. Am J Cardiol 1989;63:1193-1197.

16. Shaw LJ, Peterson ED, Kesler K, Hasselblad V, Califf RM. A metanalysis of predischarge risk stratification after acute myocardial infarction with stress electrocardiographic, myocardial perfusion, and ventricular function imaging. Am J Cardio 1996;78:1327-1337.

17. Pasternak RC. Comprehensive Rehabilitation of Patients with Cardiovascular Disease. In Zipes DP, Libby P, Braunwald E, Bonow R, Ed. Braunwald's Heart Disease. A Textbook of Cardiovascular Medicine. 7 ed. [s/l]: Elsevier Saunders; 2005:1085-1102.

18. Godoy M, Bellini AJ, Pássaro LC et al. I Consenso Nacional de Reabilitação Cardiovascular (na Fase Crônica da Evolução Clínica). Arq Bras Cardiol 1997;69(4):267-291.

19. Fletcher GF, Balady G, Froelicher VF et al. Exercise standards. a statement for healthcare professionals from the American Heart Association. Circulation 1995;91:580-615.

20. Koller A, Shephard RJ, Balady GJ. Exercise as cardiovascular therapy. Circulation 2000 apr 11;101(14):E164.

21. American College of Sports Medicine Position Stand. The recommended quantity and quality of exercise for developing and maintaining cardiorespiratory and muscular fitness, and flexibility in healthy adults. Med Sci Spor Exerc 1998 jun;30(6):975-91.
22. Fletcher GF, Balady G, Amsterdan EA et al. Exercise standards for testing and training. A statement for healthcare professionals from the American Heart Association. Circulation 2001; 104:1694.
23. Lee IM, Paffenbarger RS Jr, Hennekens CH. Physical activity, physical fitness and longevity. Aging(Milano) 1997;9(1-2):2-11.
24. Sesso HD, Paffenbarger RS Jr, Lee IM. Physical activity and coronary heart disease in men: The Harvard Alumni Health Study. Circulation 2000 aug 29;102(9):975-80.
25. Manson JE, Greenland P, LaCroix AZ et al. Walking compared with vigorous exercise for the prevention of cardiovascular events in women. N Engl J Med 2002 sep 5;347(10):716-25.
26. Ades PA Cardiac rehabilitation and secondary prevention of coronary heart disease. N Engl J Med 2001 sep 20;345(12):892-902.
27. Boskis B, Leman J, Perosio Ama et al. Metodologia de la prueba ergométrica graduada. Manual de ergometria y reabilitacion em cardiologia. 2ª ed. Buenos Aires: Ediciones Cientifico - Técnicas Americanas; 1976:41-70.
28. Mastrocolla LE, Yasbeck Jr. P, Negrão CE. Retorno à atividade física pós-tratamento cardiológico. In Ghorayeb N, Barros Neto TL. Ed. O Exercício. Preparação Fisiológica. Avaliação Médica. Aspectos Especiais e Preventivos. São Paulo: Atheneu; 1999:305-320.
29. Wasserman K, Hansen JE, Sue DY, Stringer WW, Whipp BJ. Exercise Testing and Interpretation: An Overview. In Wasserman K, Hansen JE, Sue DY, Stringer WW, Whipp BJ. Principles of Exercise Testing and Interpretation. Including Pathophysiology and Clinical Aplications. Fourth Edition. Philadelphia, USA: Lippincott Williams & Wilkins; 2005:1-5.
30. Fleg JL, Morrell CH, Bos AG et al. Accelerated longitudinal decline of aerobic capacity in healthy older adults. Circulation 2005;112:674-682.
31. Gulati M, Black HR, Shaw LJ et al. The prognostic value of a nomogram for exercise capacity in women. N Engl J Med 2005 aug 4;353(5):468-75.
32. Prakash M, Myers J, Froelicher VF et al. Clinical and exercise test predictors of all-cause mortality: results from > 6,000 consecutive referred male patients. Chest 2001 sep;120(3):1003-13.
33. Myers J, Buchanan N, Walsh D et al. Comparison of the ramp versus standard exercise protocols. J Am Coll Cardio 1991;17:1334-1342.
34. Myers J. Information from ventilatory gas exchange data. In: Essentials of Cardiopulmonary Exercise Testing. Champaign: Human Kinetics; 1996:83-108.
35. Schulman SP, Fleg JL, Goldberg AP et al. Continuum of cardiovascular performance across a broad range of fitness levels in healthy older men. Circulation 1996;94:359-367.
36. Jones AM, Carter H. The effect of endurance training on parameters of aerobic fitness. Sports Med 2000;29:373-386.
37. Lockwood PA, Yoder JE, Deuster PA. Comparison and cross-validation of cycle ergometry estimates

37. ... of VO$_2$max. Med Sci Sports Exerc 1997;29:1513-1520.
38. Foster C, Pollock ML, Rod JL, Dymond DS, Wible G, Schmidt DH. Evaluation of functional capacity during exercise radionuclide angiography. Cardiol 1983;70:85-93.
39. Armstrong LE, Whaley MH, Brubaker PH, Otto R. Health-related physical fitness testing and interpretation. In: Whaley MH, Brubaker PH, Otto RM, eds. ACSM's Guidelines for Exercise Testing and Prescription. 7 ed. Philadelphia: Lippincott Williams and Wilkins; 2006:55-92.
40. Swain DP, Abernathy KS, Smith CS, Lee SJ, Bunn SA. Target heart rates for the development of cardiorespiratory fitness. Med Sci Sports Exerc 1994;26:112-16.
41. Mastrocolla LE, Brito FS, Castro I et al. Consenso Nacional de Ergometria Arq Bras Cardiol 1995; 65(2):192-211.
42. Lauer MS, Okin PM, Larson MG, Evans JC, Levy D. Impaired heart rate response to graded exercise: prognostic implications of chronotropic incompetence in the Framingham Heart Study. Circulation 1996;93:1520-1526.
43. Bittner V, Weiner DH, Yusuf S et al. Prediction of mortality and morbidity with a 6-minute walk test in patients with left ventricular dysfunction: SOLVD Investigators. JAMA 1993;270:1702-1707.
44. Rostagno C, Olivo G, Comeglio M et al. Prognostic value of 6-minute walk corridor test in patients with mild to moderate heart failure: comparison with other methods of functional evaluation. Eur J Heart Fail 2003;5:247-252.
45. Rostagno C, Galanti G, Romano M, Chiostri G, Gensini GF. Prognostic value of 6-minute walk corridor testing in women with mild to moderate heart failure. Ital Heart J 2002;3:109-113.
46. ATS Committee on Proficiency Standards for Clinical Pulmonary Function Laboratories. ATS statement: guidelines for the six-minute walk test. Am J Respir Crit Care Med 2002;166:111-117.
47. Mastrocolla LE, Buglia S. Atividade física não supervisionada no adulto saudável. In Piegas LS, Armaganijan D, Timerman A. Condutas Terapêuticas do Instituto Dante Pazzanese de Cardiologia. São Paulo: Atheneu; 2006.

4

Ergoespirometria na Reabilitação Cardíaca: Teste Cardiopulmonar

Paulo Yazbek Jr.
Célio Ronaldo Tuda
Almir Sergio Ferraz

O teste ergométrico convencional (TE), com a interpretação do eletrocardiograma (ECG), torna-se um método valioso para detectar modificação que levam ao diagnóstico de insuficiência coronariana (ICo), a arritmias e ao comportamento da pressão arterial (PA) durante o exercício, porém, muitas outras questões, como capacidade funcional, diagnósticos diferenciais da dispneia e outros parâmetros ventilatórios que facilitam a classificação da isuficiência cardíaca (IC), não são obtidos.

O diagnóstico e a avaliação da IC, em uma extremidade, e a real capacidade e o desempenho do atleta, em outra, são de interesse do clínico e de profissionais do esporte, pois, quando se realiza um teste cardiopulmonar, (TCP), concomitantemente, realiza-se um TE.

O TCP, ou ergoespirometria, termo utilizado por Knipping[1] em 1929, conseguiu maiores elementos de avaliação cardiovasculares e ventilatórios em condições de análise durante o repouso e o esforço.

Em 1930, Owles et al.[2] foram os primeiros a desenvolver o conceito de *limiar de exercício*, acima do qual o músculo produz ácido lático com suas consequências. Margaria et al.,[3] em 1933, afirmaram que o débito de oxigênio possui componentes aeróbicos e anaeróbicos durante exercícios aláticos e láticos.

O termo limiar anaeróbico (LA) foi introduzido por Wasserman et al.,[4] em

1964, quando os autores citam o nível de exercício acima, cuja a produção de energia aeróbica é complementada por mecanismos anaeróbicos.

O TCP baseia-se na avaliação com gases expirados, método não invasivo, em que a obtenção do consumo de oxigênio (VO_2máx) é considerada um dos mais potentes marcadores prognósticos de IC.[5,6,7]

Segundo recomendações do American College Of Cardiology e do American Heart Association (ACC/AHA),[5] são indicações para o teste cardiopulmonar (TCP):

Classe I (há evidência ou consenso de que determinado procedimento ou tratamento é útil e efetivo)

- diferenciação entre limitações cardíacas e pulmonares como causa de dispneia induzida pelo exercício, quando a causa é incerta;
- avaliação da capacidade de exercício e resposta à terapia em pacientes com insuficiência cardíaca que são candidatos a transplante.

Classe IIA (há divergência de opiniões, porém as evidências favorecem sua utilidade/eficácia)

- avaliação da capacidade de exercício, quando indicada por razões médicas, em pacientes em que o estabelecimento da capacidade máxima de exercício de forma subjetiva não é confiável.

Classe IIB (há divergência de opiniões, não estando a utilidade muito bem estabelecida)

- avaliação da resposta do paciente à intervenção terapêutica específica, em que a melhora da tolerância ao exercício é um objetivo.

Classe III (há evidências ou concordância geral de que o procedimento não é útil e, em alguns casos, pode ser prejudicial)

- uso rotineiro para se avaliar a capacidade de exercício.

METODOLOGIA

Inúmeros parâmetros podem ser empregados para que seja avaliada a capacidade de um indivíduo de realizar trabalho. Este implica gasto energético na realização de qualquer atividade que, por sua vez, produz calor, podendo ser medido diretamente (calorimetria direta) ou calculado a partir da entrada de oxigênio e da excreção de gás carbônico (calorimetria indireta).

A metodologia ergoespirométrica empregada no passado basicamente utilizava os chamados circuitos ou sistemas fechados, cuja amostragem de ar, obtida nos chamados *sacos de Douglas*, impedia a observação de modificações rápidas, em tempos determinados, do VO_2 obtido.

Hoje, com o chamado sistema aberto de calorimetria indireta, técnica de circuito aberto

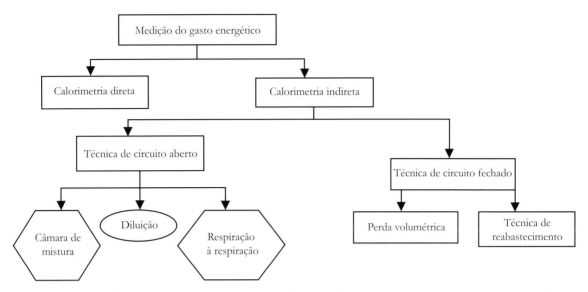

Figura 1 – Metodologia: diversos circuitos que poderão ser utilizados em vários equipamentos em uso. O mais empregado é o de circuito aberto com câmara de mistura ou respiração a respiração.

com câmara de mistura, inspira-se o ar atmosférico em condições favoráveis de temperatura ambiente e analisam-se os gases expirados por meio de equipamento com sensores polarográficos na análise do VO_2. O dióxido de carbono (VCO_2) tem sua detecção baseada na maior ou na menor absorção dos raios infravermelhos, através de células apropriadas. A avaliação consta de análise das diferenças entre os gases inspirados (constantes na atmosfera até determinada altitude) e os expirados (Figura 1).

É necessária a calibração do aparelho prévia ao exame, pois algumas variáveis são analisadas em presença de vapores d'água em condições de BTPS (*body temperature pressure saturated*). Outros parâmetros são analisados em condições de STPD (*standard temperature pressure and dry*), que corresponde à situação de 0 ºC de temperatura, pressão de 760 mmHg ao nível do mar e em condições de ausência de vapor de água, ou seja, seco.

Estes equipamentos podem utilizar o sistema *breath by breath* ou *average* (com câmara de mistura). Ambos permitem uma avaliação segura das variáveis estudadas.

A ventilação (VE) – produto de frequência respiratória x volume corrente – é obtida em condições de BTPS. O VO_2 e VCO_2 são obtidos em STPD. Nas razões, como os equivalentes ventilatórios de VO_2 (VE/VO_2), lê-se o numerador em BTPS e o denominador em STPD.

É polêmica a discussão dos protocolos a serem empregados. Não existindo uma concordância, deve-se empregar aquele que se adapte melhor ao caso. O protocolo de rampa tem sido muito utilizado pelo fato de o acréscimo de trabalho ser constante e contínuo e ser bem receptivo pelo paciente.

Não se pode descartar o uso de avaliações que forneçam o que se chama de *steady-state*, ou equilíbrio de carga durante algum intervalo de tempo, útil quando se deseja saber se o paciente ou atleta se encontra em condições aeróbicas. É estipulado o tempo em torno de 12 min como o mínimo necessário para uma boa eficácia de prova, salvo se houver limitações por cardiopatia grave.

Em nosso laboratório, utiliza-se a esteira empregando protocolos de Bruce, Naughton e de rampa,[8] de acordo com o que se deseja avaliar. O cicloergômetro é outra alternativa válida, menos utilizada atualmente, mas que proporciona condições excelentes na avaliação.

Os ergômetros de braço constituem uma opção para os portadores de lesões que impeçam o uso dos membros inferiores.

O paciente deve estar com vestimenta adequada para a realização de exercício, ter consumido uma refeição leve com cerca de 2 h de antecedência e não ter efetuado exercício vigoroso nas últimas 24 h.

Depois de realizados história clínica e exame físico, procede-se à monitoração eletrocardiográfica como em um teste ergométrico convencional.

A seguir, o paciente deve ser orientado quanto à metodologia e, se necessário, realizar uma breve simulação do exame, para que se familiarize com o equipamento, diminuindo a ansiedade.

Deve ser explicado ao paciente que ele não poderá falar durante a realização da prova e combinado com ele um sistema de sinais com as mãos, para quantificar-se o cansaço subjetivo.

Uma escala de classificação para quantificar o esforço, como a de Borg (Quadro 1), é de fundamental importância, pois complementa com dados objetivos a subjetividade declarada ao esforço, bem como orienta o examinador na indicação de exercícios adequados.

Um oxímetro deve ser acoplado ao dedo indicador ou lobo auricular, para a obtenção da saturação de O_2 durante o exame.

Uma quantidade mínima de água deve ser oferecida para se evitar sensação desagradável de ressecamento da mucosa oral nos pacientes que utilizarão o bucal.

Finalmente, o bocal é adaptado e colocado um clipe nasal para impedir a respiração através do nariz. Aguardam-se alguns minutos, até que a ventilação esteja estável e o quociente respiratório adequado.

No Quadro 2, a seguir, são apresentadas as variáveis utilizadas no teste de avaliação cardiopulmonar, associado no ECG de esforço; a descrição dos parâmetros não necessariamente nesta ordem.

ANÁLISE DOS PARÂMETROS VENTILATÓRIOS E METABÓLICOS

VENTILAÇÃO PULMONAR

O incremento da ventilação pulmonar durante o esforço é proporcional à produção do

Quadro 1 – Escala de classificação de percepções subjetivas do nível de esforço realizado – índice de percepção de esforço de Borg[8]

	Variação (I)		Variação (II)
6			
7	Muito, muito leve	Muito, muito leve	Muito fácil
8			
9	Muito leve	Muito leve	Fácil
10			
11	Leve	Pouco leve	Relativamente fácil
12			
13	Um pouco difícil	Um pouco forte	Ligeiramente cansativo
14			
15	Difícil	Forte	Cansativo
16			
17	Muito difícil	Muito forte	Muito cansativo
18			
19	Muito, muito difícil	Muito, muito forte	Exaustivo
20			

Escala proposta por Borg, de 6 a 20, reflete, introduzindo o zero ao lado, a provável frequência cardíaca naquele estágio de exercício que está sendo aplicado em indivíduos sem cardiopatia ou uso de medicamentos.

Quadro 2 – Variáveis mais utilizadas na ergoespirometria

VE (FR x VC)	Ventilação pulmonar – (BTPS) ℓ/min
FR	Frequência respiratória
VC	Volume corrente – ml
VO_2	Consumo de oxigênio (STPD) – ℓ/min ou ml/kg/min
VCO_2	Produção de dióxido de carbono (STPD) – ℓ/min
VE/VO2	Equivalente ventilatório de O_2
VE/VCO_2	Equivalente ventilatório de CO_2
QR	Quociente respiratório – VCO_2/VO_2
$PETO_2$	Pressão expirada de O_2
FEO_2	Fração expirada de O_2
$PETCO_2$	Pressão expirada de CO_2
$FECO_2$	Fração expirada de CO_2
VD/VT	Razão entre espaço morto/volume corrente
PO_2	Pulso de oxigênio – VO_2/FC – ml/bat
VVM	Ventilação voluntária máxima = VVM
VE/VVM	Reserva ventilatória (VE ao esforço máximo)
$SatO_2$	Obtido por oxímetro de pulso
FC	Frequência cardíaca – bpm
PAS	Pressão arterial sistólica – mmHg
PAD	Pressão arterial diastólica – mmHg
DP (FC x PAS)	Duplo-produto
Relação	$\Delta VO_2/\Delta WR$

VCO_2. É linear até próximo do limiar anaeróbico II ou ponto de compensação ácido-metabólico, em seguida, o aumento é desproporcional. Em esforço, poderá atingir até 200 ℓ de ar ventilado por minuto (atletas), sendo limitado em cardipatas e pneumopatas. A ventilação pulmonar representa o produto da FR x VC (volume corrente). Em repouso, são ventilados 7 a 9 ℓ/min.

Frequência Respiratória

Em repouso, a frequência respiratória (FR) é 12 a 18 cpm. Durante o teste, raramente, ultrapassa 50 ciclos/min. Valores altos com cargas ou baixas velocidades, durante esforço, podem sugerir comprometimento cardíaco ou pulmonar. Os atletas atingem valores altos, porém com cargas e velocidades acima da média populacional.

Volume Corrente

O volume corrente (VC) que, em repouso, pode variar de 300 a 600 ml por frequência respiratória pode aumentar até aproximadamente 70% da capacidade vital ao esforço. O VC ao esforço depende de complacência pulmonar, presença ou não de doença pulmonar obstrutiva, idade e biótipo.

Consumo de Oxigênio

É influenciado por diversos fatores, como capacidade de transporte de O_2 do sangue (dependente do número de glóbulos vermelhos e da concentração de hemoglobina), capilarização, capacidade oxidativa periférica, tamanho de massa muscular envolvida, diferenças constitucionais, altitude etc. A magnitude do consumo máximo de oxigênio (VO_2) é uma variável confiável e representativa da capacidade funcional cardiorrespiratória. Tem sido considerado um dos principais parâmetros utilizados na avaliação do metabolismo aeróbico.

É necessário separar o conceito de VO_2máx de VO_2pico – este último considerado o máximo daquele indivíduo – no momento do teste de avaliação, não sendo necessariamente o máximo obtido que se caracteriza quando se atinge um *plateau* que nem sempre é alcançado (vide classificação ACSM – Capítulo 1).

Hoje, admite-se que o VO_2máx foi atingido quando o indivíduo satisfizer as seguintes indicações:

1. Quociente respiratório (QR) maior que 1 > 1,05 no final do teste.
2. Aumento do VO_2 menor quer 150 ml ou 2,1 ml/kg/min no término do exercício, para um incremento de 2,5% na velocidade da esteira.

3. FC máxima superior a 85% da máxima prevista para a idade ao final do exame.
4. Concentração sanguínea de ácido lático maior que 8 mmol/ℓ nos primeiros 5 min de recuperação.
5. Dados subjetivos de cansaço físico.

Produção de VCO_2

Durante o esforço, o nível ascendente da formação de CO_2 aumenta, em proporção quase linear à magnitude da carga empregada. Existe estreita relação entre a eliminação do CO_2 e diversos parâmetros fisiológicos do esforço, como FC, VE e consumo de O_2.

Equivalente Ventilatório de VO_2 e VCO_2

As razões VE/VO_2 e VE/VCO_2, mantendo-se a VE em condições de BTPS e VO_2, em STPD, estabelecem quantos litros de ar por minuto são necessários e devem ser ventilados para consumir 100 ml de O_2 (normal entre 2,3 e 2,8 ℓ/100 ml) ou produzir em CO_2. Poderá esta razão ser expressa em 23 a 28 ℓ de ar ventilado para 1 ℓ de O_2 consumido.

Durante um esforço crescente, as razões VE/VO_2 e VE/VCO_2 diminuem progressivamente, para depois aumentarem até o final do esforço. A VE/VO_2 atinge valores mínimos (LA I), precedendo a razão VE/VCO_2 (LA II). Estas variáveis são de fundamental importância na detecção dos Limiares I e II.

Quociente Respiratório (VCO_2/VO_2) – RER ou QR ou R

Esta variável significa a razão entre redução de dióxido de carbono e consumo de O_2. Durante a oxidação biológica de carboidratos, proteínas e lípides, formam-se grandes quantidades de CO_2 e pode-se estimar a participação proporcional do substrato energético que está sendo utilizado. Ao se realizar exercício com QR próximo de valor 1, consomem-se mais carboidrato, 0,80 mais proteínas e 0,70 mais lípides.

Com o exercício, o QR, a princípio, decresce e, a seguir, incrementa-se até chegar o valor de 1. Os valores dependem de intensidade do exercício, nível de treinamento e condições metabólicas. Poderá ser utilizada sigla (RER) – razões de troca respiratórias, ou simplesmente a letra R.

Pressões e Frações Expiradas de O_2 e CO_2 ($PETO_2$ – $PETCO_2$ e FEO_2 – $FECO_2$)

A $PETO_2$ em repouso é de mais ou menos 90 mmHg; diminui transitoriamente logo após o início do exercício, desde que o aumento da VE seja mais lento que o incremento no VO_2.

Ao ultrapassar o Limiar I, a $PETO_2$ aumenta (10 a 30 mmHg) ao atingir o esforço máximo, devido à hiperventilação provocada pela diminuição do pH. A FEO_2 tem o mesmo comportamento (a VE aumenta mais que o VO_2) diminuído no início do esforço e atingindo um valor mínimo, incrementando-se, a seguir. Este parâmetro facilita a detecção do LA I.

O valor da $PETCO_2$, ao nível do mar, varia de 36 a 42 mmHg. Elevam-se 3 a 8 mmHg durante exercício de intensidade leve a moderada e atinge-se um máximo, caracterizando o LA II (ponto de compensação ácido-metabólico).

A $FECO_2$ apresenta a mesma tendência durante esforço. Para fins práticos, equipamentos que detectam apenas as $FECO_2$ e FEO_2 permitem a observação dos limiares com a mesma exatidão.

Razão VD/VT

Alguns equipamentos fornecem dados da razão existente entre espaço morto (VD) e *tidal volume* (VT) normal entre 0,35 e 0,40 em repouso. O VD/VT diminui durante o esforço em indivíduos normais. O incremento poderá significar modificações importantes na razão ventilação/perfusão pulmonar.

Pulso de Oxigênio (PO_2) = (VO_2/FC)

Demonstra a quantidade de O_2 transportada a cada sístole cardíaca. A diminuição do desempenho de ventrículo esquerdo (VE) pode ser detectada em um teste de esforço crescente. A análise é prejudicada quando em uso de β-bloqueadores e pacientes com fibrilação atrial. Em média, o pulso de O_2 em indivíduos normais, com idade entre 20 e 40 anos, é em torno de 15 a 20 ml de O_2 por batimento cardíaco. É menor na criança em função da FC elevada e em idosos acima de 70 anos; valores superiores a 9 ml por batimento estariam dentro dos limites normais (Tabela 1).

Reserva Ventilatória (VE/VVM ou VE/MVV)

É calculada pela razão entre a máxima ventilação ao esforço (VE) e a ventilação voluntária máxima (VVM) em repouso. Indivíduos normais atingem a máxima ventilação ao esforço entre 60% e 70% do VVM, quando no pico do esforço, ou seja, restam 40% ou 30% de reserva ventilatória.

Uma característica da doença pulmonar crônica é a aproximação de VE máxima alcançada ao esforço com a VVM (inferior a 30%). Pacientes com cardiopatia isquêmica ou insuficiência cardíaca apresentam, em geral, reserva ventilatória normal. Constitui-se, portanto, em um bom parâmetro para diagnóstico diferencial.

A VVM pode ser obtida pelo FEV_1 – volume expiratório forçado em um segundo – *forced expiratory volume in one second*, multiplicando-se por fator 0,35 ou 0,40. Poderá ser estabelecido através de uma respiração voluntária máxima em 12 ou 15 segundos e multiplicada por 5 ou 4, respectivamente.

Razão $\Delta VO_2/\Delta WR$

É outra variável importante, medida durante exercício em protocolo de rampa, cujo valor incrementa-se progressivamente até o máximo. O valor normal é de cerca de 10 ml/min/W, quando um incremento de 10 a 20 W/min de rampa é empregado. Valores inferiores poderão significar uma baixa na função de reserva cardíaca.

FC, PAS, PAD, DP

As modificações e as respostas cronotrópicas e de variação de pressão arterial seguem o mesmo raciocínio das obtidas no teste ergométrico clássico, ou seja, resposta cronotrópica baixa (inferior a 80% ao máximo) pode sugerir cardiopatia isquêmica.

A resposta baixa de pressão arterial sistólica (PAS) ao esforço, quando não em uso de medicamentos, pode significar comprometimento importante da função do ventrículo esquerdo (inferior a 30 mmHg da PAS – sexo masculino).

A elevação significativa da pressão arterial sistólica ou diastólica (PAD) guarda os mesmos raciocínios dos obtidos no teste ergométrico sem espirometria associada.

A baixa resposta do pulso do O_2, com ascensão deprimida concomitante à baixa va-

Tabela 1 – Valores médios do pulso de O_2 (ml de O_2/bpm) (VO_2/FC); indivíduos normais (diversas faixas etárias e esportivas)[8]

Idade	Pulso de O_2 ml de O_2/bat	DP
12 a 13	9,1	± 2,4
14 a 15	12,4	± 3,8
16 a 17	14,6	± 3,2
18 a 19	17,1	± 3,5
20 a 40	16,8	± 3,3
41 a 50	15,6	± 2,9
51 a 60	13,0	± 3,8
61 a 70	11,1	± 2,0
71 a 80	11,0	± 3,1
Esportista 20 a 40	21,6	± 3,4

De Hoffmann, W. *Medicina del Ejercicio*. In: Mellorowicz, H. Ergometria. 3. ed. Buenos Aires: Med. Panamericana, 1984. p. 99.
DP = desvio-padrão.

riação da ΔPAS (PAS final – inicial), poderá fornecer fortes indícios de decréscimo da função do ventrículo esquerdo.

Duplo-Produto

O duplo-produto (DP), resultado do produto FC x PAS, representa indiretamente o consumo de O_2 do miocárdio. O DP é uma boa variável para controle e seguimento longitudinal de pacientes em condicionamento físico e pós-operatório de cirurgia cardíaca.

Saturação de O_2

Empregando-se o oxímetro de pulso, verifica-se ao repouso e durante esforço se a saturação de O_2 encontra-se acima de 93%. Valores baixos, durante a prova, sugerem comprometimento pulmonar, enquanto valores normais são frequentemente encontrados em pacientes que, com as outras variáveis ventilatórias obtidas, orientam para um outro diagnóstico.

Como Interpretar um Teste TCP

O TCP, hoje, ocupa um lugar significativo nas possibilidades de emprego de métodos diagnósticos (Figura 2).

É importante determinar onde o TCP situa-se na cadeia de condutas a serem utilizadas na detecção de cardiopatas que evoluem para IC, bem como a orientação de atletas. Nota-se que o exame será de suma importância na obtenção da real capacidade funcional, bem como as perspectivas na evolução da disfunção ventricular que são dispares nas diversas patologias com suas anormalidades estruturais (Figura 2).

1. Avaliar o TCP como se fosse um TE clássico, ou seja, procurar obter as primeiras conclusões com os resultados das respostas clínica cronotrópica, pressão arterial, carga e velocidade atingida e as modificações eletrocardiográfcas, sem preocupar-se com os valores ventilatórios.
2. Iniciar o TCP com os dados clínicos da história do paciente, considerando idade, sexo, peso e estatura com o respectivo IMC, as queixas referidas como dores dos MMII, cansaço ou dispneia, além da presença ou não do clássico sintoma de dor torácica típica. Estes dados dirigem a interpretação a ser mais objetiva e segura.
3. Primeiro parâmetro e um dos mais eficazes é a resposta cronotrópica. Observar em repouso se esta já é elevada (acima de 100 bpm), caracterizando indivíduos ansiosos ou mesmo distúrbios metabólicos que caracterizam

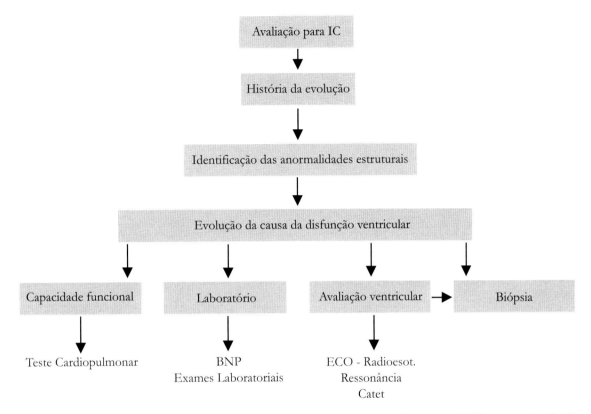

FIGURA 2 – O teste Cardiopulmonar – Importância na evolução clínica e no diagnóstico: BNP – marcação de disfunção ventrícular; IC – insuficiência cardíaca; Eco – ecocardiograma.

taquicardia sinusal inicial. A seguir, observar a verificação da FC ao esforço objetivando verificar se ultrapassam no mínimo a 80% da FCmáx preconizada para a idade. Este dado por si só pode identificar uma miocardiopatia ou mesmo uma insuficiência coronariana (ICO). Já na recuperação, apresenta-se como importante parâmetro a demora de a FC retornar às condições basais que podem traduzir a possibilidade de ICO. Notem que não estamos nesta sequência ainda preocupados com o consumo de oxigênio ou outros dados ventilatórios. Sempre se questiona o uso de medicamentos que alteram os dados acima.

4. Observada a FC, passa-se ao outro parâmetro de suma importância, a resposta de pressão arterial (PA), que, no repouso, sendo superior a (140/90 mmHg), pode representar uma cardiopatia já existente. O comportamento da PA ao esforço identifica a resposta hiperativa superior a (230/120 mmHg) ou baixa resposta inotrópica que, concomitantemente ao comportamento do pulso de oxigênio, pode caracterizar um desempenho comprometido do VE. Na recuperação, a dificuldade de retorno aos níveis iniciais seria inter-

pretada como possibilidade de cardiopatias, que evoluem com hipertensão.

5. Observados os dados clínicos, a FC e a PA, passa-se ao ECG de repouso, que já orienta para a possibilidade de ICO ou miocardiopatia. Resposta isquêmica, com infradesnível significativo do segmento ST e baixa capacidade funcional, faz sugerir coronariopatia que, com os dados ventilatórios posteriores obtidos com o limiar anaeróbico precoce, favorecem a obtenção do diagnóstico de gravidade maior. A presença de arritmia, que ocorre com o aumento da FC, é outro parâmetro importante para o diagnóstico de ICO, bem como o inverso, o desaparecimento desta, fala do aspecto mais benéfico deste evento, apesar da controvérsia da literatura.[9,10,11,12,13,14]

6. O consumo de O_2 indireto pode ficar de lado, pois a metodologia com o uso de nomogramas pode determinar erros superiores a 15%. No TE clássico em estudos longitudinais, é perfeitamente útil ao estudo evolutivo de pacientes e atletas. Como se está realizando um TCP, este dado é de importância capital, pois podem ser classificados desde a Cardiopatia grave até a incipiente, bem como a real capacidade funcional do atleta, com os valores de VO_2 diretos.

O VO_2máx pelo TCP quase sempre é obtido pelo teste de rampa (incremento de velocidade e inclinação constante), não se afastando a utilização de outros protocolos onde a utilização do *steady state* muitas vezes torna-se necessária. O tempo gasto no trabalho executado, bem como velocidade e inclinação empregada, traduz-se quase sempre em VO_2máx adequado para a idade do indivíduo. Dificilmente encontramos cardiopatas ou mesmo ICO com VO_2máx acima de 42 ml/kg/min qualquer que seja o método empregado.

O VO_2 máximo obtido permite classificar a insuficiência cardíaca (IC) de modo mais objetivo, como a classificação de Weber[10] (Tabela 2).

Tabela 2 – Classificação de Weber para IC

Classe funcional		VO_2máx (ml/kg/min)
I	(A)	> 20
II	(B)	15 a 19,9
III	(C)	10 a 14,9
IV	(D)	< 10

Com esta classificação e a resposta coronotrópica, torna-se a capacidade funcional um dos principais pilares na avaliação cardiopulmonar.[15,16,17,18]

7. Observados os parâmetros anteriores, passa-se a analisar as variáveis cardiovascular e ventilatória que se relacionam, como vemos na Figura 3, e são as variáveis obtidas pelo TCP.

Verifica-se que basicamente a máxima dos parâmetros obtidos é derivada de cinco elementos obtidos, como FC, FR, VC, FEO_2 e $FECO_2$, levando-se em conta que as frações inspiradas de O_2 e CO_2 são constantes na atmosfera.

8. Análise das variáveis cardiopulmonar e metabólica no esforço.

ANÁLISE DAS VARIÁVEIS CARDIOPULMONAR E METABÓLICA AO ESFORÇO

Desde que foi publicado o trabalho de Wasserman e MclLoy,[4] têm surgido muitas indagações sobre o conceito de LA ente os fisiologistas de exercício e bioquímicos. Porém, hoje é bem definido o que ocorre durante um teste de esforço com cargas crescentes.

O ácido lático é o ácido fixo predominante produzido durante exercício. Possui um pH de aproximadamente 3,8 e, portanto, está totalmente dissociado do pH da célula. O sistema de tamponagem do HCO_3 restringe a alteração do pH, que ocorreria através da formação deste ácido relativamente forte, porque a reação:

$$H^+ + HCO_3 \leftrightarrow H_2CO_3 \leftrightarrow CO_2 + H_2O$$
$$\text{ou } LaH + NaHCO_3 \leftrightarrow NaLa + CO_2 + H_2O$$

dirige-se para a direita para formar CO_2. Em associação com a formação de CO_2 durante a tamponagem, a concentração de HCO_3 diminui em proporção inversa com o aumento na concentração de lactato. Como a tamponagem

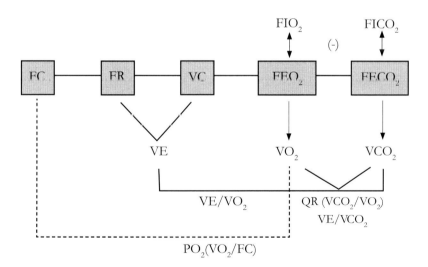

FIGURA 3 – Variáveis básicas obtidas pelo método esgoespirométrico: FC (frequência cardíaca), FR (frequência respiratória), VC (volume corrente), FEO_2 (fração expirada de oxigênio), CO_2, FIO_2 (fração inspirada de oxigênio e CO_2), PO_2 (pulso de oxigênio) e QR (quociente respiratório).

do H+ associada à produção de lactato ocorre no meio intracelular, a produção de CO_2 pela célula deve aumentar. O aumento de lactato e a diminuição de HCO_3 na célula serão rapidamente equilibrados pelo intercâmbio transmembrana desses íons. Consequentemente, o fluxo do CO_2 adicional, gerado na célula através da tamponagem, deverá ser detectado rapidamente na troca de gases de pulmão.

Um teste de nível de esforço progressivo, em que são medidas as trocas do gás e o VO_2 no LA, permite a medição dos fenômenos associados à acidose metabólica em desenvolvimento. À medida que aumenta o nível de esforço, o VO_2, o VCO_2 e o VE aumentam de forma linear. Acima do LA, a produção de ácido lático acarreta aumento de CO_2 venosa, o que resulta em aceleração do incremento de VCO_2, geralmente acompanhado de um aumento em VE, mantendo, dessa forma, a $PaCO_2$ constante. Como o nível de incremento de VO_2 permanece linear, enquanto a VE acelera, a $PETO_2$ aumenta caracterizando o LA I, enquanto a $PETCO_2$ não diminui de forma recíproca. Esses fenômenos determinam o Limiar I. Como corolário, o equivalente ventilatório para O_2 (VE/VO_2) aumenta sem que haja um aumento no equivalente ventilatório para CO_2 (VE/VCO_2). O estreito aumento paralelo em VE e VCO_2, visto inicialmente acima do LA, reflete um breve período de tamponagem isocápnica, isto é, VE/VCO_2, VE/VCO_2 e $PETCO_2$, não se alteram, enquanto VE/VO_2 e $PETO_2$ aumentam. De acordo com Wasserman et al.,[4,9] esta é uma demonstração sensível de troca de gás para a medição não invasiva do limiar anaeróbico. À medida que o nível de esforço aumenta, o pH cai subsequentemente, fazendo que a VE aumente mais depressa do que a produção de CO_2. Isto faz que a $PaCO_2$ caia e o pH aumente. Esta compensação respiratória para a acidose lática não respiratória resulta em um aumento de VE/VCO_2, bem como em um decréscimo adicional em VE/VO_2 (Figura 4), caracterizando o Limiar II.

Quando é medido no LA, o consumo de O_2 (VO_2) não é afetado pelo tipo de protocolo de exercício usado para uma determinada forma de esforço. Além disso, o VO_2 no LA não será afetado pela duração de cada incremento de nível de esforço.

O limiar aeróbico ventilatório (LAV I) foi considerado como o ponto em que houve quebra de linearidade do VE/VO_2, tendência a ascensão abrupta da razão de troca respiratória (RER) e menor pressão expirada final de oxigênio ($PETO_2$) ou fração expirada de O_2 (FEO_2). O limiar anaeróbico ventilatório (LV_2) foi considerado como o ponto em que houve quebra de linearidade do VE/VCO_2 e maior pressão expirada final de CO_2 ($PETCO_2$) ou limiar anaeróbico ventilatório, (LV_2) precedendo sua queda abrupta. O LV_2 é, também, denominado ponto de descompensação ácido-metabólico (Figura 5).

O método do V-Slope, que utiliza a tangente das razões VCO_2/VO_2 e VE/VCO_2,

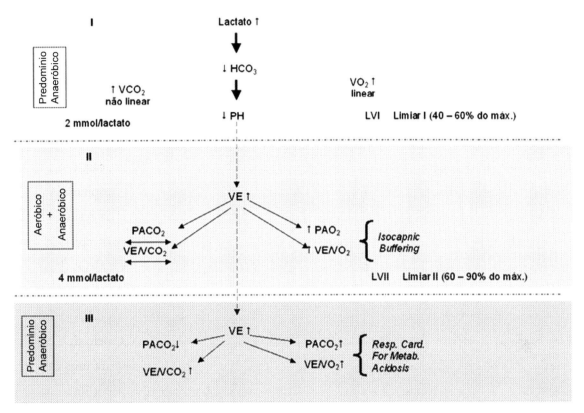

Figura 4 – Diagrama dos efeitos de lactato na troca de gases durante incremento do exercício. VE (ventilação por minuto) – VE/VO_2 (equivalente ventilatório de O_2) – VE/VCO_2 (equivalente ventilatório de CO_2) – $PACO_2$ e PAO_2 (pressões alveolares).[12] Modificado de Wasseman et al.[4]

não tem sido muito empregado na prática, em vista das dificuldades na localização dos pontos exatos que tangenciam a curva. Com o uso de computadores adequados, é mais uma arma na obtenção do limiar.

Deve-se iniciar a análise com uma observação detalhada dos parâmetros, a começar pelo VO_2 de pico alcançado e classificando o paciente pela sua capacidade funcional.

Weber e Janichi[12] sugeriram que a classificação funcional dos pacientes portadores de insuficiência cardíaca congestiva (ICC) teria sido embasada nas respostas de limiar aeróbico (LA) e VO_2máx. Os indivíduos que apresentam valores de VO_2 no LA entre 11 e 14 ml/kg/min e VO_2máx entre 16 e 20 ml/kg/min foram considerados com ICC leve a moderada, enquanto os que tiveram valores de VO_2 entre 5 e 8 ml/kg/min no LA e VO_2máx < 10 ml/kg/min foram classificados com ICC grave. Além disso, nesse estudo o VO_2máx correlacionou-se estreitamente com o índice cardíaco (IC) durante o exercício (pacientes com VO_2máx > 8 $\ell/\min^{-1}$ m^2, entretanto, aqueles com VO_2máx < 10 ml/kg/min mostraram um IC < 4 $\ell/\min^{-1}$ m^2).

Em trabalho mais recente, Myers et al.[15] publicaram um estudo onde classificam os melhores valores de corte para o VE/VCO_2 para cada faixa de VO_2, conforme a classificação de Weber[8] (Tabela 3).

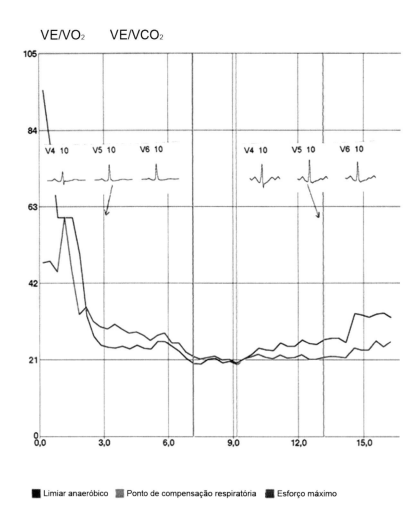

FIGURA 5 – Equivalentes ventilatórios VE/VO_2 e VE/VCO_2 em indivíduo normal, com 42 anos de idade, observando-se comportamento normal e distância elevada do ponto de compensação (linha cinza escuro) ao esforço máximo (linha cinza claro).

Avaliando pacientes com insuficiência cardíaca, Szlachic et al.[14] verificaram que os pacientes com VO_2máx < 10 ml/kg/min tinham mortalidade de 77%, em um ano, e, naqueles com VO_2 entre 10 e 18 ml/kg/min, este índice diminui para 14%.

Convém lembrar que indivíduos adultos que apresentam valores > 40 ml/kg/min já apresentam algum tipo de condicionamento físico, e os situados entre 20 e 40 ml/lg/min são quase sempre sedentários e não necessariamente portadores de cardiopatia.

No Quadro 3, a seguir, observam-se o comportamento e a tendência de algumas variáveis estudadas no diagnóstico diferencial entre pacientes com pneumopatia e insuficiência cardíaca.

Tabela 3 – Classificação de Weber[10]

Classe de VE/VCO^2 Slope	Valores	Eventos cardíacos maiores	Percentual livre de eventos	Número de pacientes
A	< 31,0	13	94,3	227
B	31,0 – 35,9	28	80,4	143
C	36,0 – 41,9	36↓	65,0	103
D	≥ 42	31	57,5	73

P < 0,001 – Análise do corte para o VE/VCO$_2$ Slope separadas para cada faixa de VO$_2$.

ANÁLISE DOS GRÁFICOS (5 A 8)

Na Figura 5, o paciente sem modificações eletrocardiográficas sugestivas de insuficiência coronária apresenta comportamento normal dos parâmetros respiratórios. Considera-se esta observação, após a interpretação da capacidade funcional pelo VO$_2$, das mais importantes, pois a razão VE/VCO$_2$ é um excelente preditor de mortalidade.[15,16,17,18,19]

Nota-se neste gráfico que o paciente mantém por um bom tempo as razões VE/VO$_2$ e VE/VCO$_2$ paralelas ao eixo X com valores normais entre 20 e 30 de ar ventilado para consumir 1 ℓ de O$_2$. Observa-se uma distância considerável do pico do esforço (vertical cinza claro) ao ponto de compensação ácido-metabólica (vertical cinza escuro).

Na Figura 6, observa-se um paciente portador de doença pulmonar obstrutiva crônica (DPOC), em que as razões VE/VCO$_2$ e VE/VO$_2$ apresentam-se elevadas, demonstrando uma ventilação desde o início do esforço aumentada para se consumir 1 ℓ de O$_2$. Esses pacientes quase sempre apresentam saturação de O$_2$ baixa

Quadro 3 – Variáveis estudadas no diagnóstico diferencial

IC (Tendência)	Variáveis	DP (Tendência)
↓	VO$_2$	↓
N	SATO$_2$	↓
↓	VO$_2$/W	↓
N ou ↑	VE/MVV	↓
↑	VE/VO$_2$	↑
↑	VE/VCO$_2$	↑
N	VD/VT	↑
N ou ↓	FC	N
↓	VO$_2$/FC	N

O comportamento ↓ (tendência a valores baixos) ↑ (tendência a valores altos) N = normal – representa durante o esforço como diagnosticar pacientes com patologias diversas. IC = insuficiência cardíaca; DP = doença pulmonar; FC = frequência cardíaca.

e reserva ventilatória diminuída (inferior a 30%). Como se observa, o ECG é normal ao esforço, e a capacidade funcional, baixa. A ergoespirometria confirma, no caso, a limitação da capacidade funcional devido à pneumopatia. Este comportamento também poderá ser observado nos portadores de ICC, porém com saturação de O_2 normal e VO_2 com pulso de O_2 diminuídos.

Nas Figuras 7 e 8, tem-se resposta isquêmica definida e comportamento do VE/VO_2 e do VE/VCO_2 nos limites da normalidade. É comum observar, nesses pacientes, pouca tolerância ao esforço físico após o ponto de compensação (ver distância curta entre as duas verticais).

Em 1990, estudou-se[30] nos indivíduos do sexo masculino, dez dos quais eram sadios e quarenta portadores de miocardiopatia de origem isquêmica, doença de chagas e idiopatia.

Estabeleceu-se uma data limite para verificação de sobrevivência dos pacientes cardiopatas, obtendo-se dois grupos, um em que ocorreram nove óbitos dentro do referido período e outro em que os indivíduos permaneceram com vida. Entre os diversos parâmetros analisados, observou-se que o intervalo entre o limiar anaeróbico obtido na ocasião com quociente respiratório (QR) e o final do esforço era menor no grupo que foi ao óbito.

Os resultados de consumo de oxigênio em MET somado à pouca tolerância no esforço em condições anaeróbicas mostraram que

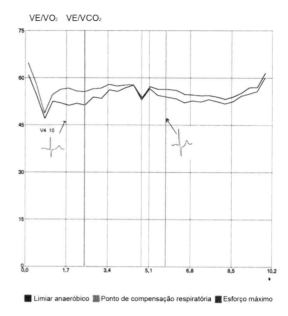

Figura 6 – Paciente de 61 anos, fumante, portador de doença pulmonar obstrutiva crônica. Nota-se relação VE/VO_2 e VE/VCO_2 elevada e resposta eletrocardiográfica normal.

pacientes com comprometimento cardíaco podem ser mais bem avaliados pelo método TCP.

Em alguns equipamentos, o método, além de testar a integridade cardiopulmonar e as modificações eletrocardiográficas, pode obter variáveis que avaliam as limitações de fluxo pelas doenças obstrutivas e as de volume pelas restritivas considerando espaço morto.

Parâmetros como do volume corrente (VC) que é dependente do tempo inspiratório (TI) e expiratório (TE), suas razões VC/VE e VC/TE e o tempo total do ciclo podem separar as diversas patologias pulmonares.

No Instituto de Medicina de Reabilitação do HC – FMUSP, desenvolveu-se um protocolo para Cadeira de Rodas, no qual

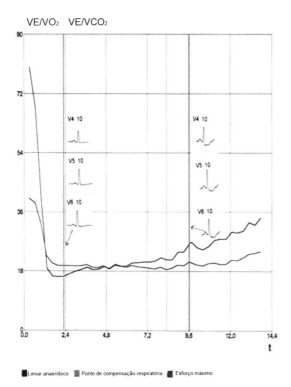

FIGURA 7 – Paciente de 62 anos de idade, apresentando resposta isquêmica durante o teste com comportamento nos limites normais de VE/VO_2 e VE/VCO_2. Observa-se tempo curto de esforço entre o ponto de compensação (linha vertical cinza escuro) e o esforço máximo (linha vertical cinza claro).

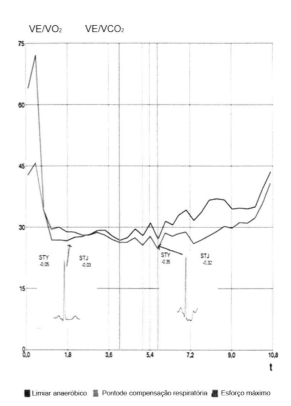

FIGURA 8 – Equivalentes respiratórios normais em paciente de 52 anos de idade, com resposta isquêmica ao eletrocardiograma. Observa-se distância curta entre o ponto de compensação (linha cinza escuro) e o esforço máximo (linha cinza claro).

se inicia o exercício com utilização de esteira apropriada e o teste cardiopulmonar com velocidades baixas 1,0 mph (ideal para pacientes com lesão recente) até 5,5 mph para aqueles atletas que praticam basquetebol há alguns anos. Com a utilização do TCP, estima-se, baseado na média obtida, o consumo de oxigênio em ml/kg/min. Este protocolo pode, também, ser utilizado em IC grave.

Considerações Finais

O teste cardiopulmonar (TCP) é pouco conhecido do clínico e, portanto, subutilizado.

É essencial na investigação das condições de cardiopatas e pneumopatas no diagnóstico diferencial das dispneias acompanhamento da IC e condutas clínica e/ou cirúrgi-

Tabela 4 – Tabela de cálculo de VO$_2$, utilizando protocolo obtido na IMREA – HC – FMUSP

Tempo (min)	Velocidade (mph)	Elevação (%)	VO$_2$ ml/kg/min (aproximado)
03,00	1,0	0,0	4,0
05,00	1,0	3,0	5,3
07,00	1,5	5,0	8,0
09,00	2,0	7,0	12,0
11,00	2,5	7,0	17,0
13,00	3,0	10,0	21,0
15,00	3,5	10,0	30,0
17,00	4,0	12,0	35,0
19,00	4,5	12,0	40,0
21,00	5,0	15,0	42,0
23,00	5,5	15,0	45,0

* Exemplo de um paciente em cadeira de rodas (atleta) (aproximadamente) em ml/kg/min, utilizando protocolo obtido no Instituto de Medicina e Reabilitação Física – HC – FMUSP.

ca, sendo, também, insuperado na avaliação do exercício e do esporte.

REFERÊNCIAS

1. Knipping HW. The economy of muscle work in healthy and sick persons. Z Gesamie Exp Med 1929;66:517.
2. Owles WH. Alterations in the lactic acid content of the blood as a result of lighí. Exercise and associated changes in the CO_2 combining power of the blood and in the alveolar CO_2 pressure. J Physiol 1930;69:214-237.
3. Margaria R, Eowaros AT, Oill OB. The possible mechanism of contracting and paying the oxygen debt and the role of lactic acid in muscular contraction. Am J Pysiol 1933;106:689-715.
4. Wasserman K, Mcilroy MB. Detecting the threshold of anaerobic metabolism in cardiac patients during exercise. Am J Cardiol 1964;14: 844-852.
5. Kindermann W et al. The significance of the aerobic-anaerobic transition for determination of work load intensities during endurances training. Eur J Appl Physiol 1979;42:25-34.
6. Farrell PA et al. Plasma lactate accumulation and distance running performance. Med Sci Sports 1979;11:338-344.
7. Gibbons RJ et al. Acc/Aha Guidelines for exercise testing. J Am Col/Cardiol 1997;30(1):260-315.
8. Ashley EA, Myers J, Froellcher V. Exercise testing in clinical medicine. The Lancet 2000; 356:1592-1597.
9. Haywaro MP, Cumming OV, Pattison CW. Physiology and clínical applications of cardiopulmonary exercise testing. Br J Hosp Med 1995;53(6):275-282.

10. Weber KT. What can we Learn from exercise testing beyond the detection of myocardial ischemia? Clin Cardi 1997;20(8):684-696.

11. Wasserman K. Diagnosing cardiovascular and lung pathophysiology from exercise gas exchange. Chest 1997;112(4):1091-1101.

12. Neuberg GW, Frieoman SH, Weiss MB, Herman MV. Cardiopulmonary exercise testing. The clinical value of gas exchange data. Arch Int Med 1988;148(10):2221-226.

13. Goloman AL. Pulmonary exercise testing. Cardiol Clin 1984;2(3):455-65.

14. Weber K, Janichi JS. Cardiopulmonary exercise testing for avaluation of chronic heat failure. Am J Cardio 1985;55:22a-31a.

15. Myers J et al. Oevelopment of ventilatory classification system in patients with heart failure. Circulation 2007;115:2410-2417.

16. Szlachic J, Massic DM, Kramer BL, Topic N, Tabaw J. Correlates and prognostic implication of exercise capacity in chronic congestive heart failure. Am J Cardio 1985;55:1037-1042.

17. Macgowan GA, Marali S, Lawer MS, Robbins M, Pash Kow F, Hoecher K. Ventilatory and heart rate responses to exercise. Belter predictors of heart failure mortality than peak exercise oxygen consumption response. Circulation 1999;102:182-183.

18. Boucher CH, Anderson MD, Schkeider MS, Murphy JH, Okada RD, Karsarck DJ. Left ventricular function before and after reaching the anaerobic threshold. Chest 1985;87:145-150.

19. Creazzi M, Myers J. The added prognostic value of ventilatory efficiency to the weber classification in patient with heart failure. Int J Cardiol 2007;(3):5-28.

20. Goodman JM, Pluley MJ, Leskowitz CH, Lia PP, Melanghtr PR. Left ventricular functional response to moderate and intense exercise. Am J Spt Sei 1991;66:104-109.

21. Yazbek PJr, Battistella LR. Condicionamento físico do atleta ao transplantado aspectos multidisciplinares na prevenção e reabilitação cardíaca. São Paulo: Sarvier/APM; 1994.

22. Ghorayeb N, Barros Neto TL, Negrão CE, Yazbek PJr. Retomo à atividade física pós-tratamento cardiológico. O exercício: preparo fisiológico, avaliação médica e aspectos especiais e decorrentes. São Paulo: Atheneu; 1999:305-412.

23. Buchfuhrer MJ, Hansen JE, Robinson TE, Sue DY, Wasserman J, Whipp BJ. Optimizing the exercise stress test (or cardiopulmonary assessment). J Appl Physical 1983;55:1558-1564.

24. Taylor HL, Buskirk E, Hunschel A. Maximal oxygen intake as an objective measure of cardiorespiratory performance. J Appl Physio 1955;8:73-80.

25. Shephard RJ. Frontier of fitness. Spring Field Charks: C. Thomas; 1971.

26. Sulllvan MJ, Higgibothan MB, Cobb RE. Increased exercise ventilation in patients with chronic heart failure in fact ventilatory control despite hemodynamic and pulmonary abnormalities. Circulation 1988;77(3):552.

27. Robbins M, Francis B, Pashkow FJ. Ventilatory and heart rate responses to exercise: better predictors of heart failure mortality than peak oxygen consumption. Circulation 1999; 100:2411-2417.

28. Chua TP, Pnikowski P, Harnington D, Anker SD, Webb-Reploc K, Clark AL, Podle-Wilms PA, Coats AJ. Clinical correlates and prognostic significance of the ventilatory response to exercise in chronic heart failure. J Am Col/Cardio 1997;29(7):1585-1590.

29. Salles AF, Oliveira JH, Barros TL, Almeida DR, Camargo HC, Jullano Y, Buffolo E, Martinez EE. Respostas cardiorrespiratórias durante o exercício em portadores de transplante cardíaco. Arq Bras Cardio 1998;70(1):15-18.

30. Yazbek PJr. Estudo ergoespirométrico em pacientes portadores de miocardiopatia de etiologia isquêmica, por doença de chagas e idiopática. 1990. Tese (Doutorado) Departamento de Cardiologia da Faculdade de Medicina da USP. São Paulo; 1990.

Ecocardiografia na Reabilitação Cardíaca

Marcos Valério Resende
Caio César Jorge Medeiros Jr.

De acordo com o conceito da última Diretriz de Reabilitação Cardiovascular e Metabólica da Sociedade Brasileira de Cardiologia, esta é caracterizada por integração de ações denominadas não farmacológicas que asseguram as melhores condições físicas, psicológicas e sociais para o doente com doença cardiovascular, pulmonar e metabólica. O benefício terapêutico de todo o processo de reabilitação para portadores de doenças e de fatores de risco cardiovasculares está intimamente relacionado à realização de exercícios físicos regulares.[1] Alterações na massa e na geometria são eventos dinâmicos e que necessitam ser monitorados. Nesse contexto, o ecocardiograma assume fundamental importância, por ser o método mais completo e seguro, amplamente disponível e com a grande vantagem de utilização seriada, podendo, assim, acompanhar o remodelamento e a compensação cardíacos tão comuns na relação *doença–atividade física*.

O ecocardiograma tem, desde o início de sua utilização clínica, na década de 1980, apresentado grande evolução tecnológica com melhora na qualidade de imagens e no desenvolvimento de *softwares* que propiciam medidas anatômicas e volumétricas de grande precisão e com rapidez. Também a sua associação aos métodos de estresse físico e farmacológico propicia uma avaliação dinâmica relacionada à resposta cardiovascular com vistas à reserva contrátil e à predição da isquemia miocárdica em pacientes de risco, mas com necessidade de realização de atividades físicas.[2] Recentemente, o surgimento da ecocardiografia tridimensional em tempo real trouxe a possibilidade de avaliação do coração em perspectivas de três eixos simultâneos e visibilização de todas as paredes cardíacas, ao mesmo tempo, com realização de cálculos automáticos e, possivelmente, mais precisos do que a ecocardiografia bidimensional.[3]

Neste capítulo, passa-se a visão da experiência de quase vinte anos de ecocardiografia com ênfase, principalmente, na contribuição que o ecocardiograma traz ao médico clínico, com informações sobre a resposta ao tratamento e ao prognóstico, além de monitorar parâmetros necessários para assegurar segurança ao paciente, ao longo do processo de reabilitação e desenvolvimento de atividades físicas. Pode-se, assim, demonstrar parâmetros relacionados à função sistólica e diastólica e ao treinamento físico que possam orientá-lo e indicá-lo, além de diagnosticar condições que possam contraindicar, ou mesmo determinar, a falta de benefícios destas atividades.

O Ecocardiograma no Coração Normal

Inicialmente, descrevem-se os métodos ecocardiográficos disponíveis cronologicamente e suas principais informações nos indivíduos normais. A primeira forma de imagem ao ecocardiograma foi o modo M (unidimensional), ainda utilizado correntemente nos dias atuais. Com ele, já se informam facilmente importantes parâmetros estruturais do coração. As medidas dos diâmetros cavitários, as espessuras parietais e os volumes são amplamente utilizados e facilmente reprodutíveis, em nosso meio, por este método. Utilizando-se cálculos simples, pode-se estimar a massa do VE e indexá-la para a superfície corporal, modo mais eficiente de referência. Estas medidas estão validadas e com referências normais para homens e mulheres. Em nosso laboratório, consideram-se valores normais espessura de parede até 11 mm e do índice de massa, para homens, até 130 g/m^2 e para mulheres, 115 g/m^2. A espessura relativa de parede também é importante estimativa da geometria cardíaca, considerando a relação entre espessura e volume cardíacos, sendo normal abaixo de 0,45. Informações funcionais também obtêm-se com o modo M como fração de encurtamento e fração de ejeção. Estas simples medidas são rigorosamente suficientes para afastar um grande número de doenças e situações cardiovasculares, e são considerados normais valores acima de 30% e 55% (Teichholz), respectivamente. As fórmulas mais utilizadas para estas medidas no modo M estão disponibilizadas a seguir:

Massa do VE = 0,8 x 1,05 x [(espessura septal + espessura parede + diâmetro diastólico VE)^3 – diâmetro diastólico VE^3]

Espessura relativa de parede = 2 x espessura parede / diâmetro diastólico VE

Volume VE (cubo) = diâmetro diastólico^3

Volume VE (Teichholz) = [7 / (2,4 + DdVE)] – DdVE^3

Fração de ejeção do VE = (volume diastólico final – volume sistólico final) / VDF

Fração de encurtamento do VE = (DdVE – DsVE) / DdVE

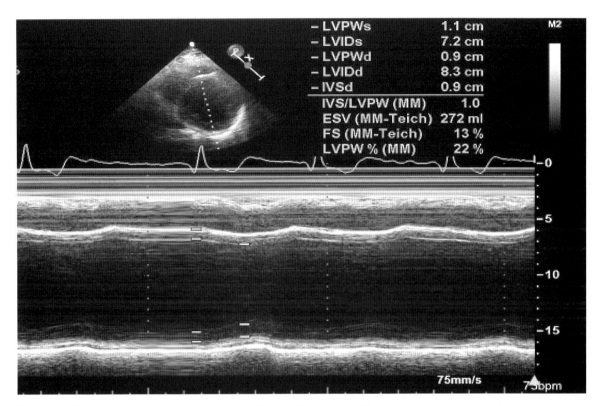

FIGURA 1 – Imagem modo M do ventrículo esquerdo para obtenção dos diâmetros e das espessuras parietais, guiadas pelo ecocardiograma bidimensional. Medidas em diástole realizadas coincidindo com onda q do ECG. Em sístole, nos pontos de maior incursão septal ou da parede posterior do VE, EdSep 11 mm, EdPP 9 mm, DdVE 8,3 cm e DsVE 7,2 cm.

Os limites observados para o coração normal devem estar intimamente relacionados ao biótipo do indivíduo. No país, além da escassez de informações científicas em relação a estes parâmetros, tem-se a grande diversidade de estatura em nossa população muito heterogênea etnicamente. Assim, em um indivíduo de 20 anos com 165 cm de altura e peso de 60 kg, encontram-se medidas de diâmetros bem diferentes de um outro com 190 cm e 100 kg, respectivamente. Estabelecer pontos de corte nem sempre reproduzirá a verdadeira geometria normal do coração. O momento de exame, sua frequência cardíaca, situações sistêmicas, como febre e anemia, podem interferir em todas estas medidas, e tem-se de considerá-las no laudo.

Na década de 1980, com o advento do ecocardiograma bidimensional, foi possível melhorar muito a visão espacial do coração, mesmo com a necessidade de supor a verdadeira forma geométrica deste. Assim, as informações estruturais das paredes e de suas câmaras melhoraram muito os diagnósticos das malformações congênitas e, sobretudo, da função da contratilidade segmentar e da anatomia valvar, utilizando-se cortes apicais e subcostais. As quantificações de áreas e volumes foram mais bem estabelecidas por esta técnica e validadas por diversos autores. Medidas volumétricas automáticas do ventrículo esquerdo e da sua fração de ejeção, como as utilizadas por Simpson, podem melhorar a acurácia do ecocardiograma, com valores aproximados a outros métodos como medicina nuclear e por cateterismo (normal > 55%), antes superestimadas pelo modo M.[4]

A aplicação da técnica *Doppler* no ecocardiograma trouxe grande contribuição ao entendimento da função hemodinâmica do coração, propiciando medidas de modo não invasivo e instantâneo de gradientes pressóricos, estimativas de áreas, volumes, fração de regurgitação e de débito cardíaco. Com esta técnica, pode-se realizar o que se denomina *ECO* cateterismo direito, com estimativas confiáveis das pressões de átrio direito e sistodiastólicas do ventrículo direito (Figura 2).

A análise da função diastólica só se tornou realidade a partir da realização do Doppler do influxo mitral, com a análise das velocidades de enchimento ventricular precoce (onda E) e tardia (onda A) e sua relação (E/A), além das medidas dos tempos isovolumétricos de relaxamento e contração e do tempo de desaceleração da onda (E).[5] Os padrões, hoje conhecidos e adotados na prática médica, de função diastólica, divididos em normal, relaxamento alterado, pseudonormal e restritivo, estão intimamente relacionados ao aumento progressivo da pressão de átrio esquerdo e pioram da função diastólica, baseados em diferentes relações desses pa-

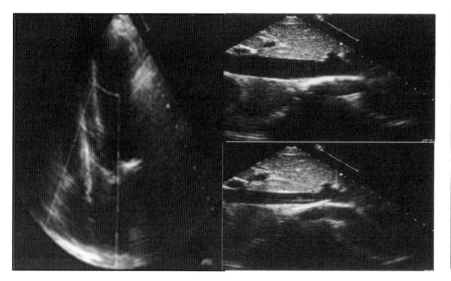
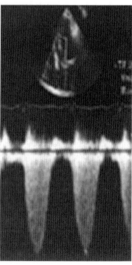

a b

FIGURA 2 – *ECO* cateterismo direito. De modo simples e reprodutível, estimam-se as pressões de câmaras direitas. (a) Pela análise dos diâmetros da veia cava inferior e de sua variação inspiratória, podem-se inferir as pressões médias de AD. Diâmetro menor do que 1,5 cm e colapso sistólico completo (0 e 5 mmHg), diâmetro entre 1,5 e 2,5 cm e colapso maior do que 50% (5 a 10 mmHg); diâmetro > 2,5 cm e diminuição menor do que 50% (10 a 15 mmHg). Dilatação de veias hepáticas e sem alteração inspiratória (> 20 mmHg). (b) Estimativa da pressão sistólica do VD, através da velocidade do fluxo regurgitante tricuspídeo, pela fórmula de "Bernoulli", onde $P = 4 \times V^2$. Medimos o pico da velocidade do fluxo, assim como o gradiente entre VD e AD. Somando-se a PAD estimada, temos a PSVD.
PAD = 10 mmHg. PSVD = 57 + 10 mmHg.

râmetros. Mais recentemente, o estudo das velocidades das paredes cardíacas, conhecido como Doppler tecidual, foi capaz de avaliar intrinsecamente a função muscular com menor dependência hemodinâmica do que o Doppler convencional.[6] Assim, encontrou-se uma relação linear em relação à piora da função diastólica e à diminuição das velocidades miocárdicas (Figura 3).

Considera-se, à luz dos conhecimentos atuais fundamentais, a realização prévia do ecocardiograma antes de qualquer processo de atividade física em indivíduos aparentemente normais. A ausência de sintomas, como ocorre em muitos atletas profissionais, não afasta a presença de doenças cardiovasculares. O somatório do exame clínico e do ecocardiograma, pode, com grande confiança, confirmar os parâmetros de normalidade do indivíduo assintomático.

Observando a acurácia do ecocardiograma, que indica o percentual, de pacientes cujos resultados dos exames são corretos em identificar a ausência ou a presença de doenças, considera-se este método de grande utilidade antes da realização de atividades físicas regulares. Veja-se o caso de um paciente de 18 anos, do sexo masculino, assintomático e que, durante exame admissional, foi constatado um sopro discreto na região paraesternal esquerda. Informa ser corredor de maratona de revezamento. Um eletrocardiograma pode ser suficientemente esclarecedor, mas não definitivo. Para o mesmo paciente, com a informação de familiares com morte súbita na juventude, pode-se mudar radicalmente a indicação de exames diagnósticos complementares. Esta regra, levando-se em consideração a probabilidade pré-teste, conhecida como *regra de Bayes*, observa a integração da probabilidade pré e

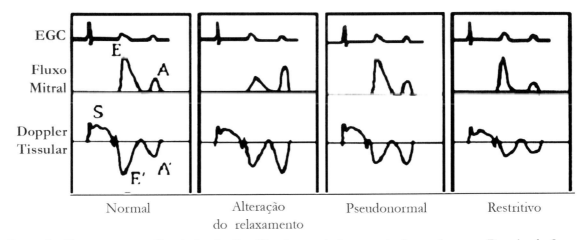

FIGURA 3 – Esquema com análise da função diastólica do ventrículo esquerdo de acordo com o Doppler do fluxo mitral e com o Doppler tecidual do anel mitral. Notar que, com o estudo das velocidades do anel mitral, não ocorre o fenômeno "pseudonormal", e sim diminuição progressiva das velocidades.

pós-teste. Em geral, os testes diagnósticos têm maior benefício quando a probabilidade pré-teste é intermediária, tanto que o resultado do exame resultará em grandes mudanças no diagnóstico e na estratégia terapêutica.

Portanto, considera-se hoje a indicação do ecocardiograma fundamental, podendo se tornar um cartão de identidade, que se molda cronologicamente ao tempo e a situações clínicas e de estresse físico, no qual se observam, além das informações diagnósticas, a sua capacidade de informações prognósticas, e também sua baixa relação custo–benefício.

O Ecocardiograma em Atletas

O processo de adaptação cardiovascular encontrado em atletas pode ser estudado em detalhes ao ecocardiograma e, de certo modo, extrapolado para pacientes com doença cardíaca em processo de reabilitação e condicionamento, razão pela qual se aborda o tema neste capítulo.

Estas adaptações cardiovasculares no treinamento físico prolongado e regular são consequências de uma interação de fatores centrais e periféricos, agindo em níveis estruturais, metabólicos, neurais e hormonais em substrato genético.[7]

As descrições iniciais desta condição incluíam bradicardia sinusal, sopro sistólico precoce, 3ª e 4ª bulhas, cardiomegalia avaliada pela radiografia de tórax e alterações do eletrocardiograma.[8]

O ecocardiograma pode definir com muita precisão estas alterações estruturais reversíveis e dinâmicas. A avaliação de uma resposta de adaptação correta pode ser estabelecida, assim como uma resposta inadequada indicando um remodelamento prejudicial. Eis a grande importância deste método que pode auxiliar no dilema do diagnóstico das alterações modestas, aceitáveis e benéficas, como também na detecção de respostas estruturais grandes, assemelhando-se a processos patológicos graves e de risco, com grande preocupação clínica. Estas mesmas consequências estruturais dinâmicas são observadas em grau muito menor em indivíduos doentes e que se beneficiam desta resposta condicionada e de compensação para um melhor funcionamento do sistema cardiovascular.

Na abordagem de atletas, devem-se levar em consideração o tipo de modalidade esportiva e outros fatores que podem interferir nas modificações cardíacas, como idade, sexo, etnia, área da superfície corporal e genética.

Crianças e pessoas de meia-idade apresentam menores alterações, provavelmente devido ao treinamento pouco intenso e ao menor nível de testosterona. Assim, quando se observam aumentos exagerados na massa cardíaca em indivíduos deste perfil, condições genéticas ou secundárias a condições sistêmicas, como hipertensão arterial, devem ser levantadas.

O aspecto característico da miocardiopatia hipertrófica quando na forma assimétrica é facilmente distinguido ao ecocardiograma. A hipertrofia localizada, principalmente do septo interventricular, com grande aumento da espessura parietal, acima de 15 mm, e a presença da obstrução dinâmica da via de saída do VE são importantes para o diagnóstico ao ecocardiograma. O ventrículo direito também pode estar comprometido na miocardiopatia hipertrófica, e informações na história familiar de presença de CMH podem confirmar esta afecção. Deve-se ressaltar que o ecocardiograma é o melhor exame para o seu reconhecimento e, por ser a maior causa de morte súbita em atletas, orienta-se a realização sistemática de ecocardiograma ainda na adolescência, devendo o ecocardiograma ser indicado antes de qualquer programa de iniciação a atividades esportivas competitivas. O sistema público de saúde não comporta esta demanda, mas muitos clubes, mesmo amadores, têm proporcionado este atendimento em casos suspeitos, devido à possibilidade de responsabilidade penal pela morte de atletas com doença de risco e não diagnosticadas. Acredita-se que em benefício dos próprios atletas e/ou pacientes, todos os esforços devam ser tomados neste sentido.

Já as alterações secundárias à hipertensão arterial são muitas vezes difíceis de serem separadas da adaptação do atleta, em indivíduos adultos. É claro que o exame clínico comprobatório de doença hipertensiva junto com outras alterações degenerativas, como calcificação do sistema estrutural das valvas cardíacas, auxiliam no diagnóstico. Recentemente, o Doppler tecidual foi de grande importância para o estudo da função miocárdica intrínseca. Com este método, pode-se estudar a movimentação regional sistodiastólica das paredes cardíacas. Analisando as velocidades de movimentação, é possível correlacionar com estado funcional do músculo. Em condições patológicas, estas velocidades estarão deprimidas e a diferenciação pode ser facilmente estabelecida.

O condicionamento atlético em homens jovens, nos quais um maior nível de hormônios anabólicos endógenos está presente, pode acarretar grandes aumentos das massas musculares, inclusive do coração. Este tipo de remodelamento cardíaco não se acompanha de gradiente intraventricular e apresenta classicamente uma resposta concêntrica com envolvimento de todas as paredes do ventrículo esquerdo. As velocidades miocárdicas estarão normais nos indivíduos atléticos isoladamente.

Como todas as medidas ao ecocardiograma são indexadas pela área de superfície corporal, estes dados devem ser interpretados segundo o princípio de quanto maior a área corporal, maiores as dimensões e a massa cardíaca.

Outro fator que se deve ter em mente é a análise do tipo de modalidade esportiva e, por conseguinte, da resposta adaptativa esperada. Encontra-se no ecocardiograma de atletas de esporte de força, como levantamento de peso, grande aumento da massa ventricular esquerda, uma hipertrofia concêntrica (índice de massa e espessura relativa de parede aumentados), indicando, assim, adaptação com maior espessura e menor resposta volumétrica.

Já atletas de esportes de *endurance*, como corrida e ciclismo de longa duração, apresentam maior dilatação ventricular com menor espessura relativa de parede, podendo caracterizar uma hipertrofia excêntrica (aumento de massa do VE com espessura relativa de parede menor do que 0,45). A maioria das modalidades esportivas combina ambas as características, e foi demonstrado por Pelicia et al.[11] que o ciclismo, seguido por esqui *cross-country* e canoagem são os esportes que apresentam maior impacto sobre a dilatação ventricular, sendo o tênis de mesa o de menor impacto, tornando-se esta referência comparação para quantificar outros esportes.[9]

O remodelamento positivo ou negativo demonstrado ao ecocardiograma em atletas é importante em diversas situações, e a possibilidade do estudo seriado é uma importante ferramenta deste método. A grande reprodutibilidade e a baixa variação intra e interobservador do ecocardiograma fazem deste instrumento de muito valor no acompanhamento de atletas.

É importante ressaltar o papel da frequência cardíaca em todas estas condições. Em atletas, o predomínio da inervação parassimpática produz diminuição da frequência cardíaca, e os diâmetros do VE podem estar aumentados em maior proporção em casos de maior bradicardia.

Com base em todos estes dados, é difícil considerar valores normais em atletas, mas estabelecendo limites superiores para diâmetro diastólico do VE 55 mm e, para espessura de parede, 11 mm; a maioria dos atletas tem valores dentro destes limites. No geral, apenas um terço dos atletas adultos (18 a 35 anos) têm diâmetro do VE maior que 55 mm, e somente 5% maior que 60 mm. Quase 2% têm espessura maior que 12 mm. É importante o conhecimento destes dados para análise dos resultados e, principalmente, estabelecer causa–efeito no binômio atleta–doença. Assim, quando se encontrar uma grande hipertrofia e dilatação em atleta de exercício isométrico, deve-se pensar em outras condições que possam estar envolvidas nos mecanismos de adaptação.

Geralmente, em atletas jovens não se encontram alterações nas funções sistólica e diastólica, estando a FEVE acima de 50%. Pela bradicardia e pelo maior volume diastólico final, encontra-se maior débito sistólico no atleta, estando a FE nos limites inferiores de acordo com nossa avaliação e experiência. O volume sistólico, por sua vez, sempre estará aumentado.

Mais uma vez, acredita-se que métodos com menor interferência hemodinâmica, como o Doppler Tecidual, são importantes no estudo da função intrínseca miocárdica, daí a importância de serem usados serviços com profissionais com maior experiência e com recursos de última geração, quando se trata de avaliar condições complexas como as do atleta.[10, 11, 12]

A função diastólica ao Doppler revela em jovens um perfil característico com enchimento maior na fase inicial, sendo encontradas grandes ondas E (diastólica precoce) e pequenas ondas A (relação E/A maior que 1,5). O estudo das velocidades de movimentação do anel mitral pode melhor analisar a função diastólica nesta condição. Em indivíduos normais, estas velocidades estão maiores que 9 cm/s. As alterações estruturais, como hipertrofia encontrada no atleta, podem não interferir nestas características. Aconselha-se sempre o estudo complementar com Doppler tecidual para melhor avaliação do relaxamento e da complacência do VE.

Interessante avaliação foi realizada em recente estudo com oitenta tenistas profissionais, que disputaram o Torneio Aberto da França Roland Garros, em 2004, que tiveram seus parâmetros ecocardiográficos medidos e comparados a um grupo controle. A massa do VE indexada foi significativamente maior tanto para mulheres quanto para homens tenistas, quando comparada ao controle. Também foi observado aumento biatrial (área e diâmetro) nos jogadores profissionais. Uma interessante informação foi o aumento da área do AD e do volume indexado do AE em jogadores de fundo, quando comparado aos jogadores com estilo ofensivo e no grupo controle. O estudo da função sistólica e do Doppler foi semelhante nos grupos. O estudo dos átrios é um novo parâmetro ao ecocardiograma, que pode adicionar informações aos parâmetros já conhecidos. Este estudo científico comprova, cada vez mais, o papel do ecocardiograma na avaliação do remodelamento cardíaco em atletas.[13]

O ecocardiograma tridimensional tem apresentado recentemente grande avanço tecnológico com a utilização de novos transdutores matriciais capazes de adquirir imagens em tempo real, sem necessidade de reconstrução *offline*.

A habilidade de visualização de todas as paredes ventriculares elimina a suposição geométrica realizada no ecocardiograma uni e bidimensional. A massa e os volumes do VE podem ser facilmente medidos, e estudos recentes têm demonstrado a grande acurácia do eco 3D, quando comparada à ressonância magnética com menor variação intra e interobservador. Devido à natureza dinâmica e reversível das alterações cardíacas em atletas, esta nova técnica pode ser de grande benefício no seguimento dos pacientes (Figura 4).[14]

REMODELAMENTO CARDÍACO: PARÂMETROS ECOCARDIOGRÁFICOS UTILIZADOS EM AFECÇÕES CARDIOVASCULARES

As mesmas informações que são utilizadas com os pacientes normais e os atletas podem ser, também, utilizadas em diferentes doenças cardiovasculares. Dentro do processo de reabilitação, é muito importante a confiabilidade das informações, pois se parte do princípio que o processo é contínuo e pode ser reversível ou mesmo progressivo.

Como nos atletas, mas em graus diferentes, as mesmas alterações ocorrerão nos pacientes doentes no processo de reabilitação, em que serão submetidos ao condicionamento físico regular. Convém lembrar, como já se informou previamente, que a magnitude deste processo será muito menor, porém, deve-se considerar o processo de remodelamento específico de cada doença. Nas próximas linhas, tenta-se correlacionar as duas situações de compensação: à doença e ao exercício.

A insuficiência cardíaca congestiva é o melhor exemplo de estudo do remodelamento cardíaco, por ser uma condição relacionada a várias etiologias muito prevalentes, como hipertensão arterial, isquemia miocárdica ou doença valvar, além de ser amplamente estudada no processo de reabilitação.

Uma vez iniciado o processo de agressão do VE, os mecanismos de compensação incluirão dilatação e/ou hipertrofia ventricular, levando a uma condição conhecida como remodelamento esférico, perdendo, assim, o VE sua forma elíptica. Evolutivamente, ocorre estresse miocárdico com aumento da tensão de parede e, assim, aparecimento ou piora do refluxo mitral. Este círculo vicioso se autoalimenta e se perpetua, ocorrendo a consequente piora da função contrátil e maior dilatação cavitária do VE. Este é o remodelamento da maior parte das etiologias da insuficiência cardíaca congestiva.

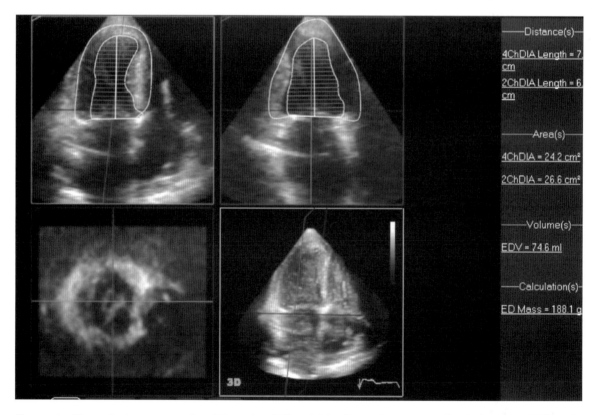

FIGURA 4 – Exemplo de reconstrução tridimensional. Esta é feita de acordo com a região de interesse (VE), onde são alinhados os cortes nos eixos sagital, coronal e transverso. Foram calculados automaticamente a massa do VE (188 g) e o volume diastólico (74,6 ml).

Não é muito difícil introduzir o ecocardiograma em todo este processo.

As informações estruturais observadas irão, na maioria das vezes, estabelecer a etiologia: as alterações na contratilidade regional na doença isquêmica; a hipertrofia desadaptada na hipertensão arterial; os aneurismas em dedo de luva na doença de Chagas; as alterações degenerativas e reumáticas nas doença valvares; e, nas síndromes restritivas, a presença de pequenos e hipertróficos ventrículos com grandes átrios. As grandes dilatações ventriculares em pacientes sem uma causa aparente são apresentação das formas idiopáticas (Figura 5).

Estabelecer a etiologia é fundamental, porque o tratamento e o prognóstico são diferentes, e, assim, também, a resposta esperada. O remodelamento reverso encontrado na miocardiopatia álcoolica pode ser bem evidenciado, por exemplo, em indivíduos que interrompem o hábito de usar bebidas com álcool, e esta avaliação ecocardiografica seriada pode auxiliar no tratamento com ênfase na melhora após abstinência. A normalização ou a melhora dos parâmetros ecocardiográficos tem sido descrita em estudos seriados.[15] Mais uma vez, reforça-se a necessidade da indicação do ecocardiograma sempre que uma forma de tratamento ou acompanhamento for instituída.

As medidas dos diâmetros cavitários e da espessura de parede são o primeiro passo na avaliação da ICC. A avaliação das funções sistólica e diastólica instantâneas, repercussão hemodinâmica com estimativas das pressões de enchimento do VE, pressão sistólica do ventrículo direito e graduação da insuficiência mitral são parâmetros amplamente conhecidos e que devem ser obtidos.

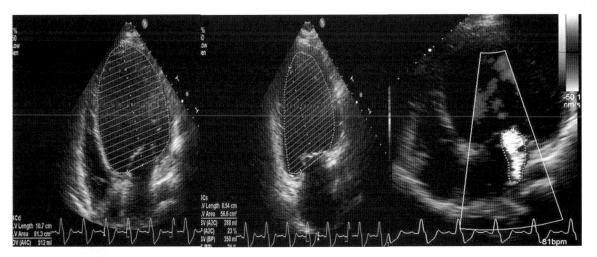

FIGURA 5 – Exemplo de paciente de 25 anos com miocardiopatia dilatada de etiologia idiopática. Observa-se importante dilatação do VE com volume de 350 ml e FE de 23%. ECG com bloqueio de ramo esquerdo. Refluxo mitral secundário de grau importante.

O processo de reabilitação será importante para interferir beneficamente em todo o processo. Assim, é comum verificar redução dos diâmetros cavitários e maior espessura de parede, normal em pacientes após revascularização miocárdica e reconstrução geométrica do VE, secundário à diminuição do estresse parietal, e melhor performance global do VE.

Quanto maior a gravidade da doença cardiovascular, maior a importância do estudo ecocardiográfico durante a reabilitação e em condições de treinamento físico. O risco de arritmias complexas durante a atividade física sempre existe, e a definição da relação risco–benefício é fundamental na orientação para o paciente.

Informações prognósticas do ecocardiograma sobre condicionamento físico em pacientes com ICC foram publicadas por Belardinelli et al.[16] Foram estudados prospectivamente 55 pacientes com miocardiopatia dilatada, com fração de ejeção (média) de 27%, que foram randomizados em dois grupos com e sem treinamento físico. Foi constatada após dois meses uma significante melhora na capacidade de exercício no grupo de treinamento (pico de VO_2, +15%; p = 0,0001), porém sem melhoria na fração de ejeção. Quando o grupo de treinamento foi dividido de acordo com padrão diastólico ao Doppler do fluxo mitral, no início do programa, apenas os pacientes com padrão de relaxamento alterado apresentaram melhora na capacidade de exercício. Os subgrupos de padrão normal e padrão restritivo não apresentaram alterações significativas após o condicionamento. Estas informações sugerem que o estudo da função diastólica pode ser de valor prognóstico para a indicação de pacientes que se beneficiaram de programas de condicionamento físico. Nesse caso, a pior função diastólica pode indicar uma ausência de reversibilidade da doença e outras formas de tratamento indicadas.

Se os parâmetros ecocardiográficos utilizados na rotina são suficientes para um estudo completo em reabilitação cardíaca, no nosso entendimento, ainda é uma dúvida. Foi o que se observou em recente relato de estudo com pacientes com miocardiopatia dilatada, em avaliação para transplante cardíaco e que foram submetidos à terapia com mobilização de células progenitoras da medula óssea. Neste estudo de 11 pacientes, foram realizados 4 ciclos mensais de estimulação com filgrastina® e avaliados o consumo de oxigênio, o ecocardiograma com Doppler tecidual para a medida das velocidades miocárdicas regionais e o índice de qualidade de vida (Minessota escore). Ao longo do treinamento, ocorreu uma melhora significativa do VO_2máx e no escore de Minessota. Porém, o ecocardiograma convencional com estudo da fração de ejeção e nos parâmetros do Doppler mitral não apresentou melhora significativa nas fases inicial e intermediária do tratamento, ao contrário das velocidades miocárdicas, que, desde o primeiro ciclo, já apresentaram elevação significativa. Já após o primeiro ciclo, 11 dos 12 segmentos estudados do VE apresentaram melhora, tendo-se mantido até o final do tratamento (Figura 6). Estes novos parâmetros funcionais mais específicos da função regional, indubitavelmente, devem ser adicionados à rotina, principalmente em condições de condicionamento e avaliação de resposta terapêutica, como na reabilitação cardiovascular.[17]

Há dois anos, trabalhamos rotineiramente com ecocardiografia tridimensional em nosso serviço privado. Este exame, ainda pouco difundido em nosso meio, mas de grande penetração na Europa e nos Estados Unidos, parece ser muito promissor na avaliação cardíaca. Entre as várias ferramentas que este novo método fornece, uma interessante é a possibilidade de se ter a imagem do ultrassom em formato chamado *Full Volume*. Obtém-se a captura de um bloco estrutural volumétrico, em que se pode reconstruir a imagem de acordo com a região de interesse, fazendo cortes nos eixos sagital, coronal e transversal ao mesmo tempo. Assim, podem-se obter perspectivas impossíveis de serem atingidas com o ecocardiograma bidimensional.

O impacto clínico do eco 3D ainda não está totalmente estabelecido, mas muito se acredita em sua capacidade, e o que esta nova ferramenta vai complementar ou substituir no eco convencional ainda não está claro, apesar do grande entusiasmo mundial. Utilizando-se um *software* avançado de detecção automática de bordas, conseguem-se reconstruir a cavidade do VE e medir volumes e fração de ejeção com o ecocardiograma 3D, rapidamente. Como se visibilizam as paredes simultaneamente, estas são identificadas em segmentos de acordo com a Sociedade Americana de Ecocardiografia.

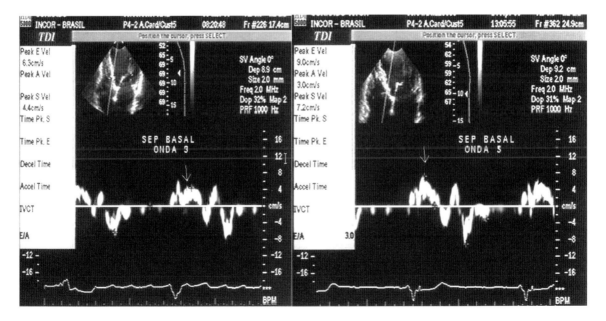

FIGURA 6 – Comparação do estudo das velocidades miocárdicas do VE, antes e após tratamento com mobilização de células progenitoras em pacientes com miocardiopatia dilatada grave. Notar a melhora significativa das velocidades sistólicas de 4,4 para 7,2 cm/s no segmento basal septal ao estudo com Doppler tecidual no exame evolutivo.

Esta análise regional automática e com menor subjetividade pode ser capaz de avaliar cada segmento ou parede especificamente. O mesmo *software* pode fornecer um índice regional de disssincronismo cardíaco, de acordo com o desvio padrão médio dos segmentos ou da região de interesse. Quando se avalia, em nosso serviço, este índice ao ecocardiograma 3D, em pacientes candidatos à terapia de ressincronização ventricular, rotineiramente ele é usado, pois parece ser de grande futuro (Figura 7).

ECOCARDIOGRAMA SOB ESTRESSE: QUANDO INDICAR

A análise da resposta contrátil miocárdica ante um estímulo físico ou farmacológico é utilizada amplamente para diagnóstico de isquemia ou para avaliação da reserva contrátil do músculo cardíaco, após infarto ou isquemia cronicamente. Em nosso meio, o protocolo mais utilizado é com Dobutamina, com protocolo de infusão contínua e progressiva em cinco estágios de 3 minutos com 5, 10, 20, 30 e 40 mcg/kg/min. Este protocolo é fácil de se realizar e apresenta-se seguro e eficaz. Uma grande vantagem desta técnica ecocardiográfica é a possibilidade da observação em tempo real da resposta miocárdica, que aumentará progressivamente no decorrer do protocolo. Com baixas doses (até 20 mcg/kg/min) observa-se um grande aumento no inotropismo, com pequena elevação da frequência cardíaca. Nesta fase, pode-se avaliar melhor o componente de reserva e de viabilidade ventricular. Após o terceiro estágio e com o auxílio da atropina, ocorre grande aumento da frequência cardíaca e, assim, do

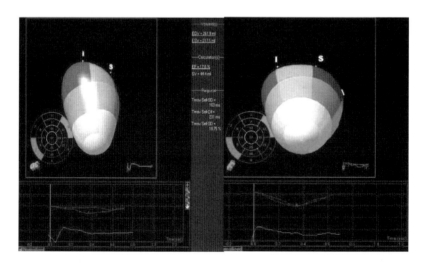

FIGURA 7 – Reconstrução volumétrica do VE ao ecocardiograma 3D em tempo real. É possível analisar as curvas de variação volumétrica de cada um dos 17 segmentos regionais, de acordo com a Sociedade Americana de Ecocardiografia. Demonstrou-se o caso de paciente com miocardiopatia dilatada com dissincronismo. À esquerda, nota-se a separação das curvas durante a sístole (seta) e um índice de dissincronismo de 18,7%. À direita, após ressincronização com marcapasso biventricular, nota-se que as curvas se aproximam e o índice passa para 0,4%, evidenciando significativa melhora. Este exame apresenta menor subjetividade do que o estudo com Doppler tecidual.

duplo-produto, em que se observa a resposta isquêmica com alterações na contratilidade segmentar do ventrículo esquerdo. Todas estas imagens são obtidas por meio digital e dispostas simultaneamente em formato quádruplo, comparando para os mesmos cortes as imagens no período basal, as baixas doses, o pico e a recuperação. Este método de grande subjetividade requer grande experiência do executor e de quem analisa os resultados.

A resposta ao condicionamento físico em pacientes com ICC também tem sido estudada com o ecocardiograma de estresse. Foi demonstrada em pacientes com miocardiopatia isquêmica a determinação de miocárdio hibernado em ecocardiograma sob estresse, antes do programa físico, capaz de identificar indivíduos com melhora no condicionamento com sensibilidade de 70% e especificidade de 77%. Estes indivíduos com músculo viável tiveram uma sensível recuperação na sua capacidade funcional após um programa de treinamento.[18]

A avaliação de risco em indivíduos idosos que apresentem dificuldade para realizar esteira pode ser feita com ecocardiograma sob estresse antes de programas de condicionamento físico, com exercícios leves, como natação ou hidroginástica, e também como avaliação de risco cardiovascular antes de procedimentos cirúrgicos. O valor preditivo negativo destes testes tem sido considerado muito elevado. Estudo multicêntrico interessante avaliou prospectivamente, por um período médio de 2,6 anos, um grande grupo de indivíduos com doença aterosclerótica e avaliados inicialmente com eco de estresse. Os pacientes com exame negativo apresentaram prognóstico favorável com taxa de sobrevida de 92% contra 71,2 % do grupo com exame positivo.[19] Este exame é bem tolerado por indivíduos mais idosos, tendo bons índices de exequibilidade e baixos índices de complicações graves.

Considerações Finais

Não foi objetivo deste capítulo esgotar todo o assunto relativo à aplicação da ecocardiografia em reabilitação cardiovascular. Porém, deve-se lembrar que o ecocardiograma é o método de imagem mais disponível que, isoladamente, fornece informações a respeito de alterações estruturais, funcionais e prognósticas das doenças cardíacas. Uma de suas principais características – a facilidade de uso seriada – é uma grande aplicação no processo dinâmico da reabilitação e da capacidade de identificação de seus efeitos, não devendo sua indicação estar minimizada, especialmente pela falta de conhecimento de suas principais indicações clínicas.

Referências

1. Diretriz de Reabilitação Cardiopulmonar e Metabólica. Aspectos práticos e responsabilidade. Arq Bras Cardiol 2006;86:74-82.

2. Otto CM. The practice of clinical echocardiography. Philapehphia, Pensylvania: W B Saunders; 2002:65-87.

3. Hung J, Lang R, Flachskampf F et al. 3D Echocardiography: A review of the current status and future direction. J Am Soc Echocardiogr 2007;20:213-33.

4. Schiller N, Shah P, Crawford M et al. Recommendations for quantitation of the left ventricle by two-dimensional echocardiography. J Am Soc Echocardiogr 1989;2:358-67.

5. Nishimura RA, Tajik AJ. Evaluation of diastolic filling of left ventricular in healthy and disease; Doppler echocardiography is the clinicians Rosetta stone. J Am Coll Cardiol 1997;30:8-18

6. Waggoner AD, Bierig M. Tissue Doppler imaging: A useful echocardiographic method for the cardiac sonographer to assess systolic and diastolic ventricular function. J Am Soc Echocardiogr 2001;14:1143-52.

7. Hollmann W, Hettinger T. Medicina do Esporte. Barueri: Manole; 1983:428-51.

8. Maron BJ. Structural features of the athlete heart defined by echocardiography. J Am Coll Cardiol 1986;7:190-203.

9. Pellicia A, Culaso F, Di Paolo FM, Maron BJ. Physiologic left ventricular cavity dilatation in elite athletes. Ann Intern Med 1999;130:23-31.

10. Oakley D, Sheffield UK. The athlette's Heart. Heart 2001;86:722-6.

11. Pellicia A, Maron BJ, Sparato A, Proscham M, Spirito P. The upper limits of Physiologic cardiac hypertrophy in highly trained athletes. N Engl J Med 1991;324:295-301.

12. Shrama S. Athletes heart-effect of age, sex, ethnicity and sporting discipline. Experimental Physiology 2003;88:665-9.

13. Mansencal N, Marcadet DM, Martin F, Montalvan B, Dubourg O. Echocardiographic characteristics of professional tennis players at the Roland Garros French open. Am Heart J 2007;154(3):527-31.

14. Jenkins C, Bricknell K, Hanekon L, Marwick TH. Reproducibility and accuracy of echocardiographic measurements of left ventricular parameters using real time three – dimensional echocardiography. J Am Coll Cardiol 2004;44:878-86.

15. Pavan, DGL, Nicolosi C, Lestuzzi C, Burelli F, Zardo D. Zonuttini. Normalization of variables of left ventricular function in patients with alcoholic cardiomyopathy after cessation of excessive alcohol intake: an echocardiographic study. Euro Heart J 1987;8(5):535-540;

16. Belardinelli R, Georgiu D, Cianzi G, Berman N, Ginzton L, Purcaro A. Exercice training improves left ventricular diastolic filling in patients with dilated cardiomyopathy: clinical and prognostic implication. Circulation 1995;91:2775-2784.

17. Resende MV, Bocchi E, Bacal et al. Análise regional da função ventricular esquerda com Doppler tecidual em pacientes com insuficiência cardíaca congestiva submetidos a terapia celular com células progenitoras. Arq Bras Cardiol 2003;81(Supl III):36.

18. Belardinelli R, Georgiou D, Purcaro A. Low dose dobutamine echocardiography predicts

improvement in functional capacity after exercise training in patients with ischemic cardiomyopathy: prognostic implication. J Am Coll Cardiol 1998; 32(5):1485.

19. Sicori R, Pasaniri G, Venneri L et al. Stress echo results predict mortality: a large-scale multicentes prospective international study. J Am Coll Cardiol 2003;41:589-95.

Medicina Nuclear na Reabilitação Cardíaca

João Vicente Vitola
José Cláudio Meneghetti
William Azem Chalela

Os exames de medicina nuclear aplicados à cardiologia são não invasivos, de elevada acurácia e ocupam espaço de grande importância nas decisões clínicas.[1,2,3,4,5,6] Para obtenção das imagens do coração, é necessário o uso de materiais radioativos que emitem raios gama do nucleo de átomos instáveis (daí o nome medicina nuclear), que são detectados pela gamacâmera na formação da imagem trimensional e no processamento em imagens tomográficas (Figura 1).[1,2,3] As aplicações principais na cardiologia são feitas tanto na avaliação da qualidade da perfusão miocárdica quanto na função ventricular, o que será discutido ao longo deste capítulo. A perfusão é estudada pela cintilografia de perfusão miocárdica (CPM), e a função ventricular pode ser estudada tanto pela ventriculografia, cujas hemácias são marcadas, deixando a cavidade ventricular radioativa, como também pelo estudo da função ventricular, através do sinal emitido pelo próprio miocárdio radioativo (GATED SPECT), forma mais comum de avaliação da função ventricular em medicina nuclear atualmente.[6,7,8,9] Com o avanço da tecnologia e o desenvolvimento do GATED SPECT, novos programas de computação surgiram, e é possível fazer quantificações e semiquantificações da perfusão miocárdica, adquirindo a imagem sincronizada pelo eletrocardiograma (ECG), permitindo medir aspectos da função ventricular, como contratilidade de parede e volumes ventriculares em repouso e após o estresse. Os detalhes sobre indicações, contraindicações e protocolos das técnicas nucleares em cardiologia têm sido extensivamente revisados e discutidos nas diretrizes, incluindo a I

Diretriz da Sociedade Brasileira de Cardiologia, sobre cardiologia nuclear, a do American College of Cardiology (ACC)/American Heart Association (AHA).[10] Recentemente, uma revisão sobre os critérios de indicações adicionais, realizada pela fundação do ACC e pela Sociedade Americana de Cardiologia Nuclear (ASNC),[10] também foi publicada, estando disponível para aqueles interessados em aprofundar-se nesta área.

INDICAÇÃO DA CINTILOGRAFIA NO ACOMPANHAMENTO DA TERAPIA

A medicina nuclear é amplamente usada na avaliação de doença arterial coronária (DAC). A capacidade de avaliar a repercussão funcional das coronariopatias e, principalmente, de estabelecer prognósticos tornou o estudo de perfusão miocárdica o teste de

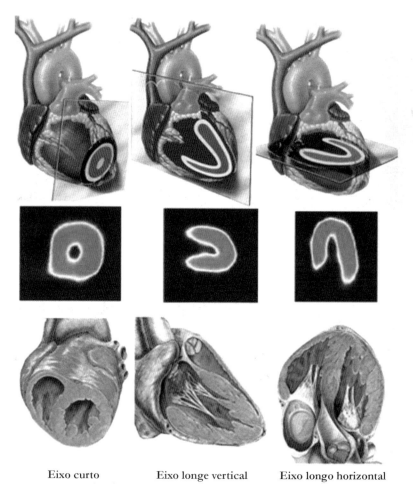

Eixo curto   Eixo longe vertical   Eixo longo horizontal

FIGURA 1 – Representação esquemática dos cortes tomográficos realizados ao longo do eixo curto e dos eixos longo vertical e horizontal do coração na realização da cintilografia de perfusão miocárdica.

imagem provocativo de isquemia com maior experiência acumulada na literatura mundial na atualidade, atestando sua credibilidade. Dados estatísticos indicam que, nos Estados Unidos, de cada dez milhões de exames de imagem cardíaca realizados anualmente, cerca de 70% são de medicina nuclear e aproximadamente 30% de ecocardiografia de estresse (Sociedade Americana de Cardiologia Nuclear). A COM, além de seu uso para diagnóstico e estimativa de prognóstico, pode, também, ser aplicada de forma seriada na monitorização do tratamento (Figuras 2 e 3).[9,10,11,12]

Conforme demonstrado nas Figuras 2 e 3, a CPM pode ser aplicada nos pacientes para verificar tamanho e extensão de áreas isquêmicas, bem como para monitorar os resultados da terapia e sua evolução ao longo do tempo. Áreas extensas de isquemia (notadamente aquelas ≥ 10% do VE) devem ser manejadas de forma mais agressiva, com revascularização do miocárdio (percutânea ou cirúrgica), sempre que possível, havendo evidência de benefício da revascularização neste grupo de pacientes de maior risco, quando comparado à terapia medicamentosa conservadora isolada.

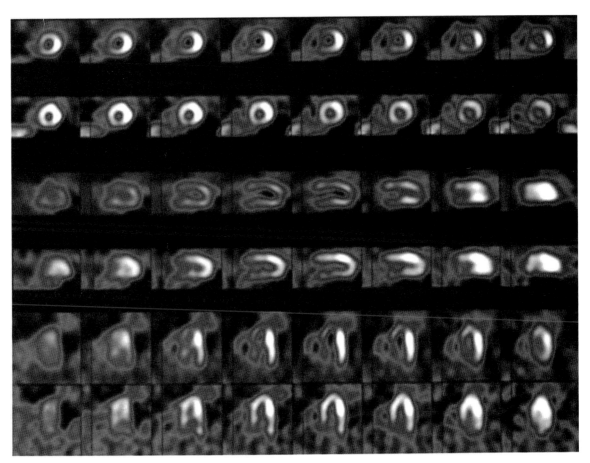

FIGURA 2 – Imagens cintilográficas de um paciente masculino, dislipidêmico, de 61 anos com queixas de fadiga aos esforços. Observe o defeito de perfusão acentuado e extenso, envolvendo a totalidade da região anteroseptal, septo e ápice do ventrículo esquerdo, induzido por esforço e com resolução completa ao repouso, consistente com isquemia miocárdica de alto risco (Figura 3 – após tratamento).

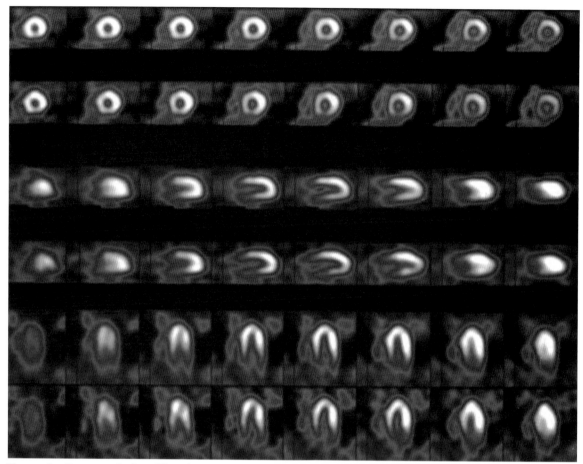

FIGURA 3 – Imagens cintilográficas do mesmo paciente após tratamento com implante de artéria mamária interna esquerda e anastomose no ramo descendente anterior. Observe que o defeito isquêmico de alto risco demonstrado na Figura 2, antes do tratamento, desapareceu por completo. Este paciente foi liberado para reabilitação cardiovascular e tratamento clínico agressivo com metas ideais de LDL < 70 mg/dl. A monitorização do paciente durante a reabilitação foi feita por critérios clínicos e por imagem nuclear.

Um estudo recente de grande importância para a cardiologia e a demonstração do potencial da nuclear para monitorar terapia foi o COURAGE (Clinical Outcome Using Revascularization and Aggressive Drug Evaluation).[14] O COURAGE estudou 2.287 pacientes com DAC e isquemia, randomizando-os para terapia medicamentosa *versus* revascularização percutânea somada à terapia medicamentosa. O seguimento médio foi de 4,6 anos, e não se evidenciaram diferenças em eventos cardíacos e cardiovasculares, como morte, infarto, AVC ou hospitalizações por síndrome coronária aguda. A cardiologia nuclear teve um papel importante no COURAGE, não apenas como modalidade para documentar isquemia em 70% dos pacientes, mas também para monitorar terapia e identificar os pacientes de mais alto risco. A análise quantitativa da isquemia, feita pela medicina nuclear no subestudo do COURAGE, revelou que a revascularização foi mais eficaz em reduzir isquemia comparada a tratamento medicamentoso isolado, e que pacientes com maiores reduções de áreas isquêmicas (≥ 5% do VE) apresentaram uma redução de morte ou infarto de 24,7% para 13,4% (p = 0,037). Esta redução foi, principalmente, mais expressiva nos pacientes com áreas isquêmicas ≥ 10% do VE no estudo basal, com redução na chance de morte ou infarto de 32,4% para 16,2% (p = 0,001). Estes resultados foram apresentados como *late breaking trial* no Congresso do AHA, em 2007. Enfatiza-se que os pacientes do estudo COURAGE fizeram o primeiro exame de CPM (basal) na ausência de medicações anti-isquêmicas, entretanto, o segundo estudo foi realizado na vigência de medicações, exatamente para possibilitar testar o efeito da terapia na carga isquêmica. Este conceito poderia ser extrapolado para pacientes submetidos à reabilitação cardiovascular, efetuando-se "provas terapêuticas" com maior frequência do que realizado na maior parte dos laboratórios nucleares atualmente.[10,11,12]

Modalidades de Estresses Cardiovasculares

Uma das vantagens da CPM é que ela pode ser usada mesmo em pacientes incapazes para a realização do exercício físico, através da aplicação do estresse farmacológico. A CPM pode ser realizada com diversas modalidades de estresses, com o objetivo de provocar aumento do débito coronário e, quando existir, heterogeneidade de fluxo sanguíneo miocárdico. Portanto, inicialmente, discutem-se as diferentes modalidades de estresses cardiovasculares, com ênfase nas modalidades farmacológicas para os pacientes com maiores limitações físicas.

O termo estresse cardiovascular será adotado para designar as diversas modalidades de testes provocativos de isquemia miocárdica associados à medicina nuclear cardiovascular. Os estresses cardiovasculares podem ser utilizados para avaliar a resposta da função ventricular pela ventrículografia e pela angiografia radioisotópica (abordados mais adiante neste capítulo), ou, mais frequentemente, as alterações regionais do fluxo coronariano na CPM.

Dos diferentes tipos de estresses cardiovasculares (alguns, como *pacing atrial*, que fogem do escopo da discussão deste capítulo), o teste ergométrico e as provas farmacológicas têm sido mais utilizados na prática e serão o foco desta discussão. Apesar de essas duas modalidades de estresses apresentarem níveis semelhantes de sensibilidade e especificidade, o teste ergométrico, em bicicleta ou esteira, é o método de escolha pelo valor diagnóstico e prognóstico que agrega em razão das informações referentes a respostas clínica, hemodinâmica, metabólica e eletrocardiográfica ao esforço. As provas farmacológicas são reservadas às situações em que o esforço físico está contraindicado ou não é possível atingir o nível submáximo de frequência cardíaca com o exercício, por limitação física ou outros fatores, como o uso de drogas cronotrópicas negativas. A exceção se faz na presença de bloqueio do ramo esquerdo do feixe de His ou do marcapasso artificial, quando a opção preferencial é pelo estresse farmacológico (dipiridamol ou adenosina), com o objetivo de evitar os resultados falso-positivos frequentemente observados quando a cintilografia miocárdica é realizada associada ao teste ergométrico.

Teste Ergométrico ou Estresse Físico

A realização do teste ergométrico associado à cintilografia é essencialmente a mesma da ergometria convencional.[14,15,16] Existem vários protocolos padronizados; protocolos mais intensos podem ser utilizados em indivíduos fisicamente ativos e/ou em indivíduos aparentemente saudáveis, sendo os protocolos de Bruce ou de Ellestad os mais aplicados. Quando a população-alvo apresenta limitações etárias e/ou funcionais, protocolos com incrementos menos intensos devem ser priorizados. Nestas situações, indicam-se os protocolos de Bruce modificado, Naughton Kattus ou Balke. Em cicloergômetro, o mais utilizado é o protocolo de Balke, com incremento de cargas de 25 W (watts) a cada 2 minutos. Em indivíduos jovens e sadios, recomenda-se iniciar com 50 W; já em indivíduos limitados, deve-se iniciar com carga livre; e nos demais pacientes, deve-se começar com padrão de 25 W. Os protocolos para ergômetros de manivelas são indicados em situações especiais, por exemplo, indivíduos que apresentam limitações físicas nos membros inferiores. Nesses ergômetros, a aplicação do esforço se faz através dos braços. Quando não existem ergômetros específicos, pode-se fazer o exercício com os braços. O propósito do exercício é aumentar a demanda metabólica do coração e testar a habilidade da circulação coronariana em satisfazer essa demanda com aumento do fluxo sanguíneo miocárdico. Consequentemente, a isquemia miocárdica é provocada com frequência pelo exercício físico. Os critérios para a interrupção do exame são os mesmos conhecidos para o teste ergométrico convencional, entretanto, vale ressaltar algumas particularidades quando realizado em associação à cintilografia:

- Primeiramente, deve-se incluir a obtenção prévia de um acesso venoso periférico através do qual será administrado o radiofármaco, em um momento próximo ao esforço máximo.
- A interrupção do exercício obedece aos critérios convencionais, porém, é recomendável a continuação do esforço por no mínimo mais 60 segundos após a administração do radiofármaco, salvo na completa impossibilidade de que isto seja feito, passando-se, em seguida, à fase de recuperação, segundo a metodologia convencional.
- Quando o radioisótopo utilizado é o Tálio-201, a aquisição das imagens precisa ser iniciada antes de ser completado o período habitual de recuperação. Nesse caso, a monitorização dos parâme-

tros clínicos e eletrocardiográficos deve ser continuada, mesmo com o paciente já posicionado na gamacâmera.
- No estudo da função ventricular, segue-se, também, a metodologia convencional do teste de esforço, com monitorização do ECG, buscando-se complexo QRS de grande amplitude (derivação bipolar semelhante à CM_5) e ausência de blindagem da radioatividade por eletrodos de liga metálica na região precordial. Não há necessidade de empregar sistemas de múltiplas derivações de monitorização e registro, uma vez que a finalidade principal volta-se à avaliação da função sistólica do ventrículo esquerdo frente ao exercício.

PROVAS FARMACOLÓGICAS

Representam aproximadamente 30% de todos os pacientes (chegando a mais de 40% nos EUA) e 50% dos idosos encaminhados aos laboratórios de cardiologia nuclear. Os pacientes com contraindicação ou limitação ao exercício físico ou, ainda, em situações em que a avaliação esteja prejudicada por uso concomitante de medicações anti-isquemicas estão indicados estudos de imagens associadas às provas farmacológicas. São elas:

- baixa capacidade funcional;
- outras condições não cardíacas que resultem em inabilidade na realização de exercício eficaz;
- sequelas de insuficiência vascular cerebral e patologias musculoesqueléticas degenerativas ou inflamatórias;
- insuficiência cardíaca;
- hipertensão arterial grave;
- arritmias ventriculares complexas desencadeadas pelo esforço;
- doença pulmonar obstrutiva crônica;
- avaliação cardiológica pré-cirurgia vascular;
- portadores de bloqueio do ramo esquerdo;
- estratificação de risco na evolução recente do infarto do miocárdio;
- insuficiência cardíaca congestiva;
- uso de fármacos que interfiram na elevação do consumo de oxigênio.

FÁRMACOS QUE INDUZEM VASODILATAÇÃO CORONARIANA

São o dipiridamol ou a adenosina, que podem ser usados em associação à cintilografia de perfusão e/ou para avaliar a função ventricular. Esses fármacos provocam importante aumento do fluxo para as artérias normais e pequeno ou inexistente aumento nas artérias com estenose e, consequentemente, a heterogeneidade do fluxo miocárdico.

Adenosina

A adenosina é produzida em pequena quantidade durante o metabolismo celular normal e aumenta expressivamente durante quadros de isquemia tecidual ou hipoxia.[19] Seus efeitos incluem importante vasodilatação na maioria dos leitos arteriolares, à exceção em arteríolas pré-glomerulares renais, efeito antiadrenérgico, inibição vagal em doses baixas com elevação da frequência cardíaca e inibição da condução atrioventricular e sinusal em doses elevadas, podendo desenvolver bloqueio atrioventricular e bradicardia sinusal. A adenosina tem meia-vida biológica muito curta, em torno de 2 segundos, e interação com os receptores A_{2A} da membrana celular, abundantes nas artérias coronárias, resulta em acúmulo de adenosina no meio extracelular, com consequente vasodilatação. No entanto, a resposta hiperêmica em regiões do miocárdio supridas por artérias com obstrução luminal é menor. Isto leva à heterogeneidade de fluxo dependente da magnitude da estenose e das limitações na reserva de fluxo coronário. Se o radiofármaco for injetado durante a vasodilatação máxima, será observada, também, heterogeneidade de captação do radiofármaco, permitindo, então, o diagnóstico da doença coronária sem, necessariamente, provocar a isquemia miocárdica. Em pacientes com doença grave, a isquemia "verdadeira" pode ser resultante também do fenômeno de *roubo de fluxo*. A adenosina atua, também, nos receptores A_1 existentes em regiões proximais do nó atrioventricular, levando à diminuição da condução do estímulo. Por esta razão, tem sido utilizada como fármaco de escolha para o tratamento de taquicardias supraventriculares.

A dose recomendada é de 140 µg . kg . min^{-1}, administrada obrigatoriamente em bomba de infusão por 6 minutos e o radiofármaco é injetado no terceiro minuto por outra via venosa. Para que se obtenha uma hiperemia desejável, é necessário que o paciente esteja pelo menos há 24 horas sem o uso de cafeína (fármacos, bebidas ou alimentos) e de 36 a 48 horas dos medicamentos que contenham metil-xantinas. Os pacientes que tomam dipiridamol por via oral devem interromper por 24 horas antes do exame, para evitar a potencialização dos efeitos adversos.[19]

Dipiridamol

O efeito vasodilatador do dipiridamol é indireto, atribuído ao acúmulo de adenosina no meio intersticial, por bloqueio do transporte desta para o meio intracelular. Após interação com receptores de adenosina A_2 na membrana celular, mediada pela proteína G e outra série de eventos, como a elevação da adenilciclase, a estimulação dos canais de potássio e a diminuição da captação de cálcio para o meio intracelular, verifica-se a vasodilatação. É administrado por via venosa, na dose convencional de 0,56 mg . kg no tempo mínimo de 4 minutos. Apresenta meia-vida biológica variável (45 a 136 minutos).

A sensibilidade e a especificidade para a detecção de doença coronária são comparáveis entre a adenosina e o dipiridamol.[16]

Os efeitos adversos ocorrem em até 80% dos pacientes. Os mais comuns são cefaleia, tontura e rubor facial, dependentes dos efeitos sistêmicos da vasodilatação. Geralmente, são de curta duração e revertidos, na sua maioria, após a infusão ou a administração de aminofilina intravenosa. Com o uso da adenosina, raramente há necessidade de se reverterem os efeitos adversos com o antagonista.

As contraindicações ao uso da adenosina e do dipiridamol estão listadas no Quadro 1, a seguir. Nestes casos, os pacientes são candidatos a realizar o estresse farmacológico com dobutamina.

Fármacos que Promovem a Elevação do Consumo de Oxigênio

O mais difundido em nosso meio é a dobutamina, que exerce ação nos receptores beta-1 adrenérgicos, com estimulação inotrópica e cronotrópica dependente da dose infundida, além de efeitos diretos sobre os beta-2 receptores, com resposta de vasodilatação periférica. Deve ser utilizado como alternativa para os pacientes que não podem se submeter a teste ergométrico ou provas de estímulo farmacológico com adenosina ou dipiridamol. Quando infundida em doses altas, evidencia ação alfa-1 adrenérgica predominante, com consequente vasoconstrição periférica e aumento da força contrátil; em doses baixas a moderadas (5,0 a 20,0 mcg . kg . min^{-1}), promove elevação significativa do débito cardíaco com aumento predominante do volume sistólico. Além disso, observam-se pequenas modificações na pressão arterial média e na frequência cardíaca, diminuições na pressão e resistências venosa pulmonar e sistêmica. Em doses superiores a 20,0 mcg . kg . min^{-1}, leva ao aumento importante da frequência cardíaca, com consequente elevação do consumo de oxigênio do miocárdio.[17,18,19]

É o fármaco de escolha para a realização da CPM quando há contraindicações para os vasodilatadores em pacientes como:

Quadro 1 – Contraindicações para o uso da adenosina e do dipiridamol

Contraindicações absoluta	Contraindicações relativas
1. broncoespasmo; 2. bloqueio atrioventricular de 2º ou 3º graus na ausência de marca-passo; 3. hipotensão arterial (pressão arterial sistólica menor que 90 mmHg) 4. uso recente (menor que 24 horas) de dipiridamol para os pacientes que irão receber adenosina.	1. história de doença pulmonar reativa; 2. doença do nó sinusal; 3. bradicardia sinusal acentuada.

- asmáticos descompensados;
- presença de hipotensão arterial (pressão arterial sistólica < 90 mmHg);
- bloqueio atrioventricular de grau elevado ou ainda para pesquisa de músculo viável pela análise da função sistólica após estímulo inotrópico;
- estratificação de risco em fase pré-operatória de cirurgia vascular com DPOC;
- modalidade alternativa em pacientes que tenham ingerido substâncias derivadas de cafeína ou de metil-xantina nas 24 horas que precedem o exame.

Está contraindicado o uso da dobutamina em:

- portadores de arritmias complexas, angina instável ou infarto do miocárdio recente;
- hipertensão grave ou estágio III, aneurismas ou dissecção da aorta;
- insuficiência vascular cerebral sintomática;
- estenose aórtica grave;
- cardiomiopatia hipertrófica na forma obstrutiva;
- alterações no metabolismo de potássio.

Pacientes em uso concomitante de betabloqueadores podem ter uma resposta ineficaz ao uso da dobutamina.

A administração venosa da solução de 250 mg de dobutamina diluída em 250 ml de solução fisiológica, por bomba de infusão, deve ser iniciada na dose de 5 ou 10 $\mu g \cdot kg \cdot min^{-1}$ por 3 minutos. A cada 3 minutos, acrescentam-se 10 $\mu g \cdot kg \cdot min^{-1}$ até o máximo de 40 $\mu g \cdot kg \cdot min^{-1}$. Nos pacientes que não atingirem 85% da frequência cardíaca máxima prevista e sem evidências de isquemia miocárdica, a associação de atropina intravenosa é recomendada na ausência das contraindicações (glaucoma de ângulo estreito, miastenia grave, uropatia ou distúrbios gastrointestinais obstrutivos). Os efeitos adversos são muito frequentes, bem tolerados, de curta duração, e os mais referidos são: cefaleia, dor precordial, palpitações, rubor facial, dispneia, parestesia, náuseas etc. O antagonista é o metoprolol intravenoso, na dose de 2,5 a 5,0 mg, preconizado na vigência de taquicardia persistente ou arritmias com repercussão hemodinâmica.

ESTRESSE COMBINADO

Adição de exercício dinâmico em baixa carga (por exemplo, caminhar em esteira rolante até o máximo de dois estágios do protocolo de Bruce ou em protocolo mais atenuado – Kattus, Naughton) às provas de estímulo farmacológico tem evidenciado a redução da atividade subdiafragmática (hepática) e a melhora da razão de atividade de radiação emitida entre órgão-alvo e vísceras (*background*), com consequente melhora na qualidade das imagens. Além disso, verificam-se diminuição da ocorrência e intensidade dos efeitos adversos decorrentes da infusão de dipiridamol ou adenosina, bem como da incidência de bloqueios atrioventriculares.

Novos Fármacos

O uso dos antagonistas específicos dos receptores A_1 (N-08610) parece promissor para a redução de efeitos adversos, sem comprometer a vasodilatação da adenosina convencional. Entretanto, a utilização dos agonistas seletivos dos receptores A_{2A} (GGS-21680, MRE-0470, CVT-3146, ATL-193, ALTL-146e) tem mostrado adequada hiperemia coronária, menor intensidade dos efeitos sistêmicos e menor incidência de bloqueios atrioventriculares. Recentemente, publicou-se um estudo clínico randomizado de cooperação internacional, no qual se compara a eficácia do Regadenoson, um dos agonistas A_{2A} (CVT-3146), com adenosina, e se verificou que seu efeito para identificar isquemia é comparável àquele da adenosina, com a vantagem de injeção em *bolus*, início de ação hiperêmica ultrarrápida (< 10 segundos) e menor incidência de efeitos colaterais.[19,20,21]

Medicina Nuclear na Avaliação da Função Cardíaca

Angiografia Radioisotópica e Avaliação por Primeira Passagem

Este estudo pode ser feito concomitantemente à ventriculografia radioisotópica ou mesmo com estudos de perfusão miocárdica. Durante a infusão em *bolus* do traçador radioativo, é adquirida uma sequência de imagens (20 a 30 por segundo) durante 1 minuto. Observam-se a ascensão do radiotraçador pelo sistema venoso, sua chegada nas câmaras direitas, a passagem pelos pulmões, as câmaras esquerdas e a saída pela aorta. Neste tipo de procedimento, são isolados de três a cinco batimentos cardíacos durante a passagem do radiofármaco pelos ventrículos direito e esquerdo.

Esta técnica é uma das referências na avaliação do ventrículo direito, uma vez que permite isolá-lo satisfatoriamente de outras estruturas que anatomicamente estão superpostas a esta cavidade, como o átrio direito e a artéria pulmonar. Este isolamento propicia o cálculo de forma muito precisa da FEVD, parâmetro este muito importante como determinante prognóstico de cardiopatias e que permite estudos em pacientes especiais com alguma limitação na avaliação funcional cardíaca.

Ventriculografia Radioisotópica de Equilíbrio ou Cintilografia Sincronizada das Câmaras Cardíacas (*Gated Blood Pool*)

Trata-se de um método não invasivo, que permite a avaliação qualitativa e quantitativa da função biventricular (global e segmentar) simultaneamente. Embora se utilize material radioativo (280 µCi/kg de ^{99m}Tc-pertecnetato) na marcação *in vivo* de hemácias, vale a pena ressaltar que os riscos de contaminação do sangue, bem como a taxa de exposição radioativa, são extremamente baixos, o que permite sua utilização seriada no seguimento de adultos, crianças e pacientes com limitações de qualquer ordem. Efeitos colaterais são praticamente inexistentes.

Neste estudo, o paciente é monitorado, e seu sinal eletrocardiográfico é utilizado como marcador de referência do ciclo cardíaco. São adquiridas imagens sequenciais (de 16 a 64) do intervalo R-R do eletrocardiograma durante aproximadamente 10 a 15 minutos, o que permite a análise de uma quantidade bastante significativa de batimentos cardíacos (de 600 a 900 ciclos cardíacos). No estudo convencional plano, além da análise visual (qualitativa) da contração cardíaca, através da avaliação das contagens radioativas obtidas das fases sistólica e diastólica do ciclo cardíaco, determinam-se os parâmetros quantitativos de fração de ejeção dos ventrículos esquerdo e direito, frações de ejeção segmentares, fração de regurgitação e os parâmetros indiretos da função sistólica e diastólica como taxa máxima de esvaziamento ventricular (PER) e taxa máxima de enchimento ventricular (PFR).

O estudo pode ser realizado em várias projeções, o que possibilita a avaliação de segmentos miocárdicos distintos. Pode, também, ser realizado na vigência de exercício isométrico, exercício isotônico e durante infusão de drogas, visando avaliar a reserva miocárdica ou coronariana. Coletando-se uma amostra sanguínea e aplicando-se fatores de correção de atenuação, o estudo permite, ainda, a obtenção das medidas dos volumes ventriculares sistólico e diastólico absolutos (ml).

Desde a década de 1990, com a utilização de equipamentos SPECT (tomografia por emissão de fóton único), o estudo pode ser adquirido no modo tomográfico. Esta técnica possibilita a avaliação tridimensional das câmaras cardíacas, com melhora na análise da motilidade segmentar e nas medidas dos volumes ventriculares.

Em relação aos outros métodos de avaliação da função ventricular, o estudo ecocardiográfico é bastante difundido e de baixo custo, sendo importante no detalhamento da anatomia valvar, na obtenção das medidas de volumes cavitários, espessamento miocárdico, estresse sistólico e diastólico, nas medidas dos níveis de estenose e na avaliação da intensidade da regurgitação (Doppler). Entretanto, é bastante operador dependente, o que prejudica sua reprodutibilidade, e as fórmulas convencionais utilizadas no cálculo da fração de ejeção não

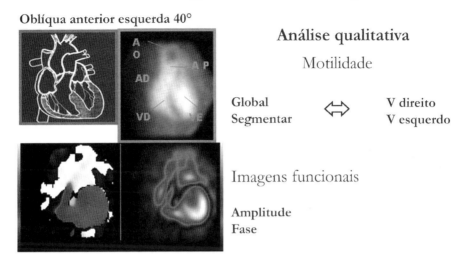

FIGURA 4 – Essa imagem mostra no canto superior esquerdo a figura esquemática de um coração; à sua direita, mostra uma ventriculografia radioisotópica em diástole; abaixo, à esquerda, mostra a análise de fase que é normal com ambos os ventrículos se contraindo sequencialmente; e à direita, a análise de amplitude, mostrando motilidade normal dos ventrículos.

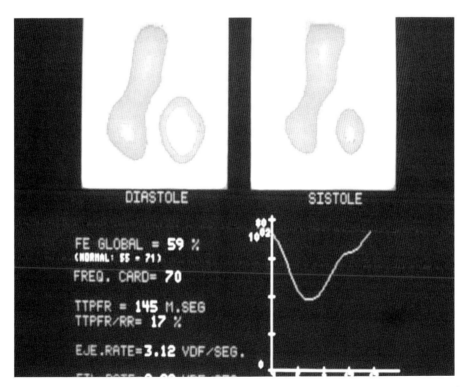

FIGURA 5 – Essa imagem mostra o ventrículo esquerdo em diástole e sístole máxima. A FEVE é calculada pelas áreas de interesse, do VE e suas contagens nas duas situações. Essas cintilografias foram realizadas na razão de 16 imagens por ciclo cardíaco. Levando em conta as mesmas áreas de interesse, pode-se ver a curva de variação de volumes do VE e calcular o tempo de ejeção e enchimento máximos, que são parâmetros de contratilidade e complacência ventricular.

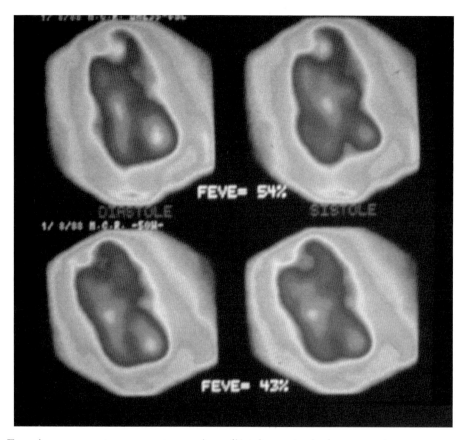

FIGURA 6 – Essas imagens mostram na parte superior a diástole e a sístole de uma paciente em repouso. As imagens inferiores mostram o efeito do exercício isométrico. Observa-se que a parede inferior, antes com motilidade normal, mostra hipocinesia ao exercício, e a FEVE diminuiu de 54% para 43%. Paciente portador de insuficiência coronariana com obstrução significativa na artéria coronária direita.

levam em consideração as modificações morfogeométricas cardíacas que acontecem nas cardiopatias. A ventriculografia radioisotópica apresenta-se como um método bastante reprodutível, com uma variação inter e intraobsevador aproximada de 1%.[3] A obtenção de dados de fração de ejeção baseada em contagens independe de alterações morfogeométricas dos ventrículos, tornando as medidas mais precisas. Mais do que métodos competitivos, na prática clínica, as duas modalidades fornecem informações complementares no acompanhamento de pacientes cardiopatas, com especiais avaliações em pacientes com doenças incapacitantes.

CONSIDERAÇÕES FINAIS

Neste capítulo, foram discutidas as formas de se estudar a perfusão miocárdica, aplicando diferentes formas de estresse e de avaliação da função ventricular. Discutiu-se a aplicação de técnicas de medicina nuclear para definir área isquêmica no miocárdio, através de estudos basais, pré-terapia, conhecendo-se a carga isquêmica de cada paciente, e usando esta informação para definir liberação ou não para atividade física. Uma aplicação importante destas técnicas é a monitozação do tratamento de pacientes submetidos a diferentes formas de terapia e/ou uma combinação delas, como a revascularização do miocárdio, o tratamento medicamentoso e a reabilitação cardiovascular.

Referências

1. Chalela WA, Meneghetti, JC, Nicolau JC et al. I Diretriz da Sociedade Brasileira de Cardiologia sobre Cardiologia Nuclear. Arq Bras Cardiol 2002;78:1-42.

2. Chalela WA, Moffa PJ, Meneghetti JC. Estresse Cardiovascular. Princípios e aplicações clínicas. 1 ed. São Paulo:[s/e]; 2004.

3. Hambÿe AE, Everaert H, Maes A et al. Nuclear Cardiology, part II: Scintigraphic evaluation of cardiac function. J Nucl Med Technol 1998;26:72-79.

4. Iskandrian AS, Verani MS, Heo J. Pharmacologic stress testing: mechanism of action, hemodynamic responses and results in detection of coronary artery disease. J Nucl Cardiol 1994;1:94-101

5. Jeffrey A. Leppo. Comparison of pharmacologic stress agent. J Nucl Cardiol 1996;3:S27-S30

6. Lette J, Tatum J, Fraser S et al. Safety of dipyridamole testing in 73806 patients: the multicenter dipyridamole safety study. J Nucl Cardiol 1995;2:3-18

7. Watson DD. Quantitative SPECT techniques. Sem Nucl Med 1999;29:192-203.

8. Nadig MR et al. Comparison betwen dobutamine stress and combination of handgrip exercise with dobutamine stress in myocardial perfusion SPECT. Nucl Med Commun 2007 apr;28(4):301-304.

9. Chalela WA, Meneghetti JC, Nicolau JC et al. I Diretriz da Sociedade Brasileira de Cardiologia sobre Cardiologia Nuclear. Arq Bras Cardiol 2002;78:1-42.

10. Klocke FJ, Baird MG, Lorell BH et al. American College of Cardiology; American Heart Association; American Society for Nuclear Cardiology. ACC/AHA/ASNC guidelines for the clinical use of cardiac radionuclide imaging--executive summary: a report of the American College of Cardiology/American Heart Association Task Force on Practice Guidelines (ACC/AHA/ASNC Committee to Revise the 1995 Guidelines for the Clinical Use of Cardiac Radionuclide Imaging). J Am Coll Cardiol 2003 oct 1;42(7):1318-33.

11. Brindis AG et al. ACCF ASNC Appropriateness criteria for SPECT MPI. J Am Coll Cardiol 2005; 46:1587-1605.

12. Hachamovitch R, Hayes SW, Friedman J et al. Comparison of the short term survival benefit associated with revascularization compared with medical therapy in patients with no prior coronary artery disease undergoing stress myocardial perfusion single photon emission computed tomography. Circulation 2003;107:2900-2907

13. Berman DS, Boden WE, O'Rourke RA, Teo KK et al. Optimal Medical Therapy with or without PCI for Stable Coronary Disease. N Engl J Med 2007;356:1-14

14. Chalela WA, Moffa PJ, Meneghetti JC. Estresse Cardiovascular. Princípios e aplicações clínicas. 1 ed. São Paulo:[s/e]; 2004.

15. Elliot MD, Holly TA, Cook C et al. The impact of an abbreviated adenosine incorporating adjunctive treadmill exercise on side effects

and image quality in patients undergoing stress myocardial perfusion imaging. J Nucl Cardiol 2000;7:584-9.

16. Vítola JV, Brambatti JC, Caligaris F et al. Exercise supplementation to dipyridamole prevents hypotension, improves electrocardiogram sensitivity and increases heart-to-liver ratio on Tc-99m sestamibi imaging. J Nucl Cardiol 2001;652-9.

17. Iskandrian AE, Bateman TM, Belardinelli L, Blackburn B, Cerqueira MD, Hendel RC et al. Adenosine versus regadenoson comparative evaluation in myocardial perfusion imaging: results of the advance phase III multi-center international trial. J Nucl Cardiol 2007;14:645-58.

18. Hambye AE, Everaert H, Maes A et al. Nuclear Cardiology, part II: Scintigraphic evaluation of cardiac function. J Nucl Med Technol 1998; 26:72-79.

19. Elliot MD, Holly TA, Cook C et al. The impact of an abbreviated adenosine incorporating adjunctive tredmill exercise on side effects and image quality in patients undergoing stress myocardial perfusion imaging. J Nucl Cardiol 2000;7:584-9.

20. Vítola JV, Brambatti JC, Caligaris F et al. Exercise supplementation to dipyridamole prevents hypotension, improves electrocardiogram sensitivity and increases heart-to-liver ratio on Tc-99m sestamibi imaging. J Nucl Cardiol 2001; 652-9.

21. Hendel RC. New developments in pharmacologic stress myocardial perfusion imaging. 7th Annual Symposium and Scientific Session. ASNC. Syllabus 2002;47-50.

Seção 2

7

APLICAÇÃO TÉCNICA DA PRESCRIÇÃO DE TREINAMENTO FÍSICO

Wilma Viana
Cristiane Bonilha Boreggio Antonelli
Cristiane Vieira Cardoso
Eduardo César Swensson
Adilson Gonçalves
Rita de Cássia Montelli

REABILITAÇÃO CARDIOVASCULAR

A Reabilitação Cardiovascular (RCV) pode ser definida como um conjunto de medidas multidisciplinares que visam auxiliar o restabelecimento de indivíduos acometidos de evento cardíaco, para que possam retornar o mais breve possível a uma vida social ativa e produtiva.[1]

Embora tenha surgido na década de 1950,[2] apenas nas últimas décadas, com aumento de estudos relacionados à atividade física, é que a RCV ganhou força. Pois tem sido evidenciado que programas de exercícios físicos supervisionados à cardiopatas promovem melhora da capacidade funcional.[3]

O programa de RCV foi inicialmente dividido em três etapas meramente didáticas, não havendo necessariamente relação de continuidade entre elas.[1,4,5]

- Fase I – Período de internação hospitalar.
- Fase II – Período de convalescência.
- Fase III – Período de manutenção.

Hoje, porém, essas etapas foram alteradas incluindo-se mais uma:[1]

- Fase I – Fase aguda do evento cardíaco (hospital com supervisão).
- Fase II – Fase da convalecência (hospital ou ambulatório com supervisão).
- Fase III – Fase crônica do evento cardíaco (ambulatório ou comunidade com supervisão relativa).
- Fase IV – Fase de integração (em grupos da comunidade sem supervisão–manutenção).

É recomendação da American Association of Cardiovascular and Pulmonary Reabilitation[1] que pacientes recém-revascularizados iniciem a RCV já na primeira semana. Antes do início, porém, é recomendada inspeção da incisão (peito e membros inferiores), para verificar possíveis infecções, avaliação do estado de humor e apoio social, assim como a funcionalidade física.

Atividades de alongamento podem ser realizadas após 24h da cirurgia. Os exercícios de amplitude do movimento são indicados no início do programa de RCV, pois esses exercícios podem prevenir o desenvolvimento de adesões dos tecidos onde ocorreu a incisão e no encurtamento muscular. Para se evitar tração da cicatrização do esterno, exercícios de resistência muscular devem ser evitados nos três primeiros meses. E a estabilização do esterno deve ser verificada antes de se iniciarem exercícios resistidos.[7]

- Fase I – Hospitalar

    Esta fase pode ser dividida em duas etapas:[2]

    1 Na unidade cardiovascular intensiva.
    2 No hospital até a alta.

Nesta etapa (1) o paciente estando clínica e hemodinamicamente estável, inicia-se o programa de RCV supervisionado, visando diminuir os efeitos negativos do repouso prolongado no leito (hipotensão ortostática, complicações pulmonares etc.).[2,4]

O paciente deve ser monitorado durante a realização dos exercícios, que devem ocorrer de duas a três vezes ao dia com duração de cinco a dez minutos. Devem ser realizados exercícios leves, de mobilidade e deambulação, e a intensidade deve ficar entre 2 e 3 METs.[4,5,6]

Ainda no hospital (2), os exercícios poderão ser conduzidos em salas especialmente preparadas, e o atendimento ainda deve ser individualizado.[4,5]

A monitorização do paciente nesta Fase deve ser rotineira, no Quadro 1 estão descritas recomendações para controle do paciente.

Ao final desta Fase, o paciente deve passar pela estratificação de risco no momento em que será submetido a teste de esforço, para se estabelecer a conduta na próxima Fase.

Quadro 1 – Métodos e ferramentas recomendados para avaliação diária de risco para o exercício

A avaliação do pré-exercício deve incluir um questionário feito pela equipe do programa aos pacientes, a fim de saber sobre sinais e sintomas recentes, sua aderência aos horários da medicação e sua sensação subjetiva de bem-estar.

O risco também deve ser avaliado pelas seguintes medidas clínicas:

- Monitoramento contínuo ou intermitente por eletrocardiograma.
- Telemetria ou monitoramento por fios condutores.
- *Quik-look* utilizando as pás do desfibrilador.
- Faixas rítmicas periódicas.
- Pressão arterial.
- Frequência cardíaca.
- Sintomas e evidências de intolerância ao esforço.
- Escala subjetiva de esforço de Borg.

Fonte: American Association of Cardiovascular and Pulmonary Reabilitation.

- Fase II – Fase ativa

Ao se realizar análise de risco no final da etapa anterior, o paciente será considerado como de baixo, moderado ou alto risco.[1,2,3,4,5]

Os pacientes com baixo risco encontram-se com a capacidade funcional normal, o que permite realizar exercícios aeróbicos e de resistência muscular de moderada intensidade.

Já os pacientes considerados de moderado a alto risco devem seguir as mesmas orientações da Fase I, até que seja possível o incremento da carga de trabalho.[4]

Da mesma maneira que na Fase anterior, a monitorização deve ser realizada tendo o controle diário da frequência cardíaca, pressão arterial e percepção de esforço – escala de Borg, conforme Quadro 2.

Essa monitorização visa ao controle da intensidade de trabalho, para manter a prescrição sugerida no final da etapa anterior, quando da realização do teste de esforço, para que se atinjam as adaptações fisiológicas benéficas ao organismo de maneira segura.

Além de melhorar a capacidade funcional, nesta Fase se objetiva atuar na prevenção secundária contra o sedentarismo e no controle de fatores de risco (dislipidemia, hipertensão arterial, diabetes, estresse etc.).[2,3,4,6]

A orientação sobre enfermidade, cuidados quanto à prática de atividades de vida diária, dieta alimentar e mudanças de hábitos, também, devem fazer parte desta etapa.[2]

As sessões de exercícios físicos devem compreender:

- frequência – 3 vezes por semana;
- duração – inicialmente de 10 a 15 min, progredindo para 30 a 60 min;
- intensidade – para exercícios aeróbico, 5 METs ou de 50% a 70% da capacidade

Quadro 2 – Índice de Percepção de Esforço de Borg

Escala de 15 graus	Instruções ao paciente
6 Nenhum esforço 7 Extremamente leve 8 9 Muito leve 10 11 Leve 12 13 Pouco pesado 14 15 Pesado 16 17 Muito pesado 18 19 Extremamente pesado 20 Esforço máximo	Essa é uma escala para classificação de esforço percebido. Esse esforço é geral ou um sofrimento do seu corpo durante o exercício. O número 6 representa esforço não percebido ou desconforto das pernas, e o número 20 representa a maior quantidade de esforço que você já experimentou.

Fonte: American Association of Cardiovascular and Pulmonary Rehabilitation.

funcional observada no teste de esforço (TE), porém, para pacientes sintomáticos, a frequência cardíaca de treino deve ser reduzida de 5 a 10 bpm em relação à frequência cardíaca atingida no TE no momento que surgiram os sintomas, ou a critério médico.[4,5] Os exercícios de resistência muscular (RM) devem ser leves no início com incremento gradativo de carga.[6]

A proporção do número de pacientes atendidos nesta etapa por profissional pode variar a partir de 4:1.[5]

• Fase III – Fase crônica

O ingresso do paciente nesta fase se dá com aumento da capacidade funcional, atingindo 6 METs no TE.[1,2,4,5]

Esta fase ocorre por volta do terceiro mês após o evento cardíaco, em ambiente ambulatorial ou comunitário, com supervisão variável.[4,5]

É necessário que no local onde ocorrem as sessões de exercícios físicos haja equipamentos de emergência para um pronto atendimento de mal súbito.[1,3,4,5]

• Fase IV – Integridade

Esta fase ocorre na comunidade sem supervisão, com o objetivo de manutenção das adaptações fisiológicas adquiridas.[1]

O paciente deve seguir orientações quanto ao período de acompanhamento médico, e possível prática de atividade esportiva que pretenda praticar. Para reduzir riscos de complicações no programa de RCV, algumas

Quadro 3 – Redução de complicações cardiovasculares durante o exercício dentro dos programas de reabilitação cardíaca

Políticas do programa
- Assegurar que todos os pacientes tenham sido encaminhados por um médico e submetidos a uma avaliação, antes de ingressarem no programa e em intervalos de seguimentos periódicos.
- Modificar as atividades recreativas quando indicado e minimizar a competição.
- Manter um plano de emergência para eventos adversos e fornecer simulações frequentes de prática de emergência e sessões críticas para todos os membros da equipe.
- Manter uma prescrição médica preparada para eventos médicos emergentes e não emergentes;
- Assegurar disponibilidade local de supervisão médica, equipamento de reanimação e monitoramento, inclusive um desfibrilador (bem como sua manutenção), e medicamentos apropriados.
- Enfatizar a duração da atividade em vez da intensidade de esforço, particularmente em pacientes de alto risco.

Educação do paciente
- Enfatizar aos pacientes que eles devem estar alertas aos sinais de mudanças em suas condições, tanto em casa quanto no programa, incluindo desconforto torácico ou outros sintomas, como angina, dor de cabeça leve ou tontura, pulso irregular, ganho de peso, falta de ar, outros.
- Educar os pacientes com respostas apropriadas para tais mudanças em sua condição.
- Enfatizar a importância da aderência à prescrição do exercício (frequência cardíaca desejada ou exaustão percebida, carga de exercícios, duração do esforço e opções de equipamento para o exercício).
- Enfatizar importância do aquecimento e do desaquecimento.
- Relembrar aos pacientes que ajustem os níveis de exercício de acordo com as várias condições ambientais, como calor, umidade, frio e altitude.

Durante a sessão de exercício
- Avaliar cada paciente antes que ele comece o exercício e após mudanças recentes em: condição, peso corporal, PA, aderência à medicação e ECG (se utilizado).
- Uso de monitoramento contínuo ou intermitente por ECG, quando indicado.
- Se necessário, ajustar a intensidade e a duração da rotina diária de exercícios, com base na condição do paciente antes do exercício e nas respostas à atividade.
- Manter supervisão durante e após o exercício, incluindo verificações periódicas de quaisquer recursos para o banho ou o vestuário, até que o paciente abandone esses recursos.
- Modificar as atividades recreativas quando indicado e minimizar a competição.

Fonte: Diretrizes da American Association of Cardiovascular and Pulmonary Reabilitation.

medidas são referências, essas medidas estão colocadas no Quadro 3.

Risco

O exercício físico no programa de RCV visa fazer que os pacientes atinjam benefícios fisiológicos e psicológicos através da atividade física com baixo risco.[3,4,5,7] Para que isso ocorra, são necessárias avaliação, educação e supervisão do paciente.[1,2,3] Porém, para o exercício seguro, é preciso verificar o risco de complicações cardiovasculares (CV) a que o paciente estará sujeito durante o exercício.

Talvez a intensidade seja o principal fator de risco associado ao exercício físico, pois extrapolar a intensidade adequada pode desencadear complicações CV.[7] Por esta razão, é importante a prescrição precisa da intensidade e supervisão apropriada do exercício em programas de RCV, em ambientes com estrutura para sua realização.

Na avaliação de risco devem constar anamnese com apresentação do histórico clínico do paciente: exame clínico para observar sintomas característicos, teste de esforço (TE), com o qual será possível verificar alterações eletrocardiográficas; o pico da pressão arterial (PA); e frequência cardíaca máxima (FCmáx), além do volume máximo de oxigênio (VO_2máx), o qual para a ergoespirometria seria mais adequado, pois permite avaliar com maior precisão o VO_2máx, que será utilizado para prescrever a intensidade do exercício aeróbico durante as sessões de RCV e também a diferença de gases expirados.[1,4,6]

Com base nos dados adquiridos na avaliação, o paciente será classificado como de baixo, moderado ou alto risco.

No Quadro 4 são apresentadas as condições para o enquadramento do paciente quanto ao grau de risco.

Contraindicações ao Exercício Físico

Na estratificação de risco, procura-se estabelecer o grau de risco a que o paciente está sujeito na prática de exercícios físicos. Porém, há casos em que o exercício não é recomendado, existindo, portanto, contra-indicações que podem restringir a prática de exercício físico. No Quadro 5, estão relacionadas as condições que impedem a prática de exercício físico.

Princípios Biológicos do Treinamento Físico e Formas de Solicitação Muscular

Nas últimas décadas, através de estudos, pesquisas científicas e métodos modernos, os conhecimentos na área do treinamento físico tornaram-se mais eficazes e eficientes.

Quadro 4 – Estratificação de risco de eventos cardíacos durante a participação em exercício

Características dos pacientes com menor risco na participação de exercício (todas as características listadas devem ser apresentadas pelo paciente para que permaneça com baixo risco)

- Ausência de arritmias no complexo ventricular durante teste ergométrico e na recuperação.
- Ausência de angina ou outros sintomas significantes (por exemplo, perda de fôlego incomum, dor de cabeça leve ou tontura durante o teste ergométrico e na recuperação).
- Presença de hemodinâmica normal durante o teste ergométrico e na recuperação (aumento e diminuição adequados da frequência cardíaca e da pressão arterial sistólica com aumento da carga e na recuperação).
- Capacidade funcional > ou = 7 MET.

Achados não observados pelo teste ergométrico:

- Fração de ejeção de repouso > ou = 50%.
- IM ou procedimento de revascularização não complicado.
- Ausência de arritmias ventriculares complicadas no repouso.
- Ausência de ICC.
- Ausência de sinais ou sintomas de isquemia pós-evento/pós-procedimento.
- Ausência de depressão clínica.

Características dos pacientes com risco moderado na participação do exercício (qualquer uma ou qualquer combinação dessas características coloca o paciente em risco moderado)

- Presença de angina ou outros sintomas significantes (por exemplo, perda de fôlego incomum, dor de cabeça leve ou tontura, que ocorrem apenas em níveis altos de exercício, > ou = 7 MET).
- Nível de leve a moderado de isquemia silenciosa durante teste ergométrico ou recuperação (depressão do segmento ST < 2 mm da linha base).
- Capacidade funcional < 5 MET.

Achados não observados pelo teste ergométrico:

- Fração de ejeção de repouso = 40% a 49%.
- Características dos pacientes com alto risco na participação de exercício (qualquer uma ou qualquer combinação dessas características coloca o paciente em alto risco).
- Presença de arritmias no complexo ventricular durante o teste ergométrico ou na recuperação.

Continua

Continuação

> - Presença de angina ou outros sintomas significantes, (por exemplo, perda de fôlego incomum, dor de cabeça leve ou tontura, que ocorrem em níveis baixos de exercício (< 5 MET) ou durante recuperação).
> - Nível alto de isquemia silenciosa (depressão do sgmento ST > ou = 2 mm da linha base) durante o teste ergométrico ou na recuperação.
> - Presença de hemodinâmica anormal com teste ergométrico (incompetência cronotrópica ou diminuição da PA sistólica com aumento da carga de trabalho) ou recuperação (hipotensão grave pós-exercício).

ICC = insuficiência cardíaca congestiva; IM = infarto do miocárdio; MET = equivalente metabólico; PA = pressão arterial.
Fonte: Diretrizes da American Association of Cardiovascular and Pulmonary Reabilitation.

Na Fisiologia do exercício não poderia ser diferente, pois vários itens foram reestruturados no que diz respeito à realização do exercício, à carga e à duração/intensidade.

O educador físico deve conhecer os princípios biológicos básicos, nos quais se fundamenta toda teoria do treinamento físico e que, muitas vezes, são esquecidos e ignorados, que são os princípios da *individualidade biológica, especificidade, sobrecarga,* da *adaptação, reversibilidade* e da *variabilidade*.[1,12]

Princípio da Individualidade Biológica

Os seres humanos nascem e se desenvolvem com características individuais diferentes uns dos outros. Essa diferença se dá graças à carga genética que recebem, implicando diferentes níveis de adaptações e respostas aos estímulos do exercício. Por este motivo, é impossível esperar que pessoas diferentes possam estar no mesmo patamar e igualmente condicionadas ao mesmo tempo, utilizando a mesma carga de exercício.

Devido a esta característica, cada indivíduo deve ter seu programa de treinamento baseado em suas capacidades orgânicas e período de treinamento em que se encontra, sendo fundamental classificá-lo e qualificá-lo dentro de uma escala de valores, para cada uma das qualidades físicas de interesse durante o treinamento, para que se possa realizar uma avaliação prévia e periódica, assim obtendo-se melhores resultados, evitando-se queda de rendimento e problemas posteriores, além de motivar constantemente o praticante.[12]

Princípio da Especificidade

Durante a prática da atividade, deve-se ter em mente o princípio da especificidade do treinamento, ou seja, selecionar esforços que tenham fonte energética igual a da atividade proposta.

Quadro 5 – Contraindicações absolutas à prática de exercício físico

- Angina instável
- Trombo flebite
- Embolia recente
- Infecção sistêmica aguda
- Bloqueio atrioventricular de 3º grau (sem marca-passo)
- Pericardite ou miocardite aguda
- Arritmia não controlada
- Insuficiência ou estenose mitral ou aórtica grave sem tratamento adequado
- Insuficiência cardíaca descompensada
- Hipertensão arterial descontrolada (PAS > ou = 200 PAD > ou = 110)
- Depressão do segmento ST > 2 mm;
- Problemas ortopédicos ou neurológicos graves
- Diabetes melito descontrolada
- Doença sistêmica aguda ou febre de origem desconhecida
- Outros problemas metabólicos descompensados

É esta especificidade do treinamento que determina a melhora ou não das performances dos indivíduos, de acordo com as atividades propostas.[1,10,15]

Contudo, além da fonte energética, deve-se analisar a especificidade do gestor motor, que deverá ser escolhida de acordo com a modalidade a ser realizada.

Princípio da Sobrecarga

O princípio da sobrecarga, também, pode ser chamado de princípio da elevação progressiva da carga, e está diretamente relacionado às adaptações sofridas pelo organismo em consequência dos estímulos de treinamento.[1]

Durante a atividade, o aumento progressivo e regular da carga de trabalho é que possibilitará a almejada melhora do rendimento.

Esse princípio será bem aproveitado quando as intensidades dos estímulos de treinamento, juntamente com o tempo de recuperação orgânica, estiverem sendo desenvolvidas; assim, a aplicação de uma nova carga de trabalho dependerá da intensidade da carga anterior, do período de recuperação (anabolismo) e do período de restauração aplicada (supercompensação). A supercompensação faz que a capacidade de trabalho aumente a cada repetição.

A repetição da sessão de treino deve ser feita após o período de recuperação e durante o período de supercompensação, ou seja, intervalos maiores serão benéficos e eficientes, enquanto intervalos menores levarão à fadiga e ao esgotamento das reservas energéticas.

Princípio da Adaptação

O princípio da adaptação ocorre quando o corpo humano adquiriu maior condicionamento físico e se adaptou às exigências que lhe são impostas. Quando se realiza um programa de atividade física, essa carga deve ser gradualmente aumentada, para que o corpo se adapte e consiga responder bem às fases, até alcançar o objetivo proposto.

Em alguns estudos, este princípio ocorre em três fases principais:[1,2]

a. *Fase do alarme*: resulta da aplicação das sobrecargas no organismo;
b. *Fase da resistência*: quando o organismo busca a adaptação para resistir às demandas impostas pelo estímulo;
c. *Fase da exaustão*: ocorre quando o estímulo persiste além da capacidade de recuperação do organismo, que terá suas reservas diminuídas e, consequentemente, entrará em estresse.

Princípio da Reversibilidade

O princípio da reversibilidade se constata na reversão gradual do corpo ao estágio de pré-treinamento, quando, por algum motivo, há interrupção dos exercícios.

Na prática da atividade física é importante manter regularidade para que não haja uma interrupção brusca, pois, quando isso acontece, as funções fisiológicas e a força retornam aos níveis iniciais de condicionamento, mas com um diferencial, o organismo possui a capacidade de armazenar uma *memória muscular* ou *condicionadora*, ou seja, quando se retorna à atividade, poderão ser readquiridas com mais facilidade, em razão dos diversos fatores associados à memória do músculo.[8]

Princípio da Variabilidade

O princípio da variabilidade é aquele que se emprega na variação da intensidade, da duração, ou do estilo das sessões de exercícios, na busca de um melhor equilíbrio muscular e de uma excelente forma física.

Variar o tipo de exercício proposto fará que o indivíduo tenha uma motivação e alcance seus objetivos mais rapidamente.[1,6]

Após rever os princípios biológicos básicos para um treinamento físico, é importante mencionar as características de um programa de exercícios, que serão descritas a seguir: *frequência, duração, intensidade* e *tipo de exercício*.[1,6,10]

Características de um Programa de Exercícios

Para que um programa de exercícios seja completo e eficiente, além da preocupação com os princípios biológicos já descritos, deve conter os seguintes componentes: *frequência, duração, intensidade* e *tipo de exercício prescrito*, e é a união dessas características que trará ao indivíduo o resultado esperado.

Durante a atividade física supervisionada, as pessoas com alguma doença cardiovascular possuem uma predisposição para melhor se beneficiar do que indivíduos considerados "saudáveis", mesmo sabendo que cada indivíduo responde de forma diferenciada. Os benefícios podem ser percebidos de acordo com a melhora da tolerância ao exercício.

A prescrição da atividade física, após manifestação de algum problema cardiovascular, deve levar em conta sexo, idade, estado clínico, medicações e se já praticou atividade ou não. Além disso, intensidade, duração, frequência de treino e aumento progressivo devem ser considerados.

Dentro das atividades que deverão ser executadas, os exercícios aeróbicos são fundamentais, por serem atividades que melhoram o transporte e a utilização do oxigênio.

A energia produzida para a realização da atividade utiliza um sistema baseado em oxigênio, aumentando, assim, a capacidade de captar, transportar e utilizar oxigênio, ajudando a prevenir doenças cardiovasculares. Podem ser citados como exemplo os seguintes exercícios aeróbicos: as caminhadas, as corridas, o ciclismo estacionário ou não, a natação, entre outras.

Atividades, como, por exemplo, a musculação, não desenvolvem o sistema cardiovascular especificamente, pois não utilizam o oxigênio para a produção da energia, são em geral exercícios de curta duração, ou seja, executados em curto espaço de tempo, denominados *atividades anaeróbicas*.

Frequência

Em um trabalho individualizado para que se determine a frequência de treino, ou seja, dias da semana e tempo de duração, é importante que o educador físico tenha em mente o objetivo e o estado inicial de cada indivíduo.

De acordo com as atuais recomendações para o paciente que procura qualidade de vida e benefícios à saúde, é indicada a prática diária moderada, ou pelo menos duas ou três vezes por semana, em média, e para aqueles que estão no ciclo inicial é fundamental que se tenha o processo de adaptação à atividade física.

Os programas de exercícios, com frequência inferior a duas vezes semanais, são considerados atividades que não produzem efeitos significativos para as capacidades aeróbicas e anaeróbicas do indivíduo.

Duração

Segundo a American Association of Cardiovascular and Pulmonary Rehabilitation, para que o exercício tenha um bom resultado, a duração da atividade deve ser de 20 a 60 minutos de exercícios aeróbicos contínuos, de acordo com a intensidade da atividade.[1,6]

Para indivíduos que iniciam a prática, o exercício deve ter uma duração menor e, conforme a sua adaptação, ser gradativamente aumentado.

No momento em que a atividade é prescrita ao indivíduo, deve-se levar em conta a medicação que cada praticante ingere durante o dia, pois alguns podem causar alterações metabólicas e influenciar na frequência cardíaca no decorrer do exercício.

Intensidade

O fator mais importante para se alcançar o objetivo desejado durante a atividade física está ligado à intensidade do exercício, pois, em relação à resistência básica, é o mais difícil de lidar com relação aos efeitos colaterais.

Com o decorrer da prática, a pessoa vai alcançando mais rapidamente os níveis desejados, e com isso, deve-se dar mais importância à intensidade.

Um trabalho intenso evidenciará um processo muito satisfatório em curto espaço de tempo, contudo, uma atividade muito exaustiva é menos confortável e exige muito mais do indivíduo, que nem sempre está preparado, assim, o ideal é que se tenha uma atividade que motive e que seja intensificada gradativamente.

O método mais simples de avaliar a intensidade de exercício para cada praticante é a tabela estabelecida por Gunnar Borg, que avalia a sensação subjetiva do cansaço estabelecida pela frequência cardíaca do treinamento com relação à intensidade do exercício.

Conforme o nível do condicionamento físico aumenta, deve-se aumentar, também, o limiar da intensidade necessária de exercício, para melhorar o condicionamento cardiovascular.

Tipos de Exercícios

Os exercícios utilizados no condicionamento cardiovascular podem ser caracterizados de acordo com a forma de solicitação do oxigênio ou não.

Nos exercícios aeróbicos, a energia produzida para a realização do esforço tem a utilização do oxigênio, aumentando, assim, a capacidade do sistema, tornando o organismo mais eficiente, além de modificar a capacidade pulmonar, e, em nível cardíacos, há o aumento no volume de ejeção, que é a quantidade de sangue ejetada pelo ventrículo a cada sístole, que é obtido pelo aumento da cavidade ventricular esquerda, aumentando aproximadamente 25% em relação a um indivíduo que não pratica atividade física.[13,14]

Os esforços que se enquadram neste grupo de atividade são os que possuem duração superior a 6 minutos, variando conforme a energia disponível para a realização em esforço.

As caminhadas, as corridas, o ciclismo estacionário ou não e a natação podem ser consideradas atividades aeróbicas que resultam na eficiência cardiovascular do praticante.

As Alterações Sistêmicas que Ocorrem na Musculatura[15]

- Aumento do conteúdo de mioglobinas ajuda na liberação de oxigênio da membrana celular à mitocôndria onde será consumida.
- Aumento da capacidade de oxidação dos carboidratos e das gorduras ocorre devido ao aumento do número, tamanho das mitocôndrias e das fibras musculares esqueléticas ativas.
- Aumento da reserva de ATP-CP através da fosforização oxidativa.
- Aumento da capacidade glicolítica.

Os exercícios considerados anaeróbicos são aqueles cuja ressíntese do ATP é feita através de reações sem a utilização do oxigênio e caracterizam-se pela alta intensidade realizada em curto espaço de tempo, ou seja, duração máxima de três minutos, aproximadamente.

O trabalho anaeróbico produz um aumento da massa muscular e, em nível cardíaco, gera a elevação rápida da frequência cardíaca e respiratória, aumentando as paredes ventriculares do músculo cardíaco, propiciando uma maior força de ejeção sanguínea.

De acordo com os tipos de exercícios propostos, cabe ao educador físico identificar no paciente qual o sistema que deve ser priorizado no treinamento, para melhorar o desempenho e a qualidade de vida dos indivíduos em programa.

No início de toda atividade devem-se realizar exercícios que visem ao aquecimento dos músculos e do sistema cardiorrespiratório, tendo como objetivo a melhora da eficiência metabólica e evitar lesões.

Na fase de recuperação ou final, o objetivo é buscar a queda da intensidade até chegar aos poucos no estado de repouso.

Deve-se levar em conta no indivíduo sedentário, a maneira pela qual será avaliado antes de executar qualquer atividade, pois, de acordo com o resultado, os exercícios propostos deverão variar conforme a especificidade de cada um.

MÉTODOS DE TREINAMENTO

Quando se tem o conhecimento do sistema fisiológico de cada indivíduo, cabe ao educador físico identificar qual o sistema energético que irá treinar, verificando duração e intensidade.

Os métodos de treinamento são basicamente dois: *contínuo* e *intervalado*.[13,15.]

O TREINAMENTO CONTÍNUO

O treinamento contínuo é aquele que não possui intervalos entre a atividade e é realizado em média e longa duração, com o objetivo de melhorar a resistência aeróbica. Com a implementação da sobrecarga, aumenta o débito cardíaco, sendo a sua intensidade moderada que irá possibilitar ao indivíduo dar continuidade ao exercício por mais tempo.

Por ser uma atividade de duração prolongada, sua intensidade deve ser moderada ou alta, sendo prescrito de 50% a 85% do VO_2máx, o que provocará uma melhora no transporte de oxigênio até o nível celular, desenvolvendo a resistência aeróbica.[1,6]

O tempo de duração pode variar de 20 a 60 minutos, dependendo do objetivo proposto, no decorrer do treinamento verifica-se a redução da frequência cardíaca durante a prática; assim, para que o indivíduo permaneça na frequência cardíaca limiar de treino, deve-se intensificar o exercício, que poderá ser 70% da máxima, aproximadamente, para obter efeitos positivos.

Neste tipo de treinamento, o resultado deverá ser observado em médio e longo prazos, podendo ser utilizado em treinamentos mais específicos. Os benefícios mais evidentes são o aumento do volume sistólico, aumento da capacidade de captação de oxigênio, e melhora da capilarização sanguínea.

O TREINAMENTO INTERVALADO

O treinamento intervalado é aquele que tem como característica principal uma série de exercícios repetidos, alternados com período de repouso ou intervalos de recuperação.

As séries repetidas de exercícios podem ter um volume menor, desde que a intensidade seja maior; assim, existirá um aumento da capacidade de o músculo captar oxigênio.

A vantagem desta atividade é proporcionar menor grau de exaustão, devido à utilização do sistema ATP-CP, produzindo menor concentração de ácido lático, em virtude dos intervalos existentes após a realização de cada série.

No treinamento intervalado verifica-se um débito sistólico não só durante a atividade mas, também, na hora de repouso. A duração do esforço é inversamente proporcional à intensidade, e para que se tenha uma melhora da aptidão cardiorrespiratória, é importante que este trabalho seja realizado juntamente com uma atividade contínua.[3,7,8]

Já se sabe que a fadiga produzida pelo treinamento intervalado converte-se em intensidade de trabalho, que possibilitará a melhora da capacidade energética dos músculos ativados.

Bases Fisiológicas da Atividade Muscular

O condicionamento físico é muito benéfico para a população em geral, desde o mais jovem até o idoso, e, quando se refere a indivíduos com doenças cardiovasculares, os efeitos são ainda maiores, principalmente em relação à qualidade de vida e às sensações de bem-estar, pois, com isso, melhoram-se as capacidades funcional, metabólica e ventilatória do organismo.

Quando o treinamento físico é realizado com moderação, evitando-se o estado de exaustão e sobrecargas, respeitando-se características individuais, como idade, sexo, estado de saúde, pode-se obter um bom rendimento em curto espaço de tempo.

O objetivo de um treinamento físico é causar adaptações biológicas, a partir da aplicação de uma sobrecarga, para melhor desempenho de determinada tarefa, resultando em um potencial energético. Sendo assim, é importante diferenciar o atleta, que visa ao máximo do desempenho físico e às pessoas com doença coronariana, que buscam melhores condições de saúde e qualidade de vida.

Formas de Solicitação Muscular

A maioria dos estudos a respeito da resposta muscular ao treinamento físico indica que os fatores genéticos ocupam um importante papel na composição de fibras musculares do indivíduo, que podem variar como fibras vermelhas, conhecidas como do Tipo I ou de contração lenta, e fibras brancas chamadas de Tipo II ou de contração rápida.[7,10,14]

Essas fibras são importantes de acordo com as atividades praticadas; por exemplo, as fibras do Tipo I são bem solicitadas quando se executam atividades de longa duração e baixa intensidade, já as fibras do Tipo II apresentam alta concentração de ATP-PC, e alta atividade das enzimas glicolíticas, que são solicitadas quando se executam atividades de alta intensidade e curta duração, pois são fibras que se contraem rapidamente.

Entre as formas de solicitação motora, podem ser identificadas as capacidades e as habilidades motoras.

CAPACIDADES MOTORAS

As capacidades motoras são aquelas determinadas por fatores genéticos, ou seja, são inatas de cada indivíduo, essas podem ser força, flexibilidade e resistência.

As capacidades motoras condicionadas são aquelas determinadas pelos componentes energéticos, predominando os processos de obtenção e transformação de energia, ou seja, são de caráter quantitativo.

Já as capacidades motoras coordenativas são de caráter qualitativo e fundamentadas através da eficiência do metabolismo energético. Essas regulam e organizam os movimentos como: direção, transformação, controle e adaptação de cada movimento.

FORÇA

Segundo Allsen et al.,[8] força muscular é a capacidade de empregar força máxima em uma contração; e resistência muscular é a capacidade de empregar força em uma série de contrações repetidas.

De forma geral, ela é fundamental para que possamos realizar nossas atividades de vida diária, como sentar, levantar, caminhar, entre outras.

Com isso, podem-se definir três aspectos da contração:

- *Isotônico* – é quando se vence uma determinada resistência, podendo ter ação articular;
- *Isométrica* – é quando se sustenta a resistência sem a ação articular;
- *Excêntrico* – é quando se cede à resistência.

Pode-se classificar a força em quatro tipos:

- *Força máxima:* é quando a musculatura vence o máximo de resistência possível em uma única repetição, independendo do tempo necessário para essa realização.
- *Força rápida:* é quando a musculatura realiza a contração com máxima velocidade e, no menor tempo possível, pode ser caracterizada como sendo a máxima de velocidade em um gesto motor.
- *Força de potência*: é quando se realiza o maior número possível de contrações mantendo uma elevada velocidade de execução.
- *Resistência de força:* é quando determinada musculatura realiza o número máximo de contrações independentemente da velocidade e da força que executa, podendo ser:
    1 - Resistência de força aeróbica, que é a capacidade dos músculos de resistir à fadiga na presença de oxigênio, por exemplo, corridas de longa distância.
    2 - Resistência de força anaeróbica, que é a capacidade dos múscu-

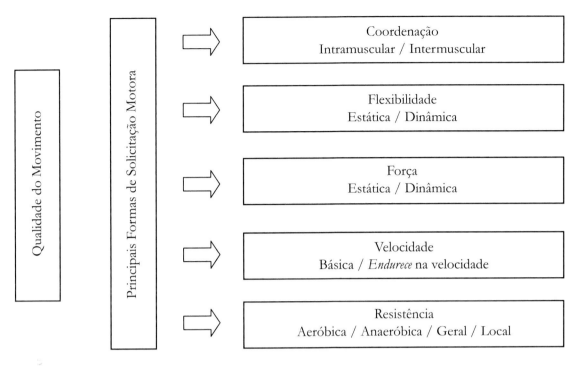

FIGURA 1 — Esquematização das Formas de Solicitação Motora.[4,7,10,12]

los de resistirem à fadiga na ausência de oxigênio, por exemplo, corrida de 400 e 800 metros.

COORDENAÇÃO

A coordenação é uma ação sinérgica do sistema nervoso central e da musculatura esquelética em uma determinada sequência de movimentos, sendo classificada como: coordenação intermuscular e coordenação intramuscular.

A coordenação intramuscular é aquela pela qual se aumenta a capacidade de um músculo em mobilizar um maior número de unidades motoras, causando, assim, o aumento da capacidade de desenvolver força de contração. Esta se dá na fase de adaptação neural e se pode verificar o aumento da solicitação das unidades motoras.

A coordenação intermuscular é aquela que ocorre juntamente com a coordenação intramuscular, diferenciando-se apenas pelo fato de ocorrerem ajustes entre as musculaturas envolvidas no ato motor. Conforme aumenta a inervação intermuscular, pode-se observar uma melhora também na coordenação dos grupos musculares que participam de um determinado movimento, pois os agonistas e antagonistas desempenham um papel fundamental. Esta representa a coordenação de diversos músculos em relação a uma sequência que se quer executar.[12]

FLEXIBILIDADE

A flexibilidade é a máxima amplitude do movimento angular que as articulações são capazes de executar. O treinamento da flexibilidade é importante para que se tenha o aumento do comprimento da unidade músculo-tendão, mas que não pode ser observada rapidamente em função das propriedades dos tecidos.

O nível de flexibilidade de cada indivíduo pode ser influenciado por fatores endógenos e exógenos:

- *Endógenos*: sexo, idade, condição física e individualidade biológica.
- *Exógenos*: temperatura do ambiente e horário em que se realiza.

A melhora da flexibilidade pode ser percebida com o treinamento regular, que visa melhorar a amplitude de movimento de cada articulação envolvida durante o movimento.

Os métodos para que se possa desenvolver a flexibilidade são:[12,13,14]

- *Balístico:* é o método que utiliza a movimentação da articulação com movimentos rápidos e vigorosos para se atingir a amplitude máxima, mas é necessário que não ultrapasse o limite individual, pois o risco de lesão é maior.
- *Ativo:* é aquele que utiliza a força muscular para atingir a máxima amplitude, mas não tem a utilização de uma força externa. Além do trabalho de flexibilidade, encontra-se neste método uma intensa contração muscular durante sua execução.
- *Estático:* é aquele que realiza o movimento do alongamento em posições estáticas, sem a movimentação das articulações envolvidas e força externa. Para se ter um bom resultado, o ideal é que se permaneça na mesma posição por, no mínimo, vinte segundos. É o método mais utilizado por ter menos risco de lesão.
- *Passivo:* é aquele em que há ajuda de uma força externa para facilitação, geralmente é o método praticado em duplas. Para evitar lesões, é fundamental que o companheiro respeite o limite informado pelo indivíduo que estiver executando o movimento. O aumento da amplitude deve ser feito com velocidade moderada.

VELOCIDADE

A velocidade pode ser definida como a execução de movimentos em um curto espaço de tempo, mas, para a atividade física em indivíduos com algum problema cardiovascular, é uma grandeza não recomendada durante a execução de movimentos, pois o risco de lesões é maior.

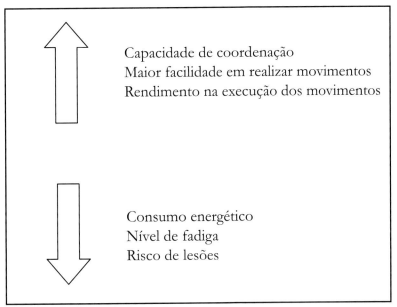

FIGURA 2 – Vantagens de um treinamento de coordenação.[15]

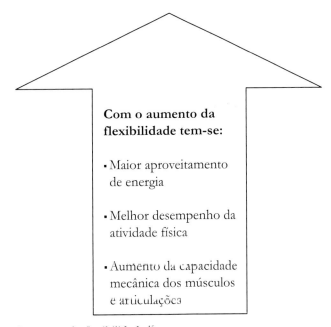

FIGURA 3 – Vantagens do treinamento de flexibilidade.[15]

RESISTÊNCIA

A resistência pode ser compreendida como a capacidade de tolerância à fadiga, ou seja, o indivíduo resiste o maior tempo possível a um estímulo, sem diminuir a qualidade do exercício. Pode ser de diferentes tipos e variações:[15]

- *Resistência geral*: é quando se resiste ao cansaço nos movimentos em todo o corpo, utilizam-se grandes grupos musculares, exemplo, corrida de fundo.
- *Resistência local*: é a resistência de um grupo reduzido de músculos, pode-se utilizar um sexto da musculatura esquelética, exemplo, levantamento de peso.
- *Resistência aeróbica geral*: é a capacidade de realizar um exercício de intensidade moderada por períodos prolongados. Nesta existe a presença de oxigênio suficiente para a queima de energia. Pode ser dinâmica ou estática.
- *Resistência aeróbica local*: é aquela na qual o sistema cardiovascular não tem um papel decisivo para a melhora do desempenho, este tem uma intensidade moderada e tempo prolongado, é muito utilizada em trabalhos de reabilitação devido à melhora dos mecanismos hemodinâmicos e metabólicos.
- *Resistência anaeróbica geral*: é a resistência durante a execução de atividade de alta intensidade e velocidade, com concentração de ácido lático, exemplo, a corrida de 400 metros. Esta resistência pode ser dinâmica ou estática.
- *Resistência anaeróbica local*: é a capacidade de resistir aos exercícios com carga elevada e de curta duração.

Prescrição da Atividade Física

Considerando que a atividade física na reabilitação cardíaca deve ser individualizada, espera-se que durante a prescrição o educador físico tenha muita cautela e sempre observe o quadro clínico de cada paciente, respeitando o estágio de recuperação após a cirurgia ou a revascularização do miocárdio.[1,3,6,12,14]

Durante a atividade física, devem ser observadas alterações cardiovasculares ocasionadas por medicamentos ou não, obedecendo à intensidade ideal para corresponder com a frequência estimada para cada um.

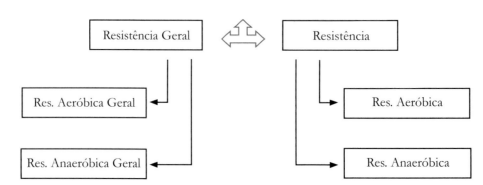

Figura 4 – Tipos de resistência.

Por isso, antes de o indivíduo iniciar uma atividade, é fundamental que ele passe por uma avaliação clínica e cardiológica para, então, realizar todos os exames necessários e o teste progressivo de tolerância ao exercício, para determinar a frequência cardíaca de treinamento, considerando sexo, idade, medicações, integridade musculoesquelética e atividade física habitual.

Para identificar a frequência cardíaca de treino deve-se medir a pulsação, colocando os dedos médios sobre a artéria radial (punho), no mesmo lado do polegar e iniciar a contagem partindo do zero por um minuto. Pode-se, também, utilizar aparelhos de medir a frequência cardíaca, frequencímetro.

A intensidade da atividade física mais utilizada é de 50% a 60% da capacidade funcional para pacientes com baixa capacidade física e 60% a 70% para assintomáticos em geral.

Atividades Propostas

Exercícios de Resistência Aeróbica – Endurance

Esse tipo de exercício, quando aplicado, deve ser de forma contínua e intervalada, desde que se tenha o mesmo objetivo: aperfeiçoar as funções cardiorrespiratórias.

Os programas de treinamento de *endurance* aumentam o VO_2máx e envolvem grande massa muscular, quando praticados com uma intensidade de 50% a 85% e semanalmente.[1]

É importante observar a frequência de treinamento nesta atividade, a fim de identificar a intensidade que será aplicada para cada paciente.

Entre as atividades que podem ser desenvolvidas, destaca-se a caminhada, pois pode sofrer variações durante a aplicação para que se atinja a frequência cardíaca de treinamento, através do aumento da velocidade ou vice-e-versa, oferecendo ao indivíduo intensidade tolerável, evitando complicações musculoesqueléticas e ortopédicas.

Outras atividades que podem ser praticadas são: corrida, ciclismo estacionário ou não, natação entre outras.

Exercícios de Resistência

Esta atividade tem como objetivo aumentar a força e resistência muscular que pode ser aplicada através de pesos livres (halteres), aparelhos de musculação e exercícios localizados.

Os exercícios de fortalecimento muscular que anteriormente eram contraindicados para cardiopatas em geral, hoje, já passam a ser utilizados, pois são grandes aliados ao combate de excesso de peso.

Durante a prescrição desta atividade deve-se aplicar uma intensidade de aproximadamente 40% a 60%, de acordo com cada indivíduo, e as repetições devem ser de 8 a

15, dependendo do grupo muscular trabalhado. Deve-se ter cuidado para que a execução do movimento seja correta e, caso esteja com dificuldade de executar a série, é sinal que a carga não está adequada a este indivíduo.[1]

Exercícios de Flexibilidade

Para que o programa de atividade seja completo é importante que haja sessões de alongamento para treinamento da flexibilidade, aumentando a amplitude do movimento, principalmente, da região lombar inferior e posterior da coxa, a fim de reduzir lombalgias e dores crônicas.

Prescrição da Intensidade de Exercício

A intensidade do treinamento para indivíduos cujo teste máximo é alcançado sem ocorrência de sintomas, cansaço e sem alterações do eletrocardiograma e ritmo da pressão arterial, pode ser determinada por:[1]

- Porcentagem do consumo de oxigênio máximo (VO_2máx).
- Porcentagem da unidade metabólica máxima (MET máx).
- Porcentagem da FC máxima.
- Níveis de cansaço – índice de percepção de esforço.
- Obtenção do limiar anaeróbico.

Quando se verificam algumas alterações, como depressão do segmento ST ao ECG, angina de peito ou níveis de pressão sistólica acima de 250 mmHg, deve-se estabelecer o nível de treinamento em VO_2, MET ou FC em que apareceu alteração.

Prescrição da Intensidade do Exercício pelo Consumo de Oxigênio – VO_2

O consumo máximo de oxigênio (VO_2máx) é o maior volume de oxigênio por unidade de tempo que um indivíduo consegue captar durante o exercício, e é alcançado quando se atingem níveis máximos de débito cardíaco e de extração periférica de oxigênio.

Pode-se considerar um dos parâmetros de grande importância, pois é preditor da performance. Durante os exercícios aeróbicos de longa e média duração, é um índice aplicado para classificar a capacidade funcional cardiorrespiratória.

Considerando que a frequência cardíaca máxima é aquela que se mede no pico do esforço máximo alcançado durante o teste de esforço, estabelece-se o percentual da capacidade funcional (VO_2máx) e compara-se com a frequência cardíaca, determinando, assim, a frequência cardíaca de treino. Na maioria dos casos, utiliza-se, por exemplo, 60% a 70% do VO_2máx.[1,12]

Prescrição da Intensidade do Exercício pela Frequência Cardíaca

Para se prescrever a zona de alvo, pega-se a frequência cardíaca máxima do indivíduo e aplica-se a fórmula descrita por Karvonen (1957),

FCmáx = 220 – idade

e, logo em seguida, calcula-se o percentual da frequência cardíaca máxima, segundo a fórmula:[1]

FCT = %T (FCmáx – FCrep) + FCrep

- FCT = frequência cardíaca de treinamento
- %T = percentual de treino
- FCmáx = frequência cardíaca máxima
- FCrep = frequência cardíaca de repouso

Prescrição da Intensidade do Exercício pelo Índice de Percepção de Esforço

O índice de percepção ao esforço (segundo Borg) é uma escala que identifica o nível do cansaço durante o exercício que, quando relacionada com a frequência cardíaca, verifica-se o grau de intensidade durante a execução do exercício.

Pode-se verificar que o exercício está sendo executado com segurança, quando observa-se que o índice de percepção de esforço está entre 10 e 12 (Quadro 6), já quando se tem um cansaço inferior a isto, verifica-se que a intensidade deve ser aumentada e quando é superior deve ser reduzida.

Prescrição da Intensidade do Exercício pelo MET

A prescrição do treinamento pelo MET é determinada pelo percentual da capacidade funcional individual com a relação ao gasto energético da atividade praticada.

O MET é utilizado para prescrever a intensidade da atividade, estimando assim o custo metabólico da atividade física em relação ao estado de repouso.

Conforme o treinamento vai se realizando, é possível que a frequência cardíaca e a percepção de esforço para aquele MET abaixem; com isso, é necessário aumentar progressivamente o nível de MET para obter a frequência cardíaca e alcançar o índice de percepção de esforço ideal para o treinamento.

Prescrição da Intensidade do Exercício pelo Limiar Anaeróbico

A localização exata do intervalo de confiança da frequência de treinamento entre o limiar anabólico (I) e o ponto de compensação respiratória (limiar II) é obtida pelo uso do teste cardiopulmonar que emprega o equivalente respiratório de O_2 e CO_2 (VE/VO_2) (VE/VCO_2) concomitantemente às frações explicadas de O_2 (FEO_2) e de CO_2 ($FECO_2$), para obtenção dos limiares, portanto, localizando as frequências cardíacas limites, baseado em dados metabólicos (cf. Capítulo 3).

Efeitos Sistêmicos e Benefícios do Treinamento Físico

Nos últimos anos, foram descritos inúmeros benefícios de exercícios para portadores de cardiopatias; além da melhora na capacidade funcional, a reabilitação cardíaca resulta em adaptações fisiológicas dos componentes físicos, mentais e sociais.

Segundo a OMS, a reabilitação cardíaca é a forma pela qual estes pacientes conseguem, por meio de seu próprio esforço, reconquistar uma posição normal na comunidade levando uma vida produtiva. Há vários anos quando esta definição foi estabelecida por meio de pes-

Quadro 6 – Escala de classificação de percepções subjetivas do nível do esforço realizado e duas variações de terminologias utilizadas para TE e programas de exercícios. Índice de percepção de esforço de Borg

		Variação (I)	Variação (II)
6			
7	Muito, muito leve	Muito, muito leve	Muito fácil
8			
9	Muito leve	Muito leve	Fácil
10			
11	Leve	Pouco leve	Relativamente fácil
12			
13	Um pouco difícil	Um pouco forte	Ligeiramente cansativo
14			
15	Difícil	Forte	Cansativo
16			
17	Muito difícil	Muito forte	Muito cansativo
18			
19	Muito, muito difícil	Muito, muito forte	Exaustivo
20			

quisas, e ficou reconhecido que, quando submetidos ao tratamento daquela época, que implicava sessenta dias de repouso no leito, após infarto do miocárdio, os pacientes apresentavam numerosos efeitos fisiológicos deletérios. Após alta hospitalar os pacientes apresentavam-se malcondicionados fisicamente e sem condições para retornarem às suas atividades familiares profissionais e sociais. Os programas de reabilitação cardíaca foram criados com o propósito de dar a esses pacientes a oportunidade de retornarem às suas atividades diárias, com ênfase na prática de exercícios físicos, acompanhada por ações educacionais voltadas para mudanças no estilo de vida. Atualmente, as novas técnicas terapêuticas permitem que a maioria dos pacientes tenha alta hospitalar precocemente, sem perder a capacidade funcional.

O treinamento físico não se baseia exclusivamente no aumento do rendimento físico de um indivíduo após trauma cardíaco, mas também tem papel fundamental na prevenção, no combate às patologias associadas adquiridas, no alívio de sintomas dolorosos e, consequentemente, na melhora do estado geral de saúde.

A falta de atividade física e a obesidade produzem enfermidades que alteram o fun-

Tabela 1 – Cálculo de prescrição por MET[15]

Nível de MET	Tipo de Atividade	
3 – 4	Andar (3 mph)	
	Pedalar (6 mph)	
4 – 5	Andar (3,5 mph)	
	Pedalar (8 mph)	
	Tênis (duplas)	
	Velejar	
5 – 6	Remo (4 mph)	
	Patinação (9 mph)	
	Tênis (duplas)	
	Voleibol (recreação)	
7 – 8	*Jogging* (5 mph)	
	Basquetebol (recreação)	
8 – 9	Basquetebol (competição)	
> 9	Correr (6 mph ou mais)	
	Handebol (competitivo)	
	Futebol (recreação)	
Capacidade funcional	Porcentagem da capacidade funcional	Intensidade média de treinamento (MET)
8 MET	60 + 8 = 68%	0,68 x 8 = 5,44
12 MET	60 + 12 = 72%	0,72 x 12 = 8,64

*1 MET = 3,5 ml/kg/min.

cionamento osteomioarticular, tornando-o suscetível a doenças e causando atrofia por desuso. Os sistemas musculoesqueléticos podem ser influenciados por um determinado tipo de treinamento, podendo ter efeito transitório ou durar um período de tempo considerável. Nesta seção, são apresentadas as adaptações pertinentes ao exercício físico, ressaltando seus benefícios ao treinamento aeróbico e de resistência muscular localizada.

Adaptações Fisiológicas na Reabilitação Cardíaca

Treinamento Aeróbico

O exercício aeróbico reduz a frequência cardíaca tanto em repouso como durante o exercício realizado em cargas submáximas de trabalho. Esses efeitos parecem ser devidos a redução da hiperatividade simpática, aumento da atividade parassimpática, mudança no marca-passo cardíaco ou mesmo melhora da função sistólica. Apesar de o exercício físico induzir melhora da potência aeróbica máxima, ele não modifica de modo apreciável a frequência cardíaca máxima. Ou seja, pacientes treinados aerobicamente alcançarão a mesma frequência cardíaca máxima de antes do treinamento, porém serão necessários níveis mais intensos de esforço para que essa frequência cardíaca máxima seja alcançada.

O treinamento aeróbico reduz a pressão arterial de repouso e durante exercício submáximo. Da mesma forma que ocorre com a frequência cardíaca, o treinamento físico parece provocar pouca alteração na pressão arterial máxima aferida no pico do esforço.

O sistema de transporte do oxigênio sofre uma adaptação favorável com o treinamento físico, que se exterioriza através de maiores valores de $VO_2máx$. O treinamento físico aumenta a diferença arteriovenosa de oxigênio através do aumento da volemia, da densidade capilar, do débito cardíaco e da extração periférica de oxigênio durante o exercício. Em pacientes portadores de cardiopatia, o treinamento aumenta em 10% a 30% o $VO_2máx$, sendo este aumento mais evidente nos primeiros três meses de treinamento.

Para uma mesma intensidade de esforço submáximo, o indivíduo treinado apresenta o mesmo débito cardíaco, porém às custas de frequência cardíaca mais baixa e volume sistólico maior. A maior extração periférica de oxigênio durante o exercício pode permitir que o indivíduo treinado atinja a mesma intensidade de exercício com maior débito cardíaco. Como a frequência cardíaca no esforço máximo é semelhante no indivíduo treinado e no destreinado, o aumento do débito cardíaco ocorre devido a aumento no volume sistólico.

Estudos mostram mínima ou nenhuma melhora da fração de ejeção do ventrículo esquerdo em resposta ao exercício físico. Em pacientes portadores de insuficiência cardíaca, a melhora da classe funcional obtida com o treinamento físico é secundária às adaptações periféricas ao exercício, não havendo correlação entre a fração de ejeção do ventrículo esquerdo em repouso e a capacidade funcional.

Com a atividade física, a musculatura esquelética desenvolve grandes adaptações na densidade capilar, na estrutura protética miofibrilar e na sua composição enzimática.

Isso resulta em maior eficiência na utilização de lipídios como substrato energético, retardando a utilização de glicogênio muscular, prolongando o tempo de exercício e aumentando a intensidade de esforço que pode ser sustentado. Um indivíduo treinado aumenta o volume sistólico máximo, o débito cardíaco máximo e a tolerância à acidose muscular, permitindo atingir um VO_2máx mais elevado. Dessa forma, mesmo que o limiar anaeróbico continue a ocorrer no mesmo percentual do esforço máximo, este ocorrerá durante um consumo absoluto de oxigênio mais elevado. Sendo assim, o desencadeamento de acidose ocorrerá em intensidade mais elevada de exercício. Com o treinamento aeróbico, o aumento do limiar anaeróbico pode ser proporcionalmente maior que os aumentos obtidos do VO_2máx, caracterizando um aumento da tolerância ao exercício submáximo. Essas adaptações têm repercussões práticas, permitindo ao indivíduo treinado suportar cargas submáximas maiores por mais tempo, retardando o desenvolvimento de acidose e fadiga.

Exercícios Isocinéticos

Exercícios isocinéticos caracterizam-se quando, com o auxílio de um dinamômetro isocinético, se exercita determinada articulação do corpo com seu grupo muscular correspondente, em velocidades angulares constantes, por exemplo: 60° por segundo, 180° por segundo etc.

O dinamômetro cria uma resistência proporcional à intensidade exercida pela pessoa que está executando o movimento, sendo impossível ao indivíduo ultrapassar essa velocidade predeterminada. A resistência, nesse tipo de exercício, é variável de acordo com a intensidade aplicada.

Este é o grande benefício que a isocinética traz, porque onde o indivíduo apresenta maior dificuldade, em determinado ângulo de movimento, ocorre, automaticamente, uma diminuição da resistência, proporcional à queda de força. Onde ele é mais eficiente, ela aumenta a resistência, criando maior dificuldade. A isto denomina-se resistência acomodativa, pois que se molda de acordo com a intensidade da força aplicada pelo indivíduo.

Os tipos de mecanismos isocinéticos podem ser passivos ou ativos. No sistema passivo, o paciente sentirá a resistência durante todo o ângulo de movimento, proporcionando a realização do exercício isocinético concêntrico. No sistema ativo, existe a possibilidade de exercícios excêntricos: o paciente deve resistir a um movimento realizado pelo mecanismo.

Quanto às velocidades angulares, o dinamômetro consegue trabalhar de 0º a 500º por segundo, quanto menor for a velocidade angular, maior é a resistência encontrada pelo paciente e, por conseguinte, vai gerar um torque (newton/metro) mais alto. Quanto maior a velocidade angular, menor será o torque gerado, assim como a resistência.

Este sistema de exercício proporciona um ganho de força acentuado, pois o músculo pode trabalhar a 100% de sua máxima em diferentes ângulos de movimento, uma vez que a sobrecarga exercida no grupo muscular varia de acordo com a força exercida.

Porém, antes de realizarmos os exercícios, será necessário obter a avaliação isocinética mediante um esforço máximo. Podem ser avaliadas as seguintes articulações: tronco, ombro, cotovelos, punhos, quadris, joelhos e tornozelos.

O objetivo de uma avaliação isocinética é quantificar, objetivamente, força, trabalho, potência e resistência de determinado grupo muscular, e comparar com seu membro contralateral. Além disso, ela proporcionará as relações entre os músculos agonistas/antagonistas. Por exemplo, na articulação dos joelhos ela nos dirá quanto de força os flexores têm em relação à força dos extensores (flexores/extensores). Calcula-se dividindo o torque, o trabalho ou a potência, de um grupo muscular normalmente mais fraco, pelo de um grupo mais forte, expressando-se em porcentagem.

A partir da avaliação, inicia-se o tratamento pela isocinética. Direciona-se o exercício terapêutico para superior deficiência específica, buscando o equilíbrio entre os grupos musculares e estabelecendo metas para retorno à atividade.

Hemofilia e Condicionamento Físico

A hemofilia é distúrbio congênito no processo de coagulação do sangue. Essa deficiência caracteriza-se pela ausência ou carência de um dos fatores de coagulação. A hemofilia é chamada A, quando falta o fator de coagulação VIII e chamada Hemofilia B, quando falta o fator de coagulação IX.

Os níveis plasmáticos de fator na hemofilia podem ser classificados, como:

- grave – menor que 1% de fator;
- moderada – de 1% a 5%;
- leve – de 6% a 30%;
- muito leve – 30% a 50%.

As hemorragias podem ser cutâneas, musculares, articulares, do sistema nervoso central e vísceras, porém, na maioria dos episódios as articulações são as mais comprometidas, como: cotovelos, ombros, quadris, joelho e tornozelo.

Em pacientes controlados e cujos episódios agudos tenham cessado, deve-se iniciar a prática de atividade física, para a melhora da musculatura e estabilidade articular. O desenvolvimento das capacidades físicas resistência/força muscular e flexibilidade são fatores importantes para a prevenção e a manutenção da amplitude de movimento, do aumento da resistência e da força muscular e, consequentemente, evitar novos episódios e deformidades articular.

Um programa de condicionamento físico bem orientado deverá ter como objetivo proporcionar aos indivíduos com hemofilia a prática de atividade física normal, e não somente atividades ligadas à sua reabilitação.

Os exercícios resistidos têm sido utilizados, pois foi o que melhor se adaptou às limitações dos portadores de hemofilia, uma vez que há menor possibilidade de choque, ausência de movimentos bruscos, riscos insignificantes de quedas e um melhor controle quanto a impacto, direção, velocidade e volume de trabalho.

Os exercícios com pesos podem ser realizados de maneira a enfatizar mais a função contrátil ou mais a metabólica, para produção energética.

Pesos maiores, que permitem poucos movimentos consecutivos (repetições), enfatizam o mecanismo contrátil. Produzem acentuado aprimoramento da força, tanto por hipertrofia das fibras musculares, como também por aumento da capacidade de recrutamento de unidades motoras. Pesos menores, que permitem maior número de repetições, também produzem hipertrofia, mas enfatizam a resistência, a situação de glicogênio, a hidratação e vascularização dos músculos. Para a grande maioria dos objetivos do treinamento com peso, parece estar havendo um consenso de que os ideais são as repetições média, geralmente entre 6 e 12 repetições, conhecidas como *faixa de hipertrofia*. Nessa faixa de repetições, as funções contrátil e metabólicas, parecem ser igualmente estimuladas, conseguindo-se uma boa associação das adaptações morfológicas e funcionais citadas. O gasto calórico e a mobilidade articular recebem estímulos em todas as faixas de repetições.

A determinação das cargas de treinamento, normalmente, é feita por experimentação, até que se consiga um peso que induza ao grau de esforço que se deseja para as repetições planejadas.

É importante saber que o desenvolvimento de qualquer trabalho de treinamento, seja ele aeróbico ou anaeróbico, deve respeitar os princípios de treinamento, para que sejam atingidos os objetivos gerais e específicos.

TREINAMENTO DE RESISTÊNCIA MUSCULAR LOCALIZADA

Grande parte das atividades físicas que envolvem contração muscular não é puramente dinâmica ou estética. Os dois tipos de contração produzem diferentes respostas hemodinâmicas. As atividades com componente estático envolvem movimentos de baixa repetição contra resistências elevadas, em que predominam contrações do tipo estáticas ou isométricas, nas quais se desenvolve tensão sem encurtamento do ventre muscular.

Essa tensão muscular aumentada leva à restrição do fluxo sanguíneo muscular durante a contração, em razão da compressão das arteríolas e dos capilares que perfundem o leito muscular, desencadeando resposta pressórica desproporcional ao consumo do oxigênio local. A pressão arterial sobe bruscamente ao início de uma contração estática, quando esta tende a limitar o fluxo sanguíneo arterial, na tentativa de manter a pressão de perfusão para a musculatura em atividade. Essa elevação ocorre tanto na arterial sistólica quanto na diastólica, resultando em maior pós-carga e menor pré-carga por diminuição do retorno venoso.

Durante a contração isométrica, observa-se aumento da frequência cardíaca, que varia de acordo com a massa muscular envolvida na contração. Esse aumento, que não costuma ultrapassar valores entre 62,7% e 85,2% da frequência cardíaca atingida durante um teste de esforço máximo em esteira, é o responsável pela elevação do DC, já o volume sistólico geral não se eleva durante a contração isométrica, podendo diminuir. Durante a contração isométrica, o aumento da pressão arterial diastólica aumenta a perfusão coronariana durante a diástole, reduzindo os episódios de isquemia miocárdica durante esse tipo de treinamento. Estudos sobre o uso do treinamento de força em programa de reabilitação cardíaca mostraram que, em portador de doença arterial coronariana estável, já em treinamento aeróbico por pelo menos três meses, adicionar treinamento de força (resistência muscular localizada) parece ser bastante seguro, promovendo melhora da força muscular *endurance*, sem desencadear episódios de isquemia miocárdica, anormalidades hemodinâmicas, arritmias ventriculares complexas ou outras complicações cardiovasculares.

Fundamental para a saúde, para a manutenção de boa capacidade funcional e para atingir qualidade de vida satisfatória, a força muscular pode ser aumentada através de exercícios contra sobrecargas progressivas de trabalho com componente estático cada vez mais elevado (sem ultrapassar 50%-60% da força de contração máxima). Apesar de os mecanismos de melhora serem diferentes, tanto o treinamento aeróbico quanto o treinamento de força produzem efeitos favoráveis sobre a densidade mineral óssea, a tolerância à glicose e a sensibilidade à insulina. Para o controle de peso corporal, o treinamento de força aumenta o gasto calórico, através do aumento da massa muscular magra e do metabolismo basal. Foi demonstrado por meio de estudos que em idosos há um aumento superior de 20% da capacidade aeróbica após o treinamento de força durante 24 semanas, provavelmente secundário à elevação da atividade das enzimas oxidativas e por diminuição da fraqueza da musculatura nos membros inferiores, permitindo o prolongamento do tempo de exercício (cf. Capítulo 9).

Benefícios da Reabilitação Cardiovascular

Em pacientes com doença arterial coronariana estável, os benefícios fisiológicos proporcionados pelo exercício incluem a melhora da angina em repouso, atenuação da gravidade da isquemia induzida, pelo esforço, a melhora da capacidade funcional e o controle de alguns dos fatores de risco para doença cardiovascular. A melhora da isquemia miocárdica resulta do aumento do volume sistólico, da atenuação da taquicardia durante o exercício para cargas submáximas de esforço, da melhora na resposta vasodilatadora dependente do endotélio e aumento de perfusão na microcirculação coronariana.

O treinamento físico associado a uma dieta pobre em gorduras pode reduzir a progressão da placa aterosclerótica, após um ano de acompanhamento, ou até regredi-la em pacientes coronarianos que realizam atividade física regular, após seis anos de treinamento.

Em pacientes com insuficiência cardíaca, o surgimento da fadiga muscular e a dispneia durante o esforço limitam a execução das atividades diárias, reduzindo a qualidade de vida. Após um período de treinamento físico regular, ocorre melhora na relação ventilação/perfusão pulmonar, na atenuação da hiperativação de receptores musculares e melhora da função respiratória por fortalecimento da musculatura respiratória. O treinamento ajuda a reverter a disfunção endotelial; aumenta o consumo de oxigênio de pico e a potência aeróbica máxima; melhora a capacidade oxidativa do músculo esquelético; e reduz a exacerbação neuro-humoral. Devido a esses efeitos, o exercício físico regular foi incorporado às medidas não farmacológicas para o tratamento da insuficiência cardíaca, resultando em redução da resposta durante o esforço, melhora qualidade de vida e do prognóstico.

É exercida uma ação favorável pela atividade física sobre o perfil lipídico, níveis diminuídos de HDL-colesterol e alterações nas subfrações do LDL-colesterol.

Uma única sessão de exercício pode diminuir os níveis de triglicérides e aumentar os níveis de HDL de forma fugaz, desaparecendo o efeito em torno de dois dias. Isso ressalta a importância da realização regular de exercício físico no combate às dislipidemias. Programas de treinamento semanal com gasto calórico considerável são suficientes para provocar um efeito favorável nos níveis de lípides séricos.

O exercício não parece alterar os níveis plasmáticos de LDL total, mas provoca uma diminuição das partículas pequenas e densas de LDL e aumento de seu tamanho médio. A mudança nas partículas do LDL, provocadas pelo exercício, é independente de alterações nos valores de LDL total.

Uma associação entre o baixo nível de atividade física e a presença de hipertensão arterial tem sido revelada em estudos. O exercício físico regular pode reduzir os níveis pressóricos. Diretrizes passaram a recomendar a prática de atividade física como meio de prevenção e tratamento da hipertensão arterial. Esse efeito hipotensor do exercício pode ser observado imediatamente após uma única sessão de exercício dinâmico, perdurando por até 24 horas. Estudos mostraram que o exercício aeróbico regular leva a uma redução de 4,9 e 3,7 mmHg nos níveis de pressão sistólica e diastólica de repouso, respectivamente. Esta redução é ainda mais dramática em indivíduos das etnias negra e asiática, que apresentam redução da pressão arterial sistólica em torno de 10,9 e 6,2 mmHg, respectivamente, e da pressão arterial diastólica em torno de 3,2 e 6,6 mmHg, respectivamente.

Mesmo que a obesidade esteja relacionada a fatores genéticos, estudos comportamentais associam o crescimento do número de indivíduos obesos ao estilo de vida adotado pelo mundo moderno, incluindo como fator importante o estilo de vida sedentária. A obesidade está fortemente relacionada à prevalência de diabetes melito Tipo II, hipertensão e doenças cardiovasculares, entre outras doenças. Está bem-estabelecido que o exercício físico regular tem efeitos favoráveis sobre as comorbidades da obesidade, particularmente naquelas relacionadas às doenças cardiovasculares e ao diabetes melito Tipo II.

Indivíduos ativos podem apresentar diminuição dos fatores de risco para o desenvolvimento de diabetes melito, sendo este risco diminuído em 32%, quando realizada, aproximadamente, uma hora de exercício físico no mínimo três vezes por semana, e quando associada a dieta, redução ponderal e controle de estresse, pode reduzir até 53% o desenvolvimento de diabetes melito Tipo II em indivíduos intolerantes à glicose. O treinamento físico melhora a sensibilidade à insulina e o controle glicêmico em diferentes populações, independentemente de sexo, idade e peso corporal. Essas adaptações, no entanto, podem ser perdidas caso o treinamento físico seja interrompido.

Estudos epidemiológicos indicam que o estilo de vida sedentária associa-se a um risco duplamente elevado de doença arterial coronariana. Foi observada uma redução em torno de 20% e 25% no risco de morte nos paciente pós-infarto do miocárdio, que estavam em programa de reabilitação cardiovascular, quando comparados aos pacientes submetidos a tratamento convencional, não utilizando exercício. O primeiro ensaio clínico randomizado a demonstrar que a reabilitação cardíaca tem impacto sobre a mortalidade, como desfecho duro nesse subgrupo de pacientes, foi em 1999. Dos 99 sujeitos que participaram do estudo, os 50 indivíduos randomizados para programa de exercício físico por 14 meses apresentaram redução na mortalidade por todas as causas (42%), por causas cardíacas (22%), além de diminuição consistente na taxa de reinternação hospitalar por insuficiência cardíaca (19%), quando comparados aos 49 arrolados para o grupo controle. Tanto em pacientes portadores de cardiopatia, como em indivíduos saudáveis, observa-se uma forte associação entre baixa capacidade física e risco de morte.

Estudos abordando a interferência do exercício físico sobre o hábito de fumar são unânimes em demonstrar que a abolição deste hábito não é significativa, isto é, apenas 3% dos fumantes deixaram de fumar durante um programa de exercício físico. No entanto, estes mesmos estudos ressaltam a importância do treinamento físico em minimizar as implicações nutricionais atribuídas ao abandono do tabagismo, principalmente aquelas relacionadas aos riscos de aumento do peso.

A prática regular de exercícios é responsável por mudanças nos estados de humor, tais como diminuição na fadiga e na raiva, e aumento no vigor, no estado de alerta e na energia. Essas mudanças positivas são maximizadas com exercícios prolongados e de baixa intensidade. Em pacientes envolvidos em programas de reabilitação cardíaca, o treinamento físico relaciona-se à redução do estado de ansiedade, do nível de depressão, da instabilidade emocional, da ansiedade traço e dos vários sintomas de estresse (irritabilidade, hostilidade, tensão). Em se tratando de pacientes acometidos de infarto do miocárdio, eles tendem a retornar com mais rapidez ao trabalho, mantendo a mesma qualificação profissional.

Melhorar o condicionamento aeróbico dos pacientes em programas de reabilitação cardiovascular parece não ser o único benefício, também desenvolve a coordenação motora, aumenta a amplitude de movimentos, a flexibilidade, a resistência e a força muscular. Como resultado, pode melhorar o padrão de movimento, diminuir o gasto energético e reduzir os distúrbios musculoesqueléticos, frequentemente encontrados em pacientes com doenças cardiovasculares, melhorando muito o bem-estar e a qualidade de vida (cf. Capítulo 2).

O Educador Físico e o Programa de Prevenção e Reabilitação Cardíaca

Atualmente, a participação dos educadores físicos no Programa de Reabilitação Cardíaca está cada vez mais solicitada. Para tanto, é necessário que o profissional tenha conhecimentos específicos na área, sendo pré-requisito uma especialização ou um curso de aprimoramento teórico-prático em prevenção e reabilitação cardíaca.

Outro fator importante é o profissional gostar de atuar com paciente/alunos cardíacos, pois os relacionamentos professor/aluno e aluno/professor devem ser favoráveis.

Para tanto, são fatores fundamentais a motivação, o interesse recíproco e a conscientização para a importância do exercício físico, enfatizando a forma correta da sua execução, que deve ser bem orientada e adequada às características individuais.

É também parte importante do Programa a valorização dos ensinamentos para o aprendizado e a retenção das informações, trabalhando o paciente para a adoção e a promoção de cuidados básicos de saúde e qualidade de vida, incentivando sua responsabilidade para com o tratamento e a recuperação.

Objetivos

A Reabilitação Cardíaca tem como objetivo proporcionar ao reabilitando programas de atividade física, visando à saúde, à qualidade de vida e à prática regular de exercícios de resistência aeróbica, resistência muscular localizada e flexibilidade.

Considerações Iniciais

Indicações

- *Indivíduos preventivos primários*: portadores de hipertensão arterial, dislipidemia, diabetes e obesidade.
- *Indivíduos preventivos secundários*: portadores de doença coronariana, arritmias cardíacas, pós-infarto do miocárdio, pós-revascularização miocárdia e pós-angioplastia.

Benefícios

- Auxilia na redução do nível de hipertensão nas pessoas que já a possuem.
- Auxilia o controle de peso.
- Modifica e atenua significativamente os fatores de risco coronariano.

O Programa de Treinamento

O educador físico deverá desenvolver o programa de treinamento físico visando aos seguintes aspectos:

- Atividade física programada e suas etapas: fase aeróbica, fase de exercícios localizados e alongamentos.
- Verificar a frequência cardíaca (FC) e a pressão arterial (PA) e orientar o autocontrole da FC de treino.
- Orientar sobre a prescrição de exercícios, que deverão ser personalizados.
- Observar os possíveis sinais e sintomas clínicos durante as sessões, tais como cansaço excessivo, dor no peito, falta de ar, tontura, alterações da FC e da PA.

Caso haja uma ou mais destas ocorrências, o reabilitando deverá ser encaminhado para o médico responsável para reavaliação clínica.

Iniciando um Programa de Reabilitação Cardíaca

Para iniciar um Programa de Reabilitação Cardíaca, o reabilitando deverá consultar um cardiologista para avaliação ergométrica, que deverá ser repetida a cada seis meses. É através dessa avaliação que o cardiologista poderá calcular a frequência cardíaca que o aluno deverá alcançar durante as sessões de condicionamento físico.

Após avaliação cardiológica, o educador físico, na primeira aula, analisa juntamente com o aluno as indicações e observações do médico sobre a prescrição para o treinamento aeróbico e orienta sobre o tipo, a intensidade e a duração dos exercícios de forma individualizada. Tais procedimentos permitem conscientizar o aluno da importância do programa e favorecem sua ambientação com os professores, colegas e o local da ginástica.

Recomendações Gerais ao Iniciar um Programa de Reabilitação Cardíaca

1. A regularidade e a frequência são fundamentais para se atingirem os objetivos do programa que deverá ser realizado pelo menos 3 vezes por semana.
2. Todas as etapas da sessão de Condicionamento Físico são importantes; não deixar de completá-las e não modificar a programação sem consultar o professor.
3. Usar roupas leves, principalmente nos dias quentes, e nos dias frios deve-se usar agasalho de ginástica. Usar tênis indicado para corrida.
4. Bebidas, excessos na alimentação e noites mal dormidas comprometem o rendimento do treinamento. Em geral, aconselha-se uma refeição leve até meia hora antes dos exercícios. Durante as sessões de ginástica, deve-se beber água para a hidratação, principalmente nos dias quentes.
5. Fazer as rearama.

A Sessão de Condicionamento Físico

Aquecimento

- *Duração:* 5 minutos.
- *Objetivo:* Preparar o organismo para o treinamento, competição ou lazer, evitando e prevenindo contra lesões musculares, de ligamentos e tendões. Promover um aumento da temperatura corporal, da temperatura da musculatura e prepa-

ração dos sistemas cardiovas cular e pulmonar, para a atividade e o desempenho.

ATIVIDADE AERÓBICA

- *Duração:* 30 minutos + 5 minutos de recuperação = 35 minutos.
- *Objetivo:* Estimular a função dos sistemas cadiorespiratório e vascular e o metabolismo, aumentando a capacidade cardíaca e pulmonar, para suprir de energia o músculo a partir do consumo de oxigênio.

As atividades aeróbicas poderão ser desenvolvidas através de caminhadas e/ou corridas, bicicleta ergométrica ou esteira rolante.

EXERCÍCIO RESISTIDO OU MUSCULAÇÃO

- *Duração:* 20 minutos.
- *Objetivo:* Desenvolver e estimular as qualidades de aptidão física: força, potência, resistência, flexibilidade e coordenação. Estabilização das articulações, aumento da massa óssea e massa muscular.

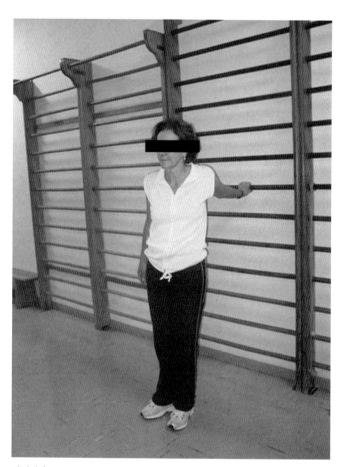

FIGURA 5 – Aquecimento inicial.

Exercícios de Alongamento

- *Duração:* 5 minutos
- *Objetivos:* Desenvolvimento da flexibilidade proporcionando maior agilidade e elasticidade, maior amplitude de movimentos, reduzir tensões musculares, além de prevenir lesões.

Considerações Finais

O Programa de Prevenção e Reabilitação cardíaca deve ser orientado e controlado por profissionais especializados, para que haja uma melhora da saúde física e psicológica do indivíduo, proporcionando uma melhor qualidade de vida.

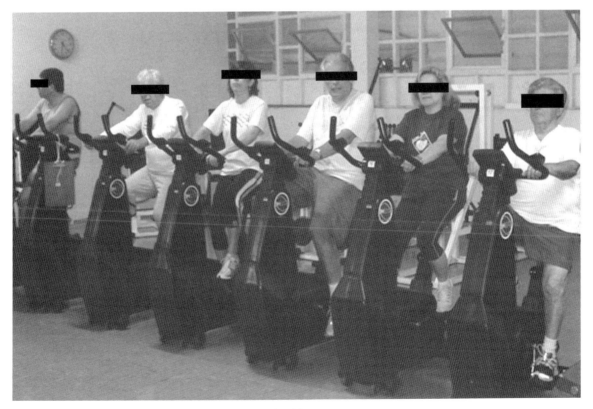

Figura 6 – Treinamento aeróbico em bicicleta estacionária.

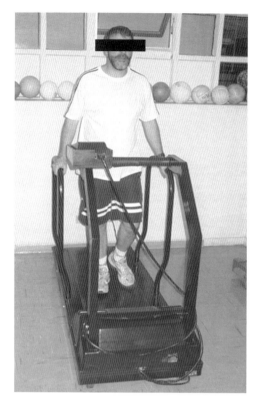

FIGURA 7 – Treinamento aeróbico em esteira.

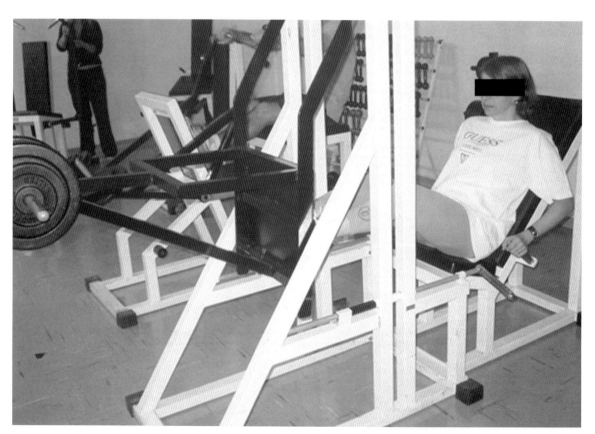

FIGURA 8 – Exercício resistido de MMII.

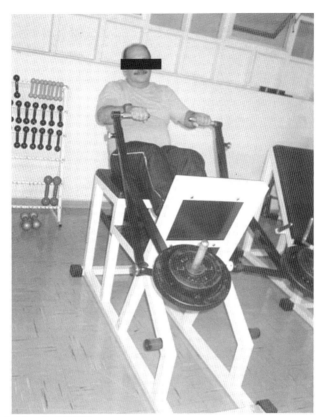

FIGURA 9 – Exercícios resistidos de MMSS.

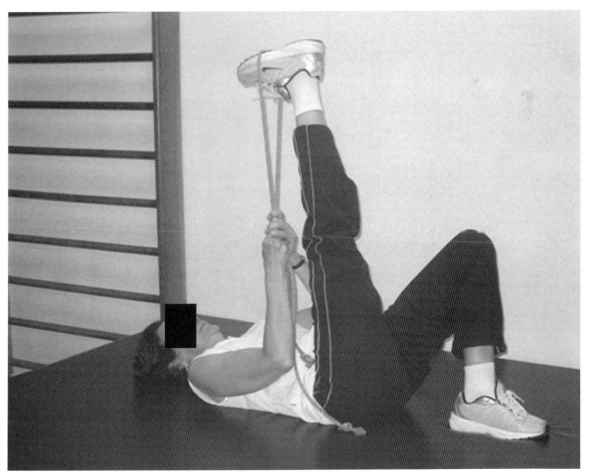

FIGURA 10 – Alongamento–relaxamento.

Referências

1. I Consenso Nacional de Reabilitação Cardiovascular Arquivos Brasileiros de Cardiologia 1997 out;69(4).
2. Caballero GDR, Caro ET, Valiente LDM, Valiente RMM, Lorente JD. Protocolos e Fases da Reabilitação Cardíaca – orientações atuais. Medisan 2005 jan/mar;9(1).
3. Diretrizes para Reabilitação Cardíaca e Programas de Prevenção Secundária. American Association of Cardiovascular and Pulmonary Reabilitation. 4 ed, São Paulo: Roca; 2007 cap 5 e 6.
4. Arakaki H, Magalhães HM. Programas supervisionados em reabilitação cardiovascular – abordagem de prescrição de exercício. Rev Soc Cardio 1996;6(1).
5. Yazbck Junior P, Battistella LR. Condicionamento Físico do Atleta ao Transplantado: aspectos multidisciplinares na prevenção e reabilitação cardíaca. São Paulo: Sarvier; 1994.
6. Diretriz de Reabilitação Cardíaca, Arquivos Brasileiros de Cardiologia 2005 maio;84(5).
7. Powers K, Howley ET. Fisiologia do Exercício – Teoria e Aplicação ao condicionamento e ao Desempenho. 1 ed. São Paulo: Manole; 2000 cap 16 e 17.
8. Allsen PE, Harrison JM, Vance B. Exercício e Qualidade de Vida, uma abordagem personalizada. São Paulo: Editora Manole; 2001.
9. Costa, MG. Ginástica Localizada. Rio de Janeiro: Editora Sprint; 1998.
10. Fard PS, Yanowitz FG, Wilson PK. Reabilitação Cardiovascular: Aptidão Física do Adulto e Teste de Esforço. Rio de Janeiro: Revinter; 1998.
11. Foss ML, Keteyian ST. Bases Fisiológicas da Educação Física e dos desportos. Rio de Janeiro: Guanabara Koogan; 1991.
12. Ghorayeb N, Barros TO. O Exercício. São Paulo: Editora Atheneu; 1999.
13. Hernandes BDOJ. Treinamento Desportivo. Rio de Janeiro: Editora Sprint; 2000.
14. Safran MR, Mckeag DB, Camp SPV. Manual de Medicina Esportiva. São Paulo: Manole; 2001.
15. Silva DK, Nahas MV. Prescrição de exercícios físicos para pessoas com doença vascular periférica. Rev Bras Cienc Mov 2002;10(1):55-61.
16. Weineck J. Biologia do Esporte. São Paulo: Manole; 1991.

8

Exercícios Resistidos no Condicionamento Físico Cardiovascular

José Maria Santarém

Exercício resistido é a forma mais atual de fazer referência aos exercícios em que a contração muscular ocorre contra alguma forma de resistência graduável. A maneira mais tradicional, prática e econômica de oferecer resistência graduável à contração muscular é a utilização de pesos. O equipamento para exercícios resistidos com pesos pode ser classificado em pesos livres, máquinas ou aparelhos. Os primeiros são representados pelos halteres longos (barras) e curtos, e as máquinas podem utilizar pesos na forma de placas guiadas ou anilhas, que são os pesos circulares normalmente acoplados aos halteres. A preferência dos atletas, que se dedicam à musculação (prática dos exercícios resistidos), são os pesos livres ou as máquinas com alavancas e anilhas, em virtude da maior sensação de trabalho muscular. Isto se deve à transmissão direta da carga e à variação adequada da resistência oferecida em cada ponto do curso dos movimentos, acompanhando a variação da força útil dos músculos.

O treinamento com pesos é forma tradicional de exercício físico, sendo extensamente utilizado na preparação de esportistas e atletas. Inicialmente visto com alguma reserva por técnicos esportivos, que supunham prejuízos funcionais ou lesões excessivas, o treinamento com pesos foi gradativamente sendo desmistificado em função de evidências práticas e científicas. Atualmente, é reconhecido como a melhor forma de exercício para aumentar a força, a potência e a resistência dos músculos esqueléticos, sem prejuízos para a flexibilidade e para a coordenação. As evidências de grande segurança e de efeitos protetores para as articulações, diminuindo a ocorrência de lesões esportivas, levaram ao consenso da indicação dos exercícios resistidos para adolescentes esportistas. Algumas modalidades esportivas utilizam quase que exclusivamente o treinamento com pesos: levantamento de peso olímpico, levantamento de peso básico (*power lifting*) e culturismo ou fisiculturismo (*bodybuilding*). O culturismo é por definição uma competição de melhor musculação.

Nas academias, o treinamento com pesos recebe atualmente o nome de musculação, o que se justifica pela sua eficiência em aumentar a massa muscular e a aptidão do músculo esquelético. Normalmente, a musculação é associada a exercícios de flexibilidade e a exercícios contínuos, conhecidos como *aeróbicos*, visando a um completo aprimoramento da condição física dos praticantes.

Em torno da segunda metade do século XX, os exercícios resistidos começaram a ser mais extensamente utilizados em reabilitação física, devido ao reconhecimento da importância da aptidão musculoesquelética para a qualidade de vida e a facilidade com que podem ser adaptados para pessoas com limitações funcionais ou doenças debilitantes. Inicialmente mais utilizados em reabilitação ortopédica, gradualmente foram sendo reconhecidos como importantes nas doenças neurológicas e reumatológicas. Atualmente, são extensamente utilizados em reabilitação geriátrica e cardíaca, com perspectivas de grande utilidade para reabilitação pulmonar e vascular periférica.

Basicamente, a proposta dos exercícios resistidos no condicionamento e na reabilitação cardiovascular é estimular as qualidades de aptidão e a saúde musculoesqueléticas, reduzindo a solicitação cardiovascular nos esforços da vida diária e contribuindo para melhorar a qualidade de vida.[1,2]

Aptidão Física na Vida Diária

A compreensão das necessidades de aptidão, para que os esforços da vida diária sejam confortáveis e seguros, permite avaliar a importância do treinamento resistido em condicionamento e reabilitação cardiovascular.

As qualidades funcionais de aptidão física, como força, flexibilidade, coordenação, resistência, velocidade, potência, e as qualidades metabólicas de aptidão (limiar anaeróbico e potência aeróbica máxima), são parâmetros estimulados de forma diferente pelas diversas formas de atividade física. Assim, para alguns objetivos específicos, alguns tipos de atividade física poderão ser mais eficientes. O aprimoramento das qualidades de aptidão física tem evidente importância quando existe o objetivo de realizar grandes esforços, como no caso da prática esportiva. No entanto, os esforços da vida diária exigem aptidão em níveis adequados para que as atividades sejam possíveis e não representem fatores de desconforto ou risco de lesões musculoesqueléticas e acidentes cardiovasculares.[3]

O sedentarismo e a hipocinésia induzida por doenças levam a uma redução gradativa e, às vezes, acentuada das qualidades de aptidão física, podendo comprometer seriamente a capacidade de realizar atividades diárias, dificultando a locomoção, aumentando os riscos de quedas e criando situações de risco cardiovascular nos esforços habituais. As qualidades de aptidão física que mais comprometem a qualidade de vida, quando reduzidas, são força e flexibilidade.[4,5,6]

Flexibilidade é a capacidade de realizar movimentos amplos nas articulações. O sedentarismo e as doenças que cursam com dor articular tendem a reduzir progressivamente a flexibilidade das articulações, em função da pouca atividade. A redução da flexibilidade pode dificultar a realização de movimentos ou até mesmo impossibilitá-los.[4,5,6]

Força muscular pode ser adequadamente definida como a capacidade de gerar tensão. A importância da força muscular na qualidade de vida é grande e envolve mecanismos fisiológicos apenas há pouco tempo compreendidos. Do ponto de vista biomecânico, a força muscular é fundamental para a realização dos movimentos.[4,5,6] Tomando como exemplo a ação de levantar-se de uma cadeira, sabe-se que uma pessoa idosa pode apresentar extrema dificuldade ou mesmo ser incapaz de realizar a atividade. A realização dos movimentos necessários para a vida diária depende de graus relativamente elevados de força muscular, o que não é percebido pelas pessoas mais jovens, porque a força necessária está disponível. Particularmente o trabalho braçal, profissional ou doméstico, é muito dependente da força muscular.

As capacidades de manutenção da postura e do equilíbrio dependem diretamente da força muscular e da adequada coordenação dos movimentos. A capacidade de manter o equilíbrio do corpo é importante para diminuir o risco de quedas. A redução da força muscular parece ser o principal responsável pelo aumento da incidência de quedas em pessoas idosas, tendo importância secundária a redução dos reflexos posturais. Mesmo com reflexos presentes, a queda pode ser inevitável se os efetores finais, que são os músculos esqueléticos, estiverem fracos. A capacidade de locomoção pode ser seriamente afetada pela redução da força muscular. Para que a marcha seja possível, confortável e segura, força muscular é a aptidão mais importante.[7] A capacidade de aceleração dos passos para uma maior velocidade da marcha é uma forma de potência e também depende da força muscular.

Resistência ou *endurance* é a capacidade de prolongar esforços. Para prolongar esforços suaves como caminhar, a força muscular é fundamental porque, garante valores adequados de limiar anaeróbico.[7] O limiar anaeróbico é a intensidade de esforço acima da qual a produção energética não pode ser mantida apenas pela via metabólica aeróbica. Sempre que as fibras musculares individualmente apresentam discretos graus de força, a tensão necessária para o movimento é conseguida com o recrutamento de maior número de fibras. Pessoas fortes caminham com ativação de poucas unidades motoras, enquanto pessoas fracas utilizam muitas fibras para a marcha. Quando muitas fibras musculares são ativadas, a produção energética não pode ser realizada exclusivamente pela via metabólica aeróbica, porque a contração das fibras leva à oclusão parcial de vasos intramusculares e, assim, algumas fibras não recebem sangue e oxigênio. Muitos idosos debilitados caminham anaerobicamente, com desconforto por acidose metabólica e consequente fadiga precoce. O quadro clínico é o de claudicação intermitente, com o repouso permitindo continuar a marcha por mais algum tempo. Pessoas debilitadas têm limiar anaeróbico baixo, porque pequenas intensidades de esforço já recrutam muitas fibras musculares. O aumento da força muscular é a intervenção terapêutica indicada.[7,4,1,2]

A resistência para o trabalho braçal intenso depende basicamente da força e da chamada *resistência muscular localizada* (RML), que é a capacidade de o músculo esquelético produzir a energia necessária para manter tensões elevadas.

Aspecto ainda pouco divulgado é que a força muscular, também, é importante para diminuir o risco de acidentes cardiovasculares nos esforços da vida diária.[8,9,10,11] Isto ocorre porque as pessoas mais fortes realizam as atividades com menor número de fibras musculares, comparativamente com pessoas mais debilitadas. A utilização de menor número de unidades motoras ativa menos os ergoceptores musculares, que são terminações nervosas livres dispersas entre as fibras. A ativação dos ergoceptores desencadeia, por mecanismos reflexos, o aumento da frequência cardíaca e da pressão arterial, além do aumento da frequência respiratória. Assim sendo, pessoas mais fortes realizam tarefas com menores alterações hemodinâmicas do que pessoas debilitadas, apresentando nos esforços menores valores de duplo-produto (frequência cardíaca x pressão arterial sistólica). Portanto, as pessoas com músculos mais fortes realizam esforços com menores riscos cardiovasculares e com maior conforto respiratório. Esta é a base da aplicação crescente dos exercícios resistidos em pacientes coronarianos e com insuficiência cardíaca.[10,4,1,12,2]

Para prolongar atividades como correr, pedalar e nadar, de forma intensa, são necessários níveis adequados de força muscular (produção de tensão elevada e limiar anaeróbico alto), de resistência muscular localizada e de potência aeróbica máxima. A potência aeróbica máxima, medida pelo VO_2máx (máximo volume de oxigênio que o organismo consegue captar e utilizar metabolicamente na unidade de tempo), é um parâmetro metabólico de aptidão que permite prolongar atividades com produção energética relativamente elevada. O VO_2máx não é utilizado nas atividades da vida diária, e somente pode ser aferido diretamente com testes que implicam esforços contínuos de intensidade máxima. O VO_2máx é uma variável diretamente associada com níveis de saúde, mas a relação não é de causa e efeito. As pessoas com níveis elevados de atividade física do tipo contínua tendem a apresentar bons indicadores de saúde e VO_2máx elevado. Pessoas com outros tipos de atividade física costumam ter bons indicadores de saúde, mas com menores níveis de VO_2máx. No caso das pessoas idosas com limitações patológicas ou de aptidão que impedem exercícios contínuos, mesmo que suaves, não deve haver preocupação com os níveis de VO_2máx, desde que outras atividades físicas estejam sendo realizadas. O limiar anaeróbico, diretamente proporcional à força muscular, é o parâmetro metabólico de aptidão física que melhor se correlaciona com qualidade de vida.[8,9,10,11] Valores elevados de VO_2máx somente têm importância para a realização de esforços intensos e prolongados, habituais apenas na área do esporte de alto desempenho.

Treinamento Resistido e Aptidão Física

Todas as qualidades funcionais de aptidão física são estimuladas pelos exercícios resistidos: força, potência, resistência, flexibilidade e coordenação.[4,3] As qualidades metabólicas de aptidão também aumentam estimuladas pelos exercícios resistidos, principalmente, o limiar anaeróbico.

O aumento da força muscular ocorre devido à aplicação de sobrecargas tensionais progressivas. Sempre que os músculos esqueléticos são contraídos contra alguma resistência, ocorrem graus variáveis de tensão nas estruturas musculares, proporcionais à resistência. A solicitação de função contrátil do músculo caracteriza uma sobrecarga de tensão. Atividades com tensão muscular em níveis adequados, e repetidas com regularidade, constituem o estímulo básico para o aumento de proteínas contráteis no sarcoplasma das fibras musculares, caracterizando a hipertrofia dos músculos esqueléticos.[4,13] A contração habitual dos músculos com sobrecarga tensional, também, produz ao longo do tempo o aprimoramento da coordenação neuromuscular, com vistas ao recrutamento de unidades motoras para ação simultânea. A hipertrofia e a melhor coordenação resultam em aumento da força muscular. Como qualquer sobrecarga, a graduação da tensão é fundamental para que se obtenha aprimoramento de funções, evitando-se os riscos de lesões ou outros efeitos deletérios ao organismo. A aplicação graduada de sobrecarga tensional aos músculos esqueléticos tem sido obtida de maneira ideal, eficiente e segura, com a utilização dos exercícios resistidos. A potência muscular aumenta proporcionalmente ao incremento da força.[4,13]

A resistência para todos os tipos de esforços aumenta com o treinamento resistido, devido ao aprimoramento da força e da resistência dos músculos, e ao aumento do limiar anaeróbico. Exercícios resistidos conseguem elevar o VO_2máx de forma discreta em jovens, mas, em idosos, aumentos de até 23% já foram documentados.[24]

A flexibilidade tende a aumentar durante o treinamento resistido provavelmente porque os limites dos movimentos são adequadamente solicitados nas amplitudes articulares disponíveis.[15] O alongamento muscular e articular faz parte dos exercícios resistidos, ocorrendo durante a fase excêntrica. Na vigência de processos patológicos, o ganho em flexibilidade pode ser limitado por dor ou alterações anatômicas, independentemente do tipo de exercício realizado. Os graus de flexibilidade que pessoas sem alterações patológicas conseguem por meio do treinamento resistido não são máximos, embora sejam mais do que suficientes para uma boa qualidade de vida.[4,5,16,17]

A coordenação neuromuscular melhora com a prática dos exercícios resistidos que, por serem lentos e amplos, estimulam adequadamente as terminações nervosas proprioceptoras. Dessa maneira, melhora o equilíbrio, a precisão de movimentos e a consciência corporal.[18,4,16,3]

TREINAMENTO RESISTIDO E COMPOSIÇÃO CORPORAL

Uma adequada composição corporal deve ser estimulada em todas as pessoas, em função das relações importantes com a qualidade de vida e a promoção de saúde geral.

Os estímulos da atividade física para aumento da massa óssea se devem às compressões dos ossos e à melhora do perfil hormonal anabólico. A compressão óssea pode ocorrer pelo suporte de pesos, como o peso do corpo ou de equipamentos, ou pelo impacto, que é a desaceleração brusca do corpo em movimento. Os exercícios com pesos são os mais eficientes para estimular a massa óssea.[4,16] Aspecto relevante é que nos exercícios resistidos a compressão óssea ocorre sem impacto, portanto, sem um importante fator de lesão nas atividades físicas. Essas qualidades dos exercícios resistidos têm sido consideradas em propostas terapêuticas e profiláticas para a osteoporose. Cartilagens articulares, discos intervertebrais, ligamentos e tendões são estruturas importantes para a boa função musculoesquelética, e os exercícios resistidos são os mais eficientes para estimular o seu fortalecimento, preservando a sua integridade.[4,16]

Todas as pessoas perdem massa muscular e força após a maturidade.[4,5,6,16] A perda de massa muscular ocorre basicamente devido a processo degenerativo do sistema nervoso, que leva ao desaparecimento de motoneurônios no corno anterior da medula espinal. Dessa maneira, algumas fibras brancas entram em processo de atrofia. Com muita frequência, associa-se a esse processo involutivo, a hipotrofia de desuso, que não acomete apenas com as pessoas sedentárias. As atividades físicas que não impõem aos músculos esqueléticos situações de tensão mais elevada, como, por exemplo, as atividades aeróbicas, não impedem a hipotrofia de desuso no envelhecimento. Idosos que envelheceram praticando corrida e natação de forma suave apresentaram parâmetros de saúde e aptidão superiores aos que envelheceram sedentários, mas a massa muscular decaiu nos mesmos níveis.[13] No entanto, idosos treinados com pesos preservaram níveis consideráveis de massa muscular. A diminuição da velocidade dos movimentos apresenta paralelismo com a redução de massa muscular e da força: idosos treinados em musculação preservaram também a velocidade dos movimentos. Sem estímulos adequados, são observadas importantes reduções de massa muscular e de força durante o envelhecimento. Como já visto, a força muscular é uma qualidade de aptidão que contribui para a redução da intensidade dos esforços da vida diária, e esse é um aspecto que tem sido considerado prioritário em programas de reabilitação cardiovascular.[8,10,11,4,1,12,2]

Gordura corporal em quantidades reduzidas é necessária não apenas para promoção de saúde geral e controle de doenças cardiovasculares, mas também para manter um adequado equilíbrio hormonal e não levar a sobrecargas excessivas no aparelho locomotor. Todos os tipos de atividade física contribuem para a redução do tecido adiposo.[18,4,6,1,2,17] Condição indispensável para que ocorra mobilização da gordura corporal e o balanço calórico negativo, cujo principal mecanismo é a redução da ingestão alimentar. Sendo o tecido adiposo a principal forma de reserva de energia do organismo, compreende-se que quando faltam calorias na alimentação para suprir a demanda energética, ocorre mobilização de gordura corporal. A contribuição dos exercícios físicos, em geral para o processo de emagrecimento, decorre do aumento no gasto calórico diário. No caso dos exercícios resistidos, ocorre também o estímulo para aumento da taxa metabólica basal, devido ao aumento da massa muscular.[18,4,6,1,2,17] Acredita-se que a tendência de a pessoas engordarem com a idade seja em grande parte devido à redução da taxa metabólica basal decorrente de perda progressiva de massa muscular. O fato de que a mobilização de gordura ocorre apenas pela via energética aeróbica, levou a conclusões precipitadas no sentido de que apenas os exercícios aeróbicos estimulariam o emagrecimento. Na realidade, os exercícios não aeróbicos levam à mobilização de gordura no período de repouso, que é uma situação de metabolismo aeróbico. Numerosos estudos documentam redução do tecido adiposo estimulada pelos exercícios resistidos.[18,4,6,1,2,17]

TREINAMENTO RESISTIDO E SAÚDE

A saúde cardiovascular parece ser estimulada por qualquer tipo de atividade física.[18,4,16,1,2,17,19] Assim, são esperados efeitos salutares advindos do trabalho braçal, das diversas modalidades esportivas, do lazer com atividades físicas e dos programas sistematizados de condicionamento físico.[19] Aptidão cardiovascular, no entanto, conceituada como a capacidade de o sistema cardiocirculatório suportar atividades com sobrecargas funcionais importantes, é mais bem estimulada por formas de atividade física contínuas com intensidade e duração adaptadas individualmente. O treinamento resistido tem efeitos menos evidentes em parâmetros de aptidão cardiovascular.[20,1,21,2] O principal estímulo para a saúde cardiovascular, da atividade física, parece ser a menor incidência de doenças crônicas que evoluem para a degeneração vascular.[18,4,16,1,2,17,19] Pessoas mais ativas apresentam menor incidência de hipertensão arterial, dislipidemia, obesidade e diabetes melito do Tipo II. Trabalhos recentes documentam que atividades físicas mais intensas são mais eficientes para promoção de saúde cardiovascular. Em recente estudo de coorte com 44.452 homens acompanhados por 12 anos, verificou-se que uma hora de corrida por semana reduziu o risco de doença arterial coronariana em 42%; uma hora de remo por semana, em 18%; e apenas meia hora por semana de musculação, em 23%.[22] Atualmente já encontramos revisões sobre trabalhos que documentaram importantes efeitos protetores cardiovasculares do treinamento resistido.[18,23,24,4,16,25,1,2,17] A razão da indicação tradicional de exercícios aeróbicos, como caminhar, pedalar ou nadar de forma relativamente suave, para a população em geral, se prende ao fato de que esses exercícios são mais seguros do que atividades contínuas mais intensas. Pessoas idosas, no entanto, com frequência, têm dificuldades para realizar exercícios aeróbicos mesmo que suaves como caminhar.[7,4,6] Dores articulares, vertigens, falta de equilíbrio e dispneia podem ser os fatores limitantes nesses casos, não raros na população idosa. Para essa população, os exercícios resistidos estão sendo considerados os mais adequados não apenas pela possibilidade de realização, mas também pelos seus importantes efeitos, incluindo a promoção de saúde cardiovascular.[16,3,1,2,17]

Saúde musculoesquelética pode ser definida como a boa condição anatômica e funcional do aparelho locomotor. Os processos degenerativos das articulações não podem ser evitados quando há predisposição genética, mas a força muscular preservada e a flexibilidade mantida em níveis possíveis permitem, geralmente, uma boa função e pouca dor.[26,27,4,16,3,2,17] O envelhecimento associado ao sedentarismo tende a potencializar processos degenerativos em cartilagens, ligamentos, tendões e músculos, além de reduzir a massa óssea. A atividade física em geral apresenta efeitos que se contrapõem aos anteriormente citados, mas os exercícios resistidos são os mais eficientes para estimular a integridade dos tecidos componentes do aparelho locomotor.[27,4,5,16,17] Sendo esses aspectos de grande relevância para o bem-estar das pessoas, compreende-se a atual ênfase que se dá aos exercícios resistidos em todas as faixas etárias, mas principalmente em pessoas idosas. Doenças cardiovasculares, com frequência, levam as pessoas a diminuírem seus níveis de atividade física e a intensidade dos esforços habituais, potencializando a degeneração dos tecidos musculoesqueléticos.[8,10,4] Em programas de reabilitação cardiovascular, a promoção da integridade dos tecidos musculoesqueléticos deve ser um dos objetivos, visando à boa qualidade de vida.[1,2]

Segurança dos Exercícios Resistidos

A segurança de qualquer atividade física é dada pela adequação correta das sobrecargas às condições físicas dos praticantes. Exercícios intensos, com grande produção energética na unidade de tempo, têm geralmente sobrecargas elevadas. Nas atividades menos intensas as sobrecargas são menores e, portanto, exercícios suaves são mais adequados às pessoas debilitadas. As sobrecargas musculoesqueléticas são compressões, trações, torções, impactos e repetições. As sobrecargas cardiovasculares podem ser de volume e de pressão, avaliadas pela frequência cardíaca e pela pressão arterial. Considerando as atividades esportivas mais comuns, os jogos com bola e as lutas em geral são as modalidades com maiores sobrecargas musculoesqueléticas. Os exercícios contínuos intensos, como correr, pedalar e nadar, são as atividades com maiores sobrecargas cardiovasculares. A musculação intensa tem sobrecargas consideráveis, tanto musculoesqueléticas quanto cardiovasculares, porém em graus menos elevados do que as anteriormente citadas. Os exercícios contínuos suaves, geralmente aeróbicos, como caminhar, pedalar ou nadar de forma lenta, possuem baixas sobrecargas e são seguros para a maioria das pessoas. Mas a musculação suave é uma atividade ainda mais adequada para pessoas debilitadas, com doenças crônicas e baixos níveis de aptidão física, como é o caso de grande parte da população idosa.[7,4,16,3] Suportar o peso do corpo e caminhar pode impor sobrecargas musculoesqueléticas excessivas para pessoas nessas condições. Pedalar ou caminhar com alguma velocidade pode elevar excessivamente a frequência cardíaca. Assim sendo, os exercícios resistidos estão cada vez mais sendo preferenciais em casos de pessoas debilitadas, não apenas em função da sua eficiência em promover as adaptações mais importantes para a qualidade de vida, mas também pelo elevado grau de segurança geral.[18,4,16,3]

Os exercícios resistidos podem ser definidos como *exercícios controlados*, porque todos os fatores de sobrecarga são facilmente controlados. Por essa razão, e pelos seus importantes efeitos fisiológicos, são exercícios terapêuticos por excelência. No caso de doenças ou lesões, as cargas devem ser limitadas pelas sensações dolorosas. Os aparelhos para exercícios resistidos permitem contrações musculares contra resistências mais baixas do que as habituais nos exercícios em geral, onde atua o peso corporal, muitas vezes excessivo. A adequação das amplitudes de movimento também é importante para garantir a segurança dos exercícios resistidos. Em alguns casos deve ser muito limitada, com apenas poucos graus de movimentação articular, em função de dores. Tanto as cargas quanto as amplitudes devem ser gradativamente aumentadas, em pequenos incrementos, sempre que possível. Nos exercícios resistidos não ocorrem fatores de lesões comuns em esportes, como acelerações e desacelerações bruscas, torções, impactos, traumas diretos e risco de quedas. O volume do treinamento, dado pela duração das sessões e pela sua frequência semanal, pode ser também adequadamente adaptado às condições individuais, e lentamente evoluir. Por todas essas razões, a segurança dos exercícios resistidos está assegurada do ponto de vista musculoesquelético.[27,4,16,3,17]

A segurança cardiovascular dos exercícios resistidos é garantida pela adequação do duplo-produto às condições individuais.[8,28,11,27,4,29] A frequência cardíaca (FC) nos exercícios resistidos, em geral, é menor do que a habitual em exercícios contínuos. Fatores que podem aumentar a FC nos exercícios resistidos são as repetições altas, acima de dez, os intervalos de descanso entre séries, curtos, abaixo de um minuto, e o esforço máximo. Portanto, em treinamento resistido para pessoas debilitadas ou em grupo de risco cardiovascular, recomendam-se as repetições na faixa de 8 a 12, os intervalos entre séries entre 1 e 2 minutos, e o grau de esforço em nível submáximo, interrompendo os movimentos duas ou três repetições antes da falência muscular. A pressão arterial tende a subir em todas as formas de exercício físico. Nos exercícios contínuos a tendência é a elevação da pressão sistólica e queda ou manutenção da diastólica. Nos exercícios resistidos a pressão sistólica aumenta em picos no começo da contração concêntrica, e pode atingir valores elevados nas contrações lentas em apneia. Essa situação caracteriza o esforço máximo em treinamento resistido, que não é recomendado por prudência no caso de pessoas com risco de acidentes cardiovasculares, mas que tem se mostrado inócua em testes de carga máxima em idosos e cardiopatas de baixo e médio risco.[27,4,1,2] Entretanto, durante exercícios resistidos a pressão arterial diastólica tende a aumentar, sendo um dos fatores que explicam a menor incidência de intercorrências arrítmicas e isquêmicas em coronarianos, comparativamente a exercícios aeróbicos.[4,2] O aumento da pressão arterial diastólica durante os exercícios resistidos garante maior fluxo coronariano. Outro fator explicativo da boa tolerância cardiovascular dos exercícios resistidos com grau de esforço submáximo é a menor frequência cardíaca, que traduz menor trabalho do coração em relação a exercícios aeróbicos. Outro fator de maior segurança, sempre em comparação com exercícios aeróbicos, é o menor volume diastólico final dos ventrículos, que determina baixa pressão de parede e, consequentemente, melhor circulação coronariana subendocárdica. Isto ocorre porque nos exercícios resistidos o retorno venoso está pouco aumentado e o volume diatólico final é pequeno. Nos exercícios contínuos, onde a sobrecarga cardíaca é dita *de volume*, em contraste com a sobrecarga *de pressão* dos exercícios resistidos, o volume diastólico final é elevado, com maior pressão de parede no miocárdio, e circulação coronariana dificultada. A relação pressão diastólica/duplo-produto tem sido considerada um bom indicativo da relação oferta/demanda de oxigênio para o miocárdio e é francamente favorável aos exercícios resistidos em relação aos exercícios aeróbicos.[4,2] Um dos primeiros estudos com coronarianos em processo de reabilitação cardíaca pós-infarto do miocárdio, a incidência de arritmias e/ou isquemia foi de 70% em exercícios aeróbicos e de apenas 3% em exercícios resistidos.[11] Outros estudos mostraram resultados semelhantes.[1,2] Os poucos casos de hemorragia cerebral documentados na literatura em associação com treinamento de força foram atribuídos à ruptura de aneurismas congênitos. Em mais de 26 mil testes de carga máxima realizados em clínica especializada, nenhum caso de acidente cardiovascular foi documentado.[1,2] A manobra de Valsalva aumenta as respostas pressóricas do exercício resistido e tem sido considerada um indicativo de grau de esforço inadequado para cardiopatas em geral. Entretanto, a apneia aumenta a pressão externa sobre as artérias torácicas, abdominais e cerebrais, diminuindo a probabilidade de rupturas pelo equilíbrio das pressões transmurais.[2] A apneia não pode ser evitada quando as repetições são realizadas até a falência muscular. Todavia, esse grau de esforço tem sido evidenciado como seguro mesmo na vigência de cardiopatias compensadas.[4,1,2] Apesar do aumento progressivo da pressão arterial média, que ocorre em cada repetição de um exercício resistido, o fluxo sanguíneo cerebral se mantém dentro de valores basais.[30]

Em condicionamento físico para pessoas sedentárias ou idosas, e em reabilitação cardiovascular, recomenda-se como cuidado importante a medida da pressão arterial antes de cada sessão de treinamento, principalmente nas pessoas com hipertensão arterial. Uma eventual crise hipertensiva deve ser identificada. Quando a pressão arterial de repouso estiver acima de 180/110 mmHg, não se recomenda o início dos exercícios, e uma reavaliação clínica se impõe.[2] A medida da pressão arterial também deve ocorrer ao final da sessão de treinamento, principalmente nas pessoas idosas, visando detectar uma redução sintomática da pressão arterial pós-exercício.[30] Quando isso ocorrer, a pessoa deve ser mantida sob observação antes de ser liberada do local de treinamento. A frequência cardíaca não é parâmetro para graduação da intensidade do treinamento resistido, e sua medida somente é importante para verificar se os intervalos de descanso estão tendo a duração suficiente para reduzir os batimentos cardíacos para níveis próximos dos de repouso.[29]

Conceitos Fisiológicos Importantes

Aspecto relevante para corretos conceitos em fisiologia do exercício é que, embora os exercícios resistidos possam ser extremamente suaves, a produção energética é do tipo anaeróbico, visto que muitas fibras musculares são ativadas nas contrações, o que dificulta a chegada de sangue em todas as fibras. O conceito de que exercícios anaeróbicos são intensos e aeróbicos são suaves é válido apenas para atividades contínuas, não se aplicando à musculação.

Outro aspecto que merece esclarecimentos é a relação entre potência e intensidade de esforço. Enquanto a potência define a energia produzida na unidade de tempo, a intensidade diz respeito às repercussões fisiológicas do esforço. Evidentemente potência e intensidade são proporcionais. Habitualmente, a intensidade dos exercícios resistidos é definida em função do porcentual de carga máxima utilizada, ou seja, o porcentual da carga que pode ser movimentada uma única vez (1 RM). Esse percentual faz referência à quantidade de peso utilizada e, consequentemente, às repetições possíveis, mas não leva em conta o grau de esforço utilizado e o intervalo de descanso entre as séries, que influem muito na repercussão fisiológica do esforço.

Nos exercícios resistidos, quanto maior a carga utilizada, maior a potência, e maiores as sobrecargas musculoesqueléticas e cardiovasculares. No entanto, as evidências demonstram que, mesmo com cargas elevadas, as sobrecargas musculoesqueléticas não são perigosas mesmo para pessoas idosas com fragilidade, visto que as compressões e trações mais elevadas podem ser compensadas com reduções adequadas de amplitude de movimentos.[27,4] Outras formas de sobrecargas musculoesqueléticas, como impactos, torções, repetições excessivas e risco de trauma e quedas não estão presentes no treinamento resistido.

Do ponto de vista cardiovascular, as elevações do duplo-produto não são excessivas quando se utilizam cargas elevadas e intervalos de descanso, com duração suficiente para permitir a volta da frequência cardíaca a níveis próximos dos de repouso, geralmente entre um e dois minutos.[29] Elevações acentuadas do duplo-produto tendem a ocorrer no treinamento resistido, quando são realizadas repetições altas associadas a intervalos curtos de descanso e ao esforço máximo.[8,14] Nesse sentido, consideramos importantes e adequadas algumas definições:

- *Treinamento pesado, ou de potência elevada*: quando se utilizam cargas acima de 75% da carga máxima (1 RM).

- *Esforço máximo*: quando as repetições são realizadas até a falência muscular.
- *Intervalos curtos entre séries*: abaixo de um minuto.
- *Intervalos longos entre séries*: acima de dois minutos.
- *Repetições altas*: acima de quinze.
- *Repetições baixas*: abaixo de seis.
- *Intensidade máxima*: treinamento realizado com repetições altas, intervalos curtos e esforço máximo.

Uma boa eficiência dos exercícios resistidos para a aptidão musculoesquelética e para a composição corporal exige treinamento pesado, mas, por prudência, não se recomenda o esforço máximo em situações de debilidade geral e risco cardiovascular.[18,27,4,1,2] Nessas situações, também, não se recomenda o treinamento resistido com intensidades máximas, devido ao duplo-produto elevado, embora os efeitos na aptidão cardiovascular possam ser mais eficientes.

Aspectos Técnicos do Treinamento Resistido

As técnicas de treinamento resistido estão razoavelmente sistematizadas para esportes e aptidão, mas para populações debilitadas, terapêutica e reabilitação, novos trabalhos tendem a modificar orientações.

Os exercícios resistidos são realizados no sistema de séries e repetições. Repetições são os movimentos repetidos que se realizam sequencialmente, sem descanso. Uma série é um conjunto de repetições, seguidas por um intervalo de descanso.

Os exercícios resistidos geralmente são isotônicos, apresentam alternância de contrações concêntricas e excêntricas. Na contração concêntrica a força gerada pela contração muscular é maior que a resistência oposta ao movimento, o que determina o encurtamento do músculo. Na contração excêntrica a força muscular é menor que a carga, ocorrendo, então, o alongamento do músculo, apesar da contração.

Quando o exercício é levado até a exaustão muscular momentânea, ocorre a chamada *contração muscular máxima*, que é uma contração concêntrica lenta, com características isométricas, sendo impossível evitar a apneia. Nesse caso, o grau de esforço identificado na escala de Borg é o máximo ou *extremamente difícil* (entre 19 e 20). Quando a série é interrompida uma repetição antes da contração muscular máxima, a sensação de esforço costuma ser definida como *muito difícil*, com escala de Borg entre 17 e 18. Estas duas situações são definidas como ideais para máximos estímulos de treinamento em musculação esportiva, não sendo possível estabelecer a superioridade de uma em relação a outra. O treinamento, nesse caso, é definido como realizado com *cargas máximas* ou com *repetições máximas*. Uma forma de sintetizar essa situação é grafar, por exemplo, 10 RM, onde se entende que dez repetições são realizadas até a falência muscular, ou quase até esse ponto.

Para objetivos de condicionamento físico geral e cardiovascular, incluindo exercícios terapêuticos para pessoas idosas fragilizadas, o grau de esforço habitualmente recomendado é o submáximo, com as séries sendo interrompidas duas ou três repetições antes da contração muscular máxima. Esse grau de esforço tem sido identificado como *difícil* na escala de percepção de esforço de Borg (em torno de 15) e é compatível com estímulos eficientes para o treinamento, garantindo boa segurança geral.[18,27,4,1,2] Em nossos serviços, utilizamos a grafia 10 RM para designar esse grau de esforço.

A faixa de repetições habitualmente utilizada em treinamento resistido, na área dos esportes, é de uma a vinte. O treinamento esportivo clássico para ganhos de força utiliza repetições baixas, entre uma e cinco, com cargas evidentemente maiores do que as utilizadas para realizar mais repetições. Repetições mais altas, entre 15 e 20, são as mais indicadas para desenvolver resistência muscular, geralmente utilizadas na preparação física de esportistas. No entanto, a faixa de repetições mais utilizada em musculação esportiva é de 6 a 15, geralmente entre 8 e 12. Com essa faixa de repetições, consegue-se uma mescla de efeitos, com aumentos consideráveis na força e na resistência, além de estímulos máximos para aumentos de massa muscular. A faixa de repetições habitualmente utilizada para condicionamento físico e exercícios terapêuticos também é de 8 a 12, em função da boa eficiência e da segurança geral.[18,27,4,1,2] Cargas mais altas para repetições mais baixas aumentam as sobrecargas musculoesqueléticas, e cargas menores para repetições mais altas aumentam as sobrecargas cardiovasculares, com elevação do duplo-produto.[29] Esta parece ser uma tendência de orientação também em reabilitação cardiovascular.

No treinamento resistido, a escolha da carga em cada exercício deve ser feita visando à realização das repetições planejadas e costuma ser definida por aproximação sucessiva, sempre das menores possíveis para as maiores.[18,27,4,1,2] As primeiras séries de cada exercício geralmente são realizadas com pesos leves a moderados, para a finalidade de aquecimento. Nas séries que se seguem ao aquecimento, as cargas são mais altas, máximas ou submáximas. No treinamento com esforço máximo as cargas devem permitir a realização das repetições planejadas, com a última repetição próxima da contração muscular máxima. Nos exercícios submáximos, onde não ocorrem movimentos até a falência muscular, a carga de treinamento é definida observando-se a dificuldade apresentada para completar o número de repetições planejado. Quando a contração concêntrica se torna lenta, interrompe-se a série. Esse ponto do exercício também pode ser identificado pela dificuldade em evitar a apneia. As cargas devem ser aumentadas sempre que for possível realizar mais repetições até o ponto de interrupção de série. O teste de carga máxima (1 RM) tem sido utilizado em pesquisa para documentação da força disponível. No entanto, a sua utilização para que se calculem porcentuais de carga para treinamento foi uma proposta não bem aceita: é mais trabalhosa que o método clássico de aproximação sucessiva, e implica maiores sobrecargas musculoesqueléticas. Embora possível em muitas situações, incluindo cardiopatias bem controladas, no caso de doenças ou lesões do aparelho locomotor, os testes de carga máxima não devem ser utilizados.[18,27,4,1,2]

Em musculação esportiva, em cada sessão de treinamento, o número de séries para cada grupo muscular geralmente fica entre seis e doze, utilizando de dois a quatro exercícios. A frequência de treinamento atualmente mais utilizada em musculação esportiva é de uma a duas sessões semanais para cada grupo muscular, utilizando o sistema dividido de treino, em que partes do corpo são exercitadas a cada dia. O treinamento costuma ocorrer de três a seis dias por semana.

Para condicionamento físico geral e para exercícios terapêuticos,[18,27,4,1,2] incluindo a reabilitação cardiovascular, geralmente são utilizados um ou dois exercícios por grupo muscular, e o número de séries varia entre duas e quatro por exercício, incluindo as séries leves para aquecimento. O mais habitual é a utilização de um único exercício por grupo muscular, com três ou quatro séries, sendo a primeira e a segunda consideradas como aquecimento: na primeira série utiliza-se cerca de 50% da carga da terceira, e na segunda, cerca de 75%. Apenas a carga da terceira série é considerada estímulo de treinamento. Eventualmente essa série "pesada" pode ser repetida, com a mesma carga, totalizando, então, quatro séries no exercício. Para os objetivos citados, o mais habitual é que o treinamento do corpo todo ocorra em cada sessão, que costuma ter a duração entre 40 e 60 minutos. Neste caso, as sessões ocorrem duas ou três vezes por semana, sempre com, pelo menos, um dia de descanso entre dois dias de treino.

Referências

1. Vincent KR, Vincent HK. Resistance training for individuals with cardiovascular disease. J Cardiopul Rehab 2006;26:207-16.
2. Williams MA, Haskell WL, Ades PA et al. Resistance exercises in individuals with and without cardiovascular disease: 2007 update: a scientific statement from the American Hearth Association Council on Clinical Cardiology and Concil on Nutrition, Physical Activity and Metabolism. Circulation 2007;116:572-84.
3. Santarem JM. A importância da Atividade Física. In Jacob Filho W. Promoção da Saúde do Idoso. São Paulo: Editora Lemos; 1998, cap 12:133-41.

4. Graves JE, Franklin B A Resistance training for health and rehabilitation. Champaign Human Kinetics; 2001.
5. Graves JE, Pollock ML, Carrol JF. Exercise, age, and skeletal muscle function. South Med J 1994; 87(5):S17-S22.
6. Guralnik JM, Ferruci L, Simonsick EM et al. Lower-extremity function in persons over the age of 70 years as a predictor of subsequent disability. N Engl J Med 1995;332:556-61.
7. Ades PA, Ballor DL, Ashikaga T, Utton J L, Sreekumaran-Nair K. Weight training improves walking endurance in healthy elderly persons. Ann Intern Med 1996;124:568-72.
8. Adams J, Cline M, Reed M et al. Importance of resistance training for patients after a cardiac event. Proc (Bayl Univ Med Cent) 2006;19:246-48.
9. Beniamini Y, Rubenstein JJ, Faigenbaum AD et al. High-intensity strength training of patientes enrolled in an outpatient cardiac rehabilitatin program. J Cardiopulmonary Rehabilitation 1999;19:8-17.
10. Cider A, Tygesson H, Hedberg M et al. Peripheral muscle training in patients with clinical signs of heart failure. Scand J Rehab Med 1997;29:121-27.
11. Daub WD, Knapik GP, Black WR. Strenght training early after myocardial infarction. J Cardiopulm Rehabil 1996;16(2):100-08.
12. Volaklis KA, Tokmakidis SP. Resistance exercise training in patients with hearth failure. Sports Med 2005;35(12):1085-103.
13. Klitgaard H, Mantoni M, Schiaffino S. Function, morphology and protein expression of ageing skeletal muscle: a cross-sectional study of elderly men with different training backgrounds. Acta Physiol Scand 1990;140:41-54.
14. Incent KR et al. Improved Cardiorespiratory Endurance Following 6 Months of Resistance Exercise in Elderly Men and Women Arch Intern Med 2002;162:673-78.
15. Barbosa AR, Santarem JM, Jacob Filho W et al. Effects of the resistance training on the sit-and-reach test in elderly women. J of Streng Conditio Resea 2002;16(1):14-8.
16. Hurley BF, Roth SM. Strength training in the elderly-Effects on risk factors for age-related diseases. Sports Med 2000;30(4):249-68.
17. Winett RA, Carpinelli RN. Potential health-related benefits of resistance training. Preventive Medicine 2001;33:503-13.
18. Braith RW, Stewart K. Resistance exercise training – its role in the prevention of cardiovascular disease. Circulation 2006;113:2642-650.
19. Yusuf S et al. Effect of potentially modifiable risk factors associated with myocardial infarction in 52 countries (INTERHEART study) case-control study. Lancet 2004;364:937-52.
20. Poulsen SH, Hjortshoj S, Korup E et al. Strain rate tissue tracking imaging in quantitation of left ventricular systolic function in endure and strength athletes. Scand J Med Sci Sports 2007; 17:148-55.
21. Werber-Zion G, Goldhammer E, Shaar A, Pollock ML Left ventricular function during strength testing and resistance exercise in patients with left ventricular dysfunction. J Cardiopulm Rehab 2004;24:100-09.

22. Tanasescu M et al. Exercise type and intensity in relation to coronary heart disease in men. JAMA 2002;288:1994-2000.

23. Chobanian AV, Bakris GL, Black HR et al. The seventh report of the joint national committee on prevention, detection, evaluation, and treatment of higt blood pressure. JAMA 2003 may 21; 289(19):2560-72.

24. Cornelissen VA, Fagard RH. Effect of resistance training on resting blood pressure – A meta-analysis of randomized controlled trials. J Hypertention 2005;23:251-59.

25. Taaffe DR, Galvão DA, Sharman JE. Reduced central blood pressure in older adults following progressive resistance training. J Hum Hyperten 2007;21:96-98.

26. Carpenter DME, Nelson BW. Low back strengthening for the prevention and treatment of low back pain. Med Sci Sports Exerc 1999; 31(1):18-24.

27. Feigenbaum MS, Pollock ML. Prescription of resistance training for health and disease. Med Sci Sports Exerc 1999;31(1):38-45.

28. Benn SJ, Mccartney N, Mckelvie RS. Circulatory responses to weight lifting, walking, and stair climbing in older males. J Am Geriatr Soc 1996 feb;44(2):121-5.

29. Lamotte M, Niset G, Van De Borne P. The effect of different intensity modalities of resistance training on beat-to-beat blood pressure in cardiac patients. Europe J of Cardiov Preven Rehab 2005;12:12-7.

30. Edwards MR, Martin DH, Hugson, RL. Cerebral hemodynamics and resistance exercise. Med Sci Sports Exerc 2002;34(7):1207-211.

Reabilitação Cardíaca não Supervisionada

Japy Angelini Oliveira Filho
Xiomara Miranda Salvetti
Denise Maisa Surantes

Na década de 1950, Levine e Lown propuseram o *armchair treatment* para o tratamento da trombose coronária aguda. Na ocasião, os pacientes permaneciam internados, em média, 24 dias e eram tratados com anticoagulantes e digitálicos.[1] Na época, a inexistência de garantia explícita do risco de morte ou reinfarto levavam ao repouso prolongado; em consequência, ocorriam o descondicionamento físico e os distúrbios psicológicos associados à sensação de invalidez. Na atualidade, a eficácia dos procedimentos para o tratamento das síndromes coronárias agudas e a adequada estratificação de risco promoveram mudanças radicais nas perspectivas de sobrevivência na doença coronária. Houve redução da mortalidade e da morbidade pós-infarto e do tempo de internação hospitalar.[2] Na atualidade, os grandes benefícios do treinamento físico na doença coronária concentram-se na melhoria da capacidade funcional, no controle mais adequado e saudável dos fatores de risco coronário e na redução da ansiedade e da depressão.[3]

Em países desenvolvidos, menos de 25% dos pacientes coronários elegíveis para reabilitação participam dos programas de treinamento em centros especializados.[4] Após cirurgia de revascularização, estes valores variam de 25% a 50% dos pacientes.[5] Entre nós, a despeito da falta de estatísticas, é notório que as oportunidades são muito menores. Nos países desenvolvidos, 25% a 50% dos pacientes em reabilitação supervisionada desistem do treinamento em um prazo de seis meses, e mais de 90% em um ano.[4,6]

Protocolos de reabilitação supervisionada são pouco factíveis na prática diária, dadas as dificuldades sociais e econômicas: distância do centro de reabilitação; problemas de horário; custos; falta de cobertura dos convênios médicos;[7] além de ausência quase absoluta de apoio governamental. Dessa forma, na doença coronária e em outras afecções, a reabilitação não supervisionada (RNS) poderia ser uma alternativa prática para pacientes coronários de baixo risco,[8] bem como para cardiopatas selecionados portadores de outras afecções. A RNS poderia estender a um grande número de pacientes os benefícios do exercício. Após episódio de infarto do miocárdio, 55% dos sobreviventes apresentam função ventricular preservada, ausência de isquemia miocárdica nos testes funcionais, e mortalidade de 1% a 3% no primeiro ano.[9] Esses pacientes seriam os candidatos potenciais a RNS.

Na prática diária, são encaminhados a RNS os pacientes coronários de baixo risco que, após treinamento supervisionado, são liberados para exercício em logradouros públicos ou no domicílio.[1,10,11] Na atualidade, alguns estudos têm substituído a fase supervisionada da RMS por consultas, ensaios e palestras.[4,7,12-24] O protocolo é realizado sob supervisão à distância, com reavaliações periódicas aos cuidados de equipe multiprofissional. Dessa forma, seria mais adequada a denominação de reabilitação semissupervisionada.

HISTÓRICO

O primeiro protocolo de RNS para doença coronária foi publicado por Williams et al. em 1981.[10] Versões oficiais foram publicadas pela American Heart Association, em 2001[1] e pela Sociedade Brasileira de Cardiologia, em 1997.[11] O primeiro artigo original, envolvendo estudo longitudinal de coorte de pacientes coronários submetida à RNS, foi publicado por Miller et al., em 1984.[12] Até a atualidade, detectam-se apenas 24 comunicações, em protocolos de 4 a 24 semanas,[4,5,7,12-32] incluindo apenas um estudo randomizado.[7] Os estudos envolveram casuística variável de 10 até 329 pacientes treinados, totalizando 1932 casos.[31,32,33]

Entre nós, as primeiras publicações são recentes.[2,29,30,34] Em 1993, Yazbek et al. publicaram o primeiro editorial sobre exercício não supervisionado para cardiopatas.[34] Em 1996, Oliveira F° e Salvetti escreveram uma revisão sobre programas não supervisionados em reabilitação cardiovascular.[2] Em 1999, Oliveira F° et al. apresentaram ensaio pioneiro com pacientes coronários submetidos à RNS, incluindo os primeiros casos de treinamento em longo prazo relatados na literatura mundial (19 a 79 meses, mediana de 31 meses).[34,35] Em 2002, Nogueira et al. publicaram a caderneta de orientação e avaliação da aderência para programas de RNS.[35]

Elegibilidade

Tem-se considerado pré-requisito para RNS: o treinamento supervisionado por 6 a 12 semanas ou mais; o conhecimento dos princípios do condicionamento físico; a habilidade para controle da frequência cardíaca; o temperamento e o comportamento compatíveis com boa aderência ao programa; a aceitação total e incondicional à prescrição; e a autodisciplina quanto às próprias limitações.[1,10,11]

Infelizmente, há que se ressaltar que a RNS é exequível apenas para pacientes com perfis psicológico, socioeconômico e cultural adequados. Embora indivíduos menos favorecidos possam ser muito beneficiados com programas de RNS, com a promoção da inclusão social das minorias, deve-se destacar a necessidade precípua da colaboração do paciente nos protocolos de RNS. Dessa forma, acredita-se haver necessidade, por parte do paciente, de um mínimo crítico de conhecimento, de bom senso, de estabilidade emocional e condições materiais para a inclusão em RNS. Entre nós, entre as classes menos favorecidas, há que se ter em mente a possibilidade de o paciente exercitar-se durante a interrupção das medicações, por falta de condições de adquiri-las, a despeito das iniciativas governamentais e institucionais.

A elegibilidade para RNS varia pouco, segundo os diferentes autores.[1,10,11]

Segundo a Sociedade Brasileira de Cardiologia (SBC), não são elegíveis para RNS os pacientes que apresentem, ao menos, uma das seguintes características:

1. VO_2pico $\leq$ 18ml/kg/min (5 MET);
2. aparecimento de angina ou outra manifestação clínica de isquemia do miocárdio em carga $\leq$ 18ml/kg/min (5 MET) no teste ergométrico (TE);
3. infarto do miocárdio extenso com fração de ejeção em repouso $\leq$ 35%;
4. redução de fração de ejeção de 10% ao esforço;
5. queda da pressão arterial sistólica no TE;
6. arritmia ventricular complexa;
7. intervalo QT corrigido $\geq$ 440 mseg;
8. antecedentes de parada cardíaca primária;
9. inabilidade de automonitorização e aderência ao exercício;
10. ocorrência de obesidade importante, hipertensão arterial refratária e diabetes melito não controlado. Na ausência de contraindicações, são elegíveis os pacientes estáveis, após seis meses de treinamento, que apresentem conhecimento suficiente do treinamento aeróbico, bem como temperamento e motivação capazes de total aderência ao treinamento.[11]

Em se tratando de procedimento pouco aplicado em nosso meio, temos sido mais rigorosos na seleção dos pacientes. Temos considerado elegíveis para RNS os pacientes classe B (SBC)[11] (Quadro 1), incluindo, também como condição de inelegibilidade, a existência de intervalo QT corrigido ≥ 440 mseg (homens) e ≥ 460 mseg (mulheres).

Quadro 1 – Características clínicas dos pacientes Classe B, segundo a Sociedade Brasileira de Cardiologia[11]

- Tipo funcional I ou II (NYHA)
- VO_2 pico > 6 MET e limiar isquêmico > 6 MET
- Resposta normal da pressão arterial no teste ergométrico
- Função ventricular adequada (fração de ejeção ≥ 50%)
- Ausência de insuficiência cardíaca (galope e ou 3ª bulha)
- Ausência de isquemia ou angina de repouso
- Ausência de arritmia cardíaca graus II, III ou IV (Lown)
- Ausência de doença coronária triarterial ou de tronco de artéria coronária esquerda
- Ausência de antecedentes de parada cardíaca primária e/ou dois ou mais infartos do miocárdio.

Williams et al.[10] propuseram que os pacientes coronários fossem encaminhados à RNS, após 6 a 12 meses de treinamento supervisionado. Seus critérios de inclusão foram:

1. VO_2 pico > 6 MET (21 ml/kg/min);
2. limiar isquêmico > 6 MET, frequência cardíaca do limiar de isquemia > 120 bpm;
3. resposta normal de pressão arterial no TE;
4. função ventricular esquerda preservada (fração de ejeção > 35%, ausência de 3ª bulha, galope ou cardiomegalia ++/++++);
5. ausência de arritmia ventricular (extrassistolia ventricular > 10% dos batimentos normais, multifocal, acoplada, em salvas ou R/T, taquicardia ventricular);
6. intervalo QT corrigido ≥ 440 mseg;
7. ausência de parada cardíaca primária.

Segundo a American Heart Association, os indivíduos Classe A (AHA) (aparentemente sadios com ou sem fatores de risco coronário) não necessitam de treinamento supervisionado. Pacientes Classe B (AHA) – cardiopatas estáveis de baixo risco para exercício vigoroso – devem ser submetidos a exercícios supervisionados até que sejam capazes de automonitorização. Na Classe C (AHA), são incluídos os cardiopatas estáveis:

1. de moderado a alto risco para exercício vigoroso;
2. de baixo risco com incapacidade de automonitorização ou de obediência à prescrição médica.

Em ambos os casos a supervisão é necessária.[1] Os critérios de inclusão e monitorização da Classe B (AHA) vêm transcritos no Quadro 2.

PROGRAMA DE REABILITAÇÃO

A RNS deve ter por objetivo não só o condicionamento físico mas, também, restaurar ao paciente as condições de cidadão, tornando-o apto à vida comunitária. Seus objetivos são:

- restituir e manter o paciente nas melhores condições fisiológicas, psicológicas, vocacionais e sociais possíveis;
- promover readaptação do paciente à comunidade.

É fundamental o controle intensivo dos fatores de risco coronário, tais como tabagismo, hipertensão e dislipidemias. A assistência psicológica ao paciente e cônjuge; as mudanças nos hábitos higienodietéticos familiares; a readaptação às atividades laborativas; e a prescrição de atividades recreacionais são indispensáveis. Segundo

Quadro 2 – Critérios de inclusão, características clínicas e critérios para monitorização da pressão arterial e do eletrocardiograma em pacientes classe B (American Heart Association)[1]

Critérios de inclusão
• Infarto do miocárdio, revascularização miocárdica, angina do peito, teste ergométrico anormal e coronariografia anormal estável, com características descritas.
Características clínicas
• Tipo funcional I ou II (NYHA).
• VO_2 pico > 6 MET.
• Ausência de isquemia ou angina em repouso ou teste ergométrico em carga > 6 MET.
• Resposta normal da pressão arterial sistólica durante exercício.
• Ausência de taquicardia ventricular sustentada ou não sustentada em repouso ou exercício.
• Ausência de insuficiência cardíaca.
• Capacidade satisfatória de automonitorização.
Supervisão
• Médica (certificação ACLS) benéfica no início da prescrição; não médica (certificação BLS) até automonitorização factível.
Monitorização (eletrocardiograma e pressão arterial)
• Útil no início do treinamento (6 a 12 sessões).

o grau conscencional e as características da personalidade do paciente, é útil a discussão dos aspectos religiosos e filosóficos relacionados a eclosão, evolução e sequelas da doença coronária, respeitando-se as crenças próprias do indivíduo.[2] É possível que o aconselhamento religioso seja parte integrante da reabilitação em futuro próximo, tal qual aconteceu no passado com os sacerdotes médicos da Antiguidade.

Além das consultas e demonstrações, o protocolo deve ser complementado por entrevistas e palestras com o paciente e familiares.

Antes do início do treinamento, devem-se avaliar as condições cardiovasculares de elegibilidade, e pesquisar a existência de eventuais afecções associadas (diabetes melito; dislipidemias; anemia; hiperuricemia; hipertensão arterial; afecções osteomioarticulares – osteoporose, osteoartrose –; afecções ginecológicas e urológicas). Pacientes em terceira idade e/ou portadores de afecções osteomioarticulares devem submeter-se à avaliação ortopédica ou fisiátrica. Em nossa Instituição, o paciente passa em entrevistas com fisioterapeuta e com médico, quando é explicado o programa de treinamento. São realizadas duas sessões de treinamento e, ainda, palestra educativa sobre os fatores de risco. Os pacientes recebem uma Caderneta de Orientação e Controle da Atividade Física interativa, onde são anotados os dados referentes ao treinamento realizado.[35] Na caderneta vêm impressos, também, os dez mandamentos para o exercício seguro, a relação de sinais e sintomas de treinamento excessivo e ilustrações sobre as manobras de alongamento. São marcados retornos mensais com médico e fisioterapeuta, e os pacientes são encorajados a procurar o Setor de Reabilitação em caso de intercorrências. A duração do programa é de três a seis meses. Em outros protocolos, são realizadas chamadas telefônicas semanais ou quinzenais, para controlar o treinamento e estimular a aderência.

Os programas são realizados nas residências, em logradouros públicos, de preferência peri-hospitalares, embora possam ser executados à distância de ambientes hospitalares, viabilizando sua implantação em regiões de grande extensão territorial e carência de recurso. Em nossas comunidades, deveria ser estimulada a existência de clubes coronários, isto é, logradouros públicos dotados de infra-estrutura para atendimentos de urgências.[36]

Aspectos Éticos e Legais

Em nossa Instituição, fomos aconselhados pela Comissão de Ética em Pesquisa a realizar RNS mediante protocolo de pesquisa, tendo em vista implicações éticas e legais. Todos os pacientes assinam Termo de Consentimento Livre e Esclarecido bem como a Ficha de Participação, declarando:

- Ter recebido as orientações sobre o exercício físico e a Caderneta de Orientação e Controle da Atividade Física.

- Ter assistido palestra educativa.
- Ter frequentado duas sessões de treinamento de campo supervisionado. Entretanto, tal exigência não se aplicaria à prática clínica em consultórios médicos, onde uma adequada relação médico–paciente seria suficiente.[20]

Em todos os casos, o paciente e a família devem ser esclarecidos a respeito da relação risco benefício e concordarem com o procedimento. Deve ser enfatizado aos participantes e aos familiares que:

- Somente os pacientes classificados de baixo risco podem participar da RNS;
- O protocolo da RNS é confiável, envolvendo o risco compatível com a atividade física na doença coronária em si;
- Para eficácia e segurança da RNS, é indispensável que o paciente tenha boa aderência ao programa, siga à risca a prescrição dos exercícios, compareça às consultas e aos exames de rotina, não interrompa a medicação e tenha autodisciplina quanto aos limites impostos para o exercício;
- A RNS deve ser interrompida em caso de aparecimento de novos sintomas ou agravamento de sintomas pré-existentes, impondo-se reavaliação média imediata;
- Os pacientes têm o direito de abandonar o protocolo a qualquer momento, sem constrangimento ou prejuízo à continuidade de seu tratamento.

Durante o programa de reabilitação, é de competência exclusiva do médico as ações de dirigir o treinamento, diagnosticar, solicitar exames, prescrever terapêutica e dar alta aos pacientes (Conselho Federal de Medicina, Resolução n°. 1236/87).

Protocolos de Treinamento Físico

Não há protocolos definidos e validados para RNS.[2] Não existem grandes estudos que comprovem a eficácia e a segurança dos programas. Em geral, os pacientes são aconselhados a se exercitarem em três a quatro sessões semanais, de 50 a 60 minutos por sessão, em 40% a 60 % do VO_2pico, tendo-se em vista a idade, o sedentarismo e as comorbidades clínicas e osteomioarticulares. Na terceira idade, é útil subdividir as sessões em duas vezes no mesmo dia. As sessões incluem aquecimento/alongamento (6 a 15 minutos); treinamento aeróbico (ginástica aeróbica, marcha, caminhada, corrida, subida de degraus, exercícios em esteira rolante ou cicloergômetros de braços e pernas – 15 a 30 minutos); exercícios resistidos e desaquecimento/alongamento (5 minutos ou mais); e relaxamento (10 minutos). Utilizam-se exercícios aeróbicos, dinâmicos, moderados, de grandes grupos musculares para membros superiores, inferiores e tronco. Evitam-se os esforços isométricos moderados e acentuados, os exercícios anaeróbicos, os movimentos bruscos e os exercícios associados à apneia. Estimula-se o paciente à respiração rítmica com inspiração pelo nariz e expiração pela boca.

Exercícios resistidos promovem o aumento da massa óssea, da massa e da resistência musculares, do limiar anaeróbico, e prevenção da sarcopenia (perda do tecido muscular com a idade). São capazes de reduzir o tecido adiposo e o duplo-produto em esforços submáximos;[1,37,38] entretanto, não interferem com os valores do VO_2pico. Na doença coronária, estão indicados para pacientes de baixo risco, não portadores de isquemia, disfunção ventricular grave ou arritmias complexas, com treinamento aeróbico prévio durante dois a quatro meses (Quadro 3). A segurança em pacientes de moderado e alto risco não está determinada.[38] Em 12 estudos com treinamento em 25% a 80% de uma contração voluntária máxima, não houve acidentes.[38] Recomendaram-se duas a três sessões semanais com oito a dez exercícios (bíceps, tríceps, ombro, peito, abdominal, dorso, quadril, pernas), em 10 a 15 repetições até a fadiga moderada, em circuitos com 40% a 60% de uma contração voluntária máxima e incrementos a cada uma a três semanas (intensidade inicial de 30% a 50% de uma contração voluntária máxima).[38] Não houve aumento de benefícios utilizando-se percentuais de 80% ou de 30% a 40% de uma contração voluntária máxima. Têm sido utilizados, também, exercícios com pesos de 0,5 a 1,0 kg. Na insuficiência cardíaca, os exercícios isométricos estão contraindicados; no entanto, exercícios resistidos, até 30% a 40% de uma repetição máxima, podem ser utilizados com cuidado e bom senso. Em jovens saudáveis, não se registraram alterações na monitorização da pressão arterial após exercícios de resistência.

Quadro 3 – Recomendações para o treinamento com exercícios resistidos[38]

Pré-requisitos
• Treinamento aeróbico prévio
• Função ventricular esquerda moderada a boa
• VO_2pico ≥ 5 a 6 MET
Contraindicações
• Angina instável
• Infarto agudo do miocárdio recente (≤ 2 a 3 semanas)
• Cirurgia de revascularização do miocárdio recente (≤ 3 meses)
• Hipertensão arterial não controlada (PAS ≥ 160 mmHg; PAD ≥ 100 mmHg)
• Arritmias cardíacas não controladas
• Insuficiência cardíaca congestiva recente não investigada e não controlada
• Estenose ou insuficiência valvar grave
• Cardiomiopatia hipertrófica

VO_2pico = potência aeróbica de pico; PAS = pressão arterial sistólica; PAD = pressão arterial diastólica.

Prescrição do Exercício

A prescrição do exercício deve ser personalizada, segundo as condições do paciente (clínicas e cardiológicas, aptidões, habilidades, grau cultural e social), bem como as facilidades oferecidas pela comunidade. Baseia-se em teste recente, em vigência da medicação usual,[2,34] com estágios prolongados, de forma a se atingir o *steady state*, realizado de preferência no horário do treinamento. Na prática, consideram-se a FCmáxima e o VO_2máx, respectivamente, a FCpico e o VO_2pico obtido no teste ergométrico. A monitorização da intensidade do exercício pode ser feita através da frequência cardíaca (FC) ou do esforço percebido. A prescrição pode ser traduzida em watts para ergômetros, em velocidade para esteira, em MET, em batimentos por minuto (FCalvo ou FC treinamento – FCt). O consumo miocárdico de O_2 (MVO_2) pode ser estimado pelo duplo-produto (FC x PA sistólica), permitindo estimativa mais acurada do limiar de isquemia. A relação entre VO_2 e FC varia com condições climáticas, grau de habilidade, estresse mental. Em condições adversas, a mesma carga pode gerar MVO_2 exagerado, atingindo-se o limiar isquêmico.

A relação entre o percentual do VO_2 durante carga de exercício submáximo (% VO_2 = VO_2submáximo / VO_2máx) e o percentual da FC para uma carga (% FC = FCsubmáxima/ FCmáxima) é dada pela fórmula a seguir,[39] cujos cálculos vêm registrados na Tabela 1:

%VO_2máx = 1,41 (%FCmáxima – 42)

A frequência mínima de treinamento compreende três sessões semanais de 30 minutos a 40% a 60% do VO_2máx.[1]

Quando o teste ergométrico não mostra sinais de isquemia miocárdica, o treinamento é iniciado em 40% a 60% do VO_2pico, isto é, em 58% a 72% da FCpico (exercício leve).[11] Este nível corresponde ao limiar anaeróbico de homens de meia idade (49% a 62% do VO_2pico).[40] Prescrevem-se, a critério clínico, incrementos graduais com o decorrer do treinamento. Consideram-se FCmáxima e a FCpico obtidas em TE prévio, em uso das medicações habituais. Exercícios mais intensos associam-se a menor aderência, a maior grau de lesões ortopédicas,[39] além de maior incidência de parada cardíaca.[1]

Os valores da FCtreinamento podem ser determinados baseando-se na fórmula de Karvonen,[2,11,34] a partir da FCrepouso, da FCpico obtida durante o teste ergométrico:

Tabela 1 – Relação entre o percentual da potência aeróbica (% VO_2 = VO_2submáximo / VO_2máx) e o percentual da frequência cardíaca (% FC = FCsubmáxima / FCmáxima)[39]

% VO_2pico	20	30	40	50	60	70	80	90	100
% FCpico	44	51	58	64	72	79	86	92	100

$FCt = FCrepouso + [k \times (FCpico - FCrepouso)]$,

sendo k uma constante relacionada ao nível de esforço submáximo.

Os valores de k, que representam o percentual do VO_2pico prescrito, variam de 0,4 a 0,85.

Não há uniformidade na determinação da FCrepouso. Existem diferenças entre os valores observados: ao paciente acordar pela manhã; ao ser registrado o eletrocardiograma pré-teste; e ao paciente subir na esteira rolante. O valor mais correto é a frequência cardíaca aferida pela manhã após o despertar. Alguns têm preconizado o uso dos valores encontrados no início do teste ergométrico.[34]

Em alguns casos, a prescrição do treinamento pode ser feita pela percepção do esforço. Na escala de Borg (0 a 10), prescrevem-se exercícios Borg 3 (*moderado*) a 6 (*forte*), considerados moderados (30% do VO_2máx até o limiar anaeróbico).[11] Na Escala de Borg (6 a 22), utilizam-se os exercícios 12 (*pouco cansativo*) a 16 (*cansativo*).[1]

Quando o teste ergométrico revela isquemia, a FC treinamento é calculada por: 1) Frequência cardíaca do estágio anterior ao limiar de isquemia; 2) Percentual de 70% a 85% da frequência cardíaca no limiar de isquemia; 3) Subtração de 10 bpm à frequência cardíaca no limiar de isquemia.[41] Estes critérios independem de serem ou não as alterações isquêmicas de ST no teste ergométrico confirmadas pela cintilografia de perfusão do miocárdio ou pelo ecocardiograma sob estresse.[3] Entretanto, deve-se ter em mente que pacientes com limiares isquêmicos inferiores a 5 MET não são adequados a RNS.

Durante exercício, devem-se manter em níveis adequados o duplo-produto (< 28.000), a pressão arterial sistólica (< 200 mmHg) e diastólica (< 105 mmHg).[11]

A prescrição do exercício em MET deve ser utilizada com cautela.[3] A Tabela 2 traz o gasto calórico das atividades físicas usuais segundo Haskell[42] (1 MET = 3,5 $mlO_2 \cdot kg^{-1} \cdot min^{-1}$). A idade é fator limitante. Em exercícios moderados a intensos, a frequência cardíaca é proporcional ao VO_2. No entanto, a relação FC/VO_2 varia com o grau de ansiedade, motivação, adestramento, com as condições ambientais de temperatura, umidade e altitude, com estados patológicos (febre, infecções, convalescença, hipertensão, uso de medicamentos). Nestes casos, podem ocorrer elevações exageradas da frequência cardíaca e do MVO_2 com sobrecarga circulatória desproporcional ao esforço. Elevações da temperatura e umidade do ar aumentam a frequência cardíaca; em baixas temperaturas o ar inspirado causa resfriamento das vias aéreas e vasoconstrição nos territórios coronários e sistêmicos. Exercícios com braços trazem elevações desproporcionais da pressão arterial, mesmo em cargas discretas. Nas atividades diárias, a intermitência dos esforços causa elevação da frequência cardíaca, subestimando-se o MVO_2, que se eleva gradativamente durante o dia.[3]

O Quadro 4 traz os sinais e os sintomas de treinamento excessivo.[42]

Tabela 2 – Gasto calórico das atividades físicas (adaptado de Haskell)[42]

Grau	Pessoais	Recreacionais e esportivas	Profissionais
Muito leve (3 MET)	Tomar banho Fazer barba Defecar	Jogar cartas Jogar bilhar Costurar Tricotar Andar (3 km/h) Bicicletar (leve) Calistenia	Motorista Vendedor Vendedor Garçom Porteiro
Leve (3 – 5 MET)	Carregar (7 – 14 kg) Varrer Pintar parede Limpar vidros	Dançar Andar (5 – 6 km/h) Cavalgar Bicicletar (10 – 13 km/h) Voleibol Calistenia (leve) Tênis (duplas)	Soldador Mecânico Marceneiro
Moderada (5 – 7 MET)	Subir escadas (devagar) Carregar pacotes (leves)	Tênis (simples) Andar (7 – 8 km/h) Patinar Bicicletar (14 – 16 km/h) Galopar Nadar (peito)	Carpinteiro Lixeiro Borracheiro
Pesada (7 – 9 MET)	Subir escadas Serrar madeira	Futebol *Jogging* (8 km/h) Nadar Bicicletar (19 km/h) Calistenia	Trabalhador braçal
Muito pesada (> 9 MET)	Subir escadas (depressa ou com pacotes)	Alpinismo Correr (10 km/h) Bicicletar (20 km/h) Pular corda Bicicletar (ladeira)	Lenhador Trabalhador braçal

Quadro 4 – Sintomas e sinais de treinamento excessivo durante programa de reabilitação (adaptado de Haskell[42])*

Durante ou logo após a sessão
• angina grau 3 ou 4 em escala 1 a 4;
• aumento de frequência das disritmias cardíacas;
• bradicardia;
• taquicardia inapropriada ao esforço;
• ataxia;
• tonturas;
• confusão;
• náuseas;
• vômitos;
• claudicação de membros inferiores;
• palidez;
• cianose;
• dispneia persistente por mais de 10 minutos.
Tardios
• fadiga prolongada;
• insônia incomum;
• ganho de peso por retenção hídrica;
• taquicardia persistente (FC > 100 a 110 bpm, 6 minutos após o exercício).

* O aparecimento destes sinais e sintomas indica necessidade de redução da intensidade do exercício nas sessões subsequentes.

Treinamento na Insuficiência Cardíaca (IC)

O treinamento físico na IC tem sido estudado desde 1970. Os anos de 1980 foram marcados por inúmeros esclarecimentos das consequentes adaptações periféricas na IC.[43-47] Na IC a redução da capacidade aeróbica funcional é consequente ao inadequado fluxo sanguíneo, para ativar a musculatura esquelética, secundário à redução do débito cardíaco e às alterações musculares e vasculares características. Em 81 estudos (n = 2.387), as elevações do VO$_2$pico foram de 17% (protocolo de teste cardiopulmonar, n = 57); 17% (treinamento aeróbico, n = 40); 9% (treinamento resistido, n = 3); 15% (protocolo de treinamento aeróbico associado a resistido, n = 13); e 16% (treinamento respiratório, n = 1).[44]

Numerosos programas supervisionados e não supervisionados foram descritos; no entanto, não existe protocolo estabelecido.

Antes do início do programa de exercício, os pacientes devem ser avaliados por profissionais habilitados – médico cardiologista e o fisioterapeuta especializado –, sendo obrigatórias as reavaliações periódicas durante o treinamento. Em geral, são elegíveis os pacientes estáveis, com IC e arritmias cardíacas controladas, em classe funcional II–III (New York Heart Association), com fração de ejeção ≤ 40%.[43]

As recomendações para a prescrição do exercício devem ser individualizadas, baseadas nas características de cada paciente, de suas respostas ao exercício, incluindo FC, PA, sintomas e percepção do esforço; e das medidas obtidas durante os testes máximos ou submáximos. Além disso, deve ser considerado na prescrição do treinamento o perfil do paciente, que inclui medicamentos em uso, fatores de risco, características comportamentais, objetivos pessoais e suas preferências e possibilidades em relação às modalidades de exercício.

Até o início do século XXI, a maioria dos relatos restringia-se ao treinamento aeróbico isolado. Recentemente, novos estudos têm enfatizado os benefícios da associação de treinamento aeróbico e resistido, e até mesmo da realização de exercícios resistidos isolados. O protocolo de exercício compreende sessões de 15 a 60 minutos, três a cinco vezes por semana, durante 6 a 26 semanas. A duração e a frequência das sessões de treinamento dependem dos dados clínicos e do estado funcional de cada paciente.[45] As sessões constam de:

- *Aquecimento e desaquecimento/relaxamento:* 10 a 15 minutos, com caminhadas leves, alongamentos, e exercícios calistênicos. O aquecimento é maior em pacientes descondicionados.

- *Treinamento aeróbico:* em cicloergômetro, caminhada em esteira ou ar livre, podendo ser contínuo ou intervalado (1:2 ou 4:1). Em geral, as prescrições são feitas em 50% a 80% VO_2pico e 60% a 80% FCpico, no limiar anaeróbico ou em 12 – 13 da Escala de Borg.[43] A prescrição inicial deve ser em 25% a 60% VO_2pico, de preferência aferido em teste cardiopulmonar (American Heart Association/ American College of Cardiology, recomendação Classe IIb).[1] Em nosso laboratório a FC do limiar anaeróbico foi de 85,9% da FCpico para as Classes I, II, III (New York Heart Association), principalmente, quando aferida em protocolo de rampa. É possível que este valor possa estimar o nível de esforço no limiar anaeróbico, facilitando a prescrição do exercício em centros desprovidos do teste cardiopulmonar.

- *Treinamento resistido:* pesos livres ou bandas elásticas, podendo ser realizados em forma de circuito, em geral com intensidade de 40% a 60% de uma repetição máxima, sendo realizadas 15 a 20 repetições, com aumento gradual até três séries, tendo como tolerância-alvo a percepção do esforço 12 – 14 (Borg).[46] Recomenda-se trabalhar com intensidade moderada (30% a 40% de uma repetição máxima), e carga máxima de 2,5kg, a fim de otimizar a segurança e a realização dos exercícios sem movimentos compensatórios. Na IC, o teste de uma repetição máxima consiste em submeter o paciente a aumento progressivo de carga até a tolerância máxima, que é caracterizada pela realização de movimentos compensatórios associados, com posicionamento adequado para evitar a manobra de Valsalva.[46]

- *De acordo com a resposta clínica*, uma combinação de treinamento supervisionado e não supervisionado pode ser possível para pacientes com estabilidade e excelente compreensão do programa. Complementando as sessões supervisionadas, sessões de exercícios não supervisionados podem ser iniciadas, logo que a segurança do treinamento esteja confirmada. Esta combinação é favorável para adesão aos programas de exercícios.

Resultados

Os programas de RNS são eficientes para aumentar o VO_2pico, o limiar anaeróbico e modificar os fatores de risco coronário.[7] Em revisão de 22 artigos originais, abrangendo 1.895 pacientes até a atualidade,[33] a elevação do VO_2pico atingiu, em média, a 12% (duas a quatro semanas);[14,26,27] 14% (dois meses);[13,23] 18% (três meses);[28] 24% (seis meses);[4,5,12,15,25] e 30% (acima de um ano),[30] variando com a duração do programa (Tabela 8).[48]

Em geral, os relatos são realizados em casuísticas com pacientes logo após episódio de infarto agudo, estudados durante intervalo de um a seis meses. Em estudo retrospectivo de caso controle, utilizou-se amostra de pacientes coronários estáveis, sem antecedentes recentes de infarto agudo, os quais foram seguidos por período variável de 19 a 79 meses (41,3 ± 20,2 meses, mediana de 31 meses).[30] O treinamento incluiu caminhadas (n = 12), exercícios em esteira rolante (n = 2) e atividades esportivas (n = 4). O grupo treinado apresentou os seguintes valores pré e pós-observação, respectivamente:

- VO_2pico (ml/kg/min), 24 ± 5 vs. 31 ± 9 (p = 0,0045);
- VO_2pico/FCpico (ml/kg/min/bat), 0,18 ± 0,05 vs. 0,28 ± 0,13 (p = 0,11);
- duplo-produto pico (bpm/mmHg/10^3), 26.800 ± 7.000 vs. 29.000 ± 6.500 (p = 0,19).

Salvetti descreveu elevações significativas – de VO_2pico; carga de pico; FCpico; FCpico/ FCmáxima predileta (%) – Wpico; e em estudo prospectivo de pacientes coronários submetidos a RNS; no grupo controle, ocorreu redução significativa do pulso de O_2 no pico do esforço, por eventual efeito de descondicionamento; entretanto, o incremento do limiar anaeróbico não foi significante (Tabela 3).[32] Descreveram-se aumentos significantes do limiar anaeróbico em 11% e 14%, respectivamente, em de programas de um mês e de um ano.[26]

Em estudo randomizado, Brubaker et al. verificaram elevações semelhantes do VO_2pico e do HDL-colesterol de pacientes submetidos a RS e RNS, durante 9 meses.[7] Entre nós, após programa de 19 a 79 meses (mediana de 31 meses), registrou-se aumento significativo na relação VO_2pico/FC, comparando-se o grupo treinado com grupo controle pareado.[30] Relataram-se, também, elevações significativas da fração de ejeção no pico do esforço, após oito meses de treinamento,[20] da sensibilidade ao barorreflexo e do RRSD (desvio-padrão do intervalo RR), em 15 dias de condicionamento físico.[27]

A RNS tem demonstrado efeitos benéficos quanto à redução da ansiedade e da depressão após evento coronário, bem como em relação a qualidade de vida, sociabilidade e aspectos psicológicos. Kugler et al. demonstraram redução significativa nos escores do Manifest Anxiety Scale, de 13%, 37% e 38%, em pacientes submetidos, respectivamente, a reabilitação supervisionada, reabilitação supervisionada associada a RNS e RNS.[13] Em estudo randomizado (reabilitação supervisionada vs. RNS), Arthur et al. constataram elevações significativas na qualidade de vida, avaliada pelo SF-36, e no grau de sociabilidade, avaliado pelo ISEL, em grupo de pacientes submetidos à RNS.[5] Curiosamente, estes efeitos não foram registrados no grupo de reabilitação supervisionada.

Salvetti descreveu melhora na qualidade de vida de pacientes coronários submetidos à RNS e avaliados pelo The Medical Outcomes Study 36-Item Short-Form Health Survey (SF-36) (Tabela 5).[32] No grupo controle a melhora de alguns quesitos foi bastante discreta, talvez, relacionada à participação no protocolo.

RNS tem mostrado altos índices de adesão ao treinamento.[7] Em três estudos randomizados as taxas de adesão foram bastante elevadas. Estudos randomizados avaliando a reabilitação supervisionada *versus* RNS mostraram aderências semelhantes em ambos os grupos, respectivamente: 84% *vs.* 89%,[12] 71% *vs.* 72%,[12] 76% *vs.* 92%[4] e 76% *vs.* 130%.[5] Em estudo prospectivo, Salvetti descreveu frequência semanal de 2,79 ± 0,42 sessões por semana, em protocolo planejado para três sessões semanais. Não houve nenhuma desistência entre os pacientes do grupo RNS. Foi realizado controle telefônico; a média do número de chamadas foi de 10,7 ± 2,6 chamadas, com duração de, aproximadamente, 15 minutos por chamada.[32]

ATIVIDADES ESPORTIVAS RECREATIVAS

As atividades esportivas são opcionais; são bastante úteis por aumentar a aderência. Em geral, proíbem-se as atividades competi-

Tabela 3 – Elevações no consumo de oxigênio de pico em pacientes coronários submetidos a programas de reabilitação não supervisionada de diferentes durações[48]

½ mês	1 mês	2 meses	3 meses	6 meses	9 meses	12 meses	> 12 meses
15%[33]	8%[14]	7%[13]	18%[28]	7%[4]	16%[7]	19%[26]	33%[30]
	14%[26]	9%[23]		17%[25]			
		17%[23]		20%[17]			
		11%[32]		31%[5]			
				33%[12,15]			

Tabela 4 – Variáveis cardiorrespiratórias e metabólicas em pacientes coronários submetidos à reabilitação não supervisionada durante três meses[32]

Variáveis	Grupo RNS (n = 19)		Grupo controle (n = 20)	
	t = 0	t = 3 meses	t = 0	t = 3 meses
FCpico (bpm)	135 ± 22	143 ± 20*	138 ± 11	134 ± 17
FCpico/FCmáxima predileta (%)	82 ± 13	87 ± 12*	85 ± 8	82 ± 11
Duplo-produto (bpm mmHg)	25.113 ± 5.163	25.543 ± 4.774	25.624 ± 3.920	26.240 ± 10.099
Limiar anaeróbico (ml/kg/min)	21,8 ± 5	23 ± 5	22 ± 5	21 ± 4
VO_2pico (ml/kg/min)	28,8 ± 6	31,7 ± 8*	28,6 ± 7	26,9 ± 7
Pulso O_2pico (ml/bpm)	14 ± 4*	15,3 ± 3	15,7 ± 4	16 ± 4
Razão de trocas respiratórias	1,15 ± 0,11	1,19 ± 0,08	1,10 ± 0,08	1,12 ± 0,11
Wpico (kpm/min)	4.780 ± 2.021	7.103 ± 3.057*	5.507 ± 2.498	5.747 ± 3.085
Tempo de exercício (min)	11,5 ± 2	13,6 ± 2*	11,5 ± 2	11,4 ± 3

* Diferenças significantes para t = 0 vs. t = 3 meses (p < 0,001).
RNS = reabilitação não supervisionada; t = tempo; FCpico = frequência cardíaca; VO_2pico = consumo de oxigênio no pico do esforço; Wpico = carga de pico.

tivas. Em alguns casos, permitem-se atividades competitivas de baixo componente dinâmico e isométrico (Classe IA, ACSM), que vêm registradas na Tabela 5.

Não há recomendações para a prática de esportes recreativos. Admite-se que sejam precedidos de condicionamento físico e envolvam atividades de baixo impacto dinâmico e estático.[42] Na escolha da modalidade devem ser consideradas as condições clínicas; a aptidão física; a capacidade funcional útil (nível máximo de esforço, no qual o paciente está livre de sintomas e sinais); as modalidades já praticadas; o risco de colisão e síncope da modalidade; o grau de disciplina e a capacidade de automonitorização do paciente.[3] Em geral, é contraindicado o aprendizado de novas modalidades. Pacientes em uso de anticoagulantes e marcapasso devem evitar esportes com risco de colisão.[49]

São proibidos os esportes coletivos de componente dinâmico intenso, como futebol e basquetebol.⁵⁰ O tênis infantil (*pee wee*) e o voleibol adaptado são bastante aceitos. O voleibol é bem tolerado com adaptações: rede à altura dos pacientes, rodízio entre jogadores, proibição de cortadas, saltos, mergulhos e andar para trás. Entre os esportes individuais, marcha e ciclismo são os mais comuns; *jogging*, musculação, halterofilismo, mergulho submarino e artes marciais estão contra indicados. O golfe e o tênis de mesa poderiam ser tolerados.⁵⁰ Em geral, a natação (componente dinâmico intenso e estático moderado) é proibida devido às elevadas exigências aeróbias, ao reflexo do mergulho e à grande incidência de arritmias cardíacas.³⁶ Entretanto, os ex-praticantes de natação, com boa aptidão física, e comprovadamente desprovidos de arritmias cardíacas, poderiam ser liberados seis meses após o episódio de infarto.³⁶ Nestes casos, recomenda-se manter a temperatura da água a 27 °C.³⁶ Tênis em duplas (componente dinâmico moderado e estático discreto) poderia ser tolerado em pacientes com infarto não complicado e boa capacidade funcional, também quando fossem ex-praticantes da modalidade.³⁶ *Squash* e tênis (simples) (componente dinâmico intenso e estático discreto) não devem ser prescritos. Ioga permite exercícios de relaxamento e respiração; entretanto, posturas que levem a esforços isométricos, apneia e contrições vasculares devem ser evitadas.⁵⁰

O uso de frequencímetros de pulso e da telemetria é de grande utilidade.

Inúmeras afecções cardiovasculares genéticas se constituem, em geral, contra indicação para a prática de esportes em nível de competição; no entanto, são permitidas atividades recreativas. Nestes casos, as recomendações da American Heart Association para atividades recreativas vêm resumidas na Tabela 6.

Tabela 5 – Avaliação da qualidade de vida pelo The Medical Outcomes Study 36-Item Short-Form Health Survey (SF-36) em pacientes coronários submetidos à reabilitação não supervisionada durante três meses[32]

Domínio	Grupo RNS (n = 19)		Grupo controle (n = 20)	
	t = 0	t = 3 meses	t = 0	t = 3 meses
Capacidade funcional	85,00 ± 9,86	97,32 ± 2,63*	80,50 ± 14,04	78,00 ± 23,81*
Aspectos físicos	44,00 ± 32,25	93,11 ± 16,76*	62,50 ± 39,32	61,25 ± 34,86*
Dor	71,21 ± 18,92	97,68 ± 7,22*	72,25 ± 23,47	64,80 ± 17,22*
Saúde geral	65,84 ± 20,40	82,63 ± 18,19*	75,95 ± 18,13	67,65 ± 14,27*
Vitalidade	62,37 ± 13,8	77,11 ± 10,71*	67,00 ± 13,61	57,65 ± 12,76*
Aspectos sociais	78,29 ± 23,51	98,03 ± 6,27*	80,00 ± 23,08	81,25 ± 20,48*
Aspectos emocionais	47,40 ± 42,06	94,74 ± 12,49*	53,33 ± 41,04	60,00 ± 33,51*
Saúde mental	55,26 ± 17,27	71,79 ± 16,03*	55,00 ± 16,31	64,30 ± 13,11*

* Diferenças significantes para t = 0 *vs.* t = 3 meses (p < 0,001).
RNS = reabilitação não supervisionada; t = tempo.

Tabela 6 – Classificação dos esportes segundo a 36ª Conferência de Bethesda[51]

Exercício	Dinâmico Discreto < 40% VO$_2$pico	Dinâmico Moderado 40% – 70% VO$_2$pico	Dinâmico Intenso > 70% VO$_2$pico
Estático Discreto < 20% CVM	Bilhar Boliche Críquete Golfe *Curling* Tiro ao alvo	Beisebol# Esgrima Tênis de mesa Voleibol Tênis em duplas	Tênis simples *Squash* Corrida longa Frescobol Futebol#
Estático Moderado 20% – 50% CVM	Arco e flecha Automobilismo†# Mergulho†# Equitação†# Motociclismo†#	Futebol americano# Saltos de atletismo *Rúgbi*# Corridas velocidade Surfe†# Nado sincronizado† Rodeio†#	Basquetebol Hóquei no gelo Corridas/meia distância Natação Handebol
Estático Intenso 50% CVM	Ginástica olímpica†# Artes marciais# Velejar Esqui aquático†# Halterofilismo†# *Wind surfe*†#	Esqui de montanha† Musculação† *Skate*† Luta romana	Boxe# Canoagem Ciclismo†# Decatlo Remo Triatlo†#

VO$_2$pico = consumo pico de oxigênio; CVM = contração voluntária máxima; Sobrecarga circulatória (débito cardíaco e pressão arterial); † = risco aumentado em caso de síncope; # = risco aumentado de colisão.

RECOMENDAÇÕES GERAIS

A prática de exercícios deve observar algumas precauções fundamentais.[1,2,3,11,33,34]

Em geral, os pacientes devem ser aconselhados a:[1,6,53]

1. Evitar grandes refeições e o uso de bebidas com xantinas (café, chá preto, chá mate, chocolate, coca-cola, guaraná) 2 horas antes e 1 hora após o exercício.

2. Abster-se de álcool e fumo antes e após exercícios.

3. Não realizar exercícios em jejum; fazer breve refeição de frutas, pães, sucos e açúcar comum, uma hora antes das sessões (em caso de *diabetes mellitus* seguir instruções especiais).

4. Evitar exercícios em condições extremas de temperatura, umidade, poluição atmosférica e altitudes; evitar grandes variações de altitude.

5. Diminuir os esforços nos dias quentes e ingerir maiores quantidades de líquidos.
6. Em regiões com grande poluição, preferir os exercícios matinais em ginásios fechados, evitando exercitar-se em vias de tráfego intenso.
7. Esperar três horas após o despertar para exercitar-se.
8. Não tomar banhos quentes, frios, antes e após exercícios, preferindo banhos tépidos após 15 minutos; não frequentar saunas.
9. Vestir-se com roupas quentes no inverno e roupas leves e claras no verão; nunca utilizar trajes plastificados "especiais para emagrecimento".
10. Utilizar proteção para pele com boné e filtro solar; o filtro solar só protege contra a radiação ultravioleta, devendo ser aplicado 30 minutos antes da exposição e retocado duas a três vezes, a cada 4 horas (filtro corporal ≥ 15; filtro para face ≥ 30); atletas devem ser alertados que Trofodermin® e Novaderm® (associação clostebol e neomicina) podem ser considerados dopagem.
11. Usar calçados macios e flexíveis, com sola grossa e calcanhar acolchoado, apropriados para marcha e corrida; comprar o tênis no período da tarde, quando os pés ficam mais inchados; cuidado com tênis novos, com pouco uso; evitar tênis de cano curto.
12. Evitar o exercício sob o impacto de emoções e a prática de esportes esporádica em feriados e fins de semana.
13. Participar de competições apenas sob consentimento médico.
14. Exercitar-se somente quando se sentir bem.
15. Aceitar as limitações pessoais.
16. Começar os exercícios "devagar" e fazer progressões graduais.
17. Evitar exercícios em afecções agudas ou fadiga; reduzir a intensidade do exercício na convalescença.
18. Esperar dois dias depois de resfriado comum para voltar ao exercício.
19. Evitar a participação efetiva em atividades recreativas em grupos de indivíduos sadios, muitas vezes de grupo etário inferior.
20. Interromper o treinamento e procurar orientação médica em caso de *overuse*; movimentos dolorosos persistentes necessitam de avaliação e cuidados especiais; manter-se atento a sintomas e sinais de *overtrainning*.

Não há evidências que contraindiquem a prática de exercícios no período matutino. O horário ideal para a prática dos exercícios ainda não está estabelecido. O exercício matutino apenas deveria ser evitado em pacientes com picos comprovados de isquemia silenciosa matutina.

Tabela 7 – Elegibilidade para esportes recreativos em afecções cardiovasculares de origem genética: 0 – 1 (não aconselhado); 2 – 3 (a ser estabelecido caso a caso); 4 – 5 (provavelmente permitido) (modificado da American Heart Association)[52]

Intensidade	CMH	S. QT Longo	S. Marfan	DAVD	S. Brugada
Alta (> 6 MET)					
Corridas (curtas)	0	0	2	0	2
Futebol	0	0	2	0	2
Basquetebol	0	0	2	1	2
Tênis (simples)	0	0	3	0	2
Squash	0	2	2	0	2
Alpinismo†	1	1	1	1	1
Fisiculturismo†	1	1	0	1	1
Moderada (4-6 MET)					
Caminhada	3	3	3	2	4
Esteira rolante	5	5	4	3	5
Jogging	3	3	3	2	5
Beisebol	2	2	2	2	4
Bicicleta estacionária	5	5	4	3	5
Bicicleta	4	4	3	2	5
Motociclismo†	3	1	2	2	2
Surfe≈	2	0	1	1	1
Vela≈	3	3	2	2	4
Natação≈	5	0	3	3	4
Tênis (duplas)	4	4	4	3	4
Pesos livres†	1	1	0	1	1
Baixa (< 4 MET)					
Andar	5	5	5	5	5
Golfe	5	5	5	4	5
Patins	5	5	5	4	5
Boliche	5	5	5	4	5
Equitação†	3	3	3	3	3
Mergulho (*scuba*)≈	0	0	0	0	0
Pesos (circuito)	4	4	0	4	4

CMH = Cardiomiopatia hipertrófica (fenótipo); S. QT Longo = Síndrome do QT Longo (fenótipo); S. Marfan = Síndrome de Marfan (com ou sem dilatação aórtica discreta); DAVD = Displasia arritmogênica do ventrículo direito; † = Risco de trauma durante síncope; ≈ = Risco aumentado durante síncope em atividade aquática.

PRESCRIÇÃO EM DIABETES

Em caso de diabetes melito, devem-se seguir algumas recomendações,[54-7] as quais vêm resumidas nos Quadros 5, 6 e 7. Os pacientes diabéticos devem monitorizar a glicemia antes, durante e após o exercício. Níveis de glicemia < 100 mg/dl e > 250 a 300 mg/dl contraindicam a prática de exercícios.

Em diabéticos Tipo I (insulinodependentes), a prática de exercícios pode ser segura se realizada de forma supervisionada, com o acompanhamento para monitorização da glicemia, ajustes na dieta e dose de insulina.[54] O exercício pode desencadear hiperglicemia ou hipoglicemia; a hipoglicemia pode ser tardia, após 6 a 14 horas, ou mesmo ocorrer no dia seguinte. Em geral, a dose de insulina regular diminui em cerca de 30% a 40% no dia do exercício.[54] No caso da adoção do regime basal-bolus, deve-se diminuir a dose insulina de ação rápida.[54] A absorção da insulina nos braços e nas coxas é acelerada pelo exercício, principalmente uma hora após a injeção. Em geral, os pacientes deveriam exercitar-se uma a duas horas após as refeições, para atenuar a hiperglicemia pós-prandial, e fazer um lanche antes de se deitar, para prevenir hipoglicemia tardia. Devem-se evitar atividades prolongadas e de alta intensidade; durante exercícios prolongados pode ser necessária suplementação de 15 g de carboidrato a cada 30 minutos.[54]

Em diabéticos Tipo II, a prescrição do exercício envolve risco menor. Assim como nos indivíduos normais, não ocorre hipoglicemia mesmo em uso de metformina ou glibenclamida.[54] Nos casos tratados com dieta e/ou sulfonilureia, há redução da glicemia após exercício moderado de 45 minutos.[55,56]

O exercício físico mal conduzido pode agravar as complicações do diabetes melito. Pode ocorrer hemorragia retiniana secundária à retinopatia proliferativa. Lesões osteoarticulares e de partes moles, desidratação e isquemia miocárdica silenciosa podem surgir em consequência da neuropatia periférica. Descrevem-se, ainda, proteinúria pós-esforço, hipotensão, angina, arritmias e morte súbita.[55,56]

RISCOS

Nas populações aparentemente sadias, a incidência de parada cardíaca durante o exercício físico atingiu, em média, a 1/565.000 pessoas/horas.[1] O risco foi proporcional à intensidade do treinamento e à idade.[1] Na reabilitação supervisionada, o risco de parada cardíaca tem sido reduzido nos últimos anos. Em 1976, a taxa de risco era de 1/6.000 eventos por pacientes/horas de exercício. Recentemente, relataram-se taxas de 1/11.7333 a 1/146.127 pacientes/horas.[1]

Em RNS não há relatos de intercorrências. Segundo Hartley, o risco de parada cardíaca foi de 1/98.717 pacientes/horas em programas supervisionados e de 1/70.000

pacientes/horas em RNS.[1] Esta taxa corresponderia a uma parada cardiorrespiratória a cada cinco anos, em cem pacientes exercitados três vezes por semana, com aderência de 100%.[30] Durante seguimento de 15 pacientes em RNS por período variável de 19 a 79 meses (mediana de 31 meses), não se observaram acidentes cardiovasculares secundários ao programa em cerca de 620 pacientes/meses de observação.[30] Em estudo randomizado, 3 a 26 semanas pós-infarto do miocárdio, Miller et al. não relataram diferenças significativas na incidência de eventos coronários em pacientes de quatro grupos: grupo em reabilitação supervisionada; grupo em RNS; grupo não treinado; e grupo controle (respectivamente, 11%, 15%, 12% e 19% – p = NS)[12]. No EAMI Trial (Exercise in Anterior Myocardial Infarction), Giannuzzi et al. não registraram alterações significativas na dimensão e na remodelação ventriculares em pacientes treinados, independente do grau de disfunção ventricular.[17]

O horário ideal para a prática dos exercícios não está estabelecido. Os pacientes devem exercitar-se no horário mais adequado às suas possibilidades; excetuando-se os casos com carga isquêmica matutina significativa, não há evidências que contraindiquem os exercícios no período matutino.[2,3,33]

Em geral, o infarto do miocárdio e a morte súbita ocorrem segundo ritmo circa-

Quadro 5 – Cuidados no exercício para portadores de diabetes[54]

- Não realizar exercício se a glicemia estiver acima de 300 mg/dl ou acima de 250 mg/dl com cetonúria.
- O valor mínimo da glicemia para início do exercício é de 100 mg/dl (adultos) e 120 mg/dl (crianças).
- Evitar aplicar a insulina na região do corpo que será mais solicitada durante o exercício físico.
- Ajustar a dose e o tipo de insulina sob orientação médica.
- Verificar a necessidade de aumentar a ingestão de carboidratos antes ou após o exercício.
- Ter sempre uma fonte de carboidratos para uso imediato, durante ou após o exercício.
- Ao primeiro sintoma de hipoglicemia, interromper o exercício e ingerir carboidratos.

Quadro 6 – Cuidados no exercício para diabéticos em presença de complicações crônicas[54]

- *Retinopatia*: evitar exercícios que elevem muito a pressão arterial sistólica ou que exijam a realização da manobra de Valsalva.
- *Nefropatia*: evitar exercícios de alta intensidade, devido ao aumento da proteinúria.
- *Neuropatia periférica*: usar palmilhas de silicone, meias de algodão sem costura, examinar os pés após o exercício e, em casos mais graves, priorizar exercícios que não exijam suporte do peso corporal, como nadar ou pedalar.
- *Neuropatia autonômica*: evitar exercícios que obriguem a mudanças bruscas de posição e exercícios em temperaturas extremas.

diano bimodal, com picos na manhã e no início da noite.[58] O pico de incidência dos eventos coronários, em geral, estaria entre 10 e 12 horas; a maior incidência de infarto agudo associado a exercícios ocorreu ao meio-dia, e o pico de incidência dos infartos não associados ao exercício esteve entre 6 e 8 horas da manhã.[59] Esta distribuição circadiana correspondeu a uma curva de ascensão da pressão arterial, frequência cardíaca e a picos de dosagem de cortisol e epinefrina séricos, a aumento da agregabilidade plaquetária e à diminuição do fluxo coronário.[60] Algumas evidências mostram a redução do pico matutino de infarto do miocárdio em pacientes em vigência do uso de betabloqueadores[61] e aspirina.[41] Em um estudo, esta redução ocorreu apenas com o uso de betabloqueadores cardiosseletivos.[62] Em programa de reabilitação supervisionada, a incidência de eventos no período da manhã ou da tarde não mostrou diferenças estatisticamente significantes (3,0 ± 1,3 *vs.*

Quadro 7 – Recomendações sobre os cuidados com os pés para pacientes portadores de diabetes melito[57]

1. Lavar diariamente os pés com sabonete e água morna; nunca usar água quente; experimentar a temperatura da água em outro local, por exemplo, no dorso das mãos, se estas forem sensíveis.
2. Secar os pés logo a seguir, com toalha macia, principalmente entre os dedos e ao redor das unhas.
3. Aplicar creme ou loção hidratante se a pele estiver seca.
4. Manter as unhas aparadas com cuidado, cortadas em linha reta e bem lixadas, para evitar pontos aguçados.
5. Examinar os pés diariamente, observando a existência de cortes, bolhas ou ferimentos; usar sempre um espelho para o exame das plantas dos pés.
6. Nunca andar descalço, mesmo dentro de casa.
7. Proteger os pés se for à praia.
8. Usar meias de algodão, folgadas, limpas, sem costuras e cerzimento.
9. Nunca usar bacias de água quente, bolsas de água quente ou cobertores elétricos para aquecer os pés.
10. Usar sempre calçados confortáveis com palmilhas de silicone; evitar sapatos abertos e sandálias.
11. Adaptar-se aos tênis e calçados novos, gradualmente, calçando-os por pouco tempo a cada dia e aumentando lentamente os períodos de uso.
12. Examinar os sapatos em busca de corpos estranhos, palmilhas deformadas e pregos capazes de causar ferimentos.
13. Não cortar os próprios calos ou calosidades; procurar profissional especializado para removê-los.
14. Procurar de imediato atendimento médico em caso de lesões, edema ou dores nos pés ou nas pernas.

2,4 ± 1,5 eventos/100.000 pacientes/hora).[63] Em pacientes com infarto de miocárdio prévio e extrassístoles ventriculares, com fração de ejeção superior a 0,30, observou-se variação circadiana das disritmias, com pico durante o período da manhã;[64] em pacientes com fração de ejeção menor ou igual a 0,30 em tipo funcional III ou IV (NYHA), ou em uso de betabloqueadores, a distribuição circadiana das extrassístoles ventriculares esteve ausente.[64] Atualmente não há evidências de que o treinamento físico não deva se realizar no período matutino; nas recomendações recentes de AHA não se encontram referências sobre horário ideal para treinamento físico.[65] O assunto é complexo e faz-se necessário conhecer o ritmo circadiano do infarto do miocárdio e morte súbita na vigência do condicionamento físico e nas eventuais alterações pelo uso de medicamentos.[66] Entretanto, o exercício matutino deveria ser evitado em pacientes com picos comprovados de isquemia silenciosa matutina.

Custos

Quando comparada a outras intervenções terapêuticas após infarto, a reabilitação cardíaca oferece maior relação custo–efetividade que a trombólise, a angioplastia coronária e o uso de hipolipemiantes.[67] Em pacientes após infarto do miocárdio ou angioplastia, submetidos à reabilitação e comparados ao grupo controle, a análise de custo–efetividade realizada demonstrou que o custo da reabilitação foi compensado pela baixa taxa de hospitalização e retorno ao trabalho, com aumento da produtividade no grupo reabilitado, perfazendo-se a economia de US$ 12.000 por paciente no intervalo de cinco anos.[68]

Os custos da RNS são menores que as despesas registradas durante programas supervisionados. Em pacientes submetidos à reabilitação supervisionada (n = 42) durante seis meses, relatou-se custo de US$ 2.349,00/paciente, o qual se reduziu a US$ 1.519,00/paciente (n = 38) em programa de reabilitação supervisionada de um mês, seguido de RNS durante cinco meses.[4]

Entre nós, Salvetti registrou custos de R$ 453,42 a R$ 1.060,23 por paciente submetido à RNS (Tabela 8). Em se tratando de protocolo inicial em nossa Instituição, houve rigor na avaliação inicial para estratificação de risco, e foram incluídos, além de consulta clínica, eletrocardiograma, glicemia, perfil lipídico, Raios X de tórax, ecocardiograma e teste cardiopulmonar pré e pós-reabilitação, perfazendo um total de US$ 502,81, incluindo duas sessões de reabilitação supervisionada e três consultas clínicas de acompanhamento.[32]

Na prática diária acredita-se que o programa possa ser implantado a um menor custo, suprimindo-se na avaliação inicial o ecocardiograma, para pacientes com área cardíaca normal, e substituindo-se o teste ergoespirométrico por teste ergométrico sim-

Tabela 8 – Custos do programa de reabilitação não supervisionada de três meses para pacientes coronários[32]

Procedimentos	SIA/SUS (em R$)	CBHPM (em R$)	CBHPM (em US$)*
Avaliação inicial			
Consulta	7,55	42,00	19,30
Eletrocardiograma	3,20	24,62	11,32
Perfil lipídico	5,35	20,54	9,44
Glicemia	1,85	4,53	2,08
Teste cardiopulmonar	125,97	214,50	98,58
Raios X de tórax	9,55	29,88	13,73
Ecocardiograma	20,48	262,34	126,56
Sessões de reabilitação supervisionada			
2 sessões		32,00	14,70
Acompanhamento	90,60		
3 consultas	22,65	126,00	57,90
3 eletrocardiogramas	9,6	73,86	33,96
Teste cardiopulmonar	125,97	214,50	98,58
Chamadas telefônicas	26,00	36,00	16,66
Total	**453,42**	**1.060,23**	**502,81**

* 1 US$ = R$ 2,17 (2006).
SIA/SUS = Sistema de Informação Ambulatorial / Sistema Único de Saúde; CBHPM = Classificação Brasileira Hierarquizada de Procedimentos Médicos.

ples, a ser realizado somente no momento de inclusão do paciente no programa. Com estas providências, o custo do treinamento atingiria US$ 226,54 durante um trimestre.[32]

CONSIDERAÇÕES FINAIS

A RNS, mais apropriadamente denominada Reabilitação Semissupervisionada, é uma alternativa prática, eficaz e segura para pacientes coronários de baixo risco. A criação de postos de atendimento cardiológico em grandes parques poderia criar "clubes coronários", viabilizando a RNS em vários locais.[36] Os cardiologistas deveriam ser estimulados a orientar a prática de exercícios no próprio consultório.[29] Dessa forma, o benefício dos exercícios físicos poderia se estender a maior número de pacientes utilizando-se de um procedimento de baixo custo.

Referências

1. Fletcher GF, Balady GJ, Amsterdam EA et al. AHA Scientific Statement. Exercise standards for exercise and training. Circulation 2001; 104:1694-1740.

2. Oliveira Fº JA, Salvetti, XM. Programas não supervisionados em reabilitação cardiovascular. Abordagem da prescrição dos exercícios. Rev SOCESP 1996;6:31-9.

3. Oliveira Fº JA, Salvetti XM, Servantes DM. Prescrição de exercícios físicos em cardiopatas. In Borges DR, Rothshield H. Atualização Terapêutica. 23 ed. São Paulo: Artes Médicas; 2007:91-6.

4. Carlson JJ, Johnson JA, Franklin BA, VanderLaan RL. Program participation, exercise adherence, cardiovascular outcomes, and program cost of traditional versus modified cardiac rehabilitation. Am J Cardiol 2000;86:17-23.

5. Arthur HM, Smith KM, Kodis J, McKelvie R. A controlled trial of hospital versus home-based exercise in cardiac patients. Med Sci Sports Exer 2002;34:1544-50.

6. Balady JG, Fletcher BJ, Froelicher VF et al. AHA Medical/Scientific Statement: Position statement: Cardiac rehabilitation programs: a statement for health care professionals from AHA. Circulation 1994;90:1602-10.

7. Brubaker PH, Rejeski J, Smith MJ, Sevenski KH, Lamb KA, Sotile WM, Miller Jr HS. A home-based maintenance exercise program after center-based cardiac rehabilitation: effects on blood lipids, body composition, and functional capacity. J Cardiopulmonary Rehabil 2000;20: 50-6.

8. Wenger NK. Modern coronary rehabilitation. Postgrad Med 1993;94:131-6.

9. Epstein SE, Palmeri ST, Patterson RE. Evaluation of patients after acute myocardial infarction. Indications for cardiac catheterization and surgical intervention. N Engl J Med 1982; 307:1487-92.

10. Williams RS, Miller H, Koisch P et al. Guidelines for unsupervised exercise in patients with ischemic heart disease. J Card Rehab 1981;1:213-9.

11. Godoy M, Bellni AJ, Pássaro LE et al. I Consenso Nacional de Reabilitação Cardiovascular. Sociedade Brasileira de Cardiologia. Departamento de Ergometria e Reabilitação. Arq Bras Cardiol 1997;69:267-92.

12. Miller NH, Haskell WL, Berra K, De Busk RF. Home versus group exercise training for increasing functional capacity after myocardial infarction. Circulation 1984;70:645-9.

13. Kugler J, Dimsdale JE, Hartley H, Sherwood J. Hospital supervised vs home exercise in cardiac rehabilitation: effects on aerobic fitness, anxiety, and depression. Arch Phys Med Rehabil 1990; 71:322-25.

14. Ueshima K, Saito M, Shimohara A et al. Management and evaluation of non-supervised home exercise program in convalescent phase of acute myocardial infarction. Jap Circulation J 1990;54:1437-40.

15. Thomas RJ, Miller NH, Taylor CB, Ghandour G, Fisher L, DeBusk RF. Nurse-managed Home-Based exercise training after acute myocardial infarction: methods and effects on functional capacity. Circulation 1991;84(Suppl II):540.

16. Shimohara A, Ueshima K, Saito M et al. Non-supervised home exercise programs in a convalescent phase of acute myocardial infarction: their effectiveness and usefulness of the heart rate at anaerobic threshold. J Cardiol 1991;21:309-15.

17. Giannuzzi P, Tavazzi L, Temporelli PL et al. Long-term physical training and left ventricular remodeling after anterior myocardial infarction: results of the exercise in EAMI trial. JACC 1993; 22:1821-9.

18. Aros F, Armentia J, Castillo C, Cordo JC, Loma-Del entrenamiento físico domiciliario precoz despus de un infarto agudo de miocardio. Rev Esp Cardiol 1993;46:544-1.

19. Sparks KE, Shaw DK, Eddy, D Hanigosky P, Vantrese J. Alternatives for cardiac rehabilitation patients unable to return to a hospital-based program. Heart & Lung 1993;22:298-303.

20. Fletcher BJ, Dunbar SB, Felner JM, Jensen BE, Almon L, Cotsonis G, Fletcher GF. Exercise testing and training in physically disabled men with clinical evidence of coronary artery disease. Am J Cardiol 1994;73:170-4.

21. Froelicher ES, Kee LL, Newton KM, Lindskog B, Livingston M. Return to work, sexual activity and other activities after acute myocardial infarction. Heart Lung 1994;23:423-35.

22. Brosseau R, Juneau M, Sirard A, Savard A, Marchand C, Boudreau MH, Bradley S, Bleau L. Can J Cardiol 1995;11:675-85.

23. Adachi H, Koike A, Obayashi T et al. Appropriate endurance exercise training improve cardiac function in patients with prior myocardial infarction? Europ Heart J 1996;17:1511-21.

24. Bjarnason-Wehrens B, Predel HG, Graf C, Gunter D, Rost R. Improvement of physical performance and aerobic capacity mediated by a novel 4-week ambulatory cardiac rehabilitation program. Z Cardiol 1999;88:113-22.

25. Kodis J, Smith KM, Arthur HM, Daniels C, Sukin N, McKelvie RS. Changes in exercise capacity and lipid after clinic versus home-based aerobic training in coronary artery bypass graft surgery patients. J Cardiop Reahabil 2001;21:31-6.

26. Fugiwara M, Asamuka S, Iwasaki T. Long term effects of non supervised home exercise therapy on quality of life in patients with myocardial infartion. J Cardiol 2000;36:213-9.

27. Iellano F, Legramante JM, Massaro M, Raimondi G, Galante A. Effects of residential exercise training on baroreflex sensitivity and heart variability in patients with coronary artery disease. Circulation 2000;2588-92.

28. Ades PA, Pashkow FJ, Fletcher G, Pina IL, Zohman LR, Nestor JR. A controlled trial of cardiac rehabilitation in the home setting using electrocardiographic and voice transtelephonic monitoring. Am Heart J 2000;139:543-8.

29. Oliveira Fº JA, Leal AC, Salles AF, Mesquita F, Leite W, Santos F DV. Reabilitação não

supervisionada em consultório. Arq Bras Cardiol 1999;73(Suppl 6):57.
30. Oliveira Fº JA, Leal AC, Lima VC, Santos Fº DV, Luna Fº B. Reabilitação não supervisionada: efeitos de treinamento ambulatorial a longo prazo. Arq Bras Cardiol 2002;79:233-238.
31. Marchionni. Marchionni N, Fattirolli F, Fumagalli S, Oldridge N, Del Lungo F, Morosi L et al. Improved exercise tolerance and quality of life with cardiac rehabilitation of older patients after myocardial infarction: results of a randomized, controlled trial. Circulation 2003;107(17):2201-6.
32. Salvetti XM. Reabilitação não supervisionada: efeitos sobre as condições cardiovasculares, qualidade de vida, adesão e custos em pacientes com doença coronária aterosclerótica. Tese (Doutorado em Medicina). Universidade Federal de São Paulo, São Paulo, 2006.
33. Oliveira Fº JA, Salvetti XM. O papel da reabilitação não supervisionada. Rev SOCESP 2003;13:214-25.
34. Yazbek Jr P, Santomauro AC, Wajngarten M, Azul LGS, Battistella LR, Pilleggi F. Exercício não supervisionado para cardiopatas – imperativos. Arq Bras Cardiol 1993;60:51-2.
35. Nogueira IDB, Pulz C, Salvetti XM, Perez PAT, Carvalho ACC, Oliveira Fº JA. Modelo para ficha de orientação e avaliação da aderência a um programa de reabilitação cardíaca não supervisionada. Arq Bras Cardiol 2002;79(Supl III):243.
36. Rost R. A atividade física e o coração. Rio de Janeiro: MEDSI; 1991.
37. Oliveira Fº JA. Prescrição dos exercícios nas cardiopatias. In Borges DR, Rotschild HA. Atualização Terapêutica. 22 ed. Porto Alegre: Artes Médicas; 2005:121-26.
38. Pollock M, Franklin BA, Balady GJ et al. AHA – Resistance exercise in individuals with and without cardiovascular disease. Circulation 2000; 101:828-33.
39. Hellerstein HK, Franklin BA. Exercise testing and prescription. In Wenger NK, Hellerstein HK (ed) Rehabilitation of the coronary patient. New York: John Wiley & Sons; 1978.
40. Wasserman et al. Principles of exercise testing and interpretation. 2 ed. Philadelphia: Lea & Febiger; 1994:121.
41. Ridker PM, Manson JE, Buring J E et al. Circadian variation of acute myocardial infarction and the effect of a low-dose aspirin in a randomised trial of physicians. Circulation 1990;82:897-902.
42. Haskell WL. Design and implementation of cardiac conditioning programs. In Wenger NK, Hellerstein HK (ed). Rehabilitation of the coronary patient. New York: John Wiley & Sons; 1978.
43. Pina IL, Apstein CS, Balady GJ et al. AHA Scientific Statement. Exercise and heart failure. Circulation 2003;107:1210-225.
44. Smart N, Marwick TH. Exercise training for patients with heart failure: a systematic review of factors that improve mortality and morbidity. Am J Med 2004;116:693-706.
45. Piña IL, Daoud S. Exercise and heart failure. Min Cardioangiol 2004;52:537-46.
46. Delagardelle C, Feiereisen P, Autier P. Strength / endurance training versus endurance training in congestive heart failure. Med Sci Sports Exerc 2002;34:1868-72.

47. Umeda IIK. Manual de fisioterapia na reabilitação cardiovascular. São Paulo: Manole; 2006.

48. Oliveira Fº JA, Salvetti XM. Reabilitação não supervisionada ou semissupervisionada: uma alternativa válida. Arq Bras Cardiol 2004; 83:368-70.

49. Mitchell JH, Haskell WL, Raven PB. Classification of Sports. Med Sc Sport Exer 1994;26(Suppl):242-5.

50. Goepfert PC, Chignon JC. Reabilitação cardiovascular. São Paulo: MEDSI; 1988.

51. Mitchell JH, HaskellW, Van Camp, SP. 36th Bethesda Conference / Classification of sports. J Am Coll Cardiol 2005;45:53-6.

52. Maron BJ, Chaitman BR, Ackerman MJ et al. AHA Scientific position: recommendations for physical activity and recreational sports participation for young patients with genetic cardiovascular disease. Circulation 2004; 109:2807-816.

53. Oliveira JA, Salvetti XM, Servantes DM. Exercício no Cardiopata. In: Cohen M, Abdala RJ (ed). Lesões nos esportes. Diagnóstico, prevenção e tratamento. São Paulo: Revinter [s/d] (no prelo).

54. Trombeta IC, Alves MJNN, Negrão CE. Exercícios físicos no diabetes e resistência à insulina. São Paulo: Atha; 2007.

55. Vivolo MA, Ferreira SRG, Hidal JT. Exercício físico e diabete melito. Rev SOCESP 1996; 6:102-10.

56. Hough DO. Diabetes mellitus nos desportos. Clin Med Am Norte 1994;2:439-454.

57. Hoechst do Brasil. Informação para pacientes diabéticos. DA 05.02/91. São Paulo; 1991.

58. Pells D' Alonzo CA. Acute myocardial infarction in large industrial population: report of a 6 year study of 1356 cases. JAMA 1963;185:831-8.

59. Zornoza J, Smith M, Lihle W. Effect of activities on circadian variation in time of onset of acute myocardial infarction. Am J Cardiol 1992; 69:1089-92

60. Muller JE, Geoffrey H, Toffer MB et al. Circadian variation and triggers of onset acute cardiovascular disease. Circulation 1989;79:733-41.

61. Hyalmarson A, Gilpin EA, Nicod P et al. Differing circadian patterns of onset in sub groups of patients with myocardial infarction. Circulation 1984;80:267-75.

62. Hansen O, Bengt J, Gullberj B. Circadian distribution of onset of myocardial infarction in subgroup from analysis of 10,791 patients treated in a single center. Am J Cardiol 1992;69:1003-8.

63. Murray PM, Herrington D, Petlus CW et al. Should patients with heart disease exercise in the morning or afternoon? Arch int Med 1993; 153:833-6.

64. Gillis AM, Peters RW, Mitchell LB. Effects of left ventricular disfunction on the circadian variation of ventricular premature complexes in healed myocardial infarction Am J Cardiol 1992; 69:1009-14.

65. Fletcher GF, Balady G, Froelicher VF et al. Special report: exercise standards Circulation 1995;91:580-615.

66. Oliveira Fº JA. Reabilitação cardíaca em consultório. Âmb Med Despor 1995;1(9)13-20.

67. Ades PA, Pashkow FJ, Nestor JR. Cost-effectiveness of cardiac rehabilitation after

myocardial infarction. J Cardiopulm Rehabil 1997;17(4):222-31.

68. Levin LA, Perk J, Hedbäck B. Cardiac rehabilitation – a cost analysis. J Intern Med 1991; 230(5):427-34.

10

Condicionamento Físico para Adolescentes

Isabel Chateaubriand Diniz de Salles
Alexandra Passos Gaspar

O adolescente não é um adulto em menor escala, há características únicas deste período relacionadas a transformações físicas, psicológicas e comportamentais. O estirão de crescimento, a maturação biológica e o desenvolvimento psicológico, comportamental e cognitivo acontecem nesta fase. É importante considerar a atividade física na adolescência tendo em vista os múltiplos domínios que ela influencia.

A literatura atual é concordante em relação aos efeitos benéficos da prática de atividade física em adolescentes e crianças, nos sistemas musculoesquelético, cardiovascular e respiratório.[2] A prática regular de atividade física possibilita, ainda, um melhor controle do peso, com reduzidas taxas de gordura corporal, além de melhor condição emocional, manifestada por melhora do autoconceito, melhor controle da ansiedade/depressão e melhor desempenho acadêmico.[2]

A sociedade movimenta-se pouco, desloca-se por carros ou transporte público, diverte-se através de programas de televisão, computadores, *videogames* e controles remoto. Este comportamento sedentário, também, é aprendido por crianças e adolescentes, que herdam um país com cidades mais violentas e com pouca estrutura para a prática de atividade física. Ainda falta motivação e estrutura para se reverter a condição de sedentarismo que a urbanização impôs.

A população de adolescentes exercita-se pouco, e as meninas, de forma geral, são menos ativas fisicamente que os meninos. Adolescentes com baixa condição socioeconômica têm, ainda, menor participação em atividades físicas, quando comparados a seus pares em melhor condição social.[2,10]

Crianças e adolescentes devem praticar atividade física de moderada a vigorosa intensidade, diária, com duração de pelos menos 60 minutos/dia (cumulativa pelo período), que seja prazerosa e relacionada ao grau de desenvolvimento motor e à idade, já que as atividades mais complexas requerem maior maturação neurológica.[2] Padrões de atos motores serão desenvolvidos, fixados e refinados durante a infância e a adolescência e, quanto maior a variabilidade de atos motores praticados, maior será o aprendizado. Esta base motora se relacionará com as habilidades, coordenação e destreza na idade adulta, além de uma melhor reserva cardiopulmonar e musculoesquelética.[2]

Para as crianças que sempre foram inativas, um aumento gradual, lento e progressivo em relação à atividade física é recomendado. Aumentos rápidos na quantidade de atividade física diária parecem não ter adesão ao longo prazo, além de predisporem à maior chance de lesões osteomusculares.[2]

Pediatras, educadores, familiares e o governo devem participar ativamente no processo de educação e suporte, para a prática de atividade física regular em adolescentes e crianças, já que a incidência de doenças crônicas relacionadas ao sedentarismo e aos maus hábitos alimentares estão se manifestando cada vez mais cedo e em maior proporção nesta população.

Todos, nós, agentes de saúde devem conhecer dados epidemiológicos brasileiros, e programas governamentais voltados para a promoção de saúde de nossa população, bem como as leis que fundamentam e regem nossa sociedade, pois o aconselhamento de saúde deve expandir-se para além dos consultórios médicos.

ESTATUTO DA CRIANÇA E DO ADOLESCENTE[1]
LEI N° 8.069, DE 13 DE JULHO DE 1990.

Art 2° - Considera-se criança, para os efeitos desta Lei, a pessoa até doze anos de idade incompletos, e adolescente aquela entre doze e dezoito anos de idade.
Art 59° - Os Municípios, com apoio dos Estados e da União estimularão e facilitarão a destinação de recursos e espaços para programações culturais, esportivas e de lazer voltadas para a infância e a juventude.

Política Nacional de Promoção da Saúde[3]

Com esta política, o Ministério da Saúde assume o desafio de propor uma política integrada entre os setores do governo, setores privados e não governamentais e a sociedade, compondo redes de compromisso e corresponsabilidade quanto à qualidade de vida da população, em que todos sejam responsáveis no cuidado com a saúde:

- Mapear e apoiar as ações de práticas corporais e atividade física existentes nos serviços de Atenção Básica e Estratégia de Saúde da Família e inserir naqueles onde não há ações.
- Ofertar práticas corporais e atividade física como caminhadas, prescrição de exercícios, práticas lúdicas, esportivas e de lazer, na rede básica de saúde, voltadas tanto para toda a comunidade quanto para grupos vulneráveis.
- Estimular a inclusão de pessoas com deficiências em projetos de práticas corporais e atividades físicas.
- Pactuar com os gestores do SUS a importância de ações voltadas para melhorias ambientais, com o objetivo de aumentar os níveis populacionais de atividade física.
- Constituir mecanismos de sustentabilidade e continuidade das ações do Pratique Saúde no SUS (área física adequada e equipamentos, equipe capacitada).
- Incentivar articulações intersetoriais para a melhoria das condições dos espaços públicos para a realização de práticas corporais e atividades físicas (urbanização dos espaços públicos; criação de ciclovias e pistas de caminhadas; segurança etc.).
- Resgatar as práticas corporais e atividades físicas de forma regular em escolas, universidades e demais espaços públicos.
- Consolidar a Pesquisa de Saúde dos Escolares como forma de monitoramento de práticas corporais e atividade física de adolescentes.[3]

Pratique Saúde contra o Tabagismo

A cada dia, cerca de cem mil jovens começam a fumar no mundo, e 80% deles vivem em países em desenvolvimento. Dados do Instituto Nacional de Câncer (Inca) mostram que no Brasil existem cerca de 25 milhões de fumantes acima de 15 anos – 19% da população. O Ministério da Saúde selecionou o tabagismo para tema da campanha Pratique Saúde. A campanha tem como objetivo atingir toda a população, mas principalmente os jovens. Segundo levantamento feito em 2004/2005 pelo Inca em 15 capitais, na rede pública e privada de ensino, há um índice elevado de experimentação do cigarro pelo público infantojuvenil – alvo da indústria do tabaco.[4]

O Sobrepeso e a Obesidade

Nossa sociedade torna-se, gradativamente, mais sedentária, descondicionada e apresenta sérios problemas relacionados aos distúrbios do peso. Uma população físicamente inativa, em suas diferentes faixas etárias, apresenta maior risco para a ocorrência de doenças crônicas como diabetes, coronariopatias, além de acidente vascular cerebral, câncer de cólon, osteoporose, entre outras. Ao longo dos próximos anos, será possível testemunhar o menor impacto dos avanços da ciência no controle das doenças cardiovasculares frente ao sedentarismo característico de nossos tempos.[10]

Levantamentos epidemiológicos sobre excesso de peso e obesidade realizados nas décadas de 1970 e 1980 e entre os anos 2002/2003 apontam para tendências crescentes em relação ao ganho de peso da população adolescente brasileira, para ambos os sexos. Em 2003, 18% da população de adolescentes do sexo masculino e 15,4% do sexo feminino apresentavam excesso de peso, enquanto 1,8% dos meninos e 2,9% das meninas já eram considerados obesos.[6] Obesidade na adolescência associa-se a menor autoestima, além de obesidade na idade adulta.[10]

Nos Estados Unidos, o sedentarismo e a obesidade, também, estão em níveis elevados; a porcentagem de crianças com sobrepeso dobrou desde 1980.[1]

Apesar de boa parte da população estar ciente da necessidade de incorporar hábitos não sedentários às suas atividades diárias, falta suporte público para a prática regular de exercícios. Ainda há poucos parques, praças, ginásios voltados para a prática esportiva da população de uma forma geral. Outros fatores relacionados à falta de segurança, também, deixam cada vez mais restritos a ambientes protegidos. Alternativas como construções de ciclovias poderiam incentivar um menor uso de carros, estimular a prática de atividade física pela população e, além do mais, contribuir de forma marcante para a proteção do meio ambiente.

O conceito de entretenimento e lazer da sociedade moderna relaciona-se muito à comodidade e ao uso das mais diversas formas de tecnologia. Este comportamento sedentário é também aprendido e incorporado pelas crianças e adolescentes. Hábitos de assistir televisão e usar o computador por longos períodos contribuem para uma diminuição do gasto calórico diário. A criança e o adolescente, frequentemente, comem em frente à televisão, e grande parte das propagandas estimula o consumo de alimentos pouco nutritivos e ricos em calorias. A criança e o adolescente tendem a apresentar sobrepeso quando sedentários, e o sobrepeso poderá torná-los ainda mais sedentários.[5]

SEDENTARISMO

Há uma preocupante incidência de sedentarismo entre crianças e adolescentes.[7,8,10,11] Os adolescentes não estão sendo estimulados de maneira adequada quanto à prática de atividade física. Considerando a possibilidade de transferência de hábitos incorporados na adolescência para a idade adulta, os adolescentes não estão sendo preparados para se tornarem adultos com hábitos de vida saudáveis e terão maior chance de desenvolverem doenças cardiovasculares e diabetes Tipo II, entre outras.[7]

A prática regular de atividade física guarda relação inversa com o desenvolvimento de doenças cronicodegenerativas e tem efeito positivo em relação à condição psicológica e à qualidade de vida de um modo geral. Planos de saúde pública que envolvam redução de sedentarismo podem exercer impacto positivo individual e sobre a saúde da população em geral.[8]

Nos Estados Unidos, mais de 60% da população adulta e em torno de 50% dos adolescentes são sedentários, de acordo com dados do CDC (National Center for Chronic Disease Prevention and Health Promotion).

No Brasil, 80,8% dos adultos são sedentários, de acordo com dados do IBGE (Instituto Brasileiro de Geografia e Estatística). Há poucos estudos brasileiros em relação à porcentagem de sedentarismo em adolescentes, a maioria deles apresenta taxas discrepantes que variam de 42% a 94% da população de adolescentes como sendo sedentária.[8]

Em um estudo, realizado para mapear o nível de atividade física de uma população de 281 adolescentes (157 moças e 124 rapazes), com idades entre 15 e 18 anos, em escolas de Ensino Médio em Londrina, concluiu-se que 54% dos rapazes eram ativos ou moderadamente ativos, enquanto somente 35% das moças realizavam o mesmo grau de atividade física. Os rapazes demonstraram maior envolvimento na prática de exercícios físicos. Os níveis de atividade física tenderam a reduzir-se com a idade, sobretudo entre as moças. Rapazes de classes socioeconômicas mais elevadas mostraram maior participação em atividades físicas que seus pares em condições menos privilegiadas. Em relação às moças, as mais ativas fisicamente pertenciam às classes econômicas menos privilegiadas.[7]

Outro estudo feito com 1.039 adolescentes (entre 15 e 18 anos) no Rio Grande do Sul, para verificar a prevalência de sedentarismo nesta população, mostrou que 39% da população de adolescentes é sedentária.[8] Quando pareados por sexo, a proporção de sedentarismo foi menor nos meninos (22,2% dos adolescentes do sexo masculino foram classificados como sedentários, enquanto 54,5% das meninas foram categorizadas como sedentárias). Classes sociais menos favorecidas e com menor nível de escolaridade tendem a ser mais sedentárias.[8]

Em uma revisão sistemática da literatura sobre comportamento sedentário da população de adolescentes brasileiros, a prevalência de adolescentes sedentários ou com baixos níveis de atividade física variou de 39% a 93,5%.[11]

Padrões comportamentais, culturais, biológicos e socioeconômicos entram na gênese do sedentarismo. Mudanças simples de comportamento, como não permanecer inerte, por horas, frente à televisão ou ao computador, têm importante impacto sobre a promoção de saúde.[5]

Geralmente, a criança e o adolescente com sobrepeso ou obesos são pouco hábeis no esporte e sofrem preconceito relacionado à prática de atividade física por seus colegas, dessa forma, são frequentemente desencorajados a participar regularmente destas atividades.

Recomendações para o Estímulo da Atividade Física entre Adolescentes[10]

- Todos os adolescentes devem ser fisicamente ativos, mediante recreação, jogos, através de programas de educação física, esportes formais ou, ainda, durante o trabalho ou transporte.
- Além das atividades usuais, os adolescentes devem participar de três ou mais sessões de exercícios físicos por semana, com duração mínima de 20 minutos e que requeiram esforços físicos moderados ou intensos.

A ginástica formal, praticada em academias, não costuma ter grande adesão em longo prazo, por ser repetitiva, pouco lúdica e utilizar-se de movimentos que não fazem parte do cotidiano da maioria das pessoas. Há questões adicionais de custo e necessidade de deslocamento que criam empecilhos adicionais a esta prática.

Ideias simples e factíveis que estimulem a atividade física espontânea, como subir e descer escadas, caminhar para ir ao colégio, brincar, pular corda, correr, devem ser sempre estimuladas.

A criança e o adolescente devem ser motivados por professores e profissionais de saúde a manterem-se ativos, e essa prática deve ser, também, incorporada por toda a família.

Reduzir comportamento sedentário (televisão, computador, *videogame*, telefone) a, no máximo, 2 horas/dia é uma meta para aumentar a oportunidade de praticar atividades físicas e, consequentemente, haver um impacto positivo sobre a saúde em geral.[2]

Estratégias Governamentais Americanas para Promoção de Saúde entre Crianças e Adolescentes pela Atividade Física

Nos Estados Unidos, o sedentarismo e a obesidade, também, alcançaram níveis preocupantes. A porcentagem de crianças com sobrepeso dobrou desde 1980. O envolvimento do governo e da sociedade, através de parcerias público-privadas, pode ser uma solução para este problema.[10] O CDC, National Center for Chronic Disease Prevention and Health Promotion, propõe algumas estratégias para a promoção de saúde através de uma maior participação da população em atividades físicas:

1. Educação e conscientização da *família* para apoiar e servir de exemplo no combate ao sedentarismo.
2. Promoção de atividade física de boa qualidade e diária nas *escolas*, além de educação em saúde e oportunidades para a prática de atividades físicas extracurriculares.
3. Programas da *comunidade* que sejam acessíveis à população para a prática de recreação e atividade física, além de estrutura adequada para a prática segura de esportes (ciclovias, parques, ginásios).
4. Campanhas publicitárias que possam conscientizar e *motivar* a população.

O Momento Certo para o Início da Atividade Física

Crianças tendem a ser a faixa mais ativa fisicamente da população, ainda que realizem exercícios não contínuos. Sabe-se que o nível de atividade física vai diminuindo com o passar dos anos, sendo menor na adolescência e ainda menor na idade adulta.[9]

O comportamento sedentário, quando já iniciado na infância ou na adolescência, torna-se mais estável na idade adulta e, portanto, mais difícil de se modificar.[11] Quanto antes as crianças se envolverem em atividade física, melhor.

Exercícios devem ser realizados por todas as crianças e adolescentes, porém nem todos os exercícios são adequados para todas as faixas etárias, já que certas atividades têm relação com o estágio de desenvolvimento motor e psicológico de cada criança, não só com sua idade.

A partir dos 10 anos de idade, a criança já deve ter atingido suficiente controle motor para o aprendizado de atividades esportivas complexas. Em relação aos esportes de contato, como futebol, basquete, handebol, a importância prioritária é quanto à segurança da prática, incluindo o uso de equipamentos específicos, além de correta técnica para prevenção de lesões.

Quanto a questões psicológicas que envolvam sentimentos de perda e vitória, deve haver um cuidado especial, por parte dos pais e profissionais envolvidos, em focar a atenção do adolescente na importância da participação e do aprendizado, já que a competitividade é muito reforçada pela sociedade.

Idealmente, a partir dos 10 anos de idade, a atividade física deve durar em torno de 30 minutos, ser moderada ou intensa e variada para uma maior possibilidade de aprendizado motor. A frequência deve ser de três vezes por semana (com intervalo de um dia entre os treinos). As atividades devem, ainda, ser prazerosas e interessantes para as crianças.

Corridas de distância devem ser introduzidas somente após o início da adolescência, começando de forma gradativa e sempre associadas a treino aeróbico e atividades de resistência muscular, monitorados por profissionais experientes.[9]

Treinos de Resistência Muscular[9]

Criança e adolescente são fisiologicamente imaturos, portanto, observar:[9]

- *Foco primário*: aprendizado correto da técnica para a maior parte dos grupos musculares e dos movimentos relacionados ao esporte.
- *Resistência*: só deve ser aplicada após o aprendizado correto da técnica e deve ser gradual.
- *Técnicas corretas de respiração*: evitar manobras de Valsalva (não prender a respiração).
- *Controle da velocidade do movimento*: evitar movimentos bruscos, não controlados.
- *Exercícios*: devem ser realizados em todo o arco de movimento articular e que envolvam várias articulações e grupos musculares.
- *Intensidade*: utilizar cargas moderadas que permitam 8 a 12 repetições por série.
- *Duração*: 1 a 2 séries distribuídas pelos maiores grupos musculares, descanso de 1 a 2 minutos entre as séries.
- *Frequência*: 2 vezes/semana com intervalo de pelo menos 1 dia entre as sessões.

Como o treinamento de força entre adolescentes tornou-se prática habitual, organizações como American College of Sports Medicine, American Academy of Pediatrics, entre outras, passaram a estudar mais profundamente o assunto para entender os reais riscos e orientar melhor os profissionais que trabalham com este tipo de treinamento, entretanto não se sabe ainda qual o volume e a intensidade de treinamento adequados à população de crianças e adolescentes.

Acredita-se que o ganho de força com este tipo de treinamento deva-se às adaptações neurológicas (ativação de mais unidades motoras visualizadas pela eletromiografia) e às mudanças intrínsecas na função muscular (*twitch torque*) e menos à hipertrofia muscular.[a13] A sincronização da ação muscular, também, parece contribuir de forma significativa para a melhora da força nestes pacientes.

Há evidências de que este tipo de treinamento aumenta os níveis séricos de IGF-I e que este não afeta o crescimento.[b] Estudos mostram que, como em adultos, a resistência à insulina é menor em adolescentes que realizam treinamento de força.[15,16,17,18]

Os principais benefícios do treinamento de força incluem:

- aumento da força muscular;
- potência e resistência muscular localizada;
- diminuição das lesões no esporte e nas atividades recreativas.[c]

O treinamento de força não utiliza necessariamente a força máxima e, quando bem elaborado e supervisionado, tem grande benefício.[19,20,21,22]

Falk e Tenenbaum[15] em 1996, em uma metanálise, demonstraram que meninos e meninas após treinamento resistido apresentavam ganhos significativos de força muscular, o que se contrapunha a um dos primeiros estudos sobre o assunto realizado por Vrijens em 1978,[15,23] que mostrava que crianças não apresentavam ganho de força com treinamento específico.

Em adultos, o treinamento de força é intimamente relacionado à presença da testosterona, um dos hormônios responsáveis pela hipertrofia da fibra muscular, mas outras adaptações, como melhor recrutamento da fibra muscular, também melhoram o desempenho esportivo e contribuem para a prevenção de lesões.

Sabe-se, então, que a prática de atividade física é altamente recomendável para todos, especificamente para crianças e adolescentes, que devem participar de três ou mais sessões de exercícios físicos moderados ou intensos por semana, com duração mínima de 20 minutos, mas como motivá-los?

Motivação para o Esporte

Habilidade e Maturidade Motora do Adolescente

Se a atividade esportiva escolhida for muito difícil para um determinado adolescente e o desempenho não for satisfatório, naturalmente, o adolescente irá se afastar dela e poderá achar que não tem talento para a atividade física de uma forma geral. Por outro lado, se for fácil demais, se tornará entediante. Por este motivo, as atividades propostas devem ser diversificadas até que, naturalmente, sejam optadas, de acordo com o grau de desenvolvimento motor, cognitivo e físico de cada adolescente.[9]

Equipamentos/Estrutura

Alturas de tabelas de basquete e rede de voleibol podem ser diminuídas para adolescentes mais baixos, o tamanho do campo de futebol também pode ser reduzido, bem como o tamanho da trave do gol para facilitar a prática esportiva.[9]

Regras

O início da prática esportiva deve ser feito com jogos menos complexos, que tenham regras mais simples de entendimento.[9]

Competição

Reduzir a ênfase na competição – não permitir que os estudantes escolham seus próprios times, incluir jogos que enfatizem a coletividade e criar regras que assegurem a participação de todos.[9]

Treinando os Filhos, Cuidando dos Pais

A maioria dos pais deseja dar todo o suporte necessário para que seus filhos tornem-se adultos de sucesso, entretanto, exposições a múltiplas atividades físicas e cognitivas, com alto grau de exigência, podem tornar qualquer prática desagradável e pouco saudável para os participantes. Estes adolescentes podem sofrer de *burnout*, síndrome de exaustão emocional crônica, que envolve falta de energia e entusiasmo, insensibilidade emocional, insatisfação e sentimentos de menos valia ante o esforço desencadeado por todas estas cobranças.

Há pais excessivamente competitivos que reforçam este comportamento entre os adolescentes. Eles podem pressionar técnicos pelos resultados, desentenderem-se com outros pais e criar situações bastante desfavoráveis para a boa prática esportiva. A estes pais, deve ser reforçada a importância do espírito esportivo para a melhor formação psicológica de seus filhos e melhor noção de cidadania.[9]

Quais as Evidências Relacionadas à Atividade Física Regular na Saúde e ao Comportamento de Adolescentes e Crianças?

Foi realizada revisão sistemática de 1.220 estudos relacionados a diferentes aspectos da atividade física em jovens, desde 1980 até 2005, e os seguintes indicadores foram mencionados.[2]

Porcentagem de Gordura

- Jovens de ambos os sexos que participem de altos níveis de atividade física têm menor porcentagem de tecido adiposo, se comparados aos seus pares menos ativos fisicamente.
- Atividade física, com intensidade moderada a alta, frequência de 3 a 7 dias/semana e com duração de 30 a 60 minutos/sessão, promoveu redução na taxa de adiposidade total e visceral em crianças e adolescentes, com sobrepeso, de ambos sexos. Este programa não teve influência na redução da porcentagem de gordura em crianças e adolescentes com peso normal.

- Para crianças com peso normal, os estudos sugerem atividades físicas mais intensas e duradouras para redução da porcentagem de adiposidade global.

SISTEMA CARDIOVASCULAR

SÍNDROME METABÓLICA (SM)

A Síndrome Metabólica agrupa diversos fatores de risco para doenças cardiovasculares, como hipertensão; intolerância à glicose ou diabetes; sobrepeso ou obesidade; hipertrigliceridemia; e redução dos níveis de HDL-colesterol. Adolescentes obesos, com SM, tinham pior performance relacionada à atividade física que seus pares obesos, sem diagnóstico de SM. Estes adolescentes realizam, em geral, pouca ou nenhuma atividade física. O exercício regular de moderado a intenso pode levar à redução dos índices de triglicérides, além de reduzir a taxa de gordura e promover uma regularização dos níveis de insulina em crianças com SM.[2]

TAXA DE LIPÍDIOS E LIPOPROTEÍNAS

É sugerido efeito benéfico da atividade física tanto para aumento dos níveis protetores de HDL-colesterol quanto para redução das taxas de triglicérides, porém, não há efeito consistente sobre os níveis de LDL-colesterol e a taxa total de colesterol. Para estes efeitos benéficos sobre a redução das taxas de LDL e triglicérides, a atividade física deve durar, no mínimo, 40 minutos/sessão, com frequência de 5 dias/semana e período mínimo de 4 meses de treinamento.[2]

PRESSÃO ARTERIAL

Não há associação entre a prática de atividade física e redução dos níveis pressóricos em adolescentes normotensos. Em jovens hipertensos, há evidência de que o exercício aeróbico regular (frequência mínima de 3 vezes/semana e duração de 30 minutos, com intensidade de 80% da frequência cardíaca máxima) exerça efeito benéfico sobre a pressão arterial, além de efeito protetor sobre o tônus autonômico vascular e melhora do condicionamento físico.[2]

ASMA

Programas aeróbicos regulares em jovens asmáticos evidenciam melhora da condição física geral, entretanto não estão associados com melhora na condição sistêmica pulmonar.[2]

SAÚDE MENTAL

- *Ansiedade e depressão*: a influência da atividade física em adolescentes não evidencia efeito consistente sobre estas variáveis.[2]
- *Autoestima e autoconceito*: a estrutura psicológica que fundamenta o autoconceito varia com a idade e define-se mais claramente no período da adolescência (puberdade). Há associação positiva entre atividade física e formação do autoconceito. Atenção especial deve ser dada aos adolescentes que praticam esportes competitivos, pois se não forem bem orientados por técnicos e pais atentos, poderão sofrer influências emocionais negativas em função das competições.[2]
- *Crianças e adolescentes* que participam de atividades esportivas na escola são menos propensas a fumarem ou usarem drogas.[10]

DESEMPENHO ESCOLAR

- Atividade física influencia positivamente o desempenho acadêmico, por melhorar a concentração, a memória e o comportamento na sala de aula.[2]
- Crianças e adolescentes que participam de atividades esportivas na escola têm maior adesão nas atividades acadêmicas e melhor desempenho, além de aprenderem conceitos de autodisciplina, trabalho em equipe e sociabilização.[2]

LESÕES OSTEOMUSCULARES

Crianças e adolescentes sofrem lesões relacionadas à sua prática diária (brincadeiras, autocuidados, esportes). Não há evidência entre o aumento da ocorrência de lesões associadas exclusivamente à prática de atividade física regular supervisionada não competitiva.[2]

DENSIDADE ÓSSEA

A influência osteogênica da atividade resistida tem impacto sobre a formação total de massa óssea em adolescentes. Os benefícios são localizados nas áreas do corpo submetidas a tal atividade.[2]

FORÇA E RESISTÊNCIA MUSCULAR

Exercícios resistidos com frequência de 2 a 3 vezes/semana, com intervalo de 1 dia entre as sessões, mostram melhora na força e na resistência muscular durante a infância e a adolescência. Tais ganhos de força não são, necessariamente, acompanhados de hipertrofia muscular.[2]

Aspectos Específicos Relacionados aos Adolescentes

Crescimento

Os adolescentes apresentam um período de rápido crescimento, denominado *estirão de crescimento*, que ocorre entre 10 e 14 anos para as meninas e 13 e 17 anos para os meninos.

Centro de Gravidade

Nessa fase, o centro de gravidade desloca-se para a quarta vértebra lombar, como nos adultos, devido à mudança de proporção entre cabeça, tronco e membros. Em função deste deslocamento do centro de gravidade, ocasionado pelo rápido crescimento, adolescentes têm movimentos menos harmoniosos, além de apresentarem tempos de reação, equilíbrio e coordenação menores do que os adultos.

Epífises

Os adolescentes apresentam as epífises ainda não totalmente fechadas, ainda com potencial de crescimento. Os tecidos moles são mais frouxos apresentando maior mobilidade articular.

Metabolismo Energético

Apresentam menor capacidade anaeróbica em função de menor utilização do glicogênio muscular e menor capacidade de produção de lactato, mas possuem maior gasto metabólico total.

Termorregulação

Há maior dificuldade de realização da termorregulação devido a uma menor densidade de glândulas sudoríparas.

Risco de Lesões

Pode ser minimizado se forem respeitadas algumas particularidades:

- tipo de treinamento;
- calçados e aparelhos adequados à prática;
- estirão de crescimento;
- ambiente físico adequado.

Patologias mais Frequentes Relacionadas à Prática Esportiva entre Adolescentes

Joelho

Síndrome Patelofemoral[D22]

A dor no joelho secundária à síndrome patelofemoral aparece em menos de 10% das crianças abaixo de 13 anos, sendo mais comum após esta idade.[4]

O quadro clínico é, em geral, caracterizado por dor na região anterior do joelho, que se exacerba ao descer e subir escadas e, também, após longos períodos na posição sentada, com o joelho em flexão. Alguns pacientes referem sensação de "falha" durante a caminhada e ao subir escadas ou ao realizar movimentos que simulem estes durante a prática esportiva.

Anatomicamente, as estruturas laterais da articulação patelofemoral são mais fortes que as mediais, e o desequilíbrio destas forças gera um desvio lateral da patela. Fatores biomecânicos, como: aumento do ângulo Q, patela alta ou baixa; encurtamento do retináculo lateral e da banda iliotibial; além de desequilíbrios musculares com enfraquecimento dos vasto mediais, dos abdutores do quadril e dos rotadores externos, predispõem à síndrome patelofemoral.

O tratamento consiste em realinhar o posicionamento da patela através de mobilização patelar e do posicionamento desta com *taping*, alongamento das estruturas do compartimento lateral do joelho e de fortalecimento muscular da musculatura medial da coxa. A reabilitação utilizando o *biofeedback* pode ser útil.

A musculatura medial do joelho deve ser fortalecida em extensão completa de joelho e flexão de 25° a 30°.

O uso de órteses como suporte patelar durante a prática esportiva também é indicado.

É importante lembrar que o correto alinhamento dos pés deve ser considerado, pois o desalinhamento destes pode gerar alterações biomecânicas ao nível dos joelhos e quadris.

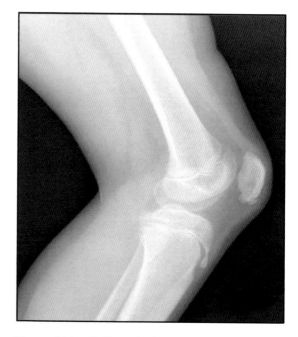

FIGURA 11.1 – Radiografia do joelho.

OSGOOD-SCHLATER

Trata-se de uma osteocondrite ou apofisite de tração da tuberosidade anterior da tíbia, resultante de microtraumas de repetição por hipersolicitação da musculaura extensora do joelho.

Pode acometer ambos os sexos, sendo mais comum em meninos adolescentes, na faixa de 11 a 15 anos de idade. É usualmente unilateral, podendo ser bilateral em 20% dos casos.[e]

A dor, localizada na tuberosidade anterior da tíbia, e que aparece em atividades como saltos e chutes, remete a esta patologia.

Encurtamentos musculares, principalmente, do quadríceps, além de patela alta e torção tibial são fatores envolvidos na gênese desta apofisite.

O tratamento é conservador com a utilização de gelo, analgésicos e anti-inflamatórios não hormonais.

O uso de órtese, como a faixa subpatelar, pode auxiliar na prática de esportes.

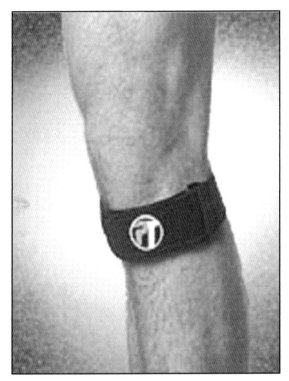

Figura 11.2 – Faixa subpatelar.

Síndrome de Sinding-Larsen-Johansen

Esta patologia é autolimitada e, em geral, bilateral. É mais prevalente em crianças e adolescentes do sexo masculino.[f] Trata-se de uma apofisite por tração do polo inferior da patela, secundária a microtraumas de repetição.

Há dor no joelho deflagrada por atividades físicas como corridas, saltos e escaladas.[g]

Ao exame físico há uma piora da dor na extensão contra resistência e pode haver edema local.

Inicialmente, as imagens radiográficas podem ser normais, porém, em estágios mais avançados, é possível observar fragmentação do polo inferior da patela.

O tratamento consta de afastamento das atividades que geram a dor, analgesia adequada com crioterapia, analgésicos e anti-inflamatórios e alongamento de quadríceps.

Pé

A dor no calcanhar em praticantes de atividades físicas relacionadas a impacto e repetição, como corridas e saltos, pode levar à inflamação na placa de crescimento por hipersolicitação mecânica da região.

A doença de Sever, ou apofisite do calcâneo, é uma osteocondrite da tuberosidade posterior do calcâneo, em razão de trauma repetitivo e tração excessiva do tendão de Aquiles e fáscia plantar.

Ela é bilateral em 60% dos casos e o paciente apresenta dor à compressão mediolateral do calcâneo.

O tratamento é conservador, com repouso, gelo, anti-inflamatório não hormonal, alongamentos e uso de palmilhas macias sobre o retropé.

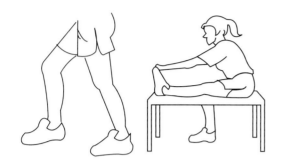

Figura 11.3 – Alongamentos.

Coluna

As alterações posturais na adolescência não são infrequentes e acontecem em função do estirão de crescimento próprio da fase, além de desequilíbrios musculares e sobrecargas indevidas relacionadas a fatores ambientais, falta de ergonomia na sala de aula e transporte de material escolar em mochilas pesadas. Há, ainda, questões psicológicas que também podem dificultar a manutenção da boa postura.

Atitudes viciosas da coluna podem causar, em longo prazo, alterações biomecânicas que afetam a musculatura, levando a contraturas musculares, dor e mesmo alteração das curvaturas fisiológicas.

Quanto às lesões de coluna relacionadas à prática de atividades esportivas, destacam-se as musculares (espasmo/contratura, contusões e distensões da musculatura paravertebral) e ligamentares. Fraturas, afecções dos discos intervertebrais, espondilólise e espondilolistese também podem advir do trauma esportivo.

Radiografias simples são realizadas para a identificação de possíveis fraturas nas lesões traumáticas. Na ausência de trauma, deve ser instituído tratamento conservador focado primeiramente na analgesia, com compressas de gelo, analgésicos e relaxantes musculares, para possibilitar o início do processo de reabilitação.

O tempo de cicatrização das fibras musculares e ligamentares varia de seis a oito semanas. Durante as primeiras quatro semanas, é necessário o afastamento da atividade física e, também, recomenda-se a utilização de órteses (cinta lombar), além de exercícios isométricos e alongamentos progressivos. A partir da quinta semana, inicia-se o retorno gradual da atividade física até remissão da dor. A hidroginástica, por diminuir a ação da gravidade e a pressão sobre a coluna, é uma prática recomendável nestes casos.

Lesões Fisárias

São lesões específicas desta faixa etária e que ocorrem na placa de crescimento dos ossos do esqueleto imaturo, podendo levar a um fechamento precoce da cartilagem epifisária e a um distúrbio no crescimento.

As lesões da placa de crescimento podem ser totais, levando a uma discrepância de membros ou parciais, levando a deformidades angulares. Estas lesões são mais comuns em meninos e, em geral, acontecem na fase

Quadro 1 – Classificação de Salter Harris

I. Escorregamento fisário puro. Raios X: alargamento da placa epifisária.
II. Escorregamento fisário com traço de fratura evoluindo pela região metafisária, carregando um pequeno fragmento triangular de osso metafisário.
III. Escorregamento fisário com traço de fratura evoluindo pela região epifisária.
IV. Traço de fratura transfisário, evoluindo da região metafisária, passando pela cartilagem epifisal e evoluindo pela região epifisária.
V. Lesão por compressão da cartilagem epifisal.

de estirão de crescimento.[h] A razão da maior incidência em meninos é a maior exposição às atividades esportivas.

É importante conhecer a classificação utilizada na diferenciação deste tipo de lesão para melhor se definir o tratamento (Quadro 1).

O tratamento, assim como o retorno à prática esportiva, respeita a gravidade apresentada pela Classificação de Salter Harris.

As fraturas do tipo I e II, após consolidação adequada, não requerem restrição à prática esportiva. Nos casos mais graves, há limitação à prática de esportes de contato.

Atividades sem impacto, como a natação, podem ser realizadas neste período para manter a força muscular após reabilitação física com exercícios sem carga e eletroestimulação funcional.

REFERÊNCIAS

1. Brasil. Estatuto da Criança e do Adolescente – Lei n. 8.069, de 13 de julho de 1990.
2. Strong WB, Malina RM, Blimkie C JR et al. Evidence Based Physical Activity for School-Age Youth. J Pediatr 2005;146:732-7.
3. Brasil. Ministério Saúde. Secretaria de Vigilância em Saúde, 2006. Política Nacional de Promoção da Saúde. Disponível em: http://www.saude.gov.br/b.
4. Inca. Pratique Saúde contra o Tabagismo.
5. Mello ED, Luft VC, Meyer F. Obesidade Infantil: Como podemos ser eficazes? J Pediatr (RJ) 2004;80(3):173-82.
6. Brasil – IBGE – Instituto Brasileiro de Geografia Estatística. Indicadores Antropométricos para adolescentes entre 10 e 19 anos de idade por sexo. Rev Bras Endoc Metabol (SP) 2000 dec;44(6).
7. Guedes DP, Guedes JERP, Barbosa D S, Oliveira J A. Níveis de prática de atividade física habitual em adolescentes. Rev Bras Med Esp 2001 nov/dez;7(6).
8. Oehlschlaeger MHK, Pinheiro RT, Horta B, Gelatti C, Santana P. Prevalence of sedentarism and its associated factors among urban adolescents. Rev Sau Pub 2004;38(2).

9. American College of Sports Medicine. Fit Society Page. Youth Sports and Health. Spring; 2003.

10. CDC – National Center for Chronic Disease Prevention and Health Promotion: Healthy Youth; 1980.

11. Tassitano RM, Bezerra J, Tenório MCM, Colares V, Barros MV. G, Hallal PC. Atividade Física em Adolescentes Brasileiros: Uma Revisão Sistemática. Desempenho Humano. Rev Bras Cineantropom 2007.

12. Quillen WS, Magee DJ, Zachazewski JE. Athletic Injuries and Rehabilitation. B Saunders Company 1996;31:693-725.

13. Resistance training during pre-and early puberty: efficacy, trainability, mechanisms, and persistence. Can J Sport Sci 1992 dec;17(4):264-79.

14. Fleck SJ, Kraemer WJ. Fundamentos do treinamento de força muscular. [s/n]; cap 10:293-307.

15. Falk B, Tenenbaum G. The effectiveness of resistance training in children. A meta-analysis. Sports Med 1996 sep;22(3):176-86.

16. Gates C, Grana WA. Patello femoral pain: a prospective study. Orthopedics 1986;9:663-67.

17. Andrews JR. Overuse syndromes of the lower extremity. Clin Sports Med 1983;2:137-48.

18. Ferreti A, Ippolito E, Mariani P, Puddu G. Jumper's knee. Am J Sports Med 1993;11:58-62.

19. Brown RS. Exercise and mental health in the pediatric population.Clin Sports Med 1982 nov 1;(3):515-27.

20. Bright RW. Lesões fisárias. In Rockwood Jr. Fraturas em crianças. São Paulo: Manole; 1993:81-175.

21. Falk B, Eliakim A. Resistance training, skeletal muscle and growth. Pediatr Endocrinol Rev 2003 dec;1(2):120-7.

22. Quillen WS, Magee DJ, Zachazewski JE. Athletic Injuries and Rehabilitation. Elsevier Science Health 1996;31:693-715.

23. Vrigens, J. Muscle Strenght Devolvment in the Prand post age. Med Sport 1978;29(11):152-158.

11

REABILITAÇÃO NOS IDOSOS

CHRISTINA MAY MORAN DE BRITO
MARCELO ALVES MOURÃO

A prática regular de atividade física contribui de forma significativa para minimizar o impacto do envelhecimento sobre a funcionalidade. O exercício de predomínio aeróbico melhora a capacidade cardiopulmonar; o treino de predomínio anaeróbico, de resistência, promove o fortalecimento muscular minimizando a sarcopenia associada ao envelhecimento; e o treino de flexibilidade atua na manutenção da amplitude de movimento e prevenção de lesões musculoesqueléticas. Sendo assim, os programas de condicionamento físico contribuem para a melhora da resistência física e cardiorrespiratória, com impacto positivo na capacidade para a realização das atividades de vida diária e vida prática.

Estima-se que a perda de força muscular se situe em cerca de 10% por década, a partir da idade adulta, ritmo de perda que se assemelha à redução progressiva do consumo máximo de oxigênio, ou seja, da perda da capacidade cardiovascular. No entanto, Hawkins et al.[1] afirmam que homens adultos, mas não idosos, ou mulheres podem atenuar de forma significativa a redução do consumo máximo de oxigênio através da prática de exercícios aeróbicos de alta intensidade, o que poderia estar relacionado a fatores hormonais.[1] Outros ganhos relevantes advindos da prática regular de atividade física incluem a atenuação da perda de massa óssea, melhora da flexibilidade, da estabilidade postural e do equilíbrio, com redução do risco de quedas e da morbidade e mortalidade associadas, melhora do *status* psicológico e cognitivo, do padrão de sono e da participação social.[2]

Interessante ressaltar que estudos têm evidenciado que o treino de fortalecimento muscular, também, leva à melhora da capacidade cardiovascular. Um estudo em idosos avaliou os benefícios do exercício resistido, comparando grupos de treino de baixa e alta intensidade com um grupo controle. O grupo de baixa intensidade, treinou com 50% da resistência máxima e o de alta intensidade, com 80%. Após seis meses, foi observado ganho significativo de força em ambos os grupos submetidos a treinamento, sem diferença significativa entre os grupos de baixa e alta intensidade, e ambos apresentaram melhora do consumo máximo de oxigênio e da *endurance*, ou seja, melhora da capacidade aeróbica.[3] Assim, há evidência de que a melhora da força muscular, ou seja, do componente periférico, também resulta em melhora do consumo máximo de oxigênio, que reflete a capacidade cardiovascular.

ATIVIDADE FÍSICA E OSTEOARTRITE

Ao lado das frequentes comorbidades cardiovasculares que acometem a população idosa, estão as comorbidades osteomioarticulares. Entre elas merecem destaque a osteoartrite e a osteoporose. A osteoartrite atinge cerca de 33% dos indivíduos acima de 65 anos.[4] As articulações mais frequentemente acometidas são mãos, joelhos, quadril, ombros e coluna vertebral, sobretudo cervical e lombar. A apresentação típica inclui dor articular, rigidez, limitação de movimento e edema articular episódico. Os referidos sintomas podem resultar em limitações funcionais, sendo comuns a dificuldade para a deambulação e o ortostatismo prolongados, para subir e descer escadas e rampas, e a restrição para algumas atividades com membros superiores. O Colégio Americano de Reumatologia inclui os programas de exercício entre as estratégias terapêuticas não farmacológicas a serem utilizadas para o tratamento da osteoartrite, ao lado da perda de peso, para indivíduos com sobrepeso, medidas educativas, fisioterapia e terapia ocupacional. O potencial efeito analgésico do exercício é comparável ao do tratamento farmacológico,[5] e a cinesioterapia tem, ainda, impacto na funcionalidade, o que não é regra no caso do tratamento farmacológico.[6] Assim, a atividade física regular é recomendada rotineiramente para pacientes com osteoartrite.

Para pacientes com osteoartrite, o objetivo primordial é otimizar a capacidade funcional e prevenir limitações, com enfoque em exercícios para ganho e manutenção de amplitude de movimento articular, e fortalecimento da musculatura que possa contribuir para a redução da sobrecarga nas articulações acometidas. A atividade física regular, também, constituirá um alicerce de grande valia para o controle do peso, essencial para indivíduos com afecção de articulações de coluna lombar e de membros inferiores. Há relato de que a perda de peso acima de 11 libras (cerca de 5 kg) reduz o risco de osteoartrite de joelhos em mulheres obesas em até 50%.[6]

Os programas de exercício para indivíduos com osteoartrite devem incluir uma rotina de exercícios de aquecimento, não só para a prevenção de lesões mas, também, para a manutenção e o ganho da amplitude de movimento articular, com atenção especial às articulações acometidas, para que se possa exercitar o maior arco de movimento possível. Quanto aos exercícios de fortalecimento, os programas devem incluir os músculos regionais das articulações comprometidas, de forma a reduzir a sobrecarga destas. Como exemplo, pacientes com osteoartrite de joelhos se beneficiam do fortalecimento de extensores, flexores, adutores e abdutores de quadris e joelhos. Em caso de dor à mobilização articular, o fortalecimento pode ser iniciado com exercícios isométricos, a serem realizados a cada 30° do arco do movimento para permitir um fortalecimento mais efetivo. Na ausência de dor à mobilização, podem ser realizados os exercícios isotônicos, com uso preferencial dos exercícios de cadeia fechada, que levam a menor sobrecarga articular focal. No entanto, ainda não há dados disponíveis para uma prescrição padronizada de exercícios de fortalecimento com finalidade terapêutica em pacientes com osteoartrite (tipos e característica dos exercícios, intensidade e frequência).

Exercícios aeróbicos auxiliam na redução da dor e rigidez, e levam à melhora da agilidade e do equilíbrio.[7] A caminhada constui uma modalidade segura, efetiva e acessível para pacientes com osteoartrite de joelho, quadril e coluna vertebral, com capacidade funcional para tanto.[8] A escolha da modalidade de atividade aeróbica a ser praticada deve considerar, também, a preferência do paciente, para promoção de aderência e regularidade de sua prática, e deve ter como alvo o treino entre 60% e 85% da frequência cardíaca máxima. Uma revisão sistemática sobre os benefícios da atividade aeróbica para pacientes com osteoartrite evidenciou um efeito positivo sobre a funcionalidade, no controle da dor, rigidez e melhora da capacidade cardiopulmonar, em médio e longo prazos. Quando comparado com os benefícios advindos do treino de resistência, evidenciou-se que estes trazem benefícios já no curto prazo e, para ambas as modalidades, os benefícios se perdem com a interrupção de sua prática.[9] Mais além, outro estudo avaliou o efeito do treino aeróbico com uso de cicloergometria de baixa intensidade (40% da frequência cardíaca máxima) e alta intensidade (70% da frequência cardíaca máxima) sobre o controle da dor e a funcionalidade, com resultados positivos em ambos os grupos.[10]

Importante ressaltar a revisão das premissas que consideravam as atividades que implicavam descarga de peso prejudiciais e as atividades sem sobrecarga e exercícios isométricos, seguros. Hoje em dia é sabido que a sobrecarga articular é necessária para a nutrição adequada da cartilagem. Estudos evidenciam que exercícios como caminhada e ciclismo resultam em melhora da circulação sinovial. Quando realizados de forma apropriada, não levam à sobrecarga excessiva. Evidenciou-se que a sobrecarga articular no quadril durante uma caminhada é inferior àquela que ocorre durante exercícios dinâmicos e isométricos de quadril realizados em posição ortostática.[11] Com aumento da velocidade de marcha, ocorre aumento da sobrecarga biomecânica sobre os joelhos, que será especialmente danoso em caso de desvio articular. Na tentativa de minimizar a sobrecarga, podem ser utilizados órteses, calçados com amortecimento reforçado e palmilhas feitas sob medida. Em casos em que a caminhada resulte em piora do quadro álgico, o treino aeróbico pode ser iniciado com cicloergometria ou, ainda, em meio aquático.

Indivíduos com osteoartrite de joelho comumente apresentam alterações de marcha, como redução da passada e da velocidade de marcha, e aumento do tempo de duplo apoio. Apresentam, também, maior extensão de quadril na tentativa de compensar o déficit de extensão de joelho, que leva, muitas vezes, à piora da dor.[4] Em pacientes com osteoartrite de joelho, a fraqueza do músculo quadríceps é comum, havendo diversas teorias que procuram explicar este achado, entre elas, a inibição deste grupo muscular pela disfunção, pela dor e pelo edema articular e a amiotrofia relacionada ao desuso. Um estudo avaliou a possível interferência da força de quadríceps na progressão da osteoartrite de joelhos, com avaliações radiológica e isocinética seriadas, não encontrando correlação significativa ao comparar o grupo que evoluiu com comprometimento articular estável com aquele que evoluiu com progressão.[12]

Um estudo avaliou a funcionalidade em idosos com osteoartrite de joelhos, de grupos submetidos a treino aeróbico e anaeróbico, e de um grupo controle, e ficou evidenciado que ambos os grupos submetidos a treinamento apresentaram preservação da funcionalidade de modo semelhante após 18 meses, o que não ocorreu no grupo controle.[13] Para idosos, recomenda-se a prática de atividade física três a cinco vezes por semana, por cerca de 15 a 45 minutos de atividade aeróbica, a uma intensidade suficiente para elevar a frequência cardíaca a 60% a 85% da frequência cardíaca máxima. Indivíduos idosos requerem maior tempo de aquecimento e de recuperação, pois a adaptação do sistema cardiovascular é mais lenta. Como exemplo de possível manifestação resultante, a demora na redistribuição de sangue com a cessão abrupta do exercício pode levar à queda pressórica e lipotímia.[1,14] Adicionalmente, recomenda-se inclusão de treino de resistência duas a três vezes por semana, com 70% a 80% da carga máxima para indivíduos sem afecção cardiovascular, e cargas mais baixas para aqueles com maior risco cardiovascular.[15]

No que diz respeito às intervenções fisioterapêuticas para osteoartrite de joelho, estudos evidenciam melhores resultados quando são utilizados exercícios de fortalecimento para a musculatura extensora e não apenas meios físicos com finalidade analgésica. Outras questões importantes a serem trabalhadas são a propriocepção e a coordenação, frequentemente prejudicadas em pacientes com osteoartrite, e cinesioterapia específica deve ser aplicada com esta finalidade.[16,17] E, como era de se esperar, há, também, evidência de que o exercício com supervisão contínua do terapeuta leva a melhores resultados e adesão em médio e longo prazos, comparado aos programas domiciliares orientados, mas sem supervisão.[7]

Quanto à segurança do condicionamento físico para pacientes idosos com osteoartrite, a prática de exercícios aeróbicos e de fortalecimento moderados tem-se mostrado segura.[18] Lesões musculoesqueléticas são infrequentes, relatadas em algumas publicações. Em um estudo envolvendo 400 pacientes com seguimento de 18 meses, foram relatadas duas fraturas, uma fratura distal de rádio decorrente de queda de altura, durante caminhada, e a outra fratura de pé, por trauma por queda de halteres.[19] Outro estudo envolvendo idosos, com e sem afecção articular, reportou que a incidência de lesões se situou em 2,2/1.000 horas de exercício.[20]

Atividade Física e Osteoporose

A osteoporose é um distúrbio osteometabólico caracterizado pela diminuição da densidade mineral óssea (DMO), com deterioração da microarquitetura óssea, levando a um aumento da fragilidade esquelética e do risco de fraturas. Esta diminuição de densidade mineral óssea pode ser mensurada através da densitometria óssea, e considera-se osteoporose uma redução da DMO além de 2,5 desvios-padrão, quando comparada à densidade mineral óssea estimada para o adulto jovem.[21] Para cada desvio-padrão de perda de DMO (perda de cerca de 10% da DMO), o risco de fratura chega a triplicar.[22]

Trata-se de afecção de alta prevalência, de grande impacto na saúde pública. Estima-se que uma em quatro mulheres acima de 50 anos e um a cada oito homens acima desta idade sejam portadores de osteoporose.[23] Sua prevalência aumenta de forma significativa com a idade, chegando a afetar duas a cada quatro mulheres acima dos 75 anos. A mortalidade decorrente das fraturas de ossos osteoporóticos em mulheres supera o somatório das mortalidades de cânceres de mama e ovário.[24]

O risco de osteoporose é determinado, em boa parte, pelo quanto de massa óssea foi acumulado até o pico de massa óssea, que ocorre na terceira década, e pela taxa e velocidade de perda que ocorre após. Nas mulheres, a perda óssea tem início mais precoce, ao redor dos 35 anos, e nos homens a perda é mais tardia, a partir dos 50 anos, em uma taxa que se situa entre 0,5% e 1% ao ano. As mulheres têm sua perda acelerada para 3% a 5% ao ano na pós-menopausa.[24]

A osteoporose pode se apresentar na forma generalizada ou regional e, quando generalizada, primária ou secundária. Na forma primária, compreende os tipos idiopático juvenil, adulto e involutivo, que afeta mulheres de meia-idade e idosos e é o mais comum. A forma involutiva é subdividida em tipo I (15 – 20 anos após a menopausa) e tipo II (relacionada ao envelhecimento). Na osteoporose tipo I, a perda de massa óssea trabecular leva ao aparecimento de fraturas nas regiões em que há predomínio desse tipo de osso, especialmente nos corpos vertebrais e na porção distal do rádio. Já a osteoporose tipo II (senil) acomete os dois sexos, com diminuição do osso cortical e trabecular. As fraturas mais comuns são femorais, vertebrais e de membros superiores, sobretudo em punho e úmero proximal.

A osteoporose deve ser investigada em todas as mulheres após a menopausa e, invarialvelmente, naquelas acima de 65 anos e nos homens acima dos 70 anos, mesmo na ausência de fatores de risco para osteoporose e fraturas, como: histórico pessoal de fratura em trauma de baixo impacto; histórico familiar de osteoporose e fraturas; tabagismo; etilismo; baixo peso; uso de corticoterapia crônica; baixa atividade física; quedas recentes; déficit visual; e demência. Quando estes estão presentes, a investigação deve ter início mais precoce.[24,25]

A atividade física pode influenciar a massa óssea por ocasionar deformação e sobrecarga ósseas que levam à estimulação da formação óssea e à redução da reabsorção óssea. A associação entre a atividade física regular e o aumento da DMO foi comprovada em todas faixas etárias, com exceção das meninas pré-púberes, ainda não prospectivamente investigadas.[26] Esta resposta é proporcional à intensidade da carga e é localizada, ocorrendo apenas na região óssea estimulada. Estudos que comparam os treinos de resistência de alta e de baixa intensidade evidenciaram impacto superior no grupo com treino de alta intensidade.[27]

Em relação à quantidade de exercício que seria suficiente para gerar estímulo efetivo para minimizar a perda óssea, não há determinação. Entre os estudos que procuram avaliar a *dose-resposta* (volume de exercício e resposta óssea), há estudos que afirmam que exercícios de alta intensidade/impacto podem aumentar ou manter a massa óssea em mulheres pré-menopausadas e homens, mas que o exercício não atinge a mesma efetividade em mulheres pós-menopausadas. Sendo assim, há evidência de que a atividade física pode ser efetiva para manutenção da DMO em mulheres pré-menopausadas e para redução da perda óssea em mulheres pós-menopausadas, tanto em região de coluna lombar, com predomínio de osso trabecular, como em região femoral, onde predomina o osso cortical. No entanto, no caso de mulheres pós-menopausadas, o efeito do exercício é otimizado naquelas com terapia de reposição hormonal. O efeito da atividade física sobre a DMO é comparável ao da suplementação de cálcio.[28]

Em um outro estudo, não foram encontradas diferenças na DMO de coluna lombar de mulheres idosas com e sem terapia de reposição hormonal, após um programa de exercícios de alta intensidade, apesar do ganho substancial de força muscular. Importante ressaltar, no entanto, que o estudo teve duração de apenas 24 semanas.[29] Kohrt et al.[30] compararam um programa de exercícios de alta intensidade com um programa de fisioterapia, por nove meses, em grupo de mulheres e homens frágeis e encontraram um ganho ou tendência a ganho significativo de massa óssea em quadril e coluna lombar, no grupo submetido a exercícios de alta intensidade.[30] Iwamaoto et al.[31] evidenciaram que mulheres pós-menopausadas com suplementação de cálcio e vitamina D, submetidas a um programa de exercícios com caminhadas e exercícios localizados por 12 meses, apresentaram ganho de DMO significativo em comparação a um grupo controle sedentário.[31]

Uma pesquisa realizada na Califórnia evidenciou uma associação positiva entre a atividade física e a DMO, ao estudar, entre 1988 e 1991, 1.014 mulheres e 689 homens, com idade média de 73 anos, e avaliar a DMO de coluna, rádio e fêmur destes indivíduos. A associação foi significativamente positiva em relação à DMO femoral.[32] Outro estudo, realizado em Quebec, objetivou avaliar o impacto da atividade física programada, ao longo de 12 meses, na saúde física e mental de mulheres osteopênicas. Foram estudadas 124 mulheres pós-menopausadas, entre 50 e 70 anos, sabidamente osteopênicas. Foram divididas em dois grupos: um grupo controle[33] e um grupo que foi submetido a um programa de exercício regular por 12 meses,[21] que incluiu caminhadas, subir e descer degraus, dança aeróbica e exercícios de flexibilidade, por 60 minutos, três vezes por semana. Foram, também, convidadas a palestras bimestrais sobre osteoporose. Foram, então, avaliadas quanto à DMO da coluna lombar e femoral; à capacidade física funcional (flexibilidade, coordenação, agilidade, força e *endurance*); ao bem-estar mental; à intensidade de dor lombar; e ao bem-estar físico. Viu-se que houve estabilização da DMO no grupo submetido ao programa de exercícios e redução da DMO no grupo controle, com uma diferença estatisticamente significativa ($p = 0,031$). O grupo ativo apresentou, ainda, uma melhora importante de sua capacidade funcional, significativamente maior que o grupo controle ($p < 0,01$), bem-estar psicológico ($p = 0,012$) e redução acentuada dos quadros de lombalgia ($p = 0,008$).[33]

Em relação à carga a ser utilizada em treinos de resistência e ao seu impacto na DMO, acredita-se que treinos com uso de cargas abaixo de 80% da resistência máxima não seriam eficazes. Quanto a exercícios aeróbicos, aqueles que geram forças de reação do solo (FRS) superiores são preferenciais. A deambulação lenta gera FRS 1 a 1,5 vez o peso do corpo. Ao se aumentar a velocidade de marcha de 1 para 5 km/h, as forças aumentam para cerca de 2,8 vezes o peso corporal e, durante a corrida, para cerca de 3,5 vezes.[34]

É importante destacar, adicionalmente, que um dos grandes méritos da atividade física em pacientes idosos com fragilidade óssea é reduzir o risco de quedas e de fraturas. Os programas de exercícios devem visar ao ganho de força, coordenação, balanço e flexibilidade. A manutenção do peso deve ser, também, almejada, pois facilita a postura adequada. Deve-se, entretanto, evitar perda de peso acentuada, uma vez que o peso corpóreo apresenta relação positiva com a DMO. O Tai Chi constitui um excelente exercício para o aprimoramento da flexibilidade e chega a reduzir o risco de queda em 17% a 40%, de acordo com diferentes trabalhos.[35,36]

O paciente idoso deve ser interrogado quanto à frequência de quedas e à evidência de possíveis desencadeantes, pela sua alta incidência e possíveis consequências. Ivers et al.,[37] ao entrevistarem 2.399 idosos, evidenciaram que 29,6% deles haviam apresentado uma ou mais quedas nos últimos 12 meses. Neste estudo foram considerados fatores de risco de relevância estatística para duas ou mais quedas: idade, uso de drogas psicotrópicas, antecedente de acidente vascular encefálico e artrite.[37]

A atividade física pode, ainda, voltar-se para fins específicos, como prevenção de fraturas vertebrais e redução da cifose torácica, através do fortalecimento dos músculos extensores da coluna.[38]

ATIVIDADE FÍSICA E DEPRESSÃO

Acredita-se que 5% a 10% dos idosos que procuram atendimento médico apresentam depressão maior ou distimia.[39-42] A taxa é ainda maior quando são considerados os estados depressivos inespecíficos, podendo alcançar a 13% a 27%.[43,44] Um estudo multicêntrico envolvendo 1.750 idosos com depressão maior ou distimia observou maior prevalência em mulheres, separadas ou divorciadas, e nos indivíduos com renda inferior a média esperada para a população nesta faixa etária. Observou, também, pior prognóstico nos pacientes que apresentavam maior número de comorbidades e baixo nível socioeconômico. Um outro estudo concluiu que a associação de depressão a outras comorbidades eleva a taxa de uso de serviços de assistência à saúde e reduz a eficácia de reabilitação em pacientes com acidente vascular encefálico, doença de Parkinson, cardiopatias, pneumopatias e fraturas.[45]

No que diz respeito à atividade física como alicerce contra depressão, uma meta-análise sobre esta intervenção não permitiu concluir que se trata de método eficaz, mas um estudo tipo coorte, com duração de cinco anos com idosos, evidenciou que a prática frequente de atividade física por idosos constitui um fator protetor independente para depressão.[46]

Assim, os exercícios devem, sempre que possível, fazer parte da rotina dos pacientes, pelos seus inúmeros e comprovados benefícios. E, para que o exercício seja realizado de forma segura e eficaz, seus praticantes devem seguir orientações específicas de seus médicos e dos demais profissionais da área.

Equilíbrio Corporal e Risco de Quedas

O equilíbrio do corpo humano é seguramente um dos aspectos mais complexos da fisiologia, pois envolve vários sistemas de controle diferentes, como a visão, o sistema vestibular, entre outros, discutidos adiante. Assim, a função de equilíbrio corporal envolve o trabalho conjunto de múltiplos sistemas e órgãos a eles pertencentes, devendo manter a harmonia e coordenação mútuas, pois, do contrário, um conflito de informações poderá ser o fator determinante para risco de quedas.

Pode-se ter boa noção desta complexidade ao imaginar um jogo de basquete, em que os atletas profissionais imprimem velocidade e mudanças bruscas de direção que devem ser respondidas da forma mais eficiente possível, caso contrário, haveria grande possibilidade de quedas.

O ser humano é o único que se desloca obrigatoriamente na posição bipedestal, através de passos – outros seres podem se deslocar na mesma posição bipedestal, mas em saltos, como o canguru, e em curtas distâncias e lentamente, como chimpanzés e gorilas –, mas, na verdade, este modo de locomoção é uma correção em tempo real de sucessivas alterações do eixo e, portanto, do centro de gravidade. Tal capacidade só foi possível com a evolução dos sistemas de regulação do centro de massa corporal, e que tem relação com o centro de gravidade do ser humano, que se localiza aproximadamente na região imediatamente anterior à primeira vértebra sacral, conhecida como promontório.[53]

A força da gravidade age sobre o corpo, que funciona como um pêndulo invertido, estando em livre oscilação. Neste sentido, é importante o conhecimento de dois aspectos essenciais, que são o centro de massa e a base de suporte. O centro de massa (ou de gravidade) é a região do espaço na qual a massa do objeto está localizada (concentrada), para efeito de análise das forças que agem sobre ele. A base de suporte se refere à área do corpo que está em contato com a superfície (solo), permitindo a ação das forças de reação do solo. Em resumo, o equilíbrio é a manutenção do centro de gravidade dentro da base de suporte, nas mais variadas situações.[49]

O equilíbrio corporal, então, é o estado no qual o corpo está em repouso, ou movendo-se em uma velocidade definida, ou executando um padrão de movimento, de forma estável. Quanto mais central estiver o centro de gravidade (justaposto anteriormente ao promontório), mais equilibrado se encontra o corpo em questão, e os desvios se configuram como um aumento da instabilidade, quando, então, entrarão os mecanismos fisiológicos de correção. Com o envelhecimento, estes começam a falhar em número e graus variados, o que explica a maior tendência de quedas. Além disso, modificações no centro de gravidade provocam maior sobrecarga sobre a musculatura tônica da coluna vertebral, o que pode acarretar maior gasto energético.

Discutem-se agora, de forma básica, os mecanismos de regulação do equilíbrio corporal.

Os sistemas participantes são: o vestibular; o visual; as propriocepções (sensibilidade) consciente e inconsciente; a coordenação (cerebelar); a parte efetora (muscular); e, obviamente, o córtex cerebral, que integra e otimiza as informações, além de dar consciência à situação do equilíbrio corporal.[47]

O sistema vestibular é bastante complexo e está integrado à parte auditiva (sistema estato-acústico), compreendendo as partes periférica e central. Sua função primordial é captar estímulos físicos gerados através dos movimentos cefálicos, transformando-os em estímulos neurofisiológicos, de modo a manter a cabeça alinhada e equilibrada sobre o eixo da linha do horizonte, corrigindo fisiologicamente as alterações. A porção periférica é formada pelos canais semicirculares (vestíbulo), em número de três (anterior, posterior e horizontal); pelo sáculo (orientação vertical estática); pelo utrículo (orientação horizontal estática); e pela ampola (movimento dinâmico da cabeça). No interior dos canais circula a endolinfa e a perilinfa (que têm como diferença a concentração de sódio e potássio). A parte central se refere aos núcleos vestibulares do tronco encefálico e suas conexões com o córtex cerebral, cerebelo, medular e visual. Há dois conjuntos de canais semicirculares (um vestíbulo de cada lado), direito e esquerdo, apresentando equivalência funcional, o que ajuda o sistema nervoso central a compensar alterações de funcionamento em um dos lados. Este paralelismo funcional é utilizado em reabilitação vestibular, através de treinamento de habituação, pelo qual se "provocam", de modo controlado, as situações que desencadeiam a alteração funcional, para que o cérebro intensifique o processo de correção.[51]

A propriocepção se refere à atividade de sensibilidade que informa os centros reguladores do equilíbrio sobre a atividade articular, muscular e ligamentar de cada segmento corporal, seja de forma consciente (cinestesia, através do funículo posterior), ou inconsciente (vias espinocerebelares).[54] A cinestesia informa a posição dos membros mesmo sem o uso da visão (de olhos fechados, sabemos se nosso braço está dobrado ou esticado). Entretanto, a propriocepção inconsciente fornece informações ao cerebelo, sem reconhecimento objetivo, para que este se utilize da estrutura efetora (músculos), para as devidas correções (ao se levantar de uma cadeira, assume-se a postura usual de forma quase automática, sem precisar definir a ação de cada segmento). Tal sofisticação otimiza as respostas corporais essenciais ao controle do equilíbrio. Nesse sentido, esta atividade é muito importante na região do esqueleto axial (coluna vertebral). Outro componente de sensibilidade é o que se refere à sensação propriamente dita da superfície de contato corporal, especificamente na região plantar, onde obtemos a textura e a pressão sobre esta.

A atividade cerebelar, como já mencionada, tem importante função na coordenação da atividade muscular, em interação com o córtex motor e a medula espinhal (vias corticopontocerebelares e espinocerebelares), além de participação no tônus muscular. Cabe lembrar que o cerebelo apresenta um padrão homogêneo em seu parênquima, o que ajuda em sua recuperação após lesões deste (grande reserva funcional).

A visão é o sistema de "segurança" utilizado em todas as situações de alta instabilidade corporal ou em pessoas que tenham comprometimento de um ou mais dos outros sistemas de regulação do equilíbrio. De modo geral, temos uma divisão funcional, relacionada à parte visual (função exteroceptiva) e à parte de equilíbrio (função proprioceptiva). A função exteroceptiva se refere à captação das imagens propriamente dita e é desempenhada pela fóvea central da retina macular (cones). A função proprioceptiva é realizada pela retina periférica (bastonetes), e esta é a parte interessada na questão do equilíbrio, pois informa especificamente sobre movimentos relativos à cena visual. Em relação a isto, Gibson definiu uma dualidade funcional, onde existem dois tipos de informações visuais, as objetivas, relacionadas aos movimentos próprios do organismo (oculares, cabeça, posturais), e as subjetivas, referentes à movimentação dos objetos se deslocando ao redor do espaço extracorpóreo (um carro passando a nossa frente).

Completando, entra em ação o sistema efetor, muscular, que recebe as determinações finais do conjunto de controle, através do cérebro, para os devidos ajustes, de modo a manter o centro de gravidade equilibrado. Este sistema de resposta é altamente eficiente e se baseia na velocidade extremamente alta do sistema de condução fisiológica do sistema nervoso (até 85 metros por segundo, tanto para fibras sensitivas quanto motoras).

Dentro da função de equilíbrio corporal, há uma importante redundância funcional entre os diversos sistemas, que apresentam um trabalho complementar entre si, o que leva a compensações e correções das alterações do equilíbrio muito eficientes. Um exemplo importante disto é a combinação da ação dos componentes vestibular e visual, através do reflexo vestíbulo-ocular. Ao virarmos a cabeça para um lado, há movimento dos olhos para o lado oposto, de modo a evitar o "borramento" da imagem de nosso campo visual.

O risco de quedas aumenta na terceira idade, mas principalmente após a sétima década, pois os fatores determinantes começam a apresentar maior dificuldade de adaptação. A grande maioria das quedas acontece no ambiente domiciliar.

Com as alterações visuais, seja catarata, com diminuição da nitidez, ou presbiopia, em que ocorre dificuldade de adequação da lente ocular (cristalino) aos objetos, alterando o foco, há prejuízo de um importante sistema de compensação, que é a visão. Tais situações podem ser particularmente complicadoras em momentos de baixa iluminação, diminuindo o contraste de luz e sombra, principalmente, no solo, e impedindo o paciente de se precaver de suas irregularidades.

As alterações de sensibilidade tátil prejudicam a percepção do contato dos pés com as irregularidades do solo, o que minimiza reações de correção. Da mesma forma, modificações das informações proprioceptivas, sejam conscientes ou inconscientes, também têm grande influência sobre a estabilidade corporal, pois nossas articulações, tendões e ligamentos enviam enorme quantidade de dados, em tempo real, e não se teria como interpretá-los de modo adequado sem estes sistemas, os quais organizam e determinam correções semiautomatizadas. Mesmo pequenas falhas destes circuitos poderão ter influência decisiva na possibilidade de uma queda, pois o equilíbrio é uma condição de permanente instabilidade controlada, e a saída da linha do centro de gravidade da base de suporte aumenta, progressivamente, os requisitos para correção. Caso outros sistemas, como o vestibular e/ou o muscular (efetor) estejam também com alterações, muito provavelmente a queda ocorrerá.

Em relação ao sistema musculoesquelético, há uma gama de problemas envolvidos. Primeiramente, a degeneração natural ou acelerada das estruturas articulares, assim como tendíneas, provoca menor grau de eficiência de resposta tanto para as aferências (informações), quanto para eferências (resposta de correção). Se o sistema nervoso recebe menos informação, trabalha com maior margem de erro (parte das alterações será compensada por respostas adaptativas, pela plasticidade deste). Da mesma forma, a atividade muscular, estando comprometida, poderá corrigir parcialmente alterações do centro de massa, ou mesmo não conseguir realiza-lás, como, por exemplo, elevar-se de uma cadeira ou da cama (potência muscular), subir escadas (força muscular) etc. Tal situação é decorrente da sarcopenia senil, cujas fibras musculares, principalmente do tipo II, vão progressivamente morrendo, além da atrofia das remanescentes. A perda de fibras, principalmente do tipo II, tem influência na capacidade de independência física, pois são elas que desempenham papel importante em movimentos de potência muscular, tão necessários nas situações já mencionadas.

Não se pode, em nenhum momento, esquecer dos aspectos genéticos em tudo o que foi citado, pois cada sistema e órgãos envolvidos têm sua estrutura e sua função com uma "bagagem" peculiar e própria de cada indivíduo, favorecendo mais a uns que a outros.

Por fim, o uso de medicações com efeito no sistema nervoso central, tais como sedativos, hipnóticos, analgésicos e antidepressivos, pode interferir em um sistema de regulação de equilíbrio já comprometido no idoso, e pior ainda se houver associações entre eles, o que não é infrequente. O médico não pode se esquecer deste contexto ao prescrever tais medicações.

As outras causas de quedas estão relacionadas a alterações posturais, tropeço e "desabamento".

As alterações posturais dizem respeito às modificações dos segmentos da coluna vertebral, principalmente por retificação das porções cervical e lombar (decorrentes de degeneração discal) e acentuação da cifose torácica.[51,56] A soma delas, associadas a uma tendência de aumento da rigidez articular e muscular (contratura), vão direcionando o centro de gravidade para fora do corpo, em sentido anterior, facilitando o risco de instabilidade neste sentido. A negligência da avaliação postural, principalmente na fase adulta, propiciará que o paciente atinja a terceira idade com deformidades que serão de muito difícil correção.

Outra causa de queda é o tropeço, situação comum infelizmente devido à irregularidade dos pisos de nossas calçadas que, combinada com a diminuição das amplitudes de articulares, principalmente do tornozelo (dorsiflexão) e do quadril (flexão), agrava o problema.

Durante os processos de instabilidade corporal, o organismo utiliza-se de recursos de autocorreção, chamados estratégias de equilíbrio (estratégias de tornozelo, quadril e de passo).

O conhecimento dos diferentes componentes que, reunidos, formarão a resposta daquilo que se denomina controle de equilíbrio é fundamental para a correção das disfunções destes.

A avaliação médica geralmente engloba múltiplas áreas, como fisiatria, otorrinolaringologia, oftalmologia, cardiologia e neurologia. Da mesma forma, participam do processo fisioterapeutas, fonoaudiólogas e terapeutas ocupacionais, de preferência em conjunto (interdisciplinar), lembrando-se de que todos os profissionais envolvidos, médicos ou terapeutas, devem ter familiaridade com o tema, pois é de difícil abordagem.

Cabe aqui reforçar o uso de nomenclatura adequada para diferenciar as alterações que ocorrem; como exemplo, cita-se o uso de termos de forma indiscriminada, como tonturas e a famosa "labirintite".

Tontura se refere a aspecto específico de disfunção do equilíbrio corporal, geralmente envolvendo o sistema vestibular e suas conexões com outros sistemas (medula, cerebelo, visual), referida como a sensação subjetiva de oscilação do corpo no ambiente ou de movimentação do ambiente em relação à pessoa (vertigem). Outras formas de alteração de equilíbrio, como mudança do eixo corporal (alterações posturais, perda de força) e sensação de iminente desmaio (hipotimia), decorrentes de alterações metabólicas (hipoglicemia) e cardíacas (arritmias cardíacas, alterações vagais), não devem ser confundidas. No caso da parte circulatória, um hipofluxo do sistema vértebrobasilar, que fornece sangue ao vestíbulo (ex.: osteoartrose cervical), pode, como fator externo, provocar tonturas.

Da mesma forma, o termo labirintite diz respeito a uma entre tantas doenças (causas de alterações) vestibulares, e que provocam disfunção de equilíbrio. O autor evita este termo generalizado (*labirintite*), preferindo o uso de *distúrbio de equilíbrio*.

Como já dito, o diagnóstico clínico (sintomatológico e etiológico) é fundamental, pois um quadro de tonturas de início recente pode esconder um tumor no sistema nervoso. Geralmente, fazem-se necessários uma avaliação audiométrica e o chamado estudo otoneurológico, principalmente se os sintomas se perpetuarem. Tal estudo é de coordenação do otorrinolaringologista.[48]

O tratamento, paralelo à investigação diagnóstica, envolve medicações, de preferência por curto período, e, principalmente, exercícios terapêuticos, visando a um retreinamento (plasticidade) do sistema de equilíbrio, para que se iniciem os processos de correção e compensação.

Tais técnicas se baseiam nos princípios de adaptação e habituação:[50]

- Os exercícios de adaptação são utilizados para a melhora da coordenação entre os movimentos da cabeça e do olhar.
- Os exercícios de habituação se referem àqueles movimentos cefálicos que reproduzem os sintomas de tonturas, de forma controlada e progressiva, cuidadosamente.

O trabalho deve ser de longo prazo (semanas, meses), pois se espera uma segura readaptação do sistema de equilíbrio. É importante frisar que tal treinamento pode ter influência do uso de medicações para o tratamento das crises, pois interfere nas informações que o sistema receberá (atenuação). O autor prefere o uso por período curto de tempo (geralmente uma semana).

Finalmente, a fisioterapia deve priorizar o ganho de amplitudes articulares e também o treinamento de recuperação funcional muscular, de modo a compensar tais perdas.

Associa-se, usualmente, um trabalho terapêutico que vise recuperar funcionalmente parte da capacidade do sistema de equilíbrio, através de atividades repetidas, semelhantes àquelas desempenhadas pelo indivíduo no dia-a-dia.[62] Aqui, os mesmos princípios que regem a plasticidade do organismo e que são aplicados nos treinamentos de habituação, também, terão seu efeito para a recuperação da postura, em maior ou menor grau (dependerá da intensidade do comprometimento das estruturas osteomioarticulares). Não se pode esquecer de que há um "molde impresso" no córtex cerebral, definido como padrão postural egocêntrico, e que a cada instante compara as posturas adotadas com este impresso cortical neurofisiológico, a fim de realizar as correções adequadas.[52]

A utilização de coletes e espaldeiras tem o objetivo de reforçar este princípio anteriormente citado, pois estes recursos são meios auxiliares de correção, trabalhando como tutores posturais, auxiliando sua correção. Assim, o próprio paciente realizará a atividade voluntária com o trabalho muscular, principalmente os relacionados à cintura escapular. O resultado mais ou menos satisfatório dependerá obviamente da flexibilidade das estruturas referidas.

Dor Crônica

A dor é um fenômeno fisiológico do organismo, sendo considerado como quinto "sinal" vital, e tem a finalidade de preservação do organismo. Define-se como uma experiência sensorial e emocional desagradável, em decorrência de um dano real ou potencial à integridade do corpo humano.

Apresenta componentes objetivo e subjetivo. O componente objetivo diz respeito à estimulação dos receptores específicos de dor (terminações nervosas livres), de pressão e de temperatura, informando sobre uma agressão. É extremamente importante nas situações fisiológicas de alerta (dor aguda), pois imaginemos quantas vidas foram salvas por ela em pacientes que sofreram infarto do coração, além de outras situações. Ela pode ser definida por critério de tempo, em que será considerada como crônica em durações maiores de três meses, para alguns autores. Entretanto, existe um conceito igualmente importante, que é o princípio biológico da dor, e diz respeito à sua função de alerta e manutenção da integridade funcional do organismo. Sem a dor, estaríamos sujeitos a uma enormidade de situações ameaçadoras a cada instante, inclusive de morte. Este conceito, de princípio biológico da dor, é essencial para a diferenciação da dor de função vital da dor que podemos chamar "doença", pois esta perdeu seu princípio biológico; assim é que podemos defini-la como dor crônica, cuja manutenção já não contribui para sua função de preservação, servindo apenas como estorvo ao indivíduo. Portanto, a dor crônica é a que dedicamos a maior atenção possível, pois, além do incômodo em si, pode provocar outras alterações nas funções normais do corpo, como imobilismo e depressão, agravando as atividades fisiológicas, quais sejam cardiorrespiratórias, articulares, musculares, intestinais etc.

Basicamente, temos três tipos de sensibilidade dolorosa, as somáticas superficial e profunda e a sensibilidade visceral.

A sensibilidade somática superficial é aquela decorrente da estimulação de receptores da região tegumentar (pele); a sensibilidade somática profunda advém da estimulação de receptores das articulações, dos músculos, dos tendões, dos ligamentos e ainda da pleura e do peritônio parietais; por fim, a sensibilidade visceral é a que abrange as vísceras propriamente ditas. Há uma diferença importante entre as sensibilidades somática e visceral. A primeira tem componente anátomofisiológico segmentar, isto é, as informações (aferências) são estratificadas, subindo em cada nível medular e de forma padronizada; assim, cada segmento da medula recebe informação de uma determinada região. No caso da sensibilidade visceral, tal segmentação funcional não acontece, e as aferências são realizadas por fibras que se juntam em troncos nervosos, associados aos nervos autonômicos (sistema nervoso autônomo). Estes troncos não têm uma distribuição por segmentos, e nem simétrica em relação aos hemicorpos direito e esquerdo. Adicionalmente, há uma maior densidade de receptores nas estruturas somáticas do que nas viscerais. Estas são algumas das razões para a diferença característica de localização espacial entre uma e outra. Assim, as informações dolorosas somáticas são usualmente de localização melhor definida, como, por exemplo, em um corte ou uma queimadura na pele, ao contrário de uma dor tipo cólica abdominal (por exemplo, uma gastroenterocolite infecciosa, em que a localização é mal definida). Este último conceito é essencial à prática clínica diária, pois se mostra valioso na diferenciação dos diagnósticos sindrômicos relacionados à dor, porque neste aspecto é muito importante salientar que, como a dor é um fenômeno de sensação, não há exame subsidiário na prática clínica que a "veja", e portanto, as descrições feitas pelos pacientes com o máximo de exatidão possível são fundamentais para o correto diagnóstico. Cabe lembrar que a prática clínica de dor é justamente difícil, pois, além deste aspecto mencionado, não se pode esquecer das variações individuais de resposta dolorosa, assim como padrões atípicos de dor, e que podem ocasionalmente ser enganadores.

As dores de padrão somático e visceral têm, como componente comum, a estimulação de receptores de dor, denominados nociceptores. Há um terceiro tipo de dor, que aparece em situação específica de lesão das estruturas nervosas, seja na porção central do sistema nervoso (córtex cerebral, tálamo ou medula) ou na porção periférica (nervos, raiz nervosa). Tal ocorrência é específica para este tipo de dano e, como normalmente isto não ocorre (diferentemente de dores do tipo somática ou visceral, que são muito frequentes), causa confusão nos pacientes. Como exemplos deste tipo de dor, podem ser citadas as dores mielopáticas (na lesão medular), a dor talâmica, do herpes zóoster, da síndrome do túnel do carpo etc.

As vias dolorosas conduzem tanto os estímulos de reconhecimento (aferência) quanto de resposta modulatória (eferência).

As vias aferentes se diferenciam em tratos espinotalâmico lateral e medial, espinorreticular, espinomesencefálico e também o funículo posterior. Não entraremos em detalhes sobre o funcionamento de cada um deles, mas é importante esclarecer que as informações captadas são distribuídas em diferentes níveis, seja medular, bulbo, tálamo e córtex cerebral.

Da mesma forma que há uma função específica de informação dolorosa através de vias que sobem até o córtex cerebral para seu reconhecimento, também existe uma outra porção deste mesmo sistema que regula a sensação dolorosa, controlando e inibindo, em graus variados, esta mesma sensação. Tal atividade é exercida através de regiões do tronco encefálico, com estímulos inibitórios para o corno posterior da medula, através de neurotransmissores, como serotonina e noraepinefrina. Tal aspecto explica por que, após se queimar alguma região do corpo, a sensação de desconforto tende a diminuir ou mesmo quase desaparecer, retornando ou aumentando apenas quando novamente estimulada.

Ao considerar os quadros de dor em idosos, deve-se ter em mente aspectos diferenciais em relação ao grupo populacional jovem. Há uma questão importante a ser debatida. Os idosos sentem mais dor que os demais grupos populacionais, tais como adultos jovens?

A dor é, sem dúvida, a queixa mais frequente em idosos na área de reabilitação, usualmente crônica, e normalmente os pacientes têm mais de uma queixa dolorosa. A frequência de dor crônica aumenta a partir dos 70 anos.

Opiniões mais recentes, baseadas em avaliações tanto experimentais quanto clínicas, indicam que, com o processo de envelhecimento, o limiar fisiológico de dor pode aumentar (componente objetivo), enquanto a tolerância a ela pode diminuir (componente subjetivo).[55]

Uma das causas seria a diminuição tanto de fibras mielinizadas quanto não mielinizadas, provocando alteração na atividade de transmissão dolorosa; há, inclusive, diminuição da expressão de proteínas de mielina e atrofia axonal. Foi observada, também, a redução do fluxo dos vasos que nutrem os nervos. Associado a isso, há perda de neurônios serotoninérgicos e noradrenérgicos na região do corno posterior da medula, com as consequências já mencionadas.

Segundo Gibson,[55] em uma revisão de 50 estudos sobre limiar doloroso comparando jovens em relação aos idosos, 21 estudos mostraram aumento, 3 mostraram diminuição e 17 não revelaram alterações, nestes últimos. Em uma destas avaliações, o estudo foi feito com uso de balão intraesofágico, com o qual os idosos apresentaram maior tolerância às pressões durante a insuflação. Isto também é concordante com a observação de que a isquemia silenciosa miocárdica aumenta com a idade. Por que, então, os pacientes idosos frequentemente se queixam de dor? Isto provavelmente é explicado pelo aumento dos fatores nociceptivos decorrentes, por sua vez, do aumento das condições degenerativas associadas com a progressão da idade.

Outra condição importante de dor se refere aos pacientes com câncer, podendo ser dividida em: dores decorrentes diretamente do processo tumoral (compressão de estruturas, processo inflamatório, metástases); dores causadas pelo tratamento (neuropatia por radioterapia ou quimioterapia); e, obviamente, quadro de dores de causas degenerativas, em que tais alterações são agravadas pelo câncer (alterações posturais, imobilismo etc.).

Não importa a causa da dor, ela deve ser encarada como prioridade, pois além dos prejuízos óbvios, também agrava processos depressivos e limita mobilidade física das pessoas, provocando um círculo vicioso que só tende a crescer.

Finalmente, tem-se de lembrar da fibromialgia, uma síndrome dolorosa envolvendo aspectos relacionados a anormalidades neuroquímicas, caracterizando-se como dor a palpação de pontos dolorosos previamente definidos, difusamente, geralmente comprometendo ambos hemicorpos, acima e abaixo da cintura pélvica, e está geralmente associada à fadiga crônica, ao sono não reparador e à depressão.[58] Neste livro, há capítulo específico sobre a doença. É muito importante tal caracterização em idosos, pois a fibromialgia, por suas próprias características, simula uma série de doenças de padrão musculoesquelético, como quadros degenerativos na coluna vertebral, no ombro, no quadril e nos joelhos, assim como suas respectivas vizinhanças segmentares, o que pode induzir a erros de avaliação e à indicação de tratamentos inadequados ou ineficientes. Da mesma forma, como se trata de uma doença sem definição de cura, até o momento, e de caráter crônico, pode induzir o paciente a pensar que está com câncer.

A definição diagnóstica é fundamental, tanto sindrômica como etiológica, o que permite melhor esclarecimento ao paciente e a seus familiares e cuidadores (pessoas que geralmente substituem os familiares nos cuidados básicos e gerais, convivendo com o paciente regularmente no ambiente domiciliar).

A adaptação do ambiente do idoso é essencial e, geralmente, é procedimento simples, sem maiores custos. Isto é importante também da ótica cardiovascular, pois ajuda a compensar as perdas funcionais do condicionamento cardiorrespiratório. Entre elas estão a elevação da altura das camas, com a colocação de calços sob os pés, o uso de cadeiras fixas mais altas, com apoio de braços, assentos sanitários especiais etc. Da mesma forma, o mobiliário deve ser modificado, de modo a evitar sobrecarga de esforço, postura e movimentos repetidos. Tal objetivo se consegue com a limitação da altura dos móveis, geralmente entre a altura do quadril e o ápice do tórax. Assim, os utensílios mais usualmente manipulados serão deixados neste critério. A terapia ocupacional tem importante papel neste ponto, pois as terapeutas avaliarão o ambiente domiciliar para corrigir tais distorções.

Enfatiza-se um ponto de vista que deve ser reforçado. Em tudo o que se faz, é necessário que a disciplina pessoal seja o combustível de nossas ações. É ela que poderá minimizar muito as situações de risco, principalmente em se tratando de dor crônica, e também quando se fala de acidentes dentro do ambiente domiciliar. A plena consciência das ações do dia a dia, no modo como são realizadas, é essencial.

A fisioterapia tem preponderância na recuperação funcional dos segmentos envolvidos no processo doloroso, devendo o médico ter plena coordenação com as terapeutas, para a decisão da melhor estratégia de tratamento. É importante enfatizar que procedimentos médicos ou fisioterapêuticos realizados de modo não programado ou inadequado podem agravar a situação, adicionando mais um problema ao tratamento. Um aspecto importante é o que se refere à perda de flexibilidade de músculos e articulações.[61] Tal fato deverá ser de conhecimento do médico e das terapeutas, pois não se devem forçar os alongamentos, tentando-se ganhar maior amplitude de movimento, pois a perda de flexibilidade está relacionada a alterações do colágeno. Um parâmetro confiável é a comparação com as necessidades reais de vida diária dos indivíduos, evitando-se riscos desnecessários. Nos casos mais complexos, principalmente com alterações de equilíbrio e fraqueza muscular associadas, a hidroterapia é um recurso importante. Cabe lembrar que deve haver cuidado especial na piscina, principalmente no controle de pressão arterial e em pacientes com problemas renais.[47]

A terapia ocupacional, além dos aspectos de adaptações no domicílio, trabalha atividades de aprimoramento e melhora da coordenação das ações práticas realizadas pelos indivíduos no dia a dia, aumentando sua capacidade de independência física.

A musicoterapia também pode ser utilizada, pois promove maior facilidade de movimentação, por alterar o foco do desconforto.

Quanto às medicações, há uma série de substâncias que podem ser usadas, com indicações específicas, variando desde antidepressivos até hipnoanalgésicos. O uso de *anti-inflamatórios* deve ser feito com muito cuidado, principalmente em decorrência de riscos à função renal. A preferência recai sobre medicações com baixo índice de efeitos colaterais, quando usados de modo adequado. O *paracetamol* é uma das mais seguras, tendo efeito analgésico com pouca atividade anti-inflamatória. Deve-se tomar cuidado com doses maiores de 2 g diárias, especialmente em portadores de disfunção hepática, da mesma forma como associações com outras medicações que interferem na atividade hepática (anticonvulsivantes, flupirtina). A *dipirona* também é segura, e, apesar de suspeitas levantadas sobre problemas com agranulocitose, o risco relativo global (agranulocitose, anemia aplásica, anafilaxia, sangramentos gastrointestinais) é menor do que com o uso de anti-inflamatórios (painel da OMS, 1998). Os *hipnoanalgésicos* (opioides) preferencialmente usados são o tramadol e a codeína, reservando-se outros de potência maior para casos de câncer. O tramadol é relativamente seguro, sendo os efeitos adversos mais comuns tonturas, náuseas e constipação. Deve-

-se evitar a retirada abrupta da medicação, evitando quadro de abstinência, principalmente em uso prolongado.

Os antidepressivos poderão cumprir a própria função e ainda ter efeito analgésico, principalmente em dores do tipo neuropáticas, observando-se a questão específica de uso dos antidepressivos que exercem efeito de bloqueio combinado de serotonina e noraepinefrina. Os anticonvulsivantes também são usados em dores neuropáticas, do tipo paroxísticas (sensação de "choque").

Anestésicos locais podem ser usados em casos de dores de padrão neuropático, com hiperestesia local. Relaxantes musculares também podem ser usados, mas estão entre os que mais induzem alterações de sonolência, memória e atenção, além de poderem piorar a fraqueza muscular, quando em uso de doses maiores.

Ao finalizar estas citações sobre medicações, é essencial reafirmar que, à medida que se aumentam as doses e, principalmente, combinando-as entre si, o risco de efeitos adversos aumenta proporcionalmente, fato este observado na prática diária e esquecido muitas vezes. Entre os mais temidos, está a maior possibilidade do risco de quedas, pois as medicações que interferem no sistema nervoso, mesmo as mais seletivas, têm potencial de influir no controle regulatório do equilíbrio corporal, através da influência na atividade neuronal.[63]

Referências

1. Hawkins SA, Wiswell RA. Rate and mechanism of maximal oxygen consumption decline with aging. Sports Med 2003;33:877-88.
2. American College of Sports Medicine. ACSM Position Stand. Exercise and physical activity for older adults. Med Sci Sports Exerc 1998;30:992-1008.
3. Vicent KR et al. Improved cardiorespiratory endurance following six months of resistance exercise in elderly men and women. Arch Intern Med 2002;162:2285-94.
4. Sisto SA, Malanga G. Osteoarthritis and therapeutic exercise. Am J Phys Med Rehabil 2006;85:S69-78.
5. Baker K, McAlindon T. Exercise for knee osteoarthritis. Curr Op Rheumatol 2000,12:456-63.
6. Hartz AJ, Fisher ME, Bri G et al. The association of obesity with joint pain and osteoarthritis in the HANES data. J Chronic Dis 1986;39:311-9.
7. Otawa panel evidence-based clinical practice guidelines for therapeutic exercises and manual therapy in the management of osteoarthritis. Phys Ther 2005;85:907-71.
8. Minor MA. Exercise in the treatment of osteoarthritis. Rheum Dis Clin North Am 1999;25:397-415.
9. Brosseau L, Pelland L, Wells G et al. Efficacy of aerobic exercises for patients with osteoarthritis (part II): a meta-analysis. Phys Ther Rev 2004;9:125-45.
10. Mangione KK, McCully A, Gloviak I et al. The effects of high-intensity and low-intensity cycle

ergometry in older adults with knee osteoarthritis. J Gerontol A Biol Sci Med Sci 1999;54:M184-90.

11. Tackson SJ, Krebs DE, Harris BA. Acetabular pressures during hip arthritis exercises. Arthritis Care Res 1997;10:308-19.

12. Brandt KD, Heilman DK, Slemenda C et al. Quadriceps strength in women with radiographically progressive osteoarthritis of the knee and those with stable radiographic changes. J Rheumatol 1999;26:2431-7.

13. Penninx BW et al. Physical exercise and the prevention of disability in activities of daily living in older persons with osteoarthritis. Arch Intern Med 2001;161:2309-16.

14. Stewart KJ. Physical activity and aging. Ann N Y Acad Sci 2005;1055:193-206.

15. Hyatt G. Strength training for the aging adult. Activities Adaptation Aging 1996;20:27-36.

16. Koralewicz LM, Engh GA. Comparison of proprioception in arthritic and age-matched normal knees. J Bone Joint Surg Am 2000;82-A:1582-8.

17. Hassan BS, Doherty SA, Mockett S et al. Effect of pain reduction on postural sway, proprioception, and quadriceps strength in subjects with knee osteoarthritis. Ann Rheum Dis 2002;61:422-8.

18. Heike AB, Roos EM. Effectiveness and safety of strengthening, aerobic and coordination exercises for patients with osteoarthritis. Curr Opin Rheumatol 2003;15:141-4.

19. Ettinger WH, Burns R, Messier SP et al. A randomized trial comparing aerobic exercise and resistance exercise with a health education program in older adults with knee osteoarthritis. The Fitness Arthritis and Seniors Trial (FAST). JAMA 1997;277:25-31.

20. Coleman EA, Buchner DM, Cress ME et al. The relationship of joint symptoms with exercise performance in older adults. J Am Geriatr Soc 1996;44:14-21.

21. World Health Organization. Assessment of fracture risk and its application to screening of postmenopausal osteoporosis: report of a WHO Study Group. Geneva: World Health Organization; 1994.

22. Cummings SR, Black DM, Nevitt MC et al. Bone density at various sites for prediction of hip fractures. Lancet 1993;341:72-5.

23. Melton LJ, Chrischiles EA, Lane AW, Riggs BL. How many women have osteoporosis? J Bone Miner Res 1992;9:1005-10.

24. National Osteoporosis Foundation. Physician's guide to prevention and treatment of osteoporosis. Washington, DC: National Osteoporosis Foundation, 2003.

25. Sociedade Brasileira de Densitometria Clínica. Posições Oficiais. Sociedade Brasileira de Densitometria Clínica, 2006.

26. Anderson JJB, Rondano P, Holmes A. Nutrition, Life Style and Quality of Life. Roles of Diet, and Physical Activity in the Prevention of Osteoporosis. Scand J Rheumatol 1996;25(103):65-74.

27. Layne JE, Nelson ME. The effects of progressive resistance training on bone density: a review. Med Sci Sports Exerc 1999;31:25-30.

28. Vuori IM. Dose-response of physical activity and low back pain, osteoarthritis and osteoporosis. Med Sci Sports Exerc 2001;33:S551-86.

29. Humphries B, Newton RU, Bronks R et al. Effect of exercise intensity on bone density, strength,

and calcium turnover in older women. Med Sci Sports Exerc 2000;32:1043-50.

30. Kohrt WM, Yarasheski KE, Hollszy JO. Effects of exercise training on bone mass in elderly women and men with physical frailty. Bone 1998;23:S499.

31. Iwamaoto J, Takeda T, Otani T, Yabe Y. Effect of increased physical activity on BMD in postmenopausal osteoporotic women. Keio J Med 1998;47:157-61.

32. Greendale GA, Barret-Connor E, Edelstein S, Ingles S, Haile R. The Rancho Bernardo Study. Lifetime Leisure Exercise and Osteoporosis. Am J Epidemiol 1995;141(10):951-9.

33. Bravo G, Gauthier P, Roy PM. Impact of a 12-Month Exercise Program on the Physical and Psychological Health of Osteopenic Women. JAGS 1996;44:756-62.

34. Borer, KT. Sports Med 2005;35(9):779-830.

35. Prior JC, Barr SI, Chow R, Faulkner RA. Physical activity as therapy for osteoporosis. Can Med Assoc J 1996;155(7):940-4.

36. Wolf SL, Barnhart HX, Kutner NG et al. Reducinf frailty and falls in older people: an investigation with Tai Chi and Computadorized Balance Training. JAGS 1996;44:489-497.

37. Ivers RQ, Cumming RG, Mitchell P, Attebo K. Visual impairment and falls in older adults: the Blue Mountains Eye Study. J Am Geriatr Soc 1998;46:58-64.

38. Sinaki M, Wollan PC, Scott RW, Gelczer RK. Can Strong Back Extensors Prevent Vertebral Fractures in Women With Osteoporosis? Mayo Clin Proc 1996;71:951-56.

39. Lebowitz BD. Diagnosis and treatment of depression in late life:an overview of the NIH consensus statment. Am J Psychiatry 1996;4:S3-S6.

40. Barry KL, Fleming MF, Manwell LB. Prevalence of and factors associated with current and lifetime depression in older adult primary care patients. Fam Med 1998;30:366-71.

41. Gurland BJ, Cross PS, Katz S. Epidemiologic perspectives on opportunities for treatment of depression. Am J Psychiatry 1996;4:S7-13.

42. Lynnes JM, Caine ED, King DA. Psychiatric disorders in older primary care patients. J Gen Intern Med 1999;14:249-54.

43. Johnson J, Weissman MM, Klerman GL. Service utilization and social morbidity associated with depressive symptoms in the community. JAMA 1992;267:1478-83.

44. Judd LL, Rapaport MH, Paulus MP. Subsyndromal symptomatic depression a new mood disorder. J Clin Psychiatry 1994;55S:18-28.

45. Katz IR. On the inseparability of mental and physical health in aged persons: lessons from depression and medical comorbidity. Am J Geriatr Psychiatry 1996;4:1-16.

46. Kennedy SH, Law RW, Cohen NL, Ravindran AV, Enns MW, Kutcher SP et al. Clinical guidelines for the treatment of depressive disorders. Medications and other biological treatments. Can J Psychiatry 2001;46(Suppl 1):38S-55S.

47. DeLisa JA. Physical Medicine and Rehabilitation 4th ed. Lippincott Williams and Wilkins; 2005: 957-974.

48. Caovilla HH, Gananç̧a MM, Munhoz MSL, Silva MLG. Equilibriometria clínica. 1 ed. Ed Atheneu; 1999.

49. Studenski S. Gait and Balance Disorders Clinics of North America WB Saunders; 1996.

50. Selzer M, Clarke S, Cohen L, Duncan P, Gage F. Neural Repair and Rehabilitation. 1 ed. Cambridge Press; 2006:103-108/298-315.

51. Braddom RL. Physical Medicine and Rehabilitation. 1 ed. Saunders; 1996:1237-1257.

52. Perrin P, Lestienne F. Mecanismos do equilíbrio humano. Ed Andrei; 1998.

53. Schuenke M, Schulte E, Schumacher U. General Anatomy and Musculoskeletal System. 1 ed. Thieme; 2006.

54. Afifi A, Bergman R. Functional Neuroanatomy. 2 ed. McGraw Hill; 2005.

55. McCleane G, Smith H, Clinical Management of the Elderly Patient in Pain. 1 ed. Haworth Medical Press; 2006.

56. Heary RF, Albert TJ. Spinal Deformities the essentials. 1 ed. Thieme; 2007:59-65.

57. Beers MH, Berkow R. The Merck Manual of Geriatrics. 3 ed. Merck Books; 2000:383-386.

58. Rachlin ES, Rachlin IS. Myofascial Pain and Fibromialgya. 2 ed. Mosby; 2002.

59. Bennett M Neurophatic Pain. 1 ed. Oxford University Press; 2006.

60. Fessard DA. A dor: Seus mecanismos e as bases de seus tratamentos. Ed Andrei, 1997.

61. Frontera WR, Dawson D, Slovik D. Exercises in Rehabilitation Medicine. 1 ed. Human Kinetics; 1999.

62. Schofield P. The management of pain in older people. 1 ed. Wiley; 2007.

Reabilitação na Lesão Medular

Marcelo Alves Mourão
Patrícia Canterucui Vianna
Midori Cristina Silvestre Namihira

Introdução ao Exame Neurológico – Lesão Medular

O exame neurológico[1] na lesão medular segue uma padronização mundial convencionada para facilitar a sequência de achados no exame. Pode ser aplicada destes a fase inicial e utilizada para acompanhar a evolução do potencial motor do paciente.

Definições

Tetraplegia

Diminuição ou prejuízo da função sensorial e/ou motora nos segmentos cervicais da medula espinhal. Resulta em prejuízo na função dos braços e do tronco, das pernas e dos órgãos pélvicos. Não inclui lesão do plexo braquial ou lesão de nervos periféricos fora do canal medular.

Paraplegia

Diminuição ou prejuízo da função sensorial e/ou motora nos segmentos torácico, lombar e sacral da medula espinhal, secundário a lesões de elementos neurais dentro do canal medular. Com paraplegia, a função do braço é preservada, mas, dependendo do nível de lesão, o tronco, as pernas e os órgãos pélvicos podem estar envolvidos. O termo é usado para se referir à lesão da cauda equina e do cone medular, mas não para lesão de plexo lombossacro ou de nervos periféricos fora do canal medular.

Dermátomo

Área de pele inervada pelos axônios sensoriais com cada segmento nervoso.

Miótomo

Referido à coleção de fibras musculares inervadas pelos axônios motores com cada segmento nervoso.

Níveis Neurológico, Sensitivo e Motor

Os segmentos com função normal encontrados são frequentemente diferentes em cada lado do corpo e em termos de teste motor ou sensitivo.

Quatro diferentes segmentos podem ser identificados determinando-se:

- *Nível neurológico*: D-sensorial, E-sensorial, D-motor, E-motor.
- *Nível sensitivo*:[2] refere-se ao segmento mais caudal da medula espinhal com função sensitiva normal à direita e à esquerda.
- *Nível motor*: refere-se ao segmento mais caudal da medula espinhal com função motora de ambos os lados do corpo.

Os níveis são determinados com exame neurológico de:

- pontos sensoriais-chave com 28 dermátomos à D e 28 à E;
- músculo-chave com 10 miótomos à D e 10 à E.

Nível Esquelético

Referido ao nível que, ao exame radiográfico, houve um grande dano vertebral.

Índices Motor e Sensitivo

Soma numérica que reflete o grau de deficiência neurológica associado com a lesão medular.

Lesão Incompleta

Se há preservação parcial de função sensitiva e/ou motora abaixo do nível neurológico, incluindo o segmento sacral mais baixo, a lesão é definida como incompleta. Sensibilidade sacral inclui sensação cutaneomucosa perianal, assim como sensação anal profunda. O teste de função motora é a presença voluntária de contração esfíncter anal externo ao exame digital.

Lesão Completa

Quando há ausência de função sensitiva e motora no segmento sacral mais baixo.

Zona de Preservação Parcial (ZPP)

Usado somente para lesões completas, refere-se aos dermátomos e aos miótomos caudais para o nível neurológico que permanece parcialmente inervado. O segmento caudal com alguma função sensitiva e/ou motora define a extensão da ZPP. O segmento deve ser registrado em uma forma de classificação de função sensitiva e motora bilateral. Ex: se o nível sensitivo é C5 e alguma sensação é sentida para o C8, então C8 é registrado como nível sensitivo da ZPP.

Exame Neurológico

NT – Não testado
0 – Ausente
1 – Parcial ou alterado (inclui hiperestesia)
2 – Normal
(Usar para dor um alfinete e para tato fino um algodão.)

C2 – Protuberância occipital
C3 – Fossa supraclavicular
C4 – Topo da articulação acromioclavicular
C5 – Fossa antecubital lateral
C6 – Polegar, face dorsal, falange proximal
C7 – Dedo medial, face dorsal, falange proximal
C8 – Dedo mínimo, face dorsal, falange proximal
T1 – Fossa antecubital medial
T2 – Ápice da axila
T3 – 3º espaço intercostal
T4 – Linha mamilar
T5 – 5º espaço intercostal (entre T4 e T6)
T6 – Apêndice xifoide
T7 – 7º espaço intercostal (entre T6 e T8)
T8 – 8º espaço intercostal (entre T6 e T10)
T9 – 9º espaço intercostal (entre T8 e T10)
T10 – Cicatriz umbilical
T11 – 11º espaço intercostal (entre T10 e T12)
T12 – Ligamento inguinal (linha média)
L1 – Entre T12 e L2
L2 – Terço médio anterior da coxa
L3 – Côndilo femoral medial
L4 – Maléolo medial
L5 – Dorso do pé ao nível 3º art. metatarsofalangiana
S1 – Borda lateral calcâneo
S2 – Fossa poplítea (linha média)
S3 – Tuberosidade isquiática
S4-S5 – Perianal (avaliadas como um só nível)

Após testados os pontos-chave bilaterais, o esfíncter anal externo deve ser testado com o toque retal. Sensação: + ou –. Se for percebida alguma sensação: sensibilidade incompleta.

Testa-se, também, a força muscular, graduada de 0 a 5:

0 – Paralisia completa
1 – Contração palpável ou visível
2 – Movimento ativo, arco de movimento completo com a gravidade eliminada
3 – Movimento ativo, arco de movimento completo contra a gravidade
4 – Movimento ativo, arco de movimento completo contra uma resistência moderada
5 – Normal

Testa-se nos seguintes grupos musculares:

C5 – Flexor cotovelo (bíceps)
C6 – Extensor punho (extensor radial longo e curto do carpo)
C7 – Extensor cotovelo (tríceps)
C8 – Flexores de dedos (flexores profundos) – dedo médio
T1 – Abdutor do dedo mínimo
L2 – Flexor quadril (iliopsoas)
L3 – Extensor do joelho (quadríceps)
L4 – DF tornozelo (tibial anterior)
L5 – Extensores de dedos pé (extensor longo hálux)
S1 – FP do tornozelo (tríceps sural)

Classificação de Frankel:
(Classifica grau de deficiência.)

A – Completa: sem função motora ou sensitiva preservada nos segmentos sacros S4 – S5.
B – Incompleta: função sensitiva preservada abaixo do nível neurológico até S4 – S5.
C – Incompleta: função motora preservada abaixo do nível neurológico e a maioria dos músculos-chaves abaixo do nível neurológico tem grau inferior a 3.
D – Incompleta: função motora preservada abaixo do nível neurológico tem grau 3 ou mais.
E – Normal.

Disreflexia Autonômica

Trata-se de tipo severo de alteração vasomotora, conhecida como disreflexia autonômica ou crise autonômica hipertensiva, que acomete principalmente os pacientes portadores de lesão medular completa acima dos segmentos medulares T5 – T6.

O sistema nevoso autônomo tem como distribuição anatômica de suas fibras parassimpáticas a porção cervical e sacral da coluna, enquanto a predominância simpática encontra-se na porção toracolombar. Abaixo do nível medular T6, fica a emergência esplâncnica composta de vasto território de inervação que justifica anatomicamente a presença predominante desta símdrome em pacientes com lesões medulares altas.

Características

Possui instalação brusca, caracteriza-se por fenômenos de vasodilatação cutânea no nível da cabeça e do pescoço (rubor facial, congestão nasal), bradicardia, hipertensão, cefaleia intensa, hipersudorese e piloereção, que surgem como resposta exagerada a estímulos aferentes próprios ou exteroceptivos, inócuos no indivíduo normal.[4]

Vários estímulos são capazes de desencadear esta resposta vasomotora maciça; os mais comuns são os provenientes da distensão de vísceras ocas, como bexiga, intestino e útero, seja por distensão espontânea, seja por manipulação e, com menor frequência, as mudanças na temperatura cutânea e alterações psíquicas.

Inicialmente, os estímulos aferentes provenientes destas áreas provocam como primeira reação uma descarga simpática caracterizada por vasoconstrição periférica reflexa acompanhada de piloereção, hipertermia e, por conseguinte, hipertensão arterial.[4]

Posteriormente, a hipertensão arterial, dectetada pelos receptores aórticos e carotídeos, leva à bradicardia e à vasodilatação compensadora (via vagal eferente), porém, no paciente portador de lesão medular, esta compensação vasodilatadora é ineficaz, já que atinge somente os segmentos corporais acima da lesão, mantendo-se a vasoconstrição nos segmentos abaixo desta, o que leva a uma persistência do quadro hipertensivo com suas graves consequências.[4]

Abordagem Terapêutica

O principal tratamento é o controle da causa desencadeante. Deve-se avaliar o grau de distensão vesical e, se for o caso, promover o esvaziamento mediante cateterismo, uma possível distensão anorretal que também deve ser abordada, e, na ausência destes estímulos desencadeantes, deve-se checar a existência de outros fatores, como infecção urinária e quadro agudo abdominal.[4]

Uma vez corrigido o fator desencadeante, o quadro clínico regride rapidamente com a normalização de todos os parâmetros.[3,4]

Algumas vezes, para evitar danos maiores, pode estar indicado o uso de anti-hipertensivos, como nifedipina.

Dor Crônica

A dor crônica é um dos aspectos mais importantes do contexto da lesão medular, influenciando de modo muito negativo a reabilitação destes pacientes.

No capítulo sobre a terceira idade (Capítulo 11), foram discutidos de modo abrangente os aspectos de fisiologia e os conceitos gerais na dor crônica.

A prevalência em pacientes com lesão medular situa-se entre 47% e 96%, geralmente como padrão misto (nociceptivo e neuropático). A parte neuropática é definida em aproximadamente dois terços dos pacientes.

No contexto nociceptivo, enumeramos os aspectos de comprometimento ligamentar, articular e muscular. Assim, qualquer situação envolvendo sobrecarga ou dano a estas estruturas poderá ser fator causal ou perpetuante. Por exemplo, em uma pessoa mal-posicionada na cadeira de rodas, a sobrecarga postural desigual promoverá hiperestimulação dos receptores de dor localizados nas estruturas já descritas, reduzindo o limiar doloroso e proporcionando a manutenção do processo. Tal situação é um dos fatores mais importantes nas queixas de cervicalgia e lombalgia nestes indivíduos. Da mesma forma, a usual sobrecarga dos membros superiores, também em usuários de cadeira de rodas, especificamente sobre a articulação do ombro, poderá acarretar lesões tendinosas e, consequentemente, danos articulares, impossibilitando o indivíduo de locomover-se.

É importante observar os conceitos de tipificação de uma lesão medular, se completa ou incompleta, pois a complexa organização das vias dolorosas pode confundir uma avaliação aparentemente mais simples (Capítulo 12).

O sistema nervoso apresenta diversas vias de regulação da dor, entre elas vias importantes, chamadas monoaminérgicas,[12] iniciando-se no tronco encefálico (mesencéfalo, ponte e bulbo), e que descendem para a medula, tendo neurotransmissores inibitórios como serotonina e encefalina, onde desempenham importante função de modulação dos estímulos dolorosos, inibindo-os parcialmente. A lesão destas vias (uma ou mais) durante uma doença, seja traumática ou não, é o fator preponderante para o desenvolvimento da chamada dor neuropática, e que, no caso de ser de origem medular, chamamos de mielopática.

As características mais prevalentes de dor se referem às sensações de "queimor", latejamento, ardor, torção, "choque" ou mesmo incaracterística, contínua ou intermitente.

Da mesma forma que com a espasticidade, fatores externos como infecções urinárias, problemas intestinais, estresse, úlceras por pressão e extremos de temperatura (principalmente o frio) podem piorar o quadro de dor.

Abordagem Terapêutica

A correta identificação do processo doloroso é fundamental, e, na grande maioria das vezes, o quadro é de dor mista (neuropática e nociceptiva).

Em relação ao ombro, todos os pacientes devem ser orientados a evitar movimentação excessiva com os membros superiores elevados, principalmente acima de 45°, para minimizar efeito de trauma sobre o tendão do músculo supraespinhoso. Um dos esforços que mais sobrecarregam este tendão é a impulsão da cadeira de rodas em uma subida.

A adequação na cadeira de rodas deve ser avaliada, e as correções pertinentes, indicadas, devendo-se respeitar os princípios de postura, estabilidade e propulsão.[6,7]

A boa postura será conseguida com a correta locação do quadril e da coluna vertebral, utilizando-se para isso assentos e encostos específicos para cada caso. Este primeiro e fundamental passo é importante para se conseguir a estabilidade do paciente, para que ele possa impulsionar a cadeira com segurança e eficiência. O terceiro ponto é a propulsão, que também depende do bom posicionamento na cadeira de rodas, permitindo redução do esforço físico e menor gasto energético.

Assim, um dos aspectos mais relevantes em pessoas com lesão medular é a correta adaptação na cadeira de rodas, respeitando-se a anatomia e principalmente a fisiologia musculoligamentar, pois, aos sentarmos, modificamos as relações anatômicas normais.

A dor neuropática em si é tratada com antidepressivos, fenotiazínicos, anticonvulsivantes e também opioides, havendo extensa lista de medicações disponíveis. Com todas elas, devemos tomar cuidado com os efeitos adversos, pois se trata de um tipo de paciente mais sensível neste aspecto.[13]

Nos componentes nociceptivos, grande parte dos quadros se refere à síndrome dolorosa miofascial, principalmente em cintura escapular e na região da coluna vertebral, e a terapêutica mais indicada combina analgésicos puros e relaxantes musculares, associando-se, também, medidas reabilitacionais corretivas, fortalecimento muscular e bloqueios analgésicos, seja com inativação de pontos-gatilho ou com bloqueio paraespinhoso (agulhamento anestésico ao lado do processo espinhoso).

Espasticidade

A espasticidade, melhor definida clinicamente como hipertonia espástica, é uma condição que se expressa por aumento anormal do tônus muscular, secundário à perda do chamado controle suprassegmentar sobre o tônus. Assim, o termo espasticidade propriamente dito se refere à anormalidade na atividade neuronal como uma disfunção eletrofisiológica.

A hipertonia espástica é um fenômeno que acontece após lesão dos sistemas reguladores do tônus, entre eles o corticobulboespinhal (córtex cerebral para medula), reticuloespinhal (formação reticular para medula) e o vestibuloespinhal lateral (vestíbulo para medula). Tais vias realizam uma atividade de interação umas com as outras, de modo a otimizar as solicitações do controle corporal, mantendo o equilíbrio em relação à gravidade.

A regulação do tônus muscular também envolve atividade das vias espinocerebelares (medula para cerebelo) e corticoestriadas (córtex e núcleos da base).

Tal alteração acontece em uma série de doenças, tais como lesão medular, acidente vascular encefálico, paralisia cerebral e em traumatismo cranioencefálico.

Em lesão medular, é mais comum em comprometimento nos níveis cervical e torácico da medula, pois há dano das vias supracitadas, desconectando os centros reguladores de sua atividade sobre a medula. É o que também se chama de lesão tipo motoneurônio superior.[17]

Na avaliação clínica, o que se observa é um aumento no tônus muscular, traduzido por maior resistência à movimentação dos membros, sejam superiores ou inferiores.

Fisiologicamente, o tônus muscular é a sensação de consistência à palpação e é representado por dois componentes. O primeiro é a própria estrutura tecidual (componente intrínseco ou miogênico), formada por fibras colágenas e elásticas; o segundo é justamente a atividade reflexa (componente extrínseco ou neurogênico), expressando-se pela resposta neuronal vinda da medula (motoneurônio alfa), a um estiramento muscular. Assim, essencialmente, quando promovemos um estiramento (alongamento) da fibra muscular, ela responderá com uma contração.

Na hipertonia espástica, esta resposta é aumentada de modo não adequado, provocando o já referido aumento do tônus muscular, e que se traduz como um "travamento" do segmento no sentido que se quer alongar. Este fenômeno é muito dependente tanto da velocidade do movimento quanto do comprimento da fibra muscular em repouso (quanto maior a velocidade de estiramento e menor o comprimento da fibra muscular em repouso, tanto maior será a hipertonia espástica).

Tal hipertonia se difere de outras, tal como a hipertonia plástica, em que não há a sensação de bloqueio brusco ao estiramento, mas uma maior dificuldade de movimentação em ambos os sentidos de movimento e também em toda sua amplitude, situação denominada rigidez. Outro fenômeno diferente é a distonia, que ocorre em dano dos núcleos basais ou de suas vias de conexão com o encéfalo.

Não se pode dizer que a espasticidade é sempre ruim, pois há alguns aspectos positivos inerentes a ela. Seria melhor definir que a espasticidade deve ser controlada, ao invés de ser eliminada. A preservação da atividade tônica reflexa mantém as estruturas musculares com suas inter-relações tróficas através da medula, o que é muito importante para sua manutenção. Adicionalmente, a atividade muscular, mesmo reflexa, promove certo controle sobre as articulações, ajudando-as em sua estabilização, o que muitas vezes auxilia os pacientes em suas atividades cotidianas. Lembramos, mais uma vez, que é adequado controlá-la, entretanto.

A quantificação da hipertonia espástica é possível através de escalas, sendo a mais conhecida a de Ashworth modificada, com graduação de 0 (normal) até 4 (sem possibilidade de extensão ou flexão passivas), mas envolve aspectos subjetivos de avaliação. Entretanto, a qualificação se torna mais difícil ainda, pois o aumento do tônus é um dos componentes que interfere na capacidade de mobilidade corporal, além da destreza e da harmonia dos movimentos, controladas por outros sistemas.

O tempo de aparecimento da hipertonia espástica após a lesão medular é muito variável e está relacionado a duas situações distintas. A primeira se refere ao choque medular, período de inatividade das atividades fisiológicas controladas pela medula, sejam vesicais, intestinais, vasculares e principalmente musculares, com duração variável de dias a semanas. Tal situação acontece, pois, apesar de a medula não ter sido danificada abaixo do nível da lesão, há perda de seus controles suprassegmentares, o que interfere na modulação das funções medulares. Analogicamente, poderíamos definir como um exército que perdeu seu general de campo, ficando temporariamente sem informações táticas.

A segunda situação diz respeito a uma recuperação muito tardia do tônus muscular, podendo ocorrer após vários meses ou mais de um ano decorrido da lesão. Esta situação está, muito provavelmente, ligada a uma capacidade de regeneração das vias reguladoras do tônus muscular, em grau variável, principalmente o trato vestíbulo espinhal lateral, que atua como potencializador da atividade tônica.

De qualquer forma, e como já dito, seu controle é desejável (modulação), onde se pode retirar o máximo de benefício de uma situação que é, por vezes, muito complexa por si só.

Discutem-se, a seguir, os problemas que a espasticidade pode acarretar.

Primeiramente, o aumento não controlado do tônus interfere nas atividades de independência física e pode limitar uma simples ação de mudança de postura corporal, como, por exemplo, ao se tentar girar o corpo para um dos lados quando se está deitado ou, então, provocando alterações de postura em uma cadeira de rodas, situação esta bastante frequente e que pode causar desde instabilidade até favorecer aparecimento de úlceras por pressão. Pode, também, quando não controlada, interferir na possibilidade de locomoção de um paciente em treinamento, por exemplo, provocando adução das coxas e equino varo dos pés.

Uma questão importante a ser discutida é a dos fatores que pioram a hipertonia espástica, e que devem ser identificados e controlados, pois podem até mesmo anular o efeito de tratamentos medicamentosos ou cinesioterápicos.

Frio, úlceras por pressão, dor crônica, estresse psicológico (frequentemente esquecido), distúrbios urinários (infecções, cálculos vesicais), constipação intestinal crônica, entre outros podem ser determinantes para sua piora. A razão para tal é que, como o sistema nervoso funciona integrado, as influências destas situações sem o controle inibitório encefálico provocam aumento da estimulação inadequada do tônus muscular.

Em pacientes tetraplégicos que tenham as funções dos membros superiores com algum grau de atividade funcional, a hipertonia espástica pode dificultar ou até impedir a locomoção em cadeira de rodas, seja devido ao travamento dos movimentos dos membros superiores ou pelas deformidades geradas por ela. Como a atividade física é importante como forma de manter um mínimo de condicionamento cardiovascular, percebe-se claramente a importância do controle da hipertonia espástica.

ABORDAGEM TERAPÊUTICA

Há vários caminhos para seu tratamento, e que terão melhor resultado quando combinados entre si. As medicações de uso oral têm mecanismos de ação diferentes, mas com o mesmo objetivo, que é a redução da hiperatividade do arco reflexo segmentar, e que vem provocar o aumento do tônus muscular. Entre elas, podemos citar o baclofeno e o diazepam (amplamente utilizados e que agem como agonistas do ácido gama-aminobutírico), tizanidina e clonidina (diminuindo reflexos polissinápticos), gabapentina (mecanismo desconhecido), entre outros (clorpromazina, dantrolene). Os efeitos colaterais envolvem sonolência, alterações da memória e da atenção, fraqueza muscular, hipotensão arterial.

Os exercícios terapêuticos realizados em fisioterapia são um dos pontos centrais no tratamento, visando manter o maior arco livre de movimento possível (minimizar contraturas) e, principalmente, manter as fibras musculares em seu maior comprimento possível em repouso. Este último é provavelmente o fator que melhor explica o porquê da melhora importante do tônus muscular após os alongamentos. Devido ao maior comprimento da fibra muscular em repouso, a tensão muscular diminui, reduzindo a estimulação sobre os receptores proprioceptivos do tipo II. Além disso, o trabalho de reforço da atividade dos músculos antagonistas daqueles predominantemente espásticos, em pacientes com alguma função muscular preservada, através das técnicas de facilitação neuromuscular proprioceptiva (associada ou não à inibição autogênica), pode progressivamente reduzir a atividade do arco reflexo. Devemos nos lembrar que, pelo princípio da plasticidade fisiológica, ao induzirmos repetidamente uma modificação em um sistema, ele se readapta, assumindo novo patamar de atividade, que se mantém estável após certo tempo. Dentro da fisioterapia, normalmente se utiliza a estimulação elétrica funcional (FES) nos grupos musculares antagonistas daqueles espásticos, visando a um aumento de sua influência no ambiente medular e reduzindo a atividade espástica dos agonistas.

A hidroterapia também é um recurso valioso, pois, além da maior facilidade de trabalho do terapeuta com o paciente, pelo alívio de peso decorrente da ação hidrostática, o efeito da água quente atenua a hiperatividade do arco reflexo segmentar, facilitando os alongamentos e os exercícios de resistência.

E, por fim, temos o valioso recurso dos bloqueios (quimiodenervação) com toxina botulínica e fenol. Tais substâncias são empregadas com segurança e têm duração de ação de vários meses, melhorando muito seu efeito com a associação da fisioterapia.

A toxina botulínica é uma substância extremamente potente, produzida a partir do *Clostridium botulinum,* bactéria anaeróbia, e que age na região da junção neuromuscular, bloqueando a liberação de acetilcolina na fenda sináptica, o que impede a transmissão nervosa a partir dali.[17]

O procedimento é realizado com técnica específica, através da localização dos músculos selecionados, onde é injetada a toxina.[19] O efeito tem duração variável, podendo chegar a oito meses, e deve-se associá-lo a programa de reabilitação específico, obrigatoriamente. A medicação é relativamente segura, respeitando-se as doses usualmente recomendadas por cada fabricante (no Brasil, atualmente, há três produtos diferentes). É fornecida pelo SUS e disponibilizada pela maioria das empresas de saúde suplementar.

Siringomelia

As lesões medulares podem ter uma série de repercussões, entre elas a siringomielia, a qual pode se tornar um problema adicional com o decorrer dos anos.

A siringomielia significa a formação de um cisto dentro do tecido medular, sendo observada na ressonância nuclear magnética em até 28% dos pacientes e podendo se desenvolver entre dois meses e até anos depois da lesão na medula.[16]

O cisto pode ser formado por reabsorção da hemorragia no local, e, ao longo do tempo, esta formação cística pode se expandir.

A evolução do cisto, com seu aumento, tanto no sentido transversal quanto longitudinal, tem causa ainda não totalmente definida, e um dos fatores determinantes seria a transmissão de pressão no sistema liquórico subaracnoide, fato este agravado pela presença de aracnoidite, aderência cicatricial que direciona o fluxo do líquor para a formação cística.[22]

A consequência mais temida é a progressiva destruição do tecido medular, levando a aumento do dano, e, assim, a agravamento do estado sequelar da doença, o que implica perda adicional de funcionalidade. Outros sinais de expansão cística podem se caracterizar como aparecimento ou aumento de dor neuropática, parestesias, distúrbios autonômicos, entre outros.

Abordagem Terapêutica

Devido à íntima relação do sistema vascular com o ambiente liquórico, medidas de controle da pressão arterial são importantes. Da mesma forma, situações que desenvolvam picos de pressão, como esforço físico em posturas mantidas, em isometria e com a glote fechada, devem ser evitadas, assim como quadros de constipação intestinal crônica, que deverá ser tratada de modo eficaz.

Há procedimentos cirúrgicos para minimizar o efeito pressórico, tais como derivações liquóricas e remoção das aderências da aracnoide.

BEXIGA NEUROGÊNICA

As disfunções vésico e intestinais são complicações frequentes em pacientes portadores de lesão medular. Bexiga e intestino neurogênicos devem ser compreendidos desde a sua fisiopatologia ao tratamento adequado para evitar quadros de disreflexia autonômica, que pode manifestar sinais e sintomas graves.

A princípio, é necessário compreender a fisiologia normal da micção e da eliminação intestinal para entender como a lesão medular pode afetar essas funções e acarretar graves complicações.

As alterações vesicoesfincterianas eram a principal causa de morte em portadores de lesão medular, até meados da década de 1970, quando foi introduzido, a partir de então, por Lapides, o autocateterismo intermitente limpo. As complicações que mais comprometiam o funcionamento renal eram pielonefrite crônica, calculose e amiloidose (principalmente nos portadores de úlceras de pressão).

Assim, um dos principais objetivos dentro de um programa de reabilitação é a preservação da função renal em pacientes com lesão medular.

ANATOMIA E FISIOLOGIA

O trato urinário inferior é composto pela bexiga e pela uretra, funcionando respectivamente como reservatório e válvula. O ciclo miccional é controlado pelo sistema nervoso central, com centros localizados em medula espinhal, ponte, centros suprapontinos (córtex, cerebelo, gânglios da base, tálamo e hipotálamo) e nervos periféricos que fazem parte do sistema autônomo. A inervação parassimpática tem os núcleos do motoneurônio superior localizado na coluna dos segmentos de S2-4 e do motoneurônio inferior, localizado no plexo pélvico. A inervação simpática está localizada na coluna nos segmentos T10-L2, e o núcleo do motoneurônio inferior, no plexo hipogástrico superior. A inervação da musculatura estriada do esfíncter uretral é somática e tem o núcleo do motoneurônio superior localizado no corno dorsal (núcleo de Onuf).

Os núcleos da medula são responsáveis pela inervação da parede vesical (detrusor e colo) e pelos esfíncteres.

Quando a musculatura da bexiga (detrusor) sofre distensão, ocorre a estimulação das vias aferentes, a qual é acompanhada por inibição reflexa da bexiga, através do nervo hipogástrico (simpático) e da estimulação do esfíncter externo via nervo pudendo (somático). O centro pontino da micção (CPM) mantém-se "alerta" ao enchimento vesical e mantém a influência inibitória sobre o centro medular sacral, inervando, assim, a bexiga e o esfíncter externo. Quando a bexiga atinge um nível crítico e a micção é desejada naquele momento, o CPM interrompe a inibição sobre o centro sacral da micção (parassimpático), ativando a contração vesical através do nervo pélvico e, ao mesmo tempo, através do nervo hipogástrico e pudendo, ocorre o relaxamento dos esfíncteres, garantindo a micção.[24,25]

Entendendo as Disfunções Vesicais

a) Fase aguda: choque medular

Abolição repentina de diversas influências inibitórias e excitatórias sobre os motoneurônios da medula (arreflexia).

Com o retorno dos reflexos, a primeira musculatura a apresentar sinais é a musculatura estriada do assoalho pélvico, com retorno dos reflexos cutâneo anal e bulbocavernoso.

b) Fase pós-choque

Apresentam-se quatro alterações possíveis de acordo com o nível de lesão, que dependerão do nível, lesões incompletas, lesão cerebral oculta e/ou alterações prévias. Assim, podem ser sobreponíveis.

b.1) *Suprapontina*

Em geral, isso ocorre nos acidentes vasculares encefálicos ou traumatismos cranianos associados a lesão medular, assim como nas doenças degenerativas, desmielinizantes ou tumorais.

Há o acometimento dos centros superiores de controle inibitório da micção. Desse modo, o reflexo miccional está liberado e a coordenação vesicoesfincteriana está preservada. Observa-se, nesses casos, hiperatividade detrusora (hiper-reflexia vesical).

b.2) *Suprassacral*

Interrupção entre os níveis sacrais e o centro pontino da micção. Ocorre a liberação do reflexo miccional. Assim, mesmo com a distensão vesical, não há ativação da via aferente ou inibição reflexa dos centros superiores. Observam-se, nesses casos, arreflexia ou dissenergismo vésico-esfincteriano.

b.3) *Sacral*

Há lesão no centro medular de controle da micção. Varia conforme o tipo de lesão, podendo alguns reflexos esfincterianos estarem preservados.

b.4) *Lesão periférica*

Em geral, ocorrem perda da sensibilidade e diminuição da contratilidade dos esfíncteres.

Classificação

Várias classificações foram propostas para descrever os diferentes padrões miccionais observados em pacientes com lesão medular. O ideal é que o sistema descrevesse o tipo de lesão neurológica, os sintomas clínicos, os dados urodinâmicos e as opções de tratamento. Infelizmente, não existe uma classificação enfocando todos esses aspectos, e as mais usadas são Bors-Comarr (lesão neurológica), Lapides (padrões urodinâmicos) e Wein (padrão funcional). Como não é o objetivo deste capítulo, não nos ateremos a explicar tais classificações, ficando livre a leitura em livros específicos a partir das referências.

Abordagem Terapêutica

Fase Aguda

Como há atonia vesical e retenção urinária, a sondagem vesical contínua é a melhor alternativa para quantificar o débito urinário e garantir o esvaziamento vesical. A cistostomia deve ser realizada na suspeita ou diagnóstico de lesão uretral. O cateterismo intermitente deve ser instituído quando houver estabilidade clínica do paciente e iniciado com intervalos a cada 4 ou 6 horas, de acordo com o balanço hídrico do paciente. O volume urinário em cada esvaziamento não deve ultrapassar a 500 ml, o que garante uma pressão intravesical menor que 40 cm^2, correlacionada à deterioração renal.

Para melhor seleção do tipo de esvaziamento e para guiar o uso de medicamentos na disfunção, deve-se realizar um estudo urodinâmico a partir de seis semanas de instalação do quadro.

O início do cateterismo intermitente pode estar associado a uma bacteriúria que não deve ser fator para sua interrupção, exceto se houver sintomas ou formação de mais de cem mil colônias, em que, nesses casos, mantém-se a sondagem de demora aberta e se retoma o intermitente assim que houver controle da infecção.[30]

Fase Tardia

O cateterismo intermitente, portanto, é considerado o método de escolha. Os pacientes são instruídos a limitar os líquidos via oral diários e cateterismo a cada 4 a 6 horas. Para o controle das perdas entre os esvaziamentos por hiper-reflexia vesical, agentes anticolinérgicos, como oxibutinina e tolterodina, estão indicados.

O uso de coletores e dispositivos semelhantes a preservativos estão indicados naqueles pacientes que possuem reflexo de esvaziamento.

A monitorização destes pacientes deve ser realizada com ultrassonografia das vias urinárias a cada seis meses, estudo urodinâmico a cada vez em que for constatado mudança no padrão de esvaziamento urinário, coleta de urina I e urocultura a cada retorno trimestral ambulatorial. Como retaguarda, o paciente deve ser acompanhado por um urologista.

O tratamento do paciente com bexiga neurogênica pode incluir tratamento comportamental com treinamento, uso de drogas anticolinérgicas e cateterismo intermitente limpo. As drogas anticolinérgicas inibem a ligação da acetilcolina aos receptores muscarínicos no músculo detrusor, aumentando a capacidade total da bexiga, e também suprime as vias aferentes da bexiga.[26] Novas drogas vêm sendo estudadas para diminuírem a atividade do detrusor, como a gabapentina, mas ainda requerem estudos randomizados para a sua prática.[27] Outro tratamento conservador usado em hiperatividade do detrusor não responsivo à medicação oral é o uso de toxina botulínica tipo A, diminuindo a pressão vesical de esvaziamento e aumentando a complacência. Outra aplicação é na região do esfíncter externo, a fim de diminuir a hiperatividade nos casos de dissinergia vésico esfincteriana. Entretanto, quando não se observa resposta ao tratamento conservador, opta-se pelo tratamento cirúrgico esfincterectomia, que é um procedimento irreversível.

Intestino Neurogênico

O trato gastrointestinal inferior tem como função transportar o conteúdo intestinal do íleo para o reto, armazenar material fecal e absorver água e sais para formar o bolo fecal.

O cólon ascendente e transverso é inervado pelo plexo hipogástrico superior, e o descendente e o sigmoide, pelo plexo hipogástrico inferior, mantendo controle independente ao longo de seu comprimento. O reto recebe inervação das raízes S2-4, através dos nervos pélvico-esplânicos. O canal anal possui dois esfíncteres com inervação distinta, sendo o interno (musculatura lisa) inervado por fibras simpáticas das raízes T11-L2, o esfíncter externo (musculatura estriada) inervado pelas raízes S2-4, via nervo pudendo.[28,29]

Da mesma forma que a bexiga, os reflexos de armazenamento e esvaziamento são coordenados pelos centros medulares localizados entre T11-L2 e S2-4. Com o enchimento do reto pelo conteúdo fecal, ocorre a contração coordenada do reto em direção ao esfíncter interno, que relaxa. Isto desencadeia um estímulo aferente ao córtex, que, através dos centros de supressão (similar ao que ocorre com a micção), pode manter a inibição ou liberar para a defecação.

Assim, as disfunções intestinais podem ser classificadas em lesão no motoneurônio superior (o enchimento retal provoca relaxamento de ambos os esfíncteres anais), com alteração nos impulsos entre o centro pontino e os centros medulares. Nesses casos, a defecação ocorre através do efeito de massa mediado pela atividade dos plexos mioentéricos do cólon ou por estímulos mecânicos ou químicos na mucosa retal. Na lesão do motoneurônio inferior, ocorre lesão do centro sacral ou dos nervos periféricos, com denervação do esfíncter externo e relaxamento do interno, e, nesses casos, a defecação ocorre pela distensão retal.[31,32]

Na fase aguda da lesão, é comum ocorrer o íleo adinâmico ou paralítico, podendo levar a quadro de abdômen agudo ou desconforto respiratório. Nessa fase, deve-se utilizar as medidas como massagens abdominais, estimulação elétrica transcutânea e dieta rica em fibras e pobre em carboidratos. O uso de supositórios e o toque devem ser utilizados quando houver a volta da atividade intestinal reflexa, identificada pelos reflexos superficiais.

Após a fase de choque, o programa intestinal é um regime diário, cujo estabelecimento eficaz é crítico, pois a incontinência afeta as funções física, psíquica, social, recreacional e sexual do paciente. Complicações como fissura anal, hemorroidas, impactação fecal, fecalomas e disreflexia autonômica decorrente das anteriores podem ser evitadas com o treino do paciente e do cuidador. Dieta laxativa, hidratação adequada, massagens abdominais, estimulação perianal digital e medicamentos laxantes fazem parte da reabilitação do trato gastrointestinal.[34]

Quando há a falha no método conservador, há estudos demonstrando tratamento cirúrgico, incluindo colostomia, ileostomia ou a implantação de dispositivos de estimulação de raiz sacral anterior (SARS).

REFERÊNCIAS

1. American Spinal Injury association. International Standards for neurological an functional classification of spinal cord injury, revised 2000. Chicago, IL: American Spinal Injury Association; 2000.

2. Greve JMA, Castro AW. Alterações Cardiocirculatórias no paciente lesado medular agudo. In Greve JMA, Casalis MEP, Barros TEP. Diagnóstico e Tratamento da Lesão da Medula Espinal, São Paulo: Greve JMA; 2001, cap 3:65-75.

3. Kottke JF, Stillwell GK, Lehmann FJ. Lesões Traumáticas e Congênitas da Medula Espinhal. In Krusen. Tratado de Medicina Física e Reabilitação; 1986:711-37/760-69.

4. Lianza S. A Lesão Medular. Medicina de Reabilitação [s/n]; 1982:270-80.

5. National Spinal Cord Injury. Database: www.spinalcord.uab.edu

6. De Lisa JA. Physical Medicine and Rehabilitation 4 ed. Philadelphia: Lippincott Williams and Wilkins; 2005:957-74.

7. Selzer M, Clarke S, Cohen L, Duncan P, Gage F. Neural Repair and Rehabilitation. 1 ed. Cambridge: Cambridge Press; 2006:103-8/298-315.

8. Gage F. Mammalian Neural. Stem Cells Sci 2000; 25 febr; 287.

9. Heary RF, Albert TJ. Spinal Deformities the essentials. New York: Thieme; 2007:59-65.

10. Braddom RL. Physical Medicine and Rehabilitation. Philadelphia: Saunders; 1996:1237-57.

11. Schuenke M, Schulte E, Schumacher U. General Anatomy and Musculoskeletal System. Stuttgart: Thieme; 2006.

12. Afifi A, Bergman R. Functional Neuroanatomy. New York: McGraw Hill; 2005.

13. Bennett M. Neurophatic Pain. New York: Oxford University Press; 2006.

14. Fessard DA. A dor: Seus mecanismos e as bases de seus tratamentos. São Paulo: Ed Andrei; 1997.

15. Frontera WR, Dawson D, Slovik D. Exercises in Rehabilitation Medicine. Champaign: Human Kinetics; 1999.

16. Kirshblum S, Campagnolo DI, DeLisa JA. Spinal Cord Medicine. 1 ed. Lippincott Williams and Wilkins; 2002.

17. Meijia Nl, Vuong KD, Jankovic J. Long-term Botulinum toxin efficacy, safety and immunogenicity. Mov Disord 2005;20(5):592-597.

18. Hultborn, H. Changes in Neuronal properties and Spinal Reflexes during development of spasticity following Spinal Cord Lesions and Stroke: studies in animal models and patients. J Rehabil Med 2003;(Suppl 41):46-55.

19. Sheean G. The Pathophysiology of Spasticity, Euro J Neurol 2002;9(Suppl 1):3-9.

20. Brin MF, Hallett M, Jankovic J. Scientific and Therapeutic Aspects of Botulinum Toxin. 1 ed. Philadelphia: Lippincott Williams and Wilkins; 2002.

21. Kraft G. Spastic Hypertonia Physical. Medicine and Rehabilitation. Clin North Amer; 2001.

22. Carroll AM, Brackenridge P. Post-traumatic syringomyelia: a review of the cases presenting in a regional Spinal Injuries Unit in the north east of England over a 5-year period. Spine 2005; 30(10):1206-210.

23. Bilston LE, Fletcher DF, Stoodley MA. Focal spinal arachnoiditis increases subarachnoid space pressure: a computational study. Clin Biomech 2006;(Bristol, Avon)21:579-84.

24. Linsenmeyer TA, Stone JM. Bexiga e intestino neurogênicos. In Delisa JA. Tratado de Medicina de Reabilitação. 3 ed. Rio de Janeiro: Guanabara; 2002.

25. Rocha FET et al. Disfunção vesicoesfincteriana. In: Greve, JMD. Diagnóstico e tratamento da lesão da medula espinal. São Paulo: [s/e]; 2001.

26. Chancellor MB, Anderson R, Boone TB. Pharmacotherapy for Neurogenic Detrusor Overactivity. Amer J Physl Med Rehabil 2006 jun;85(6):536-45.

27. Carbone A et al. Gabapentin Treatment of Neurogenic Overactive Bladder. Clin Neuropharmacol 2006 jul/aug;29(4):206-14.

28. Ayas S et al. The Effect of Abdominal Massage on Bowel Function in Patients with Spinal Cord Injury. Amer Jf Phys Med Rehabil 2006 dec;85(12):951-955.

29. Furlani JC, Urbach DR, Fehlings MG. Optimal treatment for severe neurogenic bowel dysfunction after chronic spinal cord injury: a decision analysis. British J Surg 2007;94:1139-50.

30. Garcia LME, Esclarin DRA. Management of urinary tract infection in patients with spinal cord injuries. Clin Microbiol Infect 2003;9(8):780-5.

31. Steers WD et al. Functional electrical stimulation of bladder and bowel in spinal cord injury. J Long Term Eff Med Implant 2002;12(3):189-99.

32. Benevento BT, Sipski ML. Neurogenic bladder, neurogenic bowel, and sexual dysfunction in people with spinal cord injury Phys Ther 2002;82(6):601-12.

33. Coggrave M. Effective bowel management for patients after spinal cord injury. Nurs Tim 2004;100(20):48-51.

34. Slater W. Management of faecal incontinence of a patient with spinal cord injury. Br J Nurs 2003;12(12):727-34.

Fatores de Risco e Enfermidades Cardiovasculares em Populações com Lesão Medular

Livia Maria dos Santos Sabbag

O traumatismo raquimedular ocorre em vários países do mundo, com incidência anual de 15 a 40 casos por milhão de indivíduos e prevalência de 721 a 906 por milhão, conforme a base Nacional de dados dos Estados Unidos.[1] É mais frequente no sexo masculino (81,7%) e na faixa etária entre 15 e 40 anos.[2] No Brasil, a ocorrência, estimada pela Sociedade de Neurocirurgia do Estado de São Paulo é de mais de 10.000 casos novos ao ano e mais de 180.000 sobreviventes.[3]

Os indivíduos com lesão medular (LM) compõem uma população com características próprias, merecedora de especial atenção, visando à melhoria da sobrevida, ao controle das alterações dos diversos sistemas do organismo e à prevenção das complicações inerentes à deficiência física.

A coluna vertebral é formada por 33 a 34 vértebras: 7 cervicais, 12 torácicas, 5 lombares, 5 sacrais e 4 ou 5 coccígeas. A superposição dos vários forames das vértebras forma o canal raquidiano que envolve a medula espinhal. Esta, por sua vez, é dividida nos segmentos cervical, torácico, lombar e sacral. Trinta e um pares de nervos originam-se da medula espinal: 8 cervicais, 12 torácicos, 5 lombares, 5 sacrais e 1 coccígeo. As raízes nervosas são designadas por algarismos correspondentes ao nível do segmento por onde saem da medula. O segmento da medula espinhal não é correspondente ao segmento ósseo vertebral: na coluna cervical os nervos emergem cranialmente à vértebra correspondente, assim, o primeiro par de nervos apresenta-se entre o occipital e o atlas (C1), e o segmento medular C8 está localizado ao nível entre C6 e C7. A partir do segmento torácico, o nervo espinhal surge caudal à vértebra correspondente. Dessa forma, o segmento medular T12 está ao nível ósseo T10.

Normalmente, os neurônios parassimpáticos recebem estímulo cranial e sacral do sistema nervoso central e são responsáveis pelas funções de repouso, como redução da frequência cardíaca, da respiração e da pressão arterial sistêmica. A inervação parassimpática para o coração se faz pelo nervo vago, proveniente da medula espinal.

Os neurônios simpáticos têm o corpo celular no nível medular de T1 a L2 e são ativados frente a situações de estresse. São responsáveis pela vasoconstrição e pela elevação da frequência cardíaca e da pressão arterial. O coração recebe estímulo simpático do nível T1 a T4 e os vasos sanguíneos de T1 a T7. A vasculatura esplâncnica recebe inervação dos níveis T5 a T7.[4] Portanto, quanto mais alta a lesão medular, mais severo o comprometimento cardiovascular.[5]

****

Apesar dos vários testes disponíveis, a avaliação clínica dos indivíduos com LM ainda é limitada pela complexidade de organização do sistema nervoso autônomo e por seu envolvimento no controle dos diversos sistemas do organismo. A Associação Americana de Lesão Medular (ASIA) e a Sociedade Internacional de Lesão Medular (ISCoS) estabeleceram um comitê para definir e classificar as alterações autonômicas no traumatismo raquimedular e avaliar a efetividade terapêutica.

As complicações cardiovasculares após LM podem ser classificadas como diretas e indiretas. As afecções cardiovasculares diretas resultam da interrupção da comunicação entre os centros nervosos cerebrais e os receptores do sistema nervoso autônomo simpático e, segundo o comitê, compreendem a bradicardia, a hipotensão ortostática, o descontrole de temperatura, o choque neurogênico, o choque medular e a disreflexia autonômica.

Na fase aguda do trauma raquimedular, especialmente acima da sexta vértebra torácica, observa-se hipotensão arterial e bradicardia. A hipotensão arterial ocorre por ruptura dos circuitos simpáticos e, com isso, perda do tônus simpático vasomotor e diminuição da resistência vascular sistêmica.[6] O controle eferente parassimpático cardíaco permanece intacto e, associado à perda dos reflexos cardioaceleradores simpáticos, resulta em bradicardia com ritmo normal.[7] Esta situação ocorre nas primeiras seis semanas após a lesão. A ASIA e ISCoS definem bradicardia como redução da frequência cardíaca abaixo de 60 bpm e consideram de baixa gravidade quando há ausência de sintomas e pressão arterial sistólica acima de 90 mmHg. Classificam como moderada severidade a bradicardia que requer intervenção para aumentar a frequência cardíaca ou manter a pressão arterial, e severa no caso de assistolia.[8] A aspiração traqueal, a evacuação e o vômito podem causar pausa sinusal por atividade reflexa vagal no paciente com bradicardia sinusal basal. Pelo exposto, a maioria das lesões agudas requer unidade de tratamento intensivo com monitorização cardíaca contínua e atenção à instabilidade hemodinâmica.[9] A prevenção pode ser feita com atropina 0,1 a 1,0 mg endovenosa 1 a 5 minutos antes da aspiração. Em casos mais severos de difícil controle da bradicardia, pode ser indicado marcapasso cardíaco artificial provisório e até marcapasso definitivo de demanda.[10] A parada cardíaca raramente ocorre.[11]

O risco de arritmias cardíacas diminui na fase crônica pós-trauma, embora os tetraplégicos tenham, ainda, maior incidência de bradicardia que paraplégicos.[12]

Estudos descrevem alterações eletrocardiográficas em pacientes com LM, como elevação do segmento ST, extrassistolia atrial, retardo da condução intraventricular e bloqueios de ramos do feixe de His, porém a incidência parece ser igual a de indivíduos sem deficiência.[13]

****

Outra condição observada em indivíduos com LM é a hipotermia. Ocorre por dificuldade do hipotálamo em manter a temperatura do meio interno diante das mudanças ambientais. Nas lesões acima de T6, a termorregulação, constituída por vasoconstrição, calafrios, vasodilatação e sudorese, está comprometida devido à desconexão entre o hipotálamo e o sistema simpático.[14]

A hipotensão arterial associada à bradicardia e à hipotermia constitui a tríade clássica do choque neurogênico, uma disfunção do sistema nervoso autônomo que pode perdurar por cinco semanas pós-traumatismo raquimedular. É definida por pressão sistólica inferior a 90 mmHg em posição supina, sem perda de volume.[8] Esta manifestação resultante da preservação do estímulo parassimpático pelo nervo vagal e pela perda do tônus simpático não tem indicação de reposição hídrica com grandes volumes e deve ser diferenciada do choque hipovolêmico, caracterizado por redução da pressão arterial acompanhada de taquicardia. O cateter de Swan-Ganz fornece valores da pressão venosa central, da cunha de pressão capilar pulmonar e do débito cardíaco, úteis para guiar a hidratação, se necessário.[15] As diretrizes gerais compreendem administração cuidadosa de fluidos intravenosos para manter pressão de cunha capilar pulmonar e débito urinário maior de 30 ml/hora. Vale et al.[16] observaram boa recuperação neurológica em indivíduos com pressão arterial média acima de 85 mmHg. Na hipotensão arterial sintomática, pode ser adotada a posição de Trendelemburg. Dopamina é a droga vasoativa de escolha no choque neurogênico. A fenilefrina, α-agonista vasoconstritora venosa e arterial, pode ser administrada com cuidado, por poder causar redução da frequência cardíaca, aumento reflexo do tônus vagal e bradicardia reflexa. Esta última pode ser revertida com atropina.

O edema agudo pulmonar pode ocorrer por falência ventricular esquerda causada pelo aumento da pós-carga cardíaca pela súbita hipertensão pós-lesão, associada à bradicardia subsequente. Ocorre, também, devido ao componente não cardíaco, caracterizado pela síndrome do "roubo" capilar, minutos a horas após o trauma, com ruptura do endotélio capilar pulmonar.[10]

O choque medular, entidade também observada na fase aguda do trauma raquimedular, não pode ser confundido com choque neurogênico. Caracteriza-se por redução ou perda motora e da função reflexa abaixo do nível de lesão, com duração de quatro a seis semanas pós-lesão.[17]

****

Outra complicação cardiovascular diretamente causada pela LM é a hipotensão ortostática, definida como redução sustentada maior que 20 mmHg da pressão arterial sistólica ou maior que 10 mmHg da pressão diastólica causada pela mudança da posição supina para a postura ereta,[18] mais frequente em lesões completas e nas acima de T6.

Em indivíduos saudáveis, a diminuição da pressão arterial com a elevação postural é detectada pelos barorreceptores aórticos e carotídeos que estimulam o sistema nervoso simpático. Há liberação de norepinefrina e epinefrina com consequente taquicardia e vasoconstrição. Nos indivíduos com LM, isso não ocorre, pois as vias eferentes simpáticas estão interrompidas, logo não ocorre descarga adrenérgica nem elevação significativa da frequência cardíaca. Paralelamente, ocorre represamento de sangue nas vísceras e nas extremidades inferiores e consequente redução do retorno venoso e do débito cardíaco. A severidade da hipotensão ortostática é determinada pela presença de sintomas como tontura, náuseas, escurecimento visual, pré-síncope e síncope, devidos mais à redução do fluxo sanguíneo cerebral do que à redução absoluta da pressão arterial.[8]

Para evitar ou minimizar estes sintomas indesejáveis da hipotensão ortostática, é imperativo orientar o cuidador para que cada mudança de posição do paciente seja feita de maneira lenta e progressiva. O paciente deve ser informado, que com o passar do tempo, ocorrem adaptações ainda não completamente elucidadas que melhoram gradativamente este quadro. As adaptações parecem envolver aumento da sensibilidade de receptores na parede vascular, desenvolvimento de reflexos posturais medulares, causando vasoconstrição, melhora da autorregulação da circulação cérebro-vascular e estímulo à liberação de renina por mecanismos intrínsecos renais com produção de angiotensina II e aldosterona, potentes vasoconstritores.

A reabilitação do indivíduo com hipotensão ortostática compreende sessões de mudança gradual da postura para posição ereta em mesa de inclinação com monitorização contínua da pressão arterial e uso de cadeira de rodas reclinável. A cinta elástica abdominal e a meia elástica são indicadas para evitar o acúmulo de sangue nos vasos do abdômen e nos membros inferiores. A hidratação é importante além da administração de sal na dose de 1 g quatro vezes ao dia. O tratamento medicamentoso inclui a administração de 20 a 30 mg de efedrina via oral de uma a quatro vezes ao dia para estimular a liberação de norepinefrina. A dose de 0,05 a 0,1 mg ao dia de fludrocortisona, mineralocorticóide retentor de sal, pode ser indicada.[10] Cuidado com esta medicação deve ser tomado em relação à hipertensão supina, ao uso em pacientes com insuficiência cardíaca e no aumento da resposta pressórica em indivíduos com episódios de disreflexia autonômica. Em casos de lesão medular recente, a estimulação elétrica funcional (FES) pode ser útil por aumentar a pressão sistólica em mais ou menos 20 mmHg por resposta simpática semelhante à disreflexia autonômica.[19]

****

Pacientes com lesão da medula espinal também estão sujeitos à elevação súbita da pressão arterial, maior que 20 mmHg em relação à pressão basal, desencadeada por um estímulo aferente nocivo ou não, periférico ou visceral, abaixo do nível de lesão. Esta condição denominada disreflexia autonômica é encontrada em indivíduos com LM completa ou incompleta, aguda[20,21] ou crônica, acima do fluxo para o leito vascular renal e esplâncnico (T6) e se acompanha de cefaleia pulsátil, calafrios, rubor, ereção de pelos, parestesia e diaforese acima do nível de lesão, vasoconstrição abaixo do nível de lesão, bem como arritmias, opressão precordial, ansiedade, congestão nasal e náuseas.

O comitê composto pela ASIA e pela ISCoS classificou a disreflexia outonômica como: leve, quando o aumento da pressão arterial é menor que 40 mmHg; moderada, quando a elevação da pressão arterial sistólica é superior a 40 mmHg, porém com valores abaixo de 180 mmHg; e severa, quando a pressão sistólica se eleva acima de 180 mmHg.[8]

Em pessoas com o sistema nervoso íntegro, qualquer estímulo no corpo pode causar vasoconstrição e elevação pressórica, captada pelos barorreceptores. Compensatoriamente, o cérebro sinaliza para que haja vasodilatação e retorno da pressão ao normal. Em lesados medulares, o estímulo causa o aumento pressórico, porém, como existe a lesão na altura de T6 ou superior, a comunicação entre o cérebro e a medula espinal e os vasos sanguíneos está interrompida, a vasoconstrição persiste e a pressão se mantém elevada. Ocorre vasodilatação acima do nível de lesão, os barorreceptores estimulam a atividade vagal e instala-se a bradicardia. Taquicardia também pode ser detectada em alguns casos.[22]

A disreflexia autonômica é desencadeada por distenção ou contração de vísceras (vesical, intestinal), ativação de receptores da dor (por roupas e calçados apertados, fraturas ósseas, por procedimentos sem anestesia), doenças concomitantes (infecção do trato urinário, hemorroidas, gastrite, úlcera péptica gastrintestinal), iatrogenia (durante litotripsia, cistoscopia, colonoscopia, sigmoidoscopia, uso de supositórios, descongestionantes nasais) e atividade sexual (ejaculação, estímulo vibratório, manipulação vaginal ou intercurso sexual).

O tratamento inclui elevação da cabeça ou posicionamento do paciente sentado para evitar aumento adicional da pressão arterial e identificação do fator desencadeante. A suspensão do gatilho da disreflexia autonômica alivia imediatamente o quadro e melhora os sintomas. Quando não é identificada a causa para esta alteração, faz-se necessário o tratamento medicamentoso com Apresolina ou Nitroprussiato. Estas medicações também podem ser usadas com cuidado em crises recorrentes e como prevenção antes de procedimentos.[22] Em nosso serviço, temos usado inibidor da enzima de conversão da angiotensina (Captopril) com sussesso.

****

As complicações cardiovasculares indiretas ocorrem pela imobilização e pela vida sedentária. Englobam as doenças tromboembólicas na fase aguda de trauma e a doença isquêmica do coração, uma das principais causas de morte em pacientes com lesão medular crônica.

A doença vascular tromboembólica e a embolia pulmonar acontecem em 47% a 100% dos pacientes com traumatismo raquimedular.[23] Relaciona-se com a estase, a injúria intimal e a hipercoagulabilidade sanguínea causada pelo aumento da agregação plaquetária e do fator VIII.[24] A profilaxia se faz com medicação anticoagulante oral, heparina subcutânea e antiagregante plaquetário.

As diretrizes recomendadas pelos Paralyzed Veterans of América, em 1997,[25] determinam medidas profiláticas mecânicas como a compressão pneumática nos membros inferiores nas primeiras duas semanas pós-lesão e profilaxia anticoagulante com heparina nas primeiras 72 horas. Para pacientes com lesão incompleta, podem ser utilizadas cinco mil unidades de heparina não fracionada via subcutânea a cada 12 horas. Pode ser indicada a implantação de filtro na veia cava em casos de alto risco, como aqueles em que falhou a profilaxia anticoagulante, em pacientes com tetraplegia completa C2-C3 com baixa reserva cardiopulmonar ou com trombose na veia cava inferior.[26] Mobilização e atividade física podem ser iniciadas após 48 a 72 horas de terapia medicamentosa. O cuidador deve ser orientado a reconhecer sinais da doença venosa tromboembólica, como edema unilateral de membro inferior, veias colaterais e dor. Deve-se ter atenção para dispneia, febre e tosse. Meias elásticas são indicadas para melhorar o retorno venoso.

A dieta rica em gorduras e a vida sedentária dos indivíduos com lesão medular crônica acarretam alto risco de doença coronariana aterosclerótica.

Pesquisas prévias apontaram a doença cardiovascular como a causa mais frequente de óbito em indivíduos com lesão medular.[27,28,29] Whiteneck et al.[30] detectaram 46% de óbito por cardiopatia em indivíduos com mais de 30 anos de LM crônica e 35% em indivíduos com LM com mais de 60 anos de idade. Bauman, em estudo por cintilografia, observou, após infusão de dipiridamol, alteração da perfusão miocárdica em quatro indivíduos (média de 47 anos de idade) dos seis com tetraplegia.[27] Um ano depois, o mesmo autor detectou a mesma alteração em cintilografia com estresse físico em 13 (média de 52 anos de idade) dos 20 indivíduos com paraplegia.[28] A análise por tomografia computadorizada revelou maior escore de cálcio no grupo com LM crônica em relação aos controles sem lesão.[29] O desenvolvimento da doença arterial coronariana é devido principalmente a dois fatores de risco intrínsecos destes pacientes: o sedentarismo e o baixo nível de lipoproteína de alta densidade (HDL-colesterol).[30,31]

****

A prevenção nestes pacientes é essencial, com orientação nutricional e coleta de sangue periódica para o início de tratamento, se necessário.[32]

As atividades diárias dos indivíduos restritos à cadeira de rodas não são suficientes para manter ou aumentar a capacidade física.[33] O sedentarismo destes indivíduos resulta em redução da tolerância ao esforço por diminuição do volume sanguíneo total, do retorno venoso, do volume sistólico e do débito cardíaco.[34] Além disso, a menor massa muscular funcionante associada à redução do estímulo simpático determina comprometimento do fluxo sanguíneo, menor aporte de oxigênio e acúmulo de metabólitos nos músculos.[35]

Os exercícios físicos regulares interferem na capacidade de esforço, nos fatores de risco e progressão da aterosclerose, na morbidade e na mortalidade da doença cardíaca isquêmica.[36] O conhecimento de tais benefícios pressupõe a importância do condicionamento físico no programa de reabilitação desta população.

Exercícios de resistência utilizando manivela para membros superiores mostraram-se efetivos sobre a capacidade funcional de pessoas com lesão medular.[37,38]

Diversos estudos detectaram resultados positivos do treinamento físico sobre o sistema cardiovascular dos indivíduos com LM.[39] As adaptações fisiológicas observadas nestas investigações foram melhora do consumo de oxigênio aferido pelo teste de esforço cardiopulmonar e alterações morfológicas e funcionais do coração avaliadas pela ecocardiografia transtorácica. Porém, os dados de deficientes atletas de diferentes modalidades foram comparados a controles sedentários[40,41,42,43] ou a controles atletas sem LM,[44] sugerindo alta intensidade de treino para a obtenção dos benefícios.[45]

No instituto de Medicina de Reabilitação do Hospital das Clínicas da Faculdade de Medicina da USP, é desenvolvido um programa de condicionamento físico para pacientes com trauma raquimedular crônico, constituído por sessões de atividade física de 90 minutos de duração, três vezes por semana. Cada sessão compreende fase de aquecimento, atividade aeróbica com propulsão da cadeira de rodas em intensidade moderada prescrita a partir do teste de esforço cardiopulmonar, exercícios de resistência muscular para membros superiores e alongamento. Tal programação tem se mostrado eficaz na melhora da capacidade funcional e na independência deste grupo de pacientes.

REFERÊNCIAS

1. Sekhon LHS, Fehlings MG. Epidemiology, Demographics, and Pathophysiology of acute spinal cord injury. Spine 2001;26(24S):S2-S12.
2. Devivo JM. Epidemiology of traumatic spinal cord injury. In Kirshblum S, Campagnolo DI, Delisa JA. Spinal cord medicine. Baltimore: Willians & Wilkins; 2002:69-81.
3. SONESP (Sociedade de Neurocirurgia do Estado de São Paulo). Outubro de 2003. Disponível em: http://www.sonesp.com.br/noticias.asp. Acesso em: 09 jul 2004.
4. Barron KW, Blair RW. The autonomic nervous system. In Cohen H. Neuroscience for Rehabilitation. 2 ed. Philadelphia: Lippicontt Williams & Wilkins; 1999:277-302.
5. Krassioukov A, Claydon VE. The clinical problems in cardiovascular control following spinal cord injury: an overview. Prog Brain Res 2006;152:223-9.
6. Wecht JM, De Meersman RE, Weir JP, Bauman WA, Grimm DR. Effects of autonomic disruption and inactivity on venous vascular function. Am J Physiol Heart Circ Physiol 2000;278(2):H515-20.
7. Furlan JC, Fehlings MG, Shannon P, Norenberg MD, Krassioukov AV. Descending vasomotor pathways in humans: correlation between axonal preservation and cardiovascular disfunction after spinal cord injury. J Neurotrau 2003;20(12): 1351-63.
8. Krassioukov AV, Karlsson AK, Wecht JM, Wuermser LA, Mathias CJ, Marino RJ. Assessment of autonomic dysfunction following spinal cord injury: Rationale for additions tt international standards for neurological assessment. J Rehabil Res Dev 2007;44(1):103-12.
9. Hadley MN, Walters BC, Grabb PA, Oyesiku NM, Przybylski GJ, Resnick DK et al. Guidelines for the management of acute cervical spine and spinal cord injuries. Clin Neurosurg 2002;49:407-98.
10. Campagnolo DI, Merli GJ. Autonomic and cardiovascular complications of spinal cord

injury. In Kirshblum S, Campagnolo DI, Delisa JA. Spinal cord medicine. Baltimore: Willians & Wilkins; 2002:123-34.

11. Lechmann KG, Lane JG, Piepmeier JM, Batsford WP. Cardiovascular abnormalities accompanying acute spinal cord injury in humans: incidence, time couse and severity. J Am Coll Cardiol 1987; 10:46-52.

12. Dixit S. Bradycardia associated with high cervical spinal cord injury. Surg Neurol 1995;43(5):514.

13. Prakash M, Raxwal V, Froelicher VF, Kalisetti D, Vieira A, O'Mara G et al. Electrocardiographic findings in patients with chronic spinal cord injury. Am J Phys Med Rehabil 2002;81(8):601-8.

14. Schmidt KD, Chan CW. Thermoregulation and fever in normal persons and in those with spinal cord injuries. Mayo Clin Proc 1992;67:469-75.

15. Bernard GR, Sopko G, Cerra F et al. Pulmonary artery catheterization and clinical outcomes. JAMA 2000;283:2568-72.

16. Vale FL, Burns J, Jackson AB et al. Combined medical and surgical treatment after acute spinal cord injury: Results of a prospective pilot study to assess the merits of aggressive medical resuscitation and blood pressure management. J Neurosurg 1997;87:239-246.

17. Ditunno JF, Little JW, Tessler A, Burns AS. Spinal shock revised: a four-fase model. Spinal Cord 2004;42(7):383-95.

18. Teasell RW, Arnold JM, Krassioukov A. Cardiovascular consequences of loss of supraspinal control of the sympathetic nervous system after spinal cord injury. Arch Phys Med Rehabil 2000;81 (4):506-16.

19. Sampson EE, Burnhan RS, Andrews BJ. Functional electrical stimulation effect on orthostatic hypotension after spinal cord injury. Arch Phys Med Rehabil 2000;81:139-143.

20. Krassioukov AV, Furlan JC, Fehlings MG. Autonomic dysreflexia in acute spinal cord injury: an under-recognized clinical entity. J Neurotrau 2003;20(8):707-16.

21. Silver JR. Early autonomic dysreflexia. Spinal Cord 2000;38(4):229-33.

22. Karlson AK. Autonomic dysreflexia. Spinal Cord 1999;37:383-91.

23. Myllynen P, Kammonen M, Rokkanen P. Deep vein thrombosis and pulmonary embolism in patients with acute spinal cord injury: a comparison with nonparalyzed patients immobilized due to spinal fractures. J Trauma 1985;25:541-43.

24. Myllynen P, Kammonen M, Rokkanen P. The blood FVIII:Ag/FVIII: C ratio as an early indicator Of DVT during post-traumatic immobilization. J Trauma 1987;27:287-90.

25. Consortium for spinal cord medicine. prevention of thromboembolism in spinal cord injury. J Spin Cord Med 1977;20:259-83.

26. Decousus H, Leizorovicz A, Parent F et al. A clinical trial of vena caval filters in the prevention of pulmonary embolism in patients with proximal deep vein thrombosis. N Engl J Med 1998;338:409-415.

27. Bauman WA, Raza M, Machac J. Tomographic Thallium[201] Myocardial Perfision Imaging after intravenous dipyridamole in asymptomtic subjects with quadriplegia. Arch Phys Med Rehab 1993;74(7):740-4.

28. Bauman WA, Raza M, Spungen AM. Cardiac stress testing with Thallium-201 Imaging revels silent ischemia in individuals with paraplegia. Arch Phys Med Rehabil 1994;75:946-50.

29. Budoff MJ, Shariar A, Adkins RH. Coronary atherosclerosis in persons with spinal cord injury. J Spinal Cord Med 2000;23:170(22).

30. Whiteneck GG, Charlifue SW, Frankel HL. Mortality, morbidity, and psychosocial outcomes of persons spinal cord injureted more than 20 years ago. Paraplg 1992;30:617-30.

31. Bauman WA, Spungen AM, Zhong YG. Depressed serum high density lipoprotein cholesterol levels in veterans with spinal cord injury. Paraplg 1992;30:697-703.

32. Bauman WA, Adkins RH, Spungen AM. Is immobilization associated with an abnormal lipoprotein profile? Observations from a diverse cohort. Spinal Cord 1999;37:485-93.

33. Janssen TWJ, Van Oers CAJM, Van Der Woude LHV, Holander P. Physical strain in daily life of wheelchair users with spinal cord injuries. Med Sci Sports Exerc 1994;26(6):661-70.

34. Lacourse M, Lawrence KE, Cohen MJ, Young RR. Spinal cord injury. In Frontera WR, Dawson DM, Slovik DM. Exercise in rehabilitation medicine. Champaign: Human Kinetics; 1999:267-92.

35. Glaser RM. Arm exercise for wheelchair users. Med Sci Spor Exerc 1989;21:5149-57.

36. Squires RW. Exercise prescription for the high-risk cardiac patient. Champaign: Human Kinetics; 1998:117-57.

37. Davis GM, Plyley MJ, Shephard RJ. Gains of cardiorespiratory fitness with arm-crank training in spinally disabled men. Can J Spor Sci 1991;16:64-72.

38. Hjeltnes N, Wallberg-Henriksson H. Improved work capacity but unchanged peak oxygen uptake during primary rehabilitation in tetraplegic patients. Spinal Cord 1998;36:691-98.

39. Morrison S. Guidelines for the clinician for development of fitness programs for the physically challenged. In Apple DF. Physical fitnes: a guide for individuals with spinal cord injury. Baltimore: Department Of Veterans Affairs; 1997:33-44.

40. Huonker M, Schmid A, Sorichter S, Schmidt-Trecksäb A, Mrosek P, Keul J. Cardiovascular differences between sedentary and wheelchair-trained subjects with paraplegia. Med Sci Spor Exerc 1998;30(4):609-13.

41. Gates P, Campbell IG, George KP. Absence of training-specific cardiac adaptation in paraplegic athletes. Absence of training-specific cardiac adaptation in paraplegic athletes. Med Sci Spor Exerc 2002;34(11):1699-704.

42. Karagoz T, Ozer S, Bayrakci V, Ergun N. Echocardiographic evaluation of wheelchair-bound basketball players. Pediatr Int 2003;45(4):414-20.

43. Abel T, Kröner M, Rojas Veja S, Peters C, Klose, C, Platen P. Energy expenditure in wheelchair racing and handbiking- a basis for prevention of cardiovascular diseases in those whith disabilities. Eur J Cardiovasc Prev Rehabil 2003;10(5):371-6.

44. Price D, Davidoff R, Balady G. Comparison of cardiovascular adaptations to long-term arm and leg exercise in wheelchair athletes versus long-distance runners. Am J Cardiol 2000;85(8):996-1001.

45. Brian P. Rehabilitation: quadriplegia and cardiorespiratory fitness. Lancet 1993;341(8842):413-414.

14

Teste Ergométrico Pós-Infarto do Miocárdio

Roberto Guimarães Alfieri

As síndromes coronárias agudas (angina instável, infarto agudo do miocárdio e morte súbita) compartilham fisiopatologia comum, cuja característica anatomopatológica é a fissura da placa na artéria responsável pelo evento isquêmico.

Esta alteração marca a transição da isquemia crônica ou estável para aguda ou instável. Os eventos que se seguem à ruptura da placa (adesão, agregação plaquetária, trombose e vasoconstrição) resultam, em grande parte, da lesão endotelial e da interação dos componentes da placa com os elementos sanguíneos.

Esses eventos não são isolados ou estanques, porém, apresentam inter-relação dinâmica.

A oclusão aguda da artéria coronária por trombo, geralmente superposta em área acometida por placas de aterosclerose, é o evento determinante do infarto agudo do miocárdio. Estudos angiográficos demonstraram cabalmente a existência de trombos oclusivos durante o curso do IAM, principalmente se realizados precocemente, e em infartos que evoluem com o aparecimento de onda Q, denotando a existência de áreas eletricamente inativas, de natureza frequentemente transmural.[1,2,3,4]

Trombos têm sido menos consistentemente demonstrados angiograficamente em pacientes que evoluem com infarto não Q, não transmurais.

O IAM não Q difere do infarto com onda Q em três aspectos: é menor, com maior número de artérias patentes e maior frequência de isquemia na área do infarto. A função ventricular é mais bem preservada, exceto quando existir IAM prévio. O prognóstico é, em geral, pior após a fase aguda, quando a isquemia residual está presente.

A incidência de reinfarto durante a hospitalização e a evolução tardia é maior; consequentemente, a mortalidade também é maior.

A sobrevida de curtos e longos prazos após o IAM depende de vários fatores; o mais importante é o estado funcional do ventrículo esquerdo; importância adicional é dada pela severidade e pela extensão das lesões obstrutivas no leito vascular coronário, que perfunde o miocárdio viável residual. Portando, a sobrevida relaciona-se à quantidade de miocárdio que se tornou necrótica e àquela em risco de se tornar.

A mortalidade hospitalar por infarto do miocárdio – IAM situava-se ao redor de 30% na década de 1950. Com o advento, na década seguinte, das Unidades de Tratamento Intensivo e, em seguida das Unidades Coronarianas, essa mortalidade caiu quase que pela metade, fundamentalmente, por conta do melhor controle das arritmias. A partir da década de 1980, houve plena confirmação de evidências demonstradas experimentalmente, apontando para os benefícios da recanalização da artéria coronária relacionada ao IAM, basicamente com o uso de fibrinolíticos e dos novos procedimentos de intervenção percutânea. Com essa abordagem, a incidência de óbitos em pacientes com IAM atingiu os atuais 6% a 10%. Apesar disso, o IAM continua sendo causa líder de mortalidade no Mundo Ocidental, pela alta prevalência e pela mortalidade pré-hospitalar.[4,5,6]

Conceitualmente, a proposta mais recente considera os pacientes com IAM basicamente de dois tipos: aqueles que chegam ao hospital *com* e ou *sem* supradesnivelamento do segmento ST. Esse é o grande diferencial quanto ao tratamento a ser instituído.[5,6]

Fase Pré-Hospitalar

O período pré-hospitalar compreende dois momentos: a) do início da dor e do reconhecimento do sintoma do IAM, pelo paciente, até a procura por socorro; b) da procura por socorro até o deslocamento ao hospital mais próximo.

O primeiro momento está vinculado à educação comunitária para o reconhecimento da dor e a procura imediata pelos serviços de emergência. O principal componente do retardo desse momento é o prolongado tempo, por parte do paciente, em procurar ajuda. Apenas 20% dos pacientes com dor torácica aguda chegam ao setor de emergência antes de duas horas do início dos sintomas. O segundo momento está principalmente relacionado à assistência domiciliar, que deve ser acessível e rápida e com recursos tecnológicos e humanos treinados para ressuscitação cardiorrespiratória, diagnóstico e tratamento do IAM.

Desde o final da década de 1960, sabe-se que a maioria das mortes ocorre nas primeiras horas de manifestação da doença, sendo 40% a 65% na primeira hora do início dos sintomas e aproximadamente 80% nas primeiras horas.

Assim, a maioria das mortes acontece fora do hospital, sendo muitas vezes desassistidas pelos médicos e até pelos familiares. A modalidade mais frequente de parada cardiorrespiratória nas primeiras horas do IAM é a fibrilação ventricular, que só pode ser revertida pela desfibrilação elétrica; se realizada no primeiro minuto após o colapso, a desfibrilação elétrica reverte mais de 90% dos casos.

A causa da elevada mortalidade pré-hospitalar reside, principalmente, no desconhecimento da dor do IAM, assim como em fatores de idade avançada, baixo nível socioeconômico, sexo feminino e automedicação, levando ao retardo na procura por serviços de emergência. A redução do retardo pré-hospitalar diminui não só o número de caso de morte súbita pré-hospitalar, como também a mortalidade hospitalar.[7,8,9,10]

O tempo decorrido entre o início da dor e a recanalização coronária, química ou mecânica, é o fator fundamental para o benefício do tratamento, tanto imediato quanto tardio, em relação à mortalidade e à morbidade, em pacientes tratados em até 12 horas do início da dor.

Como tem sido demonstrado, a maioria das mortes por IAM ocorre antes da chegada do paciente ao hospital. É desejável que haja um esforço por parte da comunidade em geral e da cardiologia em especial, no sentido de serem desenvolvidos programas que permitam:

a. educar a população sobre os sinais/sintomas do IAM, inclusive com a possibilidade de acesso a um telefone de emergência à menor suspeita;
b. treinar pessoal especializado, disponibilizando material adequado para tratamento das emergências ainda dentro das ambulâncias.

O atendimento na Unidade de Emergência é baseado na avaliação inicial, através de exame clínico sugestivo de isquemia, eletrocardiograma seriado e alterações dos marcadores bioquímicos de lesão miocárdica.

Existem vários procedimentos especiais não invasivos para estratificação de risco, avaliação e acompanhamento prognóstico da doença coronária, tais como eletrocardiografia dinâmica, ecocardiografia *doppler*, medicina nuclear e teste ergométrico, os quais, respaldados por graus de recomendação e níveis de evidências, tornam mais fácil e segura a utilização e a consulta.

Teste Ergométrico – Indicações e Contraindicações

O teste ergométrico (TE) tem por objetivo submeter o paciente a estresse físico programado e personalizado, com a finalidade de avaliar a resposta clínica, hemodinâmica, eletrocardiográfica e metabólica ao esforço.

Essa avaliação permite a detecção de isquemia miocárdica, arritmias cardíacas e distúrbios hemodinâmicos esforço-induzidos; a avaliação da capacidade funcional; a avaliação diagnóstica e prognóstica das doenças cardiovasculares; a prescrição de exercícios; a avaliação objetiva dos resultados de intervenções terapêuticas; e a demonstração ao paciente e aos familiares de suas reais condições físicas e perícias médica.[7,8,9,10]

INDICAÇÕES GERAIS

O TE é de grande valia no estabelecimento do diagnóstico e na orientação de condutas a serem tomadas, participando especialmente no processo de prevenção tanto primária como secundária da doença arterial coronária.

A interpretação moderna do TE e as implicações para a tomada de decisão sobre o tipo de terapêutica a ser empregado baseiam-se na análise multifatorial, que compreende a avaliação das respostas clínicas, eletrocardiográficas e hemodinâmicas ante o esforço.

As modificações eletrocardiográficas relacionadas à isquemia, que ocorrem durante a realização do TE, são expressas nos segmentos TQ, ST e onda T, sendo difícil, por vezes, a diferenciação com outras condições que podem mimetizar os padrões morfológicos.

Assim, torna-se necessária a avaliação adicional e conjunta dos outros parâmetros clínicos durante o exercício e mesmo até a utilização de escores diagnósticos, na caracterização da probabilidade pós-teste de doença coronária, de fundamental importância no processo da decisão clínica.[7,8,9,10,11]

PROBABILIDADE PRÉ-TESTE NA DOENÇA ARTERIAL CORONÁRIA

A analise pré-teste é fundamental para a interpretação do TE. Para tanto, é necessário conhecer a história clínica, fatores de risco, sintomas, especialmente dor torácica, bem como fazer um exame físico sumário.

Os dados devem ser sempre analisados em função de idade e sexo. A experiência clínica do executor, também, faz parte da avaliação pré-TE, podendo auxiliar na acurácia diagnóstica do método. Todos os parâmetros citados fazem parte da *Análise Bayesiana* da probabilidade de um indivíduo vir a ter doença ser igual à probabilidade pré-teste desse indivíduo *versus* o índice de probabilidade de o teste ser positivo. Este índice depende de características peculiares do teste, tais como sensibilidade e especificidade.

SENSIBILIDADE, ESPECIFICIDADE E VALOR PREDITIVO

A maioria dos estudos realizados demonstra sensibilidade média de 67% e especificidade média de 71%. É importante, no entanto, ressaltar as limitações desses valores, uma vez que o padrão-ouro de comparação é a cineangiocoronariografia, que analisa apenas a anatomia da árvore arterial coronariana.

É conhecimento vigente que estágios iniciais de doença arterial coronariana (DAC) podem determinar disfunção endotelial e desencadear respostas anormais da vasculatura coronariana, mesmo na ausência de doença obstrutiva.

Outra dificuldade é a grande diversidade das populações estudadas, nem sempre superponíveis. Portanto, para uma correta indicação e interpretação do TE, será necessário conhecer a probabilidade pré-teste de DAC, a sensibilidade e a especificidade e, principalmente, a prevalência de DAC na população estudada. Com esses elementos, pode-se indicar corretamente o TE, bem como dimensionar o real valor dos seus resultados.

Condições de Alto Risco para o TE

Consideram-se condições de alto risco para o TE aquelas que permitem a realização do TE sob cuidados especiais, obedecidos os parâmetros da relação risco/benefício. O TE deve ser realizado somente em ambiente hospitalar, com retaguarda cardiológica adequada, mediante consentimento escrito, após adequado esclarecimento do paciente e/ou de seus responsáveis sobre a indicação do exame:

- IAM não complicado;
- angina instável estabilizada;
- dor torácica aguda em sala de emergência após seriamento de ECG e enzimas;
- lesão conhecida e tratada de tronco de coronária esquerda;
- arritmias ventriculares importantes, cardiomiopatia hipertrófica e lesões valvares estenóticas importantes.

Metodologia

Condições Básicas para a Programação do Teste

A aplicação do TE, objetivando avaliar respostas clínicas, eletrocardiográficas e hemodinâmicas, necessita, obrigatoriamente, de rigorosa obediência às condições básicas da metodologia do procedimento. Somente assim podem ser obtidos resultados fiéis, reprodutíveis e mensuráveis.

As referidas condições básicas contemplam aspectos relacionados a: equipe médica, área física, equipamentos da sala de ergometria, material e medicamentos para emergência e orientações ao paciente.

- *Equipe médica* – o médico com experiência no método é o responsável pela condução da prova, podendo ser auxiliado por pessoal técnico, especificamente treinado, na execução do TE e em eventual atendimento de emergência.
- *Área física* – deve ter luminosidade, ventilação e dimensões suficientes para acomodação da aparelhagem necessária e permitir circulação de pelo menos três pessoas, com temperatura ambiente entre 18 e 22 °C.
- *Equipamentos* – esteira rolante, com velocidade e inclinação variáveis; monitor para observação contínua, eletrocardiógrafo para registro do ECG e análise

do comportamento da frequência cardíaca; e esfigmomanômetro calibrado e estetoscópio.

- *Material e medicação para emergência* – deverão estar disponíveis para o adequado tratamento de emergência; todo o material incluído no suporte básico e avançado de vida.
- *Orientações ao cliente* – reservem-se às recomendações do médico assistente: a) motivo do teste de esforço; b) decidir sobre a suspensão ou manutenção da medicação.[10,11]

REGISTROS ELETROCARDIOGRÁFICOS

Os registros devem obedecer a uma sequência lógica com a obtenção dos seguintes traçados: repouso, durante cada estágio de exercício ou a critério médico; recuperação: na presença de arritmias documentando e relatando sua provável origem, complexidade, frequência e momento de aparecimento.

SINAIS E SINTOMAS

Observação e anotação dos sinais e dos sintomas, tais como palidez, tonturas, sudorese, estafa física e dispneia, relacionando-os à condição hemodinâmica e à resposta eletrocardiografica ante os esforços.

Há necessidade de caracterização pormenorizada do sintoma dor torácica, avaliando processo de aparecimento, momento, intensidade, evolução, caráter, fenômenos associados e irradiação. As auscultas cardíaca e pulmonar, além da obrigatoriedade no exame clínico inicial, devem ser obrigatoriamente repetidas no pós-esforço imediato.

SENSAÇÃO SUBJETIVA DE CANSAÇO

A percepção subjetiva da intensidade do esforço pelo cliente pode ser expressa através de valores numéricos (tabela de Borg), contribuindo significativamente para a interpretação dos resultados.

CRITÉRIOS DE INTERRUPÇÃO DO ESFORÇO

- elevação da PAD até 120 mmHg nos normotensos;
- elevação da PAD até 120 mmHg nos hipertensos;
- queda sustentada da PA;
- elevação acentuada da PAS até 220 mmHg;
- manifestação clínica de desconforto torácico, exacerbada com o aumento da carga ou associada a alterações de isquemia, ataxia, tontura importante, palidez e pré-sincope;

- dispneia desproporcional à intensidade do esforço;
- infradesnível do segmento ST de 0,3 mV ou 3 mm, adicional aos valores de repouso;
- supradesnível do segmento ST de 2 mm;
- arritmia complexa, fibrilação atrial, BAV significativo.

Escolha do Protocolo

O protocolo a ser executado em um teste deve sempre levar em consideração as condições específicas do paciente. Para tanto, deve-se proceder a uma escolha individualizada, de tal forma que a velocidade e a inclinação da esteira possam ser aplicadas em acordo com a capacidade do paciente testado (Naughton, Bruce).

Respostas Eletrocardiográficas

- *Segmento ST* – os deslocamentos negativos e positivos, vislumbrados pelo observado em relação á linha de base do ECG, são as manifestações mais frequentes relacionadas à isquemia miocárdica.
- *Supradesnivelamento do ST* – achado infrequente durante a realização do TE, tem sua prevalência na dependência da população estudada. É de ocorrência comum em paciente com IAM com Q e à semelhança da depressão do segmento ST. É quantificado como resposta anormal o desvio de 1 mm em relação à linha de base imaginária que une a junção PQ de, pelo menos, complexos QRS sucessivos. Quando ocorre em derivações com onda Q, devido a IAM prévio, o significado do supradesnivelamento do ST é controvertido (discinesia, presença de zona aneurismática ou viabilidade miocárdica residual).[10,11]
- *Infradesnivelamento do ST no pós-esforço* – esse achado é atualmente valorizado de maneira semelhante à sua ocorrência durante a fase de esforço.
- *Onda T* – a positivação de uma onda T previamente negativa ou a positivação de uma positiva no repouso, em indivíduos sem outros achados significativos no TE, são consideradas achados inespecíficos e sem valor diagnóstico para isquemia. Em derivações com zona inativa de IAM prévio, a positivação de uma onda T previamente negativa tem sido associada a áreas de viabilidade miocárdica.
- *Arritmias cardíacas* – podem ser suprimidas ou induzidas pelo exercício, estar presente desde o repouso ou somente na recuperação. A especificidade para o diagnóstico de isquemia é baixa, elevando-se quando a arritmia é induzida em carga baixa e associada a alterações do ST ou de outros valores preditivos.

Estratificação de Risco Pós-IAM

Nos pacientes estáveis após o IAM, o teste visa à avaliação de reserva coronariana e à quantificação de seu comprometimento, fatores determinantes do prognóstico. A principal utilização clínica do TE imediatamente após o IAM reside na determinação prognóstica, permitindo avaliação de risco.

Os resultados obtidos interferem de forma significativa no processo de decisão clínica, visto que identificam os pacientes que apresentam maior ou menor probabilidade de desenvolverem novos eventos isquêmicos.

A procura da isquemia residual e do comprometimento funcional torna-se obrigatória para o bom exercício da cardiologia, pois é um fator determinante na evolução dos distintos grupos de pacientes que sobrevivem ao IAM.

Com essa finalidade, o TE é a principal ferramenta não invasiva e mais utilizada, graças à sua eficácia e positiva relação custo-benefício.

Admite-se a associação direta entre angina, reinfarto e morte súbita com a quantificação de resposta isquêmica obtida por meio das alterações do segmento ST e do comprometimento hemodinâmico do TE, variáveis que expressam a extensão e a gravidade da doença coronariana subjacente.

Neste sentido, o TE é capaz de identificar os pacientes que, apesar de evoluírem de forma assintomática, não complicada e estável, podem ser portadores de isquemia residual, com envolvimento da função ventricular com pior prognóstico nos primeiros meses após o IAM.

Os pacientes, quando identificados, deverão ser submetidos à conduta intervencionista, com a finalidade de reverter a história natural da doença

Outras utilizações do TE nessa fase evolutiva na coronariopatia referem-se à avaliação da capacidade funcional para prescrição de exercícios, como estratégia para o tratamento pós-IAM e para a avaliação da adequada terapêutica clínica.

O TE está indicado para os pacientes que apresentam completa estabilização, tanto clínica como hemodinâmica, ausência de isquemia eletrocardiográfica ativa, ausência de sinais sugestivos de disfunção ventricular e normalização dos marcadores de necrose, e que se encontram aptos a fazer o exercício.

O TE deve ser sempre realizado em ambiente hospitalar, podendo ser submáximo (limitado por frequência), realizado 4 a 6 dias após o IAM, ou limitado por sintomas, realizado 14 a 21 dias após o episódio agudo. Este último mostra-se superior para induzir isquemia ao parâmetro submáximo de 70% de frequência cardíaca predita para a idade sendo, por isso, o de preferência.[9,1,11]

Os protocolos variam, sendo mais utilizados os preconizados por Naugthon,[11] o de Bruce modificado (dois estágios de 1,7 mph 0% e 5% de inclinação, precedendo o padrão de Bruce[11]) ou o protocolo individualizado, adequado às condições clínicas e biomecânicas dos pacientes (protocolo de Rampa). Quando realizados em cicloergômetro, deve-se iniciar com 10 a 30 watts com incrementos de 10 watts/minuto.

Os maiores critérios de risco elevado são: carga máxima alcançada abaixo de 5 MET, resposta inadequada da pressão arterial sistólica (abaixo de 110 mmH ou aumento inferior a 30 mmHg em relação ao repouso), depressão do segmento ST em carga baixa e sinais de congestão pulmonar durante ou imediatamente após o exercício.[6,7,8,9,10]

Para identificação prognóstica, consideram-se como variáveis principais aquelas vinculadas à isquemia (depressão de ST, graves arritmias e dor torácica) e as indicadoras de disfunção ventricular como a resposta inadequada da pressão arterial e a incapacidade de atingir o tempo de exercício previamente estabelecido.

Baixa tolerância ao esforço tem-se apresentado como o maior marcador prognóstico, permitindo identificar grupos de pacientes com risco quatro vezes maior para eventos.

Pacientes com testes negativos para isquemia e pacientes estáveis antes ou logo após a alta hospitalar apresentam mortalidade anual inferior a 1%. Pacientes com testes positivos para isquemia em baixa carga apresentam mortalidade anual elevada (acima de 5%), permanecendo o grupo intermediário com mortalidade em torno de 3%.

O TE pós-IAM, realizado em pacientes estáveis antes ou logo após a alta hospitalar, representa um método seguro, de fácil execução e grande utilidade para estratificação prognóstica. É capaz de identificar os pacientes com risco baixo, médio e alto para o desenvolvimento de graves eventos isquêmicos, como reinfarto, morte súbita e angina severa.[10,11]

Essa estratificação contribui sobremaneira com adequadas decisões clínicas no que se refere às indicações de procedimentos invasivos ou às opções por condutas conservadoras, sem adicionais prejuízos evolutivos.

Os testes realizados imediatamente após o infarto estratificam os pacientes com o mesmo valor prognóstico dos testes realizados mais tardiamente, com a vantagem de se identificar precocemente, logo após o episódio coronariano agudo, o período de maior incidência de complicações da doença.

Teste Ergométrico no IAM sem Supradesnivelamento do Segmento ST

No início da década de 1970, foram publicados os primeiros trabalhos destacando o valor prognóstico dos testes de estresse após evento coronariano agudo. Assim, observadas a segurança e a eficácia do método em pacientes estabilizados clinicamente com terapêutica medicamentosa, após o IAM, cogitou-se em estender a sua aplicação na avaliação de pacientes com síndromes coronarianas agudas, sem supradesnivelamento do segmento ST.

Dos pacientes com TE positivo (48%), 87% desenvolveram angina graus III e IV da New York Heart Association (NYHA), apresentaram necessidades de revascularização ou foram acometidos de IAM ou morte no período de um ano. No grupo com TE negativo, esses eventos ocorreram em apenas 29% dos pacientes (p < 0,001).

Publicações subsequentes estabeleceram a validade do TE na avaliação de pacientes com angina instável e infarto do miocárdio sem supradesnivelamento do segmento ST em pacientes considerados de baixo risco, após estabilização clínica com terapêutica medicamentosa.

Estimativa do Nível do Risco

Angina instável e infarto do miocárdio sem supradesnivelamento do segmento ST são entidades consideradas conjuntamente, por se apresentarem clinicamente semelhantes ao primeiro momento de admissão hospitalar, sendo difícil o diagnóstico diferencial entre elas, até que testes laboratoriais possam identificar ou não uma lesão miocárdica.

A detalhada avaliação da categoria de risco é fundamental para acompanhamento clínico desses pacientes.

Tendo-se determinado a categoria de risco clínico, o passo seguinte é determinar a estratégia a ser seguida, incluindo o tempo mais apropriado para a realização do TE.

Larsson e colaboradores[6] analisaram o valor prognóstico do TE comparando os resultados de TE realizados antes da alta hospitalar, de três a sete dias, e após trinta dias. No seguimento de 11 meses, não houve diferença quanto à ocorrência de infarto do miocárdio, angina ou morte; no entanto, a metade de todos os eventos ocorridos nesse período apresentou-se durante o primeiro mês de evolução.

Em estudos posteriores, esses autores avaliaram 170 pacientes após estabilização do infarto do miocárdio sem supradesnivelamento de ST, submetidos ao TE antes da alta hospitalar. Após três meses, 13% dos pacientes tiveram IAM comparados com 5% daqueles que não apresentaram alterações.

Tendo-se por base esses dados, entende-se que a avaliação não invasiva deve ser realizada de forma precoce, ainda na fase hospitalar ou imediatamente após a alta.

As variáveis do TE que podem se correlacionar com prognóstico são as mesmas já estabelecidas na avaliação dos pacientes após infarto do miocárdio, ou seja, a carga de trabalho máxima realizada e o duplo-produto.[5]

Swahn e colaboradores[5] estudaram 400 pacientes com menos de 65 anos submetidos ao TE sintoma-limitante, antes da alta hospitalar. Foi observado que a depressão do segmento ST ≥ 1,0 mm induzido pelo exercício e baixo duplo-produto de pico, independentemente, identificaram risco de morte e infarto do miocárdio.

Observaram que foram preditores independentes de eventos as alterações evolutivas da onda T, a depressão do segmento ST ao exercício, o duplo-produto baixo, a dor em repouso durante a hospitalização e o diabetes.

A ausência de angina induzida pelo exercício ou de anormalidades eletrocardiográficas, em pacientes com ECG de repouso normal, identifica pacientes com baixa probabilidade de eventos cardíacos maiores.

O risco de realização do TE é muito baixo nos pacientes sem dor por 48 horas e com ECG de repouso estável. A combinação do exercício com imagem por radionuclídeo ou ecocardiografia aumenta acurácia preditiva do TE e deve ser considerada uma alternativa até onde os recursos permitam.

Pacientes com resultados de baixo risco pelo TE – carga alta (> 7 MET) sem evidência de isquemia – podem ser tratados clinicamente, com mortalidade anual em torno de 1%. Aqueles com resultados de alto risco, com testes positivos em baixa carga (< 5 MET) têm mortalidade anual de 4% e deverão ser submetidos à investigação mais detalhada com cinecoronariografia.

Aqueles com carga baixa sem isquemia ou com isquemia em alta carga são considerados de risco moderado e deverão ser estudados com estratégias que variam de estudo com imagem a estudo angiográfico.

Pela simplicidade, pelo baixo custo e pela difundida familiaridade com a execução e a interpretação, a realização do TE em baixa carga permanece sensata em pacientes que tenham o ECG alterado, que possa interferir na análise adequada do segmento ST (hipertrofia ventricular esquerda, pré-excitação, bloqueios de ramo, distúrbio de condução intraventricular ou em uso de digoxina), deveriam ser submetidos à prova de estresse farmacológico associado à imagem.

Teste com baixo nível de exercício pode ser realizado em pacientes de baixo risco que se mantenham assintomáticos por 12 a 24 horas. TE sintoma – limitante pode ser realizado em pacientes sem evidência de isquemia em sete a dez dias. Concluindo a indicação, a interpretação das provas e a classificação em grupos de risco se fazem aos moldes daqueles realizados para angina crônica estável e após infarto do miocárdio, baseadas sempre na prudência, na experiência e nas altas doses de bom senso clínico que permitem individualizar a situação de cada paciente.

Teste Ergométrico no IAM com Supradesnivelamento de Segmento ST

Entre os pacientes sobreviventes ao IAM com apresentação inicial de ST elevado e, frequentemente, evolução ulterior com desenvolvimento de novas ondas Q patológicas, o risco de futuros eventos isquêmicos, inclusive, relaciona-se nitidamente à extensão e à gravidade da doença arterial coronariana.

Mais especificamente, estudos multicêntricos têm demonstrado que o prognóstico é dependente do grau de disfunção ventricular esquerda, da presença e da quantidade de miocárdio residual isquêmico sob o risco de dano adicional (infarto recorrente), bem como de isquemia indutível em áreas distantes do infarto.

Com vistas, portanto, a identificar aqueles pacientes assintomáticos com evolução clínica não complicada e estável após os primeiros dias de observação – mas portadores de doença arterial coronariana e envolvimento ventricular grave –, faz-se necessária aplicação de métodos complementares.

Esses métodos deverão identificar e quantificar as variáveis vinculadas à sobrevida imediata e em longo prazo após o IAM: disfunção ventricular esquerda em repouso e miocárdio isquêmico no interior e distante da área de infarto.

Nesse contexto, o TE convencional, com monitorização eletrocardiográfica, foi a primeira ferramenta diagnóstica a demonstrar-se útil, tendo historicamente embasado e alavancado as estratégias de estratificação não invasiva de risco após infarto.

a importância do TE no manejo do paciente infartado. A identificação de subgrupos de pacientes com mortalidade tão distinta quanto 2,6% *versus* 19% foi possível, baseando-se em critérios de positividade no TE submáximo realizado antes da alta hospitalar.

Apesar dos resultados iniciais animadores, vários aspectos vinculados à dificuldade de interpretação do ECG de esforço em pacientes com alterações basais do ECG constituíam limitações significativas do método.

Particularmente, a análise do segmento nos pacientes após o IAM torna-se, frequentemente, impraticável pela elevação basal do segmento ST em derivações exibindo onda Q patológica (indicando, possivelmente, incapacidade transitória ou permanente de geração elétrica no interior da área do infarto, seja por atordoamento ou desvitalização irreversível do miocárdio e impedindo a expressão de outras alterações dinâmicas durante o estresse).

Em adição, essas anormalidades podem se associar à depressão do segmento ST em derivações eletrocardiográficas recíprocas, dificultando ainda mais a interpretação do TE nessas condições.

Teste Ergométrico na Era Pré-Trombolítica

Os estudos prévios à disseminação do uso de terapêutica trombolítica (farmacologia e intervencionista), uniformemente, ressaltam

Teste Ergométrico na Era Trombolítica

Em meados da década de 1980, o uso crescente da terapia trombolítica no IAM e de terapêutica adjuvante de reconhecido impacto prognóstico associou-se a marcantes modificações de ordem epidemiológica no quadro do IAM.[10]

A estratégia de reperfusão precoce, bem como a identificação dos indicadores clínicos de alto risco ainda no período de internação, com estudo cinecoronariográfico e revascularização precoces, modificaram inteiramente o perfil de risco dos pacientes no momento de alta hospitalar.

O uso rotineiro da terapêutica trombolítica evidencia perda do poder preditor de eventos pelo TE precoce após o IAM.

Meta-análise englobando 54 publicações, envolvendo 19.874 pacientes submetidos a testes de estresse precoce após-IAM, foi recentemente publicada.

Entre os aspectos mais salientes, figuram as dificuldades encontradas quanto à qualidade da informação disponível na literatura. Entre os resultados mais relevantes, destaca-se o diversificado comportamento preditivo das variáveis obtidas com o teste de estresse.

Aquelas vinculadas à isquemia (infra de ST, defeitos de perfusão) apresentam menor sensibilidade para identificar risco aumentado de novos eventos ou morte, em comparação com as variáveis indicadoras de disfunção ventricular (resposta anormal da PA, incapacidade de atingir tempo preestabelecido de exercício).

De modo geral, a conclusão da revisão aponta para valor preditivo positivo reduzido associado às variáveis indicativas de isquemia e melhor rendimento dos marcadores de disfunção ventricular esquerda.

Outra objeção é o fato de muitos estudos terem utilizado TE submáximo em lugar de sintomas-limitantes, o que tenderia a reduzir a sensibilidade do exame. Em realidade, embora reconhecidamente seguro, desde que realizado após o quinto dia do IAM, não há consenso acerca da superioridade do TE máximo sobre o TE submáximo.

Com base em experiência própria e, também, em análise crítica dos estudos de literatura, devemos, sempre que possível, adotar exames de imagem na estratificação de risco após o IAM.

Tais aspectos aguardarão até que estudos da relação custo/benefício das opções disponíveis sejam conhecidos.

Conclusão

O TE precoce atenuado está indicado como avaliação funcional pré-alta hospitalar no pós-IAM entre o quarto e o décimo dias do evento agudo em pacientes sem complicações graves.

Suas principais finalidades encontram-se na avaliação da capacidade funcional, na determinação do risco para futuros eventos, na determinação de fatores limitantes, na reavaliação do esquema terapêutico, nas orientação para prescrição da atividade física, na seleção de pacientes com indicação de estudo hemodinâmico e efeitos psicológicos e na avaliação prognóstica.

Referências

1. Theroux P, Walters DD, Halphen C, Debaisieux JC, Mizgala HF. Prognostic value of exercise testing soon after myocardial infarction. N Engl J Med 1979 aug 16;301(7):341-5.

2. Starling MR, Crawford MH, Kennedy GT, Rourke RA. Exercise resting early after myocardial infarction: predictive value for subsequent unstable angina and death. Am J Cardiol 1980 dec 1;46(6):909-14.

3. Lindvall K, Erhardt LR, Lundiman T, Sjongren A. Early mobilization and discharge of patients with acute myocardial infarction. Acta Med Scand 1979;206:169-75.

4. Davidson DM, De Busk RF. Prognostic value of single exercise test 3 weeks after uncomplicated myocardial infarction. Circulation 1980;61:236-42.

5. Swahn E, Walettin L. Early exercise testing after coronary artery disease – safety and diagnosis value. Eur Heart J 1986;7:594-601

6. Larsson H, Areskog NH. The diagnostic and prognostic importance of ambulatory ST recording compared to a predischarge exercise test after an episode angina or non-Q wave myocardial infarction. Eur Heart J 1995;16(7):883-93.

7. Alfieri RG. Teste ergométrico na fase precoce do Infarto do miocárdio – Tese de Doutoramento FMUSP;1989.

8. Alfieri RG, Duarte GM. Exercício e o coração. 2 ed. Rio de Janeiro: Cultura Médica; 1993.

9. Alfieri RG. Decisão clínica na avaliação pós-infarto agudo do miocárdio, pós-angioplastia e pós-revascularização cirúrgica. In Métodos não-invasivos: diagnósticos e conduta na doença coronariana. Araújo WB. 1 ed. Rio de Janeiro: Revinter; 2002.

10. III Diretriz sobre Tratamento do Infarto agudo do Miocárdio. Arq Bras Cardiol 2004;83(Suppl IV):2-86.

11. Ergometria e Ergoespirometria. Rev Soc Cardiol Estado de São Paulo 2001 mai;11(Suppll 3):519-714.

Prescrição do Exercício Físico para Pacientes com Insuficiência Cardíaca

Almir Sérgio Ferraz
Paulo Yazbek Jr.
Guilherme Veiga Guimarães
Edmar Alcides Bocchi

A insuficiência cardíaca (IC) não é mais considerada uma doença cardíaca pura, mas uma síndrome complexa que envolve múltiplos sistemas e mecanismos compensatórios neuro-humorais. As manifestações periféricas da doença, como disfunção endotelial, alterações musculares esqueléticas, anormalidades de fluxo sanguíneo, e do controle quimiorreflexo ventilatório[1,2] são os maiores determinantes dos sintomas que geram a intolerância ao esforço. Os estudos de Framinghan[3] mostram que a prevalência de IC entre 65 e 74 anos é estimada em 4,5%, com sobrevida de menos de 40% em cinco anos. O seguimento durante quarenta anos de mais de nove mil pacientes neste mesmo estudo demonstrou que a IC é, hoje, uma das maiores causas de hospitalizações, atingindo, em cada mil indivíduos, dez novos casos aos 70 anos e até 25 novos casos aos 80 anos. No Brasil, a IC representou 4% das internações gerais e 31% das internações por problemas cardiovasculares no ano de 2002.[4]

O prognóstico da IC se torna sombrio com a evolução da ação neuro-humoral, do processo inflamatório, das ativações progressivas do sistema renina-angiotensina-aldosterona e do sistema nervoso simpático.

A dispneia e a fadiga durante o exercício constituem os principais sintomas clínicos da IC,[5] motivando os pacientes a interromperem o esforço físico precocemente, causando restrição das atividades cotidianas pelo círculo vicioso de inatividade–piora da capacidade física, e redução da qualidade de vida.[6] Estes sintomas são decorrentes de complexa resposta fisiopatológica à disfunção ventricular e consequente diminuição da oferta de oxigênio aos tecidos.

Estudos recentes demonstraram baixa correlação entre as variáveis hemodinâmicas e a capacidade de exercício;[7] não detectaram aumento imediato do poder aeróbico com a melhora da função cardíaca[8] ou com incremento farmacológico do fluxo sanguíneo muscular;[9] indicaram haver modificações intrínsecas na musculatura periférica[10,11] e interação neuro-hormonal entre periferia e coração,[12] além do comprometimento de bomba cardíaca, determinante da redução da capacidade funcional em indivíduos com insuficiência cardíaca.

Mecanismos compensatórios são desencadeados diante uma lesão cardíaca, independentemente do agente causal, para manter a perfusão de órgãos vitais e estabilizar o desempenho do coração. O recrutamento contínuo destes processos, inicialmente benéficos, acarreta efeitos indesejáveis, como o remodelamento ventricular, caracterizado por alterações da geometria e eficiência mecânica do coração.[13] Altera-se a expressão dos genes, ocorre a apoptose progressiva e piora-se a adicional da função miocárdica.[14] O débito cardíaco reduzido e a resistência vascular sistêmica aumentada estimulam o sistema nervoso simpático. Ocorre aumento da frequência cardíaca e do consumo de energia pelo miocárdio, vasoconstrição sistêmica e ativação do sistema renina-angiotensina-aldosterona. A angiotensina II e a aldosterona atuam no remodelamento cardiovascular e na diminuição da complacência arterial.[15] Concentrações elevadas de norepinefrina e a angitensina II aumentam a liberação de vasopressina arginina da neuro-hipófise e estimulam a produção de endotelina no endotélio vascular, causas adicionais de remodelamento hipertrófico, apoptose e deterioração da função cardíaca.

A estimulação beta-adrenérgica crônica acarreta o aumento de citocinas pró-inflamatórias, como as interleucinas 1 e 6, a endotelina e o fator de necrose tumoral-α (TNF-α),[16] promovendo inflamação miocárdica, redução da síntese de óxido nítrico vascular, indução de miopatia esquelética e alteração da apoptose muscular.[17,18]

Ainda não está completamente elucidada a causa do dano estrutural, metabólico e funcional muscular. Recentemente, Krankel et al.[18] identificaram 24 genes reguladores da disfunção musculoesquelética em modelo experimental em ratos com insuficiência cardíaca induzida.

Comparada a controles normais, a microscopia de músculos esqueléticos de indivíduos com insuficiência cardíaca revelou menor densidade capilar, atrofia, remodelamento com predomínio de fibras musculares do tipo II em detrimento daqueles do tipo I, com alto poder oxidativo, e menor quantidade de mitocôndrias por unidade celular. O exame morfométrico ultraestrutural revelou, também, redução de volume, massa e cristais de superfície mitocondrial. A análise histoquímica revelou diminuição da atividade de citocromo c-oxidase, de creatinoquinase e de outras enzimas oxidativas desta organela.[19,20] Essas modificações, similares àquelas observadas no descondicionamento físico por inatividade, comprometem a respiração celular e acarretam início precoce do metabolismo anaeróbico durante o exercício. O aumento da produção de dióxido de carbono (VCO_2), resultante da acidose metabólica, estimula os centros de controle respiratórios, e estes aumentam ventilação por minuto (VE), causando dispneia, fadiga muscular e intolerância ao esforço.[21,22] Nos músculos respiratórios, as citoquinas e os derivados do catabolismo neuroendócrino, também, contribuem para o comprometimento da relação ventilação–perfusão, resultando em excessivo esforço respiratório e dispneia.[23]

Até poucas décadas, a atividade física foi contraindicada para indivíduos com insuficiência cardíaca pela hipótese de promover piora da função cardíaca. No final da década de 1970, Lee et al.[24] sugeriram segurança e benefícios do treinamento físico sobre indivíduos com disfunção ventricular, que posteriormente foram confirmados por Conn et al., em 1982.[25] Em 1990, Coats et al.[26] observaram melhora do poder aeróbico e dos sintomas da IC com os exercícios físicos regulares e contestaram a indicação de repouso no tratamento da doença. Estes resultados foram confirmados em estudos randomizados subsequentes.

Recente revisão da literatura englobou 29 estudos e envolveu 1.126 indivíduos com insuficiência cardíaca primária e secundária, classe funcional II ou III (New York Heart Association), e fração de ejeção ventricular esquerda menor de 40%, submetidos a 23 programas de treinamento aeróbico e 6 de resistência muscular localizada. A análise dos resultados comprovou melhora da qualidade de vida, aumento do consumo máximo de oxigênio (VO_2máx), da distância percorrida no teste de caminhada de seis minutos, da carga de trabalho mensurada em watts e do tempo de exercício dos participantes.[27]

A reabilitação cardiovascular melhora a classe funcional NYHA de pacientes com insuficiência cardíaca, aumentando a tolerância ao exercício e até a função do ventrículo esquerdo.[28] O volume sistólico pode apresentar discreto aumento,[29] e a melhora do débito cardíaco e do índice cardíaco no pico de esforço são atribuídos, respectivamente, à reversão da incompetência cronotrópica e ao maior enchimento diastólico.[30,31,32] Giannuzzi et at.[33] sugerem atenuação do remodelamento ventricular esquerdo pós-infarto do miocárdio, em pacientes engajados em programas de condicionamento físico por longo período.

Os exercícios físicos regulares atuam sobre o sistema nervoso autonômico e neuroendócrino na insuficiência cardíaca. A redução da atividade simpática e do eixo renina-angiotensina acarreta menor liberação de norepinefrina, melhora da variabilidade

RR e da resposta cronotrópica durante o esforço.[26,34,35] A redução da resistência vascular periférica, associada à correção da disfunção endotelial, atenua o remodelamento cardiovascular e aumenta o fluxo sanguíneo muscular.[36,37]

São expressivos os benefícios sobre a musculatura esquelética, tais como: aumento da proporção de fibras musculares do tipo I; incremento da ressíntese de fosfocreatina; aumento da concentração de adenosina difosfato, do pH intracelular e da razão fosfato/fosfocreatina.[38,39,40] Estes efeitos retardam o início da acidose metabólica e reduzem as anormalidades ventilatórias por ação nos ergorrecptores, com diminuição do VE em carga submáxima de trabalho e melhora da relação VE/VCO_2. A atividade física, além de reverter às alterações estruturais e funcionais da musculatura periférica na insuficiência cardíaca, reduz a expressão de citocinas nos músculos; aumenta os fatores antiapoptóticos e a atividade da citocromo c-oxidase;[41] retarda o processo de catabolismo; melhora a relação ventilação–perfusão, a tolerância aos exercícios e a qualidade de vida dos pacientes com insuficiência cardíaca.[42,43]

As manifestações clínicas da insuficiência cardíaca, em particular a intolerância ao esforço, podem ser acentuadas por um componente periférico associado à disfunção miocárdica. A condição física dos pacientes com IC é determinada pelo somatório dos efeitos da lesão miocárdica primária e do comprometimento da musculatura esquelética, que resultou na *Hipótese Muscular* formulada por Clark et al.[13,44]

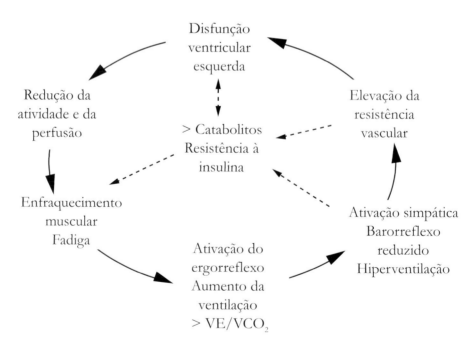

Figura 1 – Fatores que influenciam a capacidade funcional.

A capacidade funcional destes pacientes é avaliada pela tolerância ao esforço, pelo consumo de oxigênio de pico e pelo consumo de oxigênio no momento do limiar anaeróbico (limiar I), que corresponde ao nível de exercício que acompanha a maioria das atividades dos portadores de IC.[45,46]

Na disfunção sistólica ventricular esquerda, não se observa relação entre o grau de disfunção avaliada em repouso e a capacidade de exercício, a qual pode ser influenciada pelas modificações na captação periférica de oxigênio, tendo sido demonstrado que a limitação funcional nestes pacientes pode ser atribuída, predominantemente, à redução da captação periférica de oxigênio com menor participação dos fatores centrais.[47,48] Na década de 1990, foram publicadas numerosas pesquisas demonstrando que a limitação aos esforços nos portadores de insuficiência cardíaca está relacionada a alterações qualitativas e quantitativas da musculatura esquelética, que podem sofrer razoável reversibilidade por meio da atividade física regular.[49,50]

Na insuficiência cardíaca, há maior ativação dos barorreflexos arteriais e cardiopulmonares, visando a manutenção da pressão arterial. Há aumento da atividade simpática em repouso e durante o exercício, elevação da FC, redução da variabilidade da frequência cardíaca e elevada tonicidade simpática vasoconstritora. A atividade física continuada promove um aumento da atividade parassimpática, caracterizada por redução da frequência cardíaca em repouso e nos esforços submáximos.[51]

A estimulação do sistema neuro-hormonal consiste em um dos grandes marcadores da insuficiência cardíaca, caracterizada pelos níveis elevados de noradrenalina plasmática nestes pacientes. Estudo recente em nosso meio, de Roveda et al.,[48] demonstrou que a atividade nervosa simpática muscular, medida diretamente no nervo peroneiro, aumenta progressivamente do indivíduo saudável para o paciente com disfunção ventricular esquerda e, destes, para os que apresentavam insuficiência cardíaca avançada, com redução do fluxo sanguíneo renal e muscular.

A ativação do sistema renina-angiotensina-aldosterona tem sido atribuída à baixa pressão de perfusão renal. Há elevação dos níveis de vasopressina e liberação de peptídeos natriuréticos. Estas alterações fisiopatológicas facilitam a vasoconstrição e a expansão do volume plasmático, contribuindo para a manutenção do débito cardíaco e da pressão arterial sistêmica, reduzindo a capacidade vasodilatadora. A atividade física crônica parece reduzir os níveis de angiotensina II, aldosterona, vasopressina e dos peptídeos natriuréticos.[52]

Alguns mecanismos explicam a redução da capacidade vasodiltadora na insuficiência cardíaca: a) enrijecimento vascular resultante da elevação do conteúdo de sal e água na parede vascular, respondendo por um terço da perda vasodilatadora; b) descondicionamento vascular crônico; c) disfunção endotelial, resultando na redução da produção do óxido nítrico. A atividade física restaura a capacidade vasodilatadora em pacientes com insuficiência cardíaca, elevando a síntese endotelial de óxido nítrico. Este efeito vasodilatador não é limitado ao membro treinado, e seus benefícios perduram sistemicamente, em média, por até seis semanas após cessar o treinamento.[45]

As modificações da musculatura esquelética presentes na insuficiência cardíaca crônica podem ser atribuídas à deficiência de perfusão sanguínea do músculo, resultando em anormalidades intrínsecas da fibra muscular, caracterizadas por redução quantitativa e qualitativa das fibras oxidativas do tipo I, resistentes à fadiga. Estas mudanças morfofuncionais interferem na diminuição da tolerância ao exercício e na redução do VO_2 no pico do exercício e no limiar anaeróbico[49] (Figura 2). A atividade física regular aumenta a capacidade oxidativa mitocondrial melhorando a tolerância ao exercício, revertendo, ao menos parcialmente, as anormalidades da fibra muscular esquelética[50] (Figura 3).

Correlação de massa muscular esquelética com o momento do Limiar Anaeróbico em pacientes com ICC

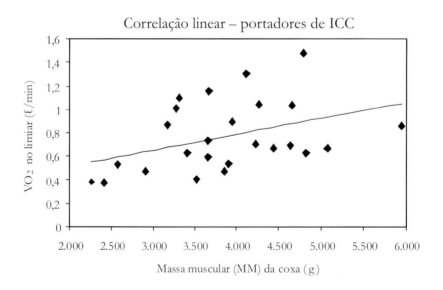

FIGURA 2 – VO_2 limiar anaeróbico x MM ICC: r = 0,39 p = 0,02. Observa-se que, quanto mais atrofiada a massa muscular esquelética, menor o consumo de oxigênio no momento do limiar anaeróbico.

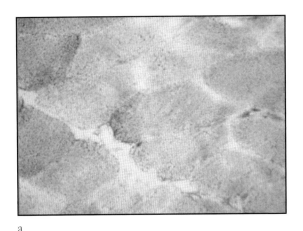
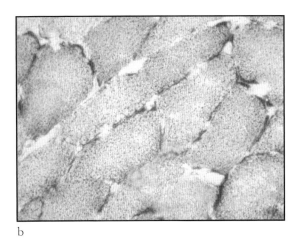

a
b

FIGURA 3 – Microscopia óptica para histologia de fibras do músculo Vastus lateralis coradas para a atividade da enzima oxidativa succinodesidrogenase (SDH) em paciente com ICC. Em A (biópsia inicial), observam-se fibras com coloração menos intensa, pobres em enzima SDH. Em B (biópsia final), após seis meses de treinamento físico, notam-se as fibras mais coradas, principalmente na sua periferia, com emoldurados na coloração mais escura, que representam o aumento da enzima SDH no interior das mitocôndrias.

Nos portadores de insuficiência cardíaca crônica, tem sido observado um desequilíbrio da relação ventilação/perfusão, com aumento do espaço morto fisiológico. Consequentemente, há um aumento desproporcional da ventilação, podendo haver dessaturação periférica com menor eficiência respiratória durante o esforço. A atividade física regular, com inclusão de exercícios respiratórios, auxilia na adequação dos parâmetros ventilatórios, com melhora no grau de dispneia, influindo favoravelmente na tolerância ao esforço. A dispneia observada nos pacientes menos graves, sem edema, tem sido mais bem correlacionada ao sedentarismo e a anormalidades metabólicas da musculatura esquelética locomotora do que com a congestão pulmonar.[46] Os benefícios ventilatórios observados durante o esforço são parcialmente decorrentes de um retardo no início do acúmulo de lactado sanguíneo, obtido pela elevação nos valores do limiar anaeróbico no teste cardiopulmonar, exibindo menor limitação no desempenho das atividades cotidianas.[53]

Prescrição de Atividade Física em Pacientes com Insuficiência Cardíaca Crônica

Antes de iniciar um programa de atividade física, os pacientes com insuficiência cardíaca devem estar clinicamente estáveis, por período não inferior a trinta dias, e submeterem-se a um teste ergométrico, preferentemente, com análise direta dos gases expirados. Esta avaliação permite individualizar as diferentes fases metabólicas durante o exercício, isto é, uma determinação individualizada dos limiares ventilatórios, a partir dos quais se estabelece a quantificação metabólica e hemodinâmica da atividade física nestes pacientes. Na impossibilidade da ergoespirometria, um teste ergométrico com cargas progressivas e contínuas, interrompido por sintomas ou sinais, deverá ser realizado.[54,55,56] É recomendável a realização de um ecocardiograma para avaliação da função ventricular esquerda. Os pacientes que apresentarem menor tolerância ao esforço, resposta isquêmica precoce, fração de ejeção inferior a 30% e valores mais elevados do equivalente ventilatório de CO_2 (VE/VCO_2), por constituírem um subgrupo de maior risco, deverão ser acompanhados com maior atenção. O monitoramento frequente da pressão arterial e contínuo da frequência cardíaca com frequencímetro de pulso é aconselhável.

A intensidade da atividade física deverá sempre ser individualizada e progredir gradualmente, em particular nos pacientes com acentuada intolerância ao exercício. Os períodos de aquecimento (pré-exercício) e resfriamento (pós-exercício) devem ser mais prolongados, em média, 15 e 10 minutos, respectivamente, em especial para observação de possíveis arritmias. Na Tabela 1, encontra-se o esquema de sessão de exercício físico para pacientes com insuficiência cardíaca no Instituto Dante Pazzanese de Cardiologia.

A intensidade inicial recomendada para atividade física aeróbica é de 80% da FC correspondente ao VO_2 medido no limiar anaeróbico, podendo atingir até 100% ao final do primeiro mês. Em outro modelo utilizado no inCor da FMUSP-HC, a intensidade recomendada para atividade física é de 40% a 60% da FC alcançada no VO_2 estimado no pico do esforço, no teste ergométrico convencional ou a média da frequência cardíaca medida no limiar ventilatório, e menos 10% da obtida no ponto de compensação respiratória,[57] quando se executa o teste de esforço cardiopulmonar, mesmo que o paciente esteja em uso de medicamentos que possam interferir no cronotropismo (Tabela 2, Figuras 4 e 5).

Durante as sessões de atividade física, é necessária a supervisão médica contínua, em razão dos riscos potenciais da ocorrência de angina, hipotensão arterial, arritmias ou dispneia. Profissionais treinados e equipamento

Tabela 1 – Programa de uma sessão de treinamento físico para paciente com insuficiência cardíaca

Exercício	Intensidade	Duração
Aquecimento e alongamento		15 minutos
Exercícios de resitência por grupos musculares	Entre 40% e 60% da CVM	15 minutos
Exercício aeróbico em bicicleta	Na frequência cardíaca do limiar anaeróbico	30 minutos
Relaxamento		5 – 10 minutos

Fonte: Divisão de reabilitação em insuficiência cardíaca da Seção de Reabilitação Cardiovascular do Instituto Dante Pazzanese de Cardiologia. CVM = contração voluntária máxima.

Tabela 2 – Homem, 38 anos, portador de cardiomiopatia dilatada em classe funcional II (NYHA). Comportamento das variáveis hemodinâmicas, ventilatórias e metabólicas a cada 15 segundos durante o teste cardiopulmonar

Tempo	VE/VO$_2$	VE/VCO$_2$	VO$_2$/kg	VO$_2$	QR	FC	VO$_2$/FC	FR	VE
0:15	37	42	3,9	302	0,89	65	5	16	11,3
0:30	39	43	4,0	311	0,89	67	5	19	12,1
0:45	44	45	4,7	364	0,98	69	5	23	16,0
1:00	47	50	2,6	204	0,93	68	3	19	9,5
1:15	42	45	5,8	454	0,92	65	7	19	19,1
1:30	49	47	3,7	285	1,04	67	4	19	13,8
1:45	46	45	4,2	326	1,03	66	5	20	15,0
2:00	51	48	3,2	248	1,05	65	4	19	12,5
<<<<<<<<<<<<<<<<<<<<<<<<<<< Início do exercício >>>>>>>>>>>>>>>>>>>>>>>>>>>									
2:15	47	50	3,3	254	0,94	65	4	25	12,0
2:30	39	45	5,5	431	0,86	72	6	29	16,7
2:45	44	47	5,0	390	0,93	79	5	26	17,0
3:00	45	49	5,8	455	0,93	81	6	25	20,7
3:15	37	44	5,6	439	0,83	85	5	28	16,1
3:30	34	41	7,0	546	0,83	86	6	26	18,6
3:45	35	42	6,4	499	0,83	88	6	31	17,4
4:00	34	40	8,7	679	0,85	87	8	29	22,8
4:15	38	44	6,3	488	0,87	91	5	33	18,5
4:30	40	44	9,1	709	0,91	93	8	32	28,6
4:45	37	41	8,6	672	0,90	95	7	34	24,9
5:00	41	43	7,7	597	0,95	104	6	36	24,5
5:15	40	42	10,0	778	0,94	114	7	30	30,9
5:30	42	43	8,5	660	0,98	125	5	31	27,6
5:45	44	43	10,1	785	1,03	134	6	30	34,5
6:00	49	46	9,1	714	1,07	144	5	34	34,9
6:15	54	48	9,9	769	1,13	151	5	37	41,5
6:30	70	55	9,4	731	1,27	158	5	38	51,4
6:45	72	56	7,8	606	1,29	163	4	43	43,4
7:00	92	65	7,0	545	1,43	168	3	43	50,4
7:15	117	77	5,8	450	1,52	172	3	48	52,9
<<<<<<<<<<<<<<<<<<<<<<<<<<< Início da recuperação >>>>>>>>>>>>>>>>>>>>>>>>>>>									
7:45	63	52	8,3	650	1,21	169	4	27	40,9
8:00	49	44	11,5	898	1,11	161	6	29	43,6
8:15	59	48	11,5	895	1,22	157	6	35	52,4
8:30	58	48	10,6	829	1,20	154	5	31	48,0
8:45	55	48	11,4	886	1,15	149	6	33	48,6
9:00	58	49	10,4	813	1,17	145	6	34	46,8
9:15	56	49	10,1	788	1,16	141	6	34	44,5
9:30	57	49	10,3	800	1,17	137	6	31	45,7
9:45	57	50	9,1	713	1,14	133	5	36	40,6

VE/VO$_2$ e VE/VCO$_2$ = equivalentes ventilatórios de oxigênio e dióxido de carbono, respectivamente; VO$_2$/kg = consumo de oxigênio em ml/kg/min; QR = quociente respiratório (VCO$_2$/VO$_2$); VO$_2$/FC = pulso de oxigênio em ml/batimento; FR = frequência respiratória por minuto; e VE = ventilação minuto. Nota-se queda do VO$_2$ e do VO$_2$/FC a partir de 5:15 minutos, sugerindo redução abrupta do débito cardíaco.

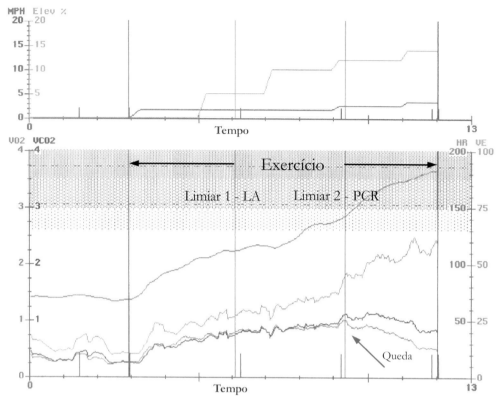

FIGURA 4 – Curvas de consumo de oxigênio (VO_2); produção de dióxido de carbono (VCO_2); ventilação minuto (VE); e frequência cardíaca (FR), durante o teste cardiopulmonar referente ao paciente da Tabela 2. Nota-se queda do VO_2 e do VCO_2 a partir do ponto de compensação respiratória (PCR) ou limiar 2, indicando declínio do débito cardíaco. Intensidades de exercício neste nível estão proscritas.

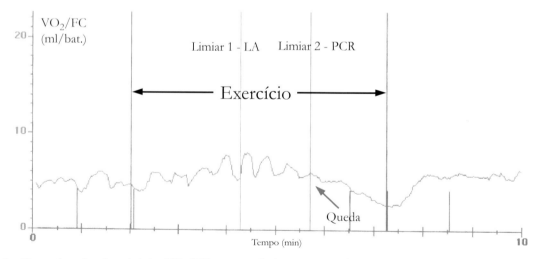

FIGURA 5 – Curva de pulso de oxigênio (VO_2/FC) que se relaciona com o volume sistólico. Apresenta-se reduzida durante todo o exercício com queda a partir do limiar 2 ou do ponto de compensação respiratória (PCR). A prescrição do exercício deve limitar-se ao limiar 1 ou limiar anaeróbico (LA), fora da área de queda do volume sistólico.

de urgência para reanimação cardiorrespiratória devem estar facilmente acessíveis.

As sessões de atividade física supervisionada devem ser realizadas no mínimo três vezes por semana, durante seis meses. Para os pacientes estáveis, pode-se recomendar atividade aeróbica não supervisionada nos demais dias, controlada pelo nível de cansaço e pela frequência de treinamento estabelecida. A duração do exercício deve ser gradualmente aumentada de acordo com a tolerância do paciente. Poderá ser aplicado, concomitantemente ao treinamento aeróbico, um treinamento de força e de resistência, prioritariamente nas semanas iniciais, os quais proporcionam aumento da flexibilidade, do tônus e da massa musculares, com resultados excelentes particularmente em pacientes com sarcopenia importante.[58]

A equipe médica que supervisiona a sessão de atividade física deverá atentar para sintomas e/ou sinais de descompensação cardíaca nestes pacientes durante o exercício, tais como tosse, dispneia, hipotensão arterial, tontura, cianose, angina e arritmias.

Um dos efeitos mais marcantes e visíveis da atividade física nestes pacientes consiste na melhora da qualidade de vida, atribuída a uma melhor biomecânica com economia da movimentação, e consequente redução da fadiga, da dispneia e da otimização do perfil psicológico, segundo vários estudos.[51,59] Estes benefícios estão relacionados, principalmente, a melhor condutância vascular com recuperação parcial da disfunção endotelial,[60] melhora do perfil neuro-humoral e diminuição de marcador inflamatório,[61] resultando em melhora significativa da capacidade oxidativa muscular.[50,62] A Figura 6 ilustra a redução do marcador inflamatório, proteína C reativa ultrassensível, com treinamento físico supervisionado por seis meses.

Quanto aos eventos clínicos futuros, o treinamento físico regular tem sido associado a menores índices de mortalidade e de reinternação em estudo randomizado de 99 pacientes

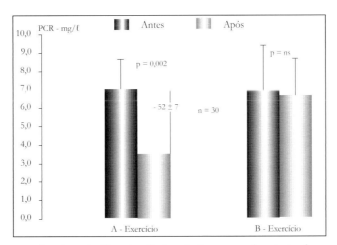

Figura 6 – Pacientes com cardiomiopatia dilatada não isquêmica avançada otimizados com tratamento farmacológico. A = grupo submetido a seis meses de treinamento físico supervisionado com redução média de 52% na concentração da proteína C reativa ultrassensível (PCR-US); B = grupo controle.[50]

seguidos por 14 meses.[63] Meta-análise recente com 801 pacientes de 9 estudos randomizados seguidos por 2 anos, também, demonstrou benefícios na morbimortalidade e concluiu que o número necessário para tratar (NNT) foi de 17 pacientes submetidos a treinamento físico para prevenir uma morte em 2 anos.[64] Contudo, resultados definitivos sobre os efeitos do exercício físico na sobrevida e na qualidade de vida de pacientes com IC estão sendo aguardados para 2008, com a conclusão do estudo multicêntrico e randomizado conduzido pelo Instituto Nacional de Saúde (NIH) dos Estados Unidos da América. Este estudo, denominado HF-ACTION (Heart Failure – A Controlled Trial Investigating Outcome of Exercise Training) envolverá cerca de cinco mil pacientes seguidos por cinco anos.

Programa de Atividade Física na Insuficiência Cardíaca Congestiva

Apesar do efeito benéfico da atividade física no sistema cardiovascular, sabe-se que, durante a prática de exercício físico intenso, o risco relativo de eventos cardiovasculares é maior que em atividades habituais.[65] No entanto, não houve relação exercício–morte em pacientes com insuficiência cardíaca durante mais de sessenta mil horas-pacientes de treinamento físico, comparado favoravelmente com exercícios em normais e cardiopatas.[66] O programa de treinamento aeróbico contínuo ou intermitente e exercícios resistidos produzem melhora na capacidade funcional. Entretanto, estudos com exercício aeróbico demonstraram maior aumento do consumo de oxigênio quando comparados com estudos que realizaram apenas exercícios resistidos na insuficiência cardíaca. O aumento da capacidade física na insuficiência cardíaca, também, foi bem maior quando houve a associação das atividades aeróbica e resistida.[67]

O exercício em piscina, assim como a sauna, são atividades geralmente contraindicadas para paciente com insuficiência cardíaca.[68] Entretanto, em alguns centros, incluindo o do HC–FMUSP, pacientes com IC têm realizado exercício em piscina aquecida, não apresentando efeitos colaterais quando em atividade física programada.[69] A sauna também tem sido bem tolerada, apresentando melhora hemodinâmica e da função endotelial e diminuição da atividade neuro-hormonal em portadores de insuficiência cardíaca.[70]

Programas de treinamento físico domiciliar com supervisão indireta, também, têm sido estimulados para pacientes com insuficiência cardíaca. Assim como o programa supervisionado formal, o domiciliar parece ser seguro e efetivo para diminuir sintomas e melhorar a qualidade de vida de pacientes com insuficiência cardíaca.[71]

Quanto à melhor intensidade de exercícios para pacientes com IC, ainda há controvérsias na literatura. Alguns, como Dubach et al.,[30] defendem altas intensidades com objetivo de modificar parâmetros hemodinâmicos centrais, contudo, a maioria dos programas utiliza níveis de baixa a moderada intensidade entre 60% e 70% do VO_2pico.[72] Recentemente, realizou-se estudo randomizado e prospectivo, que incluiu, além de medidas da capacidade funcional máxima (VO_2pico) e submáxima (LA), estudos de biópsia muscular periférica, neuro-hormônios, balanço autonômico, marcadores inflamatórios e qualidade de vida. Avaliaram-se todas essas informações em dois programas supervisionados de treinamento físico: um de alta intensidade (próximo ao ponto de compensação respiratória – PCR ou Limiar II), que correspondia à prescrição de treinamento a 88% do VO_2pico, ou seja, em área de franca acidose metabólica; e outro de baixa intensidade (próximo ao limiar anaeróbico – LA ou Limiar I), correspondendo a 67% do VO_2pico, antes do início da acidose metabólica, como ilustra a Figura 7.

Os programas tiveram duração de 24 semanas, com sessões de 45 minutos três vezes por semana. A biópsia do músculo *vastus lateralis* mostrou que, em ambas as modalidades de treinamento, houve aumento da capacidade oxidativa da musculatura esquelética, assim como aumentos equivalentes do VO_2pico.[50]

Entretanto, somente no grupo de baixa intensidade ocorreu melhora estatisticamente significativa do VO_2pico no limiar anaeróbico, do escore de qualidade de vida de Minnesota, da eficiência ventilatória avaliada pelos equivalentes ventilatórios de oxigênio (VE/VO_2) e de dióxido de carbono (VE/VCO_2) e do neuro-hormônio peptídeo natriurético do tipo B (BNP).[73] As Figuras 8 e 9 ilustram algumas das melhorias atribuídas aos exercícios de baixa intensidade.

Quanto à eficiência ventilatória, nossa hipótese é que exercícios intensos provocariam maior acidose metabólica que, por sua vez, promoveria hiperestímulo dos ergorreceptores da musculatura periférica que, por via aferente ao sistema nervoso central, estimulariam quimiorreceptores do comando ventilatório com resultante manutenção do padrão ventilatório ineficiente. Em relação ao BNP, considera-se que sua secreção está relacionada à distensão da parede ventricular, e o exercício de baixa intensidade poderia promover menor tensão parietal no ventrículo esquerdo e consequente diminuição da liberação do BNP para a corrente sanguínea. Com base nestes dados, nossas prescrições de treinamento levam em consideração a frequência cardíaca de treinamento limitada pelo LA, ou seja, exercícios de intensidades abaixo da área de acidose metabólica.

Com relação ao balanço autonômico, o exercício regular promove redução da hiperestimulação simpática e das catecolaminas circulantes, resultando em aumento da variabilidade da frequência cardíaca.[48,74] Adicionalmente, o uso de betabloqueadores no tratamento da IC não alterou os benefícios decorrentes do treinamento físico. Paciente com IC estável

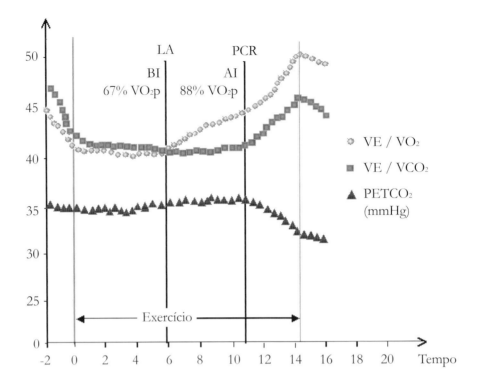

FIGURA 7 – Treinamento do grupo de baixa intensidade (BI) a 67% do VO_2pico (VO_2p), limitado pelo limiar anaeróbico (LA), e grupo de alta intensidade (AI) a 88% do VO_2pico, limitado pelo ponto de compensação respiratória (PCR), em pacientes com insuficiência cardíaca. Pontos e intervalos delimitados graficamente pelos equivalentes ventilatórios de oxigênio (VE/VO_2) e de dióxido de carbono (VE/VCO_2). $PETCO_2$ = pressão expiratória final de dióxido de carbono; tempo em minutos.[50]

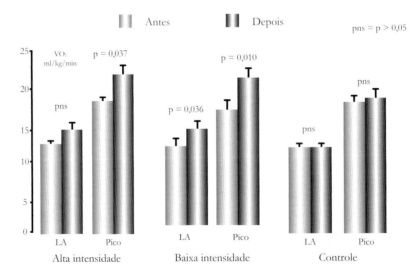

FIGURA 8 – Nota-se que, após seis meses de treinamento físico apenas com a baixa intensidade, houve aumento significativo do consumo de oxigênio (VO_2) em nível submáximo, ou seja, no limiar anaeróbico (LA). O VO_2pico mostrou aumentos equivalentes nas duas intensidades.

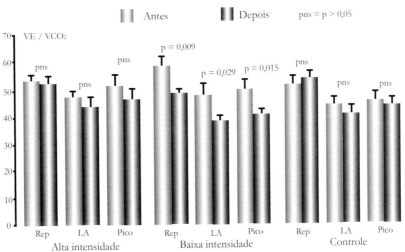

FIGURA 9 – Nota-se que, após seis meses de treinamento físico, apenas a baixa intensidade promoveu redução significativa da razão ventilação pela produção de dióxido de carbono (VE/VCO_2) em repouso, no limiar anaeróbico (LA) e no pico do exercício. Esta redução representa melhora da eficiência ventilatória.

em uso de betabloqueador seletivo e não seletivo, submetidos a programa de treinamento físico, também aumentaram a tolerância ao exercício submáximo e do de pico.[75]

Em pacientes com grande atrofia e fraqueza da musculatura respiratória, estudos recentes de Dall'Ago et al.,[76] sobre treinamento da musculatura inspiratória por 12 semanas, demonstraram aumento da pressão inspiratória máxima em 115%, além de 17% no VO_2pico, resultando em melhora da resposta ventilatória ao exercício. Portanto, a incorporação de exercícios respiratórios pode fazer parte do programa de reabilitação em casos selecionados.

Sabe-se, ainda, que, frequentemente, pacientes com IC apresentam queixas de disfunção sexual que comprometem a qualidade de vida. Estudo randomizado de Belardinelli et al. com 59 pacientes masculinos submetidos a programa de treinamento físico aeróbico supervisionado com intensidade de 60% do VO_2pico, por oito semanas, demonstrou melhora na disfunção sexual mensurada pelo escore de desempenho sexual (SAP *questionnaire*), além de aumento do VO_2pico em 18%. Os benefícios foram relacionados ao efeito sistêmico do exercício sobre a função endotelial com repercussão direta na qualidade da ereção peniana.[77]

Portanto, o treinamento físico regular tem benefícios comprovados com repercussões sistêmicas favoráveis e deve fazer parte integrante do tratamento dos pacientes com IC crônica estável e com medicação otimizada. Assim como o tratamento clínico exerce benefícios centrais evidentes, o exercício físico promove adaptações periféricas favoráveis, resultando em melhora da capacidade funcional e da qualidade de vida desses pacientes. A Figura 10 ilustra o fluxograma de avaliações e condutas para indicação de reabilitação na IC.

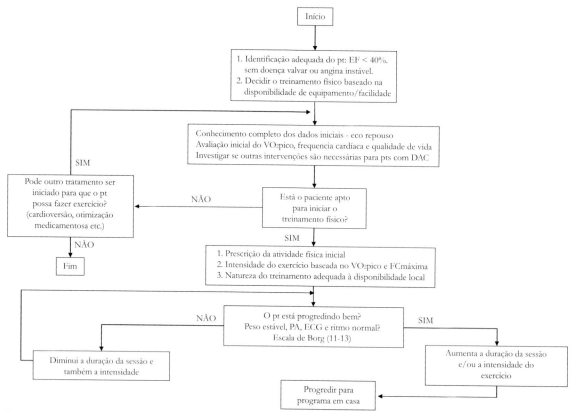

Figura 10 – Fluxograma do Programa de Treinamento Físico para Pacientes com Insuficiência Cardíaca.

Conclusão

Os mecanismos pelos quais o treinamento físico regular melhora a tolerância ao esforço e atenua e/ou reverte parcialmente anormalidades centrais e periféricas associadas à IC continuam a ser elucidados. Estão comprovados por mais de um estudo randomizado: a melhoria da qualidade de vida, da capacidade funcional, do fluxo sanguíneo para a musculatura periférica metabolicamente ativa e da função vasodilatadora endotélio dependente; e a redução indireta da atividade simpática, da norepinefrina plasmática em repouso e da demanda miocárdica de oxigênio (frequência cardíaca x pressão arterial sistólica) durante o exercício. São efeitos prováveis: aumento do débito cardíaco à custa de aumento da frequência cardíaca e do volume sistólico de pico;[78] aumento da fração de ejeção de repouso; aumento do tamanho e número de mitocôndrias, assim como percentual de miosina de cadeia pesada nas fibras do tipo I; aumento da força e da massa muscular com exercícios resistidos;[79] aumento da densidade capilar; redução de marcadores inflamatórios circulantes e da hiperatividade neuroendócrina. São mecanismos ainda não elucidados: aumento da fração de ejeção de pico; aumento da concentração de hemoglobina; aumento do limiar de fibrilação ventricular; e redução da mortalidade e readmissão hospitalar em longo prazo. Finalmente, enquanto se aguardam os resultados do grande estudo HF-ACTION-HF sobre mortalidade, outras pesquisas devem focar o papel mais adequado dos exercícios resistidos e do treinamento da musculatura respiratória em associação ao treinamento aeróbico e se agentes farmacológicos podem atenuar alguns dos benefícios fisiológicos do exercício.

Referências

1. Packer H. Pathophysiology of chronic heart failure. Lancet 1992;340:92-95.
2. Jessap M, Suzan Brozena. Heart Failure. Review Article. N Engl J Med 2003;348:2007-18.
3. Hokkl, Puisky JL, Kannel WB, Nary D. The epidemiology of heart failure: The Framinghan Study. Jam Coll Cardiol 1993;22(Suppl A):6A-13A.
4. Bocchi EA, Boas FV, Perrone S et. al. I Latin American guidelines for the assessment and management of decompensated heart failure Arq Bras Cardiol 2005;85(Suppl III):49-95.
5. Egton PA, Anthonises NR. Carbon dioxide efffects on the ventilatory response to sustained hypoxia. J Appl Physiol 1988;64:1451-56.
6. Wilson JR, Hanamanthu S, Chomsky DB, Davis SF. Relationship between exertional symptoms and functional capacity in patients with heart failure. J Am Coll Cardiol 1999;33:1943-7.
7. Maraztz PR, Tobin JN, Wassertheil-Smoller S. The relationship between left ventricular systolic function and congestive heart failure diagnosed by clinical criteria. Circulation 1998;77:607-12.
8. Franciosa JA, Park M, Levine TB. Lack of correlation between exercise capacity and indices of resting left ventricular performance in heart failure. Am J Cardiol 1981;47:33-9.
9. Marzo KP, Hermann HC, Mancini DM. Effect of ballon mitral valvuloplasty on exercise capacity, ventilation and skeletal muscle oxygenation. J Am Coll Cardiol 1993;21:856-65.
10. Harrington D, Anker SD, Chua TP, Webb-Peploe KM, Ponikowski PP, Poole-Wilson PA, Coats AJS. Skeletal muscle function and its relation to exercise tolerance in chonic heart failure. J Am Coll Cardiol 1997;30:1758-64.
11. Toth MJ, Gottlieb SS, Fisher ML, Poehlman ET. Skeletal muscle atrophy and peak oxygen consumption in heart failure. Am J Cardiol 1997;79:1267-9.
12. Ferrari R, Bacchetti T, Agnoletti L et al. Endothelial function and dysfunction in heart failure. Eur Heart J 1998;19:G41-7.
13. Clark AL, Poole Wilson PA, Coats AJS. Exercise limitation in chronic heart failure: the central role of the periphery. J Am Coll Cardiol 1997;28:1092-102.
14. Clausell N. Fisiopatologia da insuficiência cardíaca. In Barretto ACP, Bocchi EA. Insuficiência Cardíaca. São Paulo: Ed Segmento; 2003:23-7.
15. Braunwald E, Bristow MR. Congestive heart failure: fifty years of progress. Circulation 2000; IV-14-23.

16. Clavell AL, Burnett JC. Cardiovascular reflex and humoral control of the circulation. In: Murphy JG, 2 ed. Mayo Clinic Cardiology Review. Philadelphia: Lippincott Willians & Wlkins; 2000:21-6.

17. Francis GS, Tang W. Pathophysiology of congestive heart failure. Reviews in Cardiovascular Medicine 2003;4(Suppl 2):S14-20.

18. Krankel N, Adams V, Gielen S, Linke A, Erbs S, Schuler G, Hambrecht R. Differential gene expression in skeletal muscle after induction of heart failure: impact of cytokines on protein phosphatase 2A expression. Molecular Genetics and Metabolism 2003;80:262-71.

19. Tracey KJ, Morgello S, Koplin B, Fahey TJ, Fox J, Aledo A, Manogue KR, Cerami A. Metabolic effects of cachectin/tumor necrosis factor are modified by site of production: cachectin/tumor necrosis factor-secreting tumor in skeletal muscle induces chonic cachexia, while implantation in brain induces predominantly acute anorexia. J Clin Invest 1990;86:2014-20.

20. Krankel N, Adams V, Gielen S, Linke A, Erbs S, Schuler G, Hambrecht R. Differential gene expression in skeletal muscle after induction of heart failure: impact of cytokines on protein phosphatase 2A expression. Molecular Genetics and Metabolism 2003;80:262-71.

21. Drexler H, Riede U, Münzel T, König H, Funke E, Just H. Alterations of skeletal muscle in chronic heart failure. Circulation 1992;85:1751-9.

22. Ventura-Clapier R, De Sousa E, Veksler V. Metabolic myopathy in heart failure. News Physiol Sci 2002;17:191-6.

23. Mancini DM, Henson D, La Manca J, Levine S. Evidence of reduced respiratory muscle endurance in patients with heart failure. J Am Coll Cardiol 1994;24:972-81.

24. Lee AP, Ice R, Blessey R, Sanmarco ME. Long term effects of physical training on coronary patients with impaired ventricular function. Circulation 1979;60:1519-26.

25. Conn EH, Williams RS, Wallace AG. Exercise responses before and after physical conditioning in patients with severely depressed left ventricular function. The American Journal of Cardiology 1982;49:296-300.

26. Coats AJ, Adamopoulos S, Meyer TE, Conway J, Sleight P. Effects of physical training in chronic heart failure. Lancet 1990;335(8681):63-6.

27. Rees K, Taylor RS, Singh S, Coats AJS, Ebrahim S. Exercise based rehabilitation for heart failure (Cochrane Review). In The Cochrane Library. Issue 2, 2005. Oxford: Update Software.

28. Hambrecht R, Gielen S, Linke A, Fiehn E, Yu J, Walther C et al. Effects of exercise training on left ventricular function and peripheral resistance in patients with chronic heart failure: A radomized trial. JAMA 2000;283:3095-101.

29. Demopoulos L, Bijou R, Fergus I et al. Exercise training in patients with severe congestive heart failure: Enhancing peak aerobic capacity while minimizing the increase in ventricular wall stress. J Am Coll Cardiol 1997;29:597-603.

30. Dubach P, Myers J, Dziekan G, Goebbels U, Reinhart W, Muller P et al. Effect of high intensity exercise training on central hemodynamic responses to exercise in man with reduced left

ventricular function. J Am Coll Cardiol 1997;29: 1591-8.
31. Dubach P, Myers J, Dziekan G et al. Effect of exercise training on myocardial remodelling in patients with reduced left ventricular function after myocardial infarction: Application of magnetic resonance imaging. Circulation 1997; 95:2060-7.
32. Kiilavouory K, Sovijarvi A, Naveri H et al. Effect of physical training on exercise capacity and gas exchange in patients with chonic heart failure. Chest 1999;110:985-1.
33. Giannuzzi P, Giannuzzi P, Temporelli PL, Corrà U, Tavazzi L. Antiremodelling effect of long- term exercise training in patients with stable chronic heart failure. Circulation 2003;108:554-9.
34. Coats AJS, Adamopoulos S, Radaelli A, McCance A, Meyer TE, Bernardi L et al. Controlled trial of physical training in chonic heart failure: exercise performance, hemodynamics, ventilation, and autonomic function. Circulation 1992;85:2119-31.
35. Kiilavouri K, Toivonen L, Naveri H, Leinonen H. Reversal of autonomic derangements by physical training in chonic heart failure assessed by heart variability. Eur Heart J 1995;16:490-5.
36. Horning B, Maier V, Drexler H. Physical training improves endothelial function in patients with chonic heart failure. Circulation 1996;93:210-4.
37. Hambrecht R, Fiehn E, Weigl C, Gielen S, Hamann C, Kaiser R et al. Regular physical exercise corrects endothelial dysfunction and improves exercise capacity in patients with chronic heart failure. Circulation 1998,98:2790-15.
38. Adamopoulos S, Coats AJ, Brunotte F et al. Physical training improves skeletal muscle metabolism in patients with chronic heart failure. J Am Coll Cardiol 1993;21:1101-6.
39. Hambrecht R, Miebauer J, Fiehn E et al. Physical training in patients with stable chronic heart failure: effects on cardio-respiratory fitness and ultrastructural abnormalities of leg muscles. J Am Coll Cardiol 1995;25:1239-49.
40. Hambrecht R, Fiehn E, Yu J, Niebauer J, Weigl C, Hilbrich L, Adams V, Riede U, Schuler G. Effects of endurance training on mitochondrial ultrastructure and fiber type distribution in skeletal muscle of patients whith stable chronic heart failure. J Am Coll Cardiol 1997;29:1067-73.
41. Working group on cardiac rehabilitation & exercise physiology and working group on heart failure of the European Society of Cardiology. Recommendations for exercise training in chronic heart failure patients. European Heart Journal 2001;22:125-35.
42. Schulze PC, Gielen S, Schuler G, Hambrecht R. Chronic heart failure and skeletal muscle catabolism: effects of exercise training. International Journal of Cardiology 2002;85:141-9.
43. Belardinelli R, Georgiou D, Cianci G, Purcaro A. Randomized controlled trial of long-term moderate exercise training in chronic heart failure: effects on functional capacity, quality of life, and clinical outcome. Circulation 1999;99 (9):1173-82.
44. Guidelines For Cardiac Rehabilitation Programs. 2 ed. American Association of Cardiovascular and Pulmonary Rehabilitation. Champaingn: Human Kinetics; 1995.
45. Linke A, Schoene N, Gielen S, Hofer J, Erbs S, Schuler G, Hambrecht R. Endothelial dysfunction

in patients with chronic heart failure: systemic effects of lower-limb training. J Am Coll Cardiol 2001;37:392-97.

46. Harrington D, Anker SD, Coats AJS. Preservation of exercise capacity and lack of peripheral changes in asymptomatic patients with severely impaired left ventricular funtion. Eur Heart J 2001;22:392-399.

47. Recommendations for exercise testing in chronic heart failure patients. Working Group Report. Eur Heart J 2001;22:37-45.

48. Roveda F, Middlekauff HR, Rondon MUPB, Reis SF, Souza M, Nastari L. The effects of exercise training on sympathectic neural activation in advanced heart failure. A randomized controlled trial. J Am Coll Cardiol 2003;42:854-60.

49. Vivacqua Costa RC, Nóbrega ACL, Serra SM, Rego S, Wajngarten M. Influência da massa muscular esquelética sobre as variáveis ventilatórias e hemodinâmicas ao exercício em portadores de insuficiência cardíaca crônica. Arq Bras Cardiol 2003;81(6):576-80.

50. Ferraz AS, Guimarães GV, Schmidt B, Oliveira A, Meneghelo RS, Sousa JE, Ramires JA. Which exercise training intensity is better for dilated cardiomyopathy patients concerning functional and muscle oxidative capacity: low or high? A prospective randomized study. Eur Heart J 2003;24(Suppl):183.

51. Clark AL, Poole-Wilson PA, Coats AJS. Exercise limitation in chronic Hart failure: central role of the periphery. J Am Coll Cardiol 1996;28:1092-102.

52. Stratton JR, Dunn JF, Adamopoulus S, Kemp GJ, Coats AJS, Rajagopalan B. Training partially reverses skeletal muscle metabolic abnormalities during exercise in heart failure. J Appl Physiol 1994;76(4):1575-82.

53. Levinger I, Bronks R, Cody DV, Linton I, Davie A. Resitance training for chronic heart failure patients on beta blocker medications. International Journal of Cardiology 2005;102:493-99.

54. Levigner I, Bronks R, Cody DV, Linton I, Davie A. The effect of resistance training on left ventricular function and structure of patients with chronic heart failure. International Journal of Cardiology 2005;105:159-63.

55. Lainchbury JG, Richards AM. Exercise Testing in the assessment of chronic congestive heart failure. Heart 2002;88:538-43.

56. Larsen AI, Lindal S, Akrust P, Toft I, Aarsland T, Dickstein K. Effect of exercise training on skeletal muscle fiber characteristics in men with chronic heart failure. Correlation between skeletal muscle alterations, cytokines and exercise capacity. International Journal of Cardiology 2002;83:25-32.

57. Yazbek Jr P, Sabbag LMS, Bocchi EA, Guimarães GV, Cardoso CV, Ferraz AS, Battistella LR. Insuficiência Cardíaca: Importância da atividade física. Rev Soc Cardiol Estado de São Paulo 2005;2:143-51

58. Conraads VM, Beckers P, Vaes J, Martin M, Van Hoof V, et al. Combined endurance/resistance training reduces NT-proBNP levels in patients with chronic heart failure. Eur Heart J 2004;25:1797-805.

59. Juenger J, Schellberg D, Kraemer S, Haunstetter A, Zugck C, Herzog W, Haass M. Health related quality of life in patients with congestive heart failure: comparison with other chronic diseases

and relation to functional variables. Heart 2002;87:235-41.
60. Hambrecht R, Fiehn E, Weigl C, Gielen S, Hamann C, Kaiser R et al. Regular physical exercise corrects endothelial dysfunction and improves exercise capacity in patients with chronic heart failure. Circulation 1998;19:466-75.
61. Ferraz AS, Bocchi EA, Meneghelo RS, Umeda II, Salvarani N, Guimarães GV, Piegas LS. High sensitive C-reactive protein is reduced by exercise training in chronic heart failure patients. A prospective randomized controlled study Circulation 2004;17(Suppl):793-4.
62. Hambrecht R, Niebauer J, Fiehn J, Kalberer B, Ofnner B, Hauer K et al. Physical training in patients with stable chronic heart failure : effects on cardio-respiratory fitness and ultrastructural abnormalities of leg muscles. J Am Coll Cardiol 1995;25:1239-49.
63. Belardinelli R, Georgiou D, Cianci G, Purcaro A. Randomize controlled trial of long-term moderate exercise training in chronic heart failure: effects on functional capacity, quality of life, and clinical outcome. Circulation 1999;99:1173-82.
64 ExTraMATCH Collaborative. Exercise training meta-analysis of trials in patients with chronic heart failure. ExTraMATCH. BMJ 2004;328.189 96.
65. Piepoli MF, Capucci A. Exercise training in heart failure: effect on morbidity and mortality. Int J Cardiol 2000;73(1):3-6.
66. Mittleman MA, Maclure M, Tofler GH et al. Triggering of acute myocardial infarction by heavy physical exertion. Protection against triggering by regular exertion. Determinants of Myocardial Infarction Onset Study Investigators. N Engl J Med 1993;329:1677-83.
67. Smart N, Marwick T. Exercise training for patients with heart failure: a systematic review of factors that improve mortality and morbidity. Am J Med 2004;166:693-706.
68. Hannuksela ML, Ellahham S. Benefits and risks of sauna bathing. Am J Med 2001;110:118-26.
69. Meyer K, Bucking J. Exercise in heart failure: should acqua therapy and swimming be allowed? Med Sci Sports Exerc 2004;36:2017-23.
70. Kihara T, Biro S, Imamura M et al. Repeated sauna treatment improves vascular endothelial and cardiac function in patients with chronic heart failure. Am Coll Cardiol 2002;39:754-9.
71. Tindel TC, Doering LV, Woo MA, Khan S, Dracup K. Am Heart J. Effects of a home walking exercise program on functional status and symptoms in heart failure. 2004;147:339-46.
72. Keteyian SJ. Exercise Rehabilitation in chronic heart failure. Corn Artery Dis 2006;17:233-7
73. Ferraz AS, Bocchi EA, Guimarães GV, Meneghelo RS, Umeda II, Sousa JE. Low intensity is better than high intensity exercise training in chronic heart failure patients concerning pulmonary ventilation, brain natriuretic peptide, and quality of life evaluation: A prospective randomized, study. J Am Coll Cardiol 2003;41:182A.
74. Ferraz AS, Bocchi EA, Guimarães GV, Meneghelo RS, Moreira DAR, Umeda II, Sousa JE. Effects of Aerobic Exercise Training on Autonomic Balance, Brain Natriuretic Peptide, and Quality of Life Evaluation in Dilated Cardiomyopathy Patients. A Prospective Randomized Controlled Study. Circulation 2003;108(Suppl IV):739.
75. Forissier JF, Vernochet P et al. Influence of carvedilol on the benefits of physical training in

patients with moderate chronic heart failure. Eur J Heart Fail 2001;3:335-42.

76. Dall'Ago P, Chiappa GRS, Guths H, Stein R, Ribeiro JP. Inspiratory muscle training in patients with heart failure and inspiratory muscle training. J Am Coll Cardiol 2006;46:747-63.

77. Bellardinelli R, Lacalaprice F, Faccenda E, Purcaro A, Perna GianPierro. Effects of short-term moderate exercise training on sexual function in male patients with chronic stable heart failure. Int J Cardiol 2005;101:83-90.

78. Hambrecht R, Gielen S, Linke A. et al. Effects of exercise training on left ventricular function and peripheral resistance in patients with chronic heart failure:a randomized trial. JAMA 2000;283:3095-101.

79. Keteyian SJ, Brawner CA, Schairer JR et al. Effects of exercise training on chronotropic incompetence in patients with heart failure. Am Heart J 1999;138:233-40.

80. Oka RK, De Marco T, Haskell WL et al. Impact of a home-based wlaking and resistance training program on quality of life in patients with heart failure. Am J Cardiol 2000;85(3):365-9.

16

Condicionamento em Pacientes Pós-Revascularização do Miocárdio e Transplante Cardíaco

Romeu Sergio Meneghelo
Almir Sergio Ferraz
Andrea Karina Meszaros Bueno Silva

A revascularização miocárdica, nas suas duas modalidades hoje realizadas, cirurgia com abertura do tórax e procedimentos percutâneos, determina em todos os pacientes a necessidade de uma efetiva ação de prevenção secundária da doença arterial coronária. O conceito de reabilitação cardíaca, no momento atual, é o mesmo da prevenção secundária, ou seja, o conjunto de todas as ações necessárias para se evitar a ocorrência de novos eventos. Assim, a prevenção secundária e a reabilitação implicam a utilização de recursos abrangentes envolvendo mudanças comportamentais, com total controle dos fatores de risco modificáveis, além de tratamentos clínicos, invasivos e cirúrgicos não só na tentativa de se evitar a recorrência da doença, mas também objetivando a sua regressão e o prolongamento da vida, com qualidade.[1,2] A despeito desse contexto, o exercício físico continua sendo ferramenta importante e muito utilizada para se atingirem os objetivos dessa prevenção, em programas supervisonados e não supervisionados. Assim, pelas características dessa obra, no presente capítulo, a ênfase será relacionada às considerações da aplicação dos exercícios físicos, visando-se atingir às metas da prevenção secundária em pacientes revascularizados. O mesmo far-se-á com relação aos pacientes pós-transplante cardíaco, que, independentemente da etiologia da doença de base que levou ao procedimento, têm elevada incidência também de doença arterial coronária no pós-operatório, muitas vezes desenvolvida rapidamente, merecendo cuidados semelhantes aos da prevenção secundária dos coronariopatas.

Cirurgia de Revascularização Miocárdica

A cirurgia de revascularização miocárdica, iniciada por Favaloro em 1967, com a colocação de pontes de veias safena, continua sendo largamente praticada, a despeito do aumento expressivo do número de procedimentos percutâneos.[3] O que se assiste, no nosso meio, é um número crescente de pacientes mais idosos e com doença mais complexa encaminhados para o tratamento cirúrgico, uma vez que os pacientes de abordagem mais simples são preferentemente tratados com angioplastia, com colocação ou não de *stents*. Os pacientes elegíveis para a cirurgia são submetidos às anastomoses das artérias torácicas internas com as porções das artérias coronárias, abaixo de uma obstrução significativa e também com a colocação de veia safena, formando uma ponte entre a aorta e a porção da artéria coronária abaixo da obstrução. Outras alternativas ainda podem existir, como a anastomose de artérias abdominais às coronárias e a substituição da veia safena por outras veias, ou por segmento de outras artérias, como as radiais. A preferência por anastomoses arteriais decorre do fato de que elas têm um funcionamento por mais tempo do que as pontes de safena, que têm índice mais elevado de obstrução. Uma combinação de todas essas possibilidades cirúrgicas é frequentemente encontrada em muitos pacientes. Alguns outros conhecimentos relacionados ao ato cirúrgico são relevantes para os adequados procedimentos de reabilitação, que começam já com fisioterapia no pré-operatório. Assim, pelo menos para o pós-operatório imediato, deve-se saber se o procedimento cirúrgico foi realizado com circulação extracorpórea ou não. Os enfermos submetidos a uma máquina de coração-pulmão artificial, durante a cirurgia, têm maior incidência de atelectasias e complicações pulmonares. A execução de uma incisão no esterno para a cirurgia poderá determinar a proscrição de determinados exercícios resistidos com os membros superiores, durante os primeiros meses ou definitivamente. A intensidade do esforço futuro estará, também, na dependência de o paciente ter sido ou não revascularizado completamente. A revascularização parcial implica, necessariamente, uma rigorosa estratificação de risco para uma prescrição de exercícios segura. No contexto da revascularização cirúrgica, as fases clássicas do processo de reabilitação são mais evidentes do que em outras situações agudas encontradas na doença arterial coronária. No tratamento cirúrgico clássico, com circulação extracorpórea, reconhecem-se a Fase I, que vai do término da cirurgia até a alta hospitalar; a Fase II, da alta hospitalar até geralmente o segundo mês, quando a maioria dos pacientes não terá mais sintomas de dor ou desconforto torácico em sua mobilização; a Fase III, de condicionamento propriamente dito, que dura de 6 a 12 meses; e a Fase IV, que deve durar o resto da vida. Uma boa recuperação das fases iniciais permitirá maior facilidade de trabalho para as fases seguintes.

Fase I

Na Fase I, estimula-se a progressão das atividades físicas para se evitar o efeito descondicionante do repouso, inevitável nesse momento; fornece-se suporte psicológico, importantíssimo para a pronta recuperação; educa-se o paciente e a família, pois ambos estão muito receptivos; e orienta-se para a alta hospitalar. Os principais sistemas comprometidos no período pós-operatório são os sistemas cardiovascular, digestivo, nervoso central, renal e respiratório, sendo este o principal responsável pela importância da atuação de uma ação fisioterapêutica efetiva. Como já foi destacado, algumas particularidades da cirurgia realizada, como anestesia geral, circulação extracorpórea e incisão cirúrgica, são fatores que trazem repercussões nesse momento e devem fazer parte do conhecimento de toda a equipe multidisciplinar.

Unidade de Terapia Intensiva

A atuação do fisioterapeuta na unidade de pós-operatório de cirurgia cardíaca inicia-se na admissão do paciente junto à equipe multidisciplinar, tendo como principal objetivo realizar a interrupção da ventilação mecânica. Sinais vitais e de desconforto respiratório são constantemente monitorados.[1] Rotineiramente, os pacientes que não cursam com complicações devem realizar sessões de terapia reexpansiva, já que o posicionamento em decúbito dorsal, dor incisional e presença de drenos (mediastinal e, em alguns casos, pleural direito e esquerdo) restringem a completa expansão do tórax.[2] As técnicas reexpansivas utilizadas compreendem os exercícios respiratórios, como suspiros inspiratórios, inspiração diafragmática, inspiração máxima sustentada, além de outros. Os exercícios de respiração com pressão positiva intermitente (RPPI) representam um recurso para prevenção de colapso alveolar nos pacientes que não têm a perfeita compreensão das técnicas ou em casos de expansibilidade reduzida. Outra técnica empregada é o uso de inspirômetro de incentivo a fluxo ou a volume, recurso que, quando bem indicado e utilizado de modo efetivo, é considerado eficaz para a prevenção de atelectasias e melhora da expansibilidade torácica.[3] A higienização brônquica estará sempre indicada quando houver indicativos de presença de secreção pulmonar, como roncos na ausculta pulmonar e/ou tosse produtiva. Análise gasométrica e radiológica constantes fazem parte da rotina de atendimento fisioterapêutico para que alterações patológicas sejam imediatamente tratadas. Sempre que houver alterações radiológicas (congestão pulmonar, atelectasias e derrames pleurais importantes) e/ou gasométricas (hipercapnia e hipoxemia representada por $PaO_2/FiO_2 < 200$), ou, ainda, qualquer sinal e/ou sintoma de piora do padrão respiratório, preconiza-se a utilização da ventilação não invasiva (VNI) como forma de tratamento. A VNI, seja na forma de pressão positiva contínua em via aérea (CPAP) ou em dois níveis de pressão (BiPAP ou PSV) pode ser utilizada de modo profilático ou ainda terapêutico na insuficiência respiratória, já que as complicações respiratórias são frequentes no PO de cirurgia cardíaca.[4,5] Geralmente, a alta da unidade de terapia intensiva ocorre no segundo PO para os pacientes sem complicações.

Principais Complicações Pulmonares no Pós-Operatório de Cirurgia Cardíaca

Atelectasia, pneumonia, derrame pleural, edema pulmonar, embolia pulmonar, lesão do nervo frênico, pneumotórax, insuficiência respiratória aguda e ventilação mecânica prolongada estão entre as complicações mais frequentes em cirurgia cardíaca.[6] O maior determinante para a evolução pulmonar desfavorável após cirurgia cardíaca é uma pior função do coração. Um estado de baixo débito cardíaco associado a aumento da pressão capilar pulmonar leva à congestão pulmonar e, dependendo da sua severidade, insuficiência cardíaca congestiva ou edema agudo de pulmão podem ocorrer. Além disso, esses fatores somados a tosse fraca, imobilidade e respiração superficial podem aumentar a incidência de atelectasia e infecções respiratórias.[6] Apesar de amplamente utilizado, o papel da fisioterapia respiratória, na prevenção de complicações pulmonares pós-operatórias, permanece controverso. Pasquina et al.[7] realizaram revisão sistemática, na qual foram identificados 18 estudos randomizados de adultos e crianças no pós-operatório de cirurgia cardíaca. Houve variabilidade entre os estudos com relação aos tipos de intervenção realizados e aos critérios de definição de complicações pulmonares, e considerou-se o tempo de seguimento dos estudos insuficiente para a identificação de todas as complicações. Suas conclusões indicam que, apesar da ampla utilização da fisioterapia respiratória para profilaxia de complicações pulmonares, ainda não há evidências de seu benefício.[1] Entretanto, para aqueles pacientes que apresentam retenção de secreções, fraqueza, dispneia ou quadro neurológico associado, a fisioterapia respiratória deverá ser útil na mobilização de secreção, evitando piora do quadro pulmonar.[6] A ventilação não invasiva (VNI) por meio de um ou dois níveis de pressão, também, tem sido utilizada na tentativa de melhorar a função pulmonar pós-operatória. Tem-se demonstrado que é uma alternativa terapêutica útil em melhorar a troca gasosa e os volumes pulmonares, porém, sem evidenciar redução no tempo de internação na UTI e hospitalar.[7,8,9]

Ventilação Mecânica Prolongada

Pacientes que evoluem com complicações no pós-operatório podem necessitar de tempo de ventilação prolongado, considerado acima de 24 horas de ventilação mecânica.

Técnicas de higienização brônquica como a drenagem postural, a vibrocompressão, o *bag squezzing* e outras, também estão indicadas. A medida da pressão inspiratória máxima (PImáx) com o manovacuômetro é realizada durante a intubação prolongada. Valores considerados dentro da normalidade são: PImáx > -70 cmH_2O e PEmáx > 80 cmH_2O.[10] O treinamento da musculatura respiratória pode ser realizado durante a permanência da intubação orotraqueal, sempre que o quadro clínico permitir. Utiliza-se a redução da sensibilidade do aparelho e/ou da pressão de suporte e a avaliação será pela escala de Borg modificada para dispneia (Tabela 1), com valores em torno de 3, e/ou pelo volume corrente, no mínimo 5 ml/kg de peso. O treinamento é iniciado com 15 minutos, duas vezes ao dia, progredindo-se até 1 hora, 3 vezes ao dia. Segue-se assim até que as condições clínicas e respiratórias sejam favoráveis para extubação.

Fisioterapia Motora

Sempre acompanhando a terapia respiratória, exercícios motores devem ser realizados em todos os pacientes, devido aos efeitos deletérios da imobilização, principalmente em indivíduos acamados. Para tanto, alongamentos, exercícios nas extremidades de membros superiores e inferiores para ativar o retorno venoso, exercícios motores ativos, ativo-assistidos ou mesmo passivos são enfatizados durante todo o pós-operatório.[11] Em pacientes acordados e cooperativos, sempre é estimulada a movimentação ativa, mesmo que ainda em ventilação mecânica. Casos de pacientes sedados ou hemiplégicos utilizam-se exercícios assistidos ou passivos. Única exceção se faz à movimentação em diagonal dos membros superiores que está contraindicada até o segundo PO, devido ao alongamento do músculo peitoral maior e à tração da esternotomia.[1] Exercícios de fortalecimento muscular com uso de faixas elásticas do tipo *thera band*® são realizados em pacientes de longa permanência na terapia intensiva e em pacientes miocardiopatas, portadores de caquexia cardíaca, já que estes desenvolvem perda de massa muscular com maior facilidade. Para isso, muitas vezes é necessário o uso concomitante da ventilação não invasiva, já que haverá sobrecarga do sistema cardiovascular e certo grau de taquipneia. A longa permanência na UTI também traz a necessidade de sentar em poltrona, ortostatismo e deambulação, porque são práticas de grande valia no progresso da terapia e possuem grande efeito psicológico no paciente.[1,5] Além disso, o fisioterapeuta poderá auxiliar em outras situações de complicações, como nas arritmias, na insuficiência cardíaca, na insuficiência renal, na hipertensão arterial e nos acidentes vasculares cerebrais pós-operatórios, alertando a equipe multidisplinar dos ocorridos e empregando técnicas adequadas para minimizar sintomas dessas complicações, como o uso de ventilação não invasiva, pressão positiva contínua em via aérea (CPAP) ou em dois níveis de pressão (BiPAP).

Enfermaria

Estando o paciente na enfermaria, tem-se uma enorme oportunidade para o desenvolvimento de ações voltadas à sua educação. Os principais objetivos nesse momento são:

- Fornecer informações sobre a doença cardíaca e fatores de risco.
- Orientar sobre cuidados apropriados a serem tomados na presença de sinais e sintomas.
- Discutir estratégias de modificação de fatores de risco, incluindo cessação do tabagismo e aconselhamento nutricional.
- Informar sobre procedimentos e exames aos quais o paciente poderá ser submetido.
- Orientar na alta, incluindo cuidados com atividade sexual, retorno ao trabalho e exercícios a serem realizadas em casa.
- Enfatizar os benefícios físicos dos programas de reabilitação cardiovascular Fase II e III.

No Instituto Dante Pazzanese de Cardiologia, adotamos nessa fase um programa de exercícios de cinco etapas, com exercícios globais de progressão diária, utilizando grandes grupos musculares e alongamentos. A etapa 5 é feita na forma de circuito, em que se utiliza a área da enfermaria com percursos, metragem e séries de exercícios (estações). Esse protocolo é muito importante para minimizar postura antálgica e atrofia muscular e treinar atividades da vida diária, incluindo o treino de descer e subir escadas, ajudando na recuperação, já que proporciona maior agilidade e segurança ao retorno para casa. Antes e após a sessão, é necessário aferir pressão arterial, frequência cardíaca e oximetria. Aos sinais de sudorese, taquipneia, pulso paradoxal e palidez cutânea, a terapia deve ser interrompida. Nesta situação, o paciente deve retornar ao leito e receber oxigênio, mesmo que profilático.[1] Na fase intra-hospitalar, o aumento da frequência cardíaca aceito com os exercícios é de até 30 bpm em relação ao repouso, segundo a ACSM.[12] Apesar de ser uma conduta aleatória, na prática, observa-se que esses limites permitidos não são atingidos pelo fato de serem os exercícios leves cujo gasto energético máximo é de 4 METs. Em pacientes que tiveram longa permanência na UTI ou pacientes debilitados, a reabilitação pode ser realizada, porém, geralmente, as etapas são repetidas até que, com avaliação diária, o fisioterapeuta perceba condições clínicas para progressão do programa. Ainda nesses casos, a fisioterapia respiratória também é associada, utilizando recursos de reexpansão pulmonar, com exercícios respiratórios associados, e, quando possível, a deambulação e os decúbitos favoráveis. Exercícios com pressão positiva (RPPI) ou ainda VNI também são de auxílio terapêutico em pacientes que cursam com congestão pulmonar e arritmias.[1]

Revascularização Percutânea

A angioplastia coronária, iniciada no final da década de 1970 por Gruntzi[13] e inicialmente indicada para pacientes com lesões estáveis e uniarteriais, evoluiu rapidamente nos anos que se seguiram, ampliando as suas indicações para casos mais complexos e multiarteriais, além de se estabelecer como tratamento ideal para as síndromes coronárias agudas, especialmente com supradesnivelamento do segmento ST, atendidos nas primeiras horas. A descoberta dos *stents* coronários reduziu a complicação mais frequente do procedimento, que é a reestenose nos primeiros seis meses. A introdução dos *stents* recobertos fez cair mais ainda a reestenose coronária, de tal sorte que, hoje, a revascularização percutânea é a primeira escolha para desobstrução coronária aguda e revascularização na insuficiência coronária crônica. Por não necessitar de circulação extracorpórea e a introdução dos cateteres ser feita por punção, acarreta mínimas complicações, na maioria das vezes, tornando a recuperação do paciente bastante facilitada. Assim, as diversas fases reconhecidas na cirurgia de revascularização são de delimitação menos precisa, devido ao encurtamento muito frequente da Fase I. Dessa forma, os cuidados descritos para os pacientes com revascularização cirúrgica só são aplicados caso ocorram complicações que determinem maior tempo de internação. Também com a curta permanência do paciente, os programas educativos nessa fase são menos possíveis, mas reconhece-se que o momento em que o "trauma" de uma internação ocorre é o melhor para a educação. Na grande totalidade dos casos, os pacientes podem passar nos primeiros dias para a Fase

II, que também pode ser de curta duração, e posteriormente para as demais fases. Uma das questões ainda vigentes, especialmente no grupo de pacientes com *stents*, é a segurança dos testes ergométricos e de programa de exercícios físicos precoces, pela possibilidade de o exercício produzir aumento da incidência de tromboembolismo, segundo relatos de casos isolados.[14,15] Entretanto, estudos envolvendo grande número de pacientes mostram a segurança do teste ergométrico e de um programa de exercício, logo após a implantação de *stents* coronários. Goto et al.,[16] através de questionário, reuniram dados de 46 Instituições do Japão, entre 1996 e 1998, que implantaram *stents* em 4.360 pacientes na vigência de infarto agudo do miocárdio. No grupo, ocorreram 132 tromboses subagudas com até um mês de evolução e apenas um dos episódios foi relacionado à realização de teste ergométrico em paciente que não usava ticlopidina. Segundo autores, a incidência de trombose aguda relacionada ao teste de esforço é de 0,02%. Roffi et al.[17] realizaram randomicamente teste ergométrico ou não, em mil pacientes no primeiro dia após implante de *stent*, na Suíça. A observação após 14 dias de seguimento mostrou 5 casos de trombose em cada grupo, mostrando que a incidência do evento é a mesma em quem realizou e em quem não realizou a prova de esforço. Também não houve diferenças entre as eventuais complicações no local de punção femoral. Assim, em pacientes após angioplastia, com e sem *stent*, teste de esforço de avaliação e programa de exercícios físicos podem ser realizados tão logo o local da punção para o procedimento percutâneo não ofereça desconforto ou riscos. Pacientes resgatados de infarto do miocárdio com *stent* geralmente podem iniciar exercícios físicos de Fase II ou III após 7 a 14 dias do evento.[18]

FASE II

A Fase II, que vai da alta hospitalar até se completar o segundo mês, em média, nos doentes cirúrgicos não complicados nem sempre é fácil de ser frequentada, em centros especializados que a dispõem. Vários são os motivos e, entre eles, podem ser citados: dor e/ou desconforto torácico que podem persistir durante toda essa fase; desconforto e dor de membros inferiores, em decorrência de deficiência venosa em pacientes que tiveram suas safenas retiradas; grandes distâncias entre a residência e o centro; dificuldades de transporte; etc. Por esses e outros motivos, muitas vezes a Fase II é alternativamente substituída, por muitos cardiologistas, por caminhadas. Distâncias curtas, como 200 a 400 metros, são sugeridas inicialmente, com incrementos de 100 a 200 metros a cada dia ou a cada dois dias. Dessa forma, ao final de dois meses da cirurgia, o paciente estará apto a realizar teste ergométrico de avaliação para inclusão na Fase III. Aqueles que comparecem a programas em centros supervisionados nem sempre são submetidos a teste ergométrico prévio, especialmente se tiveram sua revascularização completa. A abertura do pericárdio produz modificações da repolarização ventricular que dificultam a análise eletrocardiográfica ao esforço nas primeiras semanas. Assim, um programa de exercícios, principalmente aeróbicos, limitados pela sensação subjetiva de ligeiramente cansativo (escala de Borg 13) pode ser iniciado sem maiores riscos. Exercícios resistidos de membros superiores devem ser realizados com cautela, estando proibidos os exercícios que envolvam a extensão lateral dos membros superiores, devido à não-cicatrização do esterno.[19] Os pacientes submetidos à angioplastia, com ou sem a implatação de *stents*, sem terem sido resgatados de infarto do miocárdio, praticamente podem ser indicados para a Fase III, assim que possam caminhar sem dificuldades no local da punção.

FASE III

Uma vez completados dois meses da cirurgia de revascularização e bem antes, na revascularização percutânea, os pacientes podem iniciar a Fase III, que geralmente é precedida de uma avaliação para a estratificação de risco e a obtenção de variáveis para a prescrição mais adequada dos exercícios. Nela, como exame imprescindível, encontra-se o teste ergométrico, feito com a medicação em uso e de preferência com protocolos adaptados para a prescrição mais exata possível. Habitualmente, os pacientes são classificados como de baixo risco, de risco intermediário ou de alto risco. Os de baixo risco são aqueles com função ventricular normal, com capacidade física igual ou superior a 7 METs e que não apresentam arritmias e isquemia no teste de esforço. Uma parcela ponderável dos pacientes revascularizados se encontra no baixo risco, uma vez que a revascularização completa pode normalizar a função cardíaca ao esforço. Os que não foram revascularizados completamente podem ter risco intermediário, caracterizado pela presença de algum grau de isquemia ao esforço e/ou arritmias não complexas. Os classificados como de alto risco apresentam importante isquemia aos testes de esforço, arritmias ventriculares mais complexas e, geralmente, função ventricular deprimida. Esses só podem participar da Fase III se ela for supervisionada. A Fase III, nesses pacientes revascularizados, cursa do mesmo modo que nos demais doentes coronariopatas. Como já foi informado, os pacientes com revascularização cirúrgica podem necessitar de muitos meses para a consolidação do esterno, o que impede a realização de exercícios resistidos com extensões laterais dos membros superiores.[19] Os idosos, aqueles com infecção esternal pós-operatória e os diabéticos são os de maior risco para a demora na consolidação óssea, que, por vezes, não ocorre. Algumas vezes, pode ser necessário exame de imagem mais sofisticado para a liberação, como a tomografia torácica, para se ter certeza da consolidação. Todos os princípios gerais da aplicação de exercícios físicos em coronariopatas devem ser seguidos nessa população, mesmo nos pacientes com baixo risco. Os exercícios devem ser preferencialmente dinâmicos, isotônicos, evitando-se os isométricos puros. Estes, quando realizados com cargas próximas da máxima, promovem efeito específico de condicionamento, mas a sobrecarga aguda que impõem ao sistema cardiovascular, a chamada sobrecarga de pressão, pelo aumento das pressões em território intravascular, adiciona riscos para quem tem cardiopatia e estrutura arterial comprometida pela aterosclerose. Não é raro, ainda, associar-se aos exercícios isométricos a manobra de Valsalva, com possibilidade de ocorrerem arritmias ventriculares. Entretanto, exercícios de resistência muscular, com pesos livres ou aparelhos e cargas compatíveis com condição física, idade e limitações associadas com as cardiopatias devem ser incluídos nas sessões de condicionamento físico, visando à melhora da funcionalidade e do desempenho nas atividades cotidianas.[20]

Os níveis de trabalho, para maior segurança, devem ser submáximos. Preconiza-se não ultrapassar 60% a 70% da capacidade máxima observada no teste ergométrico. Como existe, dentro de limites submáximos, linearidade entre o consumo de oxigênio e a frequência cardíaca, esta variável é eficaz para determinar a intensidade do treinamento.

Os exercícios de flexibilidade, elasticidade muscular e mobilidade articular, também, são recomendados. Após o treinamento aeróbico e de resistência localizada, os exercícios de alongamento facilitam as trocas metabólicas e aceleram o processo de recuperação. Os alongamentos estáticos ajudam a desenvolver a consciência corporal e melhoram a respiração e a amplitude de movimentos das articulações. Devem ser conduzidos com prudência, com o corpo em posição estável para execução de exercícios apropriados para idade e condições do paciente. Cada exercício deve ser mantido por períodos de, no mínimo, 20 segundos, para que os objetivos citados possam ser atingidos.

As sessões de exercício devem incluir aquecimento, estímulo e desaquecimento. O aquecimento permite uma acomodação gradual da circulação ao aumento da demanda imposta pelo exercício. É indispensável àqueles que usam betabloqueadores para facilitar a adaptação hemodinâmica e metabólica periférica. Além disso, diminui a incidência de lesões, pelo exercício, nos músculos aquecidos, cujas fibras têm maior facilidade de deslizamento. O período de estímulo deve envolver grandes grupos musculares. Nesse período é que se procura atingir gradualmente a frequência cardíaca preconizada de treinamento. O desaquecimento consiste na diminuição gradativa do exercício, propiciando manutenção adequada do retorno venoso ao coração. Os pacientes usuários de drogas betabloqueadoras precisam ser orientados sobre a importância da manutenção de atividades dinâmicas e de menor intensidade na fase de recuperação. A súbita interrupção do exercício, com sequestro de sangue na periferia, reduz bruscamente o rendimento cardíaco, podendo causar lipotímia.

A frequência das sessões, para maior eficácia, deve ser de três vezes por semana, pelo menos nas fases iniciais. O estabelecimento da carga de trabalho, na bicicleta, para a fase aeróbica sem pausa ativa e a respectiva frequência cardíaca a ser atingida, é determinado a partir de teste ergométrico, na vigência da medicação em uso. Modificações da terapêutica, especialmente a introdução ou a retirada de drogas com efeitos cronotrópicos, que influenciam a frequência cardíaca no exercício, determinam a reprogramação da prescrição, com a realização de novo teste ergométrico. Rotineiramente, a cada seis meses, o paciente é submetido a testes ergométricos, para reprogramação, ou a menor intervalo, quando intercorrências assim o determinam. Quando se observa uma significativa melhora do condicionamento físico nos pacientes que iniciam com baixa capacidade, recomenda-se, após os primeiros meses de reabilitação, uma reprogramação. Outro cuidado necessário para evitar o desencadeamento de sintomas durante as sessões de treinamento é a maleabilidade da prescrição. O programa de treinamento deve ser adaptado às circunstâncias, levando em consideração sinais e sintomas que justificam redução da intensidade e da duração dos exercícios aeróbicos e localizados. Pacientes que se esquecem de tomar os medicamentos ou interrompem o uso sem consultar o clínico, que são refratários a mudanças na alimentação e no abandono de vícios como cigarros e bebidas alcoólicas, precisam de programas flexíveis, condizentes com as respostas fisiológicas identificadas antes de iniciar o treinamento.

Prescrição do Exercício

As bases fisiológicas para a obtenção dos benefícios propiciados por um programa regular de exercícios para doentes coronarianos estão relacionadas ao princípio de uma sobrecarga desencadear mecanismos adaptativos. Com efeito, espera-se que o esforço físico realizado, acima daquele da vida diária, determine o desencadeamento de modificações, principalmente nos músculos e nos sistemas cardiovascular e humoral. Assim, a prescrição do exercício deve ser cercada dos mesmos cuidados que cercam a prescrição de qualquer medicamento a esses doentes.[21] É necessário que a prescrição contenha a dose eficaz do estímulo, mas sem desencadear efeitos colaterais significativos. Os itens que a compõem já estão estabelecidos em normas mundialmente reconhecidas,[22] bem como no nosso meio.[23-25] São eles: intensidade, duração, frequência, tipo de exercício e frequência de incremento do treinamento. A despeito de existir pouca polêmica sobre essa prescrição, não se pode esquecer de que ela deve ser a mais individualizada possível, uma vez que a generalização pode causar efeitos indesejáveis não desprezíveis. Eles englobam a possibilidade de aumento indesejável, em cardiopatas, da massa do ventrículo esquerdo, eventos coronarianos, incluindo morte súbita no exercício, lesões osteoarticulares e necrose celular.

Existem várias maneiras de se estabelecer a intensidade do exercício durante uma sessão de reabilitação de coronariopatas. Entretanto, ela só pode ser determinada a partir de um teste ergométrico sintoma limitante, que permite afastar todos os potenciais riscos, revelando sintomas, comportamento anormal da pressão arterial, isquemia miocárdica e arritmias.

A mais simples prescrição preconizada é aquela baseada exclusivamente na frequência cardíaca atingida durante teste ergométrico sintoma limitante, considerando-se a maior frequência cardíaca atingida como sendo a máxima para o indivíduo. Segundo recomendações do American College of Sports Medicine, que foram corroboradas por diretrizes brasileiras, a intensidade do treinamento pode ser dada pela frequência cardíaca que represente 70% a 90% da frequência pico atingida, o que equivale a 60% a 80% do pico de consumo de oxigênio do indivíduo.[22-25] Aqueles com baixa capacidade física podem necessitar de treinamento na intensidade próxima a 70% da frequência cardíaca máxima, e os de melhor desempenho, na frequência mais próxima a 90%.

Outro método bastante difundido, denominado método de Karvonen, preconiza que a frequência cardíaca (FC) em repouso seja, também, considerada como elemento da prescrição.[26] A frequência de treinamento (FCT) será a frequência que se obtém somando-se a FC de repouso com 60% a 80% do valor obtido da diferença da FC máxima atingida no teste e a FC de repouso (FCR).

$$FCT = FCR + (FCM - FCR) \times 0{,}60$$

Uma outra maneira de se prescrever a intensidade do exercício de uma sessão de reabilitação é a utilização de unidades metabólicas, que são múltiplas do MET que representa o metabolismo basal de um indivíduo em repouso, cujo valor corresponde a um consumo de oxigênio de 3,5 ml/kg/min. Esse método é de fácil aplicação e útil para a prescrição de atividades da vida diária e esportivas, uma vez que existem tabelas sobre os gastos energéticos em MET bastante abrangentes nos consensos, nas diretrizes de sociedades especializadas e na quase totalidade dos livros-textos que versam sobre reabilitação cardíaca. A partir do teste ergométrico realizado, pode-se estabelecer a quantidade de unidades metabólicas que o indivíduo pode dispor para os exercícios e prescrevê-los naquele nível, bem como as atividades da sua vida. Existem algumas limitações do método, uma vez que nem todos os indivíduos têm o mesmo metabolismo basal fixo de 3,5 ml/kg/min, podendo mesmo ocorrer modificações importantes diante de patologias associadas e na vigência de ansiedade. Quando da realização de exercícios que envolvem habilidade e competição, os valores das tabelas podem não ser os reais para um determinado indivíduo. Para atividades como caminhar, correr e andar de bicicleta, o método é mais preciso. Pode, ainda, haver influência do ambiente no gasto energético em algumas situações específicas, como vento, temperatura, umidade relativa do ar, irregularidades no terreno, tipo de piso etc. Finalmente, um erro comum quando se utiliza esse método é a não observância da necessidade de se atingirem níveis próximos ao estado estável, quando da realização do teste ergométrico de prescrição. Isso ocorre, praticamente, em todos os protocolos utilizados em ergometria que usam o tempo de 2 ou 3 minutos em cada etapa de esforço, tempo insuficiente para se atingir o estado estável.

A utilização de uma escala de percepção subjetiva do cansaço é, também, um modo de se prescrever a intensidade do exercício. A escala de Borg original, com escore de 6 a 20, ou a sua modificação, que classifica o grau de esforço através de um escore de 1 a 10, é a mais difundida.[27,28] Os números da tabela original representam aproximadamente 10% da frequência cardíaca de jovens saudáveis, quando tiveram a sensação subjetiva de cansaço expressa na tabela. Sua aplicação é útil em indivíduos normais e em cardiopatas, desde que eles sejam pacientemente orientados e possam compreender as instruções. Existem boas correlações entre a sensação subjetiva e as variáveis fisiológicas, como a frequência cardíaca. O método é particularmente eficaz em pacientes que fazem uso de betabloqueadores, uma vez que o emprego da frequência cardíaca fica prejudicado como elemento de prescrição.

Uma relação bastante estreita ocorre entre o aumento dos níveis de lactato no sangue, ante um esforço gradativamente crescente e variáveis obtidas pela análise dos gases expirados. Assim, o limiar anaeróbico pode ser identificado por uma maneira não invasiva durante um teste cardiopulmonar, e a frequência cardíaca em que ele é atingido pode ser a frequência-alvo nos treinamentos. Entretanto, qualquer que seja o método, deve-se respeitar o que se denominou capacidade funcional útil. Entende-se por capacidade funcional útil o maior nível de esforço que não causa sintomas, alterações clínicas, eletrocardiográficas e hemodinâmicas. Portanto, se na frequência cardíaca preconizada por qualquer método de prescrição, como descrito, persistirem sintomas, alterações clínicas eletrocardiográficas e hemodinâmicas, deve-se tomar uma frequência ou uma intensidade subjetiva de esforço abaixo da que produz as alterações. Detalhes mais específicos podem ser obtidos em outros capítulos desta obra.

Reabilitação de Pacientes após Transplante Cardíaco

O grande número de transplantes cardíacos realizados nos países desenvolvidos, como os Estados Unidos, com cerca de 2.500 procedimentos anuais e sobrevivência entre 80% e 90% no primeiro ano[29] e mais de 50% em dez anos, após a introdução da ciclosporina na terapia imunossupressora, justifica a existência de programas bem orientados de exercícios físicos. Eles visam melhorar a qualidade de vida desse grupo de pacientes, assim como otimizar as condições funcionais pré e pós-operatórias. Na população pediátrica, os números são ainda melhores, com sobrevida no primeiro ano de 90% e 83% em cinco anos.[30] No Brasil, os números ainda são modestos, mas crescentes. Entre 1991 e 1999, ocorreram de 100 a 120 transplantes cardíacos anuais e, segundo Bocchi et al.,[31] do total de 792 procedimentos, a sobrevida foi de 72% em três meses e 66% em um ano. Segundo a ABTO (Associação Brasileira de Transplantes de Órgãos), em 2005, ocorreram 196 procedimentos e, em 2006, 139, com sobrevida anual superior a 80%. Estes dados, também, já justificam a inclusão desse grupo específico de pacientes em programas especiais de reabilitação, com abrangência multidisciplinar, e a difusão dos conhecimentos referentes a eles.

Alguns aspectos importantes devem ser considerados na reabilitação cardíaca dos pacientes após transplante, tais como a denervação do coração transplantado, a descontinuidade do pericárdio, a possibilidade de rejeição aguda e crônica e a suscetibilidade às infecções, à hipertensão arterial sistêmica, às neoplasias e à aterosclerose coronária secundárias à terapia imunossupressora. Habitualmente, após o transplante cardíaco, o paciente permanece no hospital de quatro a seis semanas e, nas suas proximidades, por mais alguns meses. Portanto, um programa supervisionado de reabilitação desde os primeiros dias de pós-operatório, frequentemente, é viável e necessário. Os mecanismos de melhora da capacidade funcional, no decorrer do primeiro ano após o transplante cardíaco, ainda não estão completamente elucidados, mas há evidências de que a mobilização precoce e a atividade física progressiva são importantes para reverter a atrofia muscular secundária à insuficiência cardíaca avançada prévia ao transplante cardíaco, assim como à miopatia pós-transplante decorrente da terapia imunossupressora com glicocorticoides.[32]

Considerações Gerais sobre a Atividade Física Pré-Transplante Cardíaco

Os candidatos a transplante cardíaco, frequentemente, aguardam de seis meses a um ano; durante esse período, além da terapia medicamentosa, a atividade física programada tem papel fundamental não só com o objetivo de reduzir os sintomas, mas também de melhorar a capacidade funcional.[33] A insuficiência cardíaca é responsável pela mortalidade anual ente 15% e 50% nos pacientes em classe funcional IV[34] da New York Heart Association. Essa população, que frequentemente compõe a lista dos candidatos ao transplante cardíaco, tem consumo máximo de oxigênio (VO_2máx) inferior a 14 ml/kg/min, comprometendo sobremaneira a capacidade funcional e a qualidade de vida desses pacientes. Os sintomas mais frequentes são: dispneia e fadiga aos esforços, que há muito têm sido atribuídas ao aumento da pressão capilar pulmonar induzido pelo exercício físico, e a inadequação do débito cardíaco, respectivamente. Na última década, alguns estudos demonstram que a relação entre esses sintomas e a disfunção cardíaca parece ser muito mais complexa.[35] A primeira evidência de que outros fatores não circulatórios contribuem para a manifestação desses sintomas na insuficiência cardíaca congestiva deriva das observações de que as mudanças com melhora hemodinâmica súbita não reduzem significativamente esses sintomas. A dispneia de esforço, causada pela congestão pulmonar, não parece ser verdadeira, pois a simples redução farmacológica da pressão capilar pulmonar durante o exercício não tem demonstrado efeito nas respostas ventilatórias.[36] Portanto, a excessiva ventilação durante o exercício não se correlaciona com o nível de pressão capilar pulmonar durante repouso ou esforço.[37] Existe, também, pobre relação entre sensação de fadiga e redução de fluxo sanguíneo muscular, embora, em alguns pacientes com insuficiência cardíaca congestiva e queixa de fadiga, o fluxo sanguíneo nos membros inferiores encontre-se reduzido durante o exercício;[38] em significativo porcentual, essa perfusão está normal.[39] Os tratamentos farmacológicos com inibidores da enzima conversora da angiotensina, beta-bloqueadores, agentes inotrópicos etc. aumentam o débito cardíaco e o fluxo sanguíneo em membros inferiores, entretanto, sem melhora da fadiga de esforço, da capacidade funcional e do nível de lactato sanguíneo em membros inferiores.[40,41]

Estudos subsequentes, utilizando ressonância magnética nuclear marcada com fósforo-31, demonstraram redução mais rápida do pH e da concentração de fosfocreatinina nos pacientes com insuficiência cardíaca congestiva, em comparação aos normais;[42] a biópsia muscular de quadríceps evidenciou alterações histoquímicas, modificação da fibra muscular do tipo I (contração lenta) para tipo II (contração rápida), redução do nível de enzimas mitocondriais e do tamanho das mitocôndrias.[43,44] Lindsay et al.[45] demonstraram alterações histológicas semelhantes nos músculos respiratórios do tórax, e MacParland et al.[46] documentaram redução nas pressões inspiratória e expiratória máximas, concordantes com a debilidade da musculatura respiratória naqueles pacientes. Todas essas observações sustentam a hipótese de que os sintomas de dispneia e fadiga na insuficiência cardíaca congestiva podem ser reduzidos, se alterarmos a *performance* muscular esquelética com um programa de atividade física com exercícios dos diversos grupos musculares, incluindo os respiratórios. Em nosso centro de reabilitação, estudou-se um grupo de trinta portadores de insuficiência cardíaca crônica, submetidos a programa supervisionado de reabilitação cardíaca por seis meses, e foram observados aumento significativo do VO_2máx (cerca de 33%); melhora do balanço autonômico; menor elevação do lactato; e melhora das respostas ventilatórias durante o teste cardiopulmonar.[47] Coats et al.[48] randomizaram 17 pacientes para um programa domiciliar com bicicleta estacionária e demonstraram, também com esse programa não supervisionado, os mesmos resultados, com melhora da capacidade funcional às atividades cotidianas. Dall'Ago et al.,[49] aplicando o mesmo processo para os músculos respiratórios e, com base em observações prévias de que na insuficiência cardíaca congestiva a ventilação voluntária máxima está diminuída, embora o trabalho diafragmático esteja aumentado no exercício, obtiveram, com um programa de treinamento muscular respiratório, significativo aumento nas pressões inspiratória e expiratória máximas, na ventilação voluntária máxima e no VO_2máx. A capacidade ventilatória foi substancialmente elevada com importante redução na sensação de dispneia durante o exercício. Pelo exposto, a melhora da *performance* muscular esquelética com a atividade física regular reduz os sintomas, mantém condições clínicas mais favoráveis para o transplante cardíaco ou até mesmo permite excluir alguns pacientes da lista de espera para o procedimento, como demonstrou Stevenson et al.,[50] que observaram aumento efetivo do VO_2máx em 30% dos pacientes e sobrevivência de 85% em dois anos.[21] Portanto, um programa de condicionamento ambulatorial, ou mesmo no leito, nos pacientes mais limitados, com exercícios ativos, passivos e caminhadas, mesmo que por alguns minutos, várias vezes por dia, é eficaz, se não para condicionar o coração, para preservar a função de outros sistemas e proporcionar melhor recuperação do paciente por ocasião do transplante. O teste cardiopulmonar é o método padrão ouro na seleção e na avaliação dos candidatos ao transplante cardíaco, auxiliando a estimar sobrevida e priorizar o procedimento os candidatos mais graves.[51]

Para pacientes com capacidade aeróbica menor que 4 METs ou 14 ml/kg/min, a sobrevivência é marcadamente reduzida e deve ser considerada a indicação do transplante cardíaco. É oportuno lembrar que é importante otimizar a terapêutica farmacológica e as condições hemodinâmicas antes da avaliação com o teste cardiopulmonar.

Aspectos Especiais da Reabilitação após Transplante Cardíaco

Embora os pacientes após o transplante cardíaco mostrem melhora da qualidade de vida, a tolerância ao exercício permanece reduzida.[52,53] A atividade física regular tem papel fundamental no incremento da capacidade funcional e deve ser iniciada o mais precocemente possível. Como demonstraram inicialmente Niset et al.[54], a reabilitação física pode ser iniciada a partir do quarto dia pós-operatório, com caminhadas, bicicleta e exercícios calistênicos na própria área de isolamento,[54] cumprindo programa semelhante ao da fase hospitalar do infarto agudo do miocárdio.[55] Vários fatores têm sido descritos como responsáveis pela redução da capacidade funcional nesse grupo de pacientes, como ilustra a Quadro 2.

A denervação do coração doador leva à taquicardia de repouso e à incompetência cronotrópica por até dez anos após o transplante;[56] adicionalmente, as pressões intracardíacas, tanto em repouso como em exercício, estão elevadas. Já está bem documentado que o aumento das pressões de enchimento ventricular é secundário à disfunção diastólica do coração transplantado, restringindo o volume sistólico.[57,58] A disfunção diastólica pode ser resultante de uma série de fatores, tais como graus de rejeição, hipertensão arterial, isquemia decorrente da vasculopatia do coração doador, além da incompetência cronotrópica.[59] Todos combinados limitam a resposta do débito cardíaco ao exercício. Alguns achados preliminares de renervação tardia do coração transplantado têm sido descritos; porém, apesar de seis anos após o transplante se observarem evidências de redução do volume ventricular esquerdo, mantêm-se a disfunção diastólica e as alterações hemodinâmicas centrais, que limitam as adaptações periféricas ao treinamento físico. Finalmente, a terapia imunossupressora limita ainda mais a capacidade funcional, justificando a necessidade da reabilitação física. A prescrição dos exercícios deve se desenvolver de maneira a

Quadro 2 – Fatores que contribuem para a redução da capacidade funcional após transplante cardíaco

1. Denervação do coração transplantado
2. Tempo de isquemia na transferência doador/receptor
3. Diferença de superfície corpórea doador/receptor
4. Maior resistência vascular pulmonar do receptor

considerar as características individuais de cada paciente, podendo ser supervisionada ou domiciliar, envolvendo caminhadas leves e bicicleta estacionária entre os níveis 11 e 13 da escala de Borg. A duração de cada sessão pode variar entre 5 e 30 minutos, e a frequência deve ser de, no mínimo, três vezes por semana.

Respostas Hemodinâmicas e Metabólicas ao Exercício após Transplante Cardíaco

A denervação do coração doador resulta em perda do controle direto do sistema nervoso autônomo no débito cardíaco e contribui para certa depressão da função cardíaca, tanto em repouso como em exercício. A mais notada alteração hemodinâmica no paciente após o transplante cardíaco é a elevada frequência cardíaca, cuja regulação se faz por via humoral na dependência do nível de catecolaminas circulantes. No início do exercício, sua elevação se dá com retardo, comparada ao coração normal. As frequências cardíacas máximas durante o exercício dinâmico, nesses pacientes, atingem níveis mais reduzidos. Durante o período de recuperação, elas mantêm-se elevadas por mais tempo, muitas vezes atingindo valores superiores aos da fase de esforço, por provável retardo da resposta por via humoral. O retorno aos níveis basais ocorre paralelamente à redução da concentração das catecolaminas circulantes.

Em comparação com o coração normal, o coração transplantado exibe débito cardíaco menor e diferença arteriovenosa maior, tanto em repouso como em exercício. No início do esforço, o volume sistólico se eleva em resposta ao incremento do retorno venoso e do volume diastólico final, permitindo aumentar gradativamente o débito cardíaco, sem significativa elevação da frequência cardíaca (mecanismo de Frank-Starling). Com a continuidade do exercício, o volume sistólico se mantém, e incrementos adicionais no débito cardíaco são obtidos pela elevação tardia da frequência cardíaca. A função ventricular esquerda, mensurada pela fração de ejeção, tanto em repouso como em exercício, está reduzida no coração do doador. Verani et al.[60] relataram fração de ejeção ventricular esquerda em repouso após transplante ortotópico de 52% ± 12% (controles = 61% ± 7%, $p < 0,01$) e a ventricular direita x4 normal (46% ± 8%). Durante o teste ergométrico associado à ventriculografia com radionuclídeos, ambas as frações de ejeção de ventrículo direito e esquerdo eram significativamente menores. Elevações das pressões diastólica final, de átrio direito, de artéria pulmonar e de capilar pulmonar, também, foram reportadas durante exercício moderado na posição supina, ao contrário do que ocorre em controles normais. As respostas ventilatórias e metabólicas, assim como a cinética do consumo de oxigênio durante o exercício, estão significativamente alteradas após o transplante cardíaco. O débito cardíaco menor durante esforço submáximo é compensado por maior diferença arteriovenosa, de oxigênio e aumento do metabolismo anaeróbico. Degre et al.[61] avaliaram as respostas ao teste cardiopulmonar em cicloergômetro, entre pacientes após transplante cardíaco recente e controles normais, e documentaram, em mesmo nível de consumo de oxigênio (VO_2), maiores ventilação pulmonar, equivalentes ventilatórios de O_2 (VE/VO_2) e CO_2 (VE/VCO_2) e quociente respiratório (R) no grupo submetido a transplante. Dados de nosso laboratório, semelhantes aos reportados por Squires et al.,[62] demonstram, no mesmo paciente, VO_2 menor a uma dada carga durante o teste ergoespirométrico realizado 3,5 meses após o transplante, quando comparado com o de 12 meses antes do procedimento; entretanto, o VO_2máx era 20% maior. A capacidade aeróbica reduzida nos pacientes submetidos a transplante, que pode chegar, em média, a níveis 32% menores que em controles normais, é secundária à resposta inadequada do índice cardíaco por combinação de fatores, como: incompetência cronotrópica, disfunção diastólica e anormalidades no transporte e utilização periféricas do oxigênio, refletindo diretamente na capacidade de exercício. Também, fatores como o tempo de isquemia no transporte do coração do doador e o número de episódios de rejeição aguda são inversamente proporcionais à capacidade aeróbica.[63] Durante o exercício, nos pacientes submetidos a transplante, os níveis plasmáticos de noradrenalina elevam-se substancialmente, aproximadamente 2.000 pg/ml no esforço máximo, e a utilização de drogas betabloqueadoras reduz dramaticamente o índice cardíaco em até 42%, comprometendo ainda mais o desempenho ventricular esquerdo e a capacidade funcional nesses pacientes.[64] No coração denervado, ao contrário do normal, o débito cardíaco, o volume sistólico e a frequência cardíaca permanecem inalterados durante exercício isométrico médio.[65] A pressão arterial média se eleva em ambos.

RESPOSTAS AO CONDICIONAMENTO FÍSICO

A reabilitação física tem, cada vez mais, se integrado como componente padrão no programa terapêutico após o transplante cardíaco. Muitos desses pacientes estão extremamente descondicionados e desmotivados, pelos longos períodos de repouso, apresentando problemas clínicos secundários à inatividade perioperatória e mantendo baixo VO_2máx, mesmo após a cirurgia. Portanto, eles se beneficiam muito de um programa gradual de exercícios regulares e da abordagem multiprofissional, em especial a psicológica, pois quase invariavelmente exibem ansiedade, depressão e insegurança quanto a função e respostas do novo coração ao esforço.[65,66] Outros aspectos que justificam a prescrição de exercícios físicos aos pacientes submetidos a transplante são restrição da mobilidade normal após a cirurgia e atrofia muscular esquelética causada pela prednisona, componente da terapia imunossupressora. Estudos randomizados cuidadosamente controlados de reabilitação após transplante cardíaco são difíceis de se conduzirem pelo pequeno número de pacientes disponíveis em cada centro e, também, pelas recorrências de rejeição do enxerto que, muitas vezes, interferem com o regime de treinamento. Entretanto, pequenas séries de estudos sobre os efeitos do condicionamento físico têm demonstrado modificações hemodinâmicas e metabólicas favoráveis, resultando em incremento significativo da capacidade funcional. A primeira publicação sobre condicionamento físico após transplante cardíaco foi em 1983, por Squires et al.,[67] que reportaram sua experiência com dois pacientes submetidos a programa de exercícios supervisionados, iniciado seis semanas após o transplante e com duração total de oito semanas. Foram prescritos exercícios de moderada intensidade (escala de Borg 12 a 13), utilizando esteira e bicicleta em sessões de 30 minutos, três vezes por semana; e os benefícios registrados foram a redução significativa da pressão arterial sistólica e da percepção do esforço (escala de Borg) durante os exercícios submáximos ao final do programa. Degre et al.[68] reportaram, também, em três pacientes os benefícios de um programa semelhante por período de 150 dias e intensidade de 60% a 80% da frequência cardíaca máxima atingida no teste cicloergométrico. Após o treinamento, o VO_2máx aumentou em 40%; a frequência cardíaca máxima em 10%; e a pressão arterial sistólica máxima em 21%. Em níveis submáximos, na carga de 30 watts, a ventilação foi reduzida em 32% e a frequência cardíaca, em 1%. Em dois pacientes submetidos a transplante, utilizados como controles e que não se exercitaram, as variáveis acima não se modificaram. No estudo de Niset et al.,[69] envolvendo 62 pacientes submetidos a transplante cardíaco ortotópico, o programa de reabilitação teve início no quarto dia pós-operatório com caminhadas, cicloergômetro e exercícios calistênicos. O teste ergométrico foi realizado, em média, 37 dias após a cirurgia e repetido um ano após; não houve grupo controle. Ao final do programa, ocorreu aumento de 34% na capacidade de exercício; 33% no VO_2máx; 11% na frequência cardíaca máxima; e 18% na pressão arterial sistólica máxima. O equivalente ventilatório de oxigênio demonstrou redução de 25% nos exercícios submáximos. Resultados semelhantes foram relatados por Keteyian et al.,[70] em programa de 6 a 12 semanas durante o primeiro ano após a cirurgia. Um dos estudos de programa de treinamento físico mais completos em pacientes após transplante cardíaco é o de Kavanagh et al.,[71] envolvendo 36 pacientes num programa de caminhadas e corridas leves por período de 16 ± 7 meses. Os pacientes não recebiam corticosteroides no esquema de imunossupressão. O teste cardiopulmonar pré-treinamento demonstrou VO_2máx 35% menor que o de controles da mesma idade. A duração de cada sessão foi de 45 minutos, cinco vezes por semana, na intensidade de 60% a 70% do VO_2máx e escala de Borg 14. Ao final do estudo, a distância média de caminhadas e/ou corridas era de 24 km/semana, e o tempo médio, de 8,5 min/km. Houve redução nos valores de repouso da frequência cardíaca (4 ± 11 bpm; $p < 0,05$) e da pressão arterial sistólica (13 ± 20 mmHg; $p < 0,01$) e diastólica (9 ± 17 mmHg; $p < 0,01$). O VO_2máx e a intensidade de exercício elevaram-se em 27% e 33%, respectivamente ($p < 0,01$). O consumo de oxigênio do limiar anaeróbico elevou-se de 1,18 ± 0,38 para 1,50 ± 0,38 ℓ/min ($p < 0,01$).

Na experiência do Instituto Dante Pazzanese de Cardiologia, iniciada em novembro de 1991, com 22 transplantes cardíacos realizados (21 ortotópicos e 1 heterotópico), o programa formal de reabilitação supervisionada, iniciado há cerca de dois anos, foi concluído em cinco pacientes até a presente data. A duração média do programa foi de 14 meses, com sessões de 45 minutos 3 vezes por semana. A intensidade dos exercícios foi prescrita em 80% do limiar anaeróbico obtido no teste cardiopulmomar (método V *slope*) e pela escala de Borg entre 13 e 15. O programa engloba exercícios calistênicos, bicicleta estacionária, pequenas caminhadas ou corridas e jogos recreativos, como o voleibol. A reprogramação ocorre em períodos médios de três meses, com a realização de novo teste cardiopulmonar. No final do programa, houve aumento da intensidade de exercício em 35%; do VO_2máx em 19,1%; da frequência cardíaca máxima em 8,9%; e da pressão arterial sistólica máxima em 6,2%. Houve redução do VE/VO_2 em 9,4% e da frequência cardíaca em repouso, em 8,8%. No limiar anaeróbico, a elevação do VO_2 foi de 16,1%. Para alguns pacientes impossibilitados de frequentar o serviço de reabilitação, programas alternativos de caminhadas com base no teste cardiopulmonar têm sido indicados. Nos transplantes cardíacos heterotópicos, os estudos da literatura[72,73] demonstram, também, que a reabilitação cardíaca tem benefícios semelhantes; entretanto, os autores relatam maior número de complicações clínicas (rejeição aguda, artrites e infecções respiratórias de repetição) nesses pacientes, quando comparados aos pacientes submetidos a transplantes ortotópicos. Não há, entretanto, dados disponíveis que permitam sugerir que o treinamento físico possa modificar a evolução clínica no que tange a rejeição aguda e crônica, infecções e longevidade. Pesquisas adicionais são necessárias para avaliar, em longo prazo, os efeitos do treinamento físico após o transplante cardíaco, envolvendo maior número de pacientes e com grupo controle.

Atividade Física e suas Metas em Longo Prazo

A maioria dos pacientes após transplante cardíaco tem potencial para atingir a capacidade física meta de 10 METs ou até maior, após três a seis meses de reabilitação cardiovascular. Essa capacidade funcional é suficiente para a realização da maioria das atividades diárias, não somente as profissionais, mas também as recreativas. Para esses pacientes, a manutenção de programa de exercícios regulares, supervisionado ou não, é sempre recomendada, seguindo diretrizes específicas com base nas informações do teste ergométrico. A frequência das sessões deve ser de três a cinco vezes por semana, com intensidade entre 50% e 75% da capacidade funcional ou da reserva de frequência cardíaca, e escala de Borg entre 13 e 15. Geralmente, as caminhadas são preferidas às corridas, e exercícios moderados de resistência podem ser incluídos, com a utilização de pequenos pesos, durante 5 a 10 minutos, três vezes por semana. Contraindicações aos exercícios incluem os períodos de rejeição aguda, infecção ou sintomas que sugiram redução do desempenho cardiocirculatório. Aos pacientes com episódios repetidos de rejeição ou infecção, o envolvimento em programa de exercícios não supervisionados é difícil pelo frequentes períodos de repouso e inatividade. Nesses casos, deve-se manter a reabilitação supervisionada, incluindo abordagem psicológica do paciente e da família, programa educacional sobre os fatores de risco, além de exercícios cuidadosamente monitorados, com muitos pacientes tendo que readquirir sua capacidade funcional de modo muito mais lento e gradual. Avaliações clínicas frequentes são fundamentais, mesmo naqueles que reagem favoravelmente logo após a cirurgia, pois o risco de desenvolver hipertensão e aterosclerose coronária é maior nesses pacientes, e o teste ergométrico, pelo menos anual ou a cada seis meses, está indicado. Após três a seis meses do transplante, o perfil psicológico normalmente melhora; entretanto, alguns problemas podem persistir por mais tempo, como labilidade de humor, estresse na vida conjugal com redução da libido e impotência. As atividades física e recreacional são componentes importantes para manter a estabilidade psicológica, ressaltando, ainda, que o envolvimento e o apoio familiar são imprescindíveis. Nos próximos anos, um número crescente de pacientes submetidos a transplante será encaminhado aos serviços de reabilitação, e a experiência com essa interessante população é que possibilitará um consenso na abordagem multidisciplinar, não somente dos pacientes após transplante cardíaco, mas também renal, pulmonar, pancreático e de fígado. O transplante cardíaco não pode ser considerado evento isolado, mas um processo de seguimento contínuo para o resto da vida do paciente.

REFERÊNCIAS

1. Umeda, IIK. Manual de fisioterapia na reabilitação cardiovascular. Barueri: Manole; 2005:69-99;150-151.

2. Regenga MM. Fisioterapia em cardiologia: da unidade de terapia à reabilitação. São Paulo: Roca; 2000:244.

3. Auler Junior JOC, Oliveira AS et al. Pós-operatório de cirurgia torácica e cardiovascular. Porto Alegre: Artmed; 2004.

4. Pomerantzeff PMA, Auler Junior JOC, Cesar AM. Cuidados pré e pós-cirurgia cardíaca. São Paulo: Roca; 2004:204-206.

5. Umeda IIK. Manual de fisioterapia na cirurgia cardíaca: guia prático. Barueri: Manole; 2004:77-91.

6. Weissman C. Pulmonary complications after cardiac surgery. Semin Cardiothorac Vasc Anesth 2004;8:185-211.

7. Pasquina P, Tramer MR, Walder B. Prophylatic respiratory physiotherapy after cardiac surgery: systematic review. BMJ 2003;327(7428):1379.

8. Stock MC, Downs JB, Cooper RB, Lebenson IM, Cleveland J, Weaver DE, Alster JM, Imrey PB. Comparison of continuous positive airway pressure, incentive spirometry, and conservative therapy after cardiac operations. Crit Care Med 1984;12:969-72.

9. Shenkman Z, Shir Y, Weiss YG, Bleiberg B, Gross D. The effects of cardiac surgery on early and late pulmonary functions. Acta Anaesthesiol Scand 1997;41:1193-9.

10. Hautmann H,, Hefele S, Schotten K, Huber M. Maximal inspiratory mouth pressures (PIMAX) in healthy subjects – what is the lower limit of normal? Respiratory Medicine 2000;94:689-3.

11. Adams DH, Filsoufi F, Antman EM. Medical Management of the patient undergoing cardiac surgery. In Braunwald, Eugene. Heart disease. A textbook of cardiovascular medicine. Phyladelphia: Saunders Company; 2005.

12. Manual do ACSM para Teste de Esforço e Prescrição de Exercício. Revinter. 5 ed. 2000; cap 8:159-172.

13. Gruntzig A. Transluminal dilatation of coronary-artery stenosis. Lancet 1978;1:263.

14. Samuels B, Schumann J, Kiat H, Friedman J, Berman DS. Acute stent thrombosis associated with exercise testing after successful percutaneous transluminal coronary angioplasty. Am Heart J 1995;130:1120-2.

15. Maraj R, Fraifeld M, Owen AN, Kotler MN, Yazdanfar S. Coronary dissection and thrombosis associated with exercise testing three months after successful coronary stenting. Clin Cardiol 1999;22:426-8.

16. Goto Y, Sumida H, Ueshima K, Adachi H, Nohara R, Itoh H. Safety and Implementation of Exercise Testing and Training after coronary stenting in patients with acute myocardial infarction. Circ J 2002;66:930-936.

17. Roffi M, Wenaweser P, Windecker S, Mehta H, Eberli FR, Seiler C, Fleisch M, Garachemani A, Pedrazzini GB, Hess OM, Meier B. Early Exercise After Coronary Stenting Is Safe. J Am Coll Cardiol 2003;42:1569-73.

18. Thompson, PD. Exercise Prescription and Proscription for Patients With Coronary Artery Disease Circulation 2005;112:2354-2363.

19. Pollock ML, Franklin BA, Balady GJ, Chaitman BL, Fleg JL, Fletcher B, Limacher M, Piña IL, Stein RA, Williams M, Bazzarre T. AHA Science Advisory. Resistance exercise in individuals with and without cardiovascular disease: benefits, rationale, safety, and prescription: an advisory from the Committee on Exercise, Rehabilitation, and Prevention, Council on Clinical Cardiology, American Heart Association; Position paper endorsed by the American College of Sports Medicine. Circulation 2000 feb 22;101(7):828-33.

20. Wilke NA, Sheldahl LM, Levandoski SG. Transfer effect of upper extremity training to weight carrying in men with ischemic heart disease. J Cardpulm Rehabil 1991;11:365-72.

21. Fardy PS, Yanowitz FG. The Exercise Prescription. In Fardy PS, Yanowitz FG. Cardiac Rehabilitation, Adult Fitness, and Exercise Testing. Baltimore: Williams & Wilkins; 1995:245-76.

22. American College of Sports Medicine. Guidelines for Exercise Testing and Prescription. 6 ed. Philadelphia; Lea & Febiger; 1999.

23. Godoy M et al. I Consenso nacional de reabilitação cardiovascular. Arq Bras Cardiol 1997;69:267-329.

24. Gil C (ed.) Normatização dos equipamentos e técnicas da reabilitação cardiovascular supervisionada; 2004: www.cardiol.br.

25. Carvallho T (ed.) Diretriz de reabilitação cardiopulmonar e metabólica: aspectos práticos e responsabilidades; 2006: www.cardiol.br.

26. Karvonen M, Kentala K, Mustal O. The effects of training on heart rate: a longitudinal study. Ann Med Exp Biol Fenn 1957;35:307-15.

27. Borg GA. The perceived exertion: a note on "history" and methods. Med Sci Sports 1973;5:90.

28. Borg GA. Psychophysical bases of perceived exertion. Med Sci Sports 1982;14:377-87.

29. Hunt SA, Bristow MR, Kubo SH, O'Connell JB, Young JB. Task Force 8: Training in heart failure and transplantation. J Am Coll Carqliot 1995;25:29-31.

30. Tsirka AE, Trinkaus K, Chen SC et al. Improved outcomes of pediatric dilated cardiomyopathy with utilization of heart transplantation. J Am Coll Cardiol 2004;44:391-7

31. Bocchi EA, Fiorelli A. The Brazilian experience with heart transplantation: a multicenter report. First Guideline Group for Heart Transplantation of the Brazilian Society of Cardiology. J Heart Lung Transplant 2001;20:637-45.

32. Braith RW, Magyari PM, Pierce GL et al. Effect of resistance exercise on skeletal muscle myopathy in heart transplant recipients. Am J Cardiol 2005;95:1192-8.

33. Suttivan MJ, Higginbothan MB, Cobb FR. Exercise training in patients with chronic heart faiture delays ventilatory anaerobic threshold and improves de submaximal exercise performance. Circulation 1989;79:324-9.

34. Yusuf S. Overview of the design and key results of the Studies of Left Ventricutar Dysfunction (SOLVE). Heart Failure 1993;28-40.

35. Wilson JR. Exercise intolerance in heart failure. Importance of skeletal muscle. Circulation 1995;91:559-61.

36. Furk LL, Wilson JR, Ferraro N. Exercise ventilation and putmonary artery wedge pressure in chronic stable congestive heart failure. Am J Cardiol 1986;57:249-53.

37. Sullivan MJ, Higginbothan MB, Cobb FR. Increased exercise ventilation control in patients with chronic heart faiture: Intact ventilatory control despite hemodynamic and pulmonary abnormalities. Circulation 1988;77:552-9.

38. Wilson JR, Martin JL, Schuartz D, Ferraro N. Exercise intolerance in patients with chronic heart failure: Role of impaired nutritive flow to skeletal muscle. Circulation 1984;69:1079-87.

39. Wilson JR, Mancini DM, Dunkman WB. Exercise fatigue due to skeletal muscle dysfunction in patients with heart failure. Circulaamion 1993;87:470-5.

40. Drexler M, Banhardt U, Meinertz T, Wollschlager H, Lermann M, Just H. Contrasting peripheral short-term and long-term effects of converting enzyme inhibition in patients with congestive heart failure. Circulation 1989;79:491-502.

41. Wilson JR, Martin IL, Ferraro N. Impaired skeletal muscle nutritive flow during exercise in patients with heart failure: Role of cardiac pump dysfunction as determined by effect of dobutamine. Am J Cardiol 1984;54:1308-15.

42. Mancini DM, Cayle E, Coggan A et al. Contribution of intrinsic skeletat muscle changes of 31 P NMR skeletal muscle metabolic abnormalities in patients with chronic heart failure. Circulation 1989;80:1338-46.

43. Hambrecht R, Fiehn E, Yu J, Niebauer J, Weigl C, Hilbrich L, Adams V, Riede U, Schuler G. Effects of endurance training on mitochondrial ultrastructure and fiber type distribution in skeletal muscle of patients whith stable chronic heart failure. J Am Coll Cardiol 1997;29:1067-73.

44. Ferraz AS, Bocchi EA, Guimarães GV, Meneghelo RS, Umeda II, Sousa JE. Low intensity is better than high intensity exercise training in chronic heart failure patients concerning pulmonary ventilation, brain natriuretic peptide, and quality of life evaluation: A prospective randomized, study. J Am Coll Cardiol 2003;41:182A.

45. Lindsay D, Lovegrove C, Dunn M et al. Histotogical abnormatities of diaphragmatic muscle may contribute to dyspnea in heart failure. Circulation 1992;86:515A.

46. MacParland C, Krishnan B, Wang Y, Gallager C. Inspiratory muscle weakness and dyspnea in chronic heart faiture. Am Rev Respir Dis 1992;146:467-72.

47. Ferraz AS, Bocchi EA, Guimarães GV, Meneghelo RS, Moreira DAR, Umeda II, Sousa JE. Effects of Aerobic Exercise Training on Autonomic Balance, Brain Natriuretic Peptide, and Quality of Life Evaluation in Dilated Cardiomyopathy Patients. A Prospective Randomized Controlled Study. Circulation 2003;108(Suppl IV):739.

48. Coats AJS, Adamopoulos S, Radaelli A et al. Controlled trial of physical training in chronic heart faiture. Circulation 1992;85:2119-31.

49. Dall'Ago P, Chiappa GRS, Guths H, Stein R, Ribeiro JP. Inspiratory muscle training in patients with heart failure and inspiratory muscle training. J Am Coll Cardiol 2006;46:747-63.

50. Stevenson LW, Sternte AE, Fonarow G et al. Improvement in exercise capacity of candidates awaiting heart transplantation. J Am Cott Cardiol 1995;25:163-70.

51. Mancini DM, Eisen H, Kussmaut W et al. Value of peak oxygen consumption for optimal timing of cardiac transplantation in ambulatory patients with heart faiture. Circulation 1991;83:778-86.

52. Stevenson LW, Sietsema K, Tillisch JH et al. Exercise capacity for survivors of cardiac transplantation or sustained medical therapy for stable heart faiture. Circulation 1990;81:78-85.

53. Mandak JS, Donchez U, Mull RI, Mancini DM. Serial assessment of exercise capacity post cardiac transptantation. [Abstract] Circulation 1993;88:1-591.

54. Niset G Counstry-Degre C, Degre S. Psychosocial and physicat rehabilitation after heart transplantation. 1 year follow-up. Cardiology 1988;75:311-7.

55. Wenger NK. Rehabilitation of the patient with atherosclerotic coronary heart desease. In Hurst JW (ed). The Heart. New York: McGraw-Hill; 1990.

56. Degre S. Are cardiac transplant recipients stitt suffering cardiac failure? Acta Cardiol 1993;48:1-9.

57. Pautus WJ, Brauzwaer JGF, Felice H, Kishan N, Welleus F. Deficient acceleration of the left ventricular relaxation during exercise after transplantation. Circulation 1992;86:1175-85.

58. Kao AC, Van Trigy III P et al. Central and peripheral limitations to up right exercise in untrained cardiac transplant recipients. Circulation 1994;89:2605-15.

59. Kao AC, Van Trigt III P et al. Allograft diagnostic dysfunction and chronotropic incompetence limit cardiac outup response to exercise two to six years after heart transplantation. J Heart Transptant 1995;14:12-21.

60. Verani MS, George SE, Leon CA. et al. Systolic and diastolic ventricular response at rest and during exercise in heart transplant recipients. J Heart Transplant 1988;7:145-51.

61. Degre SG, Niset GL, Desmet JM et al. Cardiorespiratory response to early exercise testing after orthotopic cardiac transptantation. Am J Cardiol 1988;60:926-8.

62. Squires RW. Cardiac rehabilitation issue for heart transplantation patients. J Cardioputmonary Rehahil 1990;10:159-68.

63. Labovitz AJ, Drimmer AM, McBride LR, Pennington DG. Willman VI, Miller LW. Exercise capacity during the first year after cardiac transplantation. Am J Cardiol 1989;64:642-5.

64. Verani MS, Nishimura S, Mahmarian JJ, Hays JT, Young JB. Cardiac function after orthotopic heart transplantation: Response to posturat changes, exercise, and beta-adrenergic btockade. J Heart Lung Transplant 1994;13:181-93.

65. Christopherson LK. Cardiac transplantation: A psychotogicat perspective. Circulation 1987; 75:57-62.

66. Walden JA, Stevenson LW, Dracup K et al. Extended comparison of quality of tife between stable heart faiture patients and heart transptant recipients. J Heart Lung Transplant 1994;13:1109-18.

67. Squires RW. Arthur PR, Gau GT. Muri A, Lambert WB. Exercise after cardiac transplantation: A report of two cases. J Cardiopulmonary Rehab 1983;3:570-4.

68. Degre S, Niset G, Desmet JM et al. Effects de lentrainment physique sar le coeur human denerve apres transplantation cardiaque orthotopique. Ann Cardiol Angeiol 1986;35:147-9.

69. Niset G Counstry-Degre C, Degre S. Psychosocial and physicat rehabilitation after heart transplantation. 1 year follow-up. Cardiology 1988;75:311-7.

70. Keteyian S, Ehrman Fedel F, Rhoads K. Rehabilitation following cardiac heart transplantation. Med Sci Sports Exercise 1989;21:555.

71. Kavanagh T, Yacoub MH, Mertens DJ, Kennedy J, Campbell RB, Sawyer P. Cardiorespiratory responses to exercise training after orthotopic cardiac transplantation. Circulation 1988;77:162-71.

72. Sieural P, Roquebrune JP, Grinneiser D et al. Surveillance de readaptation des transplantes cardiaques heterotopiques a la periodr de convalescence. Arch Mal Coeur 1986;79:210-6.

73. Kavanagh T, Yacoub MH, Mertens DJ, Campbell RB, Sawyer P. Exercise rehabilitation after betcrotopic cardiac transplantation. J Cardiopulmonary Rehabil 1989;9:303-10.

Avaliação Cardiológica do Atleta

Carlos Alberto Cyrillo Sellera

Evento trágico, dramático e inesperado, a morte súbita tem grande impacto emocional na população em geral e na comunidade médica. Esse desfecho recebe da mídia uma grande exposição, principalmente em razão de ser, o atleta de competição, sinônimo de saúde perfeita. Atualmente, tem havido em todo o mundo um incremento no interesse pela cardiologia do esporte, precipitado por:

- *Primeiro*, o aumento no número de pessoas envolvidas em esportes – competitivos e não competitivos.
- *Segundo*, embora o exercício físico tenha impacto positivo na prevenção de diversas patologias cardiovasculares, principalmente a doença arterial coronariana, tal atividade pode desencadear morte súbita por arritmia, na presença de alguma anormalidade cardiovascular. São inúmeras as situações que levam à morte súbita de atletas de elite supostamente sadios, como se tem presenciado em nosso meio e em diversos países. Estudos recentes demonstraram que atletas têm maior incidência de morte súbita quando comparados a não atletas.
- *Terceiro*, numerosas patologias têm sido reconhecidas nos últimos anos como prováveis causas de morte súbita, tais como as canaliculopatias (Síndrome de Brugada, Síndrome do QT longo, entre outras). Essas alterações são detectadas com relativa facilidade quando se procede à avaliação com anamnese, exame físico e um simples eletrocardiograma convencional.
- *Quarto*, muitos indivíduos com diversos problemas cardiovasculares manifestam interesse em realizar atividades esportivas e querem saber de seus médicos quais modalidades esportivas podem praticar.[1,2]

Apesar da existência de muitas diretrizes, diversos problemas permanecem sem solução, devendo o cardiologista do esporte avaliar individualmente cada caso para poder liberar o indivíduo para o esporte com segurança ou impedir sua prática, para evitar o quadro dramático de morte súbita.

Risco de Morte Súbita Cardíaca em Atletas de Competição

Atletas de competição são aqueles que treinam regularmente e participam de competições oficiais periodicamente.

Habitualmente, define-se morte súbita de causa cardiovascular como um evento natural, abrupto, inesperado, no qual ocorre perda de consciência em até uma hora após o início dos sintomas.[3] Outros autores também incluem aqueles indivíduos que morrem em 6 a 12 horas após o início dos sintomas ou a perda de consciência.[4,5,6]

Em Adultos

Diversos estudos epidemiológicos têm mostrado a relação entre exercício físico e risco de morte súbita coronariana na população de meia-idade e mais idosa.[7,8] Evidências indicam que a parada cardíaca ocorre com maior frequência durante a prática de exercícios do que durante atividades de lazer. No estudo de Rhode Island, a taxa de morte súbita relacionada ao exercício foi 7,6 vezes mais alta do que a relacionada à atividade sedentária.[9]

No estudo de Seattle entre indivíduos assintomáticos, a incidência de parada cardíaca durante exercício foi 25 vezes maior do que em repouso ou atividade mais leve.[10] Da mesma forma, o infarto agudo do miocárdio é mais observado nessas condições.

Exercício físico intenso tem sido descrito como gatilho para infarto do miocárdio em 4% a 10% dos casos.[11,12]

Apesar de os dados sugerirem que o exercício intenso eventual aumenta a ocorrência de parada cardíaca e infarto do miocárdio, há evidências consistentes de que os benefícios da atividade física habitual superam os riscos cardiovasculares – tanto que o risco de infarto agudo do miocárdio relacionado ao exercício diminui com o aumento de atividade física.[12] O exercício físico regular é usado para prevenir a progressão da doença arterial coronariana aterosclerótica, pelo efeito favorável no metabolismo lipídico, para redução de peso e para melhorar a placa arterial coronária e a estabilidade elétrica do miocárdio.[13,14]

Em Jovens

Conhece-se pouco sobre morte súbita em jovens praticantes de esportes competitivos. Dados muito importantes foram mostrados nos trabalhos de Corrado, que avaliou a incidência e as causas de morte súbita em uma população de 33.735 atletas e não atletas jovens (12 a 35 anos), em estudo prospectivo realizado de 1979 a 1999 na região do Veneto, Itália. Foram relatados 300 casos de morte súbita em adolescentes e adultos jovens, com incidência de 1 para 100.000 por pessoas/ano. Destas, 55 ocorreram em atletas (2,3 por 100.000/ano) e 245, não atletas (0,9 por 100.000/ano).[15-17]

O esporte não é, por si só, a causa do aumento da mortalidade. Entretanto, ele leva à morte súbita aqueles atletas portadores de condições cardiovasculares anormais.

OBJETIVOS DA AVALIAÇÃO CARDIOVASCULAR DO ATLETA

A avaliação cardiovascular pré-participação esportiva tem por finalidade:

- Detectar precocemente cardiopatias incipientes que causem risco durante o exercício físico competitivo ou de lazer.
- Analisar o impacto dos treinamentos intensivos e contínuos no sistema cardiovascular.
- Confirmar a regressão das alterações cardíacas com a suspensão dos treinamentos, constatada geralmente após três a seis meses de afastamento.
- Avaliar os riscos e os benefícios cardiovasculares do exercício físico, principalmente após a quarta década de vida, quando aumenta a incidência de doenças crônico-degenerativas (como a aterosclerose coronariana).
- Determinar a capacidade cardiopulmonar funcional do atleta.[18,19,20]

REALIZAÇÃO DA AVALIAÇÃO

Embora difícil de seguir, o ideal é a realização de avaliação médica completa em todos os atletas. No entanto, existem algumas divergências relativas à estratégia mais adequada para a triagem pré-participação esportiva, principalmente em razão da exatidão diagnóstica, do custo-efetividade, de implicações legais e viabilidade de testes diagnósticos.

A Itália é um exemplo a ser seguido: é um dos poucos países onde existe uma legislação específica para essa questão. Em 1971, o governo italiano aprovou lei que proporciona supervisão médica aos envolvidos em eventos esportivos oficiais, regulamentando as avaliações médicas preventivas, com o objetivo de identificar doença cardiovascular com risco potencial.[21]

Em 1982, o Ministério da Saúde italiano publicou diretrizes para o aprimoramento da avaliação pré-participação para atletas de competição. Essas diretrizes estipulavam que a avaliação médica deveria compreender anamnese, exame físico, ECG de 12 derivações em repouso e teste de esforço para a maioria das modalidades esportivas.

Já nos Estados Unidos, não há nenhuma lei federal normatizando a triagem pré-participação; sendo assim, não existe obrigação legal para que atletas de competição se submetam às avaliações médicas com finalidade de pré-participação.[22]

A American Heart Association recomenda a análise de 12 pontos no procedimento de avaliação pré-participação; destes, oito são relativos à história, e os últimos quatro relacionados ao exame físico, conforme segue.

Histórico Médico Pessoal

- desconforto ou dor no peito ao exercício;
- síncope ou pré-síncope;
- dispneia ou fadiga excessiva e inexplicada ao exercício;
- sopro cardíaco detectado previamente;
- pressão arterial elevada.

Histórico Médico Familiar

- morte prematura relacionada à doença cardiovascular.
- incapacitação por doença cardiovascular abaixo de 50 anos de idade;
- cardiomiopatia hipertrófica, cardiomiopatia dilatada, síndrome de Marfan, arritmias, canaliculopatias (ex.: QT longo).

Exame Físico

- sopro cardíaco;
- pulsos femoral *versus* radial para excluir coarctação aórtica;
- sinais físicos de síndrome de Marfan;
- pressão arterial em artéria braquial.

A American Heart Association não recomenda outros exames na rotina básica da avaliação; outros testes serão feitos em casos individuais, quando houver achados anormais inexplicados ou suspeita de doença cardiovascular.[23]

A Sociedade Europeia de Cardiologia, por sua vez, tem uma abordagem diferente, realizando ECG em todas as avaliações. Acredita-se que, assim, serão detectados mais casos de cardiomiopatia hipertrófica e a maioria dos casos de cardiopatia arritmogênica do ventrículo direito. Embora a American Heart Association não discorde dessa conduta, entende que o custo da realização do ECG rotineiramente é proibitivo, e que o risco de avaliações falso-positivas, tanto em termos econômicos quanto alterações psicológicas, são muito grandes para tornar esse procedimento custo-efetivo.[23]

A utilização de exames mais específicos na avaliação pré-participação esportiva, como ECG, ecocardiograma e teste ergométrico, não é recomendada para avaliação em massa, segundo a AHA, excetuando-se o subgrupo de atletas do sexo masculino acima de 40 anos e do sexo feminino com mais de 50 anos de idade e que possuam fatores de risco significativos para doença coronariana, para os quais a abordagem deve ser mais minuciosa.[23]

Independentemente do tipo de avaliação utilizada, é impossível alcançar segurança absoluta na prática esportiva.

Se houver suspeita ou forem detectadas alterações cardiovasculares na avaliação individual, deve-se avaliar o quanto de exercício físico pode ser tolerado com segurança nesses indivíduos. Isso requer conhecimento do tipo de exercício que o indivíduo irá fazer, quanto de componente estático e dinâmico o exercício exige e quão intenso é o programa de treinamento.

O documento da *36ª Conferência de Bethesda* tem a relação da maioria das atividades esportivas, bem como o nível de componente estático e dinâmico necessário para a prática em determinado esporte.[18]

Em nosso meio, a Sociedade Brasileira de Medicina do Esporte manifesta-se oficialmente em seu documento *Atividade Física e Saúde*, no qual afirma que a avaliação de pré-participação esportiva depende da população examinada e dos recursos humanos e materiais disponíveis, podendo variar desde a aplicação de questionários validados, como o PAR-Q (*Physical Activity Readiness Questionnaire* – Questionário de Prontidão para Atividade Física), até exames mais específicos, não invasivos e até invasivos.[24]

Itens Importantes na Avaliação

- A avaliação pré-participação do atleta tem como alvo principal a prevenção de morte súbita em atletas jovens.
- A morte súbita no atleta é geralmente causada por doença cardiovascular não reconhecida.
- Pode ser difícil a distinção entre a doença cardiovascular e as adaptações fisiológicas encontradas no sistema cardiovascular do atleta em treinamento.
- Mesmo sendo difícil provar a eficácia da avaliação, é recomendada a sua realização pela maioria das organizações de saúde e de esportes.
- A quantidade e a variedade de procedimentos e testes de avaliação, tanto individualmente quanto em massa, devem ser realizadas com base nas causas mais frequentes de morte súbita na população.

PROTOCOLO DE AVALIAÇÃO

ANAMNESE E EXAME FÍSICO

A análise da eficácia do histórico e do exame físico na triagem pré-participação de atletas é difícil, por não haver dados prospectivos em escala nacional para oferecer esses resultados.

A anamnese é a maneira mais adequada para obtenção de dados e informações e deve ser a mais completa e detalhada possível.

Devem ser valorizados pontos importantes, tais como antecedentes cardiovasculares pessoais e familiares, sintomas e sinais induzidos por esforços físicos que sejam sugestivos de doença cardiológica e história cronológica detalhada da vida esportiva.

Antecedentes familiares de cardiopatias congênitas, morte súbita precoce de parentes diretos, hipertensão arterial, diabetes, dislipidemias e insuficiência coronariana, assim como antecedentes pessoais de dispneia, precordialgia, síncope, tonturas e palpitações induzidas pelo exercício, merecem investigação mais minuciosa.[25]

O exame físico do atleta deve ser conduzido de maneira criteriosa e completa, desde grau de hidratação, coloração de mucosas e saturação periférica, com atenção especial para a região torácica, bem como inspeção, palpação e ausculta cardíaca, além de mensuração da pressão arterial e palpação de pulsos periféricos e carotídeos.

Maron et al. realizaram análise retrospectiva com 137 atletas jovens que tiveram morte súbita por doença cardiovascular, cuja maioria (86%) havia passado por avaliação médica pré-participação esportiva, composta de anamnese e exame físico, como parte dos programas universitários ou do ensino médio. Houve suspeita de cardiopatia, pelo exame, em somente quatro atletas (3%), e em apenas um foi feito o diagnóstico correto (síndrome de Marfan). Naquele grupo dos 48 atletas com cardiomiopatia hipertrófica, apenas um recebeu diagnóstico correto em vida.[26] Portanto, o processo de triagem pré-participação baseado apenas em histórico e exame físico parece não ter poder suficiente para reconhecer coerentemente doenças cardiovasculares de relevância clínica.

ELETROCARDIOGRAMA DE REPOUSO

A realização do ECG de 12 derivações eleva a eficácia diagnóstica da triagem. É possível a identificação de cardiomiopatia hipertrófica, pois mais de 90% dos portadores dessa doença têm morte súbita e apresentam padrão anormal do ECG. As alterações mais frequentes são aumento na voltagem das deflexões S ou R, ondas Q profundas, modificações do segmento ST-T, ondas T com inversão importante, desvio do eixo elétrico para a esquerda e aumento atrial.[27]

Além disso, indivíduos que vão a óbito por cardiomiopatia arritmogênica de ventrículo direito, frequentemente, apresentam ondas T nas derivações precordiais anteriores e maior dispersão do intervalo QT.[28] Ainda referente ao ECG convencional, existe a possibilidade de identificar a maioria dos portadores de síndrome de Wolff-Parkinson-White, síndrome de Brugada e síndrome do QT longo ou QT curto.

As alterações fisiológicas induzidas pelo exercício proporcionam importantes limitações à eficácia do ECG convencional na triagem de atletas. Muitas características do ECG do coração de atleta podem simular patologias cardíacas, como ondas R e/ou S com voltagens elevadas, acentuada inversão de ondas T e deflexões Q profundas.

Os padrões eletrocardiográficos de um grupo de 1.005 atletas altamente treinados foram comparados diretamente à função e à morfologia cardíacas obtidas pelo ecocardiograma.[29] Destes, 40% apresentaram padrões anormais do ECG, e especificamente 145 (14% da população estudada) mostravam ECGs anormais ou incomuns e apenas 10% apresentavam evidências de anormalidades cardiovasculares estruturais. Então, em atletas altamente treinados, padrões anormais de ECG são achados bastante comuns, embora traduzam baixa probabilidade de cardiopatia.

RADIOGRAFIA DE TÓRAX

Exame de execução simples e com excelente relação custo–benefício deve ser solicitado rotineiramente. A radiografia de tórax, nas posições póstero-anterior e perfil esquerdo, fornece informações importantes sobre tamanho e estrutura cardíaca, cavidades cardíacas, vasos sanguíneos torácicos e características do padrão vascular pulmonar.

Pode, também, detectar doenças cardiovasculares assintomáticas, calcificações pericárdicas e vasculares, cardiopatias congênitas que manifestam sinais e sintomas na vida adulta, assim como alterações osteoarticulares e pleuropulmonares.[19]

EXAMES LABORATORIAIS

Entre os exames laboratoriais mais importantes para análise e avaliação cardiovascular do atleta, o hemograma tem especial importância. Mesmo discretas e assintomáticas, as anemias trazem prejuízo ao rendimento do atleta, merecendo atenção especial e abordagem adequada. A leucopenia pode estar presente em atletas de alto rendimento, indicando baixa imunidade e maior tendência a viroses, por exemplo.

Os seguintes exames e dosagens devem fazer parte da rotina na avaliação clínica do atleta:

- *Ferro e ferritina:* cuja deficiência também pode estar associada à anemia.
- *Sódio, potássio e cloro:* permitem detectar distúrbios eletrolíticos, intimamente ligados à diminuição da força e à resistência muscular, cãibras e, eventualmente, alterações eletrocardiográficas.
- *Colesterol total e frações e glicemia:* como importantes fatores de risco, têm íntima relação com a gênese de doença arterial coronariana em atletas acima de 35 anos, sendo a principal causa de morte súbita em atletas nessa faixa etária.

Embora subdiagnosticada nos esportistas, a doença de Chagas ainda tem certa prevalência em algumas regiões do Brasil e da América do Sul, o que nos obriga a realizar investigação periódica dessa patologia, em suas várias formas clínicas.

Outro exame que não deve ser esquecido é a sorologia para Lues, que tem má evolução quando não diagnosticada e tratada adequadamente.

Ecocardiograma

A utilização do ecocardiograma na avaliação pré-participação aumenta a eficácia diagnóstica, permitindo a identificação da maioria das alterações que cursam com morte súbita cardíaca em atletas jovens de competição. O uso rotineiro ainda é objeto de opiniões divergentes, em razão da baixa prevalência de cardiopatias na população de atletas e da relação custo–efetividade.

A cardiomiopatia hipertrófica pode ser identificada com facilidade na maioria dos atletas atingidos.[30] Pode-se, também, visualizar a origem anômala de uma artéria coronária, através de estudo de imagem minucioso da raiz aórtica proximal e identificação do óstio da coronária ao ecocardiograma transtorácico.[31] Embora não seja o método de escolha para o diagnóstico de cardiomiopatia arritmogênica do ventrículo direito, o ecocardiograma pode detectar suspeita dessa patologia. Portanto, estaria justificada investigação mais específica, como aquisição de imagem por ressonância magnética, para confirmação do diagnóstico.[32,33] A ecocardiografia tem condições de identificar a maioria dos atletas com dilatação da raiz da aorta associada a síndrome de Marfan, estenose aórtica, prolapso de válvula mitral e miocardite com disfunção de ventrículo esquerdo.

Não são muitos os estudos que avaliam a eficácia do ecocardiograma na avaliação pré-participação esportiva em atletas. Maron et al.[34] examinaram 501 atletas realizando história, exame físico e ECG de 12 derivações. Dos noventa atletas com suspeita de anormalidade cardiovascular que realizaram ecocardiograma, 15% tinham prolapso mitral, 1% hipertensão arterial sistêmica e 3% hipertrofia ventricular esquerda sem causa definida. Em outro grupo que avaliou 5.615 atletas de ensino médio, 10% realizaram ecocardiograma, em razão de resultados anormais na história, exame físico ou eletrocardiograma de 12 derivações. Menos de 1% dos ecocardiogramas apresentou alterações discretas – válvula aórtica bicúspide e hipertrofia ventricular esquerda leve –; somente um atleta desse grupo apresentou alteração expressiva – insuficiência aórtica grave –, tendo sido considerado inelegível para treinamento e competição.[35] Em avaliação ecocardiográfica de 265 atletas universitários afro-americanos, 11% apresentavam aumento na espessura da parede ventricular esquerda, sem outra evidência de cardiomiopatia hipertrófica. Ainda, 13% possuíam prolapso da válvula mitral, hipertensão arterial sistêmica ou leve defeito do septo atrial.[36]

Em um grupo de 2.997 atletas do ensino médio que realizaram ecocardiograma de rotina, foram encontrados 2% com anormalidades – prolapso valvular mitral e válvula aórtica bicúspide – mas nenhum achado de síndrome de Marfan ou cardiomiopatia hipertrófica.[37]

No Instituto de Ciências do Esporte de Roma, de 1990 a 1996, foram avaliados aproximadamente quatro mil atletas; destes, foram detectados trinta (0,8%) com anormalidade cardiovascular e risco de morte cardíaca súbita, tendo sido afastados de treinamento e competição. As alterações cardíacas mais frequentes foram aneurisma aórtico e síndrome de Marfan (n = 7), cardiomiopatia hipertrófica (n = 6) e miocardite (n = 6); menos frequentes, cardiomiopatia dilatada, coronariopatia e cardiomiopatia arritmogênica de ventrículo direito. Em 97% desses indivíduos foram encontradas anormalidades em avaliação ecocardiográficas e em apenas 67%, anormalidades em avaliação eletrocardiográfica.

Nesse mesmo período de tempo, somente dois dos quatro mil atletas examinados tiveram morte súbita ocorrida durante esforço físico, a avaliação cardiovascular prévia foi normal – um era jogador de hóquei que sofreu trauma no tórax, resultando em *commotio cordis*,[38] e o outro, jogador de basquete com acidente vascular cerebral de causa tromboembólica por anomalia cerebrovascular congênita. Não ocorreram óbitos entre os trinta atletas com cardiopatias que haviam sido excluídos de competição.

Desde 1970, o ecocardiograma foi incorporado à rotina do Instituto Dante Pazzanese de Cardiologia, para avaliação de atletas, assim como em outros centros do Brasil.

Teste Ergométrico

O teste de esforço desempenha importante papel na avaliação pré-participação esportiva de atletas, sejam competitivos ou não competitivos. A natureza não invasiva do exame e sua relação custo-benefício o torna ideal para a finalidade proposta.

O teste ergométrico analisa a função cardiovascular e a capacidade funcional do atleta ante os esforços físicos. Tem como principal utilidade a identificação de coronariopatia aterosclerótica assintomática, podendo, também, fornecer informações sobre anormalidades cardiovasculares congênitas e arritmias cardíacas induzidas pelo esforço.

A utilização em massa do teste ergométrico ainda é controversa. No documento *AHA (Scientific Statement – Exercise Standards for Testing and Training – A Statement for Healthcare Professionals)*, a realização em indivíduos aparentemente saudáveis é recomendada a partir dos 40 anos, para indivíduos que pretendam iniciar programa de exercício; e pelo American College of Sports Medicine, em indivíduos de alto risco antes de iniciarem treinamento de exercício vigoroso e competição. Nesse caso, são considerados de alto risco homens acima de 40 anos e mulheres acima de 50 anos de idade, na presença de fatores de risco ou com coronariopatia diagnosticada.

Nas II Diretrizes da Sociedade Brasileira de Cardiologia sobre Teste Ergométrico,[39] consta o seguinte texto no item Indicações de Teste Ergométrico em indivíduos assintomáticos ou atletas:

Grau A

Avaliação de indivíduos com história familiar de doença arterial coronariana ou morte súbita (nível 2).

Grau B1

Avaliação de candidatos a programas de exercício (homem acima de 40 anos e mulher acima de 50 anos) (nível 3).

Avaliação de indivíduos com ocupações especiais responsáveis pela vida de outros (nível 3).

Avaliação de candidatos a programas de exercício com mais de uma resposta positiva no PAR-Q (nível 3).

Grau B2

Avaliação inicial de atletas de competição (nível 2).

Avaliação funcional seriada de atletas, para ajustes de prescrição do exercício (nível 2).

Deve-se ressaltar que os objetivos principais nessa população são: avaliação funcional; motivação para mudança de hábitos de vida; programação de exercícios físicos; complementação de avaliação clínica rotineira; e identificação de indivíduos sob risco de morte súbita na atividade desportiva.

Dada a baixa prevalência de doença arterial coronariana nesse grupo, verifica-se uma elevada incidência de resultados falso-positivos. O valor preditivo para incidência de eventos futuros (angina, infarto agudo do miocárdio e morte) é pequeno, devendo, em casos selecionados, haver investigação complementar. Portanto, não está recomendada a aplicação indiscriminada do teste ergométrico como elemento de apoio ao diagnóstico nessa população.[39]

Teste Cardiopulmonar de Exercício (Ergoespirométrico)

O teste cardiopulmonar de exercício acrescenta à ergometria convencional a quantificação da ventilação pulmonar e das frações expiradas de oxigênio e gás carbônico durante o esforço. Pode ser utilizado um oxímetro de pulso para quantificar a saturação de hemoglobina.

Mesmo com essas vantagens, a metodologia mais cara, e nem sempre acessível, e a carência de especialistas fazem que poucos exames sejam realizados.

De acordo com as diretrizes anteriormente citadas, sua realização classifica-se como:

Grau A

Prescrição de exercício em atletas de ponta, pacientes com insuficiência cardíaca congestiva, pneumopatias ou obesos (nível 2).

Grau B1

Quantificação precisa da potência aeróbia em indivíduos em programas de exercício físico (nível 2).

Grau B2

Avaliação da resposta a programas de reabilitação cardiovascular (nível 2).[39]

Outros

Para desqualificar um atleta para a prática de esporte competitivo ou não, quando houver suspeita de doença cardiovascular e risco de morte súbita, outros exames poderão ser úteis. De acordo com os achados na avaliação pré-participação esportiva aqui descrita, exames não invasivos ou mesmo invasivos poderão ser realizados.

Entre esses exames, podem ser citados: Holter, a monitorização ambulatorial de pressão arterial; *tilt-test*, o estudo eletrofisiológico; ressonância magnética; cintilografia de perfusão miocárdica ao esforço ou com estresse farmacológico; e até cineangiocoronariografia.

Conclusão

A avaliação cardiológica pré-participação esportiva do atleta, seja competitivo ou não, tem a finalidade de evitar situações dramáticas como a morte súbita cardíaca, induzida pelo esforço que, na maioria das vezes, pode ser prevenida.

O ideal é difícil de se conseguir; deve-se, então, fazer o melhor que as condições de nosso serviço e de nosso material de trabalho permitirem, sabendo que a história clínica e o exame físico bem conduzido têm valor inestimável. Existem dados da literatura e diretrizes de sociedades médicas com grande respaldo científico que nos auxiliam nesse trabalho.

Os exames aplicados devem ser periódicos e condizentes com a faixa etária e o tipo de esporte ou atividade física desenvolvidos.

Assim, essas avaliações, conduzidas por profissionais médicos que trabalham na área de Cardiologia do Esporte, tendem a diagnosticar doenças cardiovasculares e evitar acontecimentos graves como a morte súbita cardíaca.

Referências

1. Consensus ANCE, ANMCO, FMSI, SIC, SIC SPORT. Cardiological guidelines for the evaluation of fitness for competitive sports. Int J Sports Cardiol 1995;11:143-151.
2. Delise P, Guiducci U, Zeppilli P, D'Andrea L, et al. Cardiological guidelines for competitive sports eligibility. Ital Heart J 2005;6:661-702.
3. Brignole M, Alboni P, Benditt D et al. Task Force on Syncope, European society of Cardiology: Guidelines on management (diagnosis and treatment) of syncope. Eur Heart J 22:1256;2001.
4. Maron BJ, Epstein SE, Roberts WC. Causes of sudden death in competitive athletes. J Am Coll Cardiol 1986;7:204-214.
5. Maron BJ, Roberts WC, McAllister HA et al. Sudden death in young athletes. Circulation 1980;62:218-229.
6. Topaz O, Edwards JE. Pathologic features of sudden death in children, adolescents, and young adults. Chest 1985;87:476-482.
7. Curfman GD. The health benefits of exercise. A critical reappraisal. N Engl J Med 1993;328:574-576.
8. Maron BJ. The paradox of exercise. N Engl J Med 2000; 343:1409-1411.
9. Thompson PD, Funk EJ, Carleton RA et al. Incidence of death during jogging in Rhode Island from 1975 through 1980. JAMA 1982; 247:2535-2538.
10. Siscovick DS, Weiss NS, Fletcher RH et al. The incidence of primary cardiac arrest during vigorous exercise. N Engl J Med 1984;311:874-877.
11. Willich SN, Lewis M, Lowel H et al. Physical exertion as a trigger of acute myocardial infarction. Triggers and Mechanism of Myocardial Infarction Study Group. N Engl J Med 1993;329:1684-1690.
12. Mittleman MA, Maclure M, Tofler GH et al. Triggering of acute myocardial infarction by heavy physical exertion. Protection against triggering by regular exertion. Determinants of Myocardial Infarction Onset Study Investigators. N Engl J Med 1993;329:1677-1683.

13. Hambrecht R, Niebauer J, Marburger C et al. Various intensities of leisure time physical activity in patients with coronary artery disease: effects on cardiorespiratory fitness and progression of coronary atherosclerotic lesions. J Am Coll Cardiol 1993;22:468-477.

14. Hull SS Jr, Vanoli E, Adamson PB et al. Exercise training confers anticipatory protection from sudden death during acute myocardial ischemia. Circulation 1994;89:548-552.

15. Corrado D, Basso C, Thiene G. Essay: Sudden death in young athletes. Lancet 2005;366(Suppl 1):S47-S48.

16. Maron BJ, Roberts WC, McAllister MA et al. Sudden death in young athletes. Circulation 1980;62:218-229.

17. Corrado D, Basso C, Rizzoli G et al. Does sports activity enhance the risk of sudden death in adolescents and young adults? J Am Coll Cardiol 2003;42:1959-1963.

18. Maron BJ, Zipes DP. 36th Bethesda Conference: eligibility recommendations for competitive athletes with cardiovascular abnormalities. J Am Coll Cardiol 2005;45(8).

19. Ghorayeb N, Dioguardi GS, Daher D et al. Avaliação cardiológica pré-participação do atleta. In Rev Soc Cardiol Estado de São Paulo 2005; 15(2):97-104.

20. Ghorayeb N, Dioguardi GS, Oliveira, MAB et al. Avaliação cardiológica de pré-participação do atleta. In Tratado de Cardiologia do Exercício e do Esporte. Ed Atheneu 2007;3:133-140.

21. Tutela Sanitaria delle Attività Sportive. Gazzetta Ufficiale della Repubblica Italiana 1971 dec 23:8162-8164.

22. Pelliccia A, Maron BJ. Triagem de atletas para doença cardiovascular. O Exercício e a Cardiologia do Esporte. Barueri: Manole; 2004.

23. Maron BJ, Thompson PD, Puffer JC et al. Cardiovascular preparticipation screening of competitive athletes: a statement for health professionals from the Sudden Death Committee (clinical cardiology) and Congenital Cardiac Defects Committee (cardiovascular disease in the young). Circulation 1996;94:850-6.

24. Carvalho T, Nóbrega ACL, Lazzoli JK et al. Posicionamento oficial da Sociedade Brasileira de Medicina do Esporte: atividade física e saúde. Rev Bras Med Esporte 1996;2(4).

25. Ghorayeb N, Batlouni M. Hipertrofia ventricular: mecanismos envolvidos na indução e possibilidades de regressão. Rev Soc Cardiol Estado de São Paulo 1998;8:298-300.

26. Maron BJ, Shirani J, Poliac LC et al. Sudden death in young competitive athletes: Clinical, demographic and pathological profiles. JAMA 1996;276:199-204.

27. Maron BJ, Wolfson JK, Cirò E et al. Relation of electrocardiographic abnormalities and patterns of left ventricular hypertrophy identified by 2-dimensional echocardiography in patients with hypertrophic cardiomyopathy. Am J Cardiol 1983;51:189-194.

28. McKenna WJ, Thiene G, Nava A et al. Diagnosis of arrhytmogenic right ventricular dysplasia/cardiomyophaty. Br Heart J 1994;71:215-218.

29. Pelliccia A, Maron BJ, Culasso F et al. Clinical significance of abnormal electrocardiographic patterns in trained athletes. Circulation 2000.

30. Maron BJ Hypertrophic cardiomyopathy. Lancet 1997;350:127-133.

31. Pelliccia A, Spataro A, Maron BJ. Prospective echocardiographic screening for coronary artery anomalies in 1.360 elite competitive athletes. Am J Cardiol 1993;72:978-979.

32. Kisslo J. Two-dimensional echocardiography in arrhythmogenic right right ventricular dysplasia. Eur Heart J 1989;10(Suppl D):22-26.

33. Scognamiglio R, Fasoli G, Nava A et al. Relevance of subtle echocardiographic findings in the early diagnosis of the concealed form of right ventricular dysplasia. Eur Heart J 1989;10 (Suppl D):27-28.

34. Maron BJ, Bodison SA, Wesley YE et al. Results of screening a large group of intercollegiate athletes for cardiovascular disease. J Am Coll Cardiol 1987;10:1214-1221.

35. Fuller CM, McNulty CM, Spring DA et al Prospective screening of 5.615 high school athletes for risk of sudden cardiac death. Med Sci Sports Exerc 1997;29:1131-1138.

36. Lewis JF, Maron BJ, Diggs JA et al. Preparticipation echocardiographic screening for cardiovascular disease in a large, predominantly black population of collegiate athletes. Am J Cardiol 1989;64:1029-1033.

37. Weidenbener EJ, Krauss MD, Waller BF et al. Incorporation of screening echocardiography in the preparticipation exam. Clin J Sports Med 1995;5:86-89.

38. Maron BJ, Poliac LC, Kaplan JA et al. Blunt impact to the chest leadingto sudden death from cardiac arrest during sports activities. N Engl J Med 1995;333:337-342.

39. II Diretrizes da Sociedade Brasileira de Cardiologia sobre Teste Ergométrico. Arquivos Brasileiros de Cardiologia mai 2002;78(Supll II).

18

Reabilitação Aquática em Pacientes com Cardiopatia

Cristiane Akie Kavamoto
Mauricio Koprowski Garcia

O uso da água para fins terapêuticos, sociais ou religiosos data das mais antigas civilizações conhecidas e diferentes localizações geográficas: Mesopotâmia, Egito, Índia e China. O banho individual tinha a finalidade de cuidado com a saúde e o corpo; o banho social era uma atividade relaxante, restauradora e central.[1]

A atividade física em água termoneutra (31 a 33,3 °C) é tradicionalmente utilizada em instituições de reabilitação para tratamento de diferentes patologias, uma vez que os exercícios para a melhoria de mobilidade, força e condicionamento físico podem ser facilmente realizados na água.[2]

A imersão até o pescoço causa deslocamento significativo de sangue para a circulação intratorácica, seguido por aumento na pressão venosa central, volume e débito cardíaco.[3,4] Dado que essa alteração no volume sanguíneo central pode sobrecarregar os mecanismos cardiovasculares adaptativos, em pacientes com insuficiência cardíaca, e ocasionar descompensação do ventrículo esquerdo, vários autores recomendam que pacientes com disfunção diastólica e sistólica evitem a natação.[5,6,7] Em contrapartida, a imersão em água termoneutra desencadeia respostas fisiológicas que podem ser benéficas para pacientes com insuficiência cardíaca. Há, na literatura, um crescente número de estudos comprovando que a realização de exercícios na água é eficaz e segura tanto para indivíduos saudáveis como para pacientes cardiopatas. Neste capítulo, além de discutir as alterações no organismo humano que ocorrem durante a imersão, abordam-se as características específicas da água, seu uso e os cuidados na reabilitação de pacientes com cardiopatias.

Histórico e Definição

O ser humano utiliza a água como meio de cura há milhares de anos:

- a cultura proto indiana, como elemento de higienização ao redor de 2.400 a.C.;
- egípcios, assírios e muçulmanos, para fins terapêuticos;
- hindus, no combate à febre;
- japoneses e chineses, através de banhos quentes prolongados e imersões para reduzir a fadiga, acelerar a cura de ferimentos e combater a depressão;
- astecas, em asseio, tratamento médico e atos de purificação.

Por volta de 500 a.C., os gregos deixaram de ver a água como um elemento místico e começaram a usá-la no tratamento de problemas físicos específicos. Acreditavam na integração entre corpo e mente e foram os primeiros a reconhecer a relação entre a água e o bem-estar físico e a desenvolver centros de banhos próximos a quedas d'água e rios com fins recreativos e de higiene. Para os romanos, os banhos tinham função social central entre diversas atividades. As legiões romanas construíam acampamentos perto de nascentes de onde "brotavam" águas quentes curativas. O termo *spa* deriva do latim *spargere* = brotar. Na Europa e nos Estados Unidos, os *spas* e a balneoterapia fazem parte da prática médica tradicional. Todavia, com o fim da epidemia de pólio e o desenvolvimento de novas técnicas terapêuticas em reabilitação, o uso da terapia na água diminuiu.[1]

A partir de 1960 ocorreu renovado interesse na reabilitação aquática, devido a duas razões principais: a imersão em água possibilita estudar as respostas cardíacas, pulmonares e renais à expansão do volume sanguíneo central, parte importante para a compreensão de como o organismo humano mantém as funções normais durante uma alteração fisiológica, além disso, é o modelo ideal para simular os efeitos da ausência de gravidade. Foi realizada uma pesquisa básica crítica sobre as respostas dos diferentes sistemas biológicos à imersão. Dessa forma, quando a humanidade se preparava para explorar o espaço, procurou e encontrou as respostas naquele que foi seu primeiro ambiente: imersão corporal total em água termoneutra.[1,8] Consequentemente, a reabilitação aquática tem seus fundamentos baseados em pesquisa básica de alta qualidade, sendo uma técnica de tratamento cientificamente estudada e comprovada.

A reabilitação aquática utiliza as propriedades da água para a restauração da mobilidade, da função motora e da atividade fisiológica.[1]

Propriedades Físicas

Na água, o corpo encontra-se em uma constante situação de estímulo e aprendizagem não reproduzível no solo. O conhecimento das propriedades e das características do meio aquático, além de possibilitar uma abordagem lógica e confiável para as atividades realizadas neste ambiente, são fatores fundamentais para a eficiência de um tratamento.

A utilização terapêutica da água consiste na arte de combinar cuidadosamente suas muitas variáveis, para que se produza um resultado eficiente e significativo. Os efeitos fisiológicos da imersão estão relacionados, fundamentalmente, aos princípios da hidrostática, da hidrodinâmica e da termodinâmica.[9]

Hidrostática

- *Densidade*: a água possui uma densidade igual a um (1). O corpo humano, em média, possui densidade, em relação à água, levemente menor que um (1). Portanto, o corpo com uma densidade relativa ou gravidade específica menor que um (1) irá flutuar e, maior, irá afundar.[1,10] O conhecimento da densidade relativa é importante no tratamento, pois cada parte de tecido individual do corpo possui sua própria densidade relativa. A composição corporal e o estado de tensão ou relaxamento do indivíduo determinam o comportamento do corpo diante da flutuabilidade.

- *Pressão hidrostática*: as moléculas de um líquido exercem pressão sobre cada parte da superfície de um corpo imerso.[10] A pressão aumenta com a profundidade e com a densidade do fluido, consequentemente, quanto maior a profundidade, maior a pressão: a pressão aumenta cerca de 1 mmHg a cada 1,36 cm de profundidade. Um corpo imerso à profundidade de 1,22 m sofre uma pressão de 88,9 mmHg, que é levemente maior do que a pressão sanguínea diastólica. Portanto, ocorre um aumento no deslocamento do sangue para cima.[1] Esta força é utilizada para reduzir, com eficiência, edemas, desde que a parte tratada seja mantida o mais profundo possível.[11]

- *Empuxo*: é a força que atua sobre os objetos imersos em sentido oposto ao da força gravitacional. Essa força é gerada pelo volume de água deslocado. Apresenta valor igual ao peso do volume de fluido deslocado e está intimamente ligada à densidade. Tal princípio, descoberto por Arquimedes, explica a flutuação e a simulação da ausência da gravidade e pode ser utilizado terapeuticamente quando há necessidade de redução de carga. Um dos resultados do efeito do empuxo é a flutuação. Um corpo com gravidade específica de 0,97 alcança o equilíbrio de flutuação quando 97% de seu volume está imerso.[1] À medida que o corpo humano é gradualmente imerso, a água se desloca criando a força de flutuabilidade e retirando, progressivamente, o peso exercido pela gravidade das articulações submersas. A imersão até o apêndice xifoide diminui em até 60% o peso corporal sobre as articulações. O empuxo torna-se de extrema importância quando abordagens terapêuticas em piscina são realizadas em indivíduos com fraturas, casos pré e pós-cirúrgicos, hemofílicos, entre outros que necessitam ganhar amplitude de movimentos evitando a sobrecarga articular.[1]

- *Metacentro*: o princípio do metacentro, também chamado de princípio de Bougier, aborda o equilíbrio dos corpos na água. O conceito de equilíbrio em biomecânica está associado à ideia de corpo em postura estável. Um corpo imerso está sujeito a duas forças opostas, flutuabilidade (empuxo) e gravidade, que agem em sentidos opostos. Quando os centros de gravidade e flutuação estiverem alinhados em um plano vertical, apenas as forças vetoriais verticais estarão aparentes, mas quando estiverem desalinhados verticalmente, podem haver situações chamadas de metacentro positivo ou negativo, ocorrendo como resultado a força rotacional.

HIDRODINÂMICA

É a parte da mecânica dos fluidos que estuda o escoamento dos líquidos sujeitos a forças externas que induzem movimento. A água em movimento é uma substância física complexa. As principais propriedades da água que são dependentes do tempo, ou princípios do fluxo, são conhecidas e podem ser aplicadas às atividades gerais.

- *Viscosidade*: refere-se à magnitude da fricção interna específica do fluido. Os fluidos apresentam diferentes atrações moleculares. À medida que as suas camadas são postas em movimento, essa atração cria uma resistência ao movimento ou fricção. A fricção é diretamente proporcional à velocidade do movimento realizado. Quanto maior a viscosidade do fluido, maior será a força necessária para que ocorra movimento dentro deste, e, quanto mais rápido o movimento, maiores serão a resistência encontrada e o arrasto. Em terra, a resistência ao movimento é oferecida pelo ar. No meio líquido, esta resistência chega a ser de 600 a 800 vezes maior, dependendo da velocidade com que o corpo se move na água, sua forma, sua densidade relativa e a própria densidade do líquido. A viscosidade é uma característica que torna a água um meio útil para o fortalecimento muscular e possibilita o controle das atividades dentro da área de conforto do paciente.[1]

- *Tensão superficial*: é a força exercida entre as moléculas da superfície de um líquido.[10] A superfície de um líquido age como uma membrana sob tensão.[1] A força resistiva da tensão superficial torna-se uma variável ativa, na medida em que a área da superfície aumenta. Assim, quando o exercício é feito vigorosamente e rompe a superfície, criando espuma e gotículas, uma força considerável é exercida para superar a tensão superficial.[1,10]

- *Turbulência:* é um termo que indica os redemoinhos que seguem um objeto em movimento através de um fluido. O grau de turbulência dependerá da velocidade do movimento e da forma do objeto. A forma do corpo tem uma enorme influência sobre a produção da turbulência. Uma vez que qualquer movimento gera turbulência, esta pode ser utilizada tanto para auxiliar quanto para resistir aos movimentos. Quando um movimento é realizado em um mesmo sentido, a turbulência formará redemoinhos na mesma direção, e o movimento será cada vez mais fácil. Inverter o sentido do movimento é exigir maior trabalho da musculatura contra-atuando em oposição ao movimento e, consequentemente, maior esforço.[12] A cooperação com os efeitos da turbulência exige equilíbrio e coordenação, que podem ser desenvolvidos como parte do programa de tratamento.

TERMODINÂMICA

A propriedade termodinâmica da água corresponde à capacidade de absorver e transferir calor. A troca de energia no meio aquático ocorre através de mecanismos físicos, como condução e convecção.

Na reabilitação aquática, a temperatura da água termoneutra está entre 31 e 33,3 °C, acima disso é considerada quente e abaixo, fria (28 e 30 °C). Essa troca de energia na forma de calor é conhecida como processo termolítico.

Durante o exercício, a temperatura da água necessária para evitar a elevação na temperatura central, nas atividades prolongadas, varia de 17 a 34 °C, dependendo da intensidade dos exercícios e da composição corporal da pessoa, principalmente da porcentagem de gordura corporal.[13]

FISIOLOGIA DA IMERSÃO

A água é um meio muito diferente do solo. Ao ser inserido neste meio, o corpo humano é submetido a diferentes forças físicas e, em consequência, realiza uma série de adaptações fisiológicas que se estendem sobre todos os sistemas homeostáticos.

Tais efeitos podem ser tanto imediatos como tardios, permitindo que a água seja utilizada de maneira eficaz no processo de reabilitação dos mais diversos problemas, como: patologias musculoesqueléticas, neurológicas, cardíacas, pulmonares, entre outras.[1]

Ao entrar na água, ocorre vasoconstrição momentânea (reflexo do mergulho) que causa elevação na resistência periférica e consequente aumento na pressão arterial. Contudo, durante a imersão em água aquecida, há vasodilatação sistêmica, reduzindo a resistência periférica e consequente queda na pressão arterial.

A temperatura mais elevada da água na reabilitação permite que o corpo ganhe calor através das áreas que estão imersas. A perda de calor se dá pela pele (sangue nos vasos cutâneos) e nas glândulas sudoríparas das regiões fora da água, bem como pela respiração. Estando imersa, a pele se aquece e os vasos superficiais se dilatam, aumentando o suprimento sanguíneo periférico.

EFEITOS NO SISTEMA CIRCULATÓRIO

O retorno venoso e linfático se baseia em um sistema de válvulas que não permitem o refluxo e atuam dividindo a longa coluna líquida em colunas curtas, reduzindo, assim, o gradiente de pressão dentro dos vasos. O retorno venoso e linfático é sensível a alterações externas na pressão, inclusive compressão por músculos vizinhos e pressão externa da água. À imersão, a pressão hidrostática comprime as veias superficiais e desloca o sangue para cima, através do sistema de válvulas unidirecional: primeiro para as coxas, depois, para, então, abdômen, tórax e coração. Na imersão até a crista ilíaca, as alterações de volume não são significativas. A pressão venosa central começa a se alterar com imersão até o xifoide e aumenta até a imersão total.[8] Arborelius et al. demonstraram que, na imersão até o pescoço, ocorre aumento do volume sanguíneo central em 700 ml, o que representa acréscimo de 60% no volume central. Desse volume, um quarto, ou seja, 180 a 240 ml, é direcionado para o coração, o que provoca dilatação das quatro câmaras.[3,4,14] O volume cardíaco aumenta de 27% a 30% com imersão até o pescoço.[15] No entanto, o coração não é um receptáculo estático. A resposta cardíaca fisiológica ao aumento do volume é aumentar a força de contração: à medida que ocorre distensão do miocárdio saudável, melhor será a eficiência de contração muscular, segundo a Lei de Starling.[8]

A maior parte das alterações cardiovasculares depende da temperatura e do nível de imersão. Observa-se um aumento progressivo do débito cardíaco quando se eleva a temperatura: o aumento pode variar de 30%, a 33 °C, até 121%, a 39 °C.[15] O volume sistólico é um dos fatores determinantes na elevação do débito cardíaco que ocorre com o treinamento. Há uma relação significativa entre temperatura e frequência cardíaca: a 25 °C, ocorre redução de 12 a 15 bpm; a temperaturas termoneutras, a redução é de cerca de 15%; e em água quente, constata-se um aumento significativo na frequência cardíaca e, consequentemente, no débito cardíaco.

Diversos estudos validaram o uso de terapia aquática na reabilitação cardiovascular após infarto e cardiomiopatia isquêmica. Durante a imersão até o pescoço, a resistência vascular sistêmica diminui em 30%, devido à redução na vasoconstrição simpática, e se mantém baixa por algumas horas após a primeira hora de imersão. Esse efeito também é temperatura-dependente: quanto maior a temperatura, maior a redução.[3,8]

Segundo Coruzzi et al., a imersão prolongada reduz significativamente a pressão arterial média. Pacientes hipertensos sensíveis ao sódio demonstraram maior redução (18 a 20 mmHg) do que normotensos e pacientes não sensíveis ao sódio.[16] Outros estudos não demonstraram alteração significativa na pressão arterial sistólica e média.[2,17,18,19]

O fluxo sanguíneo pulmonar eleva-se com o aumento do volume e da pressão sanguínea central. A pressão média da artéria pulmonar varia de 5 mmHg, no solo, para 22 mmHg, durante a imersão até o pescoço. A maior parte do volume pulmonar é distribuída para vasos maiores do leito vascular pulmonar.[4]

Em 1989, Gleim e Nicholas demonstraram que o consumo de oxigênio (VO_2), durante a corrida na água, foi três vezes maior do que no solo para uma mesma velocidade (53 m/min). Portanto, durante a marcha ou corrida na água, apenas metade ou um terço da velocidade é necessária para atingir a mesma intensidade metabólica da atividade no solo.[20] Consequentemente, a intensidade metabólica na água pode ser predita através da monitoração da frequência cardíaca. Com base nas evidências atuais, a terapia aquática parece ser um método seguro para indivíduos normotensos e hipertensos e pode ser considerado um método ideal para condicionamento cardiovascular.[8]

Efeitos no Sistema Pulmonar

O sistema pulmonar é profundamente afetado pela imersão até o tórax. Em parte, devido ao deslocamento de sangue para a cavidade torácica e, em parte, pela compressão da parede torácica pela água, resultando na alteração da função pulmonar.[8]

A capacidade residual funcional diminui em 54% com imersão até o xifoide,[21] principalmente, devido à redução no volume de reserva expiratório. Ocorre redução na capacidade de difusão pulmonar, no fluxo expiratório e na complacência da parede torácica. O efeito resultante dessas alterações é o aumento do trabalho respiratório em até 60% durante imersão até o pescoço. Aproximadamente três quartos da sobrecarga são atribuídos ao aumento no trabalho elástico (redistribuição do sangue para o tórax), e o resto deve-se ao trabalho dinâmico (força hidrostática sobre o tórax).[22,23]

Quando um indivíduo está imerso até a região cervical, há diminuição nas trocas gasosas e na concentração de oxigênio no sangue, devido à distensão dos leitos pulmonares ocasionada pelo fluxo de sangue das extremidades para o abdômen. Há, também, maior resistência da passagem aérea contra o movimento do ar e diminuição do fluxo expiratório, aumentando o tempo necessário para retirar o ar dos pulmões. Devido à pressão hidrostática, há diminuição da circunferência torácica em aproximadamente 10% e aumento da pressão pleural de -1 mmHg para +1 mmHg.[1] Dessa maneira, à imersão até o pescoço ocorre aumento do trabalho total da respiração em 60% para um volume corrente de 1 ℓ. Um programa de exercícios aquáticos constitui desafio significativo para o aparelho respiratório, possibilitando a melhora da função respiratória.[8]

Efeitos nos Sistemas Renal e Endócrino

Os principais efeitos observados durante a imersão nos sistemas renal e endócrino são: aumento do fluxo sanguíneo renal e *clearance* de creatinina; redução da atividade simpática renal secundária à resposta vagal causada pela distensão do átrio esquerdo, com aumento no transporte tubular de sódio; aumento na excreção renal de sódio que, por ser acompanhado de água livre, estimula a diurese; aumento na excreção renal de potássio; redução da liberação de hormônio antidiurético e aumento na secreção de peptídeo natriurético e atividade da renina plasmática.[17]

Em geral, a expansão do volume central induzida pela imersão causa aumento no débito urinário e excreção de sódio e potássio. Pode ocorrer diminuição na pressão arterial por várias horas. Historicamente, a imersão foi um dos poucos métodos efetivos de tratamento não invasivo da insuficiência cardíaca congestiva antes da descoberta dos *digitalis*.[8]

As alterações que ocorrem no sistema renal durante a imersão estão relacionadas com as alterações do sistema circulatório. O aumento de volume de sangue no tórax e no coração estimula os barorreceptores do átrio direito, que informam a sobrecarga atrial ao sistema renal. Essa sobrecarga libera um fator natriurético que induz à produção do peptídeo natriurético atrial (PNA), o qual facilita a excreção de sódio e a diurese. A ação renal é fortemente controlada pelos hormônios renina, aldosterona e antidiurético. Ocorre inibição da produção da aldosterona, responsável pela reabsorção de sódio no túbulo renal distal e pelo relaxamento dos músculos lisos vasculares. A liberação do hormônio antidiurético (ADH) é suprimida durante a imersão, o que contribui para a diurese. A ligação neuroendócrina entre a percepção de volume e as alterações renais na excreção de sódio está funcionalmente preservada na insuficiência cardíaca compensada. Entretanto, a natriurese induzida pela estimulação do volume é modulada pela atividade do eixo renina-angiotensina-aldosterona.[8,24]

Em suma, a expansão volumétrica central resultante da imersão provoca aumento do débito urinário (de 1 para 7 ml/min) e aumento significativo de excreção de sódio e potássio (imediatamente após a imersão e continua a aumentar constantemente durante várias horas de imersão, até diminuir nas horas subsequentes).

Os efeitos combinados dos sistemas renal e nervoso simpático, em geral, diminuem a pressão sanguínea de um indivíduo hipertenso durante a imersão e criam um período prolongado de pressão mais baixa após a imersão.[1]

Acompanhando as alterações no controle renal, ocorrem alterações em alguns neurotransmissores do sistema nervoso autônomo – catecolaminas (sendo as mais importantes a epinefrina, a norepinefrina e a dopamina) –, que agem regulando a resistência vascular, a frequência cardíaca e a força de contração cardíaca e são ativadas logo após a imersão.[25,26]

Efeitos no Sistema Musculoesquelético

A imersão diminui a carga sobre as articulações e os ossos: no nível da sínfise púbica, reduz cerca de 40% do peso corpóreo, na cicatriz umbilical, 50% e até o xifoide, pelo menos 60%.[27]

Os efeitos da flutuabilidade e da resistência da água possibilitam altos níveis de gasto energético com relativamente pouco movimento e sobrecarga articular. Ocorre redução da vasoconstrição simpática e aumento do fluxo sanguíneo muscular. Dessa maneira, há aumento da oferta de oxigênio ao músculo e remoção de metabólitos. A pressão hidrostática promove redução de edema e eliminação de lactato muscular.[8]

Fisiologia do Exercício na Água

Em virtude das diferentes propriedades físicas da água, os fatores que determinam o gasto energético do exercício na água são diferentes daqueles no solo. A flutuação reduz o peso do corpo e o gasto de energia necessária para deslocar o corpo contra a gravidade. Porém, a viscosidade da água aumenta o gasto energético necessário para realizar movimentos e deslocamentos. Durante o exercício leve e moderado, usado na reabilitação aquática, a maior parte da energia usada para sustentar a atividade física é suprida pelo metabolismo aeróbio. O exercício na água faz que o suprimento sanguíneo nos músculos aumente devido ao metabolismo celular. A combustão de oxigênio deve aumentar para que ocorra maior obtenção de energia. Nessa reação, há acúmulo de dióxido de carbono, alterando o pH plasmático e tendo como resposta o aumento das frequências cardíaca e respiratória.[28]

Frangolias et al. compararam as respostas de concentração do lactato sanguíneo durante 42 minutos de corrida em imersão e no solo, em esteira, a uma intensidade igual ao limiar ventilatório. Para os primeiros 14 minutos de exercício, as respostas de lactato foram similares. Entre os minutos 21 e 42, o lactato sanguíneo diminuiu mais no exercício na água (25%) que em terra (12%), indicando que a entrada de lactato no sangue foi menor ou sua taxa de remoção foi maior durante estágios avançados de corrida na água.[29]

Benefícios da Terapia Aquática

Os efeitos terapêuticos desejados com os exercícios na água estão relacionados a:

a. relaxamento, alívio da dor e espasmos musculares;
b. manutenção ou aumento da amplitude de movimento articular, sem sobrecarga;
c. fortalecimento dos músculos e aumento na sua resistência aos exercícios;
d. melhora da circulação e redução de edema;
e. manutenção e melhora do equilíbrio, estabilidade e consciência corporal.

Insuficiência Cardíaca

A insuficiência cardíaca é uma síndrome clínica complexa que tem início com um evento que lesa o coração e apresenta alta mortalidade nas formas avançadas.[30] Resulta de anormalidades intrínsecas e extrínsecas do coração e envolve vários mecanismos celulares. Barretto caracteriza a insuficiência cardíaca como uma afecção muito limitante, mais que o diabetes ou a doença pulmonar obstrutiva crônica, por proporcionar grande desconforto resultante de dispneia, cansaço e edema.[31]

A doença é caracterizada por anormalidades na função do ventrículo esquerdo e regulação neuro-hormonal, que são acompanhadas por intolerância ao esforço, retenção de fluido e redução da sobrevida.[31]

Uma lesão inicial no coração desencadeia o processo citado, levando a mudanças estruturais que interferem em sua eficiência mecânica e resultam na disfunção ventricular (conhecida como remodelamento ventricular).

Os portadores de insuficiência cardíaca podem ser classificados com base nos sintomas apresentados, através da classificação funcional elaborada pela New York Heart Association. A classificação mostra boa correlação com os dados de morbimortalidade da insuficiência cardíaca, sendo esta tanto maior quanto mais sintomático for o paciente.[31]

CLASSIFICAÇÃO FUNCIONAL – CRITÉRIOS DA NEW YORK HEART ASSOCIATION (NYHA)

- Classe I – sem limitações: atividade física usual não causa fadiga, dispneia ou palpitações.
- Classe II – discreta limitação à atividade física: esses pacientes estão confortáveis no repouso. Atividade física usual resulta em fadiga, palpitações, dispneia e angina.
- Classe III – limitação significativa da atividade física: apesar de os pacientes permanecerem confortáveis em repouso, a menor atividade física que o usual pode levar o paciente a apresentar sintomas.
- Classe IV – inabilidade em realizar qualquer atividade física sem desconforto: os sintomas de insuficiência cardíaca estão presentes até no repouso e qualquer atividade física causa desconforto.

TESTE ERGOESPIROMÉTRICO

As técnicas de avaliação cardiopulmonar têm se expandido nas últimas duas décadas simultaneamente aos estudos da fisiologia do exercício, tornando-se metodologia indispensável para avaliação funcional em atletas, sedentários e cardiopatas. A aplicação é ampla em estudos e pesquisas, devido à maior acurácia em quantificar a capacidade funcional e avaliar com maior precisão a gravidade de doenças cardíacas, pulmonares e musculoesqueléticas, possibilitando esclarecer as causas da intolerância aos esforços.[32]

O teste de esforço (avaliação do trabalho cardíaco e pulmonar em resposta ao exercício) é o método mais empregado na avaliação de portadores de insuficiência cardíaca, definindo intensidade de comprometimento, prognóstico e eficácia medicamentosa.[33] Determina de maneira individualizada a capacidade cardiorrespiratória, a equivalência entre frequência cardíaca de equilíbrio e a carga de trabalho. Permite, ainda, a estratificação de risco e o acompanhamento das respostas clínicas, cardiovasculares, cardiorrespiratórias, eletrocardiográficas e metabólicas na evolução do programa de exercício.[34]

O teste reflete a análise dos aspectos metabólicos e eletromecânicos do miocárdio e, de maneira indireta, informações da anatomia cardíaca. Os resultados obtidos ressaltam a correlação existente entre alterações anatômicas e grau de resposta isquêmica na

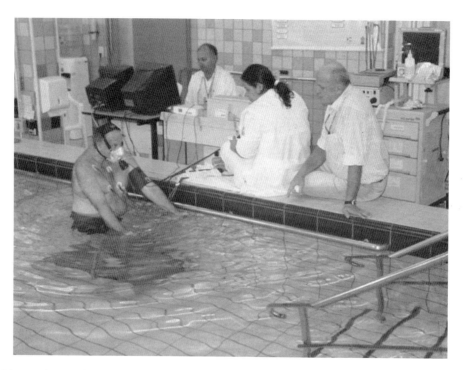

FIGURA 1 – Ergoespirometria em piscina termoneutra.

ergometria, principalmente, se a sua interpretação basear-se em análise multifatorial das variáveis obtidas durante o exercício.

No Instituto de Reabilitação Física da Faculdade de Medicina da Universidade de São Paulo (Rede Lucy Monteiro), um estudo piloto em desenvolvimento objetiva comparar as respostas cardiopulmonares de cardiopatas e não cardiopatas, quando submetidos à ergoespirometria em esteira no solo e em esteira subaquática (Figura 1).

REABILITAÇÃO CARDIOVASCULAR

O tratamento da insuficiência cardíaca modificou-se significativamente nos últimos anos. Do ponto de vista medicamentoso, os agentes betabloqueadores tornaram-se drogas de primeira escolha, em detrimento dos simpatomiméticos. Em relação à atividade física, a mudança foi mais drástica: até meados de 1980, insuficiência cardíaca, dilatação do coração e disfunção do ventrículo esquerdo eram consideradas contraindicações absolutas ou relativas para a realização de exercícios. O conceito de condicionamento físico, para pacientes com insuficiência cardíaca, foi desenvolvido após um período de intensa avaliação da eficácia e segurança da reabilitação com exercícios em pacientes coronariopatas e baseado na melhor compreensão dos mecanismos de adaptação periférica na insuficiência cardíaca.[5]

Na insuficiência cardíaca, a inatividade física leva ao descondicionamento que envolve músculos esqueléticos e respiratórios, assim como a circulação periférica. Ocorre redução da capacidade aeróbia determinada, principalmente, por alterações vasculares do músculo esquelético, causando menor perfusão tecidual e anormalidades no metabolismo e na massa muscular, com maior comprometimento da capacidade funcional.[35,36,37,38,39]

De todos os sintomas da insuficiência cardíaca, a intolerância ao exercício constitui-se no mais importante fator na limitação do paciente:[7] causa deterioração progressiva da função e diminui a autoconfiança, podendo levar à disfunção psicossocial. A etiologia da intolerância ao exercício é multifatorial, sendo as alterações periféricas, ao invés da *performance* do ventrículo esquerdo, os determinantes mais importantes da capacidade física.[5] A ausência de correlação entre capacidade do esforço e função ventricular contribuiu para mudar o foco de atuação do coração para a musculatura esquelética: a melhora da função muscular periférica é tão importante quanto a redução das alterações cardiovasculares.[7,40,41,42] Recentemente, foi demonstrado que a força muscular é um importante fator preditivo de mortalidade na insuficiência cardíaca severa, sendo recomendada sua avaliação sistemática nesses pacientes.[43] A redução da tolerância ao exercício deve-se, em parte, à incapacidade de aumentar o débito cardíaco, devido às alterações na vasodilatação periférica, na disfunção endotelial, no metabolismo muscular alterado e no aumento da atividade simpática. Todos esses fatores contribuem para a utilização ineficiente do débito cardíaco limitado.[44]

A interação neuro-hormonal entre periferia e coração é fator importante na determinação de sintomas e prognóstico. As intervenções terapêuticas que modificam essas interações são consideradas valiosas: o exercício pode ser considerado dessa forma.[5] O treinamento físico é útil no tratamento da insuficiência cardíaca, com melhora da tolerância ao esforço, maior força muscular e consumo de oxigênio.[7]

Pacientes com insuficiência cardíaca congestiva, das mais diversas etiologias, têm se beneficiado com programas de reabilitação supervisionados. Considera-se, hoje, que o exercício físico é um método secundário de prevenção e tratamento da insuficiência cardíaca congestiva. Vários estudos, nestes casos, têm demonstrado melhora da qualidade de vida.[45] Os pacientes com insuficiência cardíaca apresentam melhora da condição clínica através do treinamento físico, devido ao aumento da capacidade aeróbia e à melhora do tônus autonômico, às anormalidades neuro-hormonais e à atividade oxidativa mitocondrial do músculo esquelético.[46]

Internações frequentes e descompensações recorrentes prolongam os períodos de inatividade e prejudicam ainda mais o estado funcional, assim como a habilidade e a motivação para realizar exercícios. A desistência de programas de treinamento físico é influenciada, entre outros fatores, por motivação, ambiente de treino e seleção de atividades.[46] A piora funcional resultante da progressão da insuficiência cardíaca pode limitar a participação e a adesão a programas convencionais de treinamento físico. Os pacientes acabam por evitar subir e descer escadas ou até mesmo andar, o que resulta em alterações musculares que predominam nos membros inferiores.[47]

Exercícios na água e natação são tradicionalmente recomendados para pacientes com baixo risco cardíaco. No entanto, em pacientes com insuficiências miocárdica e cardíaca severas, ainda não há consenso na literatura sobre a indicação do exercício na água, principalmente devido à falta de informação sobre as respostas hemodinâmicas centrais e a pressão sistêmica durante a imersão nesses pacientes.[1,5,6,7] A terapia aquática pode ser considerada potencialmente perigosa para pacientes com insuficiência cardíaca em razão do aumento do retorno venoso e possível efeito adverso sobre a pressão de enchimento ventricular.[48] Por esse motivo, a natação foi contraindicada para pacientes com insuficiência cardíaca que apresentam disfunção diastólica e sistólica.[5,6] Entretanto, diversos estudos recentes demonstraram que a terapia aquática é segura e pode melhorar a capacidade funcional de pacientes com insuficiência cardíaca em grau moderado[48,49] e até severo.[46]

A terapia aquática pode ser uma alternativa atraente ao treinamento convencional, devido ao baixo impacto e ao ambiente com temperatura controlada, que promove relaxamento muscular, vasodilatação periférica e auxilia no movimento das articulações, facilitando, dessa forma, a realização da atividade física.[46] Exercícios para mobilidade, fortalecimento e condicionamento cardiovascular podem ser facilmente realizados na água.

A imersão em água até o esterno resulta em efeitos cardiovasculares, renais e neuro-hormonais favoráveis em pessoas saudáveis e com insuficiência cardíaca. A imersão aumenta o volume sanguíneo torácico, a pressão venosa central e o débito cardíaco, reduz os níveis plasmáticos de norepinefrina, epinefrina, renina, angiotensina II e aldosterona, além de promover a diurese.[17]

Os exercícios na água podem facilitar o recondicionamento, principalmente nos membros inferiores, visto que o empuxo minimiza o esforço necessário e facilita a atividade física, possibilitando o treinamento aeróbio efetivo.[45]

A vasodilatação e a hidromassagem promovem o relaxamento muscular, enquanto o treinamento com exercícios afeta positivamente a inflamação sistêmica e a ativação neuro-hormonal observada em estágios avançados da insuficiência cardíaca.[50]

Recomendações para Treinamento Físico

Qualquer recomendação para o treinamento físico de pacientes com insuficiência cardíaca deve ser baseada nas condições clínicas de cada paciente, reposta individual ao exercício (inclusive frequência cardíaca, pressão arterial, sintomas e percepção de esforço), além, é claro, dos resultados obtidos com o teste ergoespirométrico. Outros fatores que devem ser considerados são: medicação atual, fatores de risco, características comportamentais, objetivos e preferências pessoais.[5] Segundo o American Heart Association Heart Failure Guideline de 2005, recomenda-se o exercício físico para todos os pacientes clinicamente estáveis com insuficiência cardíaca e redução da fração de ejeção ventricular.[51]

A segurança é uma preocupação central em programas de exercício para pacientes com insuficiência cardíaca. É importante ressaltar que não há necessidade de exercícios de alta intensidade para que ocorram os benefícios relacionados ao exercício. O paciente não deve se exercitar além do ponto em que consegue manter uma conversação normal (teste da fala).[52,53]

Os efeitos do exercício na doença coronariana devem-se em grande parte ao controle dos fatores de risco, com decréscimo substancial na mortalidade: diminuição do LDL, aumento do HDL, perda de peso, redução na pressão arterial e resistência à insulina.[53]

As recomendações para realização de atividade física em pacientes com insuficiência cardíaca e doença coronariana estão resumidas no Quadro 1.

As indicações para adiar o início da atividade física são: angina instável; insuficiência cardíaca não controlada; estenose aórtica severa; hipertensão não controlada; hipotensão sintomática; febre aguda; sensação de mal-estar; taquicardia em repouso ou arrit-

Quadro 1 – Recomendações para atividade física em pacientes cardiopatas (Adaptado de Joshi)[53]

Insuficiência cardíaca	Doença coronariana
- todos os pacientes clinicamente estáveis, com exceção dos que têm cansaço durante o repouso, devem ser avaliados para realizar um programa individualizado de exercícios; - a idade não é fator limitante; - a intensidade deve permitir a conversa (teste da fala); - pelo menos 30 minutos de exercício, na maioria dos dias da semana.	- praticamente todos os pacientes estáveis devem realizar um programa de exercícios; - contraindicações: infarto do miocárdio recente, angina instável e arritmia grave induzida por esforço; - intensidade: abaixo do limiar para angina ou isquemia, permite a conversa (teste da fala); - pelo menos 30 minutos de exercício, na maioria dos dias da semana.

mias; diabetes não controlada. A atividade física deverá ser postergada até que o paciente seja avaliado e liberado pelo médico. Em geral, são situações que podem ser controladas com o tratamento adequado.

Os sinais de alerta para interrupção imediata de uma determinada atividade física incluem: dor ou desconforto pré-cordial; tontura; vertigem; dificuldade respiratória; náusea; sudorese excessiva; palpitações associadas com desconforto; fadiga desproporcional ao esforço; inabilidade física para continuar; e no caso de diabetes: tremor, formigamento, fome, fraqueza ou palpitação. O paciente deverá ser prontamente encaminhado e avaliado por um médico.[52]

Os exercícios devem ser prescritos com o mesmo cuidado do tratamento medicamentoso.[54] A taxa de progressão de treinamento deve ser estabelecida individualmente e seguir três estágios: início, progressão e manutenção.[5] Os fundamentos para o desenvolvimento da prescrição de exercícios são relacionados no Quadro 2.

REABILITAÇÃO AQUÁTICA

A prescrição de exercícios na água para indivíduos com insuficiência cardíaca, também, deve seguir as recomendações citadas[5] e ser individualizada. Além disso, há certas variáveis específicas relacionadas ao meio aquático. Os principais fatores que influenciam os efeitos da imersão são:

- condição clínica;
- temperatura e nível da água;
- nível de imersão e posicionamento na piscina;
- tipo de atividade;
- duração da imersão e adaptação ao meio;
- fatores colaterais;
- aspectos técnicos.

CONDIÇÃO CLÍNICA

No estudo de Schmid et al.,[2] foram avaliadas as adaptações cardiovasculares em

Quadro 2 – Fundamentos para a prescrição de exercícios

a) avaliação médica e determinação da frequência cardíaca máxima (de preferência através do teste de esforço).
b) intensidade e duração (taxa de progressão):
   1. Início: baixa intensidade (40% a 50% do VO_2máx) até atingir duração de 10 a 15 minutos.
   2. Progressão: aumento gradual da intensidade (50% a 70% do VO_2máx) e duração do exercício (15, 20 e 30 minutos, se possível).
   3. Manutenção: geralmente após seis meses de treinamento.
c) frequência: quatro a seis vezes por semana;
d) tipo de exercício:
   • exercícios aeróbios com aquecimento e recuperação;
   • exercícios resistidos, duas a três vezes por semana.

pacientes com doença coronariana e insuficiência cardíaca, classe funcional I e II da NYHA, durante imersão, ginástica na água e natação. A resposta cardíaca à imersão até o tórax caracterizou-se por redução na frequência cardíaca e resistência vascular periférica, aumento no volume sistólico, pressão arterial sistólica inalterada e diastólica discretamente diminuída. Essas respostas resultam, provavelmente, dos seguintes mecanismos: elevação da pressão atrial devido ao maior retorno venoso, resultando em aumento da frequência cardíaca para lidar com o maior volume circulante (reflexo de Bainbridge), e início do mecanismo de Frank-Starling, que eleva o volume sistólico e a pressão sanguínea sistólica. Observaram que os mecanismos reflexos de Bainbridge e Frank-Starling permanecem intactos nos pacientes com insuficiência cardíaca e que, apesar da disfunção severa do ventrículo esquerdo com VO_2máx entre 15,4 e 24,1 ml/kg/min, esses pacientes toleraram bem a imersão, a ginástica e a natação do ponto de vista clínico.

Em indivíduos saudáveis, a resposta hemodinâmica ao exercício na água é determinada principalmente por mecanismos que incluem a pré-carga e o volume sistólico, enquanto, em pacientes com redução da fração de ejeção, o débito cardíaco é regulado predominantemente por alteração na frequência cardíaca. Há dois pontos importantes para a prática clínica: 1) em pacientes com insuficiência cardíaca, a resposta cronotrópica durante o teste de esforço é parâmetro-chave para a avaliação da tolerância à imersão; 2) os dados obtidos por Sheldah et al.[55] e Christie et al.[56] demonstram que indivíduos saudáveis têm resposta similar na frequência cardíaca, durante exercício no solo e na água até 60% do VO_2máx e menor acréscimo com intensidades maiores. Em pacientes com infarto do miocárdio, não foi observada diferença na frequência cardíaca durante exercício no solo e na água até 75% do VO_2máx.[57] Dessa maneira, não há necessidade de adaptar a frequência cardíaca de treino para exercícios na água a intensidades menores que 60% do VO_2máx, principalmente para pacientes com disfunção do ventrículo esquerdo.

A distensão dos vasos periféricos em água termoneutra resulta em diversos efeitos salutares, que podem ser benéficos para pacientes com insuficiência cardíaca: diminuição da resistência vascular sistêmica e supressão de vasopressina, arginina, renina e norepinefrina.[58] A ativação de mecanorreceptores cardíacos desencadeia ajustes reflexos na excreção renal de água e eletrólitos; este mecanismo está preservado em pacientes com insuficiência cardíaca.[17] Gabrielsen et al.[24] demonstraram que a expansão de volume intravascular e central na insuficiência cardíaca compensada inibe a atividade do sistema renina-angiotensina-aldosterona aumenta a liberação de peptídeo atrial natriurético e induz à natriurese, que é aumentada quando as concentrações de angiotensina-II e aldosterona são suprimidas pelos inibidores da ECA. Pode-se concluir que a imersão em água elicita respostas fisiológicas similares às obtidas com o tratamento farmacológico moderno.

Com relação à recomendação para atividades na água, em pacientes com insuficiência cardíaca, os parâmetros de capacidade física parecem ser mais importantes do que as medidas ecocardiográficas. Exercícios na água e natação correspondem a um nível de intensidade 4 do equivalente metabólico (MET) ou VO_2máx de 14 ml/kg/min (1 MET = 3,5 ml/kg/min). A natação nas condições testadas em pacientes com insuficiência cardíaca, doença coronariana e controles saudáveis correspondeu ao nível de intensidade abaixo do limiar anaeróbio. Uma vez que o VO_2 é proporcional ao volume sistólico, o VO_2máx pode ser usado para estimar as alterações no volume sistólico durante a imersão e a natação.

Segundo Schmid et al.,[2] é necessário alterar o paradigma de recomendação de exercícios em água termoneutra para pacientes com insuficiência cardíaca estável e classe funcional I e II da NYHA. Em condições clínicas estáveis, VO_2máx de pelo menos 15 ml/kg/min e limiar anaeróbio > 10 ml/kg/min, durante teste de esforço limitado por sintoma, caracterizam pacientes com redução severa da fração de ejeção que podem realizar atividade física em água termoneutra com segurança. De maneira geral, exercitar-se de forma segura em cicloergômetro com carga de 70 W (correspondendo a 4 METs) ou 110 W (6 METs) é um bom indicador de tolerância ao exercício na água, mesmo em pacientes com insuficiência cardíaca. Entretanto, a resposta cronotrópica inadequada ao exercício pode caracterizar pacientes com baixa tolerância a atividades aquáticas, uma vez que, quando há redução da fração de ejeção, o débito cardíaco durante a imersão e a natação é regulado predominantemente pela frequência cardíaca.

Gabrielsen et al. avaliaram os efeitos da imersão a 35 °C em pacientes com insuficiência cardíaca classe funcional II e III da NYHA, relatando aumento no débito cardíaco, volume sistólico e fração de ejeção, enquanto a resistência vascular sistêmica diminuiu significativamente.[58] Cider et al. realizaram uma série de estudos para avaliar a segurança e os efeitos da terapia aquática em pacientes com insuficiência cardíaca classe funcional II e III da NYHA. Descreveram melhora na função física, excelente tolerabilidade e adesão (95%) com hidroterapia e ênfase no treinamento muscular periférico por um período de 12 semanas.[49] Em outro estudo, afirmaram que os efeitos cardiorrespiratórios da imersão em água medidos por análise de gás parecem ser similares em pacientes e controles saudáveis.[59] Sugeriram, ainda, que a imersão em água quente induz a efeitos hemodinâmicos benéficos em pacientes com insuficiência cardíaca sem reações adversas. Os resultados indicaram que o aumento do retorno venoso é balanceado pela redução da frequência cardíaca e pela provável diminuição da pós-carga, devido à vasodilatação periférica, promovendo melhora no débito do ventrículo esquerdo. Além disso, a redução na frequência cardíaca promove o enchimento diastólico e possibilita que os ventrículos lidem melhor com o retorno venoso aumentado sem afetar a pré-carga. Apesar de a imersão em água quente reduzir a resistência vascular sistêmica, não houve alteração significativa da pressão arterial, o que pode ser explicado pelo aumento do débito cardíaco no grupo controle e pela tendência à redução nos pacientes com insuficiência cardíaca.[48]

Municinó et al. demonstraram a eficácia e a segurança de um programa de treinamento com exercícios na água em pacientes com insuficiência cardíaca classe funcional II, III e IV da NYHA, fração de ejeção entre 20% e 35% e VO_2máx < 18 ml/kg/min, e quatro pacientes apresentavam valores inferiores a 10 ml/kg/min (menor valor de 7 ml/kg/min).[46]

Temperatura e Nível da Água

Na literatura, há diversas pesquisas sobre o efeito da temperatura da água em indivíduos saudáveis. Segundo Allison et al., os riscos de hipertermia ou efeitos cardiovasculares adversos não são maiores após 21 minutos de imersão a 40 e 41,5 °C, mas há relato da ocorrência de hipotensão durante o ortostatismo para a saída da água.[60] As respostas termorreguladoras durante caminhada de 60 minutos na água, às temperaturas de 25, 30 e 35 °C, foram estudadas por Shimizu et al., que concluíram que essa atividade oferece vantagens na melhora da mobilidade e que pode ser desejável que pacientes com *performance* circulatória comprometida minimizem a sobrecarga cardíaca para uma dada intensidade de exercício. À temperatura próxima da termoneutralidade, as demandas termorreguladoras para dissipação de calor são baixas.[61]

Srámek et al.[62] investigaram as alterações cardiovasculares e hormonais após uma hora de imersão até o pescoço, às temperaturas de 32, 20 e 14 °C. Os resultados estão resumidos na Tabela 1.

Os dados sugerem que a imersão em água termoneutra estimula principalmente os barorreceptores, enquanto a exposição ao frio estimula os termorreceptores, ativando diferentes sistemas reguladores e mecanismos efetores. A imersão em água termoneutra induziu à bradicardia e à redução da pressão arterial. A imersão em água fria (14 °C) reduziu a temperatura corpórea em 1,7 °C, o que induziu à termogênese e à ativação do sistema nervoso simpático, evidenciada pelo aumento na concentração de noradrenalina. Consequentemente, houve acréscimo na frequência cardíaca e na pressão arterial. Deve-se lembrar de que a imersão à 14 °C induz a tremores que podem ser considerados como exercício leve.

O estudo de Park et al. avaliou os efei-

Tabela 1 – Alterações cardiovasculares e hormonais com imersão a 32, 20 e 14 °C

Temperatura da água	32 °C	20 °C	14 °C
Temperatura retal	s.a.	↓1 °C	↓1,7 °C
Taxa metabólica	s.a.	↑93%	↑↑350%
Frequência cardíaca	↓15%	↓	↑
Pressão arterial	↓	↓	↑
Renina	↓46%	↓	↓
Cortisol	↓34%	↓	↓
Aldosterona	↓17%	s.a.	↑
Diurese	↑107%	↑89%	↑↑163%
Noradrenalina e dopamina	–	–	↑

s.a. = sem alteração;
– = sem dados disponíveis.

tos da imersão em água fria sobre as funções cardiovasculares durante o repouso e o exercício (resultados na Tabela 2). Observou-se elevação de 50% no débito cardíaco à imersão a 30 e 34,5 °C, principalmente por aumento no volume sistólico, e não na frequência cardíaca. Entretanto, durante exercício de intensidade moderada, a elevação no débito cardíaco resultou de aumento na frequência cardíaca, e não no volume sistólico. Apesar da diminuição acentuada na resistência periférica, não foi relatada redução significativa da pressão arterial à imersão. Sugere-se que, durante a imersão em água fria, a vasoconstrição periférica aumenta ainda mais a pré-carga e o volume sistólico. Além disso, o aumento no débito cardíaco durante a imersão é necessário para manter a pressão arterial ante a redução na resistência vascular periférica.[63]

Segundo Weston et al., a imersão é uma técnica simples e não invasiva de estudo das respostas cardiovasculares ao estresse, para uma variedade de estados patológicos. Em indivíduos saudáveis, o débito cardíaco aumentou e a resistência periférica diminuiu progressivamente, com a elevação da temperatura da água. Às temperaturas de 33 e 35 °C, observou-se aumento de 50% no volume sistólico, apesar da redução significativa no débito cardíaco. Houve maior acréscimo no volume sistólico e na frequência cardíaca às temperaturas de 37 e 39 °C.[15]

NÍVEL DE IMERSÃO E POSICIONAMENTO

Segundo Meyer e Bücking,[64] há um ponto crítico a partir do qual as alterações hemodinâmicas centrais resultam em respostas cardíacas anormais. Em um estudo com pacientes com infarto miocárdico moderado e se-

Tabela 2 – Resumo das alterações cardiovasculares à imersão em água a 30 e 34,5 °C (repouso)

Temperatura da água	30 °C	34,5 °C
Volume sistólico	↑69%	↑55%
Frequência cardíaca	↓15%	s.a.
Pressão arterial sistólica	↑11%	↑8%
Pressão arterial diastólica	↑15%	s.a.
Resistência vascular periférica	↓32%	↓37%

s.a. = sem alteração.

vero e insuficiência cardíaca moderada e severa (classes II e III da NYHA), foram realizados cateterização cardíaca com Swan-Ganz, ecocardiografia subxifoide e *doppler* durante imersão gradativa em ortostatismo (quatro níveis: tornozelo, crista ilíaca, apêndice xifoide e pescoço), além de natação em supino comparada à cicloergometria em supino fora da água. Os principais achados foram:

1. Aumento da pré-carga em pacientes com infarto do miocárdio: a imersão gradativa até o apêndice xifoide não alterou a pressão média da artéria pulmonar (PAm). No entanto, durante a imersão até o pescoço e na posição supino em repouso na água, a ação da pressão hidrostática sobre a superfície do corpo resultou em valores patológicos da PAm e pressão média capilar pulmonar (PCPm), respectivamente. Mesmo em repouso, as alterações no volume sanguíneo sugerem que o maior retorno venoso causado pela imersão pode resultar em aumento significativo da pré-carga. Durante a natação e a cicloergometria em supino, a PAm e a PCPm atingiram valores patológicos.

2. Aumento da sobrecarga do ventrículo esquerdo e redução do volume sistólico em pacientes com insuficiência cardíaca severa: o aumento na pré-carga durante a imersão pode comprometer a complacência ventricular, com risco de piora na dilatação do miocárdio danificado.

3. Os sintomas não se correlacionam com os achados hemodinâmicos: os pacientes relataram sensação de bem-estar durante a natação apesar de deterioração hemodinâmica, o que pode ser explicado pela menor redução na saturação venosa mista de oxigênio.

As limitações do estudo referem-se a tamanho da amostra, diferenças quanto à etiologia, gravidade e medicação, além da ênfase nas respostas agudas. Apesar disso, suas sugestões preliminares podem ser utilizadas para guiar a terapia aquática em pacientes com cardiopatias:

1. A sensação de bem-estar se mantém, apesar da deterioração hemodinâmica, sugerindo que o relato subjetivo na água não é garantia de que o ventrículo esquerdo possa tolerar o aumento da pré-carga.
2. A insuficiência cardíaca descompensada é contraindicação absoluta para imersão e natação.
3. Pacientes com infarto do miocárdio e/ou insuficiência cardíaca grave, que conseguem dormir em decúbito, podem utilizar banheira na posição sentada com imersão até o apêndice xifoide;
4. Exercícios terapêuticos na água podem ser realizados por pacientes com infarto do miocárdio e insuficiência cardíaca grave, desde que o paciente fique em pé (posição ortostática) com imersão até o apêndice xifoide.

Há duas conclusões de grande relevância clínica nesse estudo: do ponto de vista hemodinâmico, a imersão crucial começa a partir do nível diafragmático/apêndice xifoide, e a sensação subjetiva de bem-estar pode não ser um parâmetro válido durante a realização de exercícios na água. Dessa maneira, apesar da existência de estudos que validam as escalas de percepção do esforço para a terapia aquática,[1,65] podem ser levantadas ressalvas quanto à segurança da utilização destas, se forem consideradas as alterações hemodinâmicas que ocorrem com a imersão em pacientes com insuficiência cardíaca.

Tipo de Atividade

Uma vez que na insuficiência cardíaca as alterações são centrais, periféricas e metabólicas, recomenda-se o treinamento aeróbio associado ao fortalecimento muscular com estímulo suficiente para os músculos esqueléticos, sem sobrecarga significativa do sistema cardiovascular.[5]

Cider et al combinaram exercícios aeróbios com treinamento de força e resistência em piscina aquecida a 33 – 34 °C, sessões de 45 minutos, três vezes por semana durante oito semanas. Demonstraram que a hidroterapia pode melhorar a *performance* máxima, a força muscular e a qualidade de vida, sendo bem tolerada (adesão de 95%).[49]

Um programa piloto de treinamento, denominado cardio-hidrocinesioterapia, foi desenvolvido por pesquisadores italianos em 2006. Consistiu em duas sessões diárias de terapia aquática, cinco dias por semana, durante três semanas, com aumento progressivo do tempo de imersão de 30 a 50 minutos e temperatura da água ao redor de 31 a 32 °C. Cada sessão era composta por três fases: aquecimento, treinamento e recuperação, com avaliação da frequência cardíaca e escala de Borg modificada a cada 2 minutos, e monitoração da saturação de oxigênio e pressão arterial, antes e após o exercício (Figura 2).[46]

O programa Cardio-HKT foi bem tolerado e não foram observados efeitos adversos. O estudo demonstrou que o programa é seguro e efetivo em pacientes com insuficiência cardíaca avançada (classe funcional III e IV da NYHA). O treino por três semanas melhorou significativamente a capacidade funcional e a qualidade de vida nesses pacientes. Os achados ampliam a utilização de terapia aquática para pacientes com maior comprometimento cardíaco e funcional. As recomendações do estudo incluem: supervisão especializada contínua; monitoração frequente de sinais vitais durante o exercício, para minimizar a incidência de eventos adversos; além de atividades educativas e psicocomportamentais para promover mudanças saudáveis no estilo de vida, no controle de peso e na adequação da dieta.

De acordo com Biro et al.,[66] a termoterapia sistêmica, como, por exemplo, o banho em água quente e a sauna, induz à vasodilatação sistêmica. Sessões repetidas de terapia com sauna a 60 °C por 15 minutos podem melhorar os parâmetros hemodinâmicos, os sintomas clínicos, a função cardíaca e a função endotelial vascular em pacientes com insuficiência cardíaca congestiva. A função endotelial vascular está alterada em pacientes com doenças relacionadas aos hábitos de vida, como hipertensão, hiperlipidemia, diabetes e obesidade. A terapia com sauna nesses pacientes parece reduzir a disfunção endotelial, sugerindo um possível papel preventivo para aterosclerose.

Fase de aquecimento	Fase de treinamento*		Fase de recuperação
Exercícios respiratórios, mobilização e alongamentos	Exercícios de baixa intensidade (até 50% VO_2 máx)	Atividades individuais preferenciais: - natação; - caminhada. (60% a 70% VO_2 máx)	Relaxamento com flutuadores e música
			Hidromassagem, turbilhão

* Monitoração de frequência cardíaca e percepção de cansaço a cada 2 minutos.

↑ 10 min ↑ 15 – 25 min ↑ 10 min ↑

FIGURA 2 – Treinamento cardio-hidrocinesio terapia adaptada.[46]

Duração da Imersão e Adaptação

Os efeitos combinados dos sistemas renal e nervoso simpático podem diminuir a pressão arterial sanguínea de um indivíduo hipertenso durante a imersão e promover um período de pressão mais baixa que se estende por algumas horas.[1] Segundo Coruzzi et al., a imersão prolongada reduz significativamente a pressão arterial média, e pacientes hipertensos sensíveis ao sódio demonstraram maior redução (18 a 20 mmHg) do que os normotensos e não sensíveis ao sódio.[16]

Já foi citado que, na água, o corpo está em constante situação de estímulo e aprendizagem não reproduzível no solo. A adaptação ao meio é essencial para a realização das atividades propostas e a eficácia do programa de reabilitação aquática. Caso o paciente demonstre pouca adaptação durante a imersão, seus efeitos benéficos podem ser anulados pela contração muscular prolongada, com elevação da pressão arterial e da dor muscular.

Efeitos Colaterais

- *Edema pulmonar induzido por natação*

Não há relatos de efeitos adversos associados à prática da reabilitação aquática devidamente supervisionada.[2,46,48,49,64] O edema pulmonar induzido por natação (EPIN) é uma síndrome que se caracteriza por dispneia, tosse, taquipneia, hemoptise e confusão.[67] Na literatura, há relatos de EPIN em nadadores, fuzileiros navais, triatetlas e mergulhadores durante atividade intensa em água fria.[67,68,69,70] Adir et al. relataram a incidência de 1,8% para EPIN em estudo com indivíduos sadios submetidos a um treinamento de condicionamento físico, através de natação em mar aberto (temperatura média da água de 19,6 °C).[68]

O EPIN resulta, provavelmente, da associação entre esforço intenso, imersão em água fria e hiperhidratação:[69,71]

- esforço intenso com aumento do débito cardíaco;
- natação em água fria (aumento da pré-carga, da pós-carga e da resistência vascular pulmonar);
- hiperhidratação (aumento da pré-carga e da pressão capilar pulmonar).

Esses fatores associados podem levar ao extravasamento de fluidos pela pressão hidrostática e pela ruptura por estresse dos capilares pulmonares.

O tratamento é sintomático e conservador, com resolução geralmente rápida dos sintomas e da normalização radiográfica em 24 a 48 horas. Indivíduos que apresentaram EPIN são aconselhados a melhorar a técnica utilizada para natação (aumento da eficiência e da redução do débito cardíaco) associada à mudança rotineira de lados e hidratação leve.[67,69]

Aspectos Técnicos

- *Instalações*: piscina terapêutica em centros de reabilitação (ambiente controlado), piscinas comunitárias (água a temperatura ambiente), tanque de Hubbard, turbilhão, banheiras, *spa*. A piscina terapêutica é uma estrutura artificial que engloba o reservatório de água e áreas anexas, proporciona aos pacientes e profissionais condições de trabalho, higiene, acessibilidade, conforto e segurança, permitindo uma abordagem lógica, confiável e de resultados eficientes.
- *Equipamentos*: flutuadores, dispositivos resistivos e instrumentos de avaliação funcional.
- *Técnicas*: escolas de pensamento mais utilizadas, como Bad Ragaz, Halliwick e Watsu.
- *Método Halliwick*: criado por James Mac Millan em 1949, é uma metodologia que, através de seu programa dos 10 pontos, visa ensinar aos pacientes habilidades diversas na água, possibilitando movimentação segura e independente. Baseia-se em princípios científicos e nas reações do corpo quando imerso na água.
- *Método Bad Ragaz*: técnica que se desenvolveu nas águas termais da cidade de Bad Ragaz (Suíça) na década de 1930, aperfeiçoando-se na Alemanha na década de 1950. É um programa de importância na recuperação de condições musculoesqueléticas, no condicionamento pré e pós-cirúrgico e em algumas afecções reumáticas e neurológicas.
- *Método Watsu*: o *shiatsu* na água (*Water shiatsu – Watsu*) é uma prática pioneira de trabalho corporal que foi desenvolvida por Harold Dull na década de 1980. Tem demonstrado alta eficiência no relaxamento, no alívio de dores e na redução do estresse físico e emocional.
- *Hold/Relax – Prende/Solta*: técnica usada para aumentar a mobilidade articular, principalmente quando o fator limitante é o espasmo muscular. A flutuação é utilizada para manter o movimento.
- *Cocontrações*: técnica que utiliza contrações musculares repetidas, isométricas ou isotônicas, a fim de promover a educação ou a reeducação de movimentos, desenvolver a força e a resistência muscular.

Referências

1. Becker BE, Cole AJ. Terapia Aquática Moderna 1 ed. brasileira; 2000.
2. Schmid JP, Noveanu M, Morger C, Gaillet R, Capoferri M, Anderegg M, Saner H. Influence of water immersion, water gymnastics and swimming on cardiac output in patients with heart failure. Heart 2007;93:722-727.
3. Arborelius M Jr, Ballidin UI, Lilja B, Lundgren CEG. Hemodynamic changes in man during

immersion with the head above water. Aerosp Med 1972;43:592-598.

4. Risch WD, Koubenec HJ, Beckmann U, Lange S, Gauer OH. The effect of graded immersion on heart volume, central venous pressure, pulmonary blood distribution, and heart rate in man. Pflügers Arch 1978;374:115-118.

5. Gianuzzi P, Tavazzi L, Meyer K, Perk J, Drexler H, Dubach P, Myers J, Opasich C, Meyers J. Recommendations for exercise training in chronic heart failure patients. Eur Heart J 2001;22:125-135.

6. Meyer K. Exercise training in heart failure: recommendations based on current research. Med Sci Sports Exerc 2001;33 (4)525-531.

7. Yazbek P Jr, Sabbag LMS, Bocchi E, Guimarães GV, Cardoso CV, Ferraz AS, Battistella LR. Insuficiência cardíaca: importância da atividade física. Rev Soc Cardiol Estado de São Paulo 2005;2:143-151.

8. DeLisa. Physical Medicine and Rehabilitation 2005, 4 ed. Aquatic Rehabilitation:479-492.

9. Cole AJ, Morris DM, Ruoti RG. Aquatic Rehabilitation. Nova Iorque, EUA: Lippincott; 1997.

10. Skinner AT, Thomson AM. Exercícios na água. São Paulo: Manole, 1983.

11. Campion MR. Hidroterapia: Princípios e Prática. São Paulo: Manole; 2000.

12. Candeloro JM, Caromano FA. Graduação da resistência ao movimento durante imersão na água. Fisioterapia Brasil 2004;5:73-76.

13. Craig AB Jr, Dvorak M. Thermal regulation of man exercising during water immersion. J Appl Physiol 1968;25(1):28-35.

14. Lange L, Lange S, Echt M, Gauer OH. Heart volume in relation to body posture and immersion in a thermo-neutral bath: a roentgenometric study. Pflügers Arch 1974;352:219-226.

15. Weston CF, O'Hare JP, Evans JM, Corrall RJ. Haemodynamic changes in man during immersion in water at different temperatures. Clin Sci (Lond) 1987;73(6):613-6.

16. Coruzzi P, Novarini A, Biggi A, Lazzeroni E, Musiari L, Ravanetti C, Tagliavini S, Borghetti A. Low-pressure receptor activity and exaggerated natriuresis in essential hypertension. Nephron 1985;40:309-315.

17. Epstein M. Renal effects of head-out water immersion in humans: a 15-year update. Physiol Rev 1992;72:563-621.

18. Gabrielsen A, Johansen LB, Norsk P. Central cardiovascular pressures during graded water immersion in humans. J Appl Physiol 1993; 75:581-585.

19. Norsk P, Ellegaard P, Videbaek R, Stadeager C, Jessen F, Johansen LB, Kristensen MS, Kamegai M, Warberg J, Christensen NJ. Arterial pulse pressure and vasopressin release in humans during lower body negative pressure. Am J Physiol 1993;264:R1024-1030.

20. Gleim GW, Nicholas JA. Metabolic costs and heart rate responses to treadmill walking in water at different depths and temperatures. Am J Sports Med 1989;17:248-252.

21. Agostini E. Respiratory mechanics during submersion and negative-pressure breathing. J Appl Physiol 1966;21:251-258.

22. Hong SK, Cerretelli P, Cruz JC, Rahn H. Mechanics of respiration during submersion in water. J Appl Physiol 1969;27(4):535-538.

23. Taylor NA, Morrison JB. Static and dynamic pulmonary compliance during upright immersion. Acta Physiol Scand. 1993;149(4):413-7.

24. Gabrielsen A, Bie P, Holstein-Rathlou NH, Christensen NJ, Warberg J, Dige-Petersen H, Frandsen E, Galatius S, Pump B, Sorensen VB, Kastrup J, Norsk P. Neuroendocrine and renal effects of intravascular volume expansion in compensated heart failure. Am J Physiol Regul Integr Comp Physiol 2001;281(2):R459-67.

25. Grossman E, Goldstein DS, Hoffman A, Wacks IR, Epstein M. Effects of water immersion on sympathoadrenal and dopa-dopamine systems in humans. Am J Physiol 1992;262(6 Pt 2):R993-999.

26. Krishna GG, Danovitch GM. Renal response to central volume expansion in humans is attenuated at night. Am J Physiol 1983;244(4):R481-486.

27. Harrison RA, Bulstrode S. Loading of the lower limb when walking partially immersed. Physiotherapy 1992;78:165.

28. Freitas, GC. A Cura Pela Água: Hidrocinesioterapia – Teoria e Prática. Rio de Janeiro: Rio; 2005.

29. Frangolias DD, Rhodes EC. Maximal and ventilatory threshold responses treadmill and water immersion running. Med Sci Sports Exerc 1995;27(7):1007-13.

30. Claussell N. Fisiopatologia da Insuficiência Cardíaca In Barretto ACP, Bochhhi EA. Insuficiência Cardíaca. São Paulo: Segmento; 2003.

31. Barretto ACP. Insuficiência Cardíaca no Terceiro Milênio. São Paulo: Lemos Editorial; 2000.

32. Costa CAC, Ferraz AS. I Consenso Nacional de Reabilitação Cardiovascular. Revista do arquivo Brasileiro de Cardiologia 1997;69(4).

33. Barretto ACP, Albanese FM. Teste esforço e Insuficiência Cardíaca in Insuficiência Cardíaca. Santo André: ABC Artes Gráficas; 1996.

34. Alfieri RG. I Consenso Nacional de Reabilitação Cardiovascular. Revista do arquivo Brasileiro de Cardiologia out 1997;69(4).

35. Sullivan MJ, Higginbotham MB, Cobb FR. Exercise training in patients with severe left ventricular dysfunction. Hemodynamic and metabolic effects. Circulation 1988;78(3):506-15.

36. Coats AJ, Adamopoulos S, Radaelli A, McCance A, Meyer TE, Bernardi L, Solda PL, Davey P, Ormerod O, Forfar C et al. Controlled trial of physical training in chronic heart failure. Exercise performance, hemodynamics, ventilation, and autonomic function. Circulation 1992;85(6):2119-31.

37. Belardinelli R, Georgiou D, Cianci G, Purcaro A. Randomized, controlled trial of long-term moderate exercise training in chronic heart failure: effects on functional capacity, quality of life, and clinical outcome. Circulation 1999;99(9):1173-82.

38. Piepoli MF, Davos C, Francis DP, Coats AJ; ExTraMATCH Collaborative. Exercise training meta-analysis of trials in patients with chronic heart failure (ExTraMATCH). BMJ 2004;328(7433):189.

39. Wilson JR, Martin JL, Schwartz D, Ferraro N. Exercise intolerance in patients with chronic heart failure: role of impaired nutritive flow to skeletal muscle. Circulation 1984;69(6):1079-87.

40. Mancini DM, Walter G, Reichek N, Lenkinski R, McCully KK, Mullen JL, Wilson JR. Contribution of skeletal muscle atrophy to exercise intolerance

and altered muscle metabolism in heart failure. Circulation 1992;85(4):1364-73.

41. Wilson JR, Mancini DM. Factors contributing to the exercise limitation of heart failure. J Am Coll Cardiol 1993;22(4 Suppl A):93A-98A.

42. Wilson JR, Mancini DM, Dunkman WB. Exertional fatigue due to skeletal muscle dysfunction in patients with heart failure. Circulation 1993;87(2):470-5.

43. Hulsmann M, Quittan M, Berger R, Crevenna R, Springer C, Nuhr M, Mrtl D, Moser P, Pacher R. Muscle strength as a predictor of long-term survival in severe congestive heart failure. Eur J Heart Fail 2004;6(1):101-7.

44. Pina IL, Apstein CS, Balady GJ, Belardinelli R, Chaitman BR, Duscha BD, Fletcher BJ, Fleg JL, Myers JN, Sullivan MJ. Exercise and heart failure: A statement from the American Heart Association Committee on exercise, rehabilitation, and prevention. Circulation 2003;107(8):1210-25.

45. Yazbek P, Battistella LR, Wajngarten M, Barreto ACP. Aplicação do exercício físico em portadores de insuficiência cardíaca congestiva. Revista da Sociedade de Cardiologia do Estado de SP 1996;6(1).

46. Municinó A, Nicolino A, Milanese M, Gronda E, Andreuzzi B, Oliva F, Chiarella F. Hydrotherapy in advanced heart failure: the cardio-HKT pilot study. Monaldi Arch Chest Dis 2006;66(4):247-54.

47. Jondeau G, Katz SD, Toussaint JF, Dubourg O, Monrad ES, Bourdarias JP, LeJemtel TH. Regional specificity of peak hyperemic response in patients with congestive heart failure: correlation with peak aerobic capacity. J Am Coll Cardiol 1993;22(5):1399-402.

48. Cider A, Sveälv BG, Täng MS, Schaufelberger M, Andersson B. Immersion in water induces improvement in cardiac function in patients with chronic heart failure. Eur J Heart Failure 2006;8: 308-313.

49. Cider A, Schaufelberger M, Sunnerhagen KS, Andersson B. Hydrotherapy-a new approach to improve function in the older patient with chronic heart failure. Eur J Heart Failure 2003;5: 527-535.

50. Petersen AM, Pedersen BK. The anti-inflammatory effect of exercise. J Appl Physiol 2005;98(4):1154-62.

51. Hunt SA, Abraham WT, Chin MH, Feldman AM, Francis GS, Ganiats TG, Jessup M, Konstam MA, Mancini DM, Michl K, Oates JA, Rahko PS, Silver MA, Stevenson LW, Yancy CW, Antman EM, Smith SC Jr, Adams CD, Anderson JL, Faxon DP, Fuster V, Halperin JL, Hiratzka LF, Jacobs AK, Nishimura R, Ornato JP, Page RL, Riegel B. ACC/AHA 2005 Guideline Update for the Diagnosis and Management of Chronic Heart Failure in the Adult: a report of the American College of Cardiology/American Heart Association Task Force on Practice Guidelines. Circulation 2005;112(12):e154-235.

52. Briffa TG, Maiorana A, Sheerin NJ, Stubbs AG, Oldenburg BF, Sammel NL, Allan RM. Physical activity for people with cardiovascular disease: recommendations of the National Heart Foundation of Australia. Med J Aust 2006;184(2):71-5.

53. Joshi SB. Exercise training in the management of cardiac failure and ischaemic heart disease. Heart Lung Circulation 2007, doi: 10.1016/j.hlc.2007.03.013.

54. DeLisa. Physical Medicine and Rehabilitation 2005, 4 ed. Cardiac Rehabilitation:1811-1841.

55. Sheldahl LM, Tristani FE, Clifford PS, Hughes CV, Sobocinski KA, Morris RD. Effect of head-out water immersion on cardiorespiratory response to dynamic exercise. J Am Coll Cardiol 1987;10(6):1254-8.

56. Christie JL, Sheldahl LM, Tristani FE, Wann LS, Sagar KB, Levandoski SG, Ptacin MJ, Sobocinski KA, Morris RD. Cardiovascular regulation during head-out water immersion exercise. J Appl Physiol 1990;69(2):657-64.

57. Hanna RD, Sheldahl LM, Tristani FE. Effect of enhanced preload with head-out water immersion on exercise response in men with healed myocardial infarction. Am J Cardiol 1993;71(12):1041-4.

58. Gabrielsen A, Sorensen VB, Pump B, Galatius S, Videbaek R, Bie P, Warberg J, Christensen NJ, Wroblewski H, Kastrup J, Norsk P. Cardiovascular and neuroendocrine responses to water immersion in compensated heart failure. Am J Physiol Heart Circ Physiol 2000;279(4):H1931-40.

59. Cider A, Sunnerhagen KS, Schaufelberger M, Andersson B. Cardiorespiratory effects of warm water immersion in elderly patients with chronic heart failure. Clin Physiol Funct Imaging 2005;25(6):313-7.

60. Allison TG, Reger WE. Comparison of responses of men to immersion in circulating water at 40.0 and 41.5 degrees C. Aviat Space Environ Med 1998;69(9):845-50.

61. Shimizu T, Kosaka M, Fujishima K. Human thermoregulatory responses during prolonged walking in water at 25, 30 and 35 degrees C. Eur J Appl Physiol Occup Physiol 1998;78(6):473-8.

62. Park KS, Choi JK, Park YS. Cardiovascular regulation during water immersion. Appl Human Sci 1999;18(6):233-41.

63. Srámek P, Simecková M, Janský L, Savlíková J, Vybíral S. Human physiological responses to immersion into water of different temperatures. Eur J Appl Physiol 2000;81:436-442.

64. Meyer K, Bucking J. Exercise in heart failure: should aqua therapy and swimming be allowed? Med Sci Sports Exerc 2004;36(12):2017-23.

65. Wilder RP, Brennan DK. Physiological responses to deep water running in athletes. Sports Med 1993;16(6):374-80.

66. Biro S, Masuda A, Kihara T, Tei C. Clinical implications of thermal therapy in lifestyle-related diseases. Exp Biol Med 2003; 228(10):1245-249.

67. Lund KL, Mahon RT, Tanen DA, Bakhda S. Swimming-induced pulmonary edema. Ann Emerg Med 2003;41(2):251-6.

68. Adir Y, Shupak A, Gil A, Peled N, Keynan Y, Domachevsky L, Weiler-Ravell D. Swimming-induced pulmonary edema: clinical presentation and serial lung function. Chest 2004;126(2):394-9.

69. Yoder JA, Viera AJ. Management of swimming-induced pulmonary edema. Am Fam Physician 2004;69(5):1046,1048-9.

70. Pons M, Blickenstorfer D, Oechslin E, Hold G, Greminger P, Franzeck UK, Russi EW. Pulmonary oedema in healthy persons during scuba-diving and swimming. Eur Respir J 1995;8(5):762-7.

71. Biswas R, Shibu PK, James CM. Pulmonary oedema precipitated by cold water swimming. Br J Sports Med 2004;38(6):e36.

19

Mergulho Subaquático – Risco Pulmonar

Edgard O. C. Prochaska

Mergulho Esportivo em Apneia

Três quartas partes do nosso planeta são cobertas por água, somando-se a parte líquida salgada, doce e salobra, constituída por oceanos, mares, rios, lagos e cavernas inundadas. Este vasto mundo submerso encobre vales e montanhas, planícies de areia, lodo e formações de vida extraordinárias, como os bancos de coral. Em meio a este seio líquido fervilha uma multidão de seres vivos das mais variadas espécies, intrinsicamente fazendo parte do ecossistema ao qual o ser humano está integrado.

O que existe além da superfície sempre desafiou a curiosidade e o instinto exploratório do homem, fazendo que, ao longo dos séculos de evolução de sua inteligência, viesse a criar toda a gama de aparelhos de exploração submarina, pilotados ou dirigidos remotamente, hodiernamente conseguindo vasculhar os mais profundos recônditos dos mares.

No entanto, os primeiros passos do homem na exploração submarina foram feitos em mergulhos curtos usando máscara de visão subaquática, nadadeiras e um tubo para respirar na superfície, preso por bocal de borracha entre seus dentes. Estas imersões em apneia voluntária eram praticadas pelos primitivos habitantes de algumas costas marítimas na coleta de pérolas, coral precioso, nácar e esponjas. Posteriormente, esta prática de mergulho foi adotada na pesca subaquática ou caça submarina, um tipo de pesca atlética empregando-se armas submarinas lançadoras de arpão.[1,2,3,4]

O mergulho praticado em apneia voluntária também é popularmente denominado mergulho no fôlego, mergulho no peito ou mergulho livre. Esta prática evoluiu até o presente como um esporte de *per si*, sem envolver a pesca. Tornou-se um esporte bastante competitivo, a ponto de se realizarem campeonatos mundiais de apneia, tanto em repouso na superfície, como em mergulho de profundidade, coordenados pela AIDA (Associação Internacional para Desenvolvimento da Apneia).[4]

Os resultados destas competições extremas são de grande interesse para a ciência médica, particularmente para a especialidade da medicina hiperbárica, pois constituem desafios para a lógica de conceitos estabelecidos sobre os limites fisiológicos do organismo humano quando submetido a grandes pressões da coluna de água, em apneia prolongada e em profundidade. O estabelecimento de recordes fiscalizados oficialmente vem sendo superado há seis décadas, tornando obsoleto um conceito primeiro (Lei de Cabarrou) que ditava a profundidade de 40 metros como limite para o mergulho livre em apneia. Afirmava-se, então, que a caixa torácica sofreria esmagamento com colapso pulmonar além desta marca.

Para ilustrar o que se disse, citam-se alguns exemplos de recordes atuais em apneia, homologados internacionalmente pela AIDA:

- *Apneia estática*. A pessoa permanece imóvel flutuando na superfície, com o rosto imerso na água (9min8s) – Maio 2007 – Tom Sietas – Alemanha.[3,4,5]
- *Mergulho em apneia com lastro constante*. O mergulhador desce e retorna com auxílio da força muscular, empregando nadadeiras, sem tocar o cabo guia, usando seu cinturão de lastro (-111 m) – Dezembro 2006 – Herbert Nitsch – Egito.[3,4,5]
- *Mergulho em apneia com lastro variável (sem limites)*. O mergulhador desce sobre um trenó pesado que desliza ao longo de um cabo guia. Ao atingir a profundidade pretendida, retorna à superfície, podendo ou não usar força muscular, auxiliado por vestimenta ou balão inflável (-214 m) – Herbert Nitsch – Junho 2007 – Grécia.[3,4,5]

Evidentemente, estes recordistas são dotados de organismos excepcionais, com grande capacidade pulmonar proporcional e previamente submetidos a treinamentos condicionadores psicológicos e físicos, principalmente voltados a exercícios de ventilação pulmonar prévios à apneia.

O mergulhador em apneia que tem como motivação a pesca subaquática vem, também, evoluindo graças a condicionamento físico, treinamento prévio de respiração baseado na Ioga e controle psicoemocional, sendo comuns atualmente, atletas que atingem rotineiramente a lâmina de 25 a 35 metros de profundidade em mergulhos exploratórios seguidos.

Quando um indivíduo penetra na água, acontece uma redução na frequência cardíaca (reflexo do mergulho) que se admite ser um mecanismo fisiológico que permite a economia de O_2. À medida que desce para o fundo, será gradualmente submetido ao aumento da pressão hidrostática que, se não for convenientemente compensada (manobra de Valsalva ou de Marcante Odaglia), poderá levar a lesões físicas (barotraumas). Acontecerão alterações cardiocirculatórias e eventuais liberações de endofirnas, supostamente capazes de aumentar o limiar de sensibilidade ao CO_2.[1,2,3,4,5]

A tolerância à hipoxia e à hipercapnia estará diretamente relacionada aos volumes pulmonares que serão modificados pelo deslocamento do diafragma e pela compressão gradativa da parede torácica e, concomitantemente, um aumento na pressão parcial dos componentes da mistura respiratória (O_2-CO_2-N^2).

Com essas considerações,[6,7] parte-se de um conceito básico: as forças decorrentes da pressão da água (pressão hidrostática) são transmitidas através do corpo, afetando seus espaços gasosos. No mergulho, modificações na temperatura e pressão da água serão refletidas no interior destes espaços gasosos. À medida que a pressão hidrostática aumenta, uma compressão dos pulmões será decorrente, a não ser que a pressão do suprimento de ar fornecida ao mergulhador (isto em escafandria) seja aumentada de forma correspondente à pressão externa. Aumentos nas pressões parciais dos gases da mistura respiratória aumentarão a absorção destes gases pelo sangue.

Essas mudanças consequentes ao aumento da pressão ambiente (pressão hidrostática) constituem a causa da maior parte das afecções sofridas pelo organismo humano em mergulho subaquático: eficiência respiratória diminuída; doença descompressiva; narcose pelo nitrogênio; intoxicação pelo oxigênio; ruptura pulmonar; e várias formas de barotrauma.

BAROTRAUMAS

BAROTRAUMA FACIAL

A máscara de mergulho adaptada ao rosto transforma-se numa cavidade pneumática artificial. A pressão hidrostática externa não compensada estabelece o diferencial entre esta e a pressão do ar contido na máscara. Esta será comprimida fortemente contra a face, ao mesmo tempo agindo como uma ventosa sugando os tecidos para seu interior. Caso a equalização não seja levada a efeito pela expiração de ar, através das narinas para o interior da câmara face–máscara, desencadeia-se o barotrauma facial.

A sensação de início de um barotrauma facial é transmitida ao mergulhador como compressão do rosto, repuxamento da pele e sucção da face. Na superfície os sinais serão evidenciados por edemas, equimoses, hematomas perioculares e, por vezes, sangramento nasal. Em casos mais graves poderão ocorrer manchas hemorrágicas nas escleróticas, sangramentos palpebrais e até protusão e hemorragia franca nos globos oculares e conjuntivas. Nos casos mais brandos, como inchaços e manchas arroxeadas, recomenda-se a suspensão do mergulho e a aplicação de compressas geladas nas regiões comprometidas. Havendo comprometimento ocular, o que poderá ser sério, o mergulhador deverá ser encaminhado ao oftalmologista.

Barotrauma Cutâneo

Roupas de neoprene de tamanho inadequado ou mal ajustadas podem reter pequenos espaços de ar entre sua face interna e a pele. Na imersão, não havendo como equalizar a pressão sobre estas pequenas cavidades aéreas, elas podem ocasionar sucções na pele, resultando em pequenos hematomas que, geralmente, não inspiram cuidado maior.

Barotrauma do Ouvido Médio

Suponhamos que, por qualquer razão, o mergulhador não consiga perfazer convenientemente, ou em tempo congruente com sua velocidade de descida, a manobra de equalização. Analisemos as consequências de tal fato.

A coluna de água penetrando os canais auditivos aumentará a pressão sobre os tímpanos, abaulando-os para dentro, podendo rompê-los facilmente se não houver alívio imediato da pressão unilateral. Além disso, o ar contido no ouvido médio terá pressão menor do que a pressão hidrostática exercida sobre o crânio em geral. A condição de pressão menor dentro da cavidade pneumática do ouvido médio provocará edema dos tecidos que o reveste. Os vasos capilares destas mucosas de revestimento principiarão a exudar e, no crescendo do diferencial de pressão, chegarão a se romper ocasionando hemorragia dentro do ouvido médio. Isto pode acontecer sem que haja necessariamente uma ruptura do tímpano que, no entanto, também sofrerá inflamação e hemorragia de seus pequenos capilares. Estará deflagrado um quadro de barotrauma do ouvido médio (aerotite). Este fenômeno pode ocorrer à pequena profundidade.

A situação será mais complicada se acontecer o rompimento da membrana timpânica e a penetração de água no ouvido médio. Esta água é normalmente mais fria do que a temperatura corpórea presente nos tecidos auditivos. Em consequência, haverá uma alteração no senso de equilíbrio orgânico, sujeitando o mergulhador a náuseas, vertigem e desorientação espacial. O senso de equilíbrio geralmente se restabelece tão logo seja a água invasora da cavidade auditiva média aquecida até a temperatura corpórea. A desorientação espacial subaquática pode ter consequências graves, tanto em submersão como após a chegada à superfície.

Além disso, a entrada de água no ouvido médio através da fenda de um tímpano rompido poderá carrear micróbios, eventualmente, existentes nestes. Nesse caso, a inflamação e a hemorragia preexistentes serão associadas ao ataque microbiano, concluindo-se o barotrauma com a infecção do órgão (otite média). De qualquer forma, se após o mergulho persistir dor de ouvido ou exudação sanguinolenta pelo canal auditivo, a atividade subaquática deverá ser suspensa, pois configura-se a presença de barotrauma, aerotite ou até ruptura timpânica. A inflamação simples desaparecerá por si mesma ou após administração de analgésicos e anti-inflamatórios. Porém, se a sintomatologia representada por dor, sensação de inchaço, surdez e tinidos persistir, deve ser procurado um médico especialista.

Rupturas timpânicas podem se recompor em curto prazo ou em alguns meses, de qualquer forma afastando a pessoa das práticas subaquáticas pelo tempo estabelecido para a cura, após cuidadoso exame médico. Note-se que qualquer barotrauma deve ser tratado até sua cura completa e o indivíduo realmente afastado do mergulho. A não obediência a esta norma levará ao risco de instalar-se um processo crônico de tratamento difícil, que poderá desabilitar definitivamente o indivíduo para as práticas subaquáticas.

Uma leve sensação de vertigem ou desorientação poderá ocorrer logo no início do mergulho, porém sem maiores consequências, pois desaparece rapidamente. Isto se dá em virtude de a água que penetrou os condutos externos ainda não ter se aquecido à temperatura corporal. Tão logo se complete este equilíbrio térmico, a tontura ou vertigem desaparece.

Também poderá aparecer sensação de desequilíbrio quando a pressão não for equalizada, desaparecendo assim que a manobra se complete. Algumas vezes pode não ser alcançada a equalização de ambos os ouvidos, ocorrendo, então, o fenômeno que, em medicina submarina, recebe o nome de vertigem alternobárica. Os sinais de alarma são tontura, vertigem e náusea. Caso o mergulhador perceba qualquer destes sinais, deverá voltar à superfície e tentar equalizar convenientemente na descida subsequente. Se os sinais tornarem a aparecer, o mergulho deverá ser adiado, pois a vertigem alternobárica poderá instalar-se, ocasionando uma forte desorientação espacial. Esta perda do senso de equilíbrio e orientação, embora rara de desencadear-se em um grau acentuado, pode trazer consequências graves tanto para o mergulhador livre como para o escafandrista autônomo. O mergulhador terá dificuldade em chegar à superfície e orientar-se na tona, podendo distanciar-se do barco e ficar perdido.

A desorientação espacial consequente à vertigem alternobárica poderá levar horas a desaparecer. Acometido e a bordo, o mergulhador ficará deitado em repouso, não sendo aconselhável pilotar a embarcação. Na volta à terra, será bom evitar dirigir e, se for aviador, não deverá pilotar sob hipótese alguma, a não ser quando totalmente refeito do fenômeno.

BAROTRAUMA SINUSAL

A não equalização automática das cavidades pneumáticas cranio faciais (*sinus*) desencadeia sintomas de dor e peso na região frontal, sobre o supercílio direito ou na região lateral às narinas e mesmo na zona dos dentes superiores posteriores. Esta dor pode ser agudíssima e insuportável, aliviando-se tão logo seja compensada a pressão ou retornando-se mais para a superfície. A área comprometida pela dor, por vezes, pemanece sensível ao toque digital.

O diferencial de pressão é criado pelo aumento da pressão hisdrostática sobre o crânio, que, transmitida através dos tecidos, chega até as mucosas de revestimento dos seios cranio faciais ou sinus. Dentro destas cavidades pneumáticas, o ar encerrado estará com pressão menor que a externa, consequente à falta de equalização, seja pela execução das manobras ou por impossibilidade de o ar penetrá-las.

A pressão negativa dentro dos seios permitirá a sucção dos tecidos de revestimento em direção ao seu interior, com consequente inflamação e possíveis hemorragias sinusais. Caso se instale um processo hemorrágico das mucosas sinusais, o mergulhador expelirá sangue ou catarro sanguinolento pelo nariz e pela boca, que, normalmente, vai depositar-se dentro da máscara e será o sinal para suspender o mergulho de imediato. Após exame e tratamento adequado, a prática subaquática poderá ser reassumida. Nesse quadro, qualquer tentativa de continuar no mergulho corre o risco de cronificação do processo, que pode se agravar com infecção.

Situações patológicas que causam inflamação das mucosas respiratórias, como gripes, bronquites, infecções com catarro, otites, faringites e sinusites, dificultam ou impedem a equalização da pressão hidrostática. Além disso, um êmbolo de catarro infectado pode ser impulsionado para dentro do ouvido médio e causar uma grave infecção deste. Tais condições físicas são proibitivas para a prática do mergulho.

BAROTRAUMA DENTAL

Embora menos frequentes, os diferenciais de pressão podem ocasionar odontalgias (dores dentárias) em dentes que tenham em si elementos predisponentes ao fenômeno. Se o dente ou dentes em questão estiverem cariados, poderá haver retenção de bolsa de ar ou gás de decomposição dentro da cavidade e em contato com as terminações sensitivas da polpa. À medida que a pressão hidrostática for transmitida através dos tecidos, estas bolsas poderão ser comprimidas e, portanto, comprimir os nervos. De outra maneira, se a bolha de ar ou gás retido não tiver fácil comunicação com o exterior, formar-se-á uma cavidade pneumática artificial. Esta bolsa de gás terá pressão interna negativa, podendo eventualmente agir como câmara de sucção sobre os tecidos de uma polpa (nervo dentário) exposta.

Dores dentárias agudas poderão desencadear-se em ambos os casos (algias odontogênicas ou aerodontalgias). No entanto, essas dores em mergulho acontecem muitas vezes por mecanismos reflexos, advindos da não equalização dos seios maxilares. Neste caso, como já visto antes, transmite-se a sensação dolorosa por via reflexa aos dentes superiores posteriores.

O bocal de borracha do *snorkel* ou da mangueira do escafandro, quando mal conformados, podem, após certo período de uso, irritar as gengivas, provocando ulcerações e descamações. A água fria que penetra a cavidade bucal também poderá ocasionar odontalgias se houver cavidades abertas ou colos dentários expostos. Aconselha-se aos portadores de próteses removíveis (pontes móveis) a não usá-las durante o mergulho, principalmente quando estiverem praticando a escafandria autônoma. O deslocamento de uma peça protética removível durante a imersão poderá levar a um acidente sério.

Correlação de Espasmos Musculares Cranianos e Sintomas Auditivos

Existem sintomas cranio faciais e auditivos de origem neuromuscular que afetam o mergulhador, cujos origem e mecanismo são pouco conhecidos, mesmo no meio médico especializado. Sendo, em nossa opinião, conhecimentos importantes em medicina subaquática, raramente publicados, mas que afetam um grande número de mergulhadores, crê-se por bem procurar esclarecê-los. O conhecimento dos fenômenos parafuncionais que se abordam será de grande valia para mergulhadores esportistas, profissionais ou mesmo para médicos que os atendem.

Por vezes, ocorrem odontalgias, dores faciais ou dos ouvidos pelo uso prolongado do bocal de respiração, mormente se este for apertado com força excessiva entre as arcadas dentárias. A pressão de mordida exagerada sobre o bocal é um mau hábito bastante comum, causado, inclusive, pela água muito fria, fato já predisponente a uma maior contratura muscular. No entanto, a pressão constante de mordida aumentada ou intermitente sobre o bocal de borracha decorre normalmente do nível de tensão emocional do mergulhador.

Mergulhadores principiantes ou sujeitos a altos níveis de tensão emocional mordem o bocal com força. Após um certo período, os músculos faciais envolvidos entram em espasmos (câimbra), resultando dores faciais, dos ouvidos e dos dentes. Como se verá, a contratura espasmódica de determinados músculos prejudica, quando não impede, a equalização das pressões sobre os ouvidos.

Muitos indivíduos, às vezes sem o saberem, são afetados por distúrbios das articulações dentárias, desequilíbrios anatômicos dos arcos dentais ou lesões das articulações da mandíbula com o crânio (articulações temporomandibulares), o que leva a desequilíbrios dos músculos mastigatórios. Os portadores destas disfunções, ao passarem a usar o bocal de borracha do respirador com frequência, poderão estar introduzindo um elemento agravante ao desequilíbrio muscular preexistente e condicionando em si mesmos e, sem o saberem, espasmos neuromusculares e possíveis lesões dos ligamentos e meniscos das articulações temporomandibulares.

Verificaram-se em pacientes mergulhadores de nossa clínica distúrbios destas articulações bastante agravados durante ou logo após os mergulhos. O problema maior de diagnóstico destes casos reside no fato de que os sintomas se traduzem por dores musculares e dos ouvidos, fazendo o paciente procurar um médico otorrino que, no entanto, poderá nada encontrar de anormal nos ouvidos do queixoso. Acontece que o problema articular dentário e o espasmo muscular decorrente agravados com o uso do bocal e o deslocamento da mandíbula podem levar à excitação indireta do nervo timpânico. A dor resultante se refletirá sobre os ouvidos, a base do crânio e, por vezes, na região cervical. Mascaram-se as origens do processo com falsos sintomas, podendo levar à confusão com diagnósticos e tratamentos errados e desnecessários.

Os espasmos dos músculos da mastigação podem, eventualmente, levar à contratura espasmódica dos músculos tensores palatinos através de um mecanismo reflexo. Este fenômeno interessa muito de perto ao mergulhador, porque os músculos chamados tensores do palato, ou tensores palatinos, são aqueles que comandam o óstio ou tampão de abertura e fechamento das trompas de Eustáquio. A contratura anormal muscular acarreta toda uma sintomatologia otológica, como sensação de ouvido tampado, zunido, diminuição auditiva e mesmo desequilíbrio e vertigem. Some-se a isto a possibilidade de a contração dos músculos tensores palatinos impedirem a abertura normal, ou mesmo forçada, da trompa de Eustáquio, impedindo a correta equalização. Tudo isso levando a crer num problema que afeta os ouvidos ou as trompas de Eustáquio, quando pode todo o mal decorrer de espasmos ou desequilíbrios mastigatórios.

BAROTRAUMA PULMONAR

No mergulho livre, o ar contido nos pulmões é levado ao fundo na pressão em que se encontrava na atmosfera. A pressão hidrostática comprime a caixa torácica e o abdômen, elevando o diafragma, o que ocasiona a redução em volume dos pulmões. A equalização das pressões resulta desta diminuição do volume pulmonar. O volume pulmonar limita o grau desta compressão, sendo perfeitamente tolerado até uma redução igual ao volume de ar residual, isto é, o volume de ar contido nos pulmões após expiração total forçada à pressão atmosférica. Quando a compressão da caixa torácica excede à redução do volume pulmonar, além daquele do ar residual, que é individual, poderá ocorrer o barotrauma. Deduz-se daí ser perigoso em mergulho livre deixar escapar o ar quando em imersão. Isto pode ocorrer acidentalmente quando se executa um esforço grande e brusco.

Barotraumas pulmonares leves causarão somente dor e leve exudação de fluidos dentro dos alvéolos que, no entanto, serão prontamente reabsorvidos na emersão. Poderão ser mais sérios se a compressão torácica estender-se além da limitação individual, quando, então, os fluidos capilares e teciduais poderão penetrar os alvéolos pulmonares e as passagens de ar, desenvolvendo hemorragias internas extensas com graves lesões aos pulmões. O sinal de que tal injúria ocorreu é a tosse com catarro sanguinolento, tão logo o mergulhador venha à superfície. Evidentemente, o mergulho deverá ser suspenso e procurado o atendimento médico mais urgente.

As dores torácicas por compressão podem começar a se revelar por volta de 25 a 30 metros, de acordo com dados colhidos junto a mergulhadores livre profundistas. Aumento da capacidade pulmonar e diminuições no volume residual elevam a tolerância da compressão torácica.

Os estudos que procuram explicar a resistência torácica à pressão hidrostática têm evoluído paralelamente com a quebra de recordes. As teorias iniciais concluíam que a capacidade pulmonar total não poderia ser comprimida abaixo do volume residual. O estabelecimento dos novos recordes mostrou, no entanto, que os volumes pulmonares não eram fatores limitadores para o mergulho profundo e que outros fatores deveriam ser considerados para contrabalançar o efeito de esmagamento torácico. Assim, a teoria de Craig (1968) propunha que as pressões negativas geradas na caixa torácica a grandes profundidades podem mobilizar sangue das extremidades corpóreas para o tórax, aumentando o volume sanguíneo central e, eventualmente, diminuindo o volume residual.[3,4,5,6]

Experiências recentes realizadas com mergulhadores carregando equipamento radiológico subaquático mostram novos dados, que, de acordo com os trabalhos de Dancini,[1] resumem-se em redução no volume pulmonar, elevação da cúpula diafragmática, engurgitamento dos vasos sanguíneos pulmonares e aumento no diâmetro transverso do coração. A circunferência do tórax será menos reduzida e mais vagarosa que o abdômen em consequência do deslocamento de sangue. Ocorre, ainda, mudança de forma do diafragma e elevação da resistência dos capilares sanguíneos pulmonares à compressão mecânica, fazendo supor que previnam a ruptura dos pulmões.

Síncope por Apneia Prolongada (Apagamento)

Esta síncope, vulgarmente denominada *apagamento*, é o acidente que pode acometer o mergulhador, traduzindo-se por uma perda súbita da consciência durante a imersão ou logo após a chegada na superfície. Ao perder a consciência, o acidentado trava o movimento respiratório e, se não recobrados os sentidos, estará sujeito a uma parada cardiocirculatória com posterior relaxamento muscular e alagamento das vias respiratórias (afogamento). O fenômeno ocorre por falta de O_2 suficiente na corrente sanguínea, especificamente no cérebro, que entra em estado de hipoxia, até um ponto no qual se dá um desligamento neurológico, ocorrendo, então, a síncope hipóxica.

Supõe-se que certas síncopes também possam desencadear-se por um acúmulo excessivo de CO_2, que teria um efeito narcotizante. No entanto, admite-se que a maioria destes acidentes (95%) é consequente da insuficiente quantidade de O_2 no sangue por apneia prolongada, além do limite para aquele organismo naquele momento. Portanto, nestas considerações, estaremos nos referindo a estes acidentes como síncopes por hipoxia cerebral.

As síncopes que podem eventualmente atingir um mergulhador ainda no fundo (síncopes horizontais) são raras, porém de consequências mais graves, pois a salvatagem e a recuperação do acidentado são praticamente impossíveis. Este acidente envolve geralmente mergulhadores veteranos, com grande experiência e condição física, capazes de superar ou desprezar a ânsia respiratória e permanecer mais tempo em maior profundidade. Com isto, tendem a negligenciar o risco, estendendo abusivamente seu tempo de fundo. Se acontecer a síncope, o mergulhador estará numa faixa de flutuabilidade negativa (abaixo de 15 metros) e permanecerá no fundo após perder a consciência, podendo até ser arrastado por correnteza, sendo difícil encontrá-lo. No entanto, a maior parte das síncopes hipóxicas desencadeia-se no retorno à superfície, geralmente nos últimos metros faltantes ou pouco depois que o indivíduo aflorar.

Com a compressão dos gases da mistura respiratória em decorrência do aumento da pressão hidrostática, consequentemente haverá maior pressão parcial com considerável aumento da difusão de moléculas de O_2 no organismo, causando uma sensação mais prolongada de normalidade sem ânsia respiratória, pois, pela compressão, o O_2 estará mais concentrado. Caso o mergulhador (ainda não conhecedor de seus limites) aproveite esta sensação de plenitude e se deixe ir mais para o fundo, poderá, ocasionalmente, entrar numa taxa de consumo de O_2, que poderá faltar no retorno até a superfície, e a necessária renovação de ar.

No trajeto de retorno, com a diminuição progressiva da pressão hidrostática sobre seu organismo, acontecerá, também, a diminuição da pressão parcial do O_2, diminuindo a densidade deste gás na corrente sanguínea e, consequentemente, no cérebro. Quanto mais perto da superfície, menor a taxa de O_2, podendo, dentro de circunstâncias, ocorrer o apagamento (síncope) a qualquer momento, com sinais prévios ou não. Este perigoso acometimento pode, também, acontecer após o mergulhador irromper na superfície, principalmente se entrou em pânico e bateu intensamente as pernas para chegar rápido à tona e, assim que a atingiu, soprou bruscamente expirando o ar pulmonar através do *snorkel*.

Mesmo que tenha aflorado à superfície aparentemente são e salvo, poderá estar num estado de pré-síncope, ou seja, no limiar de sofrer o apagamento. Poderá, eventualmente, perceber um estado de confusão mental com perda momentânea da memória ou ter dificuldade nas primeiras respirações, que se darão de forma entrecortada e aos solavancos, decorrentes de espasmos na laringe. Após ter executado as primeiras ventilações pulmonares, e se estiver na fase pré-sincopal, ainda poderá perder a consciência mesmo estando na superfície, pois o organismo leva, no mínimo, 20 segundos para repor uma taxa suficiente de O_2 na corrente sanguínea através da respiração normal. Somente após uma série de respirações profundas de recuperação e um período de repouso, poderá sinalizar para seu companheiro de dupla, significando que está tudo bem.

Pelo pouco que se tem registrado em termos estatísticos, com respeito a acidentes de mergulho causados pela síncope hipóxica cerebral, pode ser deduzido que a maioria destes casos ocorre após a prática da hiperventilação abusiva prévia à apneia. Com o ritmo respiratório forçado e repetitivo da hiperventilação, praticamente não se tem aumentado o nível de O_2 no organismo, pois este normalmente já se encontra saturado através da respiração normal. O que se consegue sim, em consequência das expulsões rápidas e seguidas do ar dos pulmões, é eliminar bastante CO_2, portanto, baixando sensivelmente o nível deste gás na corrente sanguínea. Assim procedendo, o mergulhador conseguirá permanecer mais tempo em apneia (eventualmente indo mais fundo) não por estar com mais O_2 disponível, mas pelo fato de retardar, consideravelmente, o momento em que sentirá necessidade de voltar à superfície, pois a pressão parcial de CO_2 no sangue estará muito baixa para estimular os centros nervosos respiratórios. Esta situação é enganosa, pois o nível de O_2 poderá ficar tão baixo que, antes de a subida se iniciar, sua densidade se torna crítica, principalmente próximo à superfície, em consequência da descompressão deste gás. Se, eventualmente, alguns fatores predisponentes e variáveis se agregarem a essa situação, poderá, também, acontecer a síncope hipóxica cerebral, como analisada previamente.

As situações limiares de uma síncope são denominadas pré-sincopais, basicamente todas envolvendo a mesma relação de baixo nível de O_2 e acúmulo de CO_2 no organismo. Por vezes, nessa fase prenunciadora do acidente, ocorrem manifestações orgânicas de variada intensidade que, no jargão internacional, recebeu o nome de samba. O mergulhador poderá perceber uma falta de coordenação de movimentos, uma espécie de torpor mental e perda de memória. Logo que irromper na superfície, sua respiração será aos solavancos, e não de forma continuada. Podem iniciar-se contrações de braços ou pernas, sem haver poder de autocontrole, inclusive porque o indivíduo está com a lucidez mental comprometida e alheio ao que está acontecendo. Estando o mergulhador bem próximo à sincope, estas manifestações prévias podem evoluir para movimentos convulsivos involuntários generalizados, geralmente o indivíduo já perdendo a consciência. Se recuperado, provavelmente, não se lembrará do acontecido.[7,8,9]

Existem testemunhos de mergulhadores recuperados do acidente relatando que, durante a subida, estando já entrando em pré-síncope, sentiram confusão mental aliada a pontos luminosos na vista e sensação de visão em túnel progressiva. São sinais possíveis, embora isto não seja regra que possa ser generalizada. De toda forma, se o mergulhador que estendeu seu tempo de apneia tiver consciência de um estado de pré-síncope, seja pelos sinais perceptíveis em seu organismo ou seja por intuição, deve livrar-se de pesos adicionais, como o cinturão de lastro, o que, sem dúvida, ajudará em seu retorno à tona com menos esforço, portanto, com menor consumo de O_2.

Se acometido pela síncope na superfície, poderá recuperar-se por si próprio e escapar, por vezes, nem imaginando o quanto esteve próximo de um desfecho fatal. No entanto, se o acidente consumar-se após os sinais de samba, com perda da consciência e travamento da respiração, somente o auxílio imediato de um companheiro próximo poderá salvar a vida do mergulhador. Para os parceiros de mergulho que estiverem por perto e atentos, os sinais aparentes de síncope devem ser reconhecidos, e a providência de socorro, imediatamente iniciada.

Além dos espasmos e das convulsões, o mergulhador acidentado para de nadar (tanto na subida, como no fundo ou na superfície) sem motivo aparente. Fica com as pernas largadas e os braços caídos ou ao lado do corpo. A cabeça fica caída para a frente e, se observado de perto, estará com os olhos fechados ou as órbitas voltadas para trás. Não estará respirando na superfície, sendo possível que o travamento respiratório tenha se dado com os pulmões vazios e, neste caso, o mergulhador poderá começar a afundar. Uma vez constatada a situação de síncope, o companheiro que o socorrer deve agir rapidamente, aproximando-se da vítima preferivelmente por trás, soltando o cinturão de lastro de ambos. Colocará seu braço por baixo do braço do acidentado, levando-o para cima e mantendo sua cabeça fora d'água.

Se o acidentado voltar a respirar por conta própria, deverá ficar em observação até estar em seco, pois, mesmo na superfície, pode voltar a apagar. Se a vítima não responder ou não respirar após alguns segundos, sua máscara deve ser retirada e tentar-se a respiração artificial ainda na água (inicialmente duas respirações, seguidas por uma respiração a cada 5 segundos). Qualquer peça flutuante e/ou a ajuda de mais um socorrista é importante. Uma vez no barco, deve-se continuar o controle e, se não houver sinal vital, a massagem cardíaca externa deverá ser iniciada, alternada com a respiração artificial.

Recuperado o acidentado, mesmo que este afirme e aparente estar se sentindo bem disposto, a continuidade do mergulho deverá ser interrompida e procurada assistência médica o mais breve possível. É aconselhável que o indivíduo saído de uma síncope hipóxica permaneça sob supervisão médica por pelo menos 24 horas.

Doença Descompressiva em Mergulho Livre

É acidente mais ligado à escafandria autônoma, não cabendo aqui uma análise em detalhes. Em suma, é consequência da diluição do gás nitrogênio, componente da mistura respiratória na corrente sanguínea e descompressão muito rápida no retorno à superfície após mergulho, cujas demora e profundidade ultrapassam certos limites.

Embora afete primordialmente o escafandrista, em casos excepcionais pode atingir o praticante do mergulho em apneia. O nível da pressão parcial de nitrogênio componente do ar respirado poderá aumentar gradativamente nos tecidos, impregnando-os em quantidades críticas na decorrência de mergulhos livres seguidos de profundidades maiores de 20 metros.

Se o mergulhador imerge a profundidades maiores, sem intervalos suficientes em relação à superfície, o nitrogênio se eleva cumulativamente no sangue e nos tecidos. Em um dado momento após o mergulho, aumenta de forma anormal e poderá levar à sintomatologia de doença descompressiva: dores nas juntas, encurvamento espinal, paralisias etc. Não se conhece nenhum caso comprovado ocorrido entre mergulhadores esportistas, sejam eles caçadores ou não. Cita-se o fato para maior conhecimento daqueles interessados em todos os aspectos fisiológicos e etiopatogênicos do mergulho livre.

O quadro de moléstia descompressiva foi verificado várias vezes entre profissionais apneistas e entre mergulhadores coletores de pérolas e corais na Polinésia. Os sintomas neurológicos que acometem os indígenas profundistas é por eles denominado *taravana*. Com a chegada da tecnologia médica moderna naquelas ilhas, os estranhos casos de taravana foram tratados em câmaras de descompressão, e assim desapareciam os sintomas, às vezes graves, de moléstia descompressiva, o que parece tornar-se prova clínica do fenômeno.

MERGULHO ESPORTIVO COM ESCAFANDRO AUTÔNOMO

O mergulho com estoque de ar é basicamente realizado com um tanque de ar comprimido (cilindro metálico) ajustado às costas do indivíduo. O ar é enviado para a boca do mergulhador através de mangueira ligada a válvulas reguladoras, que reduzem a alta pressão do ar comprimido no cilindro para o mesmo nível da pressão subaquática circundante, permitindo movimentos respiratórios com mínimo esforço.

O escafandro autônomo é conhecido internacionalmente pela sigla SCUBA (*Self Contained Underwater Breathing Apparatus*) e vulgarmente denominado *mergulho com cilindro* ou *mergulho de garrafa* e, ainda, pelo anglicismo *aqualung*. O escafandro autônomo empregado em mergulho esportivo é do tipo circuito aberto, pois o ar expirado é liberado por um exaustor para o meio aquático em forma de bolhas.[7,8,9]

Outras diferentes misturas gasosas respiráveis são empregadas em mergulhos técnicos avançados (mais profundos e demorados), geralmente em caráter profissional. As combinações gasosas alternativas usuais são constituídas por: nitrogênio/oxigênio (Nitrox), nitrogênio, oxigênio, hélio (Trimix) e hélio/oxigênio (Heliox).

Ainda podem ser citados os aparelhos autônomos de circuito fechado, contendo apenas oxigênio puro, reciclável por filtros embutidos no sistema (*Rebreathers*). Seu emprego é limitado a profundidades menores, principalmente militares, por não deixarem escapar bolhas denunciadoras da presença de mergulhador. A limitação de aparelhos de oxigênio puro dá-se pelo fato de este gás tornar-se tóxico quando sua pressão parcial é aumentada além de 0,5 atm. Portanto, os mergulhos realizados com a aludida aparelhagem não devem ultrapassar uma profundidade de 8 metros, com um máximo de 45 minutos de duração. Os sintomas de alerta por intoxicação pelo oxigênio são: contrações musculares da face, visão e audição alteradas, dificuldade de respiração, ansiedade, fadiga, falta de coordenação motora e convulsões.

Em nossa análise sobre acidentes fisiológicos em mergulho autônomo esportivo, considera-se somente o emprego do escafandro autônomo de circuito aberto, usando ar atmosférico filtrado como carga respiratória de seu tanque, constituído por 71% de nitrogênio (N_2), 21% de oxigênio (O_2) e 1% de outros gases inertes, vapor d'água e dióxido de carbono (CO_2).

O mergulhador escafandrista ficará mais protegido dos barotraumas, antes listados, pois carregará consigo o ar respirável através do regulador, facilitando as manobras de compensação equilibradoras das pressões hidrostáticas. No entanto, a mistura gasosa respirável sofrerá o efeito da pressão hidrostática durante maior tempo, ocasionando a absorção dos gases nos tecidos do organismo. A quantidade de gás absorvido estará em função do binômio tempo de imersão (tempo de fundo) e profundidade atingida (nível de pressão hidrostática). No retorno à superfície, o gás absorvido sofre o processo de eliminação através da corrente sanguínea.

Nesta fase de emersão, podem desencadear-se problemas lesivos, como se verá adiante. Também deve ser levado em conta o fenômeno narcotizante do N_2 sob pressão. Outro aspecto analisado será o da expansão do ar dentro dos pulmões durante a descompressão da caixa torácica no percurso de retorno à superfície.

No mergulho em apneia, o ar existente no sistema respiratório expande-se durante a emersão. O volume máximo pulmonar será igual ao volume existente antes da imersão, menos o pequeno volume de O_2 empregado na troca gasosa sanguínea. Portanto, a superdistensão pulmonar não poderá acontecer, pois o volume final sempre será menor do que o original (quando os pulmões foram preenchidos antes de entrar em apneia).

No mergulho autônomo, a situação é diferente: em profundidade, os pulmões são preenchidos com ar sob a alta pressão (igual à pressão hidrostática circundante). Se durante a subida (emersão) não houver exalação, esta quantidade de gás irá expandir-se de acordo com a lei de Boyle. Se a elasticidade dos pulmões for excedida, poderá dar-se ruptura dos alvéolos com todas as sérias consequências decorrentes. Este será o primeiro acidente a ser sinteticamente analisado.

Embolia Traumática pelo Ar – ETA

Os mergulhadores escafandristas autônomos devem estar plenamente cientes e condicionados a nunca reterem a respiração, mantendo os ciclos normais respiratórios constantes, principalmente nas ascensões quando os pulmões irão dilatar-se pela descompressão da caixa torácica e pela expansão do ar neles contido. Se houver falha no fornecimento de ar, obrigando o retorno imediato à superfície, este deve ser efetuado de forma lenta, *exalando continuamente*, pois o ar contido nos pulmões irá expandir-se progressivamente, fornecendo o suficiente para a volta. No entanto, é preferível que o mergulhador procure executar o ciclo respiratório, mesmo que forçando levemente a inalação, pois qualquer deformidade ou enfermidade pré-existente nas vias respiratórias poderá causar um bloqueio de ar em qualquer parte do pulmão, eventualmente suficiente para ocasionar um rompimento alveolar.

O rompimento alveolar, com o consequente escape do ar para a intimidade dos tecidos pulmonares (enfisema intersticial), pode seguir diferentes caminhos. Bolhas de ar podem introduzir-se em veias, artérias ou capilares, formando êmbolos gasosos, podendo bloquear diversas localizações arteriais, inclusive coronárias e cerebrais. Este dano pode ocorrer com uma mudança de pressão de tão-somente 0,1 atm, ou seja, pouco mais de um metro. Normalmente, os sinais e os sintomas de embolia gasosa pelo ar ocorrem logo após a chegada à superfície, traduzindo-se por vertigem, descoordenação, parestesias, paralisias, convulsões, sintomas de ataque cardíaco, inconsciência e, eventualmente, morte súbita. Outros órgãos podem ser afetados, como fígado, rim e baço, havendo casos em que o acidentado perde a consciência sem antes revelar qualquer sintoma. Um sinal que alerta para uma possível ETA é o fato de, ocasionalmente, o acidentado apresentar espuma sanguinolenta na boca e garganta.

O ar escapado através de rompimento de tecidos pulmonares poderá, também, fluir para o mediastino (enfisema do mediastino), fazendo o acidentado revelar dor subesternal, dificuldade respiratória e até mesmo perda de consciência. O ar no mediastino poderá, também, migrar para a região cervical e o tórax superior, formando enfisemas subcutâneos com edemas e pele de aspecto quebradiço, apresentando sintomas de dificuldade respiratória, alterações de voz e dificuldade na deglutição. Outra consequência grave deste acidente poderá ser a formação de um pneumotórax. Os sinais e os sintomas geralmente são representados por dor torácica, dificuldade respiratória, inclinação para o lado afetado, cianose e choque.

Em caso de rompimento alveolar, os primeiros socorros leigos têm pouco valor. Nos casos de enfisema do mediastino, enfisemas subcutâneos ou pneumotórax, o acidentado deve receber tratamento médico especializado urgente. Em embolia gasosa, a melhor esperança de recuperação está no acidentado ser tratado em câmara hiperbárica. Quanto mais distante ou demorado seu transporte para o local de atendimento, mais desfavorável será o prognóstico.

Não existe estatística sobre acidentes de ETA em mergulho autônomo esportivo, pois a perda de consciência como consequência deste tipo de embolia, via de regra, leva ao afogamento, e os óbitos normalmente são designados como afogamento, pois somente uma autópsia cuidadosa poderia definir a real causa da fatalidade.

Como citado antes, não será necessário grande descompressão sem exalação para acontecer uma ruptura alveolar, estando o risco deste acidente sempre presente na prática da escafandria autônoma, mesmo em lâminas d'água relativamente rasas. O risco deste grave acidente só pode ser debelado com prevenção, isto significando: perfeito estado de saúde para esta atividade, treinamento atualizado e com conceitos arraigados sobre as técnicas e os procedimentos de segurança.

Doença Descompressiva (DD)

Esta afecção também é conhecida como *Mal dos Caixões*, pois sua sintomatologia e etiologia são semelhantes àquela moléstia produzida em operários que trabalham em fundações submersas, dentro de compartimentos estanques sob alta pressurização (caixões). Durante o mergulho com escafandro autônomo, os tecidos absorvem o gás inerte (N_2), acumulando quantidades crescentes, devido à maior densidade deste sob alta pressão. A quantidade de N_2 absorvida depende do tempo total do mergulho (tempo de fundo) e da profundidade máxima atingida.

Durante o tempo de percurso do mergulhador em sua trajetória de retorno até a tona (ou seja, até a pressão de 1 atm), o estoque de N_2 absorvido pelos tecidos deveria decrescer, tendendo a valores praticamente iguais aos existentes na superfície antes do mergulho, à medida que voltasse à corrente sanguínea e fosse carreado pelo sangue até os pulmões, onde se daria um reequilíbrio pela eliminação do excesso do gás inerte através da exalação natural.

Porém, se a velocidade de subida for tão rápida a ponto de propiciar uma descompressão mais rápida do que o tempo necessário para o processo de eliminação do excesso do gás inerte (N_2), o volume de gás deixando os tecidos poderá superar a quantidade possível de ser diluída na corrente sanguínea. Como consequência, microbolhas de N_2 se formarão e, avolumando-se pela descompressão progressiva, poderão obstruir os vasos sanguíneos ou deformar os tecidos. Estas bolhas podem alojar-se em qualquer parte do organismo, causando um quadro patológico característico denominado doença descompressiva (DD).[9]

Sumariamente, pode-se concluir que a absorção de gás inerte (no caso o N_2) limita o tempo de permanência do mergulhador a determinada profundidade. Se a profundidade atingida não ultrapassar certos parâmetros limitantes, preestabelecidos por tabelas de segurança, o retorno à superfície poderá ser praticamente direto, sendo mantida uma ascensão de no máximo 18 metros por minuto, com uma parada profilática descompressiva, com duração de 3 minutos a 3 metros de profundidade. Este mergulho limitante para o mergulhador esportivo denomina-se *mergulho não descompressivo*, visando a um procedimento preventivo para a DD.

Tempos de fundo mais dilatados ou em profundidades maiores obrigam a escalas de paradas na trajetória de retorno, visando dar um tempo para dissolução do N_2 no sangue e eliminação pela exalação. Estas paradas de descompressão são feitas a profundidades predeterminadas e levarão tempos variáveis de espera, de acordo com o binômio tempo–profundidade atingido. O mergulhador obedece ao indicado por tabelas de descompressão ou segue as indicações de instrumento ligado ao antebraço, denominado computador de mergulho. Mesmo que tenha sido cuidadoso e seguidos os padrões técnicos de procedimentos de segurança, poderá sofrer algum tipo de sinal de DD, embora brando. Voltando à superfície, sempre permanecerá uma certa quantidade de N_2 em seu organismo, denominado nitrogênio residual.

Isto é levado em conta em mergulhos repetitivos. Por esse motivo, torna-se também contraindicado subir a alturas maiores de 300 metros ou voar nas primeiras 24 horas após realizado um mergulho. Aviadores também podem ser acometidos por DD (aeroembolismo) se a pressurização da cabine falhar a grandes altitudes (por exemplo, entre 17.000 e 25.000 pés), desta forma, reduzindo bruscamente a pressão ambiente a níveis menores do que na superfície terrestre. O N_2 normalmente existente no organismo deixará os tecidos como resposta à nova e baixa pressão parcial de N_2, podendo, também, formar bolhas. Portanto, pode-se concluir também que o mergulho autônomo antes de voar é contraindicado, pois aumenta o risco de aeroembolismo, em virtude de ainda existir N_2 em excesso no organismo (N_2 residual).

Os vários tecidos orgânicos absorvem o N_2 em ritmo diferente durante o mergulho. A absorção pelos músculos é mais rápida que pelos ossos, e as gorduras tendem a absorver maior volume de gás inerte. Certos fatores predispõem mais à DD, como obesidade, alcoolismo, tabagismo, sedentarismo e idade avançada, havendo, também, suscetibilidade variável a esta moléstia de um indivíduo para outro. Alguns fatores ambientais também concorrem como coadjuvantes para que a DD se manifeste, tais como: retenção de dióxido de carbono, hipotermia, trabalho árduo durante o mergulho ou exercício intenso após.

Pelo que foi citado, pode-se deduzir que tanto a doença descompressiva (DD) como a embolia traumática pelo ar (ETA) são causadas por bolhas de gás em expansão dentro do organismo humano, existindo, no entanto, uma diferença marcante entre ambas: na DD, está envolvido o gás inerte (N_2) absorvido pelos tecidos durante a compressão, enquanto na ETA, o ar superexpandido dentro do sistema respiratório é o causador dos acidentes (embolia pelo ar, enfisemas e pneumotórax).

Sintomas e Sinais da DD

O tipo e a qualidade de sinais e sintomas na DD dependem da quantidade, do volume e do local de alojamento das bolhas de N_2 liberadas. Os sintomas mais frequentes e característicos da DD (70% a 90%) são representados por dores profundas e intensas nos braços e nas pernas, mormente nas juntas e, principalmente, nos ombros e nos cotovelos (artralgias). Geralmente, fazem o acidentado curvar-se arqueando o corpo. Por este motivo, as manifestações de uma DD também são conhecidas internacionalmente pelo jargão *bends*, oriundo do inglês, significando curvatura ou arqueamento. As dores ainda podem vir acompanhadas por sensação de fadiga e fraqueza.

Também são sinais possíveis dores torácicas, costais e abdominais superiores, que podem falsamente ser atribuídas a distensões musculares. Manifestações brandas epidérmicas também são comuns, como coceiras, formigamento das extremidades e *rash* cutâneo. Embora possam se reduzir somente a isto, desaparecendo após curto tempo, têm o potencial de evoluir para manifestações mais severas, pois constituem um alerta de que a descompressão foi muito rápida e que sintomas mais sérios logo poderão se desenvolver. Portanto, qualquer sinal ou sintoma que leve à suspeita de haver se instalado um processo de DD não deve ser negligenciado, devendo o mergulhador ser encaminhado com urgência para cuidado médico, se possível, especializado. O espaço de tempo decorrido entre a chegada do mergulhador à superfície e o aparecimento da sintomatologia da DD, também, está em função da localização das bolhas de N_2 no organismo.

Afecções neurológicas geralmente se desenvolvem mais depressa do que as dores articulares. De 50% a 85% dos casos normalmente apresentam-se na primeira hora após a chegada à superfície; após 12 horas, entre 90% e 97% dos casos já manifestaram sua sintomatologia. No entanto, sabe-se de acometimentos que apareceram somente após 24 horas. Casos de gravidade mediana costumam apresentar-se no espaço de 3 horas e, segundo estudos da Marinha Americana, os casos considerados graves apresentam seus sinais geralmente nos primeiros 50 minutos após a emersão.[7,8,9]

Os casos mais graves de DD são representados por aqueles que afetam o sistema nervoso, tanto central como periférico. A sintomatologia que caracteriza envolvimento neurológico pode apresentar um quadro variado, como: sensação de grande fraqueza muscular, reflexos alterados, anormalidades sensoriais, como parestesias ou sensações de agulhadas nas coxas e braços. Também pode desencadear-se uma falta de controle esfincteriano e urinário como sinal de envolvimento grave. Embora mais raro, o envolvimento cerebral pode causar convulsões, náusea e vômitos, dificuldades da fala, alterações de personalidade, perda de consciência e paralisias.

Lesões pela DD nos nervos periféricos apresentam sinais semelhantes àqueles demonstrados por afecções da medula espinhal, embora mais localizados. Quando houver envolvimento de nervos cranianos, podem apresentar-se dificuldades visuais e surdez. Lesões neurológicas podem, também, conduzir a vertigens, levando o acidentado a caminhar cambaleando.

Sintomas respiratórios, embora raros, fazem supor lesões muito sérias. Sua evolução e apresentação mostram-se mais tardiamente em relação ao quadro neurológico. Apresenta-se inicialmente como uma sensação de queimação subesternal no ato da inspiração profunda. Respiração profunda desperta acessos de tosse, enquanto respiração superficial não causa incômodo. Os acessos de tosse podem tornar-se mais frequentes quando a respiração assume um padrão superficial e rápido, inadequado para uma ventilação correta. Em consequência disto, a oxigenação sanguínea torna-se deficiente, podendo acontecer o colapso cardiovascular. A não ser que uma pronta recompressão (câmara hiperbárica) possa ser efetuada, o resultado poderá ser fatal.

O choque (colapso circulatório), ocasionalmente, desenvolve-se na DD em consequência do bloqueio de vasos sanguíneos vitais (êmbolo gasoso) ou de lesões no sistema nervoso central. Quedas bruscas e transitórias de pressão arterial, também, são frequentes em casos graves de DD.

A maioria dos sinais de DD desaparecem com a terapia em câmara hiperbárica e os tratamentos fisioterápicos posteriores. Casos não tratados podem deixar sequelas graves – musculares, neurológicas e articulares – ou conduzir ao óbito. Mesmo quando tratados dentro do prazo por recompressão, alguns acidentados ainda estarão sujeitos a sequelas temporárias ou definitivas. O tratamento básico para DD é a recompressão e a posterior descompressão controlada em câmara hiperbárica, auxiliada por administração de O_2 puro, sob estrito controle médico.

O mergulho autônomo vem ganhando grande número de adeptos pelo mundo, principalmente amadores que, normalmente, não são amparados por um suporte de resgate e tratamento de urgência semelhante ao que é concedido pela lógica aos profissionais. Infere-se daí que o número de acidentes descompressivos tende a aumentar. É importante que todos os médicos, principalmente aqueles que clinicam em cidades litorâneas, estejam cientes dos quadros de ETA e DD e possuam em suas agendas os telefones e os endereços de centros de tratamento hiperbárico mais próximos. A saúde pode ser restabelecida e vidas salvas apenas com o atendimento urgente por recompressão em câmara hiperbárica.

Qualquer mergulhador que tenha perdido a consciência deverá ser imediatamente recomprimido, e a avaliação da causa do estado de inconsciência realizada somente após a recompressão ser iniciada. Isto porque o tratamento básico inicial, tanto da ETA como da DD, resume-se na terapia da recompressão, e nenhum tempo deve ser perdido para diferenciar uma afecção da outra durante os críticos momentos pós-acidente.

Narcose pelo Nitrogênio

A narcose pelo nitrogênio, também conhecida no jargão popular como *embriaguez da profundidade*, constitui um perigo significativo em mergulho de escafandria com ar comprimido, pois pode, como consequência final, conduzir ao afogamento.

O nitrogênio é classificado como gás inerte, pois não é metabolizado pelo organismo, entrando na corrente sanguínea e nos tecidos, para depois ser eliminado pela respiração sem ser empregado pelas células. Neste aspecto, assemelha-se aos gases empregados em anestesia. Porém, se sua pressão parcial for suficientemente aumentada, o fenômeno da narcose pode ocorrer, dependendo da profundidade atingida, da sensibilidade individual e supostamente de alguns fatores predisponentes, como: exercício pesado, ansiedade, ressaca alcoólica, fadiga, frio e efeitos de certos medicamentos.

Todo mergulhador deve estar plenamente ciente e consciente dos sintomas de desencadeamento de uma narcose, pois estes geralmente iniciam sua manifestação de forma muito sutil. O indivíduo afetado começa por sentir-se eufórico e desinibido, com uma sensação agradável, tal como se estivesse levemente embriagado por efeito alcoólico ou suavemente drogado, podendo o quadro rapidamente evoluir para um estado de delírio semiconsciente, semelhante a uma indução anestésica.

Aos primeiros sinais de euforia, o mergulhador alertado deve subir alguns metros para que os sintomas desapareçam sem deixar sequelas. Caso persista na lâmina de água onde se encontra, a sintomatologia poderá agravar-se, conduzindo a falha de discernimento, descontrole psicomotor e uma alienação tal que o conduza a cometer desatinos, como separar-se dos outros, desprezar planejamentos e normas de segurança, mergulhar para profundidade maior até esgotar a mistura respirável ou mesmo desvencilhar-se de seu equipamento. A narcose aumenta com a profundidade e pode ser finalizada com convulsões, perda de consciência e suas consequências fatais.

A narcose pelo nitrogênio – quando acontece –, via de regra, começa a manifestar-se a partir dos 30 metros de profundidade, apresentando sintomatologia mais intensa e perigosa a profundidades maiores. Mergulhadores experientes e treinados percebem rapidamente os sinais do acometimento, conseguindo controlar-se ou subindo um pouco até os sintomas desaparecerem. Reiniciada a descida, os sintomas podem ou não voltar a manifestar-se sem maior razão para tanto. A melhor forma de prevenir a narcose é evitar mergulhos profundos. Segundo o padrão da U.S.Navy, o mergulho considerado esportivo deve limitar-se a 40 metros de profundidade.

A narcose pelo nitrogênio impõe um limite teórico de 60 metros de profundidade para o mergulho com escafandro a ar comprimido. Em mergulhos de maior profundidade, são usadas misturas de oxigênio com gases inertes menos narcotizantes, sendo geralmente empregado o hélio (Heliox).

A causa exata da narcose por gás inerte ainda não está satisfatoriamente definida. A teoria mais em voga é a hipótese de Meyer-Overton, que, em suma, sugere qualquer substância inerte, que atinge determinada concentração nos tecidos gordurosos do sistema nervoso, pode levar a um estado de depressão.

O exame de condição física executado em câmara hiperbárica para candidatos a mergulhador pode definir a resistência de um indivíduo para claustrofobia, barotraumas do ouvido e seios cranio faciais, como a suscetibilidade da pessoa à narcose por gás inerte, para as condições do momento.

Considerações Finais

A premissa básica para a segurança em mergulho reside, inicialmente, em instrução adequada e treinamento em escola de mergulho. O condicionamento contínuo para a manutenção da forma física complementa o candidato a mergulhador e o libera para a atividade, desde que apresente aptidão física para tanto.

Quase toda pessoa está apta a flutuar ou deslocar-se suavemente na superfície usando nadadeiras e uma máscara com visor que lhe permita vislumbrar, com detalhes, o mundo existente debaixo d'água. Não existe nada de muito arriscado nem errado no fato de um indivíduo que não seja atleta realizar alguns mergulhos rasos e básicos em águas calmas e cristalinas. Porém, o candidato a mergulhos profundos e avançados, seja em apneia ou usando um escafandro autônomo, além de adequadamente orientado, deverá ser possuidor de um perfeito estado físico e mental condizentes com esta modalidade de esporte radical.

O mergulho em apneia é atividade bastante exaustiva, pois a combinação de esforço muscular com suspensão da respiração impõe ao sistema cardiocirculatório uma sobrecarga mais intensa do que na maioria dos outros esportes atléticos. Embora o escafandrista autônomo tenha a vantagem de mergulhar e respirar normalmente quando submerso, terá outros possíveis imprevistos para administrar. O equipamento que usa é volumoso e pesado, obrigando a um constante controle de flutuabilidade. Poderá ter de dispender esforço físico extra se for envolvido por correntezas, ou no momento de emergir e subir no barco encontrar condições adversas, tal como o mar agitado.

Terá de estar atento em seguir o planejamento prévio de mergulho, capaz de lidar com emergências, como alagamento da máscara de mergulho, pane do equipamento ou socorro a um parceiro. Ao mesmo tempo que o mergulhador escafandrista cuida constantemente de localizar-se, orientar-se, manter-se informado da profundidade, quantidade de ar disponível e tempo decorrido de mergulho, não poderá descuidar-se de comportamentos preventivos em relação a narcose, ETA e DD. O indivíduo também deverá conhecer os seres que habitam o mundo ao qual se adentra pois, eventualmente, poderá sofrer ferimentos decorrentes de contatos com certos animais capazes de feri-lo se não souber como evitá-los.

Para tanto, deverá ser suficientemente maduro, autoconfiante, psicoemocionalmente equilibrado e dono de um estado de saúde compatível com o nível de atividade de mergulho que irá praticar. O grau de mergulho que for realizado será regulado pela limitação da capacidade física individual quando avaliada. No entanto, não é necessário que a pessoa seja jovem ou tenha uma saúde excepcional para praticar a escafandria autônoma esportiva e moderada; basta que seja mantida dentro de seus limites de resistência física. Estes, logicamente, deveriam ser estabelecidos por exame médico adequado, e o praticante, ser emocionalmente capaz de manter-se dentro de seus limites particulares.

Alguns fatores gerais deveriam ser levados em conta na avaliação física de um candidato a mergulhador, principalmente no tocante ao aparelho cardiovascular e ao sistema respiratório, incluindo-se as vias aéreas superiores, as cavidades sinusais e os ouvidos. Desordens convulsivas, mesmo brandas, são totalmente desqualificantes. Sequelas de doenças anteriores do sistema respiratório podem predispor à ETA. A propensão à moléstia descompressiva (DD) aumenta em função da idade da deficiência circulatória, assim como a obesidade e o alcoolismo. O tabagismo é obviamente condenável. A ingestão de determinados medicamentos deve ser controlada com cautela pelo médico, mormente aquelas drogas capazes de causar entorpecimento de reflexos e raciocínio, torpor e sonolência, como, por exemplo, os sedativos e os tranquilizantes. Antes dos mergulhos de escafandria, são desaconselháveis drogas antieméticas ou descongestionantes, também possíveis de induzir a entorpecimento e sonolência.

O exame médico inicial para um candidato a mergulhador seria idealmente complementado com uma avaliação médica sob condições reais de pressurização em câmara hiperbárica, porém, isto nem sempre é possível. No entanto, tanto o exame inicial como os exames periódicos subsequentes podem bem complementar uma cuidadosa anamnese, ajudados por radiografias do tórax, eletrocardiogramas e testes de esforço.

Referências

1. Dancini JL. Mergulho em Apneia: fundamentos para a prática desportiva. São Paulo: Cotção Gráfica; 2005.
2. Guardabassi C, Naccarato W. Caça Submarina: fundamentos e técnicas. São Paulo: Marazul; 1996.
3. Heine J. Mergulho Avançado. EUA; 1986.
4. National Association of Underwater Instructors. Apostila. São Paulo; 1990.

5. Sanderson J. Sport Diver Manual. EUA: Jeppersen Sanderosn; 1978.

6. Prochaska EOC. Caça e Exploração Submarina. São Paulo: Boa leitura; 1964.

7. Prochaska EOC. Distúrbios Estomatognáticos em Mergulho Livre e Escafandria Autônoma. Revista de APCD, São Paulo; 1975.

8. Prochaska EOC. Caçadores Submarinos: São Paulo: Phorte; 2008.

9. Wayne D. Medical Aspects of Sport Diving. EUA: AS Barnes; 1970.

20

Treinamento Físico em Altitudes Atletas e Cardiopatas

RICARDO VIVACQUA CARDOSO COSTA

AUGUSTA LEITE CAMPOS

Nas últimas décadas, os "esportes da natureza" têm se tornado cada vez mais populares. À medida que mais pessoas procuram estações de esqui em regiões montanhosas ou se envolvem com atividades de caminhada e/ou escalada em moderadas ou grandes altitudes, as doenças relativas a esse estresse ambiental passam a ser problemas com os quais os médicos se defrontam cada vez com maior frequência e, por isso, precisam conhecer melhor. Além disso, muitos desportos competitivos são realizados em sítios acima de 2.000 metros. As *doenças da altitude* são causadas primariamente por hipóxia, mas sofrem influência do frio e do tempo de exposição. As principais síndromes são: mal agudo da montanha, edema pulmonar da altitude e edema cerebral da altitude.[1] Efeitos potenciais deletérios da hipóxia hipobárica incluem condições como doença arterial coronária, pneumopatias, hemoglobinopatias e gravidez.[3,4,12]

Respostas Agudas à Hipóxia Hipobárica

Efeitos Cardiorrespiratórios

Pressão Arterial Sistêmica

Têm sido diversos os resultados dos trabalhos quanto às respostas da pressão arterial associadas à exposição inicial à hipóxia hipobárica nas pessoas normotensas. Alguns investigadores têm encontrado aumento,[2,5] outros, uma pequena redução,[6,7] e outros, nenhuma alteração.[8,9,10] Em indivíduos mais jovens, foram observados níveis mais elevados da pressão arterial sistólica e diastólica à noite.[11] Entretanto, a tendência da maioria dos estudos é de elevação dos níveis tensionais no primeiro dia de exposição a uma altitude significativa e, posteriormente, declínio em direção aos valores ao nível do mar, principalmente em relação à pressão arterial sistólica.[9,12,15]

D'Este et al.[14] não observaram modificação da pressão arterial em repouso, porém a pressão arterial sistólica, durante o exercício, foi significativamente aumentada ao nível submáximo, mas não no esforço máximo. Savonitto et al.[16] estudaram os efeitos da exposição aguda a 3.460 metros na resposta da pressão arterial a exercícios dinâmicos e isométricos em 11 homens com hipertensão arterial sistêmica leve ou moderada. Os resultados observados foram de pequeno aumento da pressão arterial sistólica em repouso, mas sem alterações significativas durante o exercício. No teste do *handgrip*, a pressão arterial e a frequência cardíaca não sofreram influência da exposição aguda à hipóxia hipobárica.

Entende-se que a diversidade das metodologias dos diversos experimentos têm dificultado a comparação dos resultados.

O pequeno número de indivíduos hipertensos, estudados nessas situações, e a ampla variedade de respostas entre eles não permitem afastar a possibilidade que hipertensos não tratados, ao se exercitarem em altitudes moderadas e elevadas, possam ter níveis tensionais perigosamente elevados.

Modulação Autonômica Cardiovascular

A atividade nervosa simpática aumenta com a progressão da altitude, mas correlaciona-se melhor com a resposta ventilatória à hipóxia hipobárica crônica do que com a severidade da hipóxia em si.[15,17]

A exposição aguda à hipóxia hipobárica ocasiona aumento da frequência cardíaca em repouso,[2-5,11] associado ao aumento do componente de baixa frequência (LF) e à diminuição do de alta frequência (HF) na análise espectral.[3,8] Entretanto, a frequência cardíaca máxima do exercício pode se manter ou sofrer redução.[11,14,16] Este último comportamento é mais prevalente em grandes altitudes, talvez pelo maior tempo de exposição à hipóxia inerente a essas condições. Malconian et al.[13] encontraram uma diminuição de 25% na frequência cardíaca máxima em altitude simulada de 8.848 metros em relação ao nível do mar. Savard et al.[18] observaram parcial restauração dos níveis prévios em indivíduos que haviam estado em altitudes entre 5.250 e 8.700 metros, após inalação de O_2 a 60%.

Sagawa et al.[19] examinaram a resposta baroreflexa de sete homens não aclimatados, ao nível do mar e na primeira hora de exposição às altitudes de 3.800 e 4.300 metros, em uma câmara hipobárica. Os resultados foram compatíveis com uma redução significativa ($p < 0,05$) da sensibilidade da resposta cardíaca baroreflexa carotídea.

Esses achados sugerem que a resposta aguda à hipóxia hipobárica está mais relacionada a aumento da atividade simpática. Um período mais longo de exposição a essa condição ambiental leva a uma redução da atividade adrenérgica. É provável que a hipóxia hipobárica crônica ocasione diminuição da frequência cardíaca máxima, por diminuição da densidade e afinidade dos receptores beta-adrenérgicos, como já foi demonstrado quanto aos alfa-2 receptores.[18]

Ventilação Pulmonar e Saturação de Oxigênio

A pressão barométrica decresce à medida que a altitude aumenta. Enquanto a percentagem de oxigênio no ar permanece constante (20,93%), a pressão parcial de oxigênio diminui.[19,21] A menor densidade do ar nas elevadas altitudes ocasiona uma redução na resistência das vias aéreas, e os fluxos inspiratório e expiratório máximos são maiores que ao nível do mar. Entretanto, a despeito disso, a eficácia da musculatura ventilatória pode estar diminuída em função da hipóxia e, dessa forma, ser um fator limitante ao exercício.[22]

A ventilação pulmonar aumenta e inversamente cai a saturação de oxigênio (SaO_2) com os incrementos da altitude.[5,20]

Malconian et al.[23] estudaram oito homens saudáveis (21 a 31 anos de idade) em altitude simulada (câmara hipobárica) durante o período de sono.

A SaO_2 ao nível do mar é igual a 97,1%; em 4.572 metros, a 79,3%; em 6.100 metros, a 62,11%; e em 7.620 metros, a 52,2%.

Consumo de Oxigênio (VO_2)

Diversos estudos mostram uma diminuição do VO_2 em repouso e/ou em determinado nível de exercício em altitudes moderadas e elevadas.[5,22]

Basu et al.[6] estudaram 16 homens (idade entre 20 e 30 anos) durante os dias iniciais de aclimatação na Cordilheira do Himalaia, em altitudes entre 3.100 e 4.200 metros. Os valores de VO_2 em repouso e durante exercício submáximo a 100 W de carga, ao nível do mar, foram, respectivamente, 3,25 e 20,31 ml/kg/min. Na altitude de 3.110 metros, os valores de VO_2 em repouso e em esforço submáximo a 100 W caíram significativamente ($p < 0,001$) e continuaram caindo ($p < 0,01$) a 4.177 metros.

Em níveis mais modestos de altitude, 2.500 metros, Levine et al.[25] observaram uma diminuição de 12% do VO_2 de pico em uma população de vinte idosos, quando da exposição aguda, vindo a normalizar após aclimatação.

Pressão da Artéria Pulmonar e Função Ventricular

Davila-Roman et al.[28] estudaram a função ventricular em 14 corredores que haviam completado uma ultramaratona em grande altitude (2.350 a 4.300 metros). O objetivo da pesquisa era avaliar se o exercício prolongado, como o realizado em uma corrida deste tipo, causaria dano ao ventrículo esquerdo (VE). Até então, havia relatos de lesão do VE observada após exercício extenuante. Precedendo à corrida, os ecocardiogramas eram normais, com pressão arterial sistólica de artéria pulmonar em média de 28 mmHg e dosagens de Troponina I indetectáveis. Imediatamente após a maratona, os ecocardiogramas mostravam, como o esperado, aumento global e segmentar da função venticular esquerda em todos indivíduos e, com exceção de um, os valores da Troponina I eram indetectáveis. Porém, em cinco deles foram observados marcante dilatação com hipocinésia do ventrículo direito (VD), movimento paradoxal do septo interventricular, hipertensão pulmonar e broncoespasmo. Um destes indivíduos foi o que apresentou pequena elevação da Troponina I. Ao final de um dia, esses achados já haviam sido normalizados. Portanto, nessa amostra de atletas, com *performance* em grande altitude, ao contrário do esperado, o dano ventricular ocorreu no VD, e não no VE. A incidência e a patogênese desses achados precisam ainda ser determinadas. Não nos parece, a princípio, que o comprometimento do VD seja secundário exclusivamente à ultramaratona.

Malconian et al.[23] encontraram alterações eletrocardiográficas compatíveis com hipertensão pulmonar (aumento da amplitude da onda "P" em D_2, D_3, AVF, desvio do eixo do QRS para a direita, aumento da relação S/R em precordiais esquerdas e aumento da negatividade da onda "T" em V_1 e V_2), a partir da altitude simulada de 6.100 metros. A maioria das alterações reverteu ao normal após 12 horas de retorno ao nível do mar.

ALTERAÇÕES RESPIRATÓRIAS E ARRITMIAS DURANTE O SONO

Durante o período de sono em grande altitude, muitos indivíduos normais apresentam um padrão respiratório periódico ou de Cheyne-Stokes.[19,21,26,27] Associadas a essas variações, ocorrem modificações cíclicas do ritmo e da frequência cardíaca.[19] Cummings e Lysgaard[30] registraram seus próprios ritmos cardíacos e observaram uma pronunciada arritmia sinusal respiratória e bradicardia durante o sono a 5.033 metros.

Os mecanismos dessas alterações respiratórias e do ritmo cardíaco precisam ser ainda determinados. A administração de oxigênio e/ou dióxido de carbono, em mistura, elimina a apneia, mas não a periodicidade respiratória durante exposição à hipóxia hipobárica. É possível que um mecanismo de modulação vagal esteja envolvido.[19]

ALTERAÇÕES ENDÓCRINAS

Roberts et al.[31] observaram um incremento na captação celular de glicose, durante o repouso e em exercício submáximo, como efeito da exposição à hipóxia hipobárica. Segundo esses autores, a utilização de glicose é maior inicialmente do que após aclimatação, sendo esse fenômeno mais intensificado quando do uso de droga beta bloqueadora. McClelland et al.,[32] em pesquisa com ratos, não encontraram aumento na utilização de carboidratos.

A hipóxia hipobárica induz aumento da diurese. Durante a Australian Bicentennial Mount Everest Expedition,[33] dez indivíduos foram avaliados quanto aos efeitos da exposição à altitude de 5.400 metros, na concentração plasmática de peptídeo natriurético atrial. Os resultados mostraram diminuição da atividade da renina plasmática e da aldosterona plasmática e elevação dos níveis do peptídeo natriurético atrial, associados ao aumento da diurese e da natriurese.

Zaccaria et al.[34] estudaram os hormônios reguladores do sódio em sete homens, uma semana e após 21 dias, na altitude de 5.050 metros, antes e após exercício, e compararam aos resultados obtidos ao nível do mar. As amostras plasmáticas de atividade da renina, aldosterona e do peptídeo natriurético atrial eram obtidas na posição ortostática e ao final de um exercício máximo. Também foram avaliados a excreção de sódio e o volume urinário nas 24 horas, além da água corporal total e do hematócrito. Encontraram uma supressão constante da atividade da renina plasmática e dos níveis de aldosterona; ao contrário do nível do mar, esses hormônios não sofreram estimulação por um exercício exaustivo. Observaram aumento do peptídio natriurético atrial durante a exposição aguda mas não na crônica.

Considera-se que as alterações endócrinas discutidas anteriormente ainda não estão bem esclarecidas e necessitam de estudos adicionais.

ALTERAÇÕES ENDOTELIAIS, IMUNOLÓGICAS E DA ERITROPOETINA

ENDOTELINA-1

A exposição a um aumento contínuo da altitude ocasiona incrementos progresssivos na dosagem plasmática de endotelina-1 (ET-1),[35,36] peptídio sintetizado por células endoteliais, com potente ação vasoconstrictiva e mitogênica sobre a musculatura lisa vascular.

Morganti et al.[35] observaram mudanças das dosagens plasmáticas de ET-1 (1,8 ± 0,1 pg/ml ao nível do mar para 2,7 ± 0,2 mg/ml na altitude de 4.240 metros), concomitantemente a decréssimos da saturação de O_2 (98 ± 0,2% ao nível do mar para 80,8 ± 0,4% naquela altitude). Esses pesquisadores, também, encontraram em um estudo durante ascenção de seis indivíduos ao Monte Rosa, nos Alpes (4.559 metros), incrementos da pressão arterial sistólica pulmonar (19 ± 1 para 26 ± 1,9 mmHg), achados diretamente correlacionados ao aumento de ET-1 plasmática.

A elevação de ET-1 plasmática tem sido verificada em casos de edema pulmonar da altitude (EPA), inclusive em lavado broncoalveolar, e faz parte de uma das hipóteses sobre a patogênese do EAP.[71]

ERITROPOETINA

Após algumas horas de exposição à hipóxia hipobárica, aumenta a secreção de eritropoetina renal.[38] Esta, ao estimular a síntese de hemácias, aumentará em aproximadamente uma semana a concentração de hemoglobina de forma importante e, com isto, a capacidade de transporte de O_2 no sangue.[39] Portanto, apesar de o aumento da eritropoetina ter início na fase aguda de exposição à altitude, seus efeitos vão se concretizar durante a aclimatação.

FATOR DE CRESCIMENTO ENDOTELIAL VASCULAR[40]

Um interessante estudo realizado por Gunga et al.[38] avaliou as concentrações séricas do fator de crescimento endotelial vascular (FCEV) em dois grupos distintos submetidos a intensa atividade física. Um deles era constituído de soldados da Força Especial Austríaca que estavam sendo submetidos a um treinamento de sobrevivência por uma semana, com restrição de alimentos e água, ao nível do mar; o outro, de maratonistas da Posta Atletica que atravessavam a fronteira Chile–Argentina em altitudes acima de 4.722 metros. Entre os soldados, não foi observada variação dos níveis do FCEV, que se mantiveram normais. Entretanto, no grupo de corredores, houve diminuição significativa (p < 0,01) dos valores pós-corrida em relação aos basais.

Em outro estudo, 13 corredores treinados participaram da Maratona de Davos nos Alpes Suíços (distância de 67 km, diferença de altitude de 2.300 metros). Imediatamente após a corrida, os níveis de FCEV aumentaram significativamente com acréssimos posteriores de até 2,4 vezes até o quinto dia pós-exercício (p = 0,005).[41]

PEPTÍDEOS DE MODULAÇÃO IMUNE

Durante a Maratona de Davos, no trabalho citado,[41] foram também observados elevações significativas de interleucina-6, fatores de necrose tumoral e do neopterin, um marcador sérico de ativação da imunidade celular.

A conclusão foi de que o estresse físico prolongado em condições de hipóxia hipobárica ativa o sistema imunológico, aumenta a eritropoetina e pode propiciar respostas inflamatórias.

As respostas agudas à hipóxia hipobárica encontram-se, de forma resumida, na Figura 1.[43]

Fisiopatologia do mal das montanhas

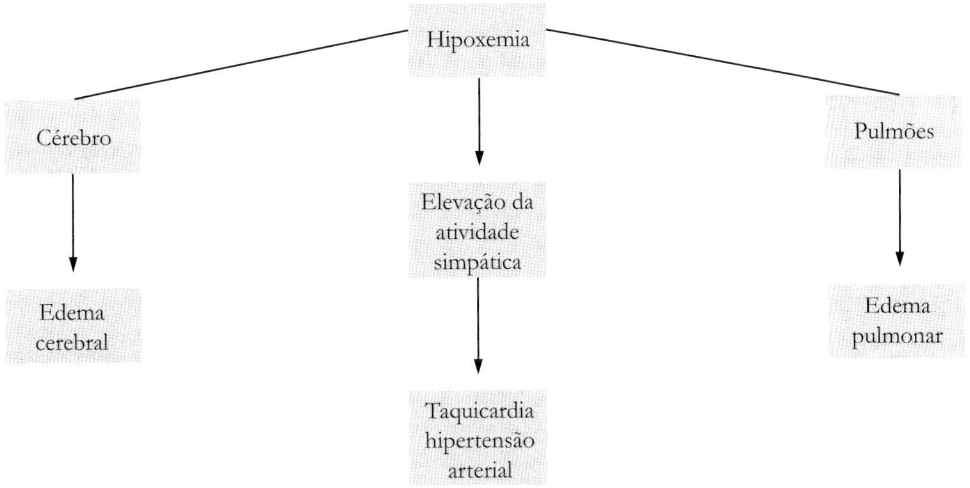

```
                        Hipoxemia
              ┌────────────┼────────────┐
          Cérebro          │          Pulmões
              │      Elevação da         │
              │       atividade          │
              │       simpática          │
              ↓            │             ↓
           Edema           │          Edema
          cerebral         │         pulmonar
                           ↓
                       Taquicardia
                       hipertensão
                         arterial
```

Saturação periférica de oxigênio tolerável: 90% boa aptidão física não representa prevenção de complicações

FIGURA 1 – Respostas agudas à hipóxia hipobárica.

ACLIMATAÇÃO

A hipóxia hipobárica desencadeia mecanismos fisiológicos adaptativos destinados a satisfazer as necessidades energéticas das células. A aclimatação ocorre quando, após dias em exposição a determinada altitude, comumente um período de duas a três semanas, passa a existir uma adaptação crônica àquelas condições ambientais.[39,42] Essas respostas fisiológicas são:

1. aumento da ventilação pulmonar;
2. diminuição da frequência cardíaca previamente aumentada na resposta aguda;
3. diminuição do volume plasmático;
4. redução do acúmulo de lactato sanguíneo durante exercício submáximo em relação aos níveis mais elevados da resposta aguda;
5. melhora da capacidade cardiorrespiratória para o exercício, também relativa à exposição inicial à hipóxia hipobárica;[42,47]
6. aumento da secreção de eritropoetina renal, da massa de hemoglobina e do hematócrito.[37,45,49]

O tempo necessário para cada uma dessas respostas é variável. Algumas estão completamente manifestadas dentro de alguns dias de chegada à altitude, enquanto outras requerem de duas a três semanas.[42] Entretanto, tratando-se de altitudes extremas, como aquelas acima de 8.000 metros, um período de 77 dias parece ser mais adequado.[44]

Tendo em vista essas observações, é provável que indivíduos cujos trabalho, competição atlética ou atividades recreativas, que envolvam jornadas em grandes altitudes, possam usufruir das respostas à aclimatação prévia.

Doenças da Altitude

O mal agudo da montanha (MAM), o edema pulmonar da altitude (EPA) e o edema cerebral da altitude (ECA) são distúrbios diferentes, porém relacionados. Comumente, ocorrem em indivíduos jovens e saudáveis, como consequência de uma má aclimatação. A progressão para as formas mais graves de edema pulmonar ou cerebral não necessariamente são antecedidas pelo MAM.[26,29]

Mal Agudo da Montanha

É a mais comum das doenças da altitude, sendo usualmente autolimitada, e raramente leva à morte. Os sintomas surgem entre 4 e 8 horas após chegada à altitude.[50] Cefaleia, náuseas, insônia, anorexia e dispneia são característicos.[26,39,51] A despeito de existir uma tolerância individual à hipóxia hipobárica, a melhor forma de prevenção é a ascenção lenta.[26,39,45] Devem ser evitados esforços extenuantes na fase inicial de aclimatação, fazer uma boa hidratação injerindo pelo menos 3 ℓ de líquidos ao dia e ter refeições leves com predominância de carboidratos.[26] Em todas as três situações, o melhor tratamento é a descida.[26,45,46,53]

Estudos controlados têm mostrado que a acetazolamida diminui a incidência e a severidade do MAM.[54,55,56,57] Por ser um inibidor da anidrase carbônica, facilita a excreção de bicarbonato urinário, promovendo diminuição da alcalose respiratória e, dessa forma, aumentando o *drive respiratório* com redução da hipoxemia.[26,39,48] As doses utilizadas variam de 125 a 250 mg de 12/12 horas ou 500 mg em comp. com liberação prolongada a cada 24 horas, iniciando-se um dia antes da ascenção e continuando até dois dias após a chegada à altura máxima ou mantendo-se por tempo mais prolongado, se o risco de MAM for elevado.[54,55] Como efeitos colaterais encontramos: aumento da diurese, da epigastralgia e da parestesia.

Edema Pulmonar da Altitude

Edema pulmonar não cardiogênico vem acompanhado de hipertensão pulmonar, aumento da permeabilidade capilar pulmonar e hipoxemia.[70,72,73,74] Tipicamente, ocorre em montanhistas jovens e saudáveis, sendo precipitado por ascenções rápidas a altitudes acima de 2.500 a 3.000 metros.[51,59,64,68] Existe uma susceptibilidade individual, tendendo a recorrências.[50,52,60] Clinicamente, manifesta-se dois a cinco dias após exposição aguda à hipóxia hipobárica, 78% dos casos surgindo até o décimo dia,[39] com os seguintes sintomas: dispneia anormal ao esforço e posteriormente em repouso, cianose, tosse seca e depois muco sanguinolenta, taquicardia.[39] À telerradiografia, são observadas imagens alveolares difusas distribuídas desigualmente.[39,90] O fluido alveolar é rico em conteúdo proteico e mediadores inflamatórios.[53] Trata-se de uma condição grave e potencialmente fatal, sendo imperiosa a descida imediata (Figura 1).[26,75]

Em estudo duplo cego, o uso de nifedipina de forma profilática reduziu a incidência de edema pulmonar recorrente em montanhistas durante ascenção a 4.559 metros.[65,66] Esse antagonista dos canais de cálcio diminui a pressão da artéria pulmonar, aumenta a PaO_2 e foi descrita, também, uma ação no bloqueio da resposta inflamatória à hipóxia.

Outro fármaco desta classe, a amilodipina, também bloqueia a vasoconstricção pulmonar hipóxica, evidenciada pela diminuição do jato de regurgitação tricúspide em repouso, que se relaciona diretamente ao nível sérico da droga.[67]

A inalação de óxido nítrico vem sendo experimentada no tratamento do EPA, por sua ação vasodilatadora seletiva da rede vascular pulmonar.[58] Anand et al.[58] trataram pacientes com EPA de moderada a severa gravidade, de forma randomizada, com O_2 a 50%, óxido nítrico a 15 ppm, uma mistura de O_2 e óxido nítrico, ar ambiente. Observaram que tanto o O_2 quanto o óxido nítrico diminuem a pressão em artéria pulmonar e o distúrbio perfusão-ventilação pulmonar e melhoram a oxigenação. Os resultados mostraram um efeito aditivo, com melhora mais importante da hemodinâmica pulmonar e das trocas gasosas, quando do uso simultâneo de O_2 e óxido nítrico.

A fisiopatologia do EPA permanece ainda parcialmente compreendida. O acúmulo de fluido com alto conteúdo proteico no espaço alveolar resulta de um aumento da permeabilidade do endotélio vascular pulmonar, superando a capacidade de reabsorção.[62,69] Existem várias hipóteses para explicar esse aumento da permeabilidade. Entre essas, incluem-se:

1. hipertensão arterial pulmonar;[59,60,61]
2. hipóxia induzindo a liberação de mediadores inflamatórios, como, por exemplo, citocinas, endotelina-1 e moléculas de adesão intercelular (ICAM-1);[63]
3. hiperperfusão dos vasos pulmonares não submetidos a vasoconstrição (a vasoconstricção pulmonar hipóxica é extensa, mas não uniforme), levando a dilatação e o alto fluxo nos capilares e consequente lesão capilar.[62]

Por sua vez, a rápida normalização que ocorre com a oxigenioterapia e a descida sugerem uma "arquitetura" pulmonar preservada.[54] Provavelmente, a interação dessas e de outras hipóteses possam explicar os mecanismos responsáveis pelo EPA.

Edema Cerebral da Altitude

Quando ocorre, é comumente acima de 4.500 metros.[91,93,94] Caracteriza-se por cefaleia intensa, confusão mental, alucinações e ataxia.[76,77] A vítima está cansada, sem condições de avaliar seu próprio estado de forma objetiva, com alucinações e caminha como um bêbado. Movimentos finos de mãos, dedos e olhos são afetados.[76,77,78] Edema e hemorragia petequial são tipicamente encontrados no cérebro em autópsias.[26] A prevenção é subida lenta, boa hidratação e evitar esforços físicos extenuantes. O tratamento é a descida, que deve ser imediata, pois a evolução pode ser rápida para a morte.[26,39] O oxigênio melhora os sintomas, mas, quando é interrompido, a situação se agrava mais ainda.[81] Acetazolamida foi citada por autores como coadjuvante da terapêutica.[79] A dexametasona não afeta o edema cerebral, mas reduz os sintomas e, dessa forma, facilita a evacuação. As complicações e as condutas médicas em grandes altitudes encontram-se delineadas nas Figuras 2 e 3.[75]

= Pressão arterial: elevação no primeiro dia por
 > modulação autonômica e > atividade simpática.

= Ventilação pulmonar elevada: saturação de oxigênio reduzida

= VO_2 < 12% a 2.500 metros e < 80% a 8.000 metros em relação ao nível do mar.

= Endócrinas: < renina plasmática, < aldosterona e > peptídeo natriurético atrial, > diurese e natriurese

= Endoteliais: > Endotelina 1? Ação vasoconstritora vascular? risco de edema pulmonar agudo.

= Eritropoetina: > síntese de hematias e concentração de hemoglobina em uma semana.

Figura 2 – Respostas agudas à hipóxia hipobárica.

Hipóxia aguda	Confusão mental e colapso – acima de 5.400 metros
Doença aguda da montanha	Cefaleia, náuseas, vômitos, distúrbios de sono, acima de 2.400 metros
Edema pulmonar agudo	Dispneia, expectoração, tonteira e raramente morte. Indicado: descida rápida e tratamento precoce
Edema cerebral	Cefaleia severa, alucinações, ataxia, geralmente acima de 4.500 metros
Situações clínicas pioram com a altitude	Anemia falciforme, insuficiência cardíaca, coronariopatia e pneumopatia

Figura 3 – Complicações da altitude.

Portadores de Doença Arterial Coronariana

Em relação aos indivíduos portadores de doença arterial coronariana, a hipóxia hipobárica leva a uma elevação do consumo de oxigênio miocárdico, resultando em maior exigência de um adequado fluxo coronariano. Os quatro primeiros dias de aclimatação constituem o período de maior risco de eventos cardiovasculares.[83,84] Recomendam-se, como prevenção ascenção escalonada, controle diário da frequência cardíaca e da pressão arterial e controle terapêutico, quando necessário.

Em relação a eventuais medicamentos em uso, autores têm observado em relação aos beta bloqueadores, em idosos, uma dessaturação de oxigênio em atividades submáximas com redução da condição funcional.[85,86] O uso de *warfarin* acima de 2.400 metros pode prejudicar os efeitos da anticoagulação, reduzindo o INR, tanto nos residentes como nos visitantes, principalmente nos portadores de fibrilação atrial.[87] A ação do sildenafil, diminuindo a hipertensão pulmonar induzida pela exposição à hipóxia hipobárica, tanto em repouso como em exercício, foi descrita,[88] porém, requerendo mais estudos.

As permanências entre 2.500 e 3.000 metros são consideradas as de menor complicações.[43]

A classificação de baixo risco para permanência em altitude, entre os coronariopatas, pode ser inferida pelo teste ergométrico não isquêmico, apresentando tolerância ao esforço maior que 9 METs e ao ecocardiograma, fração de ejeção maior que 50% (Tabela 4).[84]

ATIVIDADE ESPORTIVA EM MODERADAS E GRANDES ALTITUDES

Três grupos de indivíduos apresentam características que os diferem quanto aos efeitos da exposição à hipóxia hipobárica. São eles:

1. pessoas saudáveis que vivem ao nível do mar/baixa altitude;
2. aqueles que nasceram e vivem em moderadas e elevadas altitudes;
3. portadores de cardiopatia, pneumopatia e hemoglobinopatias.

O primeiro grupo ainda pode ser subdividido entre sedentários, ativos e atletas. O processo de aclimatação não tem correlação direta com o nível de condicionamento físico prévio. Um atleta de alta *performance* aeróbica está igualmente sujeito a ter as doenças da altitude da mesma forma que um sedentário. Entretanto, em valores absolutos, especialmente após o período de aclimatação, as diferenças nas aptidões cardiorrespiratórias se mantêm como ao nível do mar. O treinamento físico e a intensidade dos exercícios devem ser diferenciados e adequados a cada subgrupo.

O segundo grupo é bem representado pelos Sherpas, pequeno grupo étnico que vive no Himalaia em altitudes entre 3.000 e 4.900 metros.[80] O limite máximo em que o homem pode viver de forma permanente é de 5.300 metros.[81] Um grande número desses

Hipóxia	> FC e PA = > MVO2 Exigência
	> Fluxo coronariano
Marior risco de eventos: quatro dias iniciais	
Prevenção	Ascenção escalonada
	Contole diário de FC e PA
	Intervenção terapêutica
Baixo risco	Permanência: 2.500 a 3.000 metros
	T. ergom. > 9 MTEs, assint. não isquêmico
	Fração de ejeção (Eco) > 50%

FIGURA 4 – Efeitos da altitude em coronarianos.

indivíduos participa das expedições aos mais altos picos do mundo, como carregadores e guias de montanha, e faz frequentemente sem suplementação de oxigênio.

Garrido et al.[80] avaliaram a capacidade cardiorrespiratória de seis escaladores Sherpas ao nível do mar. Encontraram um VO_2máx de 66,7 ± 3,7 ml . min^{-1} . kg^{-1} e um limiar anaeróbico ventilatório a 62 (±4)% do VO_2máx. Essa alta reserva funcional pode estar associada a um processo de seleção natural e com adaptações fisiológicas induzidas por longo treinamento em um ambiente hostil. Fundamentando a primeira hipótese, um estudo mostrou que, em Lhasa, Tibet (3.658 metros), os recém-nascidos descendentes de tibetanos tinham uma maior saturação de oxigênio arterial ao nascimento e durante os primeiros meses de vida do que os descendentes de chineses.[81,82] Relativo à segunda hipótese, Curran et al.[24] compararam, dentro do mesmo grupo étnico, tibetanos residentes a 4.400 e 3.658 metros, através de teste em cicloergômetro com consumo direto de oxigênio, na altitude de 3.658 metros. Eles observaram que os primeiros atingiram uma maior carga de exercício (211 ± 6 *versus* 177 ± 7 W, p < 0,01) com menor ventilação pulmonar (127 ± *versus* 149+/-5 ℓ/min BTPS, p < 0,01).

Considerando-se mulheres nativas de moderadas altitudes (2.000 a 2.100 metros) quando submetidas a treinamento de montanhismo a 4.350 metros e comparando-se a indivíduos do mesmo sexo e faixa etária, residentes em baixas altitudes, submetidos ao mesmo processo, foi observada melhor *performance* cardiorrespiratória no grupo proveniente de moderadas altitudes nos testes realizados a 2.100 metros (pré-treinamento), a 4.350 metros e novamente a 2.100 metros (pós-treinamento).[83]

Esses resultados sugerem que adaptações à hipóxia hipobárica favorecem um melhor condicionamento físico.

O terceiro grupo tem sido estudado em altitudes moderadas, 2.000 a 4.000 metros. Considera-se que a maioria dos cardiopatas pode atingir essas altitudes com segurança, apesar de a hipóxia hipobárica estimular o sistema nervoso autônomo e essa resposta ser exacerbada pela atividade física, aumentando, assim, o consumo de oxigênio miocárdico. Durante os primeiros quatro dias de exposição à altitude, os riscos são maiores.[21,75] Uma ascenção gradual, com limitação da atividade física para um nível menor que o realizado ao nível do mar, após aprimoramento do condicionamento físico pré-ascenção e controle rigoroso dos níveis tensionais, além de adequado esquema terapêutico, miniminizam as possíveis complicações.[83] Entretanto, subgrupos de pacientes, com hipertensão pulmonar; insuficiência cardíaca descompensada; angina instável; infarto agudo do miocárdio recente; hipertensão arterial severa não controlada; pneumopatia grave; anemia falciforme homozigótica; episódios tromboembólicos recorrentes; e pacientes com anemia severa ou diminuição da saturação de oxigênio podem estar submetidos a um alto risco.[89] Por sua vez, alguns indivíduos com traço falcêmico apresentam a primeira crise vaso-oclusiva de suas vidas durante exercício nessas altitudes. Em atividades competitivas, têm a tolerância ao exercício diminuída, o que, até então, não era observado ao nível do mar.[91]

Algumas atividades esportivas estão particularmente relacionadas a grandes altitudes e têm suas peculiaridades. Um exemplo típico é o montanhismo.

Montanhismo

Como regra geral, em altitudes acima de 3.000 metros, em longas ascenções, o desnível positivo entre duas noites sucessivas não deve passar de 300 metros, com duas noites na mesma altitude a cada três dias.[29,95]

Estudos controlados têm mostrado que o uso de acetozolamida facilita a velocidade de ascenção por diminuir os sintomas do mal agudo da montanha e melhorar o desempenho físico.[54,55] Comparando-se com indivíduos que tomaram placebo, aqueles que fizeram uso de acetozolamida tiveram menor perda de peso, menor diminuição de massa muscular e maior tolerância ao esforço.[54]

Para serem reduzidos os riscos de desidratação desencadeada pela inspiração em ar frio e seco, uma abundante hidratação com 3 a 5 ℓ de líquidos ao dia é fundamental, assim como uma alimentação rica em carboidratos, que liberam maior energia (5,0 kcal/ℓ O_2) do que as gorduras (4,7 kcal/ℓ O_2).[96]

Quanto a mascar coca, hábito comun nos países andinos, uma pesquisa desenvolvida no Instituto Boliviano de Biologia, por Spielvogel et al.,[92] concluiu que os efeitos benéficos da erva não se deviam ao aumento da capacidade máxima para o exercício nem à sua maior eficiência. Mascar coca aumentou a concentração plasmática de ácidos graxos livres, podendo, dessa forma, beneficiar exercícios submáximos prolongados.

A partir de estudos realizados em expedições a grandes altitudes, acima de 7.500 metros, tem sido observado que, a despeito da extrema hipoxemia, a função cardíaca é preservada, sem evidências eletrocardiográficas de hipóxia miocárdica.[13,52] Entretanto, um melhor entendimento do efeito da hipóxia hipobárica sobre os neurotransmissores, no fluxo cerebral para as diversas áreas do cérebro, e as potenciais alterações anatômicas subsequentes ainda precisam ser descobertos.[77] Alterações da coordenação motora têm sido descritas como persistindo por até mais de 12 meses.[78]

Uma questão relevante é o treinamento de atletas que vão competir em médias e moderadas altitudes, sendo eles procedentes de regiões próximas ao nível do mar.

Treinamento de Atletas

As limitações da *performance* nas competições em moderadas altitudes foram observadas com mais atenção nas Olimpíadas de 1968, realizadas na Cidade do México, a 2.240 metros de altitude, quando não obtiveram recordes dos atletas em atividades predominantemente aeróbicas, como longas corridas, ficando o bom desempenho observado apenas em atividades de curta duração, como as corridas de 100 metros, nas quais pouco se mobilizam fontes de energia oxidativa.

Em geral, considera-se como duas semanas o período necessário para aclimatação a moderadas altitudes até 2.300 metros. Acima deste nível, a cada elevação adicional de 610 metros, deve-se acrescentar uma semana, até uma altitude de 4.572 metros,[91] caracterizando uma aclimatação escalonada, que se considera a mais fisiológica e segura.

Nossa experiência com futebolistas que se aclimataram para competir a 3.600 metros mostrou que as principais complicações decorrentes da altitude, como cefaleia, náuseas, vômitos e redução da *performance*, eram observadas com mais frequência no terceiro e no sétimo dias de permanência, repetindo-se quando se deslocavam para regiões mais elevadas, num programa de aclimatação gradativa.[95]

As intercorrências médicas observadas neste grupo, em atletas e membros da comitiva, não atletas, estão resumidas na Figura 5.[96]

Mal das montanhas Cefaleia, náuseas, lassidão, insônia, retenção líquida. Permanência acima de 12 horas.	*Descer 500 metros ou câmara hiperbárica ou O_2 2 ℓ/min ou acetazolamida 250 mg dexametasona 4 mg.*
Edema cerebral Astenia severa, confusão mental, ataxia. Acima de 24 horas.	*Descida imediata ou câmara hiperbárica O_2 4 ℓ/min Dexametasona 8 mg Retardo na descida: acetazolamida 500 mg.*
Edema pulmonar Dispneia, expectoração, sonolência, cianose, taquicardia, taquipneia precoce, com pneumatia prévia.	*O_2 6 ℓ/min, descida rápida, câmara hiperbárica, Nifedipina 10 mg, início 30 mg 12/12 horas. Complicação neurológica: dexametasona.*

Figura 5 – Condutas médicas em grandes altitudes.

Uma característica do baixo limiar de sensibilidade à hipóxia hipobárica, que se observou, consistia na elevação da frequência cardíaca em repouso, ao despertar, após 24 horas de chegada à altitude, em relação à frequência cardíaca obtida, também, ao despertar, ao nível do mar. Um aumento em torno de 80% podia prever complicações clínicas naquela altitude, exigindo um treinamento individualizado.[95]

O treinamento em altitude não pode ser executado com a mesma intensidade do que o realizado ao nível do mar. Estudo com atletas universitários concluiu que a intensidade do treinamento a 2.300 metros seria de 60% do VO_2 máx alcançado ao nível do mar; em 3.100 metros a 56%; e em 4.000 metros a 39% do VO_2 máx.[98] Em termos práticos, acredita-se haver certa dificuldade em manter estes níveis de intensidade, que certamente alcançam valores mais elevados, porém, merece atenção qualquer sintoma ou sinal clínico por parte do atleta, que possa limitar sua atividade física.

Considera-se que, em competições desportivas de duração prolongada, que impliquem corridas e paradas sucessivas, como futebol, basquete etc., os indivíduos possam sofrer pouco a influência da hipóxia hipobárica, às custas de um treinamento de intensidade mais reduzida.[95,97] Esta diminuição da intensidade do treinamento físico não implica a redução do treinamento tático, o qual deve ser mantido, principalmente para que os jogadores possam se adaptar a uma modificação na dinâmica do deslocamento da bola, em função da menor pressão atmosférica.

Deve-se levar em conta que o treinamento em altitudes escalonadas pode ser a melhor maneira de se preparar um grupo de atletas, com a finalidade de competir em altitudes superiores a 2.600 metros. Nossa maior experiência foi com a preparação de futebolistas para disputas a 3.600 metros na cidade de La Paz (Bolívia).[95]

O treinamento inicial acontecia em baixa altitude, tendo por duração 15 dias, com carga de trabalho avaliada em função da capacidade cardiorrespiratória, obtida através de testes ergoespirométricos em esteira rolante, com avaliação direta dos gases expirados, aplicando-se como base de treinamento a carga de trabalho alcançada no limiar anaeróbico do atleta, por se considera a maneira mais prática de se preparar para as restrições físicas observadas na hipóxia hipobárica.[100] Exemplificando, apresenta-se, resumidamente, os resultados da avaliação ergoespirométrica de 15 futebolistas para competição a 3.600 metros: idade (26 ± 2 anos), VO_2máx (61 ± 3,7 ml/kg/min), limiar anaeróbico (78 ± 4,6% do VO_2máx), intensidade de treinamento (200 ± 10 m/min), frequência cardíaca de treinamento (143 ± 12 bpm).[95]

O controle do efeito do treinamento era realizado durante a preparação física, aplicando-se testes de campo.[99] Os melhores resultados foram obtidos com um treinamento inicial a 2.600 metros durante uma semana; outra semana a 2.900 metros; e a semana pré-competição a 3.600 metros.[96]

Após o período de aclimatação, o regresso ao nível do mar é caracterizado por uma melhora da *performance*, consequente ao treinamento empreendido e ao aumento da capacidade de transporte de oxigênio, às custas de maiores taxas hematológicas. Na avaliação de um grupo de 15 atletas, 16 dias após um período de duas semanas a 2.900 metros (Quito, Equador) e em reavaliação a 700 metros (Poços de Caldas, MG), altitude não significativa, foram obtidos os seguintes resultados do VO_2máx em testes de campo:[99] a 2.900 metros (50 ± 2,8 ml/kg/min); a 700 metros (57,42 ± 3,6 ml/kg/min), com diferenças significativas.[96] Contudo, autores que estudaram corredores submetidos à aclimatação a 2.300 e 4.000 metros não observaram melhora significativa da capacidade física após retorno da altitude.[98]

Uma outra modalidade competitiva que tem estimulado diversos estudos, com o objetivo de aprimorar a *performance* desses atletas, é a maratona realizada em elevadas altitudes. O melhor desempenho nesse ambiente de maratonistas de elite comparados ao de bons corredores tem sido relacionado a um maior VO_2máx.[101] As diferenças entre as *performances* esperadas e as observadas sofrem influência da irregularidade do terreno, da eficiência mecânica da passada e do maior trabalho de ventilação pulmonar.[101] Uma condição genética que, ao nível do mar, não tem relevância, mas que se torna significativa quando se passa para elevadas altitudes, é o traço falcêmico.[89] Já foi, também, testada a possibilidade de melhorar o desempenho dos corredores nessa situação ambiental, através de autotranfusão de hemácias, não tendo sido observada vantagem ($p > 0,05$).[102]

Finalmente, pode-se concluir que competições em moderadas e grandes altitudes

Atletas
- Aumento da síndrome *over training* – taquicardia em repouso – interrupção temporária do treino.
- Pré-síncope por taquicardia supraventricular – reversão com estimulação vagal.
  Mal das montanhas em jogo noturno – repouso, analgésico, oxigênio.

Não atletas
- Fibrilação atrial pós-partida de tênis – reversão com quinidina.
- Mal das montanhas – analgésico, repouso.
- Hipertensão arterial nos quatro primeiros dias – nifedipina.
- Edema agudo de pulmão consequente à pneumopatia – oxigênio, internação hospitalar.

FIGURA 6 – Aclimatação de futebolistas e dirigentes (1980-1988): intercorrências médicas.

dependem de adequada avaliação do atleta, de treinamento individualizado em função de parâmetros obtidos ao nível do mar e, na chegada a determinada altitude, no controle de peso corporal, para se estabelecer um equilíbrio entre calorias ingeridas e atividade física, boa hidratação, aclimatação escalonada e perfeito entrosamento entre a comissão técnica e os atletas.[103,104]

Referências

1. Leon-Velarde F, Maggiorini M, Reeves JT et al. Consensus statement on chronic and subacute high altitude diseases. High Alt Med Biol 2005 summer;6(2):147-57.

2. Barthelemy JC, Lacour JR, Roche F et al. Elevated nocturnal blood pressure assessed by ambulatory automatic monitoring during a stay at high altitude. Eur J Appl Physiol 1995;70(3):258-62.

3. Rupwate RU, Chitaley M, Kamat SR. Cardiopulmonary functional changes in acute acclimatisation to high altitude in mountaineers. Eur J Epidemiol 1990;6(3):266-72.

4. Bernardi L, Passino C, Spadacini G et al. Cardiovascular autonomic modulation and activity of carotid baroreceptors at altitude. Clin Sci (Colch) 1998;95(5):565-73.

5. Drinkwater BL, Kramar PO, Bedi JF et al. Women at altitude: cardiovascular responses to hypoxia. Aviat Space Environ Med 1982;53(5):472-7.

6. Basu CK, Gautam RK, Sharma RP et al. Metabolic responses during initial days of altitude acclimatization in the eastern Himalayas. Int J Biometeorol 1996;39(3):133-8.

7. Korner PI. Circulation adaptation in hypoxia. Physiol Rev 1959; 39:687-730.

8. Stenberg J, Ekblom B, Messin R. Hemodinamic response to work at simulated altitude, 4.000 m. J Appl Physiol 1966; 21:1589-94.

9. Passino C, Bernardi L, Spadacini G et al. Autonomic regulation of heart rate and peripheral circulation: comparison of high altitude and sea level residents. Clin Sci (Colch) 1996;91(Suppl):81-3.

10. Aigner A, Berghold F, Muss N. Investigations on the cardiovascular system at altitudes up to a height of 7.800 meters. Z Kardiol 1980;69(9): 604-10(abstract).

11. Barthelemy JC, Lacour JR, Roche F et al. Elevated nocturnal blood pressure assessed by ambulatory automatic monitoing durng a stay at high altitude. Eur J Appl Physiol 1995;70(3):258-62.

12. Balke B. Cardiac performance at high altitude. Am J Cardiol 1964;14:796-810.

13. Malconian M, Rock P, Hultgren H et al. The Electrocardiogram at Rest and Exercise During a Simulated Ascent of Mt. Everest (Operation Everest II). Am J Cardiol 1990;15:1475-80.

14. D'Este D, Mantovan R, Martino A et al. Blood pressure changes at rest and during effort in normotensive and hypertensive subjects in response to altitude acute hypoxia. G Ital Cardiol 1991;21:643-49.

15. Palatini P, Guzzardi G, Penzo M et al. Effect of low and high altitude exposure on the blood pressure response to exercise. Cardiologia 1991; 36:853-59.

16. Savonitto S, Cardellino G, Doveri G et al. Effects of Acute exposure to altitude (3.460 m) on Blood Pressure Response to Dynamic and Isometric Exercise in Men with Systemic Hypertension. Am J Cardiol 1992;70:1493-97.

17. Asano K, Mazzeo RS, McCullough RE et al. Relation of sympathetic activation to ventilation in man at 4.300 m altitude. Aviat Space Environ Med 1997;682:104-10.

18. Savard GK, Areskog NH, Saltin B. Cardiovascular response to exercise in humans following acclimatization to extreme altitude. Acta Physiol Scand 1995;154(4):499-509.

19. Sagawa S, Torii R, Nagaya K et al. Carotid baroreflex control of heart rate during acute exposure to simulate altitudes of 3.800 m and 4.300 m. Am J Physiol 1997;273(4pt2):R1219-23.

20. Zaccaria M, Borea PA, Opocher G et al. Effects of high-altitude chronic hipoxia on platelet alpha 2- receptors in man. Eur J Clin Invest 1997;27(4):316-21.

21. Houston CS. Altitude Illness. The dangers of the heights and how to avoid them. Travel Medicine, Postgraduate Medicine 1983;74(1):231-48.

22. Forte VA, Leith DE, Muza SR et al. Ventilatory capacities at sea level and high altitude. Aviat Space Environ Med 1997;68(6):488-93.

23. Malconian M, Hultgren H, Nitta M et al. The Sleep Electrocardiogram at Extreme Altitudes (Operation Everest II). Am J Cardiol 1990; 65:1014-20.

24. Curran LS, Zhuang J, Droma T et al. Superior exercise performance in lifelong Tibetan residents of 4.400 m compared with Tibetan residents of 3.658 m. Am J Phys Anthropol 1999;105(1):21-31.

25. Levine BD, Zuckerman JH, deFilippi CR. Effect of high-altitude exposure in the elderly: the Tenth Mountain Division study. Circulation 1997;96(4):1224-32.

26. Richalet JP, Rathat C. Pathologie et altitude. Paris: Masson, 1991.

27. Windsor JS, Rodway GW. Supplemental oxygen and sleep at altitude. High alt Med Biol, 2006;7(4):307-11.

28. Davila-Roman VG, Guest TM, Tuteur PG et al. Transient right but not left ventricular dysfunction after strenuous exercise at hight altitude. J Am Coll Cardiol 1997;30(2):468-73.

29. A'Court CHD, Stables RH, Travis S. Doctor on a mountaineering expedition. BMJ 1995;310: 1248-52.

30. Cummings P, Lysgaard M. Cardiac arrhythmia at high altitude. West J Med 1981;135:66-68.

31. Roberts AC, Reeves JT, Butterfield GE et al. Altitude and beta-blockade augment glucose utilization during submaximal exercise. J Appl Physiol 1996;80(2):605-15.

32. McClelland GB, Hochachka PW, Weber JM. Carbohydrate utilization during exercise after high-altitude acclimation: a new perspective. Proc Natl Acad Sci USA 1998;95(17).10288-93.

33. Tunny TJ, van Gelder J, Gordon RD et al. Effects of altitude on atrial natriuretic peptide: the Bicentennial Mount Everest Expedition. Clin Exp Pharmacol Physiol 1989;16(4):287-91.

34. Zaccaria M, Rocco S, Noventa D et al. Sodium regulating hormones at high altitude: basal and post-exercise levels. J Clin Endocrinol Metab 1998;83(2):570-4.

35. Morganti A, Giussani M, Sala C et al. Effects of exposure to high altitude on plasma endothelin-1 levels in normal subjects. J Hypertens 1995;13(8):859-65.

36. Droma Y, Hayano T, Takabayashi Y et al. Endothelin-1 and interleukin-8 in high altitude pulmonary edema. Eur Respir J 1996;9(9):1947-9.

37. Klausen T, Poulsen TD, Fogh-Andersen N et al. Diurnal variations of serum erythropoietin at sea level and altitude. Eur J appl Physiol 1996;72(4):297-302.

38. Gunga HC, Rocker L, Behn C et al. Shift working in the Chilean Andes (> 3.600 m) and its influence on erythropoietin and the low-pressure system. J Appl Physiol 1996;81(2):846-52.

39. Boning D, Maassen N, Jochum F et al. After-effects of a high altitude expedition on blood. Int J Sports Med 1997;18(3):179-85.

40. Gunga HC, Kirsch K, Rocker L et al. Vascular endothelial growth factor in exercising humans under different environmental conditions. Eur J Appl Physiol 1999;79(6):484-90.

41. Schobersberger W, Hobisch Hagen P, Fries D et al. Increase in immune activation, vascular endothelial growth factor and erythropoietin after an ultramarathon run at moderate altitude. Imumunobiology 2000;201(5):611-20.

42. Richalet JP, León-Velarde F. Fisiopatología de la altitud. Arch Med Deporte 1997;60:271-6.

43. Campos AL, Vivacqua RC. Atividades Espotivas em Moderadas e Grandes Altitudes. In: Rocha M. Aspectos Diversos da Medicina do Exercício. Rio de Janeiro, Revinter,2004;396-402.

44. Beidleman BA, Muza SR, Rock PB et al. Exercise responses after altitude acclimatization are retained during reintroduction to altitude. Med Sci Sports Exerc 1997;29(12):1588-95.

45. Sawka MN, Young AJ, Rock PB et al. Altitude acclimatization and blood volume: effects of exogenous erythrocyte volume expansion. J Appl Physiol 1996;81(2):636-42.

46. Hen QH, Ge RL, Wang XZ et al. Exercise performance of Tibetan and adolescents at altitudes of 3.417 and 4.300 m. J Appl Physiol 1997;83(20):661-7.

47. Reeves JT, Leon-Velarde F. Chronic mountain sickness: recent studies of the relationship between hemoglogin concentration and oxygen transport. Hugh Alt Med Biol 2004 summer;5(2):147-55.

48. Boutellier U, Deriaz O, di Prampero PE et al. Aerobic performance at altitude: effects of acclimatization and hematocrit with reference to training. Int J Sports Med 1990;11(Suppl 1):S21- 26.

49. Vargas E, Spievolgel M. Chronic mountain sickcness, optimal hemoglobin, and heart dease. High alt Med Biol 2006 Summer;7(2):138-49.

50. Vann RD, Pollock NW et al. Statistical models of acute mountain sickness. High Alt Med Biol 2005 spring;6(1):32-42.

51. Presce C, Leal C, Gonzales G et al. Determinants of acute mountain sickness and success on Mout Aconcagua (6962 m) 2005 summer;6(2):158-66.

52. Bartsch P. High altitude pulmonary edema. Respiration 1997;64(6):435-43.

53. Anand IS, Wu T. Syndromes of subacute montain sickness 2004;5(2):156-70.

54. Bradwell AR, Coote JH, Milles JJ et al and Birmingham Medical Research Expeditionary Society. Effect of acetazolamide on exercise

performance and muscle mass at high altitude. Lancet 1986:1001.

55. Birmingham Medical Research Expeditionary Society Mountain Sickness Study Group. Acetazolamide in control of acute mountain sickness. Lancet 1981:180-3.

56. Carlsten C, Swenson ER, Rouss S. A dose-response study of acetazolamide for acute mountain sickness prophylaxis in vacationing tourists at 12.000 feet (3630 m). High alt Med Biol. 2004 spring;5(1):33-9

57. Basnyat B, Gertsch JH, Holck PS et al. Acetazolamide 125 mg BD is not significantly different from 375 mg BD in the prevention of acute mountain sickness: the prophylactic acetazolamide dosage comparison for efficacy (PACE) trial. High Alt Med Biol 2006 Spring;7(1):17-27.

58. Anand IS, Prasad BAK, Chugh SS et al. Effects of Inhaled Nitric Oxide and Oxygen in High-Altitude Pulmonary Edema. Cieculation 1998;98:2441-45.

59. Hanaoka M, Kubo K, Yamazaki Y et al. Association of High-Altitude Pulmonary Edema with the Major Histocompatibility Complex. Circulation 1998;97:1124-28.

60. Serrano Duenas M. High altitude pulmonary edema. Study of 21 cases Med Clin (Barc) 1998; 110(12):446-9(abstract).

61. Kaner RJ, Crystal RG. Pathogenesis of high altitude pulmonary edema: does alveolar epithelial lining vascular endothelial growth factor exacerbate capillary leak? High alt Med Biol 2004 winter;5(4):399-409.

62. Schoene RB. Unraveling the mechanism of high altitude pulmonary edema, High Alt Med Biol 2004 summer;5(2):125-35.

63. Kubo K, Hanaoka M, Hayano T et al. Inflammatory cytokines in BAL fluid and pulmonary hemodynamics in high-altitude pulmonary edema. Resp Physiol 1998;111(3): 301-10.

64. Reeves JT, Schoene RB. When Lungs on Mountains Leak. Studying pulmonary Edema at High Altitudes. N Engl J Med 1991;325(18):1306-7.

65. Oelz O, Ritter M, Jenni R et al. Nifedipine for high altitude pulmonary oedema. Lancet 1989;2:1241-44.

66. Bärtsch P, Maggiorini M, Ritter M et al. Prevention of high-altitude pulmonary edema by nifedipine. N Engl J Med 1991;325:1284-9.

67. Watt M, Peacock AJ, Newell J et al. The effect of amlodipine on respiratory and pulmonary vascular responses to hypoxia in mountaineers. Eur Respir J 2000;15(3):459-63.

68. Cogo A, Fischer R, Schoene R. Respiratory diseases and high altitude. High Alt Med Biol 2004 winter;5(4):435-44.

69. Watanabe K, Kpizumi T et al. Reduced Pulmonary Vascular Reactivity after Cold Exposure to Acute hypoxia: A Role of Nitric Oxide (NO). High Alt Med Biol 2007 spring;8(1):43-8.

70. Naeije R. Pulmonary circulation at high altitude. Respiration 1997;64(6):429-34.

71. Schoene RB, Swenson ER, Pizzo CJ et al. The lung at high altitude: bronchoalveolar lavage in acute mountain sickness and pulmonary edema. J Appl Physiol 1988;64:2605-13.

72. West JB, Colice GL, Lee YJ et al. Pathogenesis of high-altitude pulmonary oedema: direct evidence of stress failure of pulmonary cappilaries. Eur Respir J 1995;8(4):523-9.

73. Hultgren HN. High altitude pulmonary edema: hemodynamic aspects. Int J Sports Med 1997;18(1):20-5.

74. Steinacker JM, Tobias P, Menold E et al. Lung diffusing capacity and exercise in subjects with previous high altitude pulmonary oedema. Eur Respir J 1998;11:643-50.

75. Hackett PH, Roach RC. High-altitude Illness. N Engl J Med 2001;345,2:107-14.

76. Hackett PH, Roach RC. High altitude cerebral edema. High alt Med Biol 2004;5(2):136-46.

77. Basnyat B, Wu T, Gertsch JH. Neurological conditions at altitude that fall outside the usual definition of altitude sickness. High Alt Med Biol 2004 summer;5(2):171-9.

78. Wu T, Ding S et al. Ataxia: an early indicator in high altitude cerebral edema. High Alt Med Biol 2006 winter;7(4):275-80.

79. Vuyk J et al. Acetazolamide improves cerebral oxygenation during exercise at hig altitude. High Alt Med Biol 2006 winter;7(4):290-301.

80. Garrido E, Rodas G, Javierre C et al. Cardiorespiratory response to exercise in elite sherpa climbers transferred to sea level. Med. Sci Sports Exerc 1997;29(7):937-42.

81. Kofstad J. Oxygen uptake and transport in the human organism on the summit of Mt. Everest. Scand J Clin Lab Invest 1990;203:223:6.

82. Niermeyer S, Yang P, Shamnina et al. Arterial oxygen saturation in tibetan and Han infants born in Llasa, Tibet. N Engl J Med 1995;333:1248-52.

83. Purkayastha SS, Bhaumik G, Sharma RP et al. Effects of mountaineering training at high altitude (4.350 m) on physical work performance of women. Aviat Space Environ Med 2000;71(7):685-91.

84. Allemann Y, Saner H, Meier B. High altitude stay and air travel in coronary heart disease. Schweiz Med Wochenschr 1998;128(17):671-8(abstract).

85. Squires RW. Moderate Altitude Exposure and the Cardiac Patient. J Cardiopulmonary Rehabil 1985;5:421-26.

86. Faulhaber M, Faltz M, Burtscher M. Beta-blockers may provoke oxygen desaturtion during submaximal exercise at moderate altitudes in elderly persons.

87. Van Patot MC, Hill AE, Dingmann C et al. Risk of impaired coagulation in warfarin patients ascending to altitude (> 2400 m). High Alt Med Biol 2006 spring;7(1):3946.

88. Ricart A, Maristany J, Fort N et al. Effects of sildenafil on the human response to acute hypoxia and exercise.High Alt Med Biol 2005 spring;6(1):43-9.

89. Thiriet P, Le Hesran JY, Wouassi D et al. Sickle cell trait performance in a prolonged race at high altitude. Med. Sci. Sports Exerc 1994;26(7):914-18.

90. Bärtsch P. High altitude pulmonary edema. Med Sci Sports Exerc 1999;31(Suppl 1):S23-27.

91. Mc Ardle WD, Katla FI, Katch VL. Exercise Physiology. Energy, Nutrition and Human Performance. Philadelphia: Lea & Febiger; 1981.

92. Spielvogel H, Caceres E, Koubi H et al. Effects of coca chewing on metabolic and hormonal changes during graded incremental exercise to maximum. J Appl Physiol 1996;80(2):643-9.

93. West JB. Tolerance to severe hypoxia: lessons from Mt. Everest. Acta Anaesthesiol Scand 1990;94:18-23.

94. Schoene RB. The brain at high altitude. Wilderness Environ Med 1999;10(2):93-6.

95. Costa RVC. Aclimatação Cardiorrespiratória de Atletas à Altitude. Arq Bras Cardiol 1985;45(4):287-92.

96. Vivacqua R, Hespanha R. Atletas e Competições em Altitude. In: Vivacqua R, Hespanha R. Ergometria e Reabilitação em Cardiologia. Rio de Janeiro: MEDSi, 1992:344-59.

97. Viana AR, Guedes DP, Leite PF et al. Futebol. Bases Científicas do Treinamento Físico. Sprint; 1987.

98. Proceedings of the International Symposium on the Effects of Altitude on Physical Performance: The Athletic Institute, Chicago, 1987. In Goddar R (ed). Training for Competition at Moderate Altitude. Adv Cardiol 1970;5:1-10.

99. American College of Sports Medicine. Guidelines for Exercise Testing and Exercise Prescription. Philadelphia: Lea & Fabinger; 1986.

100. Sutton JR, Jones N, Houston CS. Hypoxia: man at altitude. New York: Thieme Stratton; 1982.

101. Roi GS, Giacometti M, Von Duvillard SP. Marathons in altitude. Med Sci Sports Exerc 1999;31(5):723-8

102. Pandolf KB, Young AJ, Sawka MN et al. Does erythrocyte infusion improve 3,2 km run performance at high altitude? Eur J Appl Physiol 1998;79(1):1-6.

103. Campos AL, Vivacqua Costa R. Atividade Física em Moderadas e Grandes Altitudes: Morbidade Cardiovascular e Respiratória. Arq Bras Cardiol 1999;73(1):121-28.

104. West JB. Improving oxygenation at high altitude: acclimatization and O_2 enrichment. High Alt Med Biol 2003 Fall;4(3):389-98.

A Célula-Tronco na Insuficiência Cardíaca: Importância na Reabilitação

Álvaro José Bellini
Oswaldo Tadeu Greco
Adriana Pinto Bellini Miola

A insuficiência cardíaca (IC) é a doença cardiovascular mais frequente na prática clínica. Nos Estados Unidos, ela afeta cinco milhões de indivíduos, com quinhentos mil novos casos por ano, sendo a principal causa de internação em indivíduos com mais de 65 anos e responsável por trezentas mil mortes anuais. A morte súbita é responsável por 30% a 50% dos óbitos dos portadores de IC, e cerca de 80% destas mortes são decorrentes de arritmias ventriculares. Autores destacam a participação da atitude adrenérgica associada à remodelação ventricular na gênese das arritmias ventriculares e o impacto altamente positivo da utilização dos betabloqueadores na redução de morte súbita. A IC descompensada é uma condição clínica que envolve fatores fisiopatológicos e etiopatogênicos.

Para um melhor entendimento dos mecanismos envolvidos no desenvolvimento da IC e na descompensação, deve-se realizar uma análise sistemática através de um fluxograma de raciocínio para o estabelecimento de uma logística terapêutica. O fluxograma se inicia com o estabelecimento das metas terapêuticas a serem alcançadas, que são independentes e, por vezes, sinérgicas (qualidade de vida, sobrevida, eventos mórbidos, cardioproteção e nefroproteção). A seguir, define-se a causa da IC pela possibilidade de se mudar sua história evolutiva e depois reconhecer se esta é de evolução aguda ou crônica agudizada. Após isto, deve-se averiguar se existe a presença de um fator desencadeante ou determinante de progressão da IC e que possa ser o responsável pela resistência da resposta clínica ao tratamento. Estima-se, através da análise clínica e por métodos não invasivos, o grau de comprometimento neuro-humoral e de remodelagem ventricular. Antes de iniciar a terapêutica, devem-se analisar os fatores clínicos, nutricionais e sociais, bem como outras patologias que podem ter importância prognóstica e reduzir a ação dos fármacos no tratamento da IC. O início da terapêutica é direcionado pela síndrome clínica e pela classe funcional de apresentação, que fornecem uma estimativa do grau de comprometimento da função ventricular, do distúrbio hemodinâmico e da condição volêmica. Depois de estabelecida a orientação medicamentosa, deve-se maximizar a sua atuação através do ajuste da posologia e da associação dos fármacos que atuam de forma sinérgica. Por fim, têm-se as metas terapêuticas adicionais, que visam à correção de alterações estruturais e elétricas e ao controle de eventos cardioembólicos, através de fármacos, marca-passo ou suporte mecânico.[1]

Objetivos no Tratamento da Insuficiência Cardíaca Congestiva (ICC)

A IC descompensada é uma condição clínica que envolve vários fatores etio e fisiopatológicos, que devem ser avaliados através de uma análise criteriosa, com o objetivo de identificar os mecanismos envolvidos no desenvolvimento da IC e em sua descompensação, implementando, assim, a estratégia terapêutica mais adequada para cada condição.

A construção da logística terapêutica deve ser feita através de um fluxograma de raciocínio, que permita uma visão global da etiofisiopatologia (Quadro 1).

Quadro 1 – Fluxograma de raciocínio etiofisiopatológico

1. Metas terapêuticas
2. Rever a causa da IC
3. Aguda ou crônica agudizada
4. Identificar fatores agravantes
5. Avaliação do distúrbio fisiopatológico
6. Cuidados gerais da terapêutica
7. Observações iniciais prévias à terapêutica
8. Síndrome clínica de apresentação
9. Otimização da terapêutica
10. Metas terapêuticas adicionais

A primeira etapa é o estabelecimento das metas a serem alcançadas com a terapêutica. Há três metas principais: aumento da sobrevida, melhora da qualidade de vida e redução dos eventos mórbidos. Vale ressaltar que as estratégias para cada objetivo podem ser independentes ou influenciar sinergicamente os dois outros objetivos; ao contrário, uma intervenção que é positiva para um desses objetivos pode até ter impacto negativo nos demais – por exemplo, o uso de diuréticos leva à redução de sintomas, com melhora da qualidade de vida, porém pode agravar a função renal. Pode-se considerar a terapêutica plena quando se conseguem alcançar todos os principais objetivos, associados com preservação da função renal e da estrutura miocárdica (Figura 1).

A segunda etapa consiste na investigação da etiopatogenia da IC crônica. Esta avaliação tem como objetivo estabelecer inicialmente se a IC é sistólica, diastólica ou mista. Esta etapa é uma das mais importantes, pois define a base da estratégia terapêutica, como a utilização de inotrópicos, vasodilatador e diurético para disfunção sistólica ou de betabloqueadores ou antagonistas do cálcio na disfunção diastólica. Na etapa seguinte, são estabelecidos qual a provável estrutura envolvida (miocárdio, endocárdio, valvas, pericárdio, árvore coronariana, resistência vascular periférica) e o fator causal determinante (isquêmico, inflamatório, lesão valvar, estenótica ou regurgitante, hipertensão arterial etc.). Os mais frequentes são a insuficiência coronariana (infarto agudo do miocárdio), a agressão inflamatória primária (miocardites) e as lesões orovalvares (ruptura ou disfunção de músculo papilar). Na doença crônica agudizada as formas mais comuns são *cardiomiopatia isquêmica*, idiopática, hipertensiva e alcoólica. A avaliação etiopatogênica deve ser revista mesmo em pacientes que tenham o diagnóstico previamente estabelecido. Uma vez definido o provável fator causal, tem-se de estabelecer se a doença é de início recente: aguda ou devido a agravamento de uma condição pré-existente (IC crônica agudizada), pois se apresenta com função sistólica preservada em cerca de 60% dos pacientes, e usualmente é menos hipervolêmica que as doenças crônicas agudizadas.[2]

A seguir, deve-se avaliar o porquê do desenvolvimento da IC. Isto é feito pela pes-

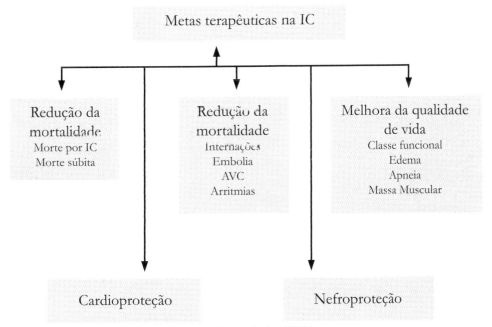

FIGURA 1 – Metas terapêuticas na insuficiência cardíaca crônica (ICCr).

quisa da presença de fatores desencadeadores ou agravantes, pois sua piora pode decorrer não da progressão natural do fator causal, e sim em função de fatores cardíacos e extracardíacos, independentemente do fator causal, e que, se não forem identificados e corrigidos ou tratados, podem induzir a resistência ou mesmo a refratariedade da terapêutica da IC. Realiza-se uma checagem, que deve ser feita tanto em ambulatório como na sala de emergência ou nas terapias intensivas, na busca de um fator agravante identificável e passível de ser corrigido, usualmente observado em dois terços das ICs descompensadas. A próxima avaliação é tentar estabelecer uma ideia do distúrbio fisiopatológico dos pacientes, através da estimativa do grau de comprometimento neuro-humoral, estresse hemodinâmico, remodelagem ventricular e condição inflamatória. Pode-se ter uma suposição do comprometimento neuro-humoral através da avaliação de sinais clínicos de ativação simpática (taquicardia, arritmia, extremidades frias) e do aumento de AGII, ADH e aldosterona, pelas alterações na natremia (hiponatremia) e pela presença de edemas. O estresse hemodinâmico exacerbado se caracteriza por presença de dilatação ventricular e insuficiência mitral. O grau de remodelagem ventricular é visto através do ecocardiograma, onde se observa ventrículo esquerdo dilatado, de paredes finas com formato circular (o qual usualmente é elíptico). Após o desenvolvimento do raciocínio etiofisiopatológico, há os cuidados gerais da terapêutica que incluem diversas recomendações nutricionais, de hábitos de vida e de prevenção de diversas doenças (pneumonias, doença arterial coronariana), que influenciam na atuação terapêutica dos medicamentos e na manutenção da condição de estabilidade clínica da IC.[3]

Após os cuidados gerais, há as observações iniciais prévias à terapêutica, que visam avaliar os aspectos clínicos que influenciam na atuação e na posologia dos medicamentos e na propensão de desenvolvimento de efeitos colaterais. A avaliação da pressão arterial sistólica é importante não somente na determinação da possibilidade do uso de vasodilatadores ou betabloqueadores (PAS > 85 mmHg), como também tem importância prognóstica quanto à tolerância ao uso dos betabloqueadores e inibidores de enzima de conversão. A frequência cardíaca é outro marcador importante, cujos valores superiores a 80 bpm indicam provável tolerância ao betabloqueador, associada à avaliação do ritmo, se é sinusal ou de arritmia supraventricular, tais como *flutter* ou fibrilação atrial, onde, além da perda da contribuição atrial, deve-se observar a resposta ventricular, onde frequências elevadas sustentadas podem levar ao agravamento da disfunção ventricular. Através dessa análise, institui-se o protocolo medicamentoso básico, além de determinar a condição volêmica e o provável nível de comprometimento funcional dos ventrículos.[4]

Nos últimos 12 anos, a abordagem terapêutica da IC tem sofrido consideráveis mudanças. O tratamento atual é dirigido não apenas ao alívio dos sintomas, mas à prevenção do desenvolvimento e da progressão da doença, à modulação da transformação da disfunção ventricular assintomática em insuficiência cardíaca clinicamente manifesta e, principalmente, à redução da mortalidade. Hoje, grandes esforços estão dirigidos na prevenção do estabelecimento da doença e no retardamento de sua progressão.

A IC está relacionada não somente ao coração, mas também às respostas do corpo à diminuição da capacidade contrátil do miocárdio. Aspectos fundamentais destas respostas incluem: vasoconstrição periférica, ativação do neuro-hormonal, ativação das citocinas, alteração da atividade autonômica reflexa, alterações estruturais e funcionais da musculatura esquelética, modificações da função pulmonar, além de retenção de sódio e água.

Em muitas situações não existe correlação entre a gravidade da IC e as manifestações da doença. Grandes estudos recentes têm demonstrado que pacientes com fração de ejeção do ventrículo esquerdo (FEVE) muito rebaixada permanecem assintomáticos e sem fenômenos congestivos. Entretanto, pacientes com disfunção sistólica do ventrículo esquerdo normal podem ser muito sintomáticos e apresentar acentuada retenção de líquidos.

O controle das respostas neuro-hormonais é, hoje, a condição central para o sucesso do tratamento da IC. Estas respostas modulam a ocorrência da doença, sua expressão clínica e o prognóstico da condição.[5]

Assim, a ênfase do tratamento não mais recai sobre o controle das respostas hemodinâmicas da IC (decorrentes da diminuição da capacidade contrátil do miocárdio e da retenção de líquido), que se reflete apenas na melhora sintomática do paciente, embora isto seja considerado importante, principalmente por melhorar sua qualidade de vida, mas na atuação sobre os sistemas adrenérgicos e a renina-angiotensina-aldosterona, bem como (embora ainda em nível experimental) sobre outros componentes do sistema neuro-hormonal, visando atuar na mortalidade e no remodelamento cardíaco.

Os medicamentos atualmente disponíveis conseguem controlar completa ou parcialmente as manifestações das doenças, além de ter conseguido prolongar a sobrevida. Em algumas situações, o fator etiológico responsável pode ser identificado e eliminado, o que permite a normalização da disfunção cardíaca. A última opção de tratamento, quando todas as medidas disponíveis falharam, é o transplante cardíaco, infelizmente acessível apenas a uma minoria de pacientes, em função dos altos custos que envolve e da escassez de centro de excelência, em condições de executar o procedimento. A abordagem terapêutica da IC é múltipla e inclui medidas gerais, tratamento medicamentoso, uso de dispositivos mecânicos e intervenções cirúrgicas, entretanto efeitos adversos e interações entre as diferentes formas possíveis de tratamento podem limitar a abordagem terapêutica de alguns pacientes.[6]

Uma rápida deterioração da condição clínica do paciente requer modificação da estratégia terapêutica adotada e vigilância intensiva. Não existe uma abordagem uniforme para o manuseio da IC, devendo o tratamento ser adequado às necessidades de cada paciente. O diagnóstico precoce e correto da existência de IC e, se possível, da presença de disfunção ventricular assintomática é condição fundamental para o sucesso do planejamento terapêutico e exige reconhecimento da presença de IC; avaliação das anormalidades funcionais envolvidas; identificação da etiologia (sempre que possível); detecção de doenças concomitantes que possam interagir com o curso da IC; e determinação da gravidade do processo, bem como seu prognóstico.

A prevenção da IC deve ser sempre o objetivo primário do tratamento. Muitas causas potenciais de lesão ao miocárdio podem ser tratadas, e a extensão das lesões, reduzida. Assim, o tratamento do infarto agudo do miocárdio, da hipertensão arterial e de várias doenças específicas do músculo cardíaco, a prevenção do reinfarto e o controle dos fatores de risco para doença coronária, bem como a troca valvar no momento oportuno, ajudam a prevenir o desenvolvimento e/ou a progressão da doença.

Quando a disfunção ventricular já está presente, o principal objetivo do tratamento passa a ser a remoção da causa que a estabeleceu (ex.: isquemia, alcoolismo, doença da tireoide). O segundo objetivo da moderna abordagem terapêutica da IC é a modulação da progressão da forma assintomática de disfunção ventricular para a insuficiência cardíaca já manifesta.

Na insuficiência cardíaca crônica é de grande importância e valor a adoção das medidas não farmacológicas de tratamento, que constituem aquilo que denominamos medidas gerais.

Os sinais e sintomas de IC e o significado de cada medida terapêutica adotada devem ser explicados ao paciente e a seus familiares. O paciente sente-se fragilizado, limitado pela incapacidade física, e tem pela frente a perspectiva de morte e de restrição permanente de sua liberdade de locomover-se e atuar na sociedade. É mister, portanto, que, uma vez estabelecido o diagnóstico da condição, seja permitido ao portador de IC levar a vida mais normal possível, dentro do que permite sua condição cardíaca, sem, no entanto, ultrapassar limites que o exponham a risco.

O envolvimento do paciente na fiscalização e no controle das manifestações da IC pode ser conseguido de forma simples e constitui uma arma preciosa para o melhor resultado das medidas adotadas, pois, como se sabe, esta ingrata condição arrasta-se de forma crônica e, na maioria das vezes, sem perspectiva de cura definitiva. Permite, também, a participação mais ativa do paciente no tratamento, o que o torna mais aderente às medidas prescritas e mais responsável por cumprir as obrigações a ele impostas.

A autoavaliação integrada ao médico e à família permite:

- Ao paciente, o reconhecimento do agravamento da situação, por meio da observação da piora de manifestações, como dispneia, edema e ganho inexplicado de peso.
- Os familiares e acompanhantes podem ajudar tanto como observadores quanto trazendo suporte emocional, incentivo à aderência e vigilância da adoção das medidas terapêuticas pelo paciente.
- Que a proximidade do médico garanta ao paciente suporte emocional e atendimento precoce quando houver instabilização do quadro.
- Que tanto o médico responsável quanto o paciente possam identificar precocemente condições não cardíacas que possam interferir no curso evolutivo da IC (ex.: infecções agudas, febre, desidratação etc.).

O paciente deve pesar-se diariamente ao levantar pela manhã; ganho de 1,5 kg em uma semana sem causa aparente sugere retenção de líquido.

Em conclusão, pode-se afirmar que a participação mais ativa do paciente no tratamento permitirá a diminuição das descompensações da IC e das hospitalizações delas resultantes, uma vez que, principalmente nos idosos, a IC é a maior causa de instabilização de cardiopatias.

Também, visando diminuir os custos envolvidos no manuseio da IC, profissionais paramédicos têm sido treinados nos EUA para avaliar periodicamente os portadores da condição, identificando precocemente os casos de descompensação, que são encaminhados para avaliação médica, assim diminuindo a necessidade de hospitalizações e os altos riscos e custos que decorrem do agravamento não identificado da IC.

Ergoespirometria ou Teste Cardiopulmonar

A Ergoespirometria, ou Teste Cardiopulmonar, é um método de estresse físico que associa ao teste ergométrico tradicional a medida da ventilação por minuto pulmonar e a análise das concentrações de oxigênio consumido e gás carbônico produzido pelo metabolismo celular, durante o esforço físico programado com cargas crescentes, somando, assim, valiosas informações sobre a função cardiopulmonar e a integridade dos demais sistemas envolvidos (musculoesquelético, neurológico, humoral e hematológico).

A insuficiência cardíaca é individualmente o diagnóstico mais comum na avaliação dos custos que inclui o exercício físico.

Atuais mudanças dos conhecimentos sobre esta síndrome multifatorial trouxeram mudanças na terapêutica da insuficiência cardíaca, incluindo exercício físico como parte fundamental do tratamento, tornando indispensável uma avaliação funcional minuciosa e adequada do paciente, sendo a Ergoespirometria o padrão ouro para esse propósito.

Apesar dos avanços no tratamento, a mortalidade dos portadores de ICC permanece elevada, fazendo da estratificação de risco e da estratificação prognóstica um desafio, já que os estudos ainda são escassos.[7,8,9]

Nos últimos anos, o consumo de oxigênio medido no pico do exercício (VO_2pico), ou mesmo o VO_2máx, tem sido a variável mais utilizada para a determinação da capacidade funcional.[10,11,12]

Uma avaliação dos portadores de insuficiência cardíaca é feita detalhada e objetivamente por esse método não invasivo, que constitui padrão de referência para avaliar possíveis candidatos a transplante cardíaco, risco e prognóstico da ICC.

Além de suas aplicações clínicas, o Teste Cardiopulmonar ajuda a entender melhor a fisiopatológia da intolerância ao esforço, o grau de incapacidade em pneumopata e cardiopatas e a avaliação da intervenção terapêutica.

Tabela 1 – Critérios para transplante cardíaco segundo o VO_2pico[13]

Categoria para transplante	VO_2pico (ml/kg/min)
Indicação formal	< 10
Indicação provável	< 14
Indicação inadequada	>15

VO_2 = consumo de oxigênio.

Indicações para teste cardiopulmonar, segundo as diretrizes da SBC, são descritas no Quadro 2.

As mais recentes publicações para teste cardiopulmonar estão em uma declaração da ATS e da CCP, que tomam como base a subtração clínica (Quadro 3).

Interpretam-se as principais variáveis de avaliação do teste cardiopulmonar na ICC, da seguinte forma:

Quadro 2 – Indicações de teste ergoespirométrico (II Diretriz da SBC–TE)

Grau	Indicação
A	Seleção de pacientes para transplante cardíaco (nível 2) Identificar mecanismos fisiopatológicos no diagnóstico diferencial de dispneia (nível 2) Prescrição de exercícios em atleta de ponta, pacientes de ICC, pneumopatias ou obesos (nível 2) Estimativa de prognóstico em pacientes portadores de IVE sintomáticos (nível 2)
B1	Avaliação de resposta a intervenções terapêuticas (nível 2) Quantificação precisa da potência aeróbica em indivíduos em programa de exercício físico (nível 2)
B2	Avaliação da resposta a programas de reabilitação (nível 2)

Quadro 3 – Indicações de teste ergoespirométrico (ATS/ACCP)

	Indicações
1	Avaliação de tolerância ao exercício
2	Avaliação de intolerância ao exercício não diagnóstica
3	Avaliação de pacientes com doença cardiovascular
4	Avaliação de pacientes com doenças/sintomas respiratórios
5	Avaliação pré-operatória (cirurgias de ressecção pulmonar e abdominais) (idosos)
6	Avaliação para prescrição de exercícios em reabilitação pulmonar
7	Avaliação de depreciação física/incapacidade
8	Avaliação para transplante de pulmão, coração e coração–pulmão

Tabela 2 – Classificação segundo Weber e Janicki[14]

Classe funcional (ℓ/min/m)	Comprometimento	VO_2pico (ml/kg/min)	LA (ml/kg/min)	ICmáx
A	Discreto/nenhum	> 20	> 14	> 8
B	Discreto/moderado	16 – 20	11 – 14	6 – 8
C	Moderado/grave	10 – 16	8 – 11	4 – 6
D	Grave	6 – 10	5 – 8	2 – 4
E	Muito grave	< 6	< 4	< 2

VO_2 = consumo de oxigênio; LA = limiar anaeróbico; IC = índice cardíaco.

a) Ventilação Pulmonar (VE)

Representa o volume de ar aspirado expresso em litros por minutos (BTPS), determinada pelo produto da frequência respiratória e o volume de ar aspirado em cada ciclo sendo dependente de múltiplos fatores. A intensidade da resposta ventilatória perante o exercício se liga diretamente à produção de dióxido de carbono (VCO_2). Em indivíduos saudáveis, a ventilação (VE) aumenta linearmente com VCO_2 durante o exercício moderado e desproporcionalmente a partir do Ponto de Compensação Respiratória (objetivando compensar acidose metabólica durante o esforço intenso).

Ela encontra-se elevada no repouso ou em qualquer intensidade de exercício em portadores de doenças pulmonar que alterem a relação V/Q (ventilação perfusão).

B) Consumo de Oxigênio (VO_2)[15,16]

É uma medida objetiva da capacidade funcional e aumenta linearmente com o trabalho muscular crescente. É considerado como máximo (VO_2máx) quando o incremento de cargas não causa efeito sobre aumento do VO_2.

É um índice diretamente ligado ao débito cardíaco e à diferença arteriovenosa de oxigênio, podendo ser definido como maior volume de oxigênio por unidade de tempo que o indivíduo capta do ar atmosférico durante o esforço em níveis máximos de débito cardíaco e extração periférica de oxigênio.

É considerado o índice de capacidade aeróbica padrão-ouro para o condicionamento cardiorrespiratório. O platô de VO_2 é a maior evidência de um esforço máximo. Seus principais determinantes são genéticos, superfície corpórea, grau de treinamento individual, sexo e idade (decresce 10% de década de vida).

Recentemente, outros índices têm sido associado ao VO_2máx, promovendo informações prognósticas adicionais.[17]

c) Produção de Dióxido de Carbono (VCO_2)

O dióxido de carbono produzido durante o exercício é gerado a partir do CO_2 metabólico, produzido pelo metabolismo oxidativo ou pelo CO_2 não metabólico resultante do tamponamento lactato em altos níveis de exercício. O VCO_2 tem íntima relação com a ventilação durante o esforço e se eleva em paralelo em intensidade de exercício moderada, havendo aumento desproporcional da ventilação em relação ao VO_2 em intensidade de exercícios mais elevada.[18]

d) Pulso de Oxigênio ($PO_2 = VO_2/FC$)

É uma medida indireta do transporte de oxigênio cardiopulmonar, definida como produto do volume sistólico pela diferença arteriovenosa de oxigênio, cujos valores normais variam de 4 a 6, podendo chegar até 20 com esforço máximo. Há mudanças, em qualquer condição, que afetam negativamente o volume sistólico (disfunção ventricular esquerda, infarto) ou que reduzem o conteúdo arterial de oxigênio (anemia e hipoxemia). Está frequentemente reduzida na frequência cardíaca congestiva.[7,12]

É importante nas respostas hemodinâmicas e ventilatórias dos pacientes portadores de ICC durante o esforço.

É sabido que a avaliação do VO_2pico apresenta limitações, como o exercício submáximo. Já foi relatado anteriormente que existem outros estudos mais recentes associando maiores informações-prognósticos VO_2pico. Em estudo, Corrà et al. demonstraram que pacientes com capacidade física intermediária – VO_2pico entre 10 e 18 ml/kg . min e $VE/VCO_2 \geq 35$ – apresentavam mortalidade semelhante àqueles com VO_2pico ≤ 10 ml/kg . min, mas com $VE/VCO_2 < 35$.[19]

Em outro estudo realizado por Gitt et al.,[20] foi verificado maior valor prognóstico para risco de óbito em portadores de ICC, quando se associava o VO_2 do limiar aeróbico à inclinação VE/VCO_2.

Recentemente, o Pet CO_2 tem sido relacionado com o débito cardíaco durante o esforço e encontra-se com resposta deprimida em portadores de ICC.

O débito cardíaco baixo causa diminuição da perfusão da musculatura esquelética, associado à diminuição da capacidade oxidativa muscular, tornando acidose metálica mais precoce nos pacientes com ICC (esses pacientes já apresentavam hipersensibilidade dos quimiorreceptores musculares) e potencializando o *drive* ventilatório durante o esforço, aumentando, assim, o equivalente ventilatório para dióxido de carbono (VE/VCO_2) e lenta diminuição da Pet CO_2.

O VE/VCO_2 pode ser usado como marcador de adequação da resposta ventilatória aos estímulos metabólicos, sendo multifatoriais os mecanismos relacionados.

Essa variável muda com a idade, aumentando 1,0 para cada década de vida. Em indivíduos normais a relação VE/VCO_2 é menor que 34 no limiar anaeróbico, aumentando normalmente quando a relação entre espaço morto fisiológico e volume corrente está elevada ou na hiperventilação, quando a $PaCO_2$ está abaixo do normal, como ocorre nos pacientes com ICC, observando-se a existência de uma relação inversa entre VE/CVO_2 e VO_2pico.[20]

Com base nas informações citadas, pode-se inferir que pacientes portadores de ICC em classes funcionais mais avançadas apresentam VE/CVO_2 mais elevado em todas as fases do exercício, o que demonstra ser um marcador mais específico de avaliação funcional quando o VO_2máx é muito baixo.

A resposta ventilatória ao exercício é um parâmetro que reflete a gravidade da ICC e as informações fundamentais, como prognóstico e terapêutica.

Em nosso Serviço foram submetidos 96 pacientes do protocolo de células-tronco ao Teste Cardiopulmonar. Após 6 meses, 12 pacientes do Estudo Randomizado e duplo cego foram submetidos novamente ao exame. Destes pacientes, seis obtiveram melhora consistente do tempo de exercício.

Quanto às outras variáveis estudadas (VO_2máx, VE/VCO_2, pulso), não se notaram variações consistentes.

GRANDES ESTUDOS CLÍNICOS (*TRIALS*) EM INSUFICIÊNCIA CARDÍACA SISTÓLICA

Quando se consideram o tratamento farmacológico de uma condição com altos índices de morbidade e mortalidade, como a IC, e os avanços da assim denominada cardiologia baseada em evidências, verifica-se que as mudanças que continuam a ocorrer na abordagem farmacológica da IC têm direcionado o moderno manuseio da condição para os resultados das sofisticadas técnicas de análise estatística, que definem criticamente o papel e a posição de cada droga hoje disponível em nosso arsenal terapêutico. O tratamento da IC tem se tornado mais uniforme e objetivo e, hoje, se traçam orientações que se não forem seguidas passam a determinar implicações de ordem ética, uma vez que a vida e a integridade do paciente são a prioridade do tratamento do portador de IC. Assim, a primeira pergunta que vem à mente quando se inicia o tratamento medicamentoso é: esta droga diminui a mortalidade da IC? Se a resposta é afirmativa, então, pode-se considerá-la indispensável, devendo ser utilizada por todos os portadores; se a resposta é negativa, a droga poderá ser indicada, na medida em que trouxer benefício comprovado sobre os sinais e sintomas da IC, sem, no entanto, expor o paciente a risco de deterioração miocárdica ou de aumento da mortalidade. Partindo deste princípio, conclui-se que se exige, hoje, de qualquer fármaco que se proponha para tratar IC sólida confirmação de sua eficácia, segurança e principalmente comprovação de ação na redução da mortalidade por IC. Tais exigências, hoje necessárias, inclusive para o registro de novas drogas junto a entidades fiscalizadoras e reguladoras de fármacos, como o FDA (Food And Drug Administration) norte-americano, têm sido implantadas principalmente nos últimos 10 a 15 anos, graças ao surgimento explosivo de inúmeros grandes estudos clínicos (*trials*), com o objetivo de responder às grandes perguntas da cardiologia e traçar diretrizes seguras para o manuseio de pacientes cardiopatas. A situação não poderia ser diferente, em se tratando de IC, uma das condições mais frequentes e graves, com a qual se defronta o médico responsável pelo tratamento de pacientes portadores de doenças cardíacas. A seguir, são enumerados e discutidos, resumidamente, os principais estudos publicados até o momento sobre o tratamento da insuficiência cardíaca.

Estudos Envolvendo Inibidores da ECA

Os inibidores da enzima de conversão da angiotensina (ECA) foram inicialmente introduzidos na terapêutica cardiovascular como anti-hipertensivos, mas, a partir da década de 1980, têm sido extensivamente investigados no tratamento da ICC. Como classe farmacológica, eles constituem, hoje, a medicação padrão para o início e a manutenção do tratamento da ICC. Sua aplicação tem sido estendida ao tratamento da disfunção sistólica assintomática do ventrículo esquerdo e ao tratamento da nefropatia diabética. Nenhuma outra categoria de agentes farmacológicos tem sido alvo de tão grande e rigorosa avaliação como os inibidores da ECA. Estas drogas têm demonstrado efeito consistente e sustetado a melhoria das respostas hemodinâmicas cardiovasculares e dos sintomas de IC e, principalmente, têm demonstrado uma melhoria estabelecida da sobrevida destes pacientes.

O início desta maratona, na tentativa de aperfeiçoar o tratamento da IC de forma racional, aconteceu em 1986, quando, através do estudo VHeFT I, comprovou-se a superioridade da associação isosorbida/hidralazina sobre o prazosin, pela redução de 25% a 30% na mortalidade do portador de IC, devido à miocardiopatia isquêmica. Isto motivou desenvolver-se um estudo subsequente, denominado VHeFT II, publicado em 1991, e que testou a combinação isorbida/hidralazina contra enalapril, e desta vez o enalapril mostrou-se superior (diminuiu em 28%) em reduzir a mortalidade do portador de IC, após dois anos de seguimento. No entanto, já em 1985, o estudo CONSENSUS havia demonstrado que a introdução de enalapril para pacientes portadores de IC grave (classe IV da NYHA) diminuiu (após 6 a 12 meses de acompanhamento) a mortalidade global em 27%.[21,22,23]

Um dos maiores e mais importantes ensaios clínicos já desenvolvidos para avaliar o papel dos inibidores da ECA na insuficiência cardíaca foi, indiscutivelmente, o estudo SOLVD, que se apresenta como um dos estudos que mais fielmente reproduz o estado do paciente que é tratado diariamente em ambulatório. Este estudo teve ainda o cuidado da subdivisão em dois grupos, o dos sintomáticos (n = 2.569) e o dos portadores de disfunção sistólica assintomática do ventrículo esquerdo (n = 4.228). O denominador comum a ambos os subgrupos era uma fração de ejeção do ventrículo esquerdo ≤ 35%.

O grupo de pacientes sintomáticos (denominado – SOLVD tratamento) foi seguido por 3,5 anos em média, ao final dos quais houve uma redução de 16% na mortalidade global e de 26% na progressão da doença (representada pela avaliação combinada de morte e internação por piora da IC) no grupo enalapril em relação ao grupo placebo.[24]

No grupo de pacientes inicialmente assintomáticos, não se observou redução significativa da mortalidade global, e a mortalidade por IC foi reduzida em 21%. Após três anos de seguimento, no entanto, a progressão da doença (objetivo combinado: mortalidade global e hospitalizações por IC) foi reduzida em 26% nos paciente em uso de enalapril em relação ao grupo placebo. Observou-se, também, redução das internações por IC e do desenvolvimento de IC clinicamente manifesta quando analisados isoladamente, bem como da ocorrência de infarto do miocárdio no grupo em uso de enalapril em relação ao placebo, da ordem de 23%.

Outros estudos como SAVE (captopril), AIRE (ramipril) e TRACE (trandolapril) demonstraram, respectivamente, redução de mortalidade por IC de 19%, 18% e 27% em pacientes que sofreram infarto do miocárdio e utilizaram as drogas citadas, comparadas com o placebo.[25,26,27]

Todos esses dados permitem uma clara recomendação do uso de inibidores da ECA em pacientes com disfunção sistólica do ventrículo esquerdo assintomático ou manifestada clinicamente como IC.

Estudos com Antagonistas dos Receptores da Angiotensina II

Estas drogas foram desenvolvidas com o objetivo de promover um bloqueio mais completo da produção de angiotensina II, uma vez que existe formação desta substância por meio de vias alternativas, como a das quimases, quando se utiliza o bloqueio clássico e convencional da formação de angiotensina II através dos inibidores da ECA, e, ainda, como opção para os pacientes que não toleram inibidores da ECA, por exemplo, devido à tosse. O bloqueio seletivo dos receptores AT_1 da angiotensina II, deixando livres os receptores AT_2, poderia teoricamente permitir efeitos benéficos que resultariam da estimulação destes últimos pela própria angiotensina II. Tem sido demonstrado o efeito benéfico do bloqueio AT_1 no remodelamento ventricular. No entanto, todos estes mecanismos teóricos, que no passado embasavam os princípios da farmacologia clínica, hoje têm de ser submetidos ao crivo da avaliação imparcial dos grandes estudos clínicos.

O estudo ELITE, publicado em 1997, avaliou comparativamente os efeitos do losartan e do captopril em pacientes idosos com IC em relação à tolerabilidade renal (avaliação da função renal e da retenção de potássio) e, secundariamente, fez uma análise da mortalidade. Após 48 semanas observou-se uma redução surpreendente da mortalidade, da ordem de 46% em favor do losartan. Esta diferença não se sustentou após o ajuste da análise estatística, em função da multiplicidade de objetivos. Este estudo, embora surpreendente e sugestivo, não foi desenhado primariamente para testar mortalidade e, portanto, seus resultados não são considerados conclusivos. A partir dele, surgiu e está em andamento o estudo ELITE II, com a finalidade primordial de comparar as mesmas drogas, em idosos portadores de IC, em relação à mortalidade decorrente da condição.[28]

Outro estudo que comparou inibidores da ECA e antagonistas dos receptores de angiotensina II foi o RESOLVD, que utilizou três grupos de pacientes de acordo com a medicação indicada: candesartan, enalapril ou a combinação das duas drogas. Não se observou diferença no risco de ocorrência de eventos cardíacos após 22 semanas de acompanhamento. Desse modo, em face destes resultados inconclusivos, enquanto são aguardados estudos em andamento (ELITE II, VALHeFT e CHARM), estas drogas devem ser recomendadas apenas para portadores de IC que não toleram a utilização de inibidores da ECA.[29,30]

Estudos Envolvendo Betabloqueadores

A hiperatividade adrenérgica promove exposição prolongada às catecolaminas, o que contribui para a progressão da doença, em virtude de seus efeitos tóxicos para os miócitos, produzindo isquemia, apoptose, hipertrofia, morte celular, reparação fibrótica, remodelação e instabilidade elétrica. A terapêutica com os betabloqueadores antagoniza os efeitos deletérios das catecolaminas sobre a função e a estrutura cardiovasculares, incluindo os efeitos inotrópicos e cronotrópicos negativos, promove a redução do consumo de oxigênio, a redução de isquemia e tem efeitos biológicos sobre a remodelação estrutural do coração, através da expressão gênica, que determinam redução da proliferação celular, de apoptose, de fibrose, modulação de canais iônicos, estabilização de membranas e redução de arritmias ventriculares.

Estudos multicêntricos randomizados, incluindo mais de dez mil pacientes com IC, documentaram os efeitos dos betabloqueadores na redução de risco de morte súbita. O estudo COPERNICUS, utilizando o carvedilol, demonstrou redução de risco de morte súbita de 36% (p = 0,016) em pacientes com IC avançada (CF III e IV). O infarto do miocárdio recente, com disfunção ventricular, é um forte preditor de morte súbita.[31]

Nesta população, o estudo CAPRICORN avaliou os efeitos do carvedilol e também documentou significante redução no risco de morte súbita de 26% (p < 0,098). Os autores destacam a uniformidade e a consistência dos resultados, nos quais se verifica que os três diferentes tipos de betabloqueadores reduzem significantemente o risco de morte súbita em todos os pacientes com disfunção ventricular.[32]

Os autores, também, revisam a interação sinérgica altamente favorável dos betabloqueadores com cardiodesfibrilador implantável (CDI) na prevenção de morte súbita. No estudo SCD-HeFT, os pacientes randomizados para receber o CDI, que estavam em uso de betabloqueador, tiveram uma redução no risco de morte súbita de 32%, enquanto nos pacientes que receberam CDI e não usavam betabloqueador, a redução de risco foi de apenas 8% (p < 0,007). O estudo MADIT II avaliou o efeito do CDI profilático em pacientes com disfunção ventricular após infarto do miocárdio. Nesse estudo, o uso concomitante do betabloqueador esteve associado à significante redução na necessidade de terapia com CDI para taquicardia ou fibrilação ventricular. Os pacientes tratados com doses otimizadas de betabloqueadores tiveram redução de 56% no seu risco de morte, e a terapia com betabloqueadores reduziu o risco de internação por IC após o implante de CDI (p < 0,001), indicando a absoluta necessidade de se otimizar o tratamento de IC com betabloqueador em pacientes que recebem implante de CDI, atitude frequentemente negligenciada na prática clínica.[33,34]

Este capítulo tem grande importância em revisar, para clínicos e eletrofisiologistas, os grandes benefícios dos betabloqueadores em reduzir o risco de morte súbita em portadores de disfunção ventricular e também em associação com o implante de CDI para prevenção de morte súbita.

A exemplo dos inibidores da ECA, os betabloqueadores atuam bloqueando o sistema neuro-hormonal. Três tipos de betabloqueadores têm sido desenvolvidos:

1. *cardioseletivos* – inibem principalmente os receptores B_1 (ex.: metroprolol e bisoprolol);
2. *não cardioseletivos* – bloqueiam os receptores B1 e B2 indistintamente (ex.: propranolol);
3. *bloqueadores não seletivos e com propriedades vasodilatadores* – bloqueiam os receptores B1 e B2 e α1 (ex.: carvedilol).

Até o presente, apenas o carvedilol foi liberado pela FDA para o tratamento da IC crônica.

Ao contrário do pensamento vigente no passado, hoje, sabe-se que os betabloqueadores melhoram os sintomas da IC e a fração de ejeção do ventrículo esquerdo, mas o mais importante é que estas drogas claramente reduzem a mortalidade em pacientes já em uso de inibidores de ECA. Caminha-se, portanto, para uma situação em que estas drogas brevemente serão consideradas de uso indispensável na IC e antiética em pacientes que a tolerarem normalmente. Estas drogas, no entanto, só devem ser introduzidas para pacientes compensados e sob estrita vigilância do estado clínico, pois pode haver uma piora de aumento do uso de diuréticos, o que se torna aceitável em face do benefício em termos de mortalidade, obtido em médio e longo prazos, pelo seu uso continuado.

O carvedilol foi testado no estudo americano denominado US Carvedilol Trial Program; quatro estudos foram agrupados e monitorados por um mesmo comitê de segurança. No total, 1.094 pacientes portadores de IC crônica foram acompanhados por um período médio de 6,5 meses (que se estendeu até 15 meses), e, em relação ao placebo, observou-se uma redução na mortalidade global de 65% nos pacientes em uso de carvedilol. Estes achados levaram o comitê de segurança a recomendar a interrupção precoce do estudo. Observou-se, ainda, redução das palpitações e da progressão da doença (objetivo combinado morte e hospitalização por IC).[35]

O estudo CIBIS II randomizou 2.647 pacientes com IC secundária a miocardiopatia isquêmica ou não, para bisoprolol ou placebo. O tratamento com bisoprol foi associada a uma redução de 34% na mortalidade global e de 32% no risco de hospitalização por IC. Estes resultados levaram o comitê de segurança a recomendar o encerramento precoce do estudo.[36]

No estudo MERIT – HF, 3.991 pacientes com IC secundária a miocardiopatia isquêmica ou não foram randomizados para metroprolol ou placebo. Este estudo foi apresentado no congresso da American Heart Association em novembro de 1998, em Dallas (Texas). Após um período de observação de seis a vinte meses, no grupo em uso de metroprolol, houve uma redução de mortalidade de 35%. Estes resultados levaram, também, o comitê de segurança a recomendar a interrupção precoce do estudo.[37]

Na segunda fase do estudo RESOLVD, 426 pacientes foram randomizados para metroprolol ou placebo. O uso de metroprolol associou-se a uma redução de 54% no risco de morte, porém com significância estatística limítrofe. Houve, no entanto, um aumento das hospitalizações por piora de IC no início do tratamento.

RESSINCRONIZAÇÃO VENTRICULAR

Os critérios de inclusão para esta conduta são: pacientes em classe funcional III – IV (NYHA) após a otimização da terapêutica medicamentosa oral (digital + IECA + betabloqueador + espironolactona + diurético); afastados fatores agravantes como determinantes de inadequada terapêutica medicamentosa; presença de BRE com QRS > 130 s. Melhor possibilidade de resposta:

- QRS > 150 mseg.
- Ao ecocardiograma:
  - atraso septoposterior > 130 mseg (dissincronismo intraventricular);
  - atraso interventricular > 45 mseg;
  - índice de dissincronismo sistólico intraventricular avaliado pelo Eco tecidual.

O tratamento da ICC tem evoluído com grandes avanços terapêuticos nas últimas duas décadas, com evidentes reduções na morbidade e na mortalidade desses pacientes. Entretanto, muitos pacientes persistem com sintomas importantes e com elevado número de internações, tendo prognóstico reservado e alto custo do tratamento.

Distúrbios de condução pelos ramos direito ou esquerdo podem ser observados em 30% a 50% dos casos. Atrasos na condução do estímulo intra ou interventricular (dissincronismo) podem ser vistos em até 80% dos pacientes com bloqueio de ramo esquerdo (BRE) e, em proporções menores, nos bloqueios de ramo direito (BRD) com hemibloqueios associados (Hb). É descrito, também, que até 20% a 30% dos pacientes com ICC e QRS estreito (sem bloqueios de ramo) podem ter dissincronismo, sendo importante a avaliação ecocardiográfica ou a análise de fases, pela medicina nuclear, para determinar a presença e o grau de dissincronismo.[38]

Os primeiros grandes estudos clínicos com a estimulação multissítio foram realizados na Europa e nos Estados Unidos entre 1995 e 1998, sendo inicialmente utilizados eletrodos epicárdicos, com várias limitações desses procedimentos realizados por toracotomia, em razão da elevada morbidade cirúrgica. Esses trabalhos foram seguidos pelos estudos de Cazeau et al. na França, já por via endocárdica, entretanto, ainda com muitas limitações, em virtude do material inadequado utilizado na época.

Vários estudos recentes têm demonstrado que a terapia de ressincronização ventricular com implante de marca-passo multissítio (átrio direito, ventrículo direito e ventrículo esquerdo) reduz sintomas, número de internações, melhorando a classe funcional (CF) e a qualidade de vida, com modificações significativas nos parâmetros ecocardiográficos, com melhora da função sistólica, diastólica e redução do grau de insuficiência mitral. Esses efeitos podem estar relacionados à correção do dissincronismo presente, induzindo ao que se denomina remodelamento reverso ou reduções nos diâmetros e na morfologia do ventrículo esquerdo.

Mais recentemente, dois grandes estudos multicêntricos e randomizados evidenciaram impacto significativo dessa terapia na redução da mortalidade, quer isoladamente com marca-passo biventricular, quer quando associado a desfibriladores implantáveis (CDI).

A estimulação multissítio com dois eletrodos no ventrículo direito (ponta de VD e na região do trato de saída de VD) e com um no átrio direito, denominada estimulação bifocal (BF). Também tem se mostrado, em casuísticas menores não randomizadas, uma alternativa viável na tentativa de ressincronização, com procedimentos mais rápidos e de menores custos. Entretanto, os estudos com essa técnica são escassos, principalmente quando comparados com o padrão clássico de ressincronização, com o eletrodo em seio coronariano estimulando o ventrículo esquerdo.

Os três estudos clínicos (Miracle, Miracle ICD e Contak CD) que levaram à aprovação nos Estados Unidos dos marca-passos biventriculares, e desses, associados com desfibriladores, foram randomizados, controlados, duplo-cego, tendo períodos com o marca-passo desligado por meses, para avaliar o efeito placebo da terapia. Os objetivos eram avaliações da melhoria clínica e ecocardiográfica desses pacientes.[39,40]

A nova geração de estudos, iniciada em 2000, teve como principal objetivo a avaliação do efeito dessa terapia na mortalidade, como a metanálise de 2003 e o estudo Companion, mostrando resultados na redução da mortalidade e das hospitalizações por IC. Neste último estudo, a redução da mortalidade ocorreu no grupo associado de desfibrilador com ressincronizador. Outras grandes metanálises realizadas confirmaram esses achados de redução na morbidade e mortalidade ou mortalidade isoladamente.[41]

Alguns trabalhos têm demonstrado que a maior duração do QRS seria um bom preditor de resposta à ressincronização, como nos subgrupos dos estudos Contak CD e MIRACLE, entretanto, vários outros trabalhos não têm confirmado o mesmo achado, passando a avaliação do dissincronismo por técnicas ecocardiográficas a ter grande importância. O remodelamento ventricular pode ocorrer nos pacientes ressincronizados até precocemente (três meses após implante), sendo fundamental como preditor e melhoria clínica sustentada. Diversas variáveis clínicas tentam identificar subgrupos com possíveis respostas favoráveis à ressincronização, entretanto, sem uniformidade nos achados.

Hoje, já são conhecidos os efeitos benéficos da ressincronização cardíaca graças à publicação recente do CARE-HF, que pela primeira vez mostrou a redução da morbidade e da mortalidade dos pacientes após o uso de ressincronizador.[42]

Terapia Celular em Cardiologia

O estudo em torno das células-tronco (CT) é uma das grandes promessas da medicina, com propostas de tratamento de doenças incuráveis e de restauração de órgãos incapacitados funcionalmente. Assim, este milênio se inicia com grande perspectiva de que esta terapia possa salvar muitas vidas e, num futuro próximo, espera-se que doenças neurológicas, como o Mal de Alzheimer e o enfarte, e outras doenças cardíacas sejam combatidas com o milagre das CT, que são estruturas versáteis, com capacidade de se transformar em quaisquer outras células e de recuperarem tecidos e órgãos.[43]

Para a recuperação cardiológica, as CT podem ser oriundas de duas fontes: autóloga, quando a origem é o próprio corpo. Estas células existem no sangue periférico, ou na medula óssea, de onde podem ser extraídas em quantidade limitada. Também estão no sangue do cordão umbilical dos recém-nascidos, por isso, muitos pais estão congelando o sangue extraído do cordão de seus bebês, numa reserva técnica para problema de saúde no futuro. Já a segunda fonte das células está nos embriões humanos, pois um óvulo recém-fecundado é composto por um aglomerado de células-tronco capazes de evoluir para estruturas de todo o tipo, formando, assim, o corpo humano tão complexo e tão maravilhoso. É justamente aí que surge a polêmica em torno da clonagem dos embriões que, apesar de uma promessa distante, já tem causado bastante discussão envolvendo medicina, religião, ciência, justiça, entre outras áreas.

Nesta evolução, uma das áreas da medicina que vem obtendo maiores avanços com o estudo das CT é a da cardiologia. As CT têm sido aplicadas em estudos com pacientes com insuficiência cardíaca gravíssima e que estão em filas de espera por um transplante cardíaco. Milhares de pessoas em todo o mundo são portadoras de insuficiência cardíaca crônica, sendo a causa isquêmica uma das mais prevalentes, constituindo-se em grave problema de saúde pública. Os atuais tratamentos complementares ao tratamento clínico otimizado, como a cardiomioplastia, o transplante cardíaco, as várias modalidades de marca-passo e os dispositivos mecânicos de assistência ventricular, ainda não conseguiram se impor como procedimentos-padrão, pois cada um deles apresenta inconvenientes, havendo, portanto, campo para a pesquisa e a aplicação de técnicas alternativas.

Entre essas técnicas alternativas, encontra-se a utilização do transplante de CT autólogas para o miocárdio comprometido, visando melhorar o desempenho da função cardíaca. Este processo, que tem sido denominado cardiomioplastia celular, parece ter um futuro bastante promissor.

As CT são populações de células precursoras teciduais, imaturas, capazes de autorrenovação e de produção ou substituição de células de vários tecidos. Diversas táticas para utilização de CT foram ou continuam sendo empregadas, estando em fase de utilização clínica, aguardando-se os resultados em longo prazo para melhor avaliação da sua real aplicabilidade.

Apesar de os grupos de estudos ainda serem poucos, há centenas de pesquisas em andamento relacionadas ao uso das CT, e que têm mostrado resultados na recuperação de lesões no fígado, no pâncreas, nas articulações, nos ossos, entre outras. Mesmo que apenas uma parte delas se reverta em novos tratamentos, a medicina estará diante de um avanço sem precedentes.

Apesar dos progressos no controle medicamentoso da insuficiência cardíaca sistólica crônica, estágio evolutivo de várias cardiopatias, entre elas a cardiomiopatia dilatada, o número de indivíduos que apresentam a síndrome cresce mundialmente, tornando-a um grave problema de saúde pública. Para um número ainda expressivo de indivíduos, a síndrome progride mesmo com o tratamento medicamentoso. Assim, a IC de Classe Funcional III e IV da New York Heart Association tem sido uma das principais causas de internações, consumindo grande parte dos recursos aplicados em saúde e com alta taxa de mortalidade (40% ao ano). O desenvolvimento de novos procedimentos terapêuticos de baixo custo e risco, como o implante miocárdico de CT, obtidos através de aspirado de medula óssea do próprio indivíduo constitui promissora opção terapêutica para estas formas avançadas. A partir da década de 1990, inúmeros trabalhos experimentais em modelos animais de lesão cardíaca demonstraram a capacidade de células derivadas da medula óssea em melhorar o desempenho da função cardíaca, quando injetadas diretamente no miocárdio ou na circulação sistêmica. No início do novo milênio, os conhecimentos gerados nos modelos experimentais começaram a ser aplicados na clínica. Em trabalho pioneiro, Menasché et al. realizaram o transplante de células-satélite de músculo esquelético para o coração de um paciente idoso com insuficiência cardíaca refratária, na França. A seguir, dois grupos na Alemanha e um em Hong-Kong utilizaram células mononucleares de medula óssea no tratamento de pacientes com doença isquêmica. No Brasil, no âmbito do projeto do Instituto do Milênio de Bioengenharia Tecidual, foram utilizadas estas mesmas células no tratamento de pacientes com IC pós-isquêmica e mais recentemente em pacientes com cardiopatia chagásica crônica.[44,45,46,47]

Células-Tronco

Nos últimos anos, uma nova área da medicina vem sendo desenvolvida, com a abertura de perspectivas inovadoras para o tratamento de doenças crônico-degenerativas. É a chamada medicina regenerativa e consiste na utilização de células, fatores de proliferação e diferenciação celulares e biomateriais que permitem ao próprio organismo reparar tecidos e órgãos lesados. Alguns dos alvos terapêuticos são os órgãos considerados por muito tempo como incapazes de desenvolver quaisquer processos de regeneração, como o cérebro e o coração. Tem sido demonstrado que todos tecidos adultos possuem células-tronco pluripotentes próprias, e na sinalização há migração de CT para o sangue periférico. Este é o caso do infarto de miocárdio, onde uma baixa taxa de proliferação de mioblastos e cardiomiócitos pode ser detectada nas bordas das lesões, porém não o suficiente para reparar todo o dano tecidual causado pela isquemia, resultando em extensas áreas de fibrose.

Células-tronco são células indiferenciadas que apresentam duas propriedades fundamentais: capacidade de diferenciação em células com maior grau de especialização em resposta à ação de estímulos específicos; e divisão assimétrica – ao se dividir, uma CT origina uma célula filha com algum grau de diferenciação e uma célula indiferenciada idêntica a ela mesma, mantendo, assim, a população de células indiferenciadas. Atualmente, há pelo menos dois tipos reconhecidos: as células-tronco embrionárias e as células-tronco adultas ou somáticas.

Células-Tronco nos Organismos Adultos

Desde a década de 1960, sabe-se que organismos adultos têm a capacidade de autorregenerar determinados tecidos como a pele, o epitélio intestinal e principalmente o sangue, que tem suas células constantemente destruídas e renovadas, num complexo e finalmente regulado processo de proliferação e diferenciação celular. Durante muitas décadas estudou-se o processo de hematopoese a partir de células-tronco multipotentes de medula óssea, que são capazes de dar origem a células progressivamente mais diferenciadas e com menor capacidade proliferativa.

A noção de que vários tecidos e órgãos do corpo humano, como fígado, músculo esquelético, pâncreas e sistema nervoso, têm um estoque de células-tronco, com uma capacidade limitada de regeneração tecidual após injúria, também é recente. Ainda mais recente é a ideia de que as células-tronco presentes nestes vários órgãos não são apenas multipotentes, no sentido de que podem gerar as células constitutivas daquele órgão específico, mas também pluripotentes, no sentido de que também podem gerar células de outros órgãos e tecidos. O primeiro relato desta propriedade das células-tronco adultas foi feito em 1998, por um grupo de cientistas italianos que estudaram a regeneração de músculo esquelético por células derivadas da medula óssea. Embora o próprio músculo esquelético possua células-tronco, denominadas células-satélite, Giuliana Ferrari et al.[48] demonstraram, ao injetar células de medula óssea de camundongos transgênicos em músculos esqueléticos lesados quimicamente em camundongos imunodeficientes, que as células medulares injetadas eram capazes de se diferenciar em miócitos no ambiente muscular. Quando, ao invés de injetar as células medulares na lesão muscular, os autores faziam transplante da medula óssea geneticamente marcada para os camundongos imunodeficientes, havia uma migração das células medulares do animal doador para a área lesada no músculo esquelético do recipiente, demonstrando que, sob condições de injúria, células-tronco medulares adultas podem migrar para a região lesada e se diferenciar em músculo esquelético. Este trabalho estabeleceu duas novas ideias: a de que CT de medula óssea pode dar origem a células musculares esqueléticas e a de que há migração das células medulares para a região lesada no músculo esquelético.

Em janeiro de 1999, cientistas liderados por Ângelo Vescovi publicaram um trabalho[49] no qual se demonstrou que células-tronco neurais de camundongos adultos podem restaurar as células hematopoéticas na medula óssea de camundongos que a tiveram destruída por irradiação. Este representou uma verdadeira revolução nos conceitos até então vigentes, pois demonstrou que uma célula-tronco adulta derivada de um tecido reconhecido por seu alto grau de diferenciação e limitada capacidade proliferativa é capaz de seguir um programa de diferenciação completamente diverso se colocada em um ambiente adequado. Demonstrou, também, que as células-tronco adultas não estão limitadas no seu potencial de diferenciação pela sua origem embriológica; as células neurais têm origem no ectoderma, e as sanguíneas, no mesoderma embrionário.

Ainda em 1999, um grupo de cientistas suecos demonstrou que células-tronco neurais de camundongos adultos têm um potencial generalizado de diferenciação, podendo formar qualquer tipo celular, de músculo cardíaco a estômago, intestino, fígado e rim, quando injetada em embriões da galinha e de camundongos. A partir destes experimentos, consolidou-se a ideia de que CT de organismos adultos retêm a capacidade proliferativa e de diferenciação em qualquer tipo celular do organismo, independentemente de seu tecido de origem, desde que cultivadas sob condições adequadas.[50]

Esta pluripotencialidade das células-tronco adultas recoloca a questão da utilização terapêutica das CT em bases totalmente novas. Não apenas nos liberta das questões ético-religiosas, que ocorrem à utilização das células-tronco embrionárias na medicina, mas, também, dos problemas de rejeição ante a possibilidade de utilizar CT do próprio paciente adulto na regeneração de tecidos ou órgãos lesados.

Células-Tronco Hematopoéticas

As primeiras células-tronco somáticas estudadas foram as células-tronco hematopoéticas (CTH) da medula óssea, que representam aproximadamente 0,1% das células nucleadas da medula óssea. Graças à sua capacidade de reconstruir o tecido hematopoético da medula óssea após administração de terapia mieloablativa e se diferenciar em todas as células maduras do sangue, elas têm sido utilizadas há mais de cinquenta anos no transplante de medula. O processo de diferenciação das CTH em células maduras do sangue, o qual é regulado por fatores intrínsecos e extrínsecos às células (eritropoetina, fator estimulador de colônias granulocíticas e trombopoetina), passa por vários estágios intermediários nos quais ocorrem progressiva diferenciação e perda da capacidade de autorrenovação. Através da análise do fenótipo de superfície por citometria de fluxo, estas células têm sido rotineiramente identificadas pela expressão do antígeno CD34, o qual provavelmente está relacionado com fenômeno de adesão e *homing* celular. Mais recentemente, a expressão do antígeno CD133 na superfície da CTH também tem sido utilizada na sua identificação. A função deste antígeno ainda é desconhecida e sua expressão parece estar relacionada a uma população um pouco mais primitiva de CTH.

Utilização de Células-Tronco de Cordão Umbilical em Terapias Celulares

A busca de métodos para o reparo de problemas biológicos causados por injúrias, doenças ou envelhecimento tem sido impulsionada pela descoberta de CT com capacidade de autorreplicação e de diferenciação em diversos tipos celulares, que abriram caminhos para a sua utilização no reparo de tecidos e órgãos lesados. Ao invés de substituir um órgão lesado de um indivíduo por outro de um doador, que traz complicações e limitações, a utilização terapêutica de CT visa ao reparo deste órgão.

A medula óssea e o sangue de cordão umbilical são fontes de CT com potencial de utilização no reparo de lesões do sistema nervoso central e de outros tecidos, de fácil obtenção e que trazem maior segurança, dada a grande experiência de utilização destas em clínica. A utilização destas células traz

Quadro 3 – Características das diferentes células-tronco do organismo

Adultas			
Depois que as primeiras células do embrião se diferenciam, qualquer célula-tronco colhida de uma pessoa é considerada adulta. Elas estão principalmente no sangue do cordão umbilical e na medida óssea.			
	Origem	Característica	Indicação
Cordão umbilical	Sangue do cordão umbilical de recém-nascidos.	São mais potentes que as de medula e oferecem menos risco de rejeição em transplantes.	Apenas para tratar doenças do sangue. É uma segunda opção em relação às células de medula, pois seus riscos de infecção são maiores.
Medula óssea	Parte interna dos ossos. A maior concentração delas está na bacia.	São as células-tronco mais utilizadas em transplantes e pesquisas, já que são estudadas há mais tempo e obtê-las é relativamente fácil.	Tratamento de doenças do sangue. Estudos avaliam sua eficácia para tratar de doenças autoimunes, como lúpus e diabetes tipo I, e distúrbios cardiovasculares.
Fetais	Tecidos de fetos abortados, especialmente os germinativos, ou seja, os testículos de fetos masculinos e os ovários de fetos femininos.	Apresentam baixíssimo risco de rejeição. A forma de obtenção dos fetos, no entanto, é polêmica e envolve várias questões éticas.	Pesquisadores da China, onde as leis sobre o aborto são bastante liberais, estudam células de fetos abortados para tratar doenças neurodegenerativas, como Parkinson.
Tecidos	Cérebro, pele, coração, olhos, dentes, intestino, músculos, gordura, sangue, entre outros.	Seu uso é mais restrito por serem de difícil multiplicação e por sua dificuldade em se transformar em outros tipos de células.	Em geral, são usadas em transplantes feitos no próprio paciente do qual foram retiradas. É o caso, por exemplo, de queimaduras da pele e problemas de retina.

as vantagens de serem livres de questões ético-religiosas e de possibilitarem a realização de terapias com células autólogas, pois podem ser obtidas do próprio paciente, o que as torna fonte de células sem risco de rejeição imunológica e de transmissão de infecções. Enquanto vários estudos clínicos utilizando terapias com células de medula óssea já estão em andamento em alguns países do mundo, incluindo o Brasil, o estudo do potencial de utilização de células-tronco do sangue de cordão umbilical (CTCU) está apenas começando. Estudos em animais já demonstraram que CTCU, quando injetadas em animais com lesões hepáticas, migram para o fígado. Trabalhos recentes já indicam que estas células possuem, de fato, um potencial regenerador de tecidos lesados.

Assim como as células de medula óssea, CTCU causam a melhora de animais submetidos a processos de lesão do sistema nervoso central e do coração. Em modelo experimental de infarto agudo do miocárdio em ratos, a injeção de CTCU causou a diminuição da área de lesão isquêmica, do afinamento da parede celular anteroseptal e melhora funcional cardíaca. A infusão de células de sangue de cordão umbilical humano em modelo de isquemia cerebral em ratos e em camundongos, por via endovenosa, causou redução do volume do infarto e melhora dos distúrbios de comportamento dos animais; as células injetadas migraram para a área lesada do cérebro e se diferenciaram em neurônios e astrócitos. Os efeitos benéficos da injeção sistêmica de células do sangue de cordão umbilical podem estar relacionados ao aumento da revascularização na área lesada, à estimulação da migração e da proliferação de células progenitoras neuronais e à secreção de fatores neurotróficos.

A utilização destas células em terapias regenerativas também poderá ser impulsionada pelo desenvolvimento das técnicas de cultivo das CTCU. Adicionando às culturas de CT determinadas substâncias, o processo de diferenciação pode ser "guiado", obtendo-se linhagens de células de determinados tecidos como, por exemplo, neurônios, miócitos, adipócitos e ilhotas de células pancreáticas. Assim, pode-se vislumbrar a possibilidade de se produzirem em laboratório, a partir das CTCU, células de um determinado tecido que, ao serem introduzidas no organismo, causam o reparo de um órgão lesado. Esta metodologia poderá, ainda, ser combinada às técnicas de modificação genética, de modo a corrigir um defeito genético ou produzir determinados fatores, por exemplo, o fator de crescimento de endotélio vascular (VEGF), capaz de aumentar a revascularização.

Aplicações de Terapias com Células-Tronco em Cardiopatias

Como mencionado anteriormente, a constatação da pluripotencialidade das CT abriu novas possibilidades terapêuticas. Nas cardiopatias, em particular, o avanço das terapias celulares foi fantástico. Em casos de infarto do miocárdio, a injeção de CT obtidas de medula óssea nas bordas da área lesada pela isquemia induziu o reparo do miocárdio lesado e causou a melhora funcional, inicialmente em estudos utilizando modelos animais e, mais recentemente, em pacientes. Nos trabalhos experimentais, demonstrou-se que a melhora funcional estava associada a uma diminuição da área de fibrose, à formação de novos cardiomiócitos e à neovascularização.[51,52]

Pacientes com área de necrose miocárdica extensa desenvolvem remodelação do ventrículo esquerdo e aneurisma, progredindo para insuficiência cardíaca congestiva e óbito. Assim, a circunscrição e a reparação da área cardíaca lesada após um infarto têm relação com a sobrevida dos pacientes. A terapia farmacológica, a cateterização precoce da artéria comprometida e o restabelecimento da circulação são objetivos prementes no tratamento do paciente pós-infarto, seja por meio da angioplastia com *stent* ou da revascularização cirúrgica.

Pacientes que não apresentam melhora tornando-se candidatos ao transplante cardíaco, como última opção terapêutica para aqueles que sobrevivem e desenvolvem IC grave, têm nessa alternativa um sério limite pela oferta reduzida de órgãos. Após o infarto, a área lesada precisa formar novas conexões físicas e neurais com o restante do músculo cardíaco para conduzir os sinais elétricos que permitem a sincronia das contrações. Acredita-se que o transplante de CT na região do infarto possa levar à diferenciação celular, dando origem a um tecido de "reparo" capaz de restabelecer a conexão entre a região afetada e o miocárdio saudável, possibilitando a recuperação das funções cardíacas.

Strauer et al.[53] transplantaram células autólogas mononucleares da medula óssea em dez pacientes com infarto agudo do miocárdio. Durante a angioplastia coronariana, essas células foram injetadas na artéria que irriga a região por meio de cateteres balão. Nos três primeiros meses de seguimento, houve diminuição da área infartada (ventriculografia esquerda), além de aumento da contratilidade da parede afetada. Os resultados mostraram que o transplante de células de medula óssea possibilita a reparação tissular quando realizado num período de cinco a nove dias pós-infarto.

Stamm et al.[54] realizaram o transplante de célula-tronco de medula óssea em 12 pacientes com pelo menos 10 dias de infarto. Após a aspiração da medula, as células foram separadas utilizando anticorpo monocional anti-CD133 associado a esferas magnéticas. Foram, então, injetadas na região do infarto durante o implante de ponte de safena com circulação extracorpórea. Os autores relataram ausência de complicações associadas ao procedimento, aumento da perfusão na região que recebeu as células, aumento da fração de ejeção e diminuição da dimensão do ventrículo esquerdo.

Perin et al.[55] realizaram o transplante autólogo de células mononucleares da medula óssea em cinco pacientes portadores de cardiopatia isquêmica terminal que se encontravam em fila de espera para transplante cardíaco. Injeções transendocárdicas guiadas por mapeamento eletromecânico permitiram a introdução das células no coração. Os resultados mostraram ausência de complicações associadas ao procedimento, além de diminuição não significativa das áreas de perfusão, com melhora sustentada no $VO_2máx$ durante 12 meses de seguimento.

Iniciaram-se, em abril de 2005, no IMC, implantes de células-tronco de MO em pacientes com grave disfunção ventricular devido à miocardiopatia dilatada. Um fato importante tem chamado a atenção, mas ainda a ser confirmado, de que estes pacientes têm uma melhor evolução quando se associam ressincronização cardíaca artificial e terapia celular (Figura 1).[56]

Tratamento da Cardiopatia Chagásica Crônica com Células-Tronco

A cardiopatia chagásica crônica, que afeta milhões de indivíduos na América Latina, é uma doença para a qual não há nenhum tratamento eficaz. Esta doença é caracterizada por uma resposta inflamatória que leva à destruição progressiva do miocárdio, resultando em cardiomegalia e insuficiência cardíaca congestiva, levando à morte dos indivíduos.

Embora os mecanismos de patogênese da doença ainda não estejam esclarecidos, a melhora da função cardíaca ocorre em reduzido número de pacientes que recebem transplante cardíaco, o que previne a acelerada evolução para o óbito. Portanto, uma terapia capaz de causar uma melhora da função cardíaca e que seja mais acessível à população de cardiopatas chagásicos, em sua grande maioria de baixa renda, é de grande interesse.

No Brasil, Vilas-Boas et al.[57] realizaram transplantes de células autólogas de medula óssea em pacientes com cardiomiopatia dilatada devida à doença de Chagas. As células foram injetadas via intracoronária e houve seguimento por seis meses de dez pacientes. O procedimento demonstrou ausência de complicações e melhora significativa dos parâmetros funcionais já nos primeiros trinta dias após o transplante.

Uso de Células-Tronco Derivadas de Sangue de Cordão Umbilical Humano em Terapia Cardíaca

A terapia por meio de células-tronco autólogas inclui o conceito de crescimento do músculo cardíaco e do tecido vascular e revoluciona o tratamento das doenças cardíacas.

O uso de CT autólogas para o reparo do miocárdio pode, entretanto, estar limitado pelo baixo número de células-tronco obtidas de tecidos adultos, dificultando a obtenção do número apropriado de células em um curto período de tempo. Entretanto, acredita-se que CT obtidas de medula óssea de pacientes mais velhos possuem menor capacidade de autorrenovação, proliferação, adesão e incorporação às estruturas vasculares, mas ainda se carece de maiores confirmações científicas. Essas limitações conduziram os pesquisadores à busca de uma fonte alternativa de CT para o reparo do miocárdio.

O uso de CTCU tem sido apontado como uma das soluções para substituir as CT obtidas da população doente e idosa. Seu efeito terapêutico tem sido demonstrado em modelos animais no tratamento de acidente vascular cerebral (AVC) e isquemia de

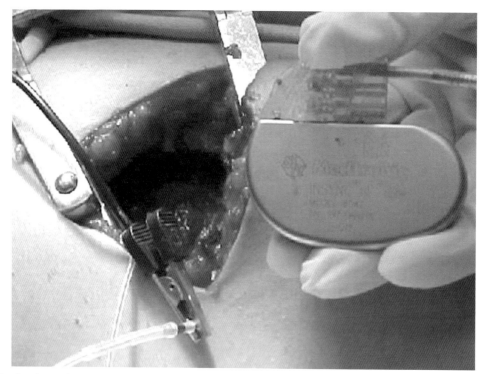

Figura 2 – Implante de ressincronizador cardíaco por minitoracotomia com eletrodo epicárdico (VE).

membros inferiores. O CTCU contém um número relativamente alto de células progenitoras CD34+ e CD133+. Essas células têm capacidade de *homing* e potenciais miogênico e angiogênico, os quais são relevantes no reparo do miocárdio. As células de CTCU são de fácil obtenção, podem ser expandidas *in vitro*, possuem potencial para autorrenovação e diferenciação e podem ser estocadas para uso futuro.

Trabalhos recentes testam a hipótese do uso das células-tronco progenitoras derivadas de CTCU como fonte alternativa no rejuvenescimento do miocárdio infartado, aumentando a regeneração e melhorando a função ventricular.

Pesquisadores da Faculdade de Medicina da Universidade do Sul da Flórida estudaram o emprego de células progenitoras mononucleares de CTCU para o tratamento do infarto agudo do miocárdio.[58] O estudo foi feito com três grupos de ratos: um grupo controle, composto por ratos normais, que não sofreram intervenções; um grupo de estudo (GE1), que foi submetido à ligação da artéria coronária descendente anterior esquerda (DA) e, após uma hora, recebeu Isolyte na borda do infarto; e o terceiro grupo (GE2), que foi submetido à ligação da DA e, após uma hora, recebeu 10^6 células de CTCU em Isolyte diretamente na borda do infarto. Não foram administrados imunossupressores em nenhum rato. Medidas da fração de ejeção ventricular esquerda (VE), pressão de VE, dP/dt e extensão do infarto foram determinadas no valor basal e aos primeiro, segundo, terceiro e quarto meses. A fração de ejeção no grupo controle caiu de 88% para 78% nos quatro meses como consequência do envelhecimento normal. Após o infarto no GE1, a fração de ejeção diminuiu de 87% para 51% entre um e quatro meses.

Diferentemente, a fração de ejeção dos corações do GE2 diminuiu de 87% para 63% em um mês, mas aumentou progressivamente para 69% entre três e quatro meses, o que foi diferente dos ratos do grupo de infarto não tratados (GE), mas similar aos do grupo controle. Aos quatro meses, o espessamento da parede anterosseptal do grupo tratado com CTCU foi de 57,9%, quase idêntico ao espessamento anterosseptal do grupo controle, 59,2%, mas significamente superior ao grupo de infarto não tratado, que foi de 27,8%.

No Brasil, está em desenvolvimento o Estudo Multicêntrico Randomizado de Terapia Celular em Cardiopatias (EMRTCC), que envolve cerca de quarenta instituições com o objetivo de testar a segurança e a efetividade das CTH em 1.200 pacientes com infarto agudo do miocárdio, cardiomiopatia dilatada, cardiomiopatia chagásica e doença isquêmica crônica do coração. Com isso, espera-se inserir a terapia celular na prática médica no país e auxiliar a responder às inúmeras e novas questões em relação ao procedimento. Questiona-se qual das patologias envolvidas obterá melhores resultados com o uso dessa modalidade terapêutica. É preciso, ainda, responder que tipo de célula, número e via de administração irá se mostrar mais efetivo na implantação e na reparação do miocárdio.

Como se pode ver, a era da terapia celular está apenas começando.

Um total de 65 pacientes portadores de doenças cardíacas foi submetido à terapia celular no IMC, no período de março de 2005 a dezembro de 2006. A idade dos pacientes variou de 27 a 77 anos, com média de 56,7 ± 12,2 anos e mediana de 58 anos. Sobre a distribuição segundo o sexo, 12 pertencem ao sexo feminino (18,5%) e 53 ao sexo masculino (81,5%). Já com relação aos antecedentes de implante de marca-passo, 27 (41,5%) dos 65 pacientes apresentavam o aparelho implantado, enquanto os 38 restantes (58,5%) não tinham antecedentes de implante. Do total dos pacientes estudados, 20 apresentavam cardiomiopatia dilatada (30,8%), 25 eram chagásicos (38,4%) e os 20 restantes apresentaram doença arterial coronariana (30,8%). Neste aspecto, a amostra estudada apresentou relativa uniformidade quanto ao número de pacientes com cada patologia. Com relação à via de administração empregada na terapia, 20 pacientes receberam CT por via cirúrgica (30,8%), enquanto 45 pacientes receberam administração por via hemodinâmica (69,2%).

Deste total de 65 pacientes, 32 estavam vinculados ao projeto relativo ao EMRTCC, enquanto os outros 33, ao PIIMC. A Tabela 5 apresenta valores relativos e as características demográficas dos pacientes envolvidos na casuística, bem como outros quantitativos referentes à amostra estudada, como: antecedente de implante de marca-passo, etiologia da doença e via de administração das CT nos pacientes. Os resultados se encontram estratificados de acordo com o tipo de projeto.

Conforme exposto na Tabela 5, 32 pacientes foram avaliados no projeto EMRTCC, enquanto 33 se originaram do projeto PIIMC. Entre os pacientes do EMRTCC, a idade média e mediana foi de aproximadamente 49 anos, com desvio-padrão de 10,88 anos. A idade dos pacientes variou de 27 a 70 anos. Já no projeto PIIMC, a idade variou de 47 a 77 anos, com idade média encontrada de 63,93 anos, mediana de 66 anos e desvio-padrão de 8,44 anos. Em termos de distribuição segundo o sexo, prevaleceu a presença do sexo masculino, sendo 25 pacientes (78,1%) no EMRTCC e 28 pacientes (84,8%) no PIIMC. Sobre o implante de marca-passo, destaque-se que, no EMRTCC, 23 pacientes (71,9%) não utilizam o aparelho, enquanto no PIIMC a situação é mais equilibrada, e 15 pacientes dos 33 têm o aparelho implantado. Do grupo de 32 pacientes portadores de cardiomiopatia dilatada do projeto EMRTCC, 15 (46,9%) eram não chagásicos e 17 (53,1%) portadores de doença de Chagas. Já no PIIMC, entre os 33 pacientes estudados, 20 (60,6%) apresentavam DAC; 8 (24,2%) eram chagásicos; e 5 (15,2%) não chagásicos.

A Figura 5 apresenta as curvas de sobrevida obtidas pelo método de Kaplan-Meier para subgrupos de pacientes definidos pelo implante ou não de marca-passo. Embora a probabilidade de sobrevida para pacientes com marca-passo ser maior que a obtida para os demais, não houve diferença estatisticamente significante entre as curvas pelo teste do *log-rank* (p = 0,218).

Relacionando a sobrevida dos pacientes à etiologia da doença (Figura 6), verifica-se que, embora os pacientes portadores de doença de Chagas apresentem menor probabilidade de sobrevida, não há evidências de diferença pelo teste do *log-rank* (p = 0,626).

Publicou-se recentemente um relato de caso em que se mostra que, após infusão de células mononucleares pela técnica intracoronária, significativa quantidade dessas células é atraída para áreas previamente não captantes do miocárdio e nelas retidas (provavelmente no miocárdio fibrótico). Em nosso conhecimento, esse é o primeiro relato na literatura desses achados na doença de Chagas.[59]

Isto foi feito porque existiam, entretanto, dúvidas se as células eram retidas no músculo cardíaco. Por essa razão, foi realizada a infusão de células mononucleares marcadas com 99 mTc HMPAO, usando a técnica intracoronariana descrita anteriormente.

Estudos de perfusão miocárdica foram repetidos para analisar os mesmos eixos, duas e seis horas, respectivamente, após o transplante por via intracoronária de células mononucleares marcadas, e revelaram sua captação e retenção em áreas que previamente não captavam SESTAMIBI (Figura 3). A imagem cintilográfica de corpo inteiro mostrava que o restante das células mononucleares era captado principalmente pelo fígado e pelo baço (Figura 4).

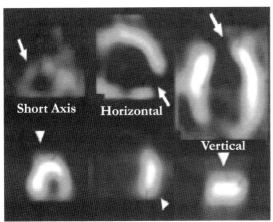

FIGURA 3 – O estudo de perfusão com 99 mTc SESTAMIBI (eixo curto, horizontal e vertical) realizado na avaliação prévia do paciente para indicação de transplante de células mononucleares é apresentado na parte superior da figura e mostra amplas áreas não captantes nas paredes anterior, apical e septal do ventrículo esquerdo (setas). Na parte inferior da figura, imagens obtidas duas horas após a infusão demonstram captação de células mononucleares marcadas com 99 mTc HMPAO em áreas previamente não captantes ao SESTAMIBI (cabeças de setas).

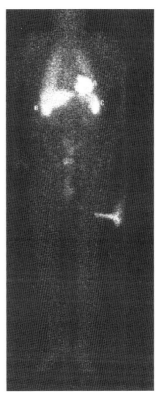

FIGURA 4 – O estudo cintilográfico (*scan*), realizado duas horas após a infusão intramiocárdica, mostra a distribuição das células mononucleares marcadas com 99 mTc HMPAO. Nota-se intensa captação pelo músculo cardíaco (a) e o restante, principalmente, pelo fígado (b) e pelo baço (c) (a – coração; b – fígado; c – baço).

Tabela 3 – Características demográficas e clínicas dos pacientes estudados

Variáveis		Projeto de estudo	
		EMRTCC (n = 32)	PIIMC (n = 33)
Idade (anos)	$x \pm s$	49,25 ± 10,88	63,94 ± 8,44
	Mediana	49	66
	Extremos	27 – 70	47 – 77
Sexo – n (%)	Feminino	07 (21,9%)	05 (15,2%)
	Masculino	25 (78,1%)	28 (84,8%)
Implante de marca-passo – n (%)	Não	23 (71,9%)	15 (45,5%)
	Sim	09 (28,1%)	18 (54,5%)
Etiologia da doença – n (%)	Dilatada	15 (46,9%)	05 (15,2%)
	Chagásica	17 (53,1%)	08 (24,2%)
	DAC	0	20 (60,6%)
Via de administração – n (%)	Cirúrgica	0	20 (60,6%)
	Hemodinâmica	32 (100%)	13 (39,4%)

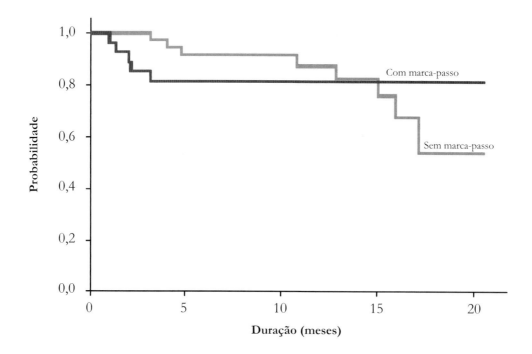

FIGURA 5 – Probabilidade de sobrevida (Kaplan-Meier) relativa à presença ou não de implante de marca-passo.

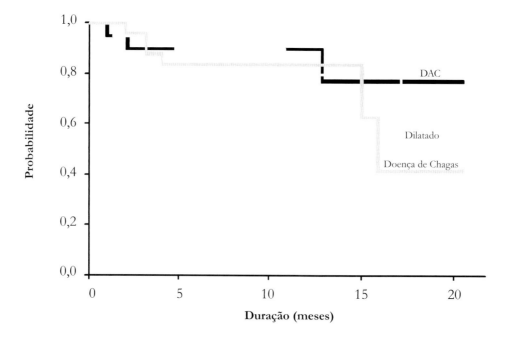

FIGURA 6 – Probabilidade de sobrevida (Kaplan- Meier) relativa à etiologia da doença.

REFERÊNCIAS

1. Diretrizes da Sociedade Brasileira de Cardiologia para o diagnóstico e tratamento da insuficiência cardíaca. Arq Bras Cardiol 1999;72(Suppl I):4-30.

2. Batlouni M. Insuficiência Cardíaca: da Fisiopatologia à Terapêutica. Parte I: Fisiopatologia. Arq Bras Cardiol 1991;57:63-7.

3. Ferrari R, Ceconi C, Curello S, Visioli O. The neuroendocrine and sympathetic nervous system in congestive heart failure. Eur Heart J 1998;19(Suppl F):F45-F51.

4. Batlouni M. Insuficiência Cardíaca: da Fisiopatologia à Terapêutica. Parte II: Terapêutica. Arq Bras Cardiol 1991;57:151-67.

5. Pereira Barreto AC. Da fisiopatologia à prática clínica. Revis Soc Cardiol Est de São Paulo 1999;1:35-48.

6. Bocchi EA. Situação atual das indicações e resultados do tratamento cirúrgico da insuficiência cardíaca. Arq Bras Cardiol 1994;63:532-30.

7. Robbins M, Francis G, Pashkow FJ et al. Ventilatory and heart rate responses to exercise: Better predictors of heart failure mortality than peak oxygen consumption. Circulation 1999;100:2411-2417

8. Robbins MA, O'Connell JB. Economic impact of heart failure In: Rose EA, Stevenson LW, eds. Management of End-Stage Heart Disease. Philadelphia: Lippincott-Raven;1998:3-13.

9. Albanesi FM. Insuficiência cardíaca no Brasil. Ar. Bras Cardiol 1998;71-561-562.

10. Ponikowski P, Francis DP, Piepoli MF et al. Enhanced ventilatory response to exercise in patients with chronic heart failure and preserved exercise tolerance. Circulation 2001;103:967-972.

11. SOLVD investigators. Effect of enalapril on mortality and the development of heart failure in asymptomatic patients with reduced left ventricular ejection fraction. N Engl J Med 1992;327:685-691.

12. Cowbum PJ, Cleland JGF, Coals AJS et al. Risk estratification in chronic heart failure. Eur Heart J 1998;19:696-710.

13. Mudge GH, Goldstein S, Addonizio LJ, Caplan A, Mancini DM, Levine TB et al. 24th Bethesda Conference: Cardiac Transplantation. Task Force 3: Recipient gidelines/prioritization. J Am Coll Cardiol 1993;22(1):21-31.

14. Weber KT, Janicki JS. Cardiopulmonary Exercise Testing. Philadelphia: WB Saunders Co.; 1986:153.

15. Wasserman K, Whipp BJ. Exercise physiology in health and disease. Am Rev Resp Dis 1975;112:219-49.

16. Beaver WL, Wasserman K, Whipp BJ. On-line computer analysis and breath-by-breath graphical display of exercise function tests. J Appl Physiol 1973;34:128-32.

17. Marshall JM. Peripheral chemoreceptors and cardiovascular regulation. Physiol Rev 1994;74:543-94.

18. Myers J. Essentials of cardiopulmonary exercise testing. Champaign, IL. Human Kinetics; 1996:176.

19. ATS/ACCP Statement on cardiopulmonary exercise testing. Join Statement of the American Thoracic Society and the American College of chest Physicians Am Respir Crit Care Med 2003;167:211-277.

20. Gitt AK, Wasserman K, Kilkowsk IC et al. Exercise anaerobic threshold and ventilatory

efficiency identify heart failure patients for high risk of early death. Circulation 2002;106:3079-84

21. Cohn JN, Archibald DG, Ziesche S et al. Effect of vasodilator therapy on chronic mortality in congestive heart failure: Results of a Veterans Administration Cooperative Study (V-HeFT I). N Engl J Med 1986;314:1547-52.

22. Cohn JN, Johnson G, Ziesche S et al. A comparison of enalapril with hidralazine-isosorbide dinitrate in the treatment of chronic congestive failure (V-HeFT II). N Engl J Med 1991;325:303-10.

23. The Consensus Trial Study Group: Efects of enalapril on mortality in severe heart failure: Results of the Cooperative North Scandinavian Enalapril Survival Study (CONSENSUS). N Engl J Med 1987;316:1429-35.

24. The SOLVD Investigators. Effect of enalapril on survival in patients with reduced left ventricular ejection fraction and congestive heart failure. N Engl J Med 1991;325:293-302.

25. Pfeffer MA, Braunwald E, Moyé LA et al. Effeft of captopril on mortalilty and morbility in patients with left ventricular dysfunction after myocardial infarction. Results of the Survival and Ventricular Enlargement Trial (SAVE). N Engl J Med 1992;327:669-77.

26. The AIRE Study Investigators. Effect of ramipril on mortality and morbility of survivors of acute myocardial infarction with clinical evidence of heart failure. Lancet 1993;342:821-28.

27. Kober L, Torp-Pedersen C, Carlsen JE, Bagger H, Eliasen P, Lyngborg K, Videbaek J, Cole DS, Auclert L, Pauly NC, Aliot E, Persson S, Camm AJ for the Trandolapril Cardiac Evaluation (TRACE) Study Group. A clinical trial of the angiotensina-converting-enzyme inhibitor trandolapril in patients with left ventricular dysfunction after myocardial infarction. N Engl J Med 1995;333:1670-1676.

28. Pitt B, Segal R, Martinez FA et al. Randomized trial of losartan versus captopril in patients over 65 with heart failure (Evaluation of losartan in the elderly study, ELITE). Lancet 1997;747-52.

29. Maggioni AP, Latini R, Carson PE et al. Valsartan reduces the incidence of atrial fibrillation in patients with heart failure: results from the Valsartan Heart Failure Trial (Val-HeFT). Am Heart J 2005;149:548-57.

30. Ducharme A, Swedberg K, Pfeffer MA et al. Prevention of atrial fibrillation in patients with symptomatic chronic heart failure by candesartan in the Heart failure: Assessment of Reduction in Mortality (CHARM) program. Am Heart J 2006;152:86-92.

31. Krum H, Roecker EB, Mohacsi P et al. Effects of initiating carvedilol in patients with severe chronic heart failure: Results from the COPERNICUS study. JAMA 2003;289:712-718.

32. The Capricorn Investigators. Effect of carvedilol on out-come after myocardial in patients with left-ventricular dysfunction: the CAPRICORN randomized trial. Lancet 2001;357:1385-1390.

33. Bardy GH, Lee KL, Mark DB, Poole JE, Packer DL, Boineau R, Domanski M, Troutman C, Anderson J, Johnson G, Mc Nulty SE, Clapp-Channing N, Davidson-Ray LD, Fraulo ES, Fishbein DP, Luceri RM, Ip JH. Amiodarone or an implantable cardioverter-defibrillator for congestive heart failure. N Engl J Med 2005;352:225-237.

34. Moss AJ, Cannom DS, Daubert JP, Hall WJ, Higgins SL, Klein H, Wilber D, Zareba W, Brown MW for the MADIT II investigators, Multicenter Automatic Defibrillator Implantation Trial II (MADIT II): design and clinical protocol. Ann Noninvas Electrocard 1999;4:83-91.

35. Packer M, Bristow MR, Cohn JN, Colucci WS, Fowler MB, Gilbert EM, Shusterman NH for the U.S. Carvedilol Heart Failure Study Group: The effect of carvedilol on morbility and mortality in patients with chronic heart failure. N Engl J Med 1996;334:1349-1355.

36. CIBIS-II Investigators and Commitees: The Cardiac Insufficiency Bisoprolol Study II (CIBIS-II): A randomized trial. Lancet 1999;353:9-13.

37. MERIT-HF Study Group: Effect of metoprolol CR/XL in chronic heart failure: Metoprolol CR/XL Randomised Intervention Trial in Congestive Heart Failure (MERIT-HF). Lancet 1999;353:2001-2007.

38. Bax JJ, Bleeker GB, Marwick TH, Molhoek SG, Boersma E, Steendijk P et al. Left ventricular dyssynchrony predicts response and prognosis after cardiac resynchronization therapy. J Am Coll Cardiol 2004;44:1834-40.

39. Abraham WT, Fisher WG, Smith AL, Delurgio DB, Leon AR, Loh E et al. Cardiac resynchronization in chronic heart failure (MIRACLE). N Engl J Med 2002;346:1845-53.

40. Young IV, Abraham WT, Smith AL, Leon AR, Lieberman R, Wilkoff B et al. Combined cardiac resyncronization and implantable cardiovertor defibrillation in advanced chronic heart failure: The MIRACLE ICD trial. JAMA 2003;289:2685-94.

41. Bristow MR, Saxon LA, Boehmer J, Krueger S, Kass DA, De Marco T et al. Cardiac resynchronizations therapy with or without an implantable defibrilator in advanced chronic heart failure. N Engl J Med 2004;350:2140-50.

42. Hawkins MN, Petrie MC, Mac Donald MR et al. Selecting patients for cardiac resynchronization therapy: electrical or mechanical dissynchrony. Eur Heart J 2006;27:1270-81.

43. Orlic D, Kajstura J, Chimenti S et al. Bone Marrow cells regenerate infarcted myocardium. Nature 2001;410:701-5.

44. Menasché P, Hagege AA, Scorsin M et al. Myoblast Transplantation for heart failure. Lancet 2001;357:279-80.

45. Strauer BE, Brehm M, Zeus T et al. Repair of infacted myocardium by autologous intracoronary mononuclear bone marrow cell transplantation in humans. Circulation 2002;106:1913-18.

46. Tse HF, Kwong YL, Chan JKF et al. Angiogenesis in ischaemic myocardium by intramyocardial autologous bone marrow mononuclear cell implantation. Lancet 2003;361:47-9.

47. Vilas-Boas F, Feitosa GS, Soares MPB et al. Transplante de Células de Medula Óssea para o Miocárdio em Paciente com Insuficiência Cardíaca Secundária a Doença de Chagas. Arq Bras Cardiol 2004;82(2):181-4.

48. Ferrari G, Cusella G, Angelis D, Coletta M, Paolucci E, Stornaiuolo A, Cossu G, Mavilio F. Muscle Regeneration by Bone Marrow Derived Myogenic Progenitors. Science 279: 1528-1530,1998.

49. Bjorson CR, Rietze RL, Reynolds B, Magli MC, Vescovi AL. Turning brain into blood: a

hematopoietic fate adopted by adult neural stem cells in vivo. Science 283:534-537,1999.

50. Clarke DL, Johansson C, Wilbertz J, Veress B, Nilsson E, Karlstrom H, Lendahl U, Frisén J. Generalized potencial of adult neural stem cell. Science 2000;288:1660-1663,2000.

51. Jackson KA, Majka SM, Wang H, Pocius J, Hartley CJ, Majesky MW, Entman ML, Michael LH, Hirschi KK, Goodell MA. Regeneration of ischemic cardiac muscle and vascular endothelium by adult stem cells. Journal of Clinical Investigation 107:1395-1402,2001.

52. Leri A, Kajstura J, Anversa P. Myocyte proliferation and ventricular remodeling. Journal of Cardiac Failure 8:518-525,2002.

53. Strauer B, Brehm M, Zeus T et al. Repair of infracted myocardium by autologous intracoronary mononuclear bone marrow cell transplantation in humans. Circulation 2002;106:1913-8.

54. Stamm C, Kleine HD, Westphal B et al. CABG and bone marrow stem cell transplantation after myocardial infarctation. Thorac Cardiovasc Surg 2004;52:152-8.

55. Perin EC, Dohman HFR, Borojevic R et al. Improved exercise capacity and ischemia 6 and 12 months after transendocardial injection of autologous bone marrow mononuclear cells for ischemic cardiomyopathy. Circulation 2004;110;11-213-8.

56. Greco OT, Ardito RV, Takeda RT, Lago MR, Poloni AFC, Jacob JLB, Silva EM, Fernandes MB, Ruiz LP, Ruiz MA. Ressincronização cardíaca e terapia celular, alternativas para tratamento de pacientes com cardiomiopatia dilatada. Resultados preliminares. Reblampa 2006;19(4):267.

57. Vilas-Boas F, Feitosa GS, Soares MB et al. Bone marrow cell transplantation to the myocardium of a patient with heart failure due to Chagas disease. Arq Bras Cardiol 2004; 82(2);185-7.

58. Henning RJ, Abu-Ali H, Balis JU, Morgan MB, Willing AE, Sanberg PR. Human umbilical cord blood mononuclear cells for the treatment of acute myocardial infarction. Cell Transplant 2004;13(7-8):729-39,2004.

59. Jacob JLB, Salis FV, Ruiz MA, Greco OT. Transplante de Células-tronco Marcadas para o Miocárdio de paciente com Doença de Chagas. Arq Bras Cardiol 2007;89(2):e10-e11.

Condicionamento Físico para Amputados de Membros Inferiores

Donaldo Jorge Filho
Mauricio Koprowski Garcia
José Augusto Fernandes Lopes
Linamara Rizzo Battistella

Níveis de Amputação nos Membros Inferiores[2]

O nível da amputação depende muito da indicação para a amputação. Por exemplo, uma amputação devido a um tumor maligno dependerá da localização ou da extensão da neoplasia. No caso de amputação por doença isquêmica, o nível da amputação deverá ser o mais distal, que permita a exerese, de todos os tecidos isquêmicos e que permita manter um adequado fluxo sanguíneo para a pele.

As amputações podem transeccionar as articulações e, nesse caso, se denominam desarticulações. Nas desarticulações sempre há descarga de peso diretamente no coto, na fase de apoio da marcha. Já quando o membro é seccionado entre duas articulações, que são as amputações propriamente ditas, a pressão exercida sobre o coto se faz em pontos definidos, proximais à extremidade do coto.

As desarticulações mais frequentes são no quadril, no joelho, no tornozelo e através do pé.

De proximal para distal, o primeiro nível é a desarticulação do quadril (Figura 1). As principais causas dessa desarticulação são as vasculares, as traumáticas e as tumorais.

Apresentam alta mortalidade, por causa das comorbidades associadas às cirurgias devidas a tumor ou lesão vascular, ou por causa das lesões associadas, quando decorrentes de traumas. Esse nível de amputação

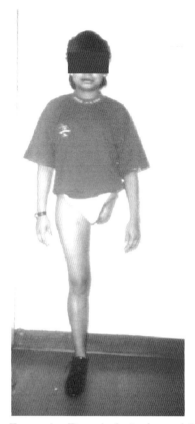 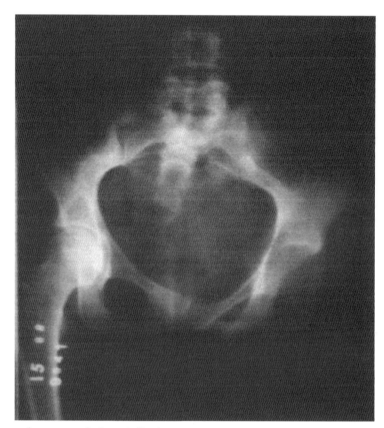

Figura 1 – Desarticulação do quadril esquerdo por neoplasia na infância.

tem, também, alta morbidade pela necessidade de domínio, pelo amputado, de três articulações artificiais, exigindo uma preparação bastante complexa e um treinamento de marcha com prótese muito elaborado.

A desarticulação do joelho pode preservar a patela ou não. A maioria é devida a traumatismos, tumores ou regularização de membros malformados.

Na extremidade distal do membro inferior, há cinco tipos de desarticulações ainda encontrados em nosso meio. Na desarticulação de Symes,[1] que consiste na transecção do membro no nível transmaleolar e a de Pirogoff,[2] que consiste na transecção transmaleolar e do calcâneo, fica apenas a apófise posterior do calcâneo, que é fixada aos cotos maleolares. A cirurgia de Pirogoff,[2] assim como a de Chopart,[3] que mantém o talus e o calcâneo mas remove o mediopé e o antepé, foi idealizada para que soldados feridos em batalha mantivessem intacto o comprimento do membro inferior, de modo a retornar rapidamente às atividades bélicas; estes foram cirurgiões de guerra europeus do século XIX. Outro nível de desarticulação através do pé bastante usado em casos de isquemia ou de trauma é o proposto por Lisfranc, que consiste na ablação dos metatarsianos e dos dedos. Finalmente, o último nível de desarticulação funcional no pé é a desarticulação dos dedos, nas articulações metatarsofalangeanas. Esses cinco níveis são aceitáveis para pacientes com extremidades isquêmicas, infecciosas, nos traumas e como regularização de malformações congênitas. Entretanto, nos membros com gangrena resultante de neuropatia, a melhor indicação são as amputações transtibiais.

As amputações propriamente ditas são realizadas em pontos intermediários da coxa e da perna, respectivamente, entre o quadril e o joelho (transfemorais) e entre o joelho e o tornozelo (transtibiais).[1] Ambos os segmentos podem ser divididos, didaticamente, em três partes: terços proximal, médio e distal.

Perfil do Paciente Amputado

Os pacientes que sofrem amputações, seja em decorrência de malformações, doenças ou de acidentes, não podem e não devem ser vistos como apenas mais um indivíduo que tem dificuldades motoras porque perdeu um ou mais membros.

Esses pacientes evoluem de acordo com suas personalidades, suas conquistas ou derrotas prévias à amputação, devendo, por isso, ser cuidados simultaneamente sob dois enfoques: o físico e o psíquico. São raros os amputados que já chegam para um programa de reabilitação completamente resolvidos psicologicamente. Mesmo aqueles que já utilizam próteses há muito tempo podem, diante de uma situação adversa, apresentar alterações emocionais e sensoriais que acabam por trazê-los de volta aos consultórios médicos, com síndromes dolorosas musculoesqueléticas, distúrbios do equilíbrio e outras deficiências de há muito superadas e que, naquele momento especial, estão lhes causando agravo às condições motoras.

A intenção com esse preâmbulo é despertar a atenção para uma verdade incontestável: os amputados, seja qual for o segmento perdido, devem ser considerados grandes incapacitados, visto que apresentam, além da sua deficiência motora, comorbidades sensoriais e psicoemocionais que, em algum momento de sua vida, exigirão a atenção de uma equipe interdisciplinar (Figura 2).

Os amputados só conseguirão comportar-se como indivíduos normais no momento em que conseguirem conviver com sua perda anatômica, e isso passa por uma superação na esfera emocional, superação essa que poderá ser maior ou menor diretamente proporcional às vantagens funcionais obtidas pelo uso das próteses ortopédicas.

Logo após a perda do membro, quase todos os amputados, independentemente da idade a do estado geral de saúde, querem uma prótese. Esta poderá prover funcional ou visualmente o segmento perdido, diminuindo a sensação de invalidez e ajudando-os a restaurar e imagem corporal temporariamente.

Assim, todo amputado deseja uma prótese para devolver-lhe a sensação de integridade física e restaurar-lhe a autoconfiança abalada pela amputação. Quanto melhor seu desempenho com a prótese, depois de superada a etapa de treinamento e adaptação, mais segurança e autoconfiança ele terá para, novamente, reintegrar-se à sociedade.[3]

Há excepcionais exemplos de amputados que se destacaram nas mais diversas atividades, mas os que mais chamam a atenção são os atletas paraolímpicos, exemplos maiores dessa superação nos dias atuais, sempre a quebrar recordes e a demonstrar que a adequada utilização de uma cadeira de rodas e os avanços tecnológicos observados nas próteses precisam de atletas cada vez mais preparados, física e psicologicamente, para tirar delas o melhor desempenho mecânico possibilitando atingir marcas cada vez mais próximas às dos atletas olímpicos e quem sabe, um dia, ultrapassá-las (Figura 3).

ETIOLOGIA E INCIDÊNCIA

Existem quatro causas determinantes de amputações, nesta ordem:

- *Doenças cardiovasculares e infecciosas*: 75% a 93% das amputações entre os 51 e os 69 anos.
- *Traumáticas*: 7% a 20% das amputações em adolescentes e adultos jovens.
- *Tumorais*: 2,5% a 5% das amputações. É a principal causa nas crianças.
- *Malformações: congênitas:* 1% a 3% das amputações em geral, nos MMII de crianças.

A grande maioria das amputações, portanto, é decorrente da evolução de doenças vasculares oclusivas periféricas, tais como:

- complicações do diabetes (microangiopatia ou neuropatia);

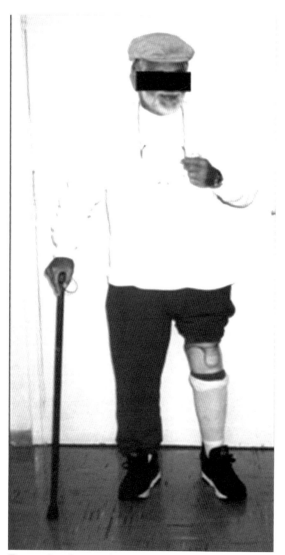

FIGURA 2 – Amputado transtibial idoso com alterações visuais, do equilíbrio e insuficiência coronariana crônica.

- doença oclusiva arteriosclerótica;
- doenças vasculares imunológicas (TAO, vasculite lúpica etc.);
- doenças tromboembólicas (Figura 4).

Essas doenças, em virtude do grande número de comorbidades a elas associadas, fazem prever uma expectativa de vida curta para os pacientes após sofrerem a primeira amputação.

O diabetes é, portanto, a principal causa, em todo o mundo, de amputações nas extremidades inferiores.

Um estudo realizado em um centro de reabilitação avaliando amputados diabéticos (n = 183) e não diabéticos (n = 75), entre os anos 1996 e 2005, fornece uma amostra da população de amputados na Grécia. Os autores mostraram que 54,6% dos amputados com diabetes e 51,6% dos não diabéticos morreram entre 4,3 e 6,6 anos após a primeira amputação. Os amputados diabéticos sofreram reamputações ou amputações no membro contralateral mais frequentemente do que os não diabéticos. As causas mais

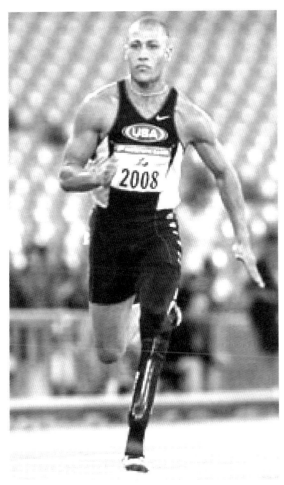

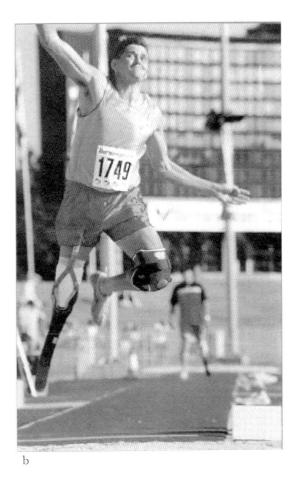

FIGURA 3 – (a) atleta paraolímpico amputado transfemoral; (b) atleta paraolímpico amputado bilateral.

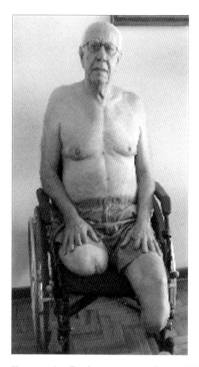 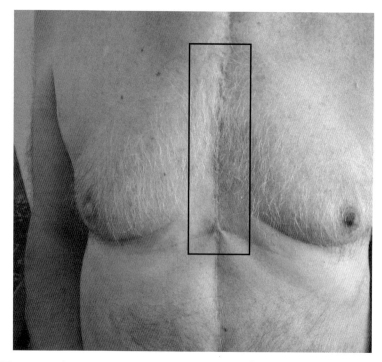

FIGURA 4 – Paciente amputado nos MMII e através dos dedos de ambas as mãos, devido a embolias generalizadas, vinte dias após uma cirurgia de revascularização miocárdica. No destaque, a cicatriz da cirurgia.

destacadas de morte nesses grupos foram a idade avançada e os níveis mais proximais de amputação, sugerindo ambos a coexistência de outros fatores de risco cardiovasculares.[3]

Quanto à incidência das amputações, estudo multicêntrico envolvendo dez centros de reabilitação comparou a incidência de amputações entre julho de 1995 e junho de 1997. Foram coletados dados de todas as amputações realizadas nesse período, em serviços localizados em cidades com mais de duzentos mil habitantes, no Japão, em Taiwan, na Espanha, na Itália, nos EUA e na Inglaterra. Os maiores índices de amputação ocorreram na população de índios Navajo, na qual, considerando-se apenas a primeira amputação maior (transtibial ou transfemoral), foram realizadas 43,9 amputações para cada 100.000 habitantes do sexo masculino por ano, e os menores índices de amputação ocorreram na cidade de Madri, Espanha, onde foram realizadas apenas 2,8 amputações para cada 100.000 habitantes. Verificou-se que as amputações ocorrem mais em pacientes com mais de 60 anos de idade e que, em muitos centros, a incidência foi maior no sexo masculino do que no feminino. As amputações maiores prevaleceram sobre as amputações menores. O diabetes foi associado entre 25% a 90% das amputações nesse estudo.[4]

Na Polônia, país do Leste europeu com população de ascendência caucasiana, foi realizado um censo durante um ano (1996) na região de Cracóvia, que tinha, à época, cerca de 1.239.703 habitantes. O autor, que não considerou amputações de causa traumática nem por câncer, identificou 290 amputados que preencheram os termos de inclusão no estudo: 72,4% das amputações foram realizadas em indivíduos do sexo masculino, com média de 64,7 anos de idade. Os amputados diabéticos responderam por 47,9% das amputações e eram consideravelmente mais velhos, com média de 68,2 anos. O número de amputados cresceu proporcionalmente ao avanço da idade (65 a 74 anos). Os não diabéticos totalizaram 52,1% de todas as amputações realizadas, e a faixa etária variou entre 55 e 64 anos. Os níveis de amputação encontrados no estudo e seus respectivos percentuais foram: dedos (15,5%); metatarso (6,6%); tornozelo (1,0%), estas denominadas amputações menores. Nos níveis transtibial (20%) e transfemoral (56,9%), denominadas amputações maiores, verificou-se uma inversão na frequência habitualmente observada na literatura médica, com um número de amputações transfemorais muito maior do que as transtibiais. Em 10,8% dos casos, o diabetes era desconhecido até a amputação. Considerando que 88,7% dos pacientes registrados estavam sofrendo sua primeira amputação, o autor sugere que se tomem medidas para identificar precocemente o diabetes, de modo a se evitarem taxas de amputações tão elevadas.[5]

Nos EUA, os índices de amputação nos membros inferiores é bastante elevado na população negra, quando comparada com a população branca. Já no Reino Unido, ocorrem mais amputações nos indivíduos brancos do que nos afrodescendentes que ali vivem. Com a intenção de estabelecer a incidência de amputações por diabetes na população afrodescendente, foi realizado um estudo comparando indivíduos diabéticos, amputados nos membros inferiores, com indivíduos diabéticos não amputados, em Barbados, pequeno país insular do Caribe, com 431 km^2 e uma população estimada em 279.254 habitantes. Os negros compõem 90% da população, seguidos dos asiáticos e mestiços (6%) e dos brancos (4%). Os participantes foram avaliados segundo um protocolo de risco de amputação, que incluiu até a falta de uso de calçados. No intervalo de avaliação de um ano, 223 pacientes foram submetidos a amputações nos membros inferiores. A incidência verificada para cada 100.000 habitantes foi, respectivamente, de 173 não diabéticos para 936 diabéticos. Quanto ao nível de amputação, a incidência foi de, respectivamente, 557 amputações menores e de 379 amputações maiores para 100.000 habitantes. A prevalência de amputações nas mulheres de Barbados só é menor do que nos homens da nação Navajo dos USA.[4] Os fatores de risco relacionando o diabetes às amputações foram o baixo uso de calçados, as elevadas taxas de hemoglobina glicosilada, a neuropatia periférica e as altas taxas de doença vascular periférica. Diante desses resultados, os autores concluíram que a incidência de amputações por diabetes em Barbados está entre as maiores do mundo, em decorrência do pouco uso de calçados, além da desinformação dos profissionais de saúde e da população em geral quanto aos cuidados necessários com o diabetes, principalmente quanto aos cuidados com os pés.[6]

Conforme se pode depreender dos estudos citados anteriormente, a incidência de amputações varia enormemente entre países, raças e comunidades, mas dá para perceber o sofrimento e os custos do envolvimento dos pés no diabetes. Infelizmente, a maioria dos trabalhos envolve populações regionalizadas. Algumas publicações apresentam estudos que consideram todas as causas de amputação, enquanto outras consideram apenas as populações em risco por diabetes. O primeiro grupo de publicações pode ser útil para uma medida parcial das patologias prevalentes nas comunidades estudadas, enquanto aqueles especificamente dirigidos para diabéticos podem ser usados como medida indireta da qualidade dos cuidados gerais dedicados aos diabéticos nas populações estudadas. Ultimamente, a amputação é apenas mais uma modalidade terapêutica para os diabéticos. No diabetes, como em nenhuma outra condição médica, o número de amputações realizadas, ou outros tratamentos, costuma ser utilizado como indicação da prevalência da doença ou da qualidade dos cuidados dedicados aos diabéticos nas comunidades estudadas. A qualidade dos cuidados com os pés diabéticos pode e deve ser melhor realizada em termos de sobrevivência, qualidade de vida e do binômio função/incapacidade.[7]

O Dr. Alberto Esquenazi, médico fisiatra responsável pelo centro de reabilitação regional para amputados do Moss Rehabilitation Hospital, da Filadélfia, EUA, e uma das maiores autoridades mundiais em tratamento, reabilitação e protetização de amputados, autor de inúmeras publicações sobre esse assunto, realizou uma extensa revisão bibliográfica para relacionar os avanços que vêm ocorrendo nos cuidados e na reabilitação dos amputados nos membros, ele mesmo um amputado transradial. Verificou que, nos últimos anos, as próteses, tanto para membros superiores como para membros inferiores, vêm experimentando consideráveis avanços em componentes, na metodologia de fabricação e de adaptação dos encaixes (invólucro para o membro residual, ao qual são fixados o joelho, a perna e o pé da prótese) aos pacientes, nos sistemas de suspensão (fixação da prótese ao membro residual) e em recursos como os controles eletrônicos. Cotos de amputação em níveis muito proximais podem, agora, ser protetizados com dispositivos funcionais, permitindo que um maior número de amputados possa ser independente. Essa evolução favorece especialmente os amputados em mais de um membro. O advento dos pés acumuladores de energia, dos joelhos hidráulicos controlados eletronicamente e dos tornozelos rotativos com sistemas de absorção de impacto vêm beneficiando mais, em todo o mundo, os pacientes que tenham recursos para arcar com os custos, cada vez mais elevados, das próteses. Não se sabe exatamente o número de amputações realizadas em todo o mundo, porque muitos países, inclusive o Brasil, ainda não dispõem de sistemas confiáveis de estatísticas de alta hospitalar para cada tipo de cirurgia realizado, na totalidade dos hospitais do país. Nos EUA, o National Center for Health Statistics cataloga cerca de cinquenta mil novas amputações por ano. Cotejando esses dados com aqueles provenientes de alguns centros europeus e asiáticos, que realizam um controle eficaz das taxas de amputações ocorridas, pode-se dizer com certeza que as maiores causas de amputação no mundo atual, por ordem de incidência, remetem aos traumas incluindo as lesões de guerra, seguidos de doenças, principalmente vasculares e das malformações congênitas. As causas de amputação variam de país para país. Nos países desenvolvidos, os acidentes lideram as estatísticas; nos países com história recente de conflagrações, os traumas podem ser responsáveis por até 80% das amputações; nos países em desenvolvimento, como o Brasil, as doenças vasculares e o diabetes são as principais causas de amputação, agravadas pelo tabagismo, seguidas pelos tumores; em países desenvolvidos, como EUA, Dinamarca e Japão, as doenças respondem por 68% de todas as amputações realizadas a cada ano. São realizadas cinco vezes mais amputações nos membros inferiores do que nos membros superiores, devido ao maior número de comorbidades relacionadas aos membros inferiores. Num apanhado estatístico internacional, as amputações transtibiais são as mais frequentes (39%), seguidas das transfemorais (31%), das transradiais (15%) e das transumerais (8%), entre todos os níveis de amputações. Seguem-se, nesta ordem, as desarticulações no tornozelo, no quadril, no ombro, através do joelho, no cotovelo e no punho. Os acidentes de trabalho, que afetam a população economicamente ativa, respondem por amputações, na maior parte das vezes, do membro superior direito (preferencial para execução de atividades laborais). Dos amputados de membro superior, 60% estão entre 21 e 64 anos, e 10%, abaixo dos 21 anos de idade.[8]

O ideal é que a reabilitação dos amputados se inicie antes da cirurgia de amputação, sempre que possível, sob os cuidados de uma equipe multiprofissional. Essa equipe tem o objetivo de preparar o paciente e seus familiares para a vida pós-amputação, em curto e longo prazos, devendo sempre dar-lhe informações reais sobre as possibilidades que ele terá, mediante o uso de prótese, nas atividades do dia a dia, profissionais, sociais etc. Para tanto, é de capital importância que os membros da equipe, principalmente o médico coordenador, conheçam detalhadamente os recursos protéticos existentes e tenham a noção dos custos de cada conjunto de componentes.[9]

As estatísticas citadas mostram que as amputações, seja qual for a etiologia, são um grave problema de saúde pública, visto decorrerem de situações que levam grandes sofrimentos aos pacientes e exigirem das autoridades previdenciárias grandes investimentos. Na fase pré-amputação, as despesas decorrem das frequentes internações hospitalares e dos custos ambulatoriais exigidos pelos cuidados dos pacientes com doenças crônicas. Essas doenças, como o diabetes, e certos tipos de tumor são potencialmente capazes de determinar isquemia ou neuropatia com ulcerações nos membros, levando a internações em regime de hospital-dia para curativos e administração de drogas antiblásticas. O tratamento tem, portanto, custo elevado. Outro fator de custo importante são as campanhas dedicadas à redução dos acidentes de tráfego e do trabalho, entre outros. Após a amputação, os maiores custos são com as avaliações requeridas para definir as terapias necessárias e suas respectivas quantidades no processo de reabilitação, cuja etapa mais tardia é a colocação de uma prótese e o treinamento que habilitará o amputado a utilizá-la funcionalmente.

Estágios da Reabilitação nos Amputados

A reabilitação dos amputados dos membros inferiores pode ser dividida em nove estágios distintos de avaliação e intervenção, sumarizadas por Esquenazi e DiGiacomo no Quadro 1.[4] Um programa pressupõe pelo menos intervenções de quatro profissionais, fisioterapeuta ou educador físico, terapeuta ocupacional e psicólogo, sob a supervisão de um médico. O preparo muscular é realizado mediante atividades fisioterapêuticas ou de condicionamento físico, com exercícios voltados ao desenvolvimento de flexibilidade, força muscular, treinamento cardiovascular, equilíbrio e marcha com prótese.

O tratamento adequado às pessoas com perdas de membros costuma ser complexo. Para prover um tratamento com sucesso ao paciente amputado, primeiro internado e depois na fase ambulatorial, é necessária uma equipe de trabalho. Os cuidados médicos, cirúrgicos e de reabilitação estão muito especializados. Além disso, a grande variedade de componentes protéticos disponíveis no mercado tornou a prescrição e a adaptação dos pacientes às próteses um processo bastante complicado. Embora pouco se tenha escrito na literatura médica para definir os elementos-chave para um programa bem-sucedido, os especialistas concordam que a existência de uma equipe multiprofissional é o principal elemento. Médicos – clínicos, cirurgiões e fisiatras –, fisioterapeutas, hidroterapeutas, terapeutas ocupacionais, psicólogos, enfermeiras, nutricionistas, assistentes sociais e protesistas deveriam sempre trabalhar juntos, procurando elaborar um programa terapêutico integrado e um tratamento coordenado desde o planejamento da amputação até a alta, deambulando com prótese ou locomovendo-se em uma cadeira de rodas. Ademais, se forem adicionados ao Programa de Reabilitação apoio para a reintegração social, orientação vocacional, reintegração à comunidade e atividades desportivas e recreativas, com certeza haverá considerável aumento da Qualidade de Vida do Amputado.[5] Finalmente, para que o Programa de Reabilitação seja realmente um sucesso, os membros da equipe de reabilitação têm de procurar integrar, da melhor forma possível, os pacientes e seus familiares ao programa, motivando-os a buscar sempre os melhores resultados em curto e longo prazos.[6] Infelizmente, quando se dispõe, em nosso país, de uma equipe multiprofissional de reabilitação, não há o contato simultâneo com os cirurgiões. Quando o paciente chega aos serviços de reabilitação, já está amputado, e nem sempre no nível mais indicado para que se possa dar-lhe a melhor reabilitação com prótese.

Quadro 1 – Fases da reabilitação dos amputados

Fases	Destaques
1. Pré-operatória	Cuidados médicos e condicionamento físico; orientações ao paciente; discussão do nível de amputação; espectativas funcionais do paciente; discussão da sensação fantasma.
2. Cirurgia de amputação e curativos	Determinação do comprimento e do corte do coto ósseo; tratamento dos nervos; sutura (mioplastia/miodese) muscular; curativo (gessado ou não); conclusão do membro residual.
3. Período pós-operatório imediato	Cicatrização; controle da dor; movimentação das articulações proximais; apoio psicológico inicial; presença de membro fantasma.
4. Período pré-protético	Modelagem do coto (enfaixamento elástico, massagens, exercícios); atrofia muscular; aumento da força muscular; recuperação do equilíbrio.
5. Prescrição e confecção da prótese	Momento da prescrição deliberado em equipe; confecção de dispositivo funcional, confortável e cosmético, com o melhor custo-benefício.
6. Treinamento com a prótese	Manejo da prótese visando aumentar o tempo de uso funcional dia a dia.
7. Reintegração do amputado à comunidade	Reassumir os papéis na família e na comunidade; recuperar o equilíbrio emocional; desenvolver estratégias de manutenção da saúde em geral; recreação.
8. Reabilitação vocacional	Treinamento de atividades vocacionais, educacionais ou de readaptação ocupacional.
9. Seguimento do paciente	Verificação periódica da adequação funcional da prótese; acompanhamento do estado clínico do amputado; suporte psicológico em longo prazo.

Adaptado de Esquenazi e DiGiacomo.[4]

Definição da Capacidade Física Pré-Protetização

Para que se possa elaborar um programa de reabilitação para um paciente amputado, é necessário o conhecimento das condições clínicas, o que se pode obter mediante exame físico, de testes laboratoriais e de radiografias. Estas últimas são de grande importância para a verificação da existência de calcificações arteriais e da formação de espículas ósseas no membro residual.

Porém, o elemento-chave na definição das terapias, principalmente na dosagem da intensidade e do tipo de exercícios a serem prescritos, é a avaliação ergométrica. Com base na avaliação ergométrica, pode-se prever quanta energia é dispendida pelo organismo dos pacientes nas atividades realizadas com e sem a utilização de próteses (Tabela 1).[12]

Há diversas maneiras de se avaliar a capacidade aeróbica de um amputado ainda não protetizado, mas o que é realmente eficaz é o teste ergométrico, que permite determinar o consumo de O_2 durante as atividades. O teste ergométrico contribui para que as prescrições de atividades físicas possam preparar efetivamente o amputado para o treinamento com prótese sem que ele corra o risco de sofrer os efeitos de um supertreinamento. Há dois modelos de cicloergômetros, conforme se vê na Figura 6.

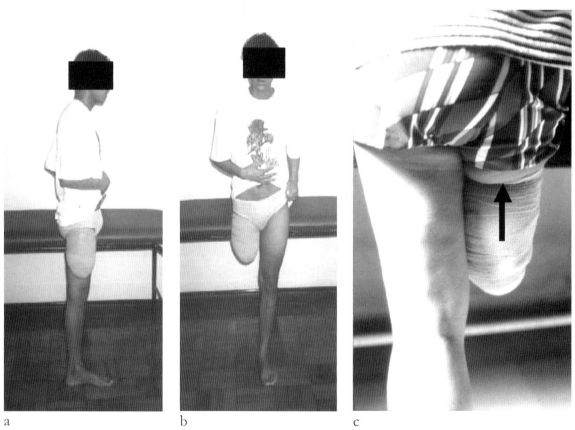

Figura 5 – (a) vista do enfaixamento no ortostatismo, de perfil; (b) vista do enfaixamento no ortostatismo, de frente; (c) enfaixamento elástico, vista posterior, mostrando a prega de pele-subcutâneo que ocorre se a atadura se enrola de proximal para distal (seta).

Tabela 1 – Gasto energético da marcha nos amputados

Tipo de amputação	% de aumento no gasto de energia	METs
Sem próteses, usando muletas axilares	50%	4,5
Unilateral transtibial com prótese	9% – 28%	3,3 – 3,8
Unilateral transfemoral com prótese	40% – 65%	4,2 – 5,0
Bilateral transtibial com próteses	41% – 100%	4,2 – 6,0
Ttb mais transfemoral com próteses	75%	5,3
Bilateral transfemoral com próteses	280%	11,4
Desart. unilateral de quadril com prótese	82%	5,5
Hemipelvectomia com prótese	125%	6,75

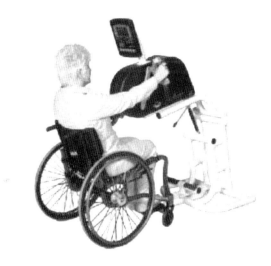
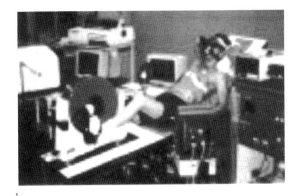

a   b

FIGURA 6 – (a) Cicloergômetro de MMSS: o paciente movimenta o ergômetro com os membros superiores, e o sistema, monitorando o coração, mede o VO_2máx e outros parâmetros; (b) cicloergômetro para um só MI: o paciente movimenta o ergômetro com o membro não amputado, e o sistema, monitorando o coração, mede o VO_2máx e outros parâmetros (Ginásio de Fisioterapia do Instituto de Reabilitação Lucy Monteiro, São Paulo).

CUIDADOS PÓS-OPERATÓRIOS

ENFAIXAMENTO ELÁSTICO

Deve ser iniciado logo após a retirada dos pontos e tem de ser mantido até que o paciente receba uma prótese. Ele impedirá o acúmulo de líquidos de edema e contribuirá para a adequada modelagem do membro residual. As ataduras elásticas devem ser em número suficiente para prover um adequado enfaixamento compressivo. Nos cotos transfemurais deve iniciar logo distalmente à prega glútea, descendo, sem apertar, até à extremidade distal do coto. Nesse ponto, começa-se a distender a atadura e executar o enfaixamento compressivo, de distal para proximal, de modo a auxiliar o fluxo sanguíneo de retorno. O enfaixamento deverá comprimir, de maneira uniforme, todo o membro residual, desde a extremidade distal até à raiz. Para não permitir a formação de dobras de tecido celular subcutâneo e pele, após retornar com a atadura até à altura da prega glútea, deve-se levá-la, sempre sob tensão, até acima das cristas ilíacas, formando um cinto que não deixará a atadura desenrolar[16] (Figuras 5).

Definição da Capacidade Física Pós-Protetização

O gasto de energia durante a marcha é diferente para cada nível de amputação, para diferentes condições clínicas e principalmente para próteses com diferentes sistemas de componentes. Em 1976, Waters et al.[13] avaliaram setenta amputados unilaterais de ambos os sexos, com idades entre 31 e 63 anos, com amputações nos níveis transfemoral, transtibial e transmaleolar (Syme), por trauma ou por doença vascular, que não apresentassem nem edema, nem dores no coto de amputação, nem úlceras de pressão e que utilizassem próteses com joelhos autobloqueáveis e/ou pés SACH. Os joelhos autobloqueáveis freiam no momento em que os amputados transferem peso para cima da prótese – Fase de Apoio da Marcha – e desbloqueiam só quando o paciente retira todo o peso corporal de cima da prótese – Fase de Balanço – durante a marcha. Os pés SACH têm o tornozelo rígido (*Solid Ankle*) e o calcanhar amortecido (*Cushioned Heel*) por uma cunha de borracha relativamente macia. Os autores compararam os resultados da avaliação ergoespirométrica e da marcha desses amputados com avaliações de pessoas normais de ambos os sexos, entre a terceira e a sétima décadas, avaliadas pelo mesmo método. Após tabularem os resultados, os autores concluíram:

1. *Quanto à velocidade da marcha*, verificou-se que no grupo controle (não amputados) a velocidade média dos homens era de 87 metros por minuto (m/min), e a das mulheres, 74 m/min, não variando, na média (82 m/min), com a idade dos indivíduos. Esses valores decresceram na população de amputados, quanto mais proximal o nível de amputação. Os pacientes com amputações vasculares transmaleolares desenvolveram uma velocidade de 44 m/min, os transtibiais 45 m/min e os transfemorais 36 m/min, apresentando um decréscimo na velocidade de marcha de 13% a 66% daquelas atingidas pelo grupo não amputado. Os pacientes mais jovens, amputados transtibiais por traumas, caminharam em média 71 m/min, enquanto os transfe-

morais apenas 52 m/min, mostrando a influência do comprimento do membro residual em amputados, principalmente em vasculares, mais idosos e com expectativa de maior número de comorbidades.

2. *Quanto ao comprimento dos passos e à cadência da marcha*, também, se verificou menor comprimento nos passos e cadência mais lenta.

3. *O gasto metabólico*, calculado em mililitros de oxigênio consumidos por quilograma de peso por minuto de atividade (ml O_2/kg x min), mostrou, entre os amputados vasculares, que os transmaleolares e os transtibiais consumiram, respectivamente, 11,5 e 11,7 ml O_2/kg x min, enquanto os transfemorais consumiram 12,6 ml O_2/kg x min, com mais O_2 consumido para um trabalho idêntico, embora essas diferenças não tenham sido estatisticamente significantes. Os amputados traumáticos, mais jovens, consumiram 15,5 e 12,9 ml O_2/kg x min, respectivamente, para amputados transtibiais e transfemorais. Comparados os valores entre os dois subgrupos, constata-se um desempenho melhor no grupo de amputados traumáticos. O grupo de não amputados teve um desempenho médio de 35 ml O_2/kg x min, independentemente do sexo. Entretanto, os autores verificaram uma queda nesse índice nas faixas etárias mais avançadas. A conclusão foi que a *capacidade aeróbica máxima nos amputados*, quando comparados a indivíduos não amputados nas mesmas faixas etárias, apresenta invariavelmente um decréscimo. Igualmente, os amputados são menos efetivos do que os não amputados nos parâmetros de *velocidade* e *cadência da marcha*, e no *comprimento dos passos*. Esse decréscimo aumenta com a idade e com a redução no comprimento do membro residual.

Esse estudo ainda hoje é citado por autores que se dedicam à avaliação do desempenho dos pacientes amputados. Os trabalhos mais recentes dedicam-se à comparação entre próteses dotadas de componentes com maior ou menor eficácia. Em trabalho ainda não publicado, Jorge Filho e Yazbek[14] avaliaram um atleta de 34 anos, amputado transtibial por trauma, com mais de dez anos de uso de sucessivos sistemas de componentes protéticos. O objetivo foi comparar quatro diferentes mecanismos de joelhos protéticos, mecânico (3R49), pneumático (3R70), hidráulico rotativo (3R80) e eletrônico (C-Leg), todos da mesma origem, as empresas Otto Bock. Para todos os testes, o paciente usou o mesmo modelo de encaixe protético, de contenção isquiática, usado há mais de cinco anos, e o mesmo pé protético, o C-Walk, acumulador de energia. Os testes foram realizados a intervalos de 15 dias, sendo as avaliações ergoespirométricas realizadas pelo Protocolo de Kattus em esteira rolante (Figura 7a), com 10% de inclinação positiva durante todo o teste, com velocidade inicial de 1,5 milha por hora (mph) e aumentos de 0,5 mph a cada 3 minutos, até uma velocidade máxima de 4 mph. Utilizando o joelho autobloqueante (3R49), cujo mecanismo se assemelha àquele dos joelhos usado no trabalho de Waters et al.,[13] o paciente obteve um VO_2máx = 23,3 ml/kg x min. Esse desempenho foi bem melhor do que aquele verificado por Waters, em 1976, no grupo de amputados traumáticos na faixa dos 30 anos, que havia obtido na média 12,9 ml O_2/kg x min. Isso se explica por dois fatores. Os pacientes de Waters et al. não eram atletas e nem usavam pés acumuladores de energia, o que favoreceu consideravelmente nosso paciente e mostrou a importância da substituição do pé SACH pelo C-Walk, a despeito do joelho utilizado por nós ser de um mecanismo similar àquele utilizado em 1976, e ainda hoje utilizado pela grande maioria dos amputados transtibiais brasileiros que recebem próteses pelo Sistema Único de Saúde. Quanto aos demais joelhos avaliados, o paciente obteve resultados da medida do VO_2máx cada vez melhores, à medida que aumentou a complexidade dos joelhos protéticos por ele utilizados. Com o joelho pneumático 3R70, o VO_2máx = 30,5 ml/kg-min

O joelho hidráulico rotativo 3R80 permitiu um desempenho ainda melhor, com um VO_2máx = 40,0 ml/kg-min, enquanto com o joelho controlado por microprocessadores, C-Leg, o desempenho aumentou pouco, com VO_2máx = 40,9 ml/kg-min, mas com muito mais agilidade ao caminhar no plano. Para a obtenção desses resultados, o paciente obteve tempos e distâncias percorridas na esteira rolante, também, maiores conforme a complexidade dos joelhos utilizados (Tabela 2).

O paciente foi, também, avaliado em laboratório de análise de movimento com oito câmeras captoras de luz infravermelha pelo sistema Expert Vision, fabricado pela empresa Motion Analysis, tendo sido utilizado o protocolo de Helen-Hayes, com 21 marcadores distribuídos em diferentes articulações (Figura 7b).

No laboratório de análise do movimento, foram analisados, imediatamente antes dos testes ergoespirométricos, diversos parâmetros lineares da marcha. Verificou-se, por um lado, uma preferência do paciente,

Tabela 2 – Tempos e distâncias percorridas com diferentes joelhos protéticos

	Mecânico (3R49)	Penumático (3R70)	Hidráulico (3R80)	Eletrônico (C-Leg)
Tempo (min)	16:13	21:13	19:14	24:26
Distância	690,38	1197,05	1120,01	1675,60

em termos de segurança na Fase de Apoio da Marcha, para o joelho pneumático 3R70. Por outro, os parâmetros relacionados à velocidade e à redução de esforço durante o ciclo da marcha foram favoráveis ao uso do joelho dotado de microprocessadores eletrônicos para controle nas Fases de Apoio e de Balanço (C-Leg). Os Gráficos 1 e 2, que seguem, dão um exemplo do desempenho do paciente com os diferentes joelhos.

O Gráfico 1 Mostra a grande diferença dos joelhos de alto desempenho, no caso o 3R70 e o C-Leg na velocidade da marcha, comparados ao joelho autobloqueante 3R49.

Neste parâmetro, que exige bom equilíbrio em ambos os membros, o paciente se mostrou mais bem adaptado ao joelho hidráulico 3R70, visto que o tempo de permanência do membro protético em balanço para a frente é praticamente idêntico ao do membro não amputado, quando esse joelho é utilizado. Entretanto, usando o joelho autobloqueante (3R49), o paciente fica muito menos tempo em balanço com o membro não amputado, devido à menor condição de equilíbrio oferecida por esse joelho (Gráfico 2).

A evolução dos amputados após protetização costuma estar condicionada a cinco elementos:

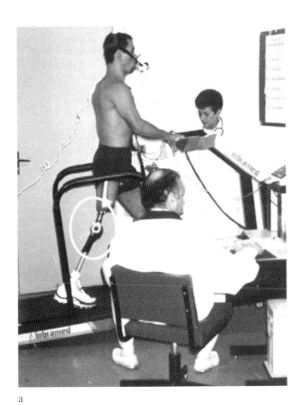
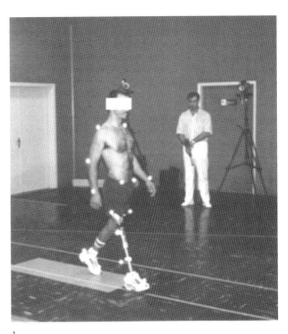

a   b

FIGURA 7 – Avaliação de um paciente amputado após protetização: (a) avaliação ergoespirométrica com o joelho 3R80; (b) avaliação no laboratório de análise de movimento com joelho 3R49.

1. Personalidade do paciente pré-amputação
2. Condicionamento físico pré-amputação
3. Condições físicas pós-amputação
4. Grau de sofisticação do equipamento protético
5. Grau de eficiência do Programa de Reabilitação instituído

CUIDADOS PÓS-AMPUTAÇÃO

CUIDADOS COM A FERIDA OPERATÓRIA

Dependem das condições clínicas do paciente. Para um jovem amputado após acidente de trânsito, sem nenhuma doença ou

Gráfico 1 – Velocidade e cadência

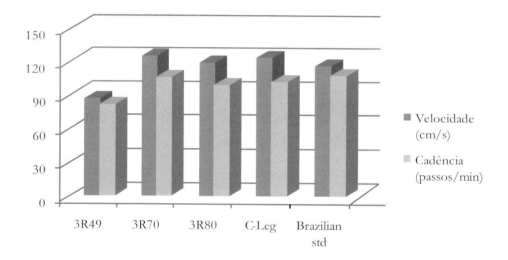

Gráfico 2 – Percentual na fase de balanço

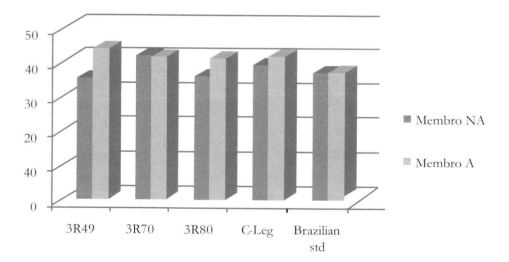

infecção, sem restrições circulatórias e cujas funções orgânicas estejam preservadas, uma limpeza diária e o fechamento simples da ferida operatória com um chumaço de gaze, seguidos de um curativo compressivo com atadura elástica de média compressão para controlar o edema, seriam suficientes.

Em contrapartida, um paciente mais idoso, diabético, desnutrido, com distúrbios circulatórios e uma amputação aberta, para permitir a drenagem de secreções infectadas, necessitará cuidados diferentes, diversas vezes ao dia, com antibioticoterapia, suplementos nutricionais, controle do edema, tração cutânea etc., até que adquira condições ideais para o fechamento da ferida operatória. Após a sutura das partes moles, recomenda-se a realização de ultrassonografia e radiografia ou até cintilografia, para, respectivamente, avaliar-se a possibilidade de instalação de coleções fluidas nas partes moles ou de osteomielite.[7,15]

Cuidados com a Postura

Para cada tipo de paciente e para cada sistema protético haverá modificações de ordem tática no Programa de Reabilitação. Um exemplo que gostamos de apresentar é o que segue.

Imagine-se um paciente amputado transfemoral bilateral, como o da Figura 8. Ao examiná-lo, no início da fase de treinamento pré-protético, cabe ao médico assistente imaginar, para ele, duas próteses. Esse paciente necessita de segurança, visto ser amputado bilateral no nível transfemoral, não dispondo mais dos joelhos anatômicos. Também não tem mais as inserções anatômicas dos músculos que moviam e estabilizavam seus joelhos, tendo ademais um coto médio e o outro curto. À esquerda, por ter preservado um coto femoral e muscular mais longo, terá maior efeito de alavanca para mover a futura prótese à frente. O coto curto, à direita, terá menor braço de alavanca para impulsionar a prótese, daí necessitar maior potência muscular no grupo flexor do quadril. Entretanto, sabe-se

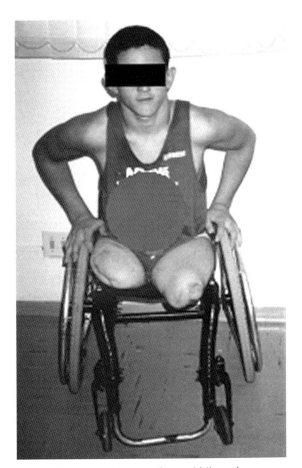

Figura 8 – Amputado transfemoral bilateral.

que os amputados transfemurais bilaterais, desde o pós-operatório imediato, permanecem muito tempo sentados em cadeiras de rodas antes de receberem as próteses. A postura em flexão de 90° nos quadris pode levar ao encurtamento dos músculos iliopsoas, motores principais da flexão dessas articulações. Os exercícios de fortalecimento desses músculos podem levar a uma deformidade em flexão dos quadris, que dificilmente permitirá o ortostatismo com próteses. A postura em flexão de 90° nos quadris pode levar ao encurtamento dos músculos iliopsoas, motores principais da flexão dessas articulações, e dos cotos dos músculos do quadríceps, seus acessórios nessa função. Os exercícios de fortalecimento desses músculos podem levar a uma deformidade em flexão dos quadris, que dificilmente permitirá o ortostatismo com próteses. Deve-se levar em conta que os adutores dos quadris foram seccionados, estando enfraquecidos biomecanicamente. Se considerarmos que os abdutores, o glúteo médio e os músculos motores acessórios mantiveram-se intactos em suas inserções e anatomicamente íntegros, o paciente tem todas as condições de desequilíbrio muscular para desenvolver, também, uma deformidade em abdução dos quadris, tanto mais severa quanto mais curto for o coto de amputação. Para evitar má postura, é essencial que os amputados transfemorais sejam orientados a assumir posturas neutras ou até um pouco forçadas em adução e extensão do(s) quadril(s), para que se evitem as contraturas já citadas. Essas posturas, impedindo os desalinhamentos articulares, é que levarão ao sucesso nas atividades físicas pré e pós-protéticas e, em decorrência, à aquisição de marcha funcional com prótese(s) (Figura 9).

Os amputados transfemorais não devem permanecer com os quadris em abdução ou em flexão. Do mesmo modo, os amputados transtibiais devem evitar permanecer sentados ou deitados, com flexão dos joelhos, como nas posturas que seguem (Figura 10), sob pena de desenvolverem uma contratura de difícil correção com cinesioterapia, requerendo, por vezes, medidas cirúrgicas, que sempre envolvem alguns riscos para esses pacientes, em geral debilitados (Figuras 10 e 11).

FISIOTERAPIA NA FASE PRÉ-PROTÉTICA

Tão logo se retirem todos os pontos da sutura e a pele se apresente resistente, o paciente deverá iniciar exercícios de fortalecimento muscular e de resistência postural. Esses exercícios devem privilegiar a musculatura proximal, evitando-se as contraturas referidas anteriormente. Outra modalidade de exercícios nesta fase são aqueles necessários à recuperação do equilíbrio de tronco[3] e, se possível, com transferências progressivas de peso para o coto. Nas amputações transtibiais, pode-se iniciar com carga na patela, mantendo o joelho em flexão, passando após

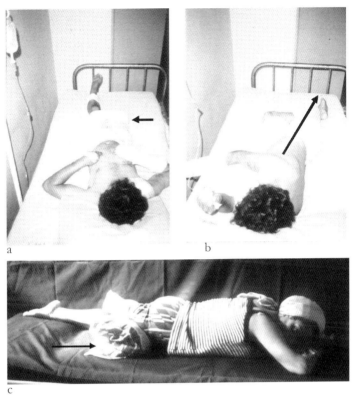

FIGURA 9 – Terceiro pós-operatório: (a) adução do coto, mantida com atadura de crepe, que mantêm unidas as duas coxas no decúbito dorsal; (b) manutenção do coto em posição neutra ou até com ligeiro desvio em extensão, no decúbito lateral; (c) decúbito ventral com almofada elevando o coto (extensão do quadril).

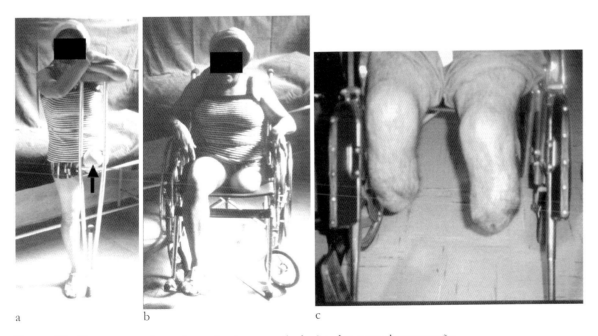

FIGURA 10 – Posturas que determinam desvios nas articulações dos cotos de amputação.

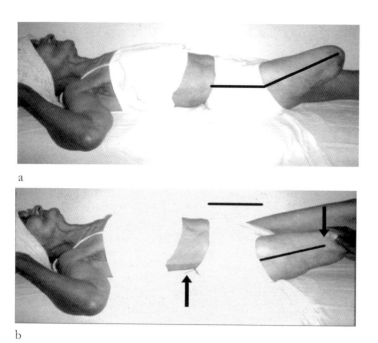

FIGURA 11 – (a) Paciente amputada transfemoral em decúbito dorsal, apresentando acentuada flexão no coto. No membro não amputado não ocorreu esse fenômeno, pois existe equilíbrio de forças entre as massas musculares flexora e extensora; (b) forçando-se a extensão do coto, observa-se acentuação da lordose lombar, por causa do encurtamento do Íliopsoas que se insere nas vértebras T12 a L5.

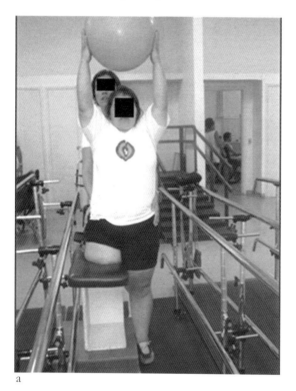
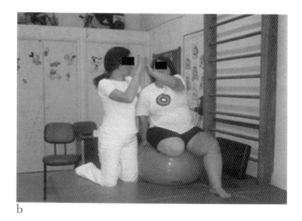

FIGURA 12 – (a) Equilíbrio com transferência de carga para a extremidade amputada. Observar que o membro são está bem próximo do banco. Isso faz reduzir a pressão na extremidade do coto. Se o paciente tolerar mais peso na extremidade amputada, poderá abduzir gradativamente o membro são; (b) exercício de equilíbrio e para a dissociação de cinturas, permitindo pressão sobre o túber do ísquio na bola Bobath.

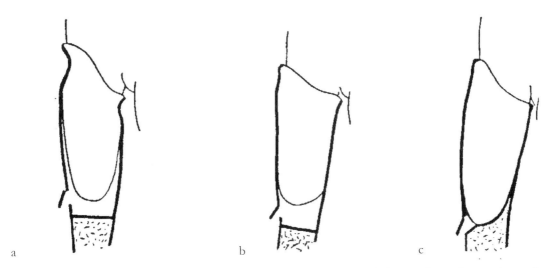

FIGURA 13 – Diferentes formas de relação coto–encaixe: (a) encaixe valvulado transfemoral, com câmara de vácuo; (b) encaixe de aderência muscular (desarticulação joelho); (c) encaixe valvulado de contato total (transfemoral).

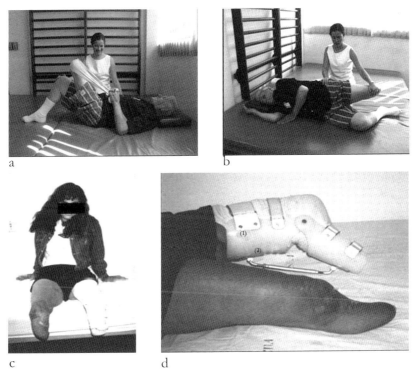

FIGURA 14 – (a) exercício para alongar cadeia muscular posterior do coto; (b) exercício para alongar a cadeia muscular anterior do coto; (c) jovem amputada transtibial por queimaduras na infância, que evoluiu com um dos cotos em flexão de joelho por causa da fibrose na pele queimada; (d) o uso de um "distrator" (1) de polipropileno com "rosca invertida" (2) pode contribuir para aumentar-lhe a extensão do joelho.

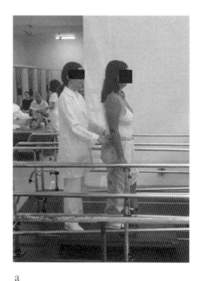 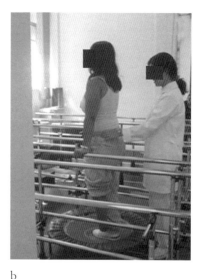 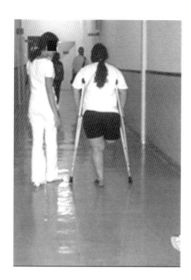

a b c

Figura 15 – Treinamento de equilíbrio em: (a) prancha de equilíbrio; (b) plataforma elástica; (c) marcha com muletas axilares.

alguns dias para carga terminal. Nos amputados transfemorais, pode-se fazer carga terminal desde o início (Figura 12a). Se a previsão for de prótese com encaixe de apoio isquiático, deve-se fazer, também, equilíbrio com transferências de carga para a tuberosidade do ísquio, sentado em prancha de equilíbrio ou outro dispositivo (Figura 12b). O enfaixamento elástico[8] e a descarga terminal durante a fase de reabilitação pré-protética permitirão maior tolerância do paciente ao contato total entre o encaixe protético e o coto de amputação (Figura 13).

Na fase pré-prótese, são de grande importância os alongamentos musculares, para que se evitem encurtamentos e retrações que só trarão dificuldades nas terapias e demora nas aquisições motoras necessárias à protetização. Quando os encurtamentos musculares se deverem a vícios posturais, a utilização de órteses distratoras agilizará bastante a recuperação postural (Figura 14).

Podem-se realizar diferentes atividades para que o paciente readquira equilíbrio, mas as mais eficientes são as que causam desequilíbrios nos planos frontal e sagital, na prancha de equilíbrio, numa plataforma elástica, com o paciente sentado numa Bola de Bobath (Figura 12b), ou deambulando com auxílio de muletas (Figura 15).

Evolução do Equilíbrio Vertical em Amputados de Membro Inferior Submetidos à Terapia Complementar em Piscina Funcional

Nos serviços em que se dispõe de uma piscina, uma modalidade terapêutica que se revelou de grande valia na preparação pré-protética dos amputados foi a Hidroterapia. O principal objetivo da reabilitação em pacientes com amputação de membro inferior é adquirir uma melhor resposta em face do comportamento do equilíbrio, facilitando seu processo de protetização. Afinal, entre os recursos utilizados, a piscina funcional, através de seus benefícios, permite propor um protocolo de atuação com exercícios que reforcem o trabalho de reaquisição de equilíbrio, sem riscos. As propriedades físicas da água, tanto hidrostáticas (densidade, pressão, empuxo) como hidrodinâmicas (turbulência, arrasto, viscosidade) facilitam essa tarefa. As vantagens atribuídas ao emprego da imersão em piscina termoaquecida variam desde relaxamento muscular, analgesia, manutenção e ganho de ADM, fortalecimento muscular, melhora da vascularização, aquisição do equilíbrio estático e dinâmico, ganho da consciência corporal, autovalorização e senso de realização.

O conceito de equilíbrio em biomecânica está associado à ideia de corpo em posição estável. Do ponto de vista mecânico, diz-se que um corpo está em equilíbrio quando diversas forças que agem sobre ele estão em direções opostas e se anulam. Na água, o corpo sofre a ação da gravidade (ponto onde a força da gravidade está centrada, localiza-se próximo a segunda vértebra sacral) e da flutuabilidade (ponto onde a força do empuxo é exercida e definida como centro de gravidade do volume de água deslocado). Há variáveis para a fixação deste ponto.

Em pacientes amputados de membro inferior, inicialmente, trabalha-se o aprendizado de habilidades específicas, visando atingir o maior grau de independência com segurança (veja programa a seguir). Quanto ao equilíbrio, um dos princípios fundamentais a ser trabalhados é o do metacentro, o qual se preocupa com a estabilidade dos corpos na água.

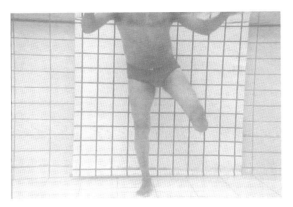

FIGURA 16 – O corpo humano, no meio líquido, necessita de adaptações sensório-motoras do equilíbrio corporal para mudanças mecânicas. Manter o equilíbrio estático em imersão é o ponto de partida para um movimento controlado na água. Neste aspecto, o amputado de membro inferior requer atenção especial, pois é considerado como *rolador natural*.

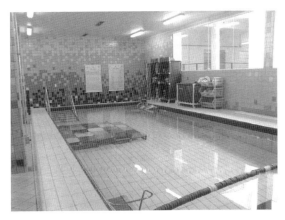

FIGURA 17 – Utilizou-se uma piscina coberta e aquecida a 34 °C, com piso antiderrapante e profundidade variável entre 1,10 e 1,30 m, uma máquina filmadora digital modelo Sony DCR-DVD 403, devidamente acoplada a uma caixa específica para filmagens aquáticas modelo, Sony Sports Pack SPK-HCA.

Quando ambos os centros (de gravidade e de flutuabilidade) estiverem alinhados, opostos em um plano vertical e de mesma intensidade, apenas as forças vetoriais verticais estarão aparentes. Entretanto, quando ocorre desalinhamento desses centros, tem-se uma situação chamada *metacentro positivo* ou *metacentro negativo*. Quando for positivo, o corpo tende à rotação, mas retorna à posição inicial, mas quando for negativo, o corpo irá rolar para uma nova posição até que as duas forças sejam novamente alinhadas (Figura 16).

Exemplifica-se com as observações feitas de um grupo de 13 indivíduos que receberam atendimento na Piscina Funcional da DMR–HC–FMUSP (Figura 17). O protocolo elaborado pela equipe profissional do setor fundamentou-se no programa de abordagem dos 10 pontos do Método Halliwick:

Ponto 1 – *Adaptação mental*
Ser capaz de responder apropriadamente a um ambiente diferente, situação ou tarefa. O aprendizado do controle da respiração é um importante aspecto deste trabalho. Um exemplo disso é a adaptação do movimento na água comparada com o movimento em solo.

Ponto 2 – *Desligamento*
Um processo contínuo de aprendizagem através do qual o nadador se torna física e mentalmente independente.

Ponto 3 – *Controle da rotação transversal*:
Habilidade de controlar qualquer rotação no eixo fronto transversal.

Ponto 4 – *Controle rotação sagital*:
Habilidade de controlar qualquer rotação no eixo sagitotransversal (anterior-posterior).

Ponto 7 – *Empuxo*:
Confiar que a água irá fazê-lo flutuar. Algumas vezes chamado de *inversão mental*, pois o participante tem que inverter seu pensamento e perceber que irá flutuar, e não afundar.

Ponto 8 – *Equilíbrio e imobilidade*:
Flutuar imóvel e relaxado na água. Isto depende tanto do controle do equilíbrio físico quanto mental. A partir deste ponto, outras atividades podem ser realizadas com maior facilidade.

O conceito Halliwick defende o aprendizado de habilidades específicas sem uso de flutuadores artificiais.

A amostragem apresentou indivíduos amputados de MMII, de ambos os sexos, sendo oito amputados transfemorais; dois transtibiais; dois desarticulados do joelho; e uma malformação congênita. A frequência ao setor de Piscina Funcional foi de duas vezes por semana, com sessões de 30 minutos de duração, realizadas em grupos de até três indivíduos.[9,10] Os critérios de inclusão e exclusão foram estabelecidos pelo médico responsável em conformidade com o regulamento interno do IMREA.

Foram filmadas as técnicas utilizadas para as entradas e as saídas da piscina. Dentro da água, foi colocado um simetrógrafo para posicionar os participantes em sua frente e filmá-los durante as atividades de estimulação do equilíbrio estático. Essas filmagens foram realizadas na primeira sessão e após dez sessões.

Uma avaliação crítica e criteriosa das intervenções do tratamento proposto foi realizada, a fim de se construirem dados dos resultados obtidos, permitindo reavaliar abordagens e dinâmicas empregadas.

Em solo colheram-se dados como anamnese, alterações de pele, cicatrização, dor, encurtamentos, deformidades e sensibilidade. Avaliou-se a dependência quanto a locomoção, higiene pessoal, vestuário e acesso à piscina.

Para avaliação do equilíbrio utilizou-se a *Escala de Equilíbrio de Berg Adaptada*, constituída por 14 tarefas comuns que envolvem o equilíbrio estático e dinâmico, tais como alcançar, girar, transferir-se, permanecer em pé e levantar-se. Através da observação da realização de tais tarefas, o avaliador pontua cada uma delas numa escala que varia de 0 a 4, totalizando um máximo de 56 pontos. Como algumas das tarefas não são possíveis de serem realizadas com indivíduos amputados (por exigirem os MMII preservados), o total de pontos possível de ser obtido foi igual a 44. Os pontos são baseados no tempo em que uma posição pode ser mantida, na distância em que o membro superior é capaz de alcançar à frente do corpo e no tempo para completar a tarefa. Para a aplicação do teste, o indivíduo deve estar descalço e, caso necessite, fazer uso de óculos e/ou próteses auditivas.

Também foram avaliados o equilíbrio, no início e no final do programa; o equilíbrio estável (com apoio de mãos); e o equilíbrio instável (sem apoio das mãos), pelo sistema F-Mat (Tekscan Inc.) de podobarometria ortostática, mediante a mensuração da velocidade média do centro de pressão. Em condição de estabilidade, a velocidade média do centro de pressão é reduzida em decorrência das reações sensório-motoras de equilíbrio (Figura 18).

Na água, foram avaliados o tipo de entrada e saída; os apoios necessários (físico, visual e verbal); a adaptação ao meio aquático; o controle da respiração; as habilidades de flutuação e rotação; o equilíbrio estático (posição de cadeira e ortostática); e o saltitamento.[11] Especificamente quanto ao equilíbrio, foram avaliados os seguintes itens:[12]

- Mantém-se equilíbrio na posição vertical independentemente?
- Necessita de apoio. Onde?
- Mantém equilíbrio ao realizar extensão de cabeça? Como corrige?
- Mantém equilíbrio ao realizar flexão de cabeça? Como corrige?

Trajetória do centro de pressão

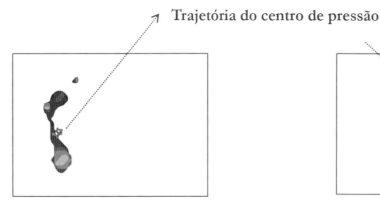
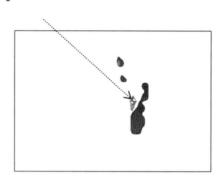

FIGURA 18 – Trajetórias do centro de pressão do corpo em apoio ortostático monopodal, avaliadas pelo F-mat.

- Apresenta controle da respiração adequadamente durante as atividades?
- Mantém equilíbrio na vertical durante turbulência?

As sessões foram realizadas na seguinte sequência:

1. *Adaptação mental e desligamento*: exercícios de respiração oral, nasal e mista; atividades que visam à diminuição progressiva de apoio físico, verbal e visual.
2. *Controle das rotações transversal e sagital*: exercícios em posição de cadeira. Inicialmente, realizadas movimentação ativa de flexão e extensão cervical, seguidas de movimentação ativa de membros superiores simetricamente e, por fim, assimetricamente.
3. *Equilíbrio e imobilidade*: exercícios em posição de cadeira ou cubo, com e sem turbulência.
4. *Turbulência*: como progressão dos exercícios, a turbulência na água foi introduzida a fim de dificultar a manutenção do equilíbrio estático e dinâmico.

De acordo com Margaret Reid Campion,[13] a estabilidade pode ser atingida usando-se a cabeça e o tronco para controlar rotações através de atividades que produzam simetria dos membros e do corpo e por formas que dão estabilidade e equilíbrio, por exemplo, a posição de cadeira ou cubo nestes indivíduos.

Segundo Ruoti, Morris e Cole,[14] o movimento através da água é afetado por duas propriedades: viscosidade e turbulência, que, assim como o empuxo, auxiliam ou resistem à movimentação do corpo.

De acordo com Skinner e Thomson,[9] há possibilidade de realizar um trabalho de propriocepção pelas respostas de equilíbrio que aparecem rapidamente através de um desequilíbrio, produzidos por uma turbulência.

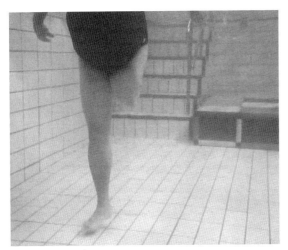

FIGURA 19 – É difícil obter estabilidade na água por causa dos efeitos de flutuabilidade, de turbulência e metacêntrico. Este trabalho permitiu aos indivíduos adquirir habilidades que lhes dessem um melhor equilíbrio corporal estático e dinâmico, com base no conceito do realinhamento dos centros de gravidade e flutuabilidade, ou seja, quando um indivíduo está na água, em ortostatismo, ele precisa do equilíbrio do metacentro para poder permanecer na postura de equilíbrio.

É mais difícil movimentar-se na água que em solo, devido à sua resistência ser de 600 a 800 vezes maior que o ar, o que permite ao instrutor trabalhar com controle das rotações com segurança, evitando riscos de queda. A densidade da água, a resistência frontal e o arrasto facilitam reações e respostas diante de um desequilíbrio.

A viscosidade da água torna o meio apto para aumentar a percepção sensorial. A resistência, causada pelo movimento através de um líquido com sua viscosidade, pode causar distensão ou alongamento da pele, resultando na estimulação dos mecanoceptores, contribuindo para uma melhor propriocepção.

É importante os indivíduos aprenderem a controlar a quantidade de suporte de flutuação que a água fornece, adquirindo, assim, a habilidade de inibir movimentos indesejados na água.

Conclui-se que os pontos selecionados do método Halliwick foram eficientes para adaptação dos indivíduos ao ambiente, sua sociabilização, ganho de autoestima, melhora da imagem corporal e aprendizado de novas habilidades dentro e fora do ambiente aquático.

A simetria, os movimentos ativos, o equilíbrio, a estabilidade e a função são fatores importantes no método Halliwick, e os protocolos devem incluir esses aspectos para que o potencial máximo de cada indivíduo seja atingido.

ENFAIXAMENTO ELÁSTICO

Deve ser iniciado logo após a retirada dos pontos e tem de ser mantido até que o paciente receba uma prótese. Ele impedirá o acúmulo de líquidos de edema e contribuirá para a adequada modelagem do membro residual. As ataduras elásticas devem ser suficientes para prover um adequado enfaixamento compressivo. Nos cotos transfemorais, deve ser iniciado logo distalmente à prega glútea, descendo, sem apertar, até a extremidade distal do coto. Nesse ponto começa-se distender a atadura e executar o enfaixamento compressivo, de distal para proximal, de modo a auxiliar o fluxo san-

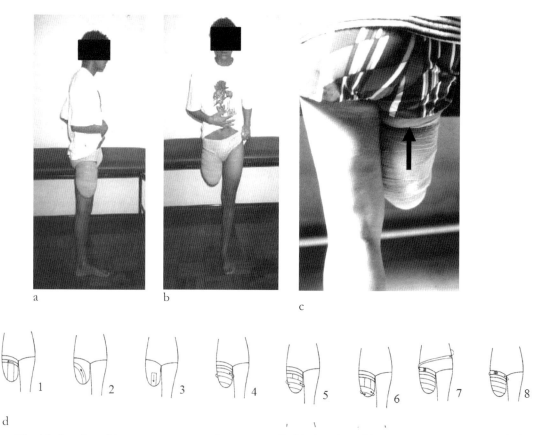

FIGURA 20 – (a) vista do enfaixamento no ortostatismo, em perfil; (b) vista do enfaixamento no ortostatismo, de frente; (c) enfaixamento elástico, vista posterior, mostrando a prega de pele-subcutâneo que ocorre se a atadura se enrola de proximal para distal (seta); (d) enfaixamento elástico compressivo transfemural. Do quarto quadro em diante, é necessário estirar a atadura e comprimir uniformemente de distal para proximal. No quadro 7, o final da atadura é dirigido para cima, de modo a circundar a cintura acima das cristas ilíacas, e fixado mediante cadarços, costurados previamente à ponta de uma atadura. Essa fixação impedirá que a atadura deslize pelo coto e solte com os movimentos do membro residual. Conforme o comprimento e o volume do coto de amputação, deve-se usar duas ou mais ataduras elásticas unidas pelas extremidades.

guíneo de retorno. O enfaixamento deverá comprimir, de maneira uniforme, todo o membro residual, desde a extremidade distal até a raiz.[8] Para não permitir a formação de dobras de tecido celular subcutâneo e pele, após retornar com a atadura até a altura da prega glútea, deve-se levá-la, sempre sob tensão, até acima das cristas ilíacas, formando um cinto que não deixará a atadura desenrolar (Figura 20).

FISIOTERAPIA PÓS-PROTÉTICA

Colocar uma prótese talvez seja a única coisa que passa pela cabeça de um paciente amputado, logo que ele recobra a consciência, no pós-operatório imediato.

Entretanto, há um longo caminho a percorrer até o paciente estar reabilitado. Seja por causa de problemas de saúde, seja por falhas na Reabilitação, seja porque alguns nunca poderão ter acesso às próteses mais indicadas à sua capacitação funcional ideal, esse trabalho pode ser muito longo.

Ao fim de um período de preparação pré-protética suficiente, caberá ao médico responsável pelo Programa de Reabilitação definir o tipo de prótese que o paciente deverá utilizar. Essa definição deverá ser baseada em alguns elementos:

- condições clínicas do paciente;
- número de segmentos amputados;
- nível(is) da(s) amputação(ões);
- estado do(s) coto(s) de amputação.

A escolha da prótese deve ser feita de comum acordo entre os profissionais de reabilitação envolvidos no tratamento do paciente, o médico e especialmente o paciente e seus familiares. Deverão ser considerados nessa decisão:[15]

- estágio de condicionamento físico em que o paciente se encontra;
- possibilidades de melhorar mais a capacidade física pelo treinamento com prótese;
- suas aspirações funcionais quando estiver utilizando a prótese;
- limitações econômicas do paciente ou impostas pelo seu agente previdenciário;
- aspectos cosméticos da futura prótese, levando-se em conta o gosto pessoal e o estado de ânimo do paciente.

Há pacientes que prezam muito a estética e são bastante exigentes quanto aos revestimentos cosméticos. Outros, por sua vez, optam por maiores benefícios funcionais, preferindo próteses que lhes deem maior liberdade de movimento, mesmo que para isso tenham de usá-las sem esses revestimentos. Para cada caso existe, na atualidade, uma grande variedade de componentes protéticos que vai desde os diferentes tipos de encaixes, passando pelas articulações de quadril, joelho e tornozelo, e culmina com uma imensa gama de pés protéticos.

Cada sistema motriz pressupõe diferentes variedades de componentes para diferentes categorias de amputados selecionadas, como mencionado, por suas capacidades físicas, suas aspirações funcionais, suas preferências estéticas, sua condição financeira ou assistencial.[16]

Para cada tipo de paciente e para cada sistema protético haverá modificações de ordem tática no Programa de Reabilitação. Porém, em linhas gerais, o condicionamento físico nessa fase deverá contemplar as atividades necessárias à correta utilização do equipamento, evitando-se as compensações que os pacientes tendem a desenvolver para simplificar o uso das próteses. Essas compensações ocorrem, em geral, na postura estática ou dinâmica dos pacientes, e suas razões devem ser bem analisadas pelo médico e pelos terapeutas da equipe, para que se forneçam os elementos necessários a compensar as deficiências físicas, sensoriais ou perceptivas que possam existir.[6]

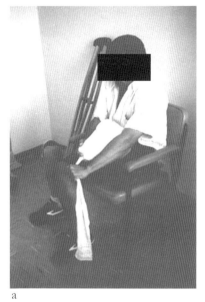 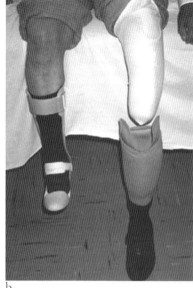 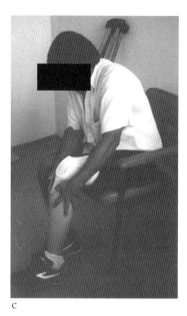

Figura 21 – (a) com o joelho em flexão, colocar o encaixe interno emborrachado; (b) encaixe interno posicionado, recoberto com malha tubular; (c) encaixe interno posicionado, calçar a prótese com joelho flexionado.

Colocação Correta da Prótese

Nas próteses distais, até o nível do tornozelo, não há maiores dificuldades. Já no nível transtibial, existem dois sistemas conforme o tipo de encaixe interno e de fixação a ser utilizado.

Sistema Convencional com Encaixe Interno Emborrachado

O paciente deve sentar-se e flexionar o joelho até, no máximo, 90°. Tracionando a malha tubular distalmente e o encaixe interno proximalmente, posicioná-lo o melhor possível em relação ao coto de amputação. A seguir, ainda com o joelho flexionado, colocar a prótese cuja porção interna do encaixe deslizará proximalmente por sobre a malha colocada sobre o emborrachado (Figura 21).

Sistema ICEROSS com Encaixe Interno de Silicone

O paciente deve sentar-se, flexionar o joelho, pegar o encaixe interno de silicone e virá-lo no avesso. Depois, encostar a porção terminal interna, côncava, do encaixe na extremidade, convexa, do coto e desenrolar o silicone proximalmente, bem ajustado à pele. Após desenrolá-lo por completo, ros-

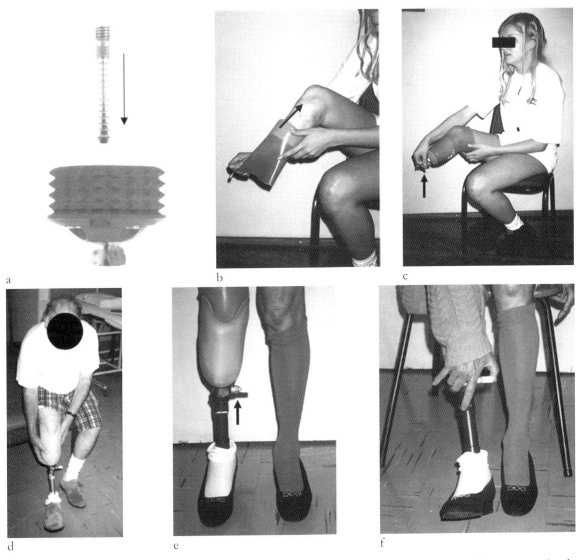

FIGURA 22 – (a) conjunto fixador do encaixe de silicone: 1-pino; 2-travador; (b) rolando proximalmente o encaixe de silicone; (c) rosqueando o pino na ponta do encaixe de silicone; (d) calçando a prótese sobre o silicone; (e) conjunto travador (na ponta da seta); (f) apertando o botão externo para liberar o pino, soltando o coto com o silicone.

quear na ponta do encaixe interno o pino com rosca que será fixado num travador que é colocado distalmente, no encaixe da prótese, quando de sua laminação. Em seguida, com o coto ainda em flexão, forçá-lo para dentro do encaixe protético até cessar o ruído do pino no travador (Figura 22).

Esse encaixe interno de silicone é especialmente indicado para pacientes que apresentem alterações da sensibilidade, como na neuropatia diabética, ou que tenham cicatrizes retráteis. Nesses casos, o silicone aderindo à pele e ao sistema travador praticamente impede deslizamentos entre o coto e o encaixe externo, causas maiores das escoriações e das rupturas cutâneas nos cotos anestésicos ou com cicatrizes retráteis. Além disso, a oleosidade natural do silicone contribui para amaciar

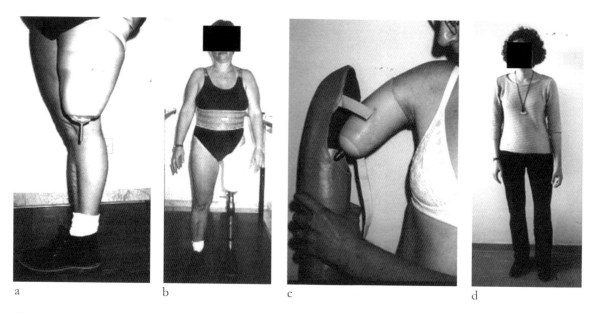

FIGURA 23 – (a) Encaixe de silicone transfemoral; (b) prótese transfemoral colocada (c); encaixe de silicone transumeral (d); prótese transumeral colocada.

a pele e, mediante uma moderada compressão em todo o membro residual, auxilia o retorno venoso, prevenindo a formação de edemas.

Já estão disponíveis no País os encaixes internos de silicone, com dispositivo travador, para amputações transfemorais e nos braços (Figura 23).

COLOCAÇÃO DA PRÓTESE NA AMPUTAÇÃO TRANSFEMORAL

Pelo sistema de encaixe interno de silicone com travador, o procedimento descrito para o nível de amputação transtibial é padrão, também, para braço e transfemoral.

Entretanto, como esse sistema de fixação ainda não é muito disseminado no País, costuma-se recomendar para a população em geral o sistema de suspensão por válvula de vácuo. A válvula é colocada na porção distal do encaixe, na parede medial, para facilitar o acesso ao paciente na sua colocação, retirada e quando necessita eliminar alguma quantidade de ar que possa ter penetrado pelas bordas do encaixe, ao sentar-se, por exemplo.

SISTEMA CONVENCIONAL, USANDO UMA FAIXA DE TECIDO

Nesse modo de calçar a prótese, o paciente passa algumas voltas de uma faixa ou atadura elástica em redor do coto, de proximal para distal. A ponta da faixa deverá ser introduzida no encaixe protético e sair pelo orifício destinado à colocação da válvula. A seguir, o paciente introduz o coto no encaixe até onde for possível, complementando a adaptação através de tração pela faixa, que, sendo tracionada pelo orifício da válvula, tracionará para dentro do encaixe as partes moles do coto. Esse modo de calçar a prótese pode causar escoriações na pele do coto, principalmente em pacientes com pouca experiência na sua utilização. Os mais experientes costumam aliviar um pouco a carga na hora de puxar a faixa para baixo, descarregando mais peso nos momentos finais de cada tração, o que reduz o risco de escoriações, mas também não assegura uma perfeita congruência entre o coto e o encaixe protético (Figura 24).

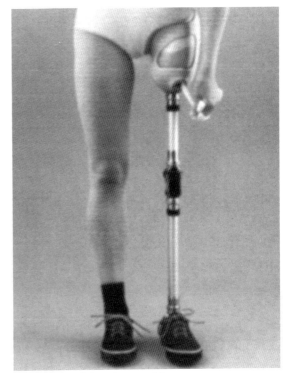

FIGURA 24 – Calçando com faixa.

SISTEMA DE COLOCAÇÃO RÁPIDA – QUICK FIT

Esse tipo de colocação da prótese é feito com um saco de tecido de paraquedas, que é dobrado invaginando-se a metade mais distal para o interior da metade proximal, em sentido longitudinal. O dispositivo ficará com o formato de um coador de café, com uma alça forte de algodão inextensível voltada para o orifício destinado à válvula de vácuo. O paciente coloca o coto dentro do dispositivo e coloca a alça no orifício da válvula, por onde o saco deverá ser tracionado e, com ele, os tecidos do coto (Figura 25).

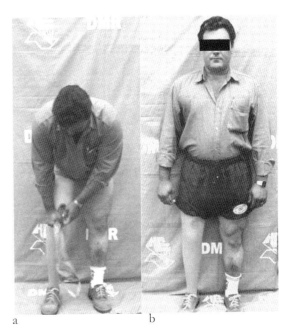

FIGURA 25 – (a) calçando com o *quick fit*; (b) prótese bem adaptada.

Transferências de Peso e Dissociação de Cinturas

De início em ortostatismo, entre duas barras paralelas, deslocando o peso ora para um lado, ora para o outro, no plano frontal, de modo a habituar-se a transferir peso, com igual intensidade, para o membro anatômico e para o membro protético.

Logo a seguir, o paciente deverá posicionar o membro protético à frente, à distância de um passo, e transferir o peso do corpo para cima desse membro, mediante o deslocamento da pelve para cima da prótese e tração do coto em extensão, simultaneamente.

Esses exercícios melhoram a coordenação motora e a propriocepção, diminuem a sensação de dor no ísquio e de compressão no resto do coto, além de incutirem no amputado confiança no joelho da prótese.[16]

Vencida essa primeira etapa, o paciente deverá iniciar passos ainda apoiado às barras paralelas, sempre balisado por algum tipo de marcação no solo que lhe permita manter sempre o mesmo comprimento dos passos, com um e outro membro (Figura 26). Assim que atinja alguma simetria, deverá sair das paralelas e passar a utilizar andador ou muletas, axilares ou canadenses (Loefstrand), para melhorar o equilíbrio.

Existem muitos exercícios para se trabalhar a transferência do peso corporal dos amputados para o membro protetizado. Nas amputações transtibiais, um dos exercícios mais bem aceitos por pacientes do sexo masculino é chutar uma bola. No início, apoiado nas barras paralelas; depois, com os braços livres para controlar o equilíbrio do corpo.

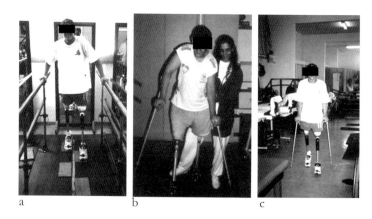

Figura 26 – (a) Treinamento para manter regularidade no comprimento dos passos; (b) início de marcha com muletas canadenses, fora das barras paralelas; (c) paciente andando no plano com passos simétricos e adequados equilíbrio e postura.

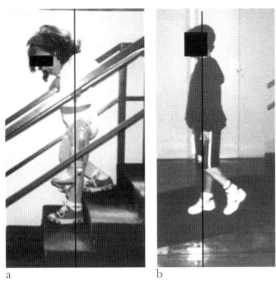
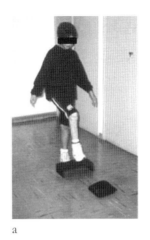
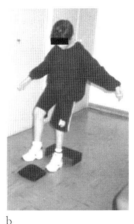

FIGURA 27 – (a) Treino de locomoção em escada, com passos alternados e mantendo a postura ereta (as crianças tendem a olhar para o chão por falta de equilíbrio); (b) treino de locomoção em declive, com postura ereta, balanço alterno dos membros superiores e dissociação de cinturas (que não está sendo feita no presente caso).

FIGURA 28 – (a) Paciente iniciando a passagem por sobre um obstáculo, da altura do meio-fio da calçada ou de um degrau baixo, com o membro protético, fazendo do membro não amputado o membro de apoio, realizando balanço alterno de braços e dissociação de cinturas, com bom equilíbrio; (b) paciente ultrapassando o mesmo obstáculo, na sequência, agora usando a prótese como membro de apoio. Observar a abertura dos braços para encontrar o equilíbrio.

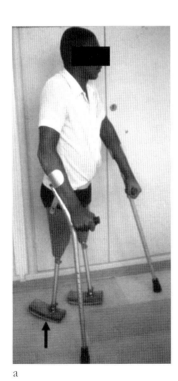
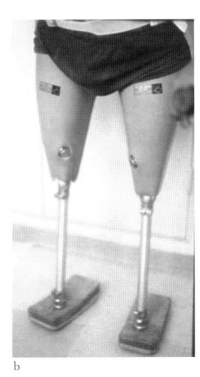
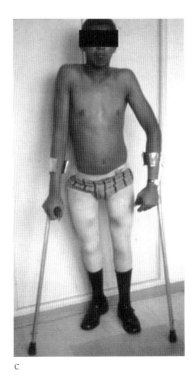

FIGURA 29 – (a) Vista da sapata, mostrando que sua maior porção é posterior; (b) vista da sapata, mostrando a onvexidade inferior; (c) vista da prótese acabada, já na altura definitiva.

Equilibrar-se em uma plataforma hemisférica (Plateau de Freeman), também, é uma excelente maneira de se praticar equilíbrio. Inicialmente, deve-se segurar com as mãos nas paralelas ou num espaldar. Outra atividade, já preparando o paciente para locomoção na comunidade, é o deslocamento em escadas e rampas. Nessa etapa o paciente deverá receber orientações para manter a postura ereta, o que lhe trará maior equilíbrio, permitindo-lhe concentrar-se na simetria dos passos (Figura 27).

Atingidos a simetria dos passos e o equilíbrio no plano, em escadas e em rampas, inicia-se a fase de ultrapassagem de barreiras arquitetônicas, como o meio-fio das calçadas etc. (Figura 28).

Nos amputados transfemorais bilaterais, devem-se iniciar essas manobras com auxílio de pilões bem curtos, dotados de sapatas convexas para o solo, de curvatura suave. Os pilões curtos visam deixar a pelve bem próxima do solo, o que dá maior estabilidade ao centro de massa do amputado. As sapatas devem ter um terço de seu comprimento para a frente do ponto de fixação do encaixe protético e dois terços para trás. Essa distribuição permitirá maior estabilidade em caso de desequilíbrios para trás no início da marcha no plano. Quando o paciente tiver atingido a estatura desejada usando as próteses e apresentar bom equilíbrio à marcha, serão colocadas as unidades de joelho e os pés protéticos, completando-se, funcionalmente, as próteses[16] (Figura 29).

PRÓTESES IMEDIATAS OU PROVISÓRIAS

São dispositivos protéticos colocados logo após as amputações dos membros inferiores. Permitem descargas de peso no pós-operatório imediato, poucas horas após a ablação cirúrgica de um segmento de membro. Praticamente, são aplicadas nas amputações transfemorais e transtibiais, embora possam ser confeccionadas, também, para os demais níveis, inclusive para as desarticulações do quadril.[16]

A principal finalidade da utilização dessas próteses é a possibilidade de transferências de carga e marcha precoces, não dando tempo para que o paciente venha a sofrer grandes alterações em seu esquema corporal. Também reduzem a sensação da perda do membro, contribuindo para diminuir as tendências depressivas que muitos pacientes experimentam durante longos processos de reabilitação, em que há grande demora no provimento da prótese.

Outra aplicação de próteses provisórias é nas transferências de peso estáticas, em que um pilão de gesso com uma haste de alumínio permite ao paciente manter o correto alinhamento do tronco, enquanto treina transferência de peso com prótese.

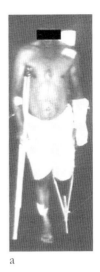 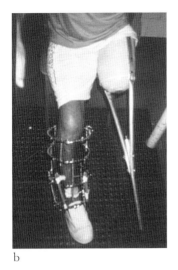 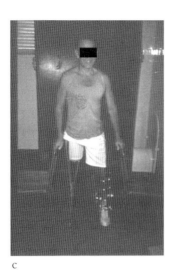

FIGURA 30 – (a) Prótese imediata: encaixe de gesso e pilão com parte de uma muleta de alumínio; (b) prótese provisória: encaixe de resina plástica e pilão com parte de uma muleta de alumínio; (c) prótese provisória: paciente iniciando transferências laterais, quase sem dor no MIE, onde tem fraturas cominutivas.

PRÓTESE IMEDIATA TRANSFEMORAL EM GESSO-RESINA E ALUMÍNIO

Usada como prótese imediatamente após a amputação, em pacientes jovens, sem doenças crônicas ou consuptivas, em fase produtiva na profissão, que necessita recuperar-se em curto espaço de tempo, ou nas crianças, cuja impaciência não lhes permite ficar confinadas ao leito[17] (Figuras 30 e 31).

PRÓTESE COM ENCAIXE PROVISÓRIO TERMOMOLDÁVEL

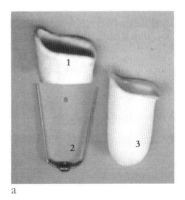 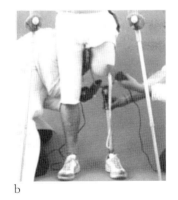 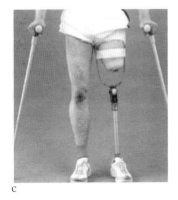

FIGURA 31 – Sistema de protetização provisório tipo *interin-Habermann*, distribuído pela Otto Bock Internacional: (a) peças que compõem o encaixe provisório: (1) apoio para o ísquio, (2) haste metálica para apoiar o peso do corpo e ligar o encaixe ao joelho, (3) encaixe term-moldável; (b) encaixe sendo moldado ao coto com ajuda de sopradores térmicos (usar sobre a pele uma meia de coto de material isolante térmico); (c) concluída a adequação do encaixe, fixam-se o joelho, o módulo de perna e o pé (esses componentes serão utilizados na prótese definitiva, com encaixe laminado em resina).

Prótese Imediata Provisória Transtibial Air-Limb

Composta de um encaixe bivalvado que pode ser adaptado a cotos com diferentes volumes. Profundidade de 22 cm, com sistema de almofadas de espuma para preenchimento do espaço entre a ponta do coto e o fundo do encaixe. Descarga para o tendão patelar. Perna em módulo tubular e pé endoesquelético de montagem e alinhamento rápidos. Fixada ao coto por insuflação de um conjunto de almofadas internas de tecido macio, que envolvem o coto por todos os lados e em torno dos côndilos femorais (Figura 32).

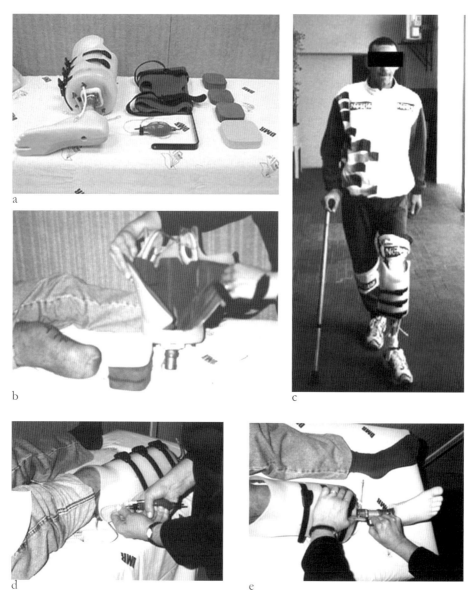

Figura 32 – (a) Peças que compõe o *Air-Limb*; (b) vista do interior do encaixe bivalvo, mostrando as almofadas internas; (c) paciente andando, no terceiro PO, com ajuda de Bengala de Loefstrand. (d) insuflação das últimas almofadas internas, na parte superior do encaixe, responsáveis por fixar a prótese aos côndilos; (e) fixação da perna e do pé endoesqueléticos, através de parafusos Allen (Foi utilizado um Pé de Seattle, de resposta dinâmica).

DEMAIS INTEGRANTES DA EQUIPE MUTIPROFISSIONAL DE REABILITAÇÃO

Concluído o treinamento de marcha com prótese no domicílio e na comunidade, não significa que o amputado se encontre reabilitado, apto para retornar ao convívio familiar, social e laboral.

O médico responsável pela reabilitação do paciente deverá reavaliá-lo, clínica, laboratorial e radiologicamente, se houver necessidade, e consultar todos os profissionais envolvidos no processo de reabilitação, antes de conceder-lhe alta.

Esses profissionais, que participarão ou não do processo reabilitacional do paciente conforme solicitação do médico responsável, são de grande importância naquelas situações em que aparecem comorbidades, físicas, sensoriais ou emocionais.

A seguir, embora nem todos trabalhem com exercícios, que é o objetivo desta obra, são descritas as atividades que cada profissional da equipe pode desempenhar durante o processo de reabilitação de um paciente amputado, visto que, conforme dito anteriormente, esses pacientes necessitam em geral de suporte físico, mental e sócio-ocupacional.

TERAPIA OCUPACIONAL

Atividades mais relaxantes, preparando o amputado para as atividades da vida diária e profissional, em especial os de membros superiores, em todos os níveis, mas também atuando nas comorbidades durante o Processo da Reabilitação dos amputados, em geral (Figura 33).

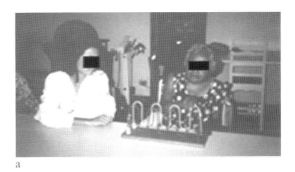
a

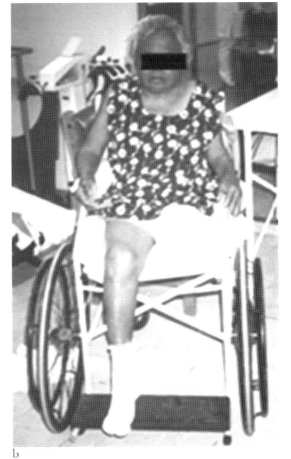
b

FIGURA 33 – Paciente amputada por arterite reumatoide na Terapia Ocupacional: (a) aumento das ADM dos MMSS; fortalecimento dos MMSS; (b) reeducação postural sentada. Na TO também são desenvolvidos reeducação postural em pé, manuseio de cadeira de rodas e treinos de transferências.

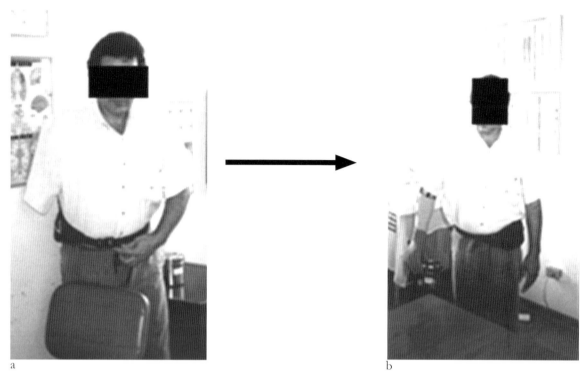

FIGURA 34 – (a) Amputado, no braço direito, sem prótese; (b) amputado, no braço direito, em uso da prótese.

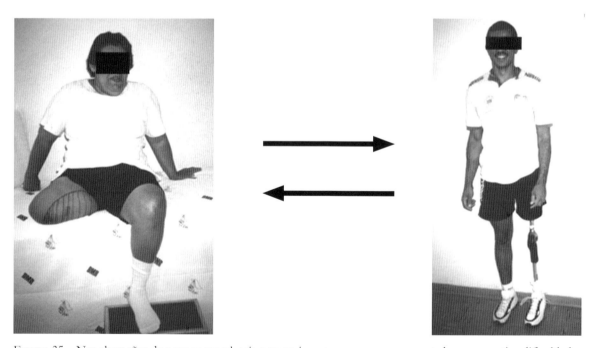

FIGURA 35 – Nas alterações de peso corporal, seja para mais ou para menos, os amputados sempre têm dificuldades em utilizar as próteses. Se diminuem o peso, há escape de ar e, por vezes, soltura da prótese. Ao contrário, o coto não consegue penetrar por completo no encaixe, dando a sensação de que a prótese está mais comprida, e determinando atitudes compensatórias.

Todas as fases da reabilitação dos amputados dos membros superiores são praticamente as mesmas aplicadas aos membros inferiores, apenas recordando que os aparelhos preensores das próteses (mãos, ganchos e pinças de trabalho) não substituem nunca as sensibilidades perdidas pela amputação dos dedos das mãos. O membro protético, salvo comorbidades associadas de grande gravidade, será sempre o membro auxiliar nas AVD e nas AVP (Figura 34).

NUTRIÇÃO E DIETÉTICA

Elaboração e controle de dietas ou simples orientações, visando à reeducação dos hábitos alimentares para obter perdas ou ganhos de peso naqueles pacientes que, por estarem um pouco mais gordos ou um pouco mais magros, não mantêm boa congruência entre o encaixe da prótese (cujas medidas internas são imutáveis quando confeccionado em resina) e o coto de amputação (Figura 35).

TÉCNICO PROTESISTA/ORTESISTA

É o profissional responsável pela confecção das próteses destinadas a compensar anatomicamente as amputações. Nos amputados dos membros inferiores, sua atuação é diretamente ligada à reabilitação funcional do paciente. Um bom encaixe protético, confortável, associado a uma prótese leve, cosmética e bem alinhada é, literalmente, "meio caminho andado" na reabilitação desses pacientes.

Certos pacientes, pela complexidade dos quadros que apresentam, necessitam utilizar órteses, para reforçar o membro contralateral ou para estabilizar a coluna vertebral. O Técnico Ortesista e Protesista responde, também, pela confecção desses dispositivos, que são confeccionados segundo prescrição médica, sempre que necessário, após discussão com a equipe multiprofissional que está cuidando do paciente (Figura 36).

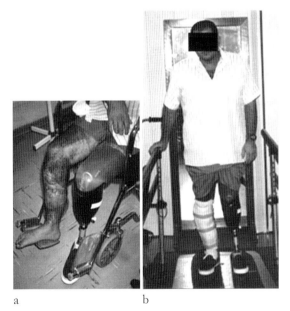

FIGURA 36 – (a) Amputado transtibial por trauma, com prótese ICEROSS, com fraturas não consolidadas no MID.

ARQUITETO

O arquiteto é o profissional que projeta ambientes de acordo com as necessidades das pessoas que deverão utilizá-los. No caso das Pessoas Portadoras de Deficiências, sua interferência é de grande importância, quer na construção, quer na readaptação de moradias e de ambientes de trabalho; na eliminação de riscos, como escadarias convencionais ou em espiral, tapetes de pequeno porte soltos sobre o piso, móveis obstruindo acessos naturais a sanitários, salas de refeição, salas íntimas; criação de ambientes amplos, em cores claras e bem iluminados para facilitar a visibilidade. A disposição dos ambientes favorecendo o fluxo de acordo com a conveniência dos moradores, mas, em especial, dos idosos e dos deficientes, fazem que os arquitetos sejam parceiros indispensáveis na reabilitação dos amputados (Figura 37).

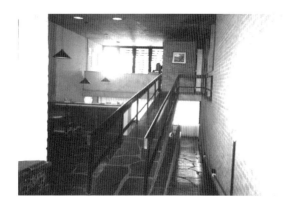

FIGURA 37 – Residência em três níveis interligados por rampas suaves, com corrimãos. Pé direito alto, com boa iluminação natural e artificial, ambientes amplos sem mobiliário excessivo, sem tapetes, vasos ou objetos que possam obstruir passagens ou causar quedas. Piso em pedra ardósia natural, não encerado. Portas amplas. Poucos tapetes, com antiderrapantes na interface com o piso (Cedido por Arquiteto Márcio do Amaral, Casa de Projetos, São Paulo, SP).

ASSISTENTES SOCIAIS

Mantêm contato com os pacientes amputados, em especial aqueles de baixo poder aquisitivo e baixo nível de escolaridade, desde a consulta inicial. Procuram obter informações sobre as condições de moradia, se apresentando muitas barreiras ao livre trânsito do amputado, se abrigando gente em excesso, principalmente crianças. Coletam dados sobre renda familiar, despesas de rotina, aspirações do paciente quanto à utilização de uma prótese. Procuram orientar o paciente e seus familiares quanto às formas de obtenção de próteses, de conformidade com suas posses. Fazem a interface entre o amputado e a equipe de reabilitação, para que não se deem ao paciente ou aos seus familiares falsas expectativas com referência aos ganhos funcionais a serem obtidos com a futura prótese, orientando médicos, terapeutas e técnicos ortopédicos quanto ao real poder aquisitivo do paciente. Essas informações são de grande importância para a decisão da equipe quanto aos componentes a serem prescritos, para que se possa fornecer, dentro da realidade do amputado, a prótese mais funcional possível.

PSICÓLOGOS(AS)

Os profissionais da Psicologia na equipe de reabilitação de amputados atuam administrando conflitos. Desde o ingresso no programa até a alta, reabilitado com prótese ou em cadeira de rodas, os amputados experimentam grandes variações em seu estado de ânimo. Ora sentem-se isolados, porque acham difícil locomover-se fora do domicílio, ora apresentam-se desanimados, com baixa autoestima, porque estão em casa como um peso morto sem fazer sua parte, como antes da amputação, no provimento da família. Após fazerem uma parte do Programa de Reabilitação, mesmo que ainda não estejam aptos a receber a prótese, começam a pressionar a equipe, tentando acelerar o processo. Por vezes, são os familiares que procuram o serviço de psicologia para se queixarem do humor do paciente, nuns dias deprimido, noutros, irritadiço, e pressionam a psicologia para dar um jeito. A administração das expectativas dos pacientes e dos familiares com respeito aos ganhos funcionais quando colocarem as próteses, tudo, enfim, passa pelo serviço de psicologia, que procura corrigir o incorrigível, afinal, o membro perdido nunca mais será o mesmo, por melhor que seja a prótese. A mão protética nunca voltará a ter sensibilidade nem movimentos finos. O membro inferior será sempre uma muleta, com melhor ou pior desempenho, a dar-lhe suporte para que se mantenha em postura ortostática ou deambulando. Mesmo com uma prótese de alto desempenho, o membro residual sempre estará confinado a um encaixe que, por mais confortável que seja, o manterá mais aquecido e sem ventilação enquanto a prótese estiver em uso.

O membro superior, por melhor que seja a alavanca feita pelo membro residual, exigirá sempre muita coordenação para obter movimentos, em geral de pouca qualidade. E nos cotos mais proximais, também será necessário dispender força para, em troca, conseguir realizar atividades rudimentares, se comparadas àquelas que eram realizadas pelo membro perdido. Enfim, quando os pacientes estão se preparando para receber a prótese, é a psicologia que terá a incumbência de, a seu modo, comunicar todas essas verdades aos amputados. Essa comunicação deve ser realizada de modo a evitar que eles criem em suas mentes a imagem de que o membro perdido lhes será restituído, igual ou melhor ao que era antes da amputação e, ao serem efetivamente protetizados, caiam numa depressão irreparável.

ENFERMEIROS

São, na equipe de reabilitação, o elo entre os pacientes e o restante da equipe. Pela proximidade maior, os pacientes, diante dos menores agravos à saúde, a eles recorrem para que tomem as providências cabíveis. Isso é particularmente verdadeiro naqueles amputados idosos, diabéticos, ex-infartados, hipertensos, que incutem verdadeiro pavor aos terapeutas ante qualquer referência a dores, tonteiras, náuseas etc.

No seu cotidiano, os enfermeiros já têm como missão controlar sinais vitais, glicemia, fazer curativos, sondagens, enemas, colher material para exames de laboratório, interrogar os pacientes ou seus acompanhantes sobre os cuidados com a dieta e a ingestão de medicamentos no domicílio, diurese, eliminações fecais, desempenho sexual, entre outros.

Outra atividade desenvolvida pelo pessoal de enfermagem é a orientação aos amputados sobre como preparar as ataduras elásticas e como fazer o enfaixamento corretamente, para que se corrija o edema e se melhore a conformação do membro residual, antecipando o recebimento da prótese.

Referências

1. Souza Pinto MAG de, Astur Fº N, Guedes JPB, Yamahoka MSO. Ponte óssea na amputação transtibial. Rev Bras Ortop 1998 jul;33(7). Disponível em: www.rbo.org.br.
2. Jorge Fº D, Pignatari TRC, Oléa GM. Órteses, Próteses, Adaptações e Auxiliares à Marcha. In Sposito MMM. Medicina Física e Reabilitação. Coleção Manuais de Ortopedia da UNIFESP-Escola Paulista de Medicina. São Paulo: Ribeiro Artes Gráficas Ltda.; 1993. cap 8:65-88.
3. Lundberg SG, Guggenheim FG. Sequelae of limb amputation. In Guggenheim FG. Psychological aspects of surgery. 1 ed. Basel: S. Karger A G; 1986.
4. Esquenazzi A, DiGiacomo R. Rehabilitation after amputation. J Am Podiatr Med Assoc 2001 jan;91(1):13-22.
5. Lamb DW, Law HT. The structure of the Team in the Management of Upper-Limb Amputations and Malformations. In__. Upper-Limb Deficiencies in Children: Prosthetic, Orthotic and Surgical Management. Boston, MA: Little, Brown and Co.; 1987. cap12:127-130.
6. Pasquina PF, Bryant PR, Huang ME, Roberts TL, Nelson VS, Flood KM. Advances in amputee care. Arch Phys Med Rehabil 2006 mar;87(Suppl 1):S34-43.
7. Goldberg T, Goldberg S, Pollak J. Postoperative management of lower extremity amputation. In Kraft GH. Physical Medicine and Rehabilitation clinics of North America. Philadelphia: WB Saunders Co; 2000:559-568.
8. Carvalho JÁ. Amputações dos Membros Inferiores: em busca da plena reabilitação. Reabilitação Pré-protetização. 1 ed bras. São Paulo: Manole; 1999. cap 9.
9. Skinner A, Duffield Thonson A. Exercícios na Água. São Paulo: Manole; 1985.
10. Association of Swimming Therapy, Swimming for People with Disabilities. London: A & C Black; 1992.
11. Bufalino KD, Moore A, Sloniger EL. Physiological and perceptual responses to bench stepping in water and in land. Med Sci Sport Exerc 1992;24:S183.
12. Bishop PA, Frazier S, Smith J. Physiologic responses to tradmill and water running. Physic Sportsmed 1989;17:87-94.
13. Campion MR. Hidrotherapy Principles and Practice. Oxford: Butterwirth Heinemann; 1997.
14. Ruoti RG, Morris DM, Cole AJ. Aquatic Rehabilitation. Philadelphia: Lippincotti; 1997.
15. Carvalho JA. Amputações dos Membros Inferiores: em busca da plena reabilitação.

Tratamento Fisioterápico Pós-protetização. 1 ed bras. São Paulo: Manole; 1999. cap 12.

16. Khun P. Prótese Imediata. In__. As amputações do Membro Inferior e suas Próteses. São Paulo: Lemos; 1997. cap 13:113-114.

17. Zetti JH. Immediate Postoperative Prostheses and Temporary Prosthetics. In Malone JM, Moore WS. Lower Extremity Amputation. 1 ed. Philadelphia: W B Saunders Co.; 1989. cap 16:177-206.

18. Waters RL, Perry J, Antonelli D, Hislop H. Energy cost of walking of amputees: the influence of level of amputation. J Bone Joint Surg Am 1976;58A:42-6.

19. Jorge Filho D, Yazbek P, Lopes JAF, Kawamoto C, Battistella LR. Estudo comparativo de quatro joelhos protéticos em um atleta amputado transtibial. Trabalho realizado nos laboratórios do IMREA-HC-FMUSP, em vias de publicação.

23

Condicionamento Físico Pós-Acidente Vascular Encefálico

Andréa Thomaz
Christina May Moran de Brito

O Condicionamento Físico constitui medida de grande relevância para a prevenção, a reabilitação e a promoção da saúde em pacientes com acidente vascular encefálico (AVE). O Condicionamento Físico deve ser incluído tanto com finalidade de prevenção, primária e secundária, como terapêutica, e por isso deve integrar o Programa de Reabilitação dos pacientes com sequelas de acidentes vasculares encefálicos sempre que esses apresentarem condições clínicas e funcionais para tanto.

A reabilitação é um processo composto pelo uso combinado e coordenado de medidas terapêuticas direcionadas à recuperação do indivíduo, para que atinja o máximo de seu potencial físico, psicológico e social. Tem como foco a promoção da independência funcional, do bem-estar e da integração social. Trata-se de um processo pró-ativo orientado pela identificação e pela antecipação das necessidades do indivíduo e de seu cuidado. Deve ter, ainda, um olhar preventivo, voltado à prevenção de recorrências e de complicações associadas à inatividade, e melhoria da capacidade cardiopulmonar.

O acidente vascular encefálico constitui a principal causa de incapacidade em adultos, com ampla gama de padrões sequelares. Mais da metade dos casos resulta em incapacidade permanente, com alto impacto socioeconômico.[1-3]

Pela ampla consequência e complexidade de apresentação das sequelas dos acidentes vasculares encefálicos (com possível comprometimento de mobilidade, tônus muscular, sensibilidade, visuopercepção, cognição, comunicação, deglutição, humor, sexualidade, continência esfincteriana) e pelo seu impacto biopsicossocial, é fácil compreender a necessidade de seguimento e tratamento multiprofissional e interdisciplinar. A composição e o dimensionamento da equipe dependerão da apresentação do caso e das necessidades de cuidado, identificadas através de avaliação médica, e poderão incluir, adicionalmente: enfermeiros, psicólogos, fisioterapeutas, fonoaudiólogos, terapeutas ocupacionais, educadores físicos, assistentes sociais e nutricionistas. A atuação da equipe deve se dar de forma coordenada e integrada e deve ser centrada em objetivos comuns, gerais e específicos, previamente definidos, idealmente em unidades especializadas no tratamento do acidente vascular encefálico.[2-5]

Aspectos Relevantes da Reabilitação Pós-AVE

Logo que se obtenha a estabilização clínica, a reabilitação deve ser iniciada, uma vez que já está comprovado que seu início precoce influencia a evolução, previne complicações e tem impacto biopsicossocial benéfico.[2-5]

Parte da recuperação das sequelas neurológicas se dá de forma espontânea, pela reversibilidade das lesões neuronais na chamada área de penumbra, reabsorção de edema e neutralização de fatores neurotóxicos locais, pela recuperação funcional das áreas corticais indenes impactadas pela lesão (diásquise) e por possíveis mecanismos adicionais ainda desconhecidos. No entanto, parte da recuperação depende de estímulo, pela neuroplasticidade. A neuroplasticidade é a propriedade intrínseca do sistema nervoso de modificar sua organização estrutural e funcional ante estimulações reiteradas. Daí a importância das terapias de reabilitação para a promoção da estimulação, com objetivos funcionais e de inclusão de programas de condicionamento físico no programa terapêutico de pacientes aptos. A reabilitação, também, atuará através da otimização das funções remanescentes e de medidas voltadas à adaptação à nova condição.

Estima-se que uma semana após o acidente vascular encefálico, de 68% a 88% dos pacientes apresentem alguma dependência para autocuidados ou locomoção e que esta porcentagem caia para 40% a 60% após seis meses.[2] Acredita-se que a maior parte da recuperação das deficiências ocorra nos primeiros seis meses, com maior intensidade nos primeiros três meses, mas a recuperação funcional adicional pode se manter mais tardiamente. Tanto a manutenção da cinesioterapia quanto a realização de atividade física contribuem para manutenção e obtenção de ganhos em fases mais tardias.[6]

Constituem fatores relacionados ao pior prognóstico, além da gravidade de apresentação e do comprometimento funcional: déficit cognitivo, déficit de percepção visuo espacial, incontinência urinária, idade avançada e existência de comorbidade cardiovascular.[2] Corroboram, também, fatores psicossociais, como humor, motivação, suporte familiar, disponibilidade de recursos e acesso ao cuidado.

Adicionalmente às limitações relacionadas ao quadro sequelar e ao comprometimento funcional com consequente redução da atividade, há, frequentemente, histórico de imobilismo prolongado e redução da participação social, fatos que contribuem para a redução do condicionamento físico. Em boa parte dos pacientes há comprometimento motor, frequentemente na forma de hemiplegia, com tônus muscular hipotônico em um primeiro momento (fase aguda) e que, logo após, torna-se comumente hipertônico com o passar do tempo, ou seja, espástico. A espasticidade decorre de lesão das vias cortico espinais inibitórias reguladoras. O déficit motor sequelar (paresias, plegias segmentares) e a hipertonia comprometem a eficiência dos atos motores, levando ao aumento do gasto energético para a realização de atividades do cotidiano, como se vestir, tomar banho e deambular; neste caso, o gasto energético basal aumenta de uma vez e meia a duas vezes.[7] A dificuldade leva, muitas vezes, a um ciclo vicioso de inatividade.

Para se desenhar o programa de reabilitação, devem ser levantadas demandas de cuidados, definidos objetivos e metas de curto e médio prazo, realizadas avaliações periódicas, sempre com esclarecimentos e orientações ao paciente, seus familiares e cuidadores.

As medidas terapêuticas envolvem tratamentos voltados à limitação da injúria ao sistema nervoso central (isquêmica na grande maioria dos casos), controle de fatores de risco, prevenção de complicações secundárias, medidas de promoção de estímulo da neuroplasticidade, otimização de funções remanescentes e introdução de recursos visando à adaptação à nova condição e maior independência e participação social.

Os médicos (fisiatras e também neurologistas e clínicos) coordenam a equipe interdisciplinar e a assistência médica, consultando outros especialistas sempre que necessário (por exemplo, cardiologista e urologista), com introdução de medidas terapêuticas relacionadas a estabilidade clínica, sequelas e complicações, como dor, hipertonia, distúrbios do movimento, epilepsia, transtornos do humor, e preventivas relativas à possibilidadede complicações secundárias e de recorrência. Atuam auxiliando o paciente e seus familiares a tomarem decisões informadas. O médico é responsável por identificar e solicitar todas as medidas terapêuticas e os recursos e serviços necessários para otimizar a recuperação do paciente.

A hipertonia (espasticidade) só deve ser tratada se interferir na funcionalidade, no conforto e no cuidado do indivíduo. A espasticidade leve pode ser controlada com cinesioterapia apropriada e posicionamento adequado e, se necessário, com uso de órteses, para a prevenção de deformidades. Frequentemente, manifesta-se com padrão flexor em membro superior e extensor em membro inferior. É comum o emprego de órteses antebraquiopalmar, de forma a contrapor a flexão de punho e dedos, e suropodálica, de forma a corrigir a tendência a equino e varo, quando presentes. A cinesioterapia é fundamental, sendo indicados exercícios de alongamento para a musculatura espástica e de fortalecimento para a musculatura antagonista. Podem, ainda, ser realizados exercícios passivos em todo o arco de movimento, os quais auxiliam na manutenção da mobilidade articular e na prevenção de deformidades.

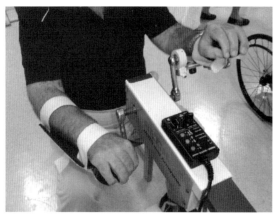

FIGURA 1 – Paciente com hemiparesia direita, em cicloergômetro para membros superiores. O exercício passivo em toda a amplitude de movimento auxilia no controle da espasticidade, que frequentemente acomete os flexores do membro superior.

O controle da espasticidade moderada a grave, geralmente, requer intervenções adicionais com o uso de medicações sistêmicas, sendo mais utilizados em nosso meio o baclofeno, a tizanidina e os benzodiazepínicos, ou intervenções locais através de bloqueios neuromusculares com o uso de toxina botulínica e fenol. Deve-se ter especial atenção aos efeitos colaterais relacionados ao uso de medicações sistêmicas, como o possível comprometimento cognitivo e o efeito sedativo, que podem prejudicar a atenção, a memória, a concentração, o rendimento e a funcionalidade.

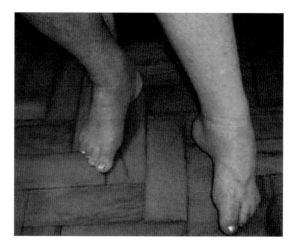

FIGURA 2 – Paciente com hemiparesia esquerda espástica, com tendência a equino-varo de membro inferior.

Em relação às queixas dolorosas, é comum a queixa de dor no ombro associada à perda de sustentação e estabilidade articular decorrente da paresia da musculatura proximal, responsável pela estabilização do ombro. Exercícios para ganho e manutenção de amplitude de movimento e de fortalecimento após controle do quadro álgico são de grande valia para o seu tratamento. A dor central, de padrão neuropático, relevante, mas felizmente menos prevalente (cerca de 3% a 8%), pode ser segmentar ou envolver todo o hemicorpo contralateral à lesão central e exige introdução de medicação específica para seu controle, sendo muito utilizados os antidepressivos tricíclicos em baixas doses,[4] podendo ser utilizados, também, anticonvulsivantes e opioides.

A enfermagem tem papel fundamental na monitorização clínica e de necessidades de cuidado do paciente, através de avaliações periódicas, atentando para aspectos como deglutição, mobilidade, posicionamento, continência esfincteriana, sexualidade, integridade cutânea, dor, controle e prevenção de complicações. Atua, adicionalmente, no acionamento e no controle do fluxo de atendimento da equipe interdisciplinar e através de ações voltadas a orientação e educação de pacientes e familiares.

Os fisioterapeutas têm seu foco na assistência e na prevenção de condições respiratórias e na recuperação de déficits sensitivos e motores, com objetivos funcionais. Aplicam medidas de assistência ventilatória, higiene brônquica e aplicação de cinesioterapia, tanto para otimizar a capacidade pulmonar como para o controle da hipertonia elástica (espasticidade) e a promoção de fortalecimento, coordenação e propriocepção. Realizam treinos funcionais, tarefa específica, envolvendo mobilidade, transferências e locomoção. Atuam, também, no tratamento e na prevenção de condições musculoesqueléticas e álgicas associadas, como o prevalente ombro doloroso.

Os fonoaudiólogos têm papel essencial na avaliação e no tratamento dos distúrbios da deglutição, presentes em mais da metade dos pacientes na fase aguda, e dos distúrbios de comunicação. Atuam aplicando medidas terapêuticas e orientando familiares e cuidadores, o que inclui a introdução de comunicação alternativa em casos em que não se atinge comunicação efetiva, funcional.

A atuação da terapia ocupacional, em geral menos conhecida, é ampla, sendo importante ressaltar que qualquer paciente que apresente comprometimento no desempenho funcional nas atividades de vida diária, profissional, social e de lazer é eletivo para a terapia ocupacional, sobretudo aqueles com dificuldade para a realização de atividades que envolvam os membros superiores. Os terapeutas ocupacionais atuam com o foco na otimização da independência para a realização de atividades de vida diária e de vida prática e na promoção da maior participação social. Sua abordagem terapêutica, frequentemente, envolve a adequação do meio através da disponibilização e da aplicação de recursos adaptativos auxiliares para a promoção da maior independência funcional – a denominada tecnologia assistiva.

Devem-se estimular o uso e a inclusão do membro superior acometido nas atividades do cotidiano e em uma fase ambulatorial de reabilitação, pode ser utilizada a técnica denominada uso forçado do membro ou terapia motora induzida por contenção do membro não acometido.[4] Na evidência de déficit de perceção do hemicorpo acometido, a denominada heminegligência, devem ser utilizadas estratégias terapêuticas para estimular a maior percepção dos segmentos envolvidos. O paciente deverá ser avaliado e orientado para a realização de atividades de vida diária de forma segura, mas o mais independente possível, com a possibilidade de introdução de adaptações para a promoção da independência funcional.

Deve ser incluída, também, cinesioterapia voltada à prevenção de quedas. Pacientes hemiplégicos apresentam risco alto de quedas, sobretudo em direção ao lado comprometido, e, como apresentam perda óssea acentuada no lado hemiplégico, apresentam alto risco de fraturas, que chega a ser quatro vezes maior se comparado aos indivíduos da mesma faixa etária.[8]

Devem ser introduzidos recursos adaptativos para maior uso do membro superior comprometido, aplicação de técnicas cinesioterápicas específicas para ganho de destreza à realização de atividades motoras finas, bem como adequação postural de pacientes em uso de cadeira de rodas e confecção de órteses para posicionamento adequado e prevenção de deformidades, com base na prescrição médica.

Lembrando que o objetivo não é adaptar o indivíduo ao ambiente, mas que este deve ser adaptado ao indivíduo. Tanto terapeutas ocupacionais como enfermeiros especializados podem atuar através de levantamento de demandas relativas à acessibilidade e à adequação do ambiente, inclusive através de visitas domiciliares.

É importante ressaltar que tanto a sessão de fisioterapia quanto a de terapia ocupacional usuais não levam à elevação da frequência cardíaca de forma sustentada em níveis de treinamento aeróbio e, por isso, não substituem as sessões de condicionamento físico.[9]

O psicólogo atua através da avaliação e do tratamento dos transtornos do humor e dos déficits cognitivos, bem como através do suporte ao paciente e a seus familiares em face do impacto do evento em suas vidas e da necessidade de enfrentamento e adaptação à nova realidade. Deve, também, orientar familiares e cuidadores sobre possíveis limitações e mudanças de comportamento resultantes e sobre a melhor forma de convívio com estas. A abordagem deve incluir a identificação de possíveis barreiras emocionais que dificultem a adesão ao programa de reabilitação e condicionamento físico. Os estados depressivos são muito prevalentes nesta população e podem constituir uma barreira significativa.

Nutricionistas são responsáveis pela oferta dietética adequada às necessidades do paciente, conforme prescrição médica, condições clínicas e funcionais do indivíduo, considerando antecedentes relevantes e medidas úteis para a otimização do controle de fatores de risco. Devem, também, atentar para a consistência adequada do alimento, em caso de disfagia, e para uma apresentação que estimule o paciente, que pode apresentar déficits sensoriais e de percepção ou inapetência.

Os assistentes sociais fornecem suporte e aconselhamento a pacientes e familiares, diante dos recursos necessários e disponíveis, e informações úteis relativas a estes. Avaliam a dinâmica e o suporte social disponível e procuram orientar pacientes e familiares quanto à sua otimização e planejamento. Atuam, adicionalmente, na promoção do re-enquadramento e maior participação social. Assim como o psicólogo, o assistente social deve abordar possíveis barreiras, neste caso sociais, que possam comprometer tanto a reabilitação quanto o acesso a programas de condicionamento físico.

Programas de Condicionamento Físico para Pacientes Pós-AVE

Assim que o paciente apresentar condições, deve ser encaminhado ao cardiologista, visando à avaliação para enquadramento em Programa de Condicionamento Físico, para a realização de atividade física orientada e supervisionada por educadores físicos, com base na prescrição médica para maximização de resultados e minimização de riscos.

Pacientes com AVE, comumente, apresentam comorbidades relevantes, como insuficiência coronariana, hipertensão arterial sistêmica e *diabetes mellitus*. Estima-se que até 75% dos pacientes com AVE apresentem doença cardiovascular coexistente e que 20% a 40% dos pacientes assintomáticos apresentem isquemia silenciosa e teste ergométrico positivo.[10] Sendo assim, recomenda-se realização de teste ergométrico para todos os pacientes em condição para tal.[11] Não há muita evidência relativa à segurança da realização do teste de esforço progressivo nesta população, mas se acredita que sua realização seja de baixo risco.[10] Em relação aos protocolos a serem utilizados, não há protocolos específicos para esta população, utilizando-se os protocolos usuais, sendo o Bruce ou o Bruce modificado, com aumento gradual da velocidade e da inclinação, apropriado para boa parte dos pacientes. Em pacientes sem condições físicas para a realização do teste em esteira ou em cicloergômetro de membro inferior ou superior, deve ser realizado o teste com a utilização de estresse farmacológico e cintilografia cardíaca.[6]

Não há estudos que determinem quanto tempo após o evento pode ser realizado o teste, mas é prudente seguir as recomendações para pacientes pós-infarto agudo do miocárdio, com uso de protocolos submáximos (até 70% da frequência cardíaca máxima predita, ou 120 bpm, ou até 5 METs), se realizado até três semanas após o evento.[9]

Estudos com pacientes com sequela de AVE demonstram que estes apresentam aumento do gasto de energia na marcha e nas demais atividades da vida diária,[7] bem como redução da capacidade máxima de trabalho, da resposta da frequência cardíaca e da pressão arterial, quando comparados a controles ao serem submetidos a testes com carga progressiva.[12,13] Em geral, o consumo de oxigênio durante esforço submáximo em pacientes hemiplégicos é superior ao de indivíduos saudáveis, possivelmente em decorrência de eficiência mecânica reduzida pelo déficit motor e/ou espasticidade. A fraqueza muscular já pode estar presente anteriormente ao evento (como no caso de pacientes sedentários), em decorrência das alterações morfológicas das unidades motoras e biomecânicas dos músculos, que ocorrem como processo adaptativo à desnervação e ao desuso.[14] Há, também, evidências de que os pacientes passem a apresentar menor tolerância ao esforço após o AVE, sendo descrita como fadiga pós-AVE, havendo relatos de que possa afetar 39% dos pacientes.[15]

Assim como se faz com medicações, órteses e sessões de terapia de reabilitação, o exercício deve ser prescrito, considerando a apresentação clínica e funcional, as necessidades e as limitações. O treino deve idealmente incluir atividade aeróbica, exercícios de flexibilidade e de fortalecimento, bem como atividades que promovam o treino de coordenação e a melhoria do equilíbrio.[6] Apesar de não ser rotineiramente prescrita, há evidências de que a atividade aeróbia constitui importante coadjuvante no processo de reabilitação de pacientes pós-AVE.[7,14,16-26] Os principais estudos relativos à avaliação do efeito dos programas de condicionamento físico em pacientes com sequela de AVE são descritos no Quadro 1.

Quadro 1 – Estudos publicados sobre condicionamento cardiopulmonar com e sem treino de resistência em paciente pós-AVE

Estudo	Métodos	Participantes	Intervenção	Resultados
Glasser (1986)	Ensaio clínico controlado	20 pacientes hemiplégicos, de 40 a 75 anos, três a seis meses pós-AVE	Treino cardiorrespiratório em ergômetro isocinético de membros inferiores 2x/d, 5x/sem, sessões de duração progressiva (10 a 30 min) ao longo de 5 semanas.	Grupo experimental apresentou melhora significativa da velocidade de marcha em comparação ao grupo controle; não foi evidenciado ganho funcional significativo.
Hesse (1995)	Ensaio clínico tipo *cross-over*	7 pacientes hemiplégicos, com idade média de 60,3 anos	Treino em esteira ergométrica com sustentação parcial do peso do corpo, fisioterapia convencional baseada na técnica de Bobath e outra fase de treino em esteira, cada uma durando 3 semanas (15 sessões).	Treino em esteira foi superior à fisioterapia tradicional na reaquisição de marcha.

Continua

Continuação

Estudo	Métodos	Participantes	Intervenção	Resultados
Potempa (1995)	Ensaio clínico randomizado e controlado	42 pacientes hemiplégicos, com hemiparesia leve a moderada após AVE hemisférico, há pelo menos 6 meses, entre 21 a 77 anos	Exercício aeróbico em cicloergômetro, por 30 min, 3 vezes por semana por 10 semanas – nas primeiras 4 semanas, a carga de treino foi gradualmente elevada de 30% a 50% da FC máxima, carga que foi mantida nas demais semanas.	O grupo experimental apresentou melhora significativa do consumo máximo de oxigênio, da capacidade física e do tempo de exercício, pressões sistólicas menores em cargas submáximas e melhora na função sensório-motora.
Macko (1997)	Ensaio clínico não controlado	9 pacientes hemiplégicos pós-AVE, com idade média de 67 anos	6 meses de treino de exercício aeróbico leve, 3 sessões de 40 minutos por semana em esteira ergométrica, com 50% a 60% FC máxima.	Reduções substanciais e progressivas no gasto energético e nas demandas cardiovasculares, sugerindo que exercícios aeróbicos tarefa-específicos podem melhorar a mobilidade e o perfil cardiovascular.
Duncan (1998)	Ensaio clínico controlado	20 pacientes hemiplégicos, com idade média de 67 anos, cerca de dois meses pós-AVE	Treino cardiorrespiratório associado a treino de resistência, 3x/sem, sessões de 90 min de duração ao longo de 12 semanas (8 semanas sob supervisão).	Grupo experimental apresentou melhora significativa da velocidade de marcha e da avaliação funcional pelo teste de Fugl-Meyer para membros inferiores em comparação ao grupo controle.
Teixeira-Salmela (1999)	Ensaio clínico controlado	13 pacientes hemiplégicos crônicos, com idade média de 67 anos	Treino cardiorrespiratório associado a treino de resistência de membros inferiores, 3x/sem, sessões de 60 a 90 min, duração ao longo de 10 semanas sob supervisão.	Grupo experimental apresentou melhora significativa da velocidade de marcha e de medidas de avaliação funcional em comparação ao grupo controle.
Dean (2000)	Ensaio clínico piloto randomizado e controlado	12 pacientes hemiplégicos, com idade média de 66 anos, com AVE há mais de 3 meses	Treino cardiorrespiratório associado a treino de resistência, 3x/sem, sessões de 60 min duração ao longo de 4 semanas.	Grupo experimental apresentou melhora significativa da velocidade de marcha e de algumas das medidas de avaliação funcional em comparação ao grupo controle.

Continua

Continuação

Estudo	Métodos	Participantes	Intervenção	Resultados
Silver (2000)	Ensaio clínico piloto	5 pacientes hemiplégicos, com idade media de 60,4 anos, com ≥ seis meses pós-AVE	3x/sem por 3 meses.	Melhora dos testes *get-up and return-to-sit* (GURS) e *straight-away walk* (SAW), aumento na velocidade de marcha, maior equilíbrio entre as fases de apoio e balanço de ambos membros inferiores.
Macko (2001)	Ensaio clínico não controlado	23 pacientes hemiplégicos, idade média 67 anos, com ≥ seis meses pós-AVE	Sessões em esteira ergométrica por 40 min, 3 vezes, por 6 meses.	Treino em esteira melhora o condicionamento físico ao aumentar o consumo de oxigênio e ao reduzir gasto energético na marcha hemiparética.
da Cunha (2002)	Ensaio clínico piloto randomizado e controlado	15 pacientes hemiplégicos, idade média 58 anos, cerca de 15 a 20 dias pós-AVE	Treino de marcha sob suspensão por 20 min, 3x/sem, por 3 semanas.	Melhora do consumo máximo de O_2 e da capacidade funcional de marcha.
Pohl (2002)	Ensaio clínico randomizado e controlado	40 pacientes hemiplégicos, idade média 59 anos, entre 3 e 6 meses pós-AVE	Treino de marcha em esteira ergométrica (três sessões iniciais sob suspensão) por 30 min, 3x/sem, por 4 semanas.	Grupo experimental apresentou melhora significativa da velocidade de marcha e da capacidade funcional de marcha.

O exercício físico promove adaptações neuromusculares que melhoram a eficiência da função motora, dimiuindo o gasto energético.[7] Exercícios de fortalecimento auxiliam na melhora do recrutamento da unidade motora, no aprendizado motor e, também, agem na redução da fadiga muscular.[14]

A atividade aeróbica pode ser realizada em solo ou em água,[17] ao ar livre ou em ambientes fechados, com ou sem equipamentos. Pode ser utilizada esteira ergométrica, com ou sem uso de suspensor, cicloergômetro de membro inferior ou de membro superior. A intensidade deve se situar entre 40% e 70% do consumo máximo de oxigênio, e o treino deve ser realizado no mínimo três vezes por semana, podendo ser diário, e deve durar de 30 a 60 minutos, de forma contínua ou intervalada. O treino intervalado pode ser especialmente útil para pacientes muito descondicionados.

Um estudo com 42 pacientes hemiplégicos demonstrou que atividade aeróbica (no caso, com bicicleta ergométrica), na frequência de três vezes por semana, por dez semanas resultou em aumento significativo do consumo máximo de oxigênio e em melhor controle da pressão arterial, demonstrando que este grupo de pacientes apresentou respostas semelhantes às de indivíduos saudáveis.[14-16] Outro estudo avaliou o efeito de um programa de seis meses não apenas sobre o componente cardiovascular, mas também sobre atividades do cotidiano, com melhora.[15-17] Estudos adicionais evidenciam melhora da força, da funcionalidade, da composição corpórea e da fração de ejeção do ventrículo esquerdo e redução da frequência de repouso e dos níveis de colesterol total e de HDL.

Há alguns estudos que evidenciam diversos benefícios com o treino de marcha. O treino de marcha precoce é útil para que o paciente acione o quanto antes a programação motora da deambulação, favorecendo uma recuperação mais rápida dessa função.[19] Trata-se de um exercício tarefa específico e repetitivo, o que promove neuroplasticidade central e otimiza o reaprendizado em pacientes com alterações motoras.[18] Ao treino de marcha, deve-se atuar para a automatização de movimentos adequa-

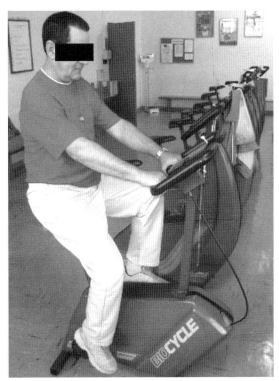

FIGURA 3 – Paciente com hemiparesia direita crônica, em sessão de Condicionamento Físico.

dos, e para a inibição de padrões patológicos e o desenvolvimento de vícios de marcha.

Há destaque para o uso de esteira ergométrica em alguns estudos: além de promover o treino de marcha (inclusive com auxílio de equipamento de suspensão) e o próprio treino aeróbico, permite que a intensidade do exercício seja aumentada não só pelo aumento de velocidade, mas também pelo aumento de inclinação.[7,10-20] Hesse et al. concluíram, em seu estudo, que o treino em esteira, comparado à técnica de Bobath (neuroevolutiva), foi mais efetivo na reaquisição da marcha, com aquisição de marcha independente mais precoce e maior ganho de velocidade. No entanto, ressaltam que tal método não deve substituir a fisioterapia, e sim constituir estratégia complementar (Figura 4).[19]

Embora não haja consenso disponível para este grupo de pacientes, o treino de resistência deve preferencialmente ser composto por exercícios isotônicos, com séries de 10 a 15 repetições com carga baixa, a serem aumentadas de forma gradual, como é realizado para pacientes pós-infarto agudo do miocárdio. O programa de exercícios deve incluir todos os grandes grupos musculares, lembrando que deve ser dado enfoque ao fortalecimento de músculos antagonistas à musculatura espástica, e os exercícios de alongamento devem priorizar a musculatura com aumento de tônus (Quadro 2).

Quadro 2 – Desenho de Programa de Exercícios indicado para indivíduos com sequela de acidente vascular encefálico e respectivos objetivos

Tipo de exercício	Intensidade/Frequência/Duração	Objetivos principais
Aeróbico • Ambiente externo ou interno, com uso de esteira ergométrica (com ou sem suspensão), cicloergômetro de membros superiores e/ou inferiores	• 40% a 70% do consumo máximo de oxigênio ou 50% a 80 % da frequência cardíaca máxima ou escala de percepção de esforço de Borg de 11 a 14 • Contínuo ou intervalado (sobretudo se baixa capacidade física) • 3 a 7 dias/semana • Sessões de 30 a 60 min	• Melhoria da funcionalidade • Melhoria da eficiência biomecânica • Melhoria da tolerância ao esforço • Redução do risco de doença cardiovascular
Treino de Resistência (Fortalecimento) • Enfoque em musculatura antagonista à musculatura espástica (hipertônica)	• 8 a 10 exercícios, envolvendo principais grupos musculares • 1 a 3 séries de 10 a 15 repetições • 2 a 3 vezes por semana	• Melhoria da funcionalidade • Melhoria da eficiência biomecânica • Melhoria da tolerância ao esforço
Treino de Flexibilidade (Promoção de Amplitude de Movimento e Alongamentos) • Enfoque em musculatura espástica (hipertônica)	• Antes do treino aeróbico e após o treino de resistência • Cada alongamento deve ter uma duração mínima de 30 segundos	• Manutenção e ganho de amplitude de movimento • Prevenção de contraturas
Treino Específico – voltado a possíveis deficiências • Treino de equilíbrio • Treino de coordenação	• 2 a 3 vezes por semana	• Melhoria da funcionalidade • Melhoria da segurança para a prática de atividade física e de vida diária

AVDs: atividades de vida diária.
Adaptado de Gordon et al.[6]

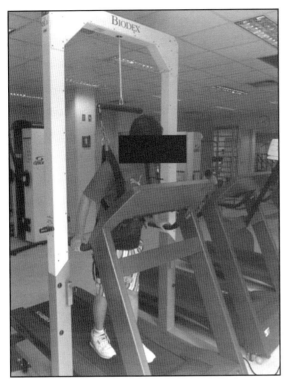

FIGURA 4 – Paciente com dupla hemiparesia, em sessão de Condicionamento Físico, com uso de treino de marcha sob suspensão em esteira ergométrica.

O Programa de Condicionamento Físico, tomados as devidos cuidados e precauções, constitui intervenção que pode auxiliar de forma significativa o processo reabilitacional de pacientes pós-AVE, pela prevenção secundária a eventos cardiovasculares, pelos ganhos motores e sensoriais, pela socialização e pelo ganho psicológico, resultantes de sua prática.

REFERÊNCIAS

1. Dobkin BG. The economic impact of stroke. Neurology 1995;45(Suppl 1):S6-S9.

2. Dombovy ML, Aggarval U. Stroke Rehabilitation. Chap. 74. In Grabois M, Garrison SJ, Hart KA, Lehmkuhl D. Physical Medicine and Rehabilitation: the complete approach. Massachusetts: Blackwell Science, Inc.; 2000:1352-1348.

3. Organised inpatient (stroke unit) care for stroke (Cochrane Review). In The Cochrane Library, Issue 2; 2007.

4. Australian National Health and Research Medical Council Experts. Australian National Stroke Foundation Clinical Guidelines for Stroke Rehabilitation and Recovery; 2005: www.strokefoundation.com.au

5. Maulden et al. Timing of initiation of rehabilitation after stroke. Arch Phys Med Rehabil 2005; 86:S34-S40.

6. Gordon NF et al. Physical activity and exercise recommendations for Stroke Survivors: an American Heart Association scientific statement from the council on clinical cardiology, subcommittee on exercise, cardiac rehabilitation and prevention. Stroke 2004;35:1230-40,2004.

7. Macko RF et al. Treadmill aerobic exercise training reduces the energy expenditure and cardiovascular demands of hemiparetic gait in chronic stroke patients. A preliminary report. Stroke 1997;28:326-330.

8. Poole KE, Reeve J, Warburton, EA. Falls, fractures, and osteoporosis after stroke: time to think about protection? Stroke 2002;33:1432-1436.

9. MacKay-Lyons MJ, Makrides L. Cardiovascular stress during a contemporary stroke rehabilitation program: is the intensity adequate to induce a training effect? Arch Phys Med Rehabil 2002;83:1378-1383.

10. Adams RJ et al. Coronary risk evaluation in patients with transient ischemic attack and ischemic stroke: a scientific statement for healthcare professionals from the Stroke

Council and the Council on Clinical Cardiology of the American Heart Association. Circulation 2003;108:1278-90.

11. Fletcher GF et al. Exercise standarts for testing and training: a statement for healthcare professionals from the American Heart Association. Circulation 2001;104:1694-1740.

12. Monga TN et al. Cardiovascular responses to acute exercise in patients with cerebrovascular accidents. Arch Phys Med Rehabil 1998;69: 937-40.

13. King ML et al. Adaptive exercise testing for patients with hemiparesis. J Cardiopulm Rehabil 1989;9:237-242.

14. Shepherd RB. Exercise and training to optimize functional motor performance in stroke: driving neural reorganization? Neural Plast 2001;8:121-129.

15. Glader EL, Stegmayr B, Asplund K. Poststroke fatigue: a 2-year follow-up study of stroke patients in Swewden. Stroke 2001;33:1327-33.

16. Potempa K et al. Physiological outcomes of aerobic exercise training in hemiparetic stroke patients. Stroke 1995;26:101-5.

17. Chu KS, Eng JJ, Dawson AS, Harris JE, Ozkaplan A, Gylfadottir S. Water-based exercise for cardiovascular fitness in people with chronic stroke: A randomized controlled trial. Arch Phys Med Rehabil 2004;85(6):870-4.

18. Macko RF et al. Treadmill training improves fitness reserve in chronic stroke patients. Arch Phys Med Rehabil 2001;82: 879-84.

19. Hesse S, Bertelt C, Jahnke MT, Schaffrin A, Baake P, Malezic M, Mauritz KH. Treadmill training with partial body weight support compared with physiotherapy in nonambulatory hemiparetic patients. Stroke 1995;26:976-981.

20. Silver KHC, Macko RF, Forrester LW, Goldberg AP, Smith GV. Chronic Hemiparetic Stroke: A preliminary report effects of aerobic treadmill training on gait velocity, cadence, and gait symmetry. Neurorehabil Neural Repair 2000;14:65-71.

21. Saunders DH, Greig CA, Young A, Mead G. Physical fitness training for stroke patients (Cochrane Review). The Cochrane Library, Issue 2; 2007.

22. Glasser L. Effects of isokinetic training on the rate of movement during ambulation in hemiparetic patients. Physical Therapy 1986;66:673-6.

23. Duncan P et al. A randomized, controlled pilot study of a home-based exercise program for individuals with mild and moderate stroke. Stroke 29: 2055-60, 1998.

24. Teixeira-Salmela LF et al. Muscle strengthening and physical conditioning to reduce impairment and disability in chronic stroke survivors. Arch Phys Med Rehabil 1998;80:1211-18.

25. Dean CM, Richards CL, Malouin F. Task-related circuit training improves performance of locomotor tasks in chronic stroke: a randomized, controlled pilot trial. Arch Phys Med Rehabil 2000;81:409-17.

26. da Cunha IT et al. Gait outcomes after acute stroke rehabilitation with supported treadmill training: a randomized controlled pilot study. Arch Phys Med Rehabil 2002;83:1258-65.

27. Pohl M, Mehrholz J, Ritschel C, Ruckriem S. Speed-dependent treadmill training in ambulatory hemiparetic stroke patients: a randomized controlled trial. Stroke 2002;33:553-8.

Reabilitação Cardíaca e Tratamento da Fibromialgia

Marcelo Riberto
Thais Rodrigues Pato Saron
Linamara Rizzo Battistella

Conceituação

A fibromialgia é a síndrome dolorosa crônica caracterizada por dor generalizada e dolorimento global à palpação do corpo. Para a finalidade de pesquisa, entende-se por dor generalizada aquela que acometer ambos os lados do corpo, acima e abaixo da cintura e sobre o esqueleto axial. Como forma de avaliação do dolorimento global à palpação, foram definidos 18 pontos da superfície corpórea que, estimulados mecanicamente, devem provocar dor. Essas definições constituem o consenso do Colégio Norte-americano de Reumatologia, de 1990, sobre os critérios diagnósticos dessa síndrome.[1] Esses critérios foram úteis e necessários para a definição da síndrome, o que serviu para estudos epidemiológicos, clínicos e fisiopatológicos. Na prática clínica, todavia, é o julgamento do médico experiente no atendimento de condições dolorosas que melhor identifica o paciente com fibromialgia ou não, isso significa que pacientes com menos de 11 pontos dolorosos à palpação podem ter esse diagnóstico, assim como aqueles com dor em menos regiões do corpo do que aquelas descritas anteriormente. Todavia, é necessário que o médico que atende os pacientes com dor crônica sejam muito criteriosos no estabelecimento desse diagnóstico, reservando-o para as condições nas quais outras moléstias não estejam presentes concomitantemente. Assim, evita-se que o paciente não seja equivocadamente rotulado, com as consequências que podem advir desse comportamento.

As explicações para a dor generalizada direcionaram a atenção de pesquisadores aos tecidos periféricos, considerando a possibilidade de processos inflamatórios múltiplos ou sistêmicos. Tais possibilidades, ainda, careceram de comprovação, uma vez que as alterações do tecido muscular esquelético, observadas nesses pacientes, foram justificadas predominantemente pelo sedentarismo associado à dor crônica.

Atualmente, a hipótese fisiopatológica mais aceita, para explicar as manifestações dolorosas na fibromialgia, postula que um desequilíbrio nos sistemas de controle da sensibilidade dolorosa seja responsável pela dor generalizada. As vias serotoninérgicas e noradrenérgicas descentes, que partem do tronco encefálico para vários segmentos da medula, têm efeito inibitório sobre a transmissão sináptica. É preciso considerar que, enquanto essas vias têm sua modulação no tronco encefálico controlada pela serotonina e pela noradrenalina, seus efeitos aos níveis segmentares da medula são inibitórios sobre as primeiras sinapses das vias aferentes, por meio de encefalinas e dimorfinas.[2] Os dados que dão suporte a essa hipótese são a forte associação familiar dessa condição de saúde – um familiar de uma pessoa com fibromialgia tem oito vezes mais chance de desenvolver fibromialgia que o familiar de alguém que não tenha dor generalizada,[3] o que pode estar relacionado a fatores comportamentais aprendidos, mas também parece associar-se à expressão polimórfica de genes relacionados à síntese de catecolaminas ligada aos receptores ß-adrenérgicos e COMT.[4] Também foi descrita uma redução da atividade encefalinérgica nos segmentos medulares, responsável em parte pela maior somação de estímulos nociceptivos e pelo estado de hiperalgesia observado nesses pacientes.[5,6]

Uma miríade de outros sintomas é característica dos pacientes com essa síndrome, apesar de não estarem diretamente relacionados à dor ou especificamente ao aparelho locomotor e, talvez, por isso, não terem sido incluídos na sua definição clínica. Esse conjunto de manifestações clínicas pode ser agrupado de acordo com a natureza ou os órgãos acometidos, assim, alguns sintomas são relacionados ao sistema nervoso central, como sono não reparador, irritabilidade e humor depressivo. Outros estão associados ao aparelho gastrointestinal, como intolerância alimentar, alternância de hábito intestinal, dores abdominais. Entre as queixas associadas ao aparelho genitourinário, estão alterações menstruais, dismenorreia, dispareunia, disúria.[7,8]

Caracteristicamente, esses conjuntos de sintomas relacionados a outros sistemas e aparelhos não relacionados ao aparelho locomotor formam parte da gama de síndromes funcionais, nas quais estão incluídos cistite intersticial, cefaleia tensional, cólon irritável, transtornos da articulação temporomandibular, síndrome das pernas inquietas, dismenorreia primária e fadiga crônica. Todas essas condições guardam em comum o fato de terem um quadro sintomatológico exuberante em contraposição a poucos achados anatomopatológicos. Não são raras, também, as descrições de desequilíbrios hormonais ou as alterações nas composições de neurotransmissores em tais condições, particularmente no que se refere à atividade da serotonina e de mecanismos endógenos de controle da dor. Ainda é necessário ressaltar o potencial terapêutico comum das mesmas estratégias de controle dos sintomas, seja por meio de substâncias semelhantes (como a amitriptilina e outras drogas de efeito sobre a atividade serotoninérgica) ou técnicas terapêuticas de relaxamento e estímulo ao enfrentamento dos sintomas.

A sobreposição dessas síndromes na fibromialgia é habitualmente descrita na literatura, e o compartilhamento de algumas características em comum – dor, alteração do sono, por exemplo – leva à hipótese de que haja mecanismos fisiopatológicos em comum e, de certa forma, justifica a sintomatologia variada dos pacientes com fibromialgia.[7,8] Em virtude dessas características em comum, vem sendo elaborada a hipótese de uma síndrome de sensibilização central, segundo a qual esses pacientes não teriam uma doença discreta, isto é, não formariam um grupo totalmente diverso da população. De acordo com esse conceito, a sensibilidade à dor é definida por uma série de fatores fisiológicos distribuídos na população. As pessoas apresentam, portanto, níveis variados de sensibilidade à dor, seguindo uma distribuição semelhante à normal. Dessa forma, as pessoas com características fisiológicas favoráveis apresentam maior resistência à dor, enquanto outras com as condições fisiológicas associadas à dor crônica descritas formam o grupo de pessoas mais sensíveis aos estímulos externos, ou seja, com síndromes funcionais que se sobrepõem – como exposto anteriormente.[9]

Essa longa introdução a respeito da apresentação clínica e fisiopatológica dos pacientes com fibromialgia tem como função prover um panorama de entendimento mais amplo dessa síndrome e, dessa forma, justificar a abordagem terapêutica que se explicará adiante, sem se resumir apenas aos aspectos musculoesqueléticos e cardiovasculares.

TRATAMENTO DA FIBROMIALGIA

Antes de discutir e detalhar as alternativas terapêuticas para a fibromialgia, é necessário observar que boa parte dos estudos de intervenção com pacientes nessa condição clínica apresenta resultados inicialmente promissores, mas, em longo prazo, os ganhos se perdem, a não ser que sejam implementadas medidas de manutenção.

Dessa forma, um dos aspectos mais limitantes ao atendimento a esses pacientes, por parte do profissional de saúde, são os repetidos insucessos obtidos com a aplicação de estratégias que noutros pacientes se mostram altamente resolutivas.

Apesar de a dor ser o carro-chefe das queixas desses pacientes, os objetivos do tratamento da fibromialgia não devem se restringir apenas à analgesia. Outros aspectos, como redução da fadiga, melhoria da qualidade do sono e do humor, aumento da mobilidade e da força, visando à expansão da capacidade funcional e à maior participação social, são os determinantes de um programa terapêutico abrangente com foco na melhoria da qualidade de vida. Embora haja descrições de sucesso em intervenções pontuais e monodisciplinares, há suficiente suporte na literatura para que se dê preferência a uma abordagem interdisciplinar para esses pacientes. Entende-se como multidisciplinar aquelas equipes que tenham abordagem sobre aspectos físicos e sobre o domínio social ou emocional.

É importante destacar que, em virtude de o prognóstico da fibromialgia ser reservado quanto à eliminação da dor, o objetivo do tratamento deve ser direcionado a orientar o paciente nesse sentido, ou seja, torná-lo consciente de que a sua condição clínica é crônica e que a equipe terapêutica apenas lhe fornecerá armas para o controle dos sintomas. Por esse motivo, o primeiro passo do tratamento é a educação do paciente.

Educação do Paciente

Pacientes com fibromialgia, assim como os pacientes com Síndrome Dolorosa Miofascial e Síndrome da Fadiga Crônica, precisam compreender suas condições clínicas antes de os medicamentos serem prescritos.[10]

A maioria dos pacientes demora anos para receber o diagnóstico de fibromialgia. Na maioria das vezes, consultaram diversos especialistas e tiveram múltiplos diagnósticos. Em razão disso, são múltiplas as fantasias a respeito do seu quadro clínico, suas causas e a evolução esperada. Muitos temem ameaça a sua vida, independência ou situações muito incapacitantes. Esse é um dos fatores que levam os pacientes a comportamentos e pensamentos inadequados. Os conteúdos cognitivos constituídos por ideias fantasiosas sobre a fibromialgia, como a crença em ser progressiva e levar à paraplegia, ou estar associada a problemas sexuais, ou mesmo à ideia de que as partes dolorosas do corpo estão todas doentes ou "apodrecendo", compõem, entre outros, o que são considerados os pensamentos catastróficos. Um exemplo de pensamento catastrófico ocorre quando, ao despertar numa manhã mais fria e chuvosa, a paciente percebe que está com mais dor num dos ombros e tem alguma limitação para elevar o membro superior. Inconscientemente, ela pode acreditar que a doença está progredindo, mesmo que já tenha experimentado essa mesma sensação outras vezes e controlado-a com medicamentos. Essa associação imprópria pode resultar em busca de atendimento médico, repetição desnecessária de procedimentos diagnósticos e terapêuticos mais agressivos, descontrole emocional e comprometimento de relacionamentos, além da participação social no trabalho, lazer ou família. Estes últimos são os comportamentos inadequados que surgem como consequência da dor crônica e da falta de esclarecimento. Apesar de não estarem relacionados ao quadro fisiopatológico da fibromialgia, eles têm papel determinante na imposição de restrições à vida dos pacientes e devem ser prontamente combatidos.

Elucidar o diagnóstico pode tem efeito benéfico para os pacientes ao permitir-lhes ter consciência do que lhes aflige, saber seu prognóstico, aliviarem-se por saberem que não se trata de uma condição fatal e nem totalmente incapacitante. Isto é demonstrado em um estudo de pacientes que reportam seus sintomas e funções antes e após três anos do diagnóstico.[32] Diminuição significante dos sintomas e aumento da funcionalidade são notados depois que os pacientes são informados do diagnóstico. Estes resultados podem ajudar a passar os medos, expressados por alguns médicos, que rotulam pessoas com diagnóstico de fibromialgia de pior prognóstico do que de melhor.[11]

O paciente precisa ser tranquilizado com o esclarecimento de que a fibromialgia é real, e não imaginada ou da sua cabeça. A natureza benigna desta síndrome também deve ser enfatizada. Como um exemplo, os pacientes devem ser avisados que não ficarão deformados ou paraplégicos, que não apresenta ameaça de vida ou problema estético. A relação dos hormônios com a percepção de dor, fadiga, sono não reparador e distúrbios de humor precisa ser discutida. Isto ajudará o paciente a racionalizar a terapia medicamentosa, como o uso dos antidepressivos tricíclicos e inibidores de recaptação da serotonina.

Outra crença comum entre pacientes com fibromialgia, reforçada por matérias editadas nos meios de comunicação leigos, é que a causa dos seus problemas esteja relacionada a uma infecção não diagnosticada. Nesse caso, é preciso esclarecer que algumas infecções podem ser fatores desencadeantes de dor, mas não há evidências de que a fibromialgia esteja relacionada com infecção persistente.

O estresse físico e emocional pode desencadear ou agravar a fibromialgia. Aproximadamente 30% das pacientes com fibromialgia têm depressão e/ou ansiedade. Uma descrição das causas de estresse e distúrbios de humor encoraja o paciente a aprender técnicas de relaxamento e a considerar importante o programa de redução de estresse. O paciente precisa ser informado das causas de distúrbios do sono e dos métodos para corrigi-lo.

Finalmente, os pacientes precisam saber que seus sintomas serão diminuídos, mas que a dor e a fadiga geralmente persistem. Apesar da presença destes sintomas crônicos, estas medidas os tranquilizam e os encorajam, na maioria das vezes, para uma vida normal e ativa.

A educação do paciente tem um efeito terapêutico. Uma revisão sistemática de 2004, sobre a avaliação no tratamento da fibromialgia com intervenções educacionais, mostra eficácia nos resultados, quando comparados com grupos controle que estão esperando por cuidados ou recebendo treinamento com exercícios leves de alongamento.[13,14] Os estudos revisados são tipicamente não cegos. Sessões semanais em grupo, materiais impressos, leituras e demonstrações são usadas para informar os pacientes sobre a natureza da fibromialgia. O número de sessões é de 6 a 17. Aqueles que receberam a intervenção educacional apresentaram uma melhora significativamente maior que os controles, e os efeitos benéficos persistiram de 3 a 12 meses após as sessões terem acabado.

Uma única e intensiva intervenção educacional pode ser, também, benéfica, como no caso do estudo com pacientes que receberam educação de uma equipe multidisciplinar em 15 dias.[15] Um mês após o término, o grupo apresentou dor significativamente menos intensa e melhora funcional, da fadiga, da fraqueza, da ansiedade e do humor depressivo comparado ao grupo que não recebeu a intervenção.

Tratamento Medicamentoso

O tratamento farmacológico da fibromialgia é semelhante ao tratamento da dor crônica. Consiste no uso de medicamentos para controle de dor crônica e melhoria do sono e do humor, como os antidepressivos associados a fenotiazinas, antidepressivos associados a anti-inflamatório não hormonal, opioides e derivados, anticonvulsivantes, relaxantes musculares, benzodiazepínicos e analgésicos comuns, conforme o caso.

Anti-Inflamatórios

Não há evidências de tecido inflamatório presente nos pacientes com fibromialgia. Por este motivo, não há surpresa ao saber que os anti-inflamatórios não são eficazes em seu tratamento. Estudos mostram que doses terapêuticas de naproxeno, ibuprofeno e predinisona (20 mg/dia) não apresentaram resultados melhores que os placebos.[13] Entretanto, os anti-inflamatórios não esteroides (AINES) podem apresentar um efeito sinérgico quando combinado com drogas que atuam no sistema nervoso central (SNC). Até o momento, não há nenhum dado de eficácia dos inibidores seletivos da COX-2 nesta síndrome.

Durante o tratamento multiprofissional de reabilitação, os AINES podem ser úteis no início do programa, quando os pacientes apresentam um aumento da dor com a atividade física que não estavam habituados a realizar ou, ainda, quando apresentam algum trauma ou esforço físico que exacerbam a dor. Se medicamentos desta classe forem indicados para o paciente, ele deve ser orientado que seu uso deve ser pontual, apenas para situações de intensificação do sintoma doloroso, e que a persistência de quadros agudizados de dor é motivo de uma investigação mais cuidadosa.

Analgésicos

Analgésicos como paracetamol e tramadol, sozinhos ou combinados, podem minimizar os sintomas dolorosos.[16,17] São usados geralmente em combinação com as drogas que atuam no SNC após não terem sido efetivos isoladamente.

Uma eficácia clínica modesta da combinação de 650 mg de paracetamol e 75 mg de tramadol a cada 6 horas, comparada ao placebo para o alívio da dor, foi evidenciada e constitui num dos pilares para controle da dor nestes pacientes.[18] A recomendação é que este medicamento possa ser usado regularmente para o controle da dor e a dose possa ser aumentada, conforme orientação médica, nas situações de acentuação da queixa dolorosa.

Há algumas preocupações com relação ao potencial abuso crônico do tramadol, embora o risco seja menor que potentes drogas narcóticas analgésicas, que também podem ser usadas na fibromialgia. O uso prolongado destes agentes é controverso e pode ser evitado pelo especialista em dor.

Outros medicamentos são a amitriptilina e a ciclobenzaprina, que mostraram eficácia em estudos controlados e são consideradas as drogas de primeira escolha para tratamento da fibromialgia.[19]

Antidepressivos Tricíclicos

Os antidepressivos triciclos são os agentes mais usados no tratamento inicial da fibromialgia. Estudos randomizados individuais têm mostrado uma melhora clínica importante em 25% e 45% dos pacientes tratados com esta medicação.[20,21] Entretanto, seu uso é limitado por uma menor eficácia uniforme e uma relativa alta frequência de efeitos colaterais. Além disso, a eficácia dos tricíclicos pode diminuir com o tempo em alguns pacientes.[9]

As doses de amitriptilina estudadas estão entre 25 e 50 mg, geralmente usadas antes da hora de dormir. Estas doses são baixas com relação às doses usadas para depressão. No entanto, mesmo em doses baixas, boca seca, obstipação, retenção urinária, ganho de peso, tontura e dificuldade de concentração são comuns. Devido a estes efeitos colaterais, à cardiotoxicidade (deve ser evitado em bloqueio AV) e à contraindicação na hiperplasia benigna de próstata e glaucoma, não são prescritas com frequência para idosos.

Outros medicamentos cujo uso é menos consensual para a fibromialgia são os inibidores de recaptação de serotonina. A fluoxetina, na dose de 20 a 80 mg/dia, apresentou melhor resposta que o placebo. Nesse estudo, o efeito na dor era independente da mudança de humor.[22] Também há a proposta para o uso de citalopram.[23]

A combinação de agentes que inibem individualmente a recaptação de serotonina e norepinefrina, ou o uso de um único agente que inibe a recaptação de ambos os neurotransmissores, pode ser mais eficaz que a uso único da droga que inibe um ou outro.

A duloxetina[24,25] e a venlafaxina[26] inibem a recaptação de serotonina e norepinefrina e têm sido estudadas em pacientes com fibromialgia. A eficácia da duloxetina pode ser ilustrada em dois estudos multicêntricos.

Também se propõe o uso de anticonvulsivantes nos casos mais resistentes ao controle farmacológico. A pregabalina faz parte da segunda geração de anticonvulsivantes e pode ser benéfica para pacientes com fibromialgia.[27]

Pacientes fibromiálgicas que apresentem mioclonia noturna e Síndrome das Pernas Inquietas podem responder bem ao uso de benzodiazepínicos, como o clonazepam.

Tratamento não Medicamentoso

Os sintomas da fibromialgia causam um grande impacto no cotidiano dos pacientes e ocasionam mudanças e vícios, que se mantêm ao longo do tempo, devido à cronicidade da doença. Por este motivo, o tratamento medicamentoso não é suficiente, e tornam-se necessárias outras medidas terapêuticas.

Medidas não farmacológicas propostas são o condicionamento físico, o alongamento muscular, a fisioterapia, a eletromiografia com *biofeedback*, a hipnoterapia e a terapia cognitivo-comportamental.

Há grande efetividade na melhora dos sintomas da fibromialgia com o tratamento multiprofissional de reabilitação que combine a educação do paciente, a terapia cognitivo-comportamental e o condicionamento físico com exercícios aeróbicos[13] e eficácia moderada com a combinação de alongamentos musculares, hipnoterapia, *biofeedback* e balneoterapia. Há pouca melhora com terapias de manipulação (quiropraxia e massagens) e fisioterapia analgésica, como eletroterapia e ultrassom terapêutico. Com relação à acupuntura, há resultados contraditórios quanto ao controle da dor na fibromialgia; foram demonstrados tanto a favor[28] quanto contra essa intervenção,[29] apesar de nossa experiência clínica ser favorável para seu uso no controle das situações agudas.[30]

Os pacientes com fibromialgia, assim como com outras síndromes dolorosas crônicas, apresentam condições emocionais ou sociais conflitantes que podem predispor ou perpetuar os sintomas. Não nos caberá discutir aqui se tais fatores são causa ou consequência do quadro, visto que, de qualquer forma, eles estarão presentes e precisam ser abordados. Assim, é necessária uma abordagem psicossocial para fomentar comportamentos mais adequados, auxiliar na reestruturação das relações interpessoais e melhorar o convívio social.

As técnicas de relaxamento e a terapia cognitivo-comportamental são benéficas no tratamento da fibromialgia.[31-36] A combinação deste tipo de terapia com o programa de exercícios está associada a uma melhora em longo prazo, resultado diferente do exercício isoladamente.

Na abordagem multidisciplinar, alguns conteúdos devem abordados: ergonomia, higiene do sono, estratégias para controle, independentemente dos sintomas com meios físicos domiciliares, como calor ou frio tópicos, automassagem, posturas e exercícios.

Exercícios

O programa de reabilitação de pacientes com fibromialgia deve incluir a prática regular de exercícios físicos, sejam alongamentos, exercícios aeróbios ou resistidos. Antes de prescrevê-los, o médico precisa garantir plena capacidade de realização quando as condições clínicas associadas podem ser impeditivas. Um teste de esforço cardiovascular é mandatório, pois a partir dele se pode controlar o nível adequado de estímulo e sobrecarga cardiovascular, mas é preciso verificar, também, qual é a condição musculoesquelética do paciente, ou seja, se há limitação de amplitude articular, instabilidade, grau de comprometimento da força e encurtamentos musculares.

Para todas essas informações, um bom exame físico é suficiente, exceto para a determinação da condição cardiovascular, para a qual é mandatória a realização de um teste de esforço. Um ponto importante a ser destacado é que não raramente esse teste é ineficaz, ou seja, não permite a determinação da frequência máxima ou de treino do paciente. Isso não ocorre por causa de sinais de isquemia miocárdica, mas porque a interrupção deve-se ao agravamento agudo da dor em membros inferiores. Com isso, a frequência de treino fica restrita ao máximo obtido durante o teste. Assim, como não são evidenciados sinais de sofrimento miocárdico até que a dor seja limitante à progressão do texto, garante-se que a sobrecarga, se fixada nesses níveis anteriores à instalação da dor, será segura.[37]

A dor é o maior limitante à realização e à progressão dos exercícios físicos. Além disso, é sabido que, como qualquer outra pessoa que passa do sedentarismo para a prática de exercícios, no período inicial de três semanas, podem surgir dores musculoesqueléticas. Os pacientes com fibromialgia já estão familiarizados com o surgimento de dores em localizações ainda não experimentadas, mas podem associar tal fenômeno ao surgimento de lesões e interromperem a realização de exercícios, daí a necessidade de orientação frequente quanto à continuidade dos exercícios e ao esclarecimento de que essas queixas são esperadas. Podem ser necessárias a intervenção medicamentosa e a aplicação de eletroterapia, calor superficial ou gelo para que os pacientes tolerem essa fase inicial de acomodação aos exercícios.

Visto que os exercícios em piscina aquecida oferecem ganhos tanto na qualidade de vida quanto no controle da dor de pacientes com fibromialgia,[38] uma estratégia que vimos usando em nosso serviço para progressão do regime de sobrecarga é iniciar as atividades físicas em meio aquático e progredir para o meio externo. Em dado momento, pareceu-nos necessário que as atividades fossem inicialmente somente em meio aquático, pois o conforto propiciado pelo calor da água, somado à redução da carga articular e à suavidade dos movimentos, seria mais adequado para tirar os pacientes da condição de menor atividade física. Com o tempo, esses pacientes eram, então, progressivamente desafiados com maiores sobrecargas e atividades extra-aquáticas reforçadas. Atualmente, nosso programa consiste, desde a primeira semana de atividades físicas, de um dia por semana de atividades em piscina aquecida e dois dias de atividades em solo, persistindo nesse balanço até o seu encerramento, após quatro meses.

O programa padrão de atividades físicas para pacientes com fibromialgia em nosso serviço consiste dos seguintes períodos:

- *Aquecimento*: com duração de 5 minutos, este período tem como objetivo iniciar progressivamente a atividade física, com movimentos simples e repetitivos de segmentos isolados do corpo. Acredita-se, com isso, que a consciência sobre o movimento e seu controle sejam mais eficazes, prevenindo lesões e preparando o corpo para as atividades mais vigorosas subsequentes.
- *Atividade aeróbia*: consiste de 30 minutos de exercícios contínuos de baixa intensidade. Pode ser realizada com caminhadas, exercícios calistênicos, bicicletas ou outro tipo de atividade cíclica dentro ou fora da piscina. O teste ergométrico é fundamental para a definição da frequência cardíaca de treino e, portanto, da intensidade do exercício. Jogos e danças podem ser alternativas para aumento da adesão dos pacientes a este período de treino. O surgimento de queixas dolorosas ao longo dessas atividades pode exigir redução da carga ou intervalamento do treino com períodos de repouso articular.[39]
- *Resistência muscular localizada e alongamento*: esta fase de 20 minutos inclui os exercícios resistidos, com pesos ou ativos-livres, que têm por objetivo aumentar a força muscular e implicam melhor controle da dor e qualidade de vida.[40] Assim como para os exercícios aeróbios, não há uma técnica de treinamento com maior eficácia. A determinação da sobrecarga imposta às articulações e aos músculos não segue qualquer tipo de exame e pode ser individualizada e progressiva.
- *Relaxamento*: os 5 minutos finais da sessão de condicionamento físico devem ser voltados ao relaxamento ou à volta à calma. Exercícios respiratórios, concentração e automassagem podem ser associados a alongamentos leves.[41]

É importante que o profissional que acompanha os pacientes nesse momento destaque a percepção corpórea, focalizando a atenção dos pacientes nas diferenças perceptíveis em seus corpos ao final da atividade física, ressaltando que a realização dessas atividades em ambiente domiciliar pode trazer o mesmo benefício, por exemplo, numa condição de agravamento da dor.

A frequência ótima de realização dos treinos é diária, mas isso pode ser impraticável por questões de custo, agenda e disponibilidade de recursos, além de poder resultar em lesões em pacientes tão fragilizados. Assim, recomendamos a prática de atividades terapêuticas em geral e do condicionamento físico em particular pelo menos três vezes por semana.

Prognóstico

A maioria dos pacientes com fibromialgia continua tendo dor crônica e fadiga. Em um estudo prospectivo de 14 anos, encontrou-se uma pequena mudança nos sintomas destes pacientes. Entretanto, dois terços destes pacientes relataram que estavam trabalhando o tempo todos e que a fibromialgia interfere sutilmente em suas vidas.

Os estudos longitudinais de longo prazo da fibromialgia demonstram que, mesmo quando acompanhados em centros especializados, os pacientes mantêm as queixas de dor, fadiga, distúrbios do sono, ansiedade e depressão com pouca ou nenhuma mudança durante oito anos.[42] Todavia, é preciso lembrar que os centros especializados costumam tratar de pacientes extremamente selecionados com quadros mais graves e, portanto, pior prognóstico. Entretanto, pacientes que foram tratados com cuidados primários na comunidade, seguindo os princípios descritos, com educação sobre a doença, orientações quanto ao controle dos sintomas e alguma medida de condicionamento físico, tiveram melhor prognóstico, obtendo algum grau de melhora em até 65% dos pacientes ao cabo de dois anos.[43] Um programa de intervenção multidisciplinar por quatro meses, semelhante ao descrito nas sessões anteriores deste capítulo, exceto pela exclusão das atividades aquáticas, mostrou-se eficaz para o controle da dor e da qualidade de vida em homens com fibromialgia, apesar de os resultados não persistirem após seis meses do término da intervenção.[44] Este achado se repete na literatura, sugerindo que a intervenção seja mais duradoura ou que novos contatos com os pacientes sejam repetidos, como forma de mantê-los cientes da necessidade da mudança comportamental. A continuidade por até um ano no programa de reabilitação foi associada a resultados mais duradouros.[45]

Nesse aspecto, é preciso lembrar que fatores corporais como força, resistência muscular localizada, condicionamento cardiorrespiratório, diretamente influenciados pela dor, são importantes determinantes da capacidade funcional e podem ser abordados pela terapia física. Outros aspectos como crenças, comportamentos e relacionamentos também interferem sobre a funcionalidade das pessoas e são gravemente comprometidos nestes pacientes, podendo apresentar mudanças com intervenção psicossocial e, finalmente, fatores externos aos pacientes, como ambiente, ritmo e condições de trabalho, dependem de uma série de personagens além do próprio paciente, como empregadores, peritos, serviços e políticas públicas de integração da pessoa com dor crônica, sobre os quais a equipe terapêutica não tem influência direta, mas pode participar como facilitadora ao fornecer os subsídios científicos que permitem os meios de inclusão e o emponderamento do paciente com fibromialgia.

Referências

1. Wolfe F, Smythe HA, Yunus MB et al. The American College of Rheumatology 1990 criteria for the classification of fibromyalgia. Report of the multicenter criteria committee. Arthitis Rheum 1990; 33:160-72.
2. Riberto M, Pato TR. Fisiopatologia da fibromialgia. Acta Fisiatr 2004;11(2):78-81.
3. Arnold LM, Hudson JL, Hess EV et al. Family study of fibromyalgia. Arthritis Rheum. 2004;50:944-52.
4. Diatchenko L, Nackley AG, Slade GD, Bhalang K, Belfer I, Max MB, Goldman D, Maixner W. Pain 2006;125:216-24.
5. Zubieta JK, Heitzeg MM, Smith YR, Bueller JA, Xu K, Xu Y, et al. COMT val58met genotype affects mu-opioid neurotransmitter responses to a pain stressor. Science 2003;299:1240-3.
6. Staud R. Biology and therapy of fibromyalgia: pain in fibromyalgia syndrome. Arthritis Research & Therapy 2006;8:208.
7. Riberto M, Battistella LR. Comorbidades em fibromialgia. Revista Brasileira de Reumatologia 2002;42(1):1-7.
8. Helfenstein Jr M, Feldman D Síndrome da fibromialgia: características clínicas e associação com outras síndromes disfuncionais. Rev Bras Reumatol 2002; 42: 7-14.
9. Yunus M. Fibromyalgia and overlapping disorders: the unifying concept of central sensitivity syndromes. Semin Arthritis Rheum 2007;36:339-56.
10. Burckhardt CS, Bjelle A. Education programmes for fibromyalgia patients: description and evaluation. Baillieres Clin Rheumatol 1994; 8:935.
11. White KP, Nielson WR, Harth M, et al. Does the label "fibromyalgia" alter health status, function, and health service utilization? A prospective, within-group comparison in a community cohort of adults with chronic widespread pain. Arthritis Rheum 2002; 47:260.
12. 12. Ehrlich GE. Pain is real; fibromyalgia isn't. J Rheumatol 2003; 30:1666.

13. Goldenberg, DL, Burckhardt, C, Crofford, L. Management of fibromyalgia syndrome. JAMA 2004; 292:2388.

14. Rooks DS, Gautam S, Romeling M, Cross ML, Stratigakis D, Evans B, Goldemberg DL, Iversen MD, Katz JN. Group exercise, education, and combination self-management in women with fibromyalgia: a randomized trial. Arch Intern Med 2007;167(20):2192-200.

15. Pfeiffer A, Thompson, JM, Nelson, A, et al. Effects of a 1.5-day multidisciplinary outpatient treatment program for fibromyalgia: a pilot study. Am J Phys Med Rehabil 2003; 82:186.

16. Biasi G, Manca S, Manganelli S, Marcolongo R. Tramadol in the fibromyalgia syndrome: a controlled clinical trial versus placebo. Int J Clin Pharmacol Res 1998; 18:13.

17. Russell J, Kamin M, Bennet RM, et al. Efficacy of tramdol in treatment of pain in fibromyalgia. J Rheumatol 2000; 6:250.

18. Bennett RM, Kamin M, Karim R, Rosenthal N. Tramadol and acetaminophen combination tablets in the treatment of fibromyalgia pain: a double-blind, randomized, placebo-controlled study. Am J Med 2003; 114:537.

19. Huynh CN, Yanni LM, Morgan LA. Fibromialgia: diagnosis and management for the primary healthcare provider. J Womens Health 2008;17(8):1379-87.

20. Nishininya B, Urutia G, Walitt B, Rodriguez A, Bonfill X, Alegre C, Darko G. Amitryptiline in the treatment of fibromyalgia: a systematic review of its efficacy. Rheumatology 2008;47(12):1741-6.

21. Clauw DJ. Pharmacolotherapy for patients with fibromyalgia. J Clin Psychiatry 2008;69(Suppl 2):25-9.

22. Arnold LM, Hess EV, Hudson JI, et al. A randomized, placebo-controlled, double-blind, flexible-dose study of fluoxetine in the treatment of women with fibromyalgia. Am J Med 2002; 112:191.

23. Anderberg UM, Marteinsdottir I, von Knorring L. Citalopram in patients with fibromyalgia--a randomized, double-blind, placebo-controlled study. Eur J Pain 2000; 4:27.

24. Arnold LM, Lu Y, Crofford LJ, et al. A double-blind, multicenter trial comparing duloxetine with placebo in the treatment of fibromyalgia patients with or without major depressive disorder. Arthritis Rheum 2004; 50:2974.

25. Rosen AS, Lu Y, D'Souza DN, et al. Duloxetine in the treatment of fibromyalgia (abstract). Arthritis Rheum 2004; 50;S697.

26. Sayar K, Aksu G, Ak I, Tosun M. Venlafaxine treatment of fibromyalgia. Ann Pharmacother 2003; 37:1561.

27. Arnold LM, Goldenberg DL, Stanford SB, et al. Gabapentin in the treatment of fibromyalgia: a randomized, double-blind, placebo-controlled, multicenter trial. Arthritis Rheum 2007; 56:1336.

28. Targino RA, Imamura M, Kaziyama HH, Souza LP, Furlan AD, Imamura ST, Azevedo Neto RS. A randomized controlled trial of accupuncture added to usual treatment for fibromyalgia. J Rehabil Med 2008;40(7):582-8.

29. Assefi NP, Sherman KJ, Jacobsen C, Goldberg J, Smith WR, Buchwald D. A randomized clinical

29. trial of acupuncture compared with sham accupunture in fibromyalgia. Ann Intern Med 2005;143(1):10-9.

30. Mayhew E, Ernst E. Acupuncture for fibromyalgia--a systematic review of randomized clinical trials. Rheumatology (Oxford) 2007; 46:801.

31. Sephton SE, Salmon P, Weissbecker I, et al. Mindfulness meditation alleviates depressive symptoms in women with fibromyalgia: results of a randomized clinical trial. Arthritis Rheum 2007; 57:77.

32. Goldenberg DL, Kaplan KH, Nadeau MG, et al. A controlled study of a stress-reduction, cognitive-behavioral treatment program in fibromyalgia. J Musculoskeletal Pain 1994;2:53.

33. Edinger JD, Wohlgemuth WK, Krystal AD, Rice JR. Behavioral insomnia therapy for fibromyalgia patients: a randomized clinical trial. Arch Intern Med 2005;165:2527.

34. White KP, Nielson WR. Cognitive behavioral treatment of fibromyalgia syndrome: A follow-up assessment. J Rheumatol 1995;22:717.

35. Hadhazy VA, Ezzo J, Creamer P, Berman BM. Mind-body therapies for the treatment of fibromyalgia. A systematic review. J Rheumatol 2000;27:2911.

36. Glass LM. Fibromyalgia and cognition. J Clin Psychiatry 2008;69(Suppl 2):20-4.

37. Sabbag LMS, Dourado MP, Yasbek Junior P, Novo NF, Kaziyama HHS, Miyazaki MH, Battistella LR. Estudo ergométrico evolutivo de portadoras de fibromialgia primária em programa de treinamento cardiovascular supervisionado. Acta Fisiatr 2000;7(1):29-34.

38. Langhorst J, Musial F, Klose P, Häuser W. Efficacy of hydrotherapy in fibromyalgia syndrome – a meta-analysis of randomizes controlled clinical trials. Rheumatology 2009;48(9):1155-9.

39. Brosseau L, Wells GA, Tugwell P, Egan M, Wilson KG, Dubouloz CJ, Casimiro L, Robinson VA, McGorwan J, Busch A, Poitrass S, Moldofsky H, Harth M, Finestone HM, Nielson W, Haines-Wangda A, Russell-Doreleyers M, Lambert K, Marshall AD, Veilleux L. Ottawa Panel evidence-based clinical practice guidelines for aerobic exercises in the management of fibromyalgia: part 1. Phys Ther 2008;88(7):857-71.

40. Brosseau L, Wells GA, Tugwell P, Egan M, Wilson KG, Dubouloz CJ, Casimiro L, Robinson VA, McGorwan J, Busch A, Poitrass S, Moldofsky H, Harth M, Finestone HM, Nielson W, Haines-Wangda A, Russell-Doreleyers M, Lambert K, Marshall AD, Veilleux L. Ottawa Panel evidence-based clinical practice guidelines for aerobic exercises in the management of fibromyalgia: part 2. Phys Ther 2008;88(7):873-86.

41. Jones KD, Adams D, Winters-Stone K, Burckhardt CS. A comprehensive review of 46 exercise treatment studies in fibromyalgia (1988-2005). Health Qual Life Outcomes 2006;4:67.

42. Bennett RM, Burckhardt CS, Clark SR, et al. Group treatment of fibromyalgia: A 6 month outpatient program. J Rheumatol 1996;23:521.

43. Karjalainen K, Malmivaara A, van Tulder M, et al. Multidisciplinary rehabilitation for fibromyalgia

and musculoskeletal pain in working age adults. Cochrane Database Syst Rev 2000;CD001984.

44. Jorge LL, Tomikawa LCO, Jucá SSH. Efeito de um programa de reabilitação multidisciplinar para homens portadores de fibromialgia: estudo aleatorizado controlado. Acta Fisiatr 2007;14(4):196-203.

45. Redondo JR, Justo CM, Moraleda FV, Velayos YG, Puche JJ, Zubero JR, Hernandez TG, Ortells LC, Pareja MA. Long-term efficacy of therapy in patients with fibromyalgia: a physical exercise-based program and a cognitive-behavioural approach. Arthrtis Rheum 2004;51(2):184-92.

Ergometria e Ergoespirometria na Doença Musculoesquelética: Fibromialgia

Livia Maria dos Santos Sabbag

Fibromialgia (FM) é uma síndrome crônica, de etiopatogenia não elucidada, caracterizada por dor musculoesquelética generalizada e presença de no mínimo 11 dos 18 pontos sensíveis específicos à palpação.[1] Constitui um desafio clínico pela falta de uma estratégia terapêutica eficaz, sendo recomendável um programa de tratamento multidisciplinar composto por farmacoterapia, terapia psicossocial e atividade física.

Novas perspectivas para o tratamento da doença surgiram após os estudos de Moldofsky et al.[2] Este autor provocou as manifestações clínicas da fibromialgia em indivíduos saudáveis submetidos à privação do estágio quatro do sono restaurador. Posteriormente, encontrou dificuldade na indução dos sintomas em atletas maratonistas, sugerindo benefícios do treinamento aeróbico sobre o quadro clínico da síndrome.[3]

Após dez anos desta observação inicial, McCain[4,5] publicou estudos sobre treinamento cardiovascular para pacientes com FM e mostrou aumento da capacidade de trabalho, melhora do perfil psicológico, da intensidade de dor analisada por escala visual analógica (EVA), redução dos escores de mialgia medidos com dolorímetro e diminuição da porcentagem total de áreas afetadas no corpo das pacientes submetidas a este tipo de treino.

Posteriormente, Bennett,[6] baseado na hipótese de a dor da síndrome ser proveniente da redução do fluxo sanguíneo muscular, submeteu 25 portadoras de fibromialgia e 25 controles normais a ergoespirometria em cicloergômetro. Observou descondicionamento aeróbico na maioria das doentes. Em seguida demonstrou neste grupo redução do fluxo sanguíneo muscular pelo clearence de Xenônio 133. Baseado nos resultados, aventou ser o descondicionamento físico um importante fator etiopatogênico da doença.

Nichols e Glenn, em 1994,[7] submeteram mulheres com FM a oito semanas de treinamento aeróbico (caminhada) por vinte minutos, prescrito a partir de 60% e 70% da frequência cardíaca máxima predeterminada para a idade. Descreveram melhora da resistência aeróbica geral com incremento do VO_2máx, redução do número de pontos dolorosos e melhora da atividade da doença.

Em 1995 iniciamos os estudos de atividade física para pacientes com fibromialgia. Empregamos o teste ergométrico com a finalidade de avaliação funcional, prescrição e avaliação de protocolos de condicionamento físico, bem como detecção de arritmias cardíacas pela associação de fibromialgia e tireoidopatia e observação de possíveis alterações eletrocardiográficas sugestivas de isquemia miocárdica, já que a FM é prevalente em mulheres na época de menopausa,[8] mais vulneráveis à insuficiência coronariana.

Em avaliação ergométrica observamos que as portadoras da síndrome interrompiam precocemente o exame devido à dor muscular, à exaustão física e aos tremores musculares generalizados. Não foram observadas alterações sugestivas de insuficiência cardíaca, isquemia do miocárdio ou arritmia. Os dados do exame demonstraram capacidade funcional inferior das mulheres com FM em relação às normais, devido a limitações do aparelho musculoesquelético.[9]

Passamos, então, a estudar os efeitos dos diferentes tipos de exercícios físicos sobre o quadro clínico da FM, visando determinar o protocolo de treino ideal para estes indivíduos. O condicionamento físico cardiovascular mostrou-se mais eficaz: no terceiro mês as portadoras da síndrome obtiveram no teste ergométrico maior tolerância à dor muscular e ao esforço, melhora da capacidade funcional cardiovascular e muscular periférica. No sexto mês, atingiram no teste de esforço resultados superiores ao grupo controle saudável.[10,11] As doentes submetidas a treinamento de resistência muscular apresentaram, no terceiro mês, resultados semelhantes aos da avaliação inicial e, no sexto mês, comportamento semelhante ao das normais sedentárias, em face das variáveis do teste ergométrico.

É importante ressaltar que, apesar de a literatura descrever atenuação dos sintomas da fibromialgia com os exercícios físicos, não foram estabelecidas diretrizes de treinamento físico para esta população, devido a problemas metodológicos que dificultam a comparação e reprodução dos estudos publicados, tais como: programas de condicionamento físico de durações variáveis;[12,13,14] programas de treinamento precariamente descritos;[12] determinação inconsistente da intensidade de exercícios, delimitada pela tolerância do paciente;[14,15,16] protocolos envolvendo condicionamento físico não supervisionado;[17,18] e treinamento físico de pacientes em vigência de diferentes doses e classes de medicamentos.[19]

Objetivando estabelecer um protocolo de treinamento com prescrição e avaliação mais precisas e determinação do vínculo fisiológico entre treinamento físico e melhora clínica, passamos a empregar o teste de esforço cardiopulmonar.

Este exame, também denominado ergoespirometria, é um método não invasivo de análise objetiva das respostas cardiovasculares, respiratórias e metabólicas ao exercício físico.[20] É fidedigno e reprodutível, importante para a avaliação de sedentários, atletas, cardiopatas e pneumopatas. Permite prescrição e avaliação da efetividade do treino e seguimento de pacientes em programa de reabilitação física.[21,22] Mostrou-se de grande valor no estudo de pacientes com FM.

Realizamos a pesquisa[23] envolvendo 45 pacientes do sexo feminino, com idades entre 25 e 65 anos, sedentárias há mais de um ano, com fibromialgia primária diagnosticada há mais de cinco anos, conforme os critérios do Colégio Americano de Reumatologia,[1] sem utilização de medicamentos ou outros tipos de terapêutica. Todas as mulheres foram submetidas à consulta clínica inicial para avaliação da intensidade de dor pela escala visual analógica (EVA); determinação do número de pontos dolorosos e do limiar de dor com algômetro de pressão; questionamento sobre a qualidade de vida pela aplicação do Medical Outcomes Sdudy 36-Item Short-Form Health Survey (SF-36);[24] determinação da capacidade funcional pelo teste de esforço cardiopulmonar; e reavaliação da intensidade dolorosa pós-esforço pela EVA. Estas avaliações foram repetidas a cada três meses durante um ano de programa de condicionamento físico supervisionado.

O programa de treino seguiu as recomendações do American College of Sports Medicine[25] e consistiu de sessões de 60 minutos de treino predominantemente aeróbico, três vezes por semana, pelo período de um ano. A intensidade dos exercícios foi delimitada pela frequência cardíaca do limiar anaeróbico e a frequência cardíaca do ponto de compensação respiratória (PCR), obtidas no teste de esforço cardiopulmonar. A cada 15 minutos da sessão de condicionamento físico foi verificado o número de batimentos cardíacos em 15 segundos, pela palpação do pulso radial.

No decorrer do programa houve 14 desistências e 13 exclusões, principalmente no primeiro trimestre. Desse modo, foram estudadas prospectivamente 18 mulheres.

Observamos melhora da capacidade funcional a partir do terceiro mês de treino, confirmando os achados da literatura.[13,17] Este resultado pode ser atribuído aos efeitos crônicos dos exercícios aeróbicos sobre os sistemas cardiovascular e muscular esquelético: 1) aumento do débito cardíaco;[26] 2) desvio da curva de dissociação da hemoglobina para a direita,[27] aumento da capilaridade muscular[28] e diminuição da resistência à difusão de O_2 das hemácias para as fibras musculares contráteis;[29] 3) remodelamento dos músculos exercitados, com transformação das fibras tipo IIb para IIa,[26] aumento do número, do tamanho e da concentração enzimática das mitocôndrias das células musculares de contração lenta.[30]

Nos primeiros três meses de condicionamento físico supervisionado, o limiar de dor e o número de *tender points* mantiveram-se inalterados, e os escores de VAS pré e pós-esforço apresentaram aumento sem significância estatística. Este resultado negativo confirmou os achados de outros estudos[13,31] e pode ser atribuído à grande expectativa de melhora dos sintomas e à dor pós-exercício gerada pela força excêntrica, mais vigorosa que a da vida diária, imposta à musculatura dolorida da fibromialgia. A intensidade dolorosa e a intensidade de dor pós-esforço apresentaram piora (não significante) no terceiro mês e gradual redução, com melhora significativa do 3º para o 12º mês. O número de *tender points* diminuiu após o terceiro mês de treinamento, época em que exame físico de duas pacientes mostrou ausência dos critérios diagnósticos para FM – conforme estabelecido pelo Colégio Americano de Reumatologia.[1] O mesmo ocorreu com uma paciente no sexto e com outra após o nono mês de treino. No término do estudo, um total de seis participantes não mais preencheram os critérios diagnósticos para FM. Estes resultados, inéditos na literatura médica, demonstraram a efetividade do programa de treinamento físico proposto. No decorrer deste estudo, a menor percepção dolorosa das doentes pode ser explicada pela diminuição dos despertares noturnos, com redução da contração muscular mantida da fibromialgia[4] e pela liberação de endorfinas pelo sistema nervoso central.[32]

Exceto o domínio *estado geral de saúde* do questionário de qualidade de vida, os demais domínios melhoraram em diferentes períodos do estudo.

Após o terceiro mês de seguimento, as pacientes referiram maior facilidade para execução de tarefas e trabalho, provavelmente devido ao aumento da capacidade funcional, constatada no teste de esforço cardiopulmonar. A partir do sexto mês de treino, as doentes perceberam maior vigor, melhora do humor e da depressão, menor interferência dos problemas emocionais sobre o trabalho e as relações sociais. Estas respostas confirmaram os benefícios psicológicos dos exercícios aeróbicos sobre os sintomas da fibromialgia, como sensação de bem-estar e redução da ansiedade e da somatização.[18]

A menor interferência da dor sobre o trabalho, a partir do nono mês de treino, deveu-se à melhora da dor pós-esforço e à redução do número de *tender points*.

Atribuímos a maior aptidão para realizar atividades cotidianas, detectada ao final de 12 meses, à menor intensidade dolorosa, constatada pela VAS, e ao somatório dos efeitos favoráveis do treinamento físico durante o seguimento.

A baixa adesão e anuência ao programa de CFS proposto, também detectada em outras investigações,[14,15] foi atribuída à piora da dor (único efeito adverso observado) no terceiro mês de CFS, já que os grupos de pacientes treinadas, de excluídas e de desistentes apresentaram características, capacidade funcional e intensidade de treino iniciais semelhantes. As desistentes tinham maior grau de instrução e, talvez por serem mais informadas, procuraram formas adicionais de tratamento. Durante o segundo semestre do seguimento houve melhora dos sintomas da FM e, consequentemente, menor número de desistências.

Os benefícios do treinamento aeróbico observados em nosso estudo foram concordantes com o resultado da revisão sistemática da Cochrane Database[33] em sete bibliografias eletrônicas: MEDLINE, CINAHL, PEDro, SportDiscus, PubMed, EMBASE e Cochane Central Register for Controlled Trials, com análise de 34 estudos randomizados envolvendo 1.264 participantes com diagnóstico de fibromialgia, conforme os critérios do Colégio Americano de Reumatologia,[1] submetidos à atividade física.

Este protocolo de condicionamento físico cardiovascular desenvolvido pelo nosso grupo foi adotado no Instituto de Medicina Física e Reabilitação do Hospital das Clínicas da Faculdade de Medicina da Universidade de São Paulo. As pacientes são informadas sobre a presumida intensificação da dor nos primeiros meses de treino, e o suporte terapêutico é introduzido ou intensificado nesse período. São fornecidas às doentes o máximo de informação sobre sua capacidade de realização dos exercícios, apesar dos sintomas dolorosos.

REFERÊNCIAS

1. Wolfe F, Smythe HA, Yunus MB, Bennett RM, Bombardier C, Goldenberg DL et al. The American College of Rheumatology. Criteria for the Classification of Fibromyalgia. Report of the Multicenter Criteria Committee. Arthritis Rheum 1990 feb;33(2):160-72.

2. Moldofsky H, Scarisbrick P, England R, Smythe H. Musculoskeletal symptoms and Non-REM sleep disturbance in patients with "fibrositis syndrome" and healthy subjects. Psychosom Med 1975;37(4):341-51.

3. Moldofsky H, Scarisbrick P. Induction of neurasthenic musculoskeletal pain syndrome by selective sleep stage deprivation. Psychosom Med 1976;38:35-44.

4. Mccain GA. Role of physical fitness training in the fibrositis/fibromyalgia syndrome. Amer J Med 1986;81(Suppl 3A):73-7.

5. Mccain GA, Bell DA, Mai FM, Halliday PD. A controlled study of the effects of a supervised cardiovascular fitness training program on the manifestations of primary fibromyalgia. Arthritis and Rheumatism 1988;31(9):1135-41.

6. Bennett RM, Clark SR, Goldberg L, Nelson D, Bonafede RP, Porter J, Specht D. Aerobic fitness in patients with fibrositis - a controlled study of respiratory gas exchange and [133]xenon clearence from exercising muscle. Arthritis Rheum 1989;32(4):454-60.

7. Nichols DS, Glenn TM. Effects of aerobic exercise on pain perception, affect, and level of

disability in individuals with fibromyalgia. Phys. Ther 1994;74(4):327-32.

8. Wolfe F, Ross K, Anderson J, Russel IJ, Hebert L. The prevalence and characteristics of fibromyalgia in the general population. Arthritis Rheum 1995;38(1):19-28.

9. Sabbag LMS, Dourado MP, Yasbek P, Costa CAC, Shinzato GT, Miyazaki MH, Kaziyama HHS, Battistella LR. Estudo ergométrico comparativo entre indivíduos portadores de fibromialgia primária e indivíduos normais sedentários. Acta Fisiátr 1997;4(3):125-8.

10. Sabbag LMS, Dourado MP, Yasbek P, Novo NF, Kaziyama HH, Miyazaki M, Batisttella L. Treinamento cardiovascular *versus* treinamento de resistência muscular em fibromialgia primária frente aos parâmetros do teste ergométrico". Rev Soc Cardiol ESP 1999;9(3):34.

11. Sabbag LMS, Dourado MP, Yasbek JrP, Novo NF, Kaziyama HHS, Miyazaki MH, Battistella LR. Estudo ergométrico evolutivo de portadoras de fibromialgia primária em programa de treinamento cardiovascular supervisionado. Acta Fisiátr 2000;7(1):29-34.

12. Burckhardt CS, Mannerkorpi K, Hedenberg L, Bjelle A. A randomized, controlled clinical trial of education and physical training for women with fibromyalgia. J Rheumatol 1994 apr;21(4):714-20.

13. Wigers SH, Stiles TC, Vogel PA. Effects of aerobic exercise versus stress management treatment in fibromyalgia. A 4.5 year prospective study. Scand J Rheumatol apr 1996;25(2):77-86.

14. NØrregaard J, Lykkegaard JJ, Mehlsen J, Danneskiold-SamsØe B. Exercise training in treatment of fibromyalgia. J Musculoskel Pain 1997;5(1):71-9.

15. Richards SC, Scott DL. Prescribed exercise in people with fibromyalgia: parallel group randomized controlled trial. BMJ jul 2002 27;325(7357):185.

16. Verstappen FTJ, Santen-Hoeuftt HMS, Bolwijn PH, Linden S, Kuipers H. Effects of a group activity program for fibromyalgia patients on physical fitness and well being. J Musculoskel Pain jul 1997;5(4):17-28.

17. Meiworm L, Jakob E, Walker UA, Peter HH, Keul J. Patients with fibromyalgia benefit from aerobic endurance exercise. Clin Rheumatol 2000;19(4):253-57.

18. Meyer BB, Lemley KJ. Utilizing exercise to affect the symptomatology of fibromyalgia: a pilot study. Med Sci Sports Exerc 2000 oct;32(10):1691-7.

19. Karper WB, Hopewell R, Hodge MBS. Exercise program effects on women with fibromyalgia syndrome. Clin. Nurse Special oct 2001;15(2):67-75.

20. Mayers JN. Essentials of cardiopulmonary exercise testing. 1 ed. United States: Human Kinetics; 1996:1-35.

21. Gibbons JR, Balady GJ, Beasley JW, Bricker JT, Duvernoy WFC, Froelicher VF et al. Acc/Aha Guidelines for exercise testing. A report of the American College of Cardiology/ American Heart Association Task Force on Practice Guidelines. J Am Coll Cardiol 1997;30(1):260-315.

22. Lear AS, Brozic A, Myers JN, Ignaszewski A. Exercise stress testing. An overview of current guidelines. Sports Med 1999;27(5):285-312.

23. Sabbag LMS, Pastore CA, Yazbek P, Miyazaki MH, Gonçalves A, Kaziyama HHS, Battistella LR. Efeitos do condicionamento físico sobre pacientes com fibromialgia. Rev Bras Med Esp jan/fev 2007;13(1).

24. Ciconelli RM, Ferraz MB, Santos W, Mcinão I, and Quaresma MR. Tradução para a língua portuguesa e validação do questionário genérico de avaliação de qualidade de vida SF-36 (Brasil SF-36) (Translation into Portuguese and validation of the SF-36 generic questionnaire for quality of life evaluation – Brazil SF-36). Rev Bras Reumatol 1999;39:143-50.

25. American College of Sports Medicine Position Stand. The recommended quantity and quality of exercise for developing and maintaining cardiorespiratory and muscular fitness, and flexibility in healthy adults. Med Sci Sports Exerc 1998 jun;30(6):975-91. Review.

26. Wasserman K, Hansen JE, Sue DY, Casaburi R, Whipp BJ. Principles of exercise testing and interpretation. 3 ed. Philadelphia, PA: Lippincot, Williams & Wilkins; 1999:201-14. [Clinical Applications of Cardipulmonary Exercise Testing].

27. Farber MO, Sullivan TY, Fineberg N, Carlone S, Manfredi F. Effect of decreased O_2 affinity of hemoglobin on work performance during exercise in healthy humans. J Lab Clin Med aug 1984;104(2):166-75.

28. Hepple RT. Skeletal muscle: microcirculatory adaptation to metabolic demand. Med Sci Sports Exerc jan 2000;32(1):117-23. Review.

29. Hoppeler H, Howald H, Conley K, Lindstedt SL, Claassen H, Vock P, et al. Endurance training in humans: aerobic capacity and structure of skeletal muscle. J Appl Physiol aug 1985;59(2):320-7.

30. Starnes JW. Introduction to respiratory control in skeletal muscle. Med Sci Sports Exerc jan 1994;26(1):27-9. Review.

31. Mengshoel AM, Komnaes HB, Forre O. The effects of 20 weeks of physical fitness training in female patients with fibromyalgia. Clin Exp Rheumatol jul/aug 1992;10(4):345-9.

32. Heitkamp HC, Schulz H, Rocker K, Dickhuth HH. Endurance training in females: changes in beta-endorphin and ACTH. Int J Sports Med may 1998;19(4):260-4.

33. Busch AJ, Barber KA, Overend TJ, Peloso PMJ, Schachter CL. Exercise for treating fibromyalgia syndrome. Cochrane Database of Systematic Reviews 2007, Issue 4. Art. No: CD003786. Doi: 10.1002/14651858. CD003786.pub2.

26

Condicionamento Físico em Alterações Posturais

Carlos Alexandrino Brito

Linamara Rizzo Battistella

A manutenção de programas de atividade física e programas de exercícios físicos regular colaboram para a melhoria ou manutenção do equilíbrio dinâmico ou estático do sistema musculoesquelético e de seu padrão de esquema corporal, proporcionando melhor ação muscular, melhor condicionamento aeróbico, melhora de amplitudes de movimentos e flexibilidade e melhora da propriocepção.[1]

As alterações posturais e consequentemente as alterações do sistema musculoesquelético evoluem com limitações funcionais importantes e, muitas vezes, incapacitantes, principalmente por dor, diminuição de amplitudes de movimentos articulares, flexibilidade, diminuição da força muscular e consequente perda progressiva do condicionamento dos sistemas cardiológico, pneumológico e vascular, promovendo, consequente e progressivamente, uma importante diminuição na qualidade de vida.[2,3,4]

Atualmente, a visão da Medicina moderna e atualizada é a de observar o paciente com alterações posturais como um todo, avaliando e valorizando não somente os aspectos do sistema musculoesquelético que levam ao desequilíbrio do esquema corporal, como também alterações sociais e psicológicas, sono, limitações para atividades generalizadas e condições de saúde, principalmente as diretamente relacionadas com diminuição e perda progressiva do condicionamento físico.

Introdução ao Estudo Postural

Ao se observar uma criança lactente na tentativa de sustentar seu corpo ereto e iniciando o aprendizado da marcha, vê-se quase sempre a reprodução da postura de um macaco antropoide na posição ortostática, não sendo exagerado afirmar, portanto, que a coluna vertebral do lactente humano, a despeito da proporção de seus segmentos e curvas, se encontra numa fase de evolução da espécie humana semelhante à antropoide, os membros inferiores estendidos de uma maneira imperfeita, com o tronco inclinado para a frente, e os membros superiores à procura de apoio ou sustentação. Já no segundo ano de vida, em decorrência das alterações de crescimento ósseo ao nível das vértebras lombares, surge a curvatura lordótica lombar de uma maneira definida, observada somente na espécie humana. Podemos afirmar que o nosso sistema musculoesquelético se adapta, por meio de vários mecanismos, ao mudar as posições assumidas durante o desenvolvimento neuropsicomotor até atingir a posição bípede, ortostática, durante a marcha.

Mecanismos de Adaptação Postural

Diversos são os mecanismos de adaptação à posição ortostática. Ocorrem deslocamento dos órgãos internos abdominais para localização na cavidade pélvica, sustentados anteriormente pela musculatura abdominal; aumento do retorno venoso contra a pressão hidrostática, exercida pelo sistema vascular, submetendo os mecanismos circulatórios à tensão ortostática, aumentando a tendência do homem à insuficiência circulatória periférica; aumento da força de inspiração contra a ação da gravidade, comprovada com a depressão gradual à medida que a idade avança; desenvolvimento dos reflexos destinados a manter o equilíbrio o mais convenientemente possível sob todas as condições desfavoráveis, aplicadas ao aparelho locomotor; desenvolvimento gradual e efetivo da musculatura extensora dos membros inferiores e do tronco, estabilizando a posição ereta e, consequentemente, a marcha.

Dessa forma, acredita-se que o homem, adaptando-se à posição ereta, buscará um equilíbrio funcional ideal, melhor esquematização corporal e melhor padrão postural para poder executar suas atividades de vida diária, tanto domiciliar quanto social, esportiva e profissional.

Conceitos e Definições

Boa postura, frequentemente, sugere indivíduo na posição em pé satisfazendo determinadas especificações estéticas e mecânicas. Adultos, adolescentes e crianças, principalmente em idade escolar, são definidos, em relação à sua postura, arbitrariamente, utilizando-se critérios os mais variados. A base científica da grande maioria dos conceitos e das definições que existem em relação à postura, a despeito da evolução científica e tecnológica, ainda é insatisfatória.

A postura, como conceito pessoal, pode e deve ser considerada estaticamente como o corpo do indivíduo; dinamicamente, a mobilidade e o deslocamento dos movimentos do corpo e, funcionalmente, a utilização feita pelo corpo. De acordo com a afirmação de Metheny,[5] estudioso do aparelho locomotor:

> Não existe uma só postura melhor para todos os indivíduos. Cada pessoa deve pegar o corpo que possui e tirar o melhor possível dele. Para cada pessoa a melhor postura é aquela em que os segmentos corporais estão equilibrados na posição de menor esforço e máxima sustentação.

Pode-se afirmar, também, que a melhor postura é aquela que preenche todas as necessidades mecânicas do aparelho locomotor, permitindo que o indivíduo mantenha a posição ereta com esforço muscular mínimo.

Segundo Roaf,[6] a postura é definida como a posição que o corpo assume na preparação do próximo movimento. A nosso ver, a postura está diretamente relacionada com o equilíbrio e a coordenação motora, perfeitamente adaptados e regulados para determinados movimentos nos quais o aparelho locomotor é utilizado e exigido. Pode-se admitir que existem, dependendo do momento ou das circunstâncias, posturas melhores e ideais, de acordo, por exemplo, com a posição do corpo no espaço, existindo um perfeito relacionamento entre os segmentos com menor esforço, evitando a fadiga.

Uma definição muito utilizada e aceita em nosso meio é a da Academia Americana de Ortopedia, definindo a postura como um inter-relacionamento relativo das partes do corpo; portanto, o equilíbrio entre ossos, músculos, tendões e ligamentos, estruturas que sustentam e protegem o corpo contra agentes externos ou internos, que, de uma forma ou de outra, atuam na tentativa de quebrar a harmonia estática e dinâmica deste equilíbrio.[7,8,9]

FISIOLOGIA POSTURAL

A postura ereta, estática ou dinâmica resulta do equilíbrio entre as forças que agem no centro de gravidade, mantendo o corpo em atração com a Terra e as forças dos grupos musculares antigravitacionais que se contraem e atuam no sentido contrário pela ação do sistema gama-fuso-muscular e mantidos por intermédio dos reflexos de endireitamento, cujos centros estão situados na parte ventral do mesencéfalo. Presume-se, então, que estímulos recebidos desta fonte e dos reflexos de estiramento, iniciados pelos mecanismos proprioceptivos na musculatura estriada, acionem de maneira reflexa a musculatura adequada, corrigindo os deslocamentos da posição desejada.

Reflexos Posturais

Reflexos de Endireitamento

São descritos grupos de reflexos separados, embora possam agir simultaneamente, dependendo da situação, com maior ou menor grau de intensidade da ação:

- *Reflexo de endireitamento labiríntico*: condicionado durante o crescimento com finalidade de coordenação motora e equilíbrio dos movimentos utilizados pelo aparelho locomotor.
- *Reflexo de endireitamento corporal sobre a cabeça*: regula a colocação do corpo no espaço independentemente de seu movimento.
- *Reflexo de endireitamento do pescoço*: mantém a cabeça posicionada na tentativa de regular sua postura estabilizada para a atividade executada.
- *Reflexo de endireitamento sobre o corpo*: atua na procura do encontro do equilíbrio das ações dos segmentos corpóreos.
- *Reflexo de endireitamento óptico*: utiliza a visão para conduzir o movimento dentro dos limites normais de equilíbrio postural.

Podem-se citar, como um exemplo de posicionamento do corpo no espaço, as pessoas que se dedicam à prática esportiva do salto mortal. Durante sua execução, elas não estão em condições de empregar os reflexos de endireitamento do pescoço e os reflexos de endireitamento sobre o corpo e, necessariamente dependem dos outros três reflexos.

Se não tiverem condicionado seus reflexos visuais ou se fecharem seus olhos durante o salto, os reflexos de endireitamento óptico não terão função e restarão somente dois. Se fecharem os olhos associado à inexperiência ou ao temor, não utilizarão os reflexos de endireitamento labiríntico e corporal que atuam sobre a cabeça. Nessa situação, provavelmente dependerão de mecanismos menos precisos, como o cálculo presumido da sua velocidade de rotação e o intervalo de tempo necessário para realizar o salto. Evidentemente, o treinamento, a repetição, a experiência e a confiança propiciam um melhor desempenho garantido pelo controle voluntário e pelo funcionamento dos reflexos que não se encontram inibidos.

Reflexos de Altitude

Posição estática resultante dos reflexos iniciados pelo movimento da cabeça, após a captação de estímulos pelos órgãos receptores do labirinto. Como exemplo, a hiperextensão cervical com a finalidade de olhar acima do nível da cabeça provoca:

- encurtamento da musculatura extensora do tronco;
- relaxamento da musculatura abdominal;
- adução da cintura escapular;
- tendência a extensão dos membros superiores e flexão dos joelhos.

A musculatura específica do globo ocular recebe influência pelos estímulos labirínticos resultantes dos movimentos da cabeça, quando, para a frente, os olhos reflexamente se movimentam para cima e, com o movimento da cabeça para trás, os olhos se movimentam para baixo, sempre para preservar o campo visual original.

Coordenação e Equilíbrio

Um corpo encontra-se em estado de equilíbrio estável ou repouso quando a resultante das forças aplicadas sobre ele for igual a zero.

A atitude ereta estática com apoio bípede tem mostrado ser impossível. Ocorre sempre uma oscilação que traduz um equilíbrio instável que necessita de constante controle e permanente adaptação, situação dinâmica com indispensável e permanente regulagem da posição destinada a manter o equilíbrio. Para melhorar as condições básicas de equilíbrio, o corpo não permanece totalmente imóvel, seu centro de gravidade está sempre se deslocando em razão de movimentos solicitados e posturas assumidas.

Além de um mecanismo de adaptação postural, a coordenação assume papel extremamente importante quando analisada em associação com o equilíbrio. Como as oscilações são características dos movimentos de esforço para manter o equilíbrio do corpo sob condições dinâmicas instáveis, deve-se lembrar de chamar a atenção para a natureza dos mecanismos sensoriais que proporcionarão a informação necessária para determinar a velocidade, o ritmo e a amplitude dos movimentos destinados a manter o equilíbrio. Os reflexos visuais podem detectar os movimentos de desequilíbrio do corpo, e este pode, também, tornar-se muito sensível às sensações proprioceptivas provenientes dos tendões e das articulações e às informações dos canais semicirculares do ouvido interno. A dependência em excesso da informação por meio dos reflexos visuais pode inibir o desenvolvimento dos mecanismos proprioceptivos e labirínticos. Para um corpo atingir seu equilíbrio e coordenação básica dos movimentos, uma percepção bem desenvolvida dos movimentos não equilibrados é fundamental, e também para um tratamento adequado e bem-sucedido.

Anatomia Funcional Articular

Toda articulação apresenta seu desempenho baseado em seu perfeito funcionamento mecânico e equilíbrio de forças que permitirão seu melhor rendimento em sua ação executada ou a ser realizada, em que as pressões exercidas estão igualmente distribuídas e as forças são transmitidas de maneira mais direta; dessa forma, o desgaste natural pelo atrito entre o eixo e o plano de funcionamento vai se processando por igual e uniformemente num ritmo lento compatível com a vida natural articular, do segmento e do corpo como um todo.

As nossas articulações, mesmo adequadas por mecanismos de adaptações de que dispomos, também sofrem as consequências de um mau funcionamento originado por um alinhamento inadequado proveniente de uma postura incorreta. Nesta situação, os ligamentos tornam-se mais reforçados quando mais solicitados, as cartilagens sofrem com as adaptações, tornando-se mais espessas e mais resistentes nos pontos onde ocorre maior pressão e a musculatura, que participa ativamente do mecanismo desta articulação, procura, de certa forma, compensar a má distribuição das forças aumentando seu tônus ou sua capacidade de contração permanente. Por um certo tempo, que varia com a capacidade dos mecanismos de adaptação, poderá haver compensação; posteriormente, tornam-se insuficientes e dar-se-á início à fase de descompensação do mecanismo articular.

Anatomia Funcional Muscular

Musculatura Pélvica

Pode-se afirmar que a ação e a reação determinando o equilíbrio entre os grupos musculares representados em seus respectivos quadrantes caracterizam o "assoalho", a base da coluna vertebral que mantém estaticamente sua anatomia e dinamicamente sua função de acordo com sua estabilização. As alterações observadas nos músculos dessa região e consequentemente no equilíbrio pélvico proporcionarão o componente postural de toda a coluna vertebral, determinando as variações de suas curvaturas fisiológicas. Mediante a ação de todos os elementos de estabilização e principalmente do sistema muscular, constitui-se um dos elementos fundamentais no estudo da postura. Para que se possa entender seu funcionamento, divide-se seu sistema muscular em grupos, conforme esquema representativo do diagrama de equilíbrio pélvico observado na Figura 3.

- Quadrante I – Musculatura paravertebral lombar e quadrado lombar, que unem a região pélvica posterior às vertebras e às últimas costelas; caracterizam-se por serem reforçados por uma camada fibrosa reforçada que os protege em suas ações e forma do efeito da pressão da cavidade abdominal e realizam como ação a flexão da cintura pélvica.
- Quadrante II – Musculatura oblíqua interna, externa e reto-abdominal, que compõem o sistema muscular da região pélvica com a porção ântero-inferior do gradil costal; caracterizam-se por não se apoiarem em nenhuma estrutura sólida no seu percurso; apoiam-se

sobre o conteúdo da região abdominal e realizam como ação a extensão da cintura pélvica.
- Quadrante III – Musculatura glútea, semimembranoso, semitendinoso e bíceps que unem a região pélvica posterior aos membros inferiores e realizam a ação de extensão da cintura pélvica.
- Quadrante IV – Musculatura iliopsoas, adutores, reto femoral, sartório e tensor da fáscia lata, que unem a região pélvica anterior em direção aos membros inferiores e realizam como ação a flexão da cintura pélvica.

MUSCULATURA ESCAPULAR

Basicamente formada anteriormente pelos músculos subclávio, peitoral menor e serrátil anterior e posteriormente por elevador da escápula, trapézio e romboide. Sua função está diretamente associada à ação da musculatura peitoral maior e grande dorsal, atuando indiretamente através dos membros superiores. Quando, por qualquer motivo, ausência, doença, deformidade óssea, principalmente ao nível de escápula ou clavícula, ou ainda qualquer motivo que faça que estes músculos sejam insuficientes na sua função e ação, acarretará um mau funcionamento local, posteriormente da cintura escapular, e consequentemente uma postura inadequada e anormal dos ombros.

MUSCULATURA PARAVERTEBRAL

Os músculos da cadeia espinhal se caracterizam por se apresentarem aos pares bilaterais. Em virtude de características anatômicas e fisiológicas, dividem-se didaticamente em duas grandes regiões:

- *Primeira região*: musculatura paravertebral cervical, subdividida em cinco grandes grupos (Figura 1).
  - *Grupo I*: Flexores – esternocleidomastoideo.
  - *Grupo II*: Extensores – esplênios da cabeça, esplênio do pescoço, grupo eretor da coluna (longo do pescoço, longo da cabeça e espinhal do pescoço), semiespinhal da cabeça, semiespinhal do pescoço e grupo espinhal posterior profundo (multífidios, rotadores, intertransversais e interespinhais).
  - *Grupo III*: Flexores laterais – esternocleidomastoideo, escalenos, esplênios, grupo eretor da coluna e semiespinhal do pescoço e da cabeça.
  - *Grupo IV*: Rotadores para o mesmo lado – esplênios e grupo eretor da coluna.
  - *Grupo V*: Rotadores para o lado oposto – esternocleidomastóideo, semiespinhal do pescoço, rotadores e multífidios.

- *Segunda região*: musculatura paravertebral toracolombar. Subdividida em cinco grandes grupos (Figura 1).
  - *Grupo VI*: Flexores – musculatura denominada cifosante, que apresenta como característica importante e básica a não-existência de músculo flexor ou cifosante com inserção na coluna vertebral. Compreendido pelos músculos abdominais (reto anterior, oblíquo externo e oblíquo interno).
  - *Grupo VII*: Extensores – musculatura que atua como ação principal provocando o retorno de uma posição de flexão para uma posição ortostática. Compreendido pelos músculos do grupo eretor da coluna (longo torácico, espinhal torácico e iliocostal-lombar), grupo espinhal posterior profundo (multífidios, rotadores, intertransversais e interespinhais) e semiespinhal dorsal.
  - *Grupo VIII*: Flexores laterais – musculatura do quadrado lombar, oblíquos, grupo eretor da coluna, intertransversais, multífido e semiespinhal dorsal.
  - *Grupo IX*: Rotadores para o mesmo lado – musculatura do oblíquo interno, iliocostal dorsal e lombar e longo dorsal.
  - *Grupo X*: Rotadores para o lado oposto – musculatura do oblíquo externo semiespinhal dorsal, rotadores e multífidios.

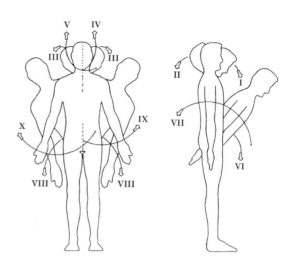

Figura 1 – Musculatura paravertebral.

Musculatura Poliarticular

No estudo postural deve ser salientada a grande importância do conhecimento médico com relação aos grupos musculares na manutenção de todo o segmento corporal e, por conseguinte, do equilíbrio dinâmico e estático das articulações envolvidas direta ou indiretamente. Com a retração dessa musculatura, a articulação intermediária produz um movimento de rotação quando solicitada. Pode-se observar na retração dos músculos isquiotibiais uma rotação interna dos membros inferiores e, na retração do músculo tríceps sural, uma rotação do osso talo sobre o calcâneo, proporcionando desabamento do arco longitudinal e ação valgizante do tornozelo, observados com grande frequência.

Músculos Diafragma e Psoas

O músculo diafragma apresenta inserção na face anterior das primeiras vértebras lombares, e o músculo psoas apresenta uma de suas inserções nas faces laterais das duas últimas vértebras dorsais e de todas as vértebras lombares. Dessa forma, pode-se afirmar que esses dois grandes e importantes músculos atuam secundariamente como músculos lordosantes ou flexores acessórios da coluna.

Na inspiração profunda, por exemplo, a ação respiratória exige a fixação da coluna lombar, que é realizada pela musculatura cifosante ou flexora (abdominais), evitando a inclinação pélvica para a frente e impedindo que o músculo psoas hiperestenda a coluna lombar. Com a musculatura abdominal fraca ou debilitada, durante a inspiração profunda, ocorre inclinação pélvica anterior e flexão lombar por ação do psoas, porém, devido ao peso da cabeça e do tórax, o equilíbrio do tronco é mantido na sua posição ereta.

Caracterização da Alteração Postural

As alterações, observadas e analisadas de forma estática e dinâmica por meio da linha da gravidade e do diagrama de equilíbrio pélvico, compõem a abordagem específica e fundamental no estudo da caracterização postural com a finalidade diagnóstica, prognóstica e plano de tratamento, evidentemente que complementada pela história clínica e pelos exames complementares.

Abordagem Estática – Linha da Gravidade

A linha da gravidade se constitui num traçado imaginário interligando pontos específicos observados no paciente posicionado em pé e lateralmente ao médico examinador, conforme representação esquematizada na Figura 2.

- imediatamente anterior ao ouvido externo;
- encosta na face anterior da coluna cervical aproximadamente até C5;
- face anterior da coluna torácica;
- cruza a coluna vertebral em nível lombar em L1 anteriormente até L5 posteriormente;
- imediatamente posterior à articulação coxofemoral;
- segue imediatamente posterior ao longo do eixo femoral;
- passa ao nível médio da articulação do joelho;
- imediatamente anterior à tíbia;
- passa anteriormente à articulação do tornozelo;

- passa pelas articulações calcâneo-cuboide e talonavicular.
- atinge o solo.

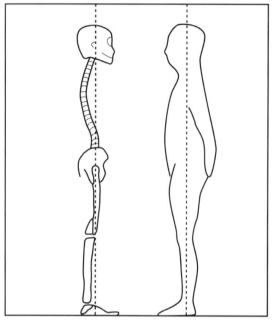

FIGURA 2 – Pontos referenciais que devem ser observados no corpo do paciente ao se traçar a linha imaginária da gravidade no sentido do crânio-caudal.

Abordagem Dinâmica – Diagrama de Equilíbrio Pélvico

O diagrama de equilíbrio pélvico é esquematizado didaticamente pelos quatro quadrantes e observado dinamicamente pela ação muscular aí representada. É avaliado pelo sentido das ações dos músculos e por suas possíveis alterações e inter-relações, interpretando clinicamente o desequilíbrio pélvico resultante (Figura 3).

Fisiologia Postural – Fatores que Interferem na Postura

Fatores mecânicos

Alteração da Força e da Resistência Muscular

A fraqueza muscular e o baixo nível de reserva de energia predispõem, em geral, o indivíduo a adotar posição de descanso com o mínimo necessário para mantê-lo na posição em que se encontra, com a finalidade de conservar energia e, portanto, uma condição postural alterada.

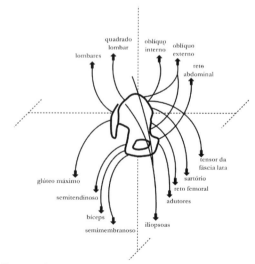

FIGURA 3 – Representação esquematizada do diagrama do equilíbrio pélvico. Notar o sentido de ação da musculatura.

• Traumáticos

Desequilíbrio da estrutura devido a uma lesão direta ou indireta de um dos componentes do aparelho locomotor, impossibilitando, assim, uma postura adequada e perfeita.

• Hábitos

Devem ser ressaltados não somente os aspectos negativos observados no hábito postural ruim adquirido, como também o bom hábito postural obtido com o crescimento e o desenvolvimento, em geral, numa atividade física esportiva regular e contínua. Na grande maioria dos casos de alteração postural, principalmente em crianças na fase escolar e adolescentes, não observamos qualquer alteração do aparelho locomotor caracterizada como deformidade irredutível ou estabelecida, mas os componentes deste têm sido mantidos fora de sua atividade funcional ideal, resultando, frequentemente, em encurtamentos ou alongamentos musculares e diminuição da força muscular, e a alteração postural torna-se natural para o paciente.

O hábito postural é adquirido repetindo-se muitas vezes determinado movimento ou associações de movimentos, que se tornam inconscientes ou habituais para repetir ou realizar quando solicitados numa situação semelhante.

• Vestuário

Acredita-se que o hábito de utilizar determinados objetos possa desencadear uma alteração postural secundária; como exemplos comuns, pode-se citar o uso de bolsas, malas, mochilas, sacolas relativamente pesadas, utilizadas de forma inadequada durante longos períodos, assim como calçados que não conseguem dar apoio plantar adequado e suficiente, e proporcionando apoio inadequado para o sistema musculoesquelético ou mesmo um equilíbrio adequado e necessário para o bom desempenho dinâmico do nosso corpo, nas nossas atividades, como calçados apertados ou largos demais, saltos exageradamente altos ou muito finos, se utilizados de forma contínua, frequente e por longos períodos. Veja, por exemplo, a Figura 4.

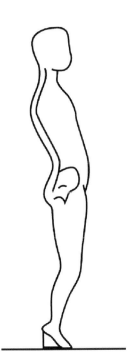

FIGURA 4 – Esquematização do aparelho locomotor demonstrando adaptação postural com utilização de salto alto.

Fatores Orgânicos Secundários às Patologias

Caracterizam-se por alterarem direta ou indiretamente a ação do sistema musculoesquelético, como pode-se observar na destruição ao nível do corno anterior da medula na poliomielite anterior aguda, nas lesões cerebrais em fase de maturação ou não do sistema nervoso central, que deixam como alterações anatômicas e topográficas plegias ou paresias, nas lesões do sistema nervoso central, de caráter evolutivo, nas lesões nervosas periféricas, na paralisia obstétrica, nas distrofias musculares progressivas e nas síndromes com comprometimento do aparelho locomotor, que provocam uma alteração total ou parcial de grupos musculares de determinados segmentos e, muitas vezes, de todo o conjunto, acarretando sensíveis e profundas alterações posturais e funcionais do segmento ou dos segmentos lesados e, consequentemente, do seu sistema musculoesquelético.

Patologias Cardiovasculares

Pacientes que foram orientados para permanecer em repouso total ou relativo e que permaneceram longos períodos nesta situação têm, em sua maioria, o hábito de permanecer, mesmo após a alta médica com liberação e orientação para atividade esportiva, em repouso, sedentários, com receio de que qualquer esfoço possa desencadear novamente o problema apresentado anteriormente, e, em consequência disso, encontram-se pacientes parcial ou totalmente descondicionados, com alterações posturais importantes e, principalmente além do esquema corporal alterado, apresentam queixas de dor nas costas.

Os exercícios aeróbicos são muito importantes para a manutenção da saúde global do indivíduo. Quando se executa um exercício de intensidade moderada e de longa duração, realiza-se uma atividade aeróbica, em que são recrutados, predominantemente, fontes energéticas das gorduras. O treinamento aeróbico induz alterações tanto nas funções quanto nas dimensões do sistema cardiovascular, incluindo reduções na frequência cardíaca durante o repouso e, na realização de um exercício submáximo, maior volume de ejeção e aumento do débito cardíaco. As atividades aeróbicas podem ser praticadas em meio líquido, como natação, hidroginástica, caminhadas aquáticas e outras técnicas específicas que são utilizadas em piscina. As atividades aeróbicas mais conhecidas e praticadas são caminhadas, trotes, corridas em esteiras ou em piso fixo ao ar livre, bicicletas livres ou bicicletas estacionárias.

Os exercícios localizados são atividades que visam ao desenvolvimento das capacidades físicas conhecidas como força e resistência muscular. As atividades utilizadas e indicadas para o desenvolvimento dessas capacidades físicas são os grupos ou programas de exercícios que utilizam resistências com cargas progressivas, que são fornecidas por recursos mecânicos com aparelhos específicos de musculação, halteres, anilhas, barras e o próprio corpo, que são utilizados de acordo com a disponibilidade e o programa estabelecido pelo médico e pelo educador físico.

Os exercícios de alongamento são utilizados para a aquisição e a manutenção da capacidade física conhecida como flexibilidade, utilizados para manutenção do equilíbrio corporal.

Com a prática regular e progressiva de exercícios, o paciente pode obter melhoria da postura global, aumento da força muscular, melhoria da resistência da estrutura óssea, aumento do tônus e resistência muscular, perda de gordura, melhoria da qualidade do sono, aumento do desempenho em atividades profissionais e pessoais e, portanto, sem nenhuma dúvida, melhoria na qualidade de vida.

Hereditariedade

Alguns autores e estudiosos do assunto têm pesquisado e realizado alguns trabalhos sobre o caráter hereditário que as alterações posturais possam ter, principalmente a hipercifose torácica ou dorso curvo. É possível que "defeitos posturais" ou alterações posturais possam ter uma base genética.

Raça

A anteversão pélvica e a hiperlordose lombar observadas na raça negra não traduzem uma fisiologia postural incorreta ou ruim, nem mesmo caracterizam uma deformidade, que, na raça branca, pode levar a um desequilíbrio da função de estabilização pélvica e de tronco, provocando uma alteração postural importante.

Podem ser observadas, também na raça oriental, algumas características como retroversão pélvica, retificação de lordose fisiológica, varismo de membros inferiores associados a valgismo de tornozelos, que, muitas vezes, não significarão desequilíbrio e consequente alteração postural.

Fatores Emocionais

Um dos fatores que podem alterar ou mesmo colaborar na regulação da postura é o conhecimento do próprio corpo pelo paciente, estando, portanto, intimamente relacionado com fatores emocionais, bastando nos reportar ao passado e lembrar uma observação feita por Platão, que afirmava: "A harmonia dos movimentos do corpo se traduzia numa satisfação mental".

O quadro emocional se reflete com grande frequência no padrão postural do indivíduo. Em geral, indivíduos confiantes, positivos, apresentam um padrão postural adequado, ocorrendo o contrário com indivíduos deprimidos e insatisfeitos.

Consequências das Alterações Posturais

Manifestações Clínicas: Dor – Processo Inflamatório e Degenerativo

O processo inflamatório decorrente da desarmonia entre os componentes do aparelho locomotor (músculos, ligamentos, tendões, aponeuroses, articulações e ossos), representado por infiltrados celulares mononucleados que ocasionam dor, é devido à excitação da inervação receptora, promovendo o que conhecemos como fibrosite secundária. Em consequência da alteração da circulação localizada provocada por alterações de pressões ao nível intra-articular, ocorre uma degeneração da cartilagem articular, determinada pela alteração postural, clinicamente traduzida por limitação dos movimentos. Com base nesta fisiopatologia é que as cartilagens articulares e os tecidos periarticulares se degeneram, constituindo o processo artrósico. Dessa maneira, as alterações de pressões e de forças sobre o equilíbrio correspondente à função locomotora ou postural do segmento precisam ser corrigidas precocemente, com a finalidade de reequilibrar as forças dinamicamente, eliminando as alterações de pressão articulares e ósseas, corrigindo a alteração postural e aumentando o fluxo sanguíneo articular e nos tecidos periarticulares, com a finalidade de se evitarem total ou parcialmente o processo inflamatório e o degenerativo.

Com o processo de desequilíbrio em fase adiantada, observa-se o surgimento de instabilidade articular; nesse momento, o segmento afetado procura diminuir as forças e as pressões exageradas aumentando a superfície articular (o aumento da superfície para um mesmo peso faz diminuir a pressão local), que se faz pela formação de osteófitos.

Em sua maioria, a queixa apresentada por este grupo de pacientes é a *dor*, e sabe-se que ela se caracteriza geralmente como sintoma único da alteração postural no adulto e que pode se manifestar precoce ou tardiamente, como observado na prática médica. A tensão exagerada dos ligamentos e a contratura dos músculos solicitados intensamente provocam alterações vasomotoras de origem simpática, constituindo o substrato da dor, podendo ser acompanhada ou não de outros sintomas relativos ao sistema nervoso periférico, como parestesias (adormecimento, formigamento, queimação) e diminuição da força muscular. São pacientes que se encontram, quase todos, ansiosos por terem seu problema resolvido, porém, suspeitando que o novo contato com o médico atendente seja mais um dos vários experimentados sem resultados práticos positivos, sempre na expectativa de que aquela nova abordagem possa trazer algum resultado para sua ansiedade em busca de um tratamento adequado.

Em crianças portadoras de pés planos, uma manifestação clínica muito comum é a queixa de dor localizada na região anterior das pernas, que é sintoma do processo inflamatório causado pela tensão da musculatura oponente ao desabamento dos arcos longitudinais dos pés.

Alterações Morfológicas – Deformidades

Alterações morfológicas são aquelas encontradas nas estruturas responsáveis por manutenção do posicionamento postural, ossos, articulações, músculos, tendões e ligamentos.

Deformidades são alterações ósseas ou de um conjunto de ossos que compõem uma unidade funcional.

As alterações posturais se caracterizam por apresentar um conjunto de situações ou deformidades que se mostram associadas, com predomínio de uma ou outra, conforme sua constituição e seu equilíbrio do aparelho locomotor diante das condições ambientais.

A coluna vertebral, com suas curvas normais, absorve, de forma regular e equilibrada, as pressões e os pesos sobre o corpo por ação gravitacional. Quando as curvaturas se apresentam acima de seus limites fisiológicos, há uma sobrecarga pela tensão exagerada dos ligamentos e da contratura muscular, que agem com a finalidade de normalizá-las. Em pessoas com mais idade, que apresentam os tecidos menos elásticos e a musculatura menos potente e mais fraca, a capacidade de adaptação aos desvios é menor, e as queixas, os problemas e as complicações surgem mais rapidamente. Em pessoas jovens, as alterações e as solicitações são absorvidas com maior facilidade, devido aos tecidos mais elásticos e aos músculos mais resistentes.

Hipercifose Torácica

A hipercifose torácica é caracterizada como uma deformidade antiestética e antifuncional, devido a um aumento do ângulo da cifose fisiológica torácica, e frequentemente associada a um aumento do ângulo da lordose lombar com a finalidade de manter o equilíbrio da coluna vertebral, em razão do deslocamento de seu centro de gravidade. Na prática, é encontrada nos adultos com uma frequência que aumenta proporcionalmente com a idade e principalmente em mulheres pós-menopausa, em geral associada à osteoporose, que favorecem o acunhamento das vértebras e a flacidez da musculatura do componente da cadeia anterior do tronco. Nos jovens, a hipercifose torácica também é observada, frequentemente acompanhada de hiperlordose lombar e retrações de musculatura flexora de quadris e joelhos. Em alguns jovens adolescentes, do ponto de vista fisiopatológico, a hipercifose torácica aumenta a pressão sobre os bordos anteriores das vértebras, que, associada a uma alteração de caráter vascular nos centros de crescimento, caracterizará a *doença de Scheuermann*.

Hiperlordose Lombar

A hiperlordose lombar é uma das deformidades mais importantes, que surge como consequência da flexão da cintura pélvica com inclinação e tendência à horizontalização do conjunto de vértebras sacrais. Dessa forma, a lordose lombar se acentuará com a finalidade de equilibrar os segmentos, podendo estar acompanhada de um aumento da cifose torácica e da lordose cervical. A acentuação da lordose lombar provoca uma diminuição da flexão do tronco, que pode ser entendida porque o movimento de flexão da coluna vertebral é realizado em associação com a flexão da cintura pélvica. Nesses casos, a cintura pélvica já se encontra em flexão e, portanto, terá uma participação mínima no movimento de flexão do tronco, que se limitará quase exclusivamente aos movimentos das vértebras lombares, o que ocasiona uma limitação no movimento e, se realizado acima de sua capacidade, por um longo período e repetidas vezes, poderá levar a um processo degenerativo da unidade funcional vertebral.

HIPERLORDOSE CERVICAL

Esta deformidade apresenta, como característica, uma elevação da visão da linha do horizonte acompanhada de retração e contratura permanente da musculatura extensora cervical, que, na prática, se traduz por dor local que pode ou não estar acompanhada de irradiação para região craniana, cintura escapular, membros superiores e região torácica anterior e posterior.

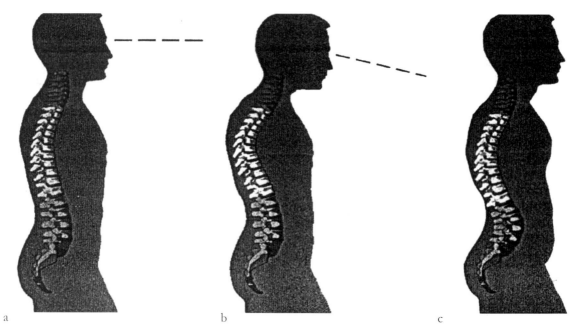

FIGURA 5 – (a) Alinhamento correto da coluna vertebral e posicionamento postural adequado do tronco e da cabeça; (b) hipercifose torácica; (c) hiperlordose lombar. Notar que o mais importante em avaliação postural não é considerar apenas a deformidade instalada e estabelecida, e sim as alterações provocadas por ela em todo o esquema postural.

Escápulas Abduzidas

Escápulas abduzidas são deformidades comuns observadas ao nível da cintura escapular. A escápula é estabilizada pelos músculos romboide e trapézio com a musculatura peitoral menor exercendo uma força direta de elevação sobre a III, a IV e a V costelas e indiretamente sobre as demais. Há ausência de uma boa estabilização escapular, pela contínua contração dos músculos serrátil, peitoral maior e menor, acompanhada pelo relaxamento dos músculos trapézio, romboide e elevador da escápula, situação esta em que os braços e os ombros se mantêm continuadamente para a frente, permitindo o posicionamento das escápulas para a frente. Tais alterações de uma maneira gradual retraem a musculatura anterior ao mesmo tempo que alongam e enfraquecem a musculatura posterior.

Escoliose

Em sua maioria, os pacientes portadores de escoliose não apresentam uma etiologia definida. A escoliose é um desvio lateral da coluna vertebral, porém, apesar de ser o mais visível, observa-se a deformidade presente nos três planos de alinhamento da estrutura esquelética. De uma forma geral, podem-se classificar as escolioses como idiopática, congênita, neuromuscular e adquirida. A escoliose idiopática, cuja etiologia não é conhecida, pode ser dividida em três grupos: infantil, juvenil e adolescente, sendo este o mais frequentemente acometido (ou diagnosticado), com aproximadamente 80% das deformidades.

O desenvolvimento, o amadurecimento e o crescimento nessa faixa etária podem explicar o grande número de pacientes com essa alteração. Outras etiologias de escolioses são observadas como malformações ósseas; como alterações de segmentação do tecido ósseo, caracterizando as barras ósseas; e a ausência parcial do corpo vertebral caracterizando a hemivértebra ou a ausência total de determinadas vértebras. As alterações congênitas vertebrais, durante o desenvolvimento e a maturação da estrutura esquelética, causarão deformidades na estrutura da unidade funcional da coluna vertebral e, consequentemente, assimetrias em toda a sua estrutura. As denominadas escolioses neuromusculares são frequentemente graves, observadas em pacientes portadores de patologias neuromusculares, como paralisia cerebral, miopatias, poliomielite anterior aguda, hemiplegias ou hemiparesias e outras. As escolioses adquiridas são as deformidades encontradas em pacientes, como, por exemplo, portadores de processos infecciosos, como tuberculose vertebral, que provoca destruição tecidual local, sequela de fratura e pós-programa de radioterapia.

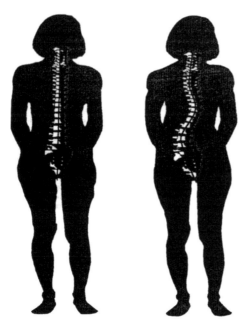

Figura 6 – Escoliose.

a curva fisiológica lombar ou cervical é denominda lordose lombar e lordose cervical que, quando retificadas ou invertidas, podem ser denominadas cifose lombar ou cifose cervical. Como demonstração da alteração dinâmica no equilíbrio segmentar da coluna vertebral cervical, observa-se uma retificação cervical que, invariavelmente, ocorre com a musculatura anterior encurtada e os músculos de sustentação superior ou levantadores escapular, esternocleidomastoideo e escalenos alongados.

Deformidades dos Membros Inferiores

As deformidades nos membros inferiores, em geral, sugerem que possam estar localizadas na articulação do joelho, porém o fêmur e a tíbia, em toda sua extensão, estão envolvidos e as alterações ou anormalidades do crescimento ocorrem nos discos epifisários quando o sistema ósseo é imaturo.

A rotação interna dos membros inferiores é proveniente da flexão da cintura pélvica; quando começa na infância, a pressão permanente das cabeças femorais no sentido póstero-anterior e proporciona a anteversão dos colos femorais. Com o desenvolvimento, a maturação do aparelho locomotor predispõe à torção lateral das tíbias com a finalidade de evitar a rotação interna dos membros inferiores e, consequentemente, tropeços provocados por bater um pé no outro.

Retificação

As retificações são deformidades que alteram o alinhamento ou a curva fisiológica da coluna vertebral. As retificações de uma forma geral são extremamente desprezadas e não valorizadas na avaliação clínica; porém, invariavelmente presentes nas alterações posturais globais e associadas a outras alterações segmentares, participam do desequilíbrio do sistema musculoesquelético que, geralmente, acarreta a queixa de dor. Essa deformidade se caracteriza pela diminuição do ângulo de curvatura fisiológica e não raramente se pode encontrá-la com uma força deformante tão importante que proporcionará o aparecimento das inversões da curva fisiológica segmentar. Para exemplificar,

A rotação interna dos membros inferiores provoca uma hiperpressão patelar e, consequentemente, um atrito maior das patelas sobre a região condilar dos fêmures. Em geral, a presença da compensação da torção tibial por meio do deslocamento lateral das inserções do ligamento patelar leva as patelas para uma posição lateral, podendo agravar a hiperpressão patelar, provocando, com o passar do tempo, um desgaste das cartilagens locais, inicialmente sinalizado por ruídos articulares na flexão com carga dos joelhos e, posteriormente, o surgimento dos processos degenerativos artrósicos e condromalácia.

Em muitos casos, podem-se encontrar associados a rotação medial, os joelhos retrocurvados provocados pela hipotrofia dos músculos reto-anterior, sartório e tensor da fáscia lata (flexores da coxa e extensores da perna), que apresentam sua inserção superior nas espinhas ilíacas anteriores, que se encontram com posição mais baixa, devido à flexão da cintura pélvica, e pelo estiramento dos isquiotibiais (extensores da coxa e flexores da perna) e que apresentam sua inserção superior na tuberosidade isquiática, a qual se encontra em posição alta.

Os membros inferiores em rotação interna ou medial fazem a tíbia exercer uma força sobre o talo medialmente (pés com carga ou fixos no solo), provocando um deslizamento da parte anterior do pé, constituindo o pé plano. Os ligamentos mediais tomam-se tensos, provocando uma maior solicitação dos músculos fibulares e tibiais, frequentemente acompanhando-se de dor na região correspondente a estes músculos.

O deslizamento do talo sobre o calcâneo fazendo uma saliência ao nível medial do pé caracteriza a adução do retropé e, juntamente com a queda dos arcos e a pronação do antepé, acarreta uma sobrecarga na borda medial dos pés, provocando o valgismo do hálux.

ALTERAÇÃO DA FORÇA MUSCULAR

Para a manutenção do equilíbrio postural dinâmico ou estático, com frequência, verificam-se abdominais, paravertebrais, glúteos e quadríceps em diferentes graus de força muscular. Num exame um pouco mais minucioso, encontra-se fraqueza na maior parte da musculatura da cintura escapular, como subclávio, serrátil anterior e peitoral menor, na região anterior e romboide, trapézio e elevador da escápula na região posterior. Esta musculatura mantém a cintura escapular unida ao sistema esquelético atuando em perfeito equilíbrio para uma ação postural normal, mantendo anatomicamente as clavículas posicionadas horizontalmente, com discreta inclinação, e as escápulas situadas num mesmo plano sobre a parte posterior do gradil costal, numa altura compreendida entre a segunda e a sétima vértebras torácicas. Qualquer alteração muscular contribui para desequilibrar a função harmoniosa do aparelho locomotor, acarretando uma ação postural inadequada, como ombros caídos, observada com frequência nesse grupo de pacientes.

Retificações Musculotendinosas

Ao nível dos músculos peitorais que, associados à queda da cintura escapular, proporcionam uma alteração postural peculiar. Ao nível do ilíaco, psoas (iliopsoas), tensor da fáscia lata, reto femoral e sartório, que podem estar associados ao basculamento anterior da bacia ou anteversão pélvica e à hiperlordose lombar, caracterizando outra alteração postural segmentar. O mesmo grupo muscular retraído pode estar associado a um basculamento posterior da bacia ou retroversão pélvica e a uma retificação da lordose fisiológica lombar, podendo estar ou não dependendo da adaptação postural do paciente a uma retificação fisiológica da hipercifose torácica.

Encurtamento de isquiotibiais, grupo compreendido pelos músculos semitendinoso, semimembranoso e bíceps femoral.

Alterações Tróficas

Observadas de forma comum e frequente, principalmente no sexo feminino, e, acredita-se, devido à própria distribuição do tecido adiposo. Pode-se observar deposição deste tecido em quantidade maior do que o constitucional e com localização peculiar, como paramuscular abdominal, paravertebral, cervical e lombar, região torácica posterior, glútea e quadricipital. Deposição de tecido adiposo periarticular, principalmente ao nível de joelhos e tornozelos, caracterizando, quando inflamadas, as lipofibrosites.

Alterações Funcionais

Além das alterações anatômico-posturais, pode-se observar e constatar, em decorrência do desequilíbrio e da desarmonia instalados no aparelho locomotor, uma alteração funcional muito importante para o dia-a-dia do paciente, frequentemente não relatada e muito menos valorizada, como a dificuldade nas atividades da vida diária domiciliar e profissional, como, por exemplo, para calçar sapato ou meia (Figuras 7 e 8), ou para higiene das extremidades dos membros inferiores. Mesas, cadeiras, bancadas profissionais, o mobiliário de forma geral inadequado e sem adaptações não permite uma estabilização perfeita para o equilíbrio postural da função domiciliar, escolar ou profissional executada.

Anamnese no Estudo Postural

Os dados fornecidos pelo paciente e/ou familiares para a documentação médica são extremamente importantes, porque exprimem não só o primeiro contato como também seu conhecimento inicial e sua evolução durante o seguimento clínico. Considera-se fator muito importante a atenção, utilizando-a como primeira arma para o melhor inter-relacionamento médico–paciente (criança, adolescente ou adulto); a apresentação como daquele que, utilizando todo o seu conhecimento médico, toda sua capacidade e expressão humana, experiência e vivência adquiridas no dia-a-dia, não somente nos meios médicos, hospitalares, ambulatoriais, como também no meio social, vai estudar, analisar e empregar todos os meios terapêuticos conhecidos e, com o auxílio destes, lutar para combater a queixa apresentada; e as observações citadas pelo paciente, por familiares, amigos e professores, entre outros.

Acredita-se que, por intermédio da atenção do médico ao paciente e, consequentemente, por seu relacionamento, seja possível ganhar sua confiança, fator fundamental e desencadeante primário do crédito positivo estabelecido por ambas as partes (médico–paciente) ou por todas as partes (médico–paciente–familiares–outros), eliminando barreiras muito comuns para uma evolução insatisfatória de qualquer tratamento prescrito e, principalmente, de qualquer tentativa de abordagem para a solução da queixa apresentada e demonstrada, independentemente de seu grau de intensidade ou complexidade.

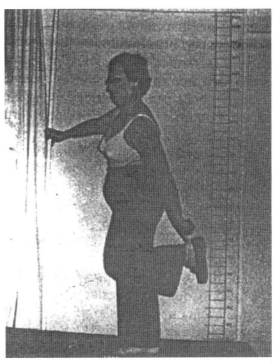

FIGURA 7 – Utilização de postura incorreta e anornal para colocação de um calçado.

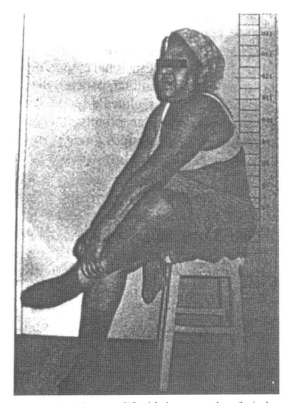

FIGURA 8 – Notar a dificuldade postural, refletindo-se muitas vezes no semblante do paciente, ao colocar uma peça do vestuário, como a meia.

Exame Físico Geral de Aparelho Locomotor

Ao exame físico de um paciente com alteração postural, deve-se obedecer, em geral, à propedêutica física do aparelho locomotor, com cuidado especial e atenção voltada para o exame dirigido às estruturas envolvidas no controle da postura.

Sistema Ósseo

- Deformidades gerais

São classificadas e caracterizadas de acordo com seu eixo deformante e, em geral, nunca se apresentam isoladas. Se medial valgo, lateral varo como joelho valgo, joelho varo, tíbia vara, calcâneo valgo e outros. Com relação ao eixo ou plano sagital, observam-se os desvios no sentido lateral da coluna vertebral como exemplos comuns na prática médica, caracterizando a escoliose. Ao plano frontal, pode-se notar uma acentuação ou retificação de determinados segmentos da coluna vertebral como, se aumentados, hipercifose e hiperlordose e, se diminuídos, retificação e, em alguns casos, inversão da curva fisiológica. Ao nível da cintura escapular, notaram-se ombros anteriorizados e outros, ao nível da cintura pélvica, flexão de quadris, anteversão ou retroversão pélvica.

Na região dos joelhos, observa-se flexão ou retrocurvado e, ao nível dos tornozelos e dos pés, aumento ou diminuição do ângulo de flexão, e, como exemplo, acentuação de posicionamento em flexão plantar caracterizando os pés equinos.

- Deformidades localizadas

Como o próprio nome diz, deformidades localizadas em um segmento, em geral decorrentes de fratura, abscesso, tumor ósseo ou malformação.

Sistema Muscular

- Considerações

Inspeção global em relação ao aparelho locomotor, observando relevos e contornos musculares, aspectos tróficos da pele que podem representar indiretamente uma alteração muscular. Em geral, o exame e a observação devem ser de modo comparativo entre os segmentos simétricos, verificando-se a presença de possíveis atrofias, hipotrofias e hipertrofias, além de contraturas musculares

- Força muscular

Pode ser verificada utilizando-se qualquer um dos vários métodos conhecidos, porém, de forma comparativa com a finalidade de evidenciar algum desequilíbrio muscular decorrente de uma fraqueza muscular localizada ou generalizada como meio propedêutico diagnóstico auxiliar.

Sistema Articular

• Inspeção

Deverá ser verificado simetricamente, de maneira comparativa, se as alterações observadas são consequências de lesões periarticulares, intra-articulares, de lesões da própria pele ou da associação combinada de duas ou de todas. Após a inspeção destes itens, como complementação, deve-se utilizar apalpação para discernir entre os elementos localizados no tecido subcutâneo de ligamentos, tendões, cavidade e cápsula articular.

• Aumento de volume periarticular

Caracterizado pelo sintoma de dor e pelos sinais de hiperemia, tensão do tecido tegumentar e calor.

• Aumento de volume intra-articular

Observado por meio do sinal de flutuação, quase sempre de características inflamatórias de origem fibrinosa, serofibrinosa, purulenta ou hemorrágica.

• Espessamento sinovial

Espessamento da cápsula e da membrana, observado com maior frequência nas grandes articulações, em geral acompanhado de distúrbios da pele. A dor se manifesta pela palpação local.

• Ruídos articulares

– Estalidos

Em geral normais nos movimentos de extensão e flexão rápidos ou acima dos seus limites normais de amplitude, porém, podem significar processos de calcificação tendinosa ou ligamentar.

– Creptações

Observadas pela palpação ao nível das linhas interarticulares e, com menor frequência, pela ausculta percebida com os movimentos ativos da articulação do paciente.

– Limitações articulares

Exame semiológico que necessita ser verificado de maneira simétrica e comparativa, no qual deverão ser examinados e estudados o grau de limitação articular e suas características etiológicas: álgica, dor local (articular) ou a distância (em geral muscular); limitação óssea ou anquilose; limitação fibrosa; processo inflamatório associado ou não a edema; e processos que aumentam o volume ao nível articular.

Exame Físico Especial do Aparelho Locomotor

Mais de duzentos ossos compondo segmentos e aproximadamente seiscentos músculos diferentes atuam por meio de um complicadíssimo jogo para que o homem possa caminhar e sentar-se, escrever, praticar determinados esportes, enfiar linha na agulha.

Cada movimento é comandado pelo sistema nervoso e executado pelo aparelho locomotor. A coluna vertebral compõe-se de 33 vértebras, em média, 7 cervicais, 12 dorsais, 5 lombares, 5 sacrais soldadas, constituindo o osso sacro, e mais 3 ou 4 vértebras atrofiadas, formando o cóccix. As extremidades superior e inferior da coluna vertebral encontram-se organizadas segundo um mesmo plano estrutural, embora a articulação da extremidade inferior seja mais forte e de maior tamanho, devido à maior carga suportada. De uma maneira anatômica, as mãos e os pés apresentam certa semelhança, porém, funcionalmente, são muito diferentes, pois o pé, segmento de estabilização e apoio para o aparelho locomotor, não se caracteriza pela preensão e uma melhor capacidade para coordenação de seus movimentos.

O arcabouço torácico é constituído de 12 pares de costelas, unidas posteriormente às vértebras, dez das quais unidas anteriormente com o osso esterno, fixando-se as duas últimas na musculatura abdominal.

A composição óssea é constituída de sais minerais, principalmente fosfato de cálcio, que formam a armação e a dureza do tecido ósseo, numa porcentagem de 70%, e substâncias orgânicas, numa porcentagem de 30%, que dão ao osso uma discreta ou inaparente elasticidade e flexibilidade.

INSPEÇÃO ESTÁTICA

O observador deverá posicionar-se de maneira que possa ter uma visão global do paciente, despido ou semidespido, de tal forma que possa ver todas as alterações e características referidas na inspeção do aparelho locomotor.

Na região posterior, deverá ser verificado o nível da cintura pélvica com presença ou não de basculamento lateral, em que se pode utilizar, como um dos pontos de referência na observação, a depressão lombo-sacra bilateral, localizada ao nível da inserção do glúteo máximo, se está presente e se aparece de maneira simétrica num mesmo nível. Na cintura escapular, devem-se observar proeminências ósseas, sobretudo da escápula, e o nível dos ombros; nos membros inferiores, as pregas glúteas e flexoras do joelho, se maior ou mais elevadas de um lado; coxas, tornozelos e pés, com presença de deformidades.

Na região anterior, deformidade torácica, nível ou desvio da cabeça, assimetria facial, ombros caídos, nível das cinturas escapular e pélvica, observando espinhas ilíacas, posicionamento de coxas, joelhos, pernas e tornozelos. Verificar deposição de tecido adiposo paramuscular, com frequência ao nível do quadríceps em membros inferiores, e deposição periarticular, caracterizando quase sempre, se inflamados, as lipofibrosites, principalmente ao nível de joelhos e tornozelos.

Na região lateral, perfis direito e esquerdo, devem-se observar as características das curvaturas fisiológicas lordóticas, ao nível cervical e lombar, e cifóticas, ao nível dorsal e sacral. Posicionamento da bacia, se presente báscula anterior (anteversão) ou báscula posterior (retroversão pélvica), joelhos com posicionamento em flexão (flexo) ou hiperextensão (recurvado).

Mais uma vez, devem-se ressaltar a importância da abordagem estática e a linha de gravidade na avaliação postural.

Inspeção Dinâmica

Na marcha, devem ser observados as regiões anterior, posterior e lateral e o posicionamento conjunto de todos os segmentos do aparelho locomotor. No exame dinâmico, pesquisa-se, junto ao paciente, a repetição do movimento funcional doméstico ou profissional que desencadeou a queixa, que se repete ao longo da atividade da vida diária. Como exemplo de atividade doméstica, poderiam ser citadas inúmeras, entre as quais o ato de lavar ou passar roupa, varrer, costurar etc. Como exemplo de atividades profissionais, a de costureiras, trabalhadores de indústrias, motoristas, digitadores, entre outras. Estas atividades, tanto domésticas como profissionais, acarretam com frequência uma alteração postural, e a maior queixa observada em razão dessas alterações na prática médica é a *dor*.

Pela inspeção dinâmica e estática, estuda-se sempre a possibilidade de uma alteração postural em decorrência de um desequilíbrio funcional do aparelho locomotor, caracterizado pelo uso repetitivo e inadequado de seus segmentos.

A abordagem dinâmica e o diagrama pélvico, discutidos anteriormente, assumem papel de grande importância na avaliação, para diagnóstico, prognóstico e prescrição médica, e são instrumentos extremamente importantes e eficazes para o acompanhamento médico em alteração postural.

Coluna Vertebral

Os movimentos da coluna vertebral consistem na deformação das características anatômicas do disco intervertebral e do deslizamento dos processos articulares. Embora o movimento total da coluna vertebral seja grande, a amplitude articular intervertebral é pequena. A flexão e a extensão vertebrais são realizadas nos segmentos cervical e lombar e limitadas no segmento torácico pelo gradil costal. A extensão na coluna vertebral, em geral, se refere ao retorno para a posição normal, após um movimento de flexão. Os movimentos de flexão lateral se caracterizam pela inclinação do tronco para o lado e seu retorno para a posição anatômica como movimento de extensão. A amplitude articular é maior nos níveis cervical e lombar.

Os movimentos de rotação se caracterizam por uma torção da coluna vertebral em torno de seu eixo longitudinal e podem ser direito ou esquerdo, no sentido de rotação do tronco. Os movimentos de rotação são mais livres nos níveis cervical e torácico e limitados no nível de segmento lombar pelos processos articulares. De maneira geral, os movimentos entre as vértebras são limitados por processos espinhosos para a extensão, costelas no nível torácico, sistema ligamentar e processos interarticulares.

Na região cervical, encontra-se uma amplitude articular média entre o occipício e a primeira vértebra, o atlas, uma flexão de 10° e uma extensão de 25°; na articulação entre o atlas e a segunda vértebra, o áxis, uma rotação de 45°.

A movimentação ativa da coluna vertebral deve ser pesquisada com o paciente em diferentes decúbitos ou posições.

Manobras Propedêuticas

Na semiotécnica da observação clínica, durante a investigação da queixa ou do problema apresentado, investigado e definido, destacam-se algumas manobras clínicas propedêuticas, importante instrumento, que devem ser aplicadas na avaliação médica inicial e no acompanhamento desta com a finalidade de obter e registrar dados e parâmetros de evolução satisfatória ou não.

• Manobra de Thomas

Normalmente utilizada para se estabelecer a diferença entre uma lordose lombar primária ou secundária a um processo coxofemoral, que, na sua grande maioria, representa um processo de retração ou encurtamento de partes moles, especificamente musculotendíneo, que pode ser avaliado e acompanhado pela goniometria. A manobra é obtida após a flexão forçada e máxima dos membros inferiores sobre a bacia, retificando a lordose lombar, acentuando a flexão do quadril que está sendo pesquisada, com o aparecimento nítido do ângulo do desvio de eixo da coxa, quando presente (Figura 9).

• Índice de Schober

Inicia-se a manobra marcando, na pele, a quinta vértebra lombar. No paciente, em posição ortostática, marca-se um ponto situado 10 cm acima. Durante o movimento de flexão da coluna vertebral, a distância entre os dois pontos aumenta normalmente até 14 cm. Na presença de incapacidade funcional, a distância pode não se modificar ou, dependendo do grau, modificar-se abaixo deste valor. O índice de Schober é uma manobra utilizada para verificar o movimento lombar durante a flexão da coluna, fornecendo um valor que pode ser utilizado como avaliação e acompanhamento da movimentação ativa da coluna vertebral lombar (Figura 10).

• Ângulo poplíteo

Ângulo na região posterior do joelho formado pelos movimentos de flexão e extensão da perna sobre a coxa. Levando em consideração que qualquer que seja o processo patológico que atinja a cavidade, a cartilagem, a sinóvia, a cápsula articular, os ligamentos e os tecidos superficiais do joelho, poderá levar à diminuição dos movimentos de extensão e/ou flexão.

A medida angular da amplitude articular do joelho não é tão fácil de precisar. Para eliminar as possíveis causas de erro, ao se analisar o movimento de extensão do joelho, o quadril necessita estar com um ângulo de flexão que pode variar de 10° a 20°, com a finalidade de eliminar a porção superior de tensão dos músculos isquiotibiais, e o pé em discreta flexão plantar para eliminar o componente de tensão do músculo bíceps sobre o joelho.

O ângulo poplíteo é verificado com o paciente em decúbito dorsal, o examinador com a mão esquerda firmemente espalmada na superfície anterior do joelho, estabilizando seu movimento, e a mão direita ao nível posterior do terceiro distal da perna, executando suavemente a extensão passiva até o limite máximo do movimento. Em seguida, mede-se o ângulo que deverá servir de parâmetro para observação e análise de encurtamento para o plano de tratamento de estiramento de musculaturas isquiotibiais (Figura 11).

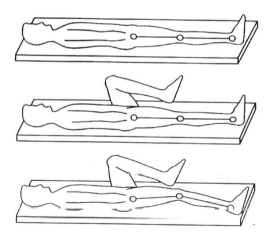

Figura 9 – Representação esquemática da manobra de Thomas. A flexão sobre a bacia deverá ser realizada com os membros inferiores simultaneamente. Nesta figura, apenas um membro inferior é representado para melhor visualização. A extensão de um dos membros deverá ser realizada mantendo o outro membro em sua posição máxima de flexão com a máxima retificação lombar.

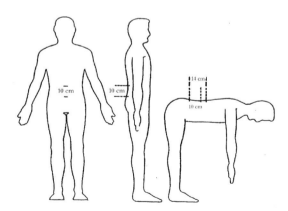

Figura 10 – Representação esquemática do índice de Schober.

Avaliação Postural Computadorizada

A disponibilidade de câmeras digitais e microcomputadores tornou viável a utilização de sistemas de avaliação postural computadorizada. O primeiro passo para utilizar esses sistemas é o registro de fotografias digitais do paciente em posições de interesse, como ortostatismo em vista frontal e lateral. Em seguida, as fotografias são transferidas a um computador, no qual um programa específico é utilizado para realizar medições de ângulos e distâncias. Para garantir a confiabilidade das medidas, são fixados ao corpo do paciente marcadores esféricos, em pontos anatômicos predefinidos. Esses marcadores serão utilizados pelo programa de computador como referência para as medidas. A avaliação postural computadorizada pode, em determinadas situações, servir de instrumento importante para avaliação e acompanhamento dos pacientes com alteração postural (Figura 12).

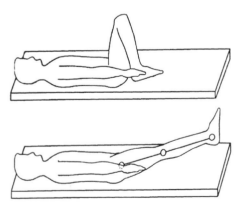

Figura 11 – Representação esquemática da manobra para determinação do ângulo poplíteo.

Princípios Gerais de Reeducação Postural

Observação do Aparelho Locomotor

Independentemente de a deformidade ser ocasionada por alteração nos segmentos inferiores, ou de a deformidade mais visível não ser necessariamente a principal, a importância dessa abordagem é estabelecer o equilíbrio geral adaptado a essa deformidade, que já está automatizada no seu esquema corporal.

A reeducação deve ser feita visando ao segmento deformado ou deformante e ao desequilíbrio por ele instalado, em nível superior ou inferior em relação ao aparelho locomotor. Uma deformidade postural jamais se apresenta de forma isolada, portanto, o paciente deve ser observado e analisado como um todo.

Conscientização e Percepção Prévia

É imprescindível que o movimento recuperado e a atitude reeducada mecanicamente encontrem seu lugar natural na motricidade geral e automática. A reeducação não se limita apenas a um trabalho mecânico, mas também à aplicação adequada da estimu-

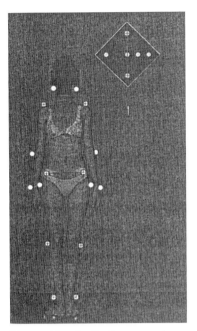 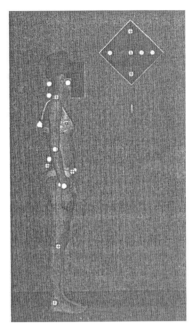 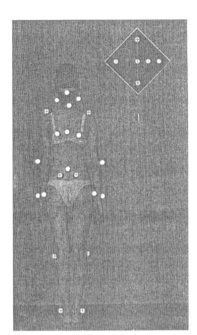

FIGURA 12 – Avaliação postural computadorizada.

lação dos fenômenos perceptivos e sensitivo-motores. Esse fenômeno é observado até em algumas situações mais simples, como, por exemplo, após um período de imobilização pós-fratura; com a recuperação total da integridade óssea e muscular, o paciente ainda persiste com alterações posturais durante a locomoção ou, após a recuperação nervosa em um caso de neuropraxia, no membro superior, a busca e a preensão de objetos pela mão continuam deficientes.

Com os exemplos citados, busca-se reforçar a importância da corticalização do movimento recuperado no processo de reeducação postural, o que é obtido pela repetição do movimento até se obter a sua automatização.

INFLUÊNCIA DA AÇÃO DA FORÇA DA GRAVIDADE SOBRE A REEDUCAÇÃO

Na posição deitada, as forças de tensão equilibradoras do ortostatismo, estático ou dinâmico, estão em repouso. Suprimida a ação do peso corporal, os centros automáticos de regulação do equilíbrio da marcha se encontram inibidos, e o paciente está em condições de perceber, precisamente, as sensações proprioceptivas do corpo. Para que a educação seja completa, após realizada, a princípio, numa primeira fase, sem ação da força de gravidade, é necessário que as sensações do peso, no esquema corporal, sejam percebidas, numa segunda fase, pelo corpo como um todo e, individualmente, por cada um dos segmentos.

Educação Qualitativa

O exercício deve ser bem ensinado, percebido e executado pelo paciente. Somente após sua percepção e automatização é que se esperam bons resultados de sua execução. Portanto, a reeducação por meio de exercícios físicos é de caráter mais qualitativo que quantitativo, tendo maior valor poucos exercícios bem feitos que muitos mal executados.

Reeducação do Equilíbrio

Após a dissociação segmentária das posturas, os segmentos individualizados e liberados, o paciente deverá perceber sua posição de equilíbrio mecânico, que somente poderá ocorrer em condições de utilização normal dos segmentos. Uma vez que os equilíbrios segmentares sejam bem percebidos, devem ser integrados na percepção geral do equilíbrio global do aparelho locomotor. A reeducação do equilíbrio deve ser vista como uma orientação ou colocação do corpo no espaço.

Na prática, os exercícios segmentares e globais representam os meios pelos quais os pacientes aprendem a colocar seu corpo no espaço por intermédio de posturas adequadas e estáveis dentro dos limites posturais de equilíbrio corporal. O equilíbrio geral é o resultado dos diversos equilíbrios segmentários, e sua inter-relação requer uma coordenação geral central que dependerá do esquema postural, resultando em informações proprioceptivas, exteroceptivas e sensoriais (especialmente a visão).

Automatização da Atitude

É necessário que todas as posições segmentárias equilibradas sejam percebidas, inscritas e registradas definitivamente no esquema corporal, de tal forma que, no momento em que o córtex cerebral for solicitado, a educação da regulação neuromotora automática obtida seja suficiente para manter a posição assumida, ou, então, reconduzir a postura utilizada para uma forma adequada e equilibrada.

Fortalecimento Muscular

Entre pacientes com alteração postural, muitos apresentam musculatura normal; no entanto, em certos casos, uma fraqueza muscular localizada pode ser a causa da alteração postural. A postura equilibrada não necessitará mais do que contrações musculares tônicas de pequena intensidade, necessárias para sua estabilização. Os exercícios de musculação se caracterizam como condições primárias para a reeducação, e não como consolidação da postura. A conservação da postura, durante as atividades dinâmicas do paciente, necessitará de melhor potência e força muscular, variando de acordo com a atividade executada pelo aparelho locomotor.

Num determinado segmento em equilíbrio com os demais, se um dos grupos musculares que participam de sua conservação se encontra mais fraco que os outros, por vários fatores ou motivos, a coordenação do equilíbrio tenderá a se estabilizar de tal forma que o grupo muscular fraco intervenha o mínimo possível, cabendo a manutenção da estabilização do segmento à ação da musculatura antagonista. O restabelecimento da postura segmentar normal não será possível até que o paciente sinta uma segurança suficiente com a ação muscular.

Amplitudes Articulares – Limites Fisiológicos

Quando o desvio do segmento está fixo ou dentro dos limites inferiores de seus graus normais de amplitude articular, portanto, quando um obstáculo anatômico ou mecânico não permite a redução fisiológica de uma ou várias articulações, é condição suficiente para que a reeducação postural permaneça subordinada à eliminação do obstáculo. Se o segmento não pode se manter em situação de equilíbrio mecânico, em razão de deformidade ou limitação articular, consequentemente, todo o segmento fica impossibilitado de manter o equilíbrio.

Antes do desenvolvimento muscular de um determinado segmento, deve-se iniciar um programa de ganho de amplitude e flexibilidade articular após constatar previamente sua limitação e, principalmente, sua etiologia. Não se deve jamais procurar melhorar a flexibilidade articular e, consequentemente, a função do segmento motor, se não se encontrar um sistema de sustentação e equilíbrio muscular, neuromotor e ligamentar suficiente para conservar a correção planejada e realizada.

Dissociação de Posturas Segmentares

Como se sabe, a postura está regulada, mediante comandos sensitivos-motor, pelos automatismos, como associação de diversas posturas segmentárias. Para se reeducar ou conseguir uma nova postura, é necessário dissociar os movimentos segmentários para se obter independência destes. Uma atenção especial deve ser dada às cinturas escapular e, principalmente, pélvica. Uma estabilização pélvica em posição deficiente caracterizará uma alteração postural segmentar com reflexos profundos na postura global.

Em relação à cintura escapular, deve ser assegurada sua independência para executar movimentos amplos de seus membros superiores, conservando a posição do tronco normal e estável.

Reeducação nas Deformidades Ósseas no Adulto

A ação sobre o osso na idade adulta já não é mais possível, porém, a flexibilidade articular e a reeducação neuromotora são sempre possíveis e podem resultar em excelentes resultados com finalidade funcional e analgésica.

Educação Respiratória

As alterações posturais, assim como as psicomotoras, apresentam, como característica comum, uma alteração da ventilação pulmonar. O programa da reeducação se baseia especificamente na melhoria da capacidade vital e nas amplitudes de expiração e inspiração da caixa torácica. A reeducação da atividade respiratória é fundamentada no trabalho de percepção e na conscientização do mecanismo respiratório e do controle dinâmico costodiafragmático.

Educação de Relaxamento

Sabe-se que, atualmente, independentemente da atividade física desenvolvida, a vida desempenha papel importante sobre a tensão emocional ou psíquica, principalmente em pessoas de atividade sedentária. Em geral, essa alteração emocional se manifesta no plano somático por tensões musculares localizadas, que se transformam em sensações inconscientes somente registradas pelo psiquismo. O relaxamento muscular permitirá a percepção das tensões musculares com a finalidade de controle e inibição, melhorando o domínio do paciente sobre as reações afetivomotoras e favorecendo qualquer técnica ensinada e empregada de relaxamento. A utilização das técnicas de relaxamento, melhorando as tensões musculares, favorece um melhor trabalho de flexibilidade e movimentação passiva a articular, por meio das atividades proprioceptivas, que se baseiam na percepção do relaxamento após uma contração muscular localizada. O paciente, após conscientizar essa sensação propriocetiva localizada, começa a reconhecer seus segmentos individualmente e, em seguida, seu corpo como um todo, conscientizando uma imagem mental e representando seu esquema corporal empregados na redução do esquema postural.

Escola de Postura

A história das escolas para tratamento de dor, deformidades e alterações posturais é muito antiga.

Já no século XX, a história mostra o desenvolvimento da primeira escola estruturada formalmente, organizada em 1969, no Hospital Danderyd, próximo a Estocolmo, Suécia, com a denominação *Back School*, por Zachrissom-Forsell.[10]

A escola canadense (*The Canadian Back Education*) foi estruturada logo em seguida por Hamilton Hall, em Toronto, Canadá, em 1974.[11]

Em 1976, White introduz provavelmente a primeira escola americana (*The California Back School*), em San Francisco, Califórnia.[12]

Posteriormente, com o sucesso das escolas, ocorreu uma proliferação dos programas básicos na Europa e na América do Norte e, acompanhando esse crescimento, veio, também, a crescente responsabilidade de avaliação dos objetivos do tratamento e da eficácia dos vários programas implantados.

Dentro do curso da História, encontram-se ainda, várias descrições e trabalhos com visão educativa de serviços referendados e clássicos, como o trabalho desenvolvido por Fahrni Orth, descrito em 1975, como o programa de tratamento desenvolvido por Mooney no Hospital Rancho Los Amigos e Downey, na Califórnia, em 1960, entre outros.

Considerações Finais

As alterações posturais são frequentes em pacientes com patologias cardiovasculares e atuam como forma predisponente de incapacidades que provocam alterações na qualidade de vida. Inúmeras são as técnicas propostas para a reeducação postural, e muitas delas, após um período de grande difusão, caem em completo esquecimento, e o seu uso é abandonado. Os princípios de terapêutica postural não podem estar alicercados em modismos e, como qualquer outro tratamento médico, só devem ser aplicados após diagnóstico baseado e achados semiológicos.

A forma como serão programadas as atividades de reeducação postural podem variar de acordo com a experiência do terapeuta, mas sempre respeitará os princípios de biomecânica musculoarticular.

Todo tratamento postural deve atingir a globalidade do sistema musculoesquelético, pois há uma interação entre todos os segmentos corpóreos, sendo impossível a disfunção atingir isoladamente um único músculo ou articulação.

O controle de postura não é um ato apenas musculoarticular, e sim um complexo neuromotor, daí a importância da participação ativa do paciente no programa de tratamento. O paciente não é objeto do tratamento, mas o seu sujeito. A falta de compreensão dos objetivos terapêuticos e a não participação do paciente no trabalho de restruturação postural é o caminho mais curto para o fracasso.

Referências

1. Yazbek Jr P. Condicionamento físico do atleta ao transportado: aspectos multidisciplinares na prevenção e na reabilitação cardíaca. São Paulo: Sarvier; 1994.
2. Cesar SHK, Brito Jr CA, Battistella LR. Análise da qualidade de vida em pacientes de escola de postura. Acta Fisiátr 2004;11(1):17-21.
3. Thomasi E, Brito Jr CA. appraisal inabilily index of disabled chronic backache patienls and back schoul program. Acta Fisiátr 2005;12(Suppl):S111.
4. Brito Jr CA. Alterações posturais. In: Lianza S. Medicina de reabilitação. 2 ed. Rio de Janeiro: Guanabara Koogan; 1995:252-67.
5. Metheny E. Body dynamics. New York: McGraw-Hill; 1952.
6. Roaf R. Posture. London: Academic Press; 1977.
7. Rusk HA. Rehabilitation Medicine. 4 ed. Saint Louis: Mosby; 1977.
8. Sigmon BA. Bipedal behavior and the emergence of erect posture in man. Am J Phys Anthropol 1971;34(1):55-60.
9. Travel JG, Simons DG, Simons LS. Dor e disfunção miofascial: manual dos pontos gatilho. 2. ed. Porto Alegre: Artmed; 2005.
10. Forssell MZ. The Swedish Back School. Physiotherapy 1980;66(4):112-4.
11. Schwartz E, Yodaiken RE, Sokas R. An Educational Program to Prevent Disabling Low Back Pain. N Engl J Med 1997;337(26):1923-25.
12. Mattmiller AW. The California Back School. Physiotherapy 1980;66(4):118-22.

Leitura Complementar Recomendada

Boden SD, Bohlman HH. The Failed Spine. Philadelphia: Lippincott Williams & Wilkins; 2003.

Borenstein DG. Epidemiology, etiology, diagnostic evaluation, and treatment of low back pain. Curr Opin Rheumatol 2000;12(2):143-9.

Cailliet R. Compreenda sua dor nas costas: um guia para a prevenção tratamento e alívio. Porto Alegre: Artmed; 2002.

Cailliet R. Síndrome da dor lombar. 5 ed. Porto Alegre: Artmed; 2001.

Falco FJE, Windsor RE, Wasserburger LB. Lumbar spine disorders. In Grabois M (ed). Physical Medicine and Rehabilitation: the complete approach. Malden: Blackwell; 2000:1259-78.

Fisk JR, DiMonte P, Courington SM. Back schools. Past present and future. Clin Orthop Relat Res 1983;(179):18-23.

Fisk, JW. A Practical Guide to Management of Painful Neck and Back: diagnosis, manipulation, exercises, prevention. Springfield: Thomas, 1977.

Frost HM. Orthopaedic biomechanics. Springfield: Charles C Thomas; 1973.

Giraudet G. Biomécanique humaine appliquée à la rééducation. Paris: Masson; 1976.

Glomsrød B, Lønn JH, Soukup MG, Bø K, Larsen S. "Active back school", prophylactic management for low back pain: three-year follow-up of a randomized, controlled trial. J Rehabil Med 2001;33(1):26-30.

Gottlieb CL, Agarwal GC. Postural adaptation, the nature of adaptive mechanisms in the human motor system. In: Stein P. Control of posture and locomotion. New York: Plenum Press; 1973:197-210.

Hungria Filho JS. Exercícios de movimento. São Paulo: Almed; 1983.

Johnson JP, Pashman RS, Regan JR, Anand N, Rogers C. Management of upper thoracic and cervical-thoracic junction kyphotic deformities. Tampa: AANS/CNS Joint Section on the Disorders of the Spine and Peripheral Nerves; 2003.

Knott M, Voss DE. Proprioceptive neuromuscular facilitation: patterns and techniques. 2 ed. New York: Harper; 1968.

Komiyama O, Kawara M, Arai M, Asano T, Kobayashi K. Posture correction as part of behavioural therapy in treatment of myofascial pain with limited opening. J Oral Rehabil 1999;26(5):428-35.

Lapierre A. La gymnastique abdominal et colone vertebrak la cyphose dorsale. Paris: Heraclès J. Susse; 1978.

McKenzie RA, May S. The lumbar spine: mechanical diagnosis and therapy. 2 ed. Waikanae: Spinal; 2003.

US Preventative Services Task Force. Primary Care Interventions to Prevent Low Back Pain: Brief Evidence Update. Rockville: Agency for Healthcare Research and Quality; 2004.

White AH White LA, Mattmiller AW. Back school and other conservative approaches to low back pain. St Louis: CV Mosby; 1983.

Síndrome Dolorosa Miofascial (SDMF): Importância na Reabilitação

Marta Imamura

Satiko Tomikawa Imamura

Na prática fisiátrica, a dor do aparelho locomotor – afetando as estruturas e as junções de músculos, ligamentos, tendões, bursas, cápsulas articulares, ossos – representa o maior componente de incapacidade.

Segundo a estatística americana, 10% da população apresenta uma ou mais doenças no aparelho locomotor. Os distúrbios nesse aparelho representam um obstáculo frequente na reabilitação funcional de vários pacientes incapacitados por artroses, artrites, discopatias, radiculopatias, lesão das partes moles, bursites, síndrome do imobilismo, entres outras condições clínicas.

A Síndrome Dolorosa Miofacial – SDMF inclui uma variedade de entidades clínicas e nosológicas de várias etiologias, como lesões ligamentares, inflamação de diferentes tecidos de partes moles, desuso, dor muscular de causa indeterminável etc.

O musculoesquelético é o tecido superabundante no corpo humano, correspondente a cerca de 40% a 50% do peso total de um adulto.[1,2] O corpo humano apresenta mais de duzentos pares de músculos, totalizando mais de quatrocentos músculos.[1] Cada um desses músculos pode ser acometido pela SDMF. Apesar desses dados, pouca atenção é dada ao tecido muscular como agente etiológico de dor e disfunção no aparelho locomotor.

Quem mais se preocupa com os músculos são os médicos fisiatras na área de dor crônica, porque a estrutura muscular contrátil é o alvo primário das disfunções nas atividades de vida diária, prática, lazer e esportivas.

Considerando-se a SDMF como uma manifestação da sensibilização espinal segmentar, qualquer estímulo nociceptivo – seja somático ou visceral – pode desencadeá-la.

Desse modo, pode estar associada a fenômenos artríticos, traumáticos, degenerativos, neuropáticos, viscerais, de sobrecarga e microtraumatismo de repetição.

A primeira descrição da SDMF foi em 1843, quando Froriep[3] relatou estruturas dolorosas com aparência de corda de violão nos músculos de pacientes reumáticos. Desde então, vários autores descreveram os pontos dolorosos nos diferentes músculos.

Só em 1952, Travell e Rinzler[4] descrevem vários padrões de dor referida causada por dor miofascial em mais de trinta músculos.

CONCEITO

A SDMF é uma entidade clínica de dor em tecidos moles, do tipo regional, que acomete o músculo esquelético e as fáscias musculares. Caracteriza-se pela presença de bandas de tensão musculares e pontos dolorosos no seu interior. As bandas de tensão são um conjunto de fibras musculares dentro dos limites do músculo que se contraem. Desse modo, tais fibras, além de dolorosas, apresentam consistência aumentada à palpação. O tecido muscular ao redor da banda tensa tem tônus normal. Ao longo dessa banda, observam-se áreas localizadas de dolorimento muscular profundo à palpação, que podem ser de dois tipos: ponto de dolorimento (*tender points*) e ponto-gatilho (*trigger point*).

O ponto-gatilho recebe essa nomenclatura porque a sua palpação provoca dor à distância.[5,6] As zonas de dor referida encontram-se em locais predeterminados e previsíveis. Já a palpação dos pontos de dolorimento (*tender points*) desencadeia, ao contrário, apenas dor local. A palpação digital sobre o ponto-gatilho ou sobre o ponto de dolorimento reproduz o quadro doloroso, referido pelo paciente.

Na prática clínica os pontos de dolorimentos são mais frequentes do que os pontos-gatilho.

Deve-se diferenciar o espasmo muscular, que é diagnosticado por dor, do aumento da consistência muscular à palpação. Esses achados se estendem por todo o músculo e não se limitam apenas a um grupo de fibras musculares, como acontece nas bandas de tensão.

A SDMF pode permanecer não diagnosticada ou não detectada se o médico for incapaz de identificar os pontos-gatilho miofasciais.[1,7,8] O mesmo ocorre se tais pontos não forem ativamente procurados no exame físico. A falta do diagnóstico, assim como o tratamento inadequado dessa entidade, pode ser a causa da falha de várias abordagens terapêuticas.[9]

A SDMF está presente na grande maioria dos pacientes com dor crônica, seja como fator primário, seja como um dos componentes da sensibilização central.

Na vigência de tratamento inadequado, a SDMF tende a espalhar-se para outros músculos adicionais, denominados satélites.[9,10] Pode, também, desenvolver dor crônica complexa, resultando em pacientes física e psicologicamente afetados.[11,12]

FISIOPATOLOGIA

Consideram-se como mecanismos locais a isquemia tissular e a redução de oferta local de oxigênio na gênese da SDMF.

O traumatismo ou a sobrecarga muscular inicia o processo de sensibilização mediante a liberação de substâncias químicas com propriedades vasoativas no ambiente tecidual, tais como bradicinina, prostaglandinas, radicais ácidos e histamina. Essas substâncias promovem vasodilatação e aumento da permeabilidade vascular, resultando em edema local. Além disso, de forma simultânea, ativam os nociceptores musculares.[1] A sensibilização periférica dos nociceptores é a provável causa do dolorimento local à compressão do ponto-gatilho.[1] O aumento da atividade neuronal dos nociceptores sensibilizados está associado à liberação retrógrada de neuropeptídeos a partir das terminações nervosas livres a substância P, peptídeo relacionado ao gene de calcitonina. Tais peptídeos, em especial a substância P, também apresentam propriedades vasoativas que aumentam o edema local.

Na maioria dos casos, ocorre a reparação da lesão muscular; a dor e o dolorimento desaparecem. Porém, sob circunstâncias desfavoráveis, o edema tecidual pode comprimir estruturas vasculares venosas e a congestão venosa resultante reduz o aporte vascular ao tecido muscular lesionado, ocasionando isquemia localizada. Esta, por sua vez, induz à liberação da bradicinina, o que gera o círculo vicioso que mantém o edema e a sensibilização dos nociceptores. No musculo esquelético, há falência energética decorrente da isquemia que prejudica o funcionamento da bomba de cálcio. Em condições normais, essa bomba transporta os íons de cálcio para o interior do retículo sarcoplasmático, permitindo o término da contração muscular voluntário. Se a função dessa bomba estiver comprometida, a concentração intracelular de cálcio manter-se-á elevada. Essa situação gera a ativação mantida e contínua dos filamentos de actina e miosina. Apesar de não comprovado, sob essas condições, supõe-se que ocorra uma contratura muscular localizada. Este pode ser um dos mecanismos geradores e mantenedores das bandas de tensão que contêm os pontos-gatilho ou de dolorimento.

Os estímulos dolorosos que ativam os nociceptores musculares trafegam até o corno posterior da medula espinal através de fibras nervosas do tipo III e IV. Do corno posterior da medula ascendem para os centros suprassegmentares impulsos nociceptivos musculares que alteram o padrão de resposta neuronal do corno posterior da medula espinal, por períodos que podem exceder ao dos estímulos dolorosos.

Diferentemente da dor aguda, a dor crônica e persistente não apresenta relação direta com a intensidade e a gravidade do estímulo nociceptivo e, portanto, perde sua função biológica de alerta para um dano tecidual.

Devido ao conhecimento incompleto da fisiopatologia da dor crônica, o tratamento para esta condição ainda não é adequado. O melhor conhecimento dos mecanismos envolvidos na plasticidade nos sistemas nervosos periférico e central evidencia que, diante dos estímulos nociceptivos contínuos, ocorrem alterações que podem, por si mesmas, perpetuar o quadro doloroso, o que ocasiona a dor crônica.

Qualquer processo doloroso representa um processo complexo que envolve a interação de eventos neuroquímicos, neurotransmissores e receptores nos sistemas nervosos periférico e central. Pesquisas recentes evidenciam a interação complexa entre fenômenos de nocicepção periférica, sensibilização central e a ativação do sistema nervoso neurovegetativo.

Os estímulos nociceptivos repetidos, oriundos de estruturas somáticas ou viscerais, geram um estado de facilitação dos sistemas nervosos periférico e central, denominado sensibilização periférica e central. A sensibilização é o estado no qual o receptor periférico nociceptivo ou um neurônio central passa a receber determinado estímulo doloroso de modo mais intenso do que em condições basais, ou a estímulos aos quais são insensíveis em condições normais. O fenômeno da sensibilização ocorre nos níveis do receptor na periferia e do neurônio de segunda ordem do corno posterior da medula espinal. Na periferia, qualquer lesão tecidual, como o processo inflamatório, degenerativo ou traumático, pode converter um mecanoceptor de alto limiar que, em condições normais, só responderia a estímulos nociceptivos mecânicos em um receptor que passa a responder a estímulos de menor intensidade como se estes fossem dolorosos.

Já no sistema nervoso central, os neurônios de segunda ordem que fazem sinapse com os aferentes primários, também, podem tornar-se hiperexcitáveis. Durante esse estado de excitação exagerada, os neurônios do corno posterior da medula espinal deflagram-se de forma espontânea, gerando a dor espontânea.

Achados de déficit neurológicos – como o adormecimento, a redução da sensibilidade discriminativa à pesquisa com agulha e hiporreflexia profunda – não demonstram correlação frequente com quadros dolorosos. Já os achados neurológicos de hiperatividade e irritabilidade estão presentes em áreas dolorosas. Estes consistem em formigamento, sensação de "pinicadas" e agulhadas, hiperalgesia à sensibilidade discriminativa (teste de picadas com alfinete, pinçamento e rolamento do tecido celular subcutâneo, pontos de dolorimento em músculos e aumento da condutância elétrica tegumentar), que reflete a disfunção do sistema nervoso neurovegetativo simpático.[13,14]

A Sensibilização Segmentar Espinal (SSE)[13,14] é o estado da medula espinal que acontece como reação a um foco nociceptivo periférico, que estimula o gânglio sensitivo de modo contínuo,[13,15] e é formada através de fibras nervosas sensibilizadas.[16,17] A SSE representa um estado de hiperatividade e facilitação, que difunde o componente sensitivo do segmento espinal para as células do corno anterior da medula espinal que controlam os músculos e, também, para os centros simpáticos do sistema nervoso neurovegetativo simpático localizados no nível espinal envolvido.

A sensibilização de fibras nervosas manifesta-se clinicamente pela hiperalgesia e pela alodinia mecânica.[18,19] A alodinia é a alteração sensitiva na qual estímulos como a pressão ou o leve toque, que, em circunstâncias normais, não causam dor, passam a gerar uma reação muito mais dolorosa que a observada em circunstâncias normais. O grau de sensibilização determinará se a dor está espontaneamente presente ou se é deflagrada por atividade moderada ou extrema. Assim, tais alterações localizam-se ao longo da distribuição dos dermátomos, associados a espasmo muscular, bandas de tensão ou pontos de dolorimento ou gatilho nos miótomos inervados pelo nervo espinal. Os dermátomos são áreas tegumentares inervadas por um nervo espinal. Já o miótomo é o conjunto de músculos ou parte dos músculos inervados por um nervo espinal.

Um método de avaliação é a medida da condutância elétrica tegumentar (CET), que reflete alterações na atividade neurovegetativa simpática.[13,20,21,22]

Apesar de os mecanismos etiopatogênicos ainda não estarem totalmente esclarecidos, acredita-se que a SDMF seja uma manifestação da sensibilização espinal que acomete o miótomo do segmento envolvido, e não uma entidade nosológica isolada.[23,24,25]

A base fisiopatológica atual da dor no aparelho locomotor de origem periférica é a sensibilização de fibras nervosas.[13,18,19,20] A sensibilização é o resultado da reação das fibras nervosas a substâncias inflamatórias e irritativas, que são produto da lesão celular local. Qualquer lesão à membrana celular desencadeia o processo de cascata inflamatória do ácido araquidônico, que sensibiliza as fibras nervosas, causando dor espontânea e sensibilidade à compressão mecânica.[20]

Parece não haver nenhum achado anatomopatológico específico na SDMF.[20] Porém, Pongratz e Späth[2] relatam degeneração segmentar de algumas fibras musculares, acompanhadas de edema e reação celular histocítica em áreas correspondentes a pontos-gatilho ativos. Espécimes para biópsia foram extraídos do músculo eretor da espinha de pacientes com hérnia discal aguda durante o procedimento neurocirúrgico. Esses achados também foram documentados por Glogowsky e Wallraff,[26] sugerindo lesão local mecânica induzida por contração localizada de fibras musculares. Em pontos-gatilho crônicos, mesmo que assintomáticos, há evidência de fibrose endomisial, similar à encontrada em lesões mecânicas decorrentes de desuso.[2]

Diagnóstico Clínico da Sensibilização Segmentar Espinal

O diagnóstico clínico da SSE é feito após constatada a presença da SDMF pela história clínica e pelo exame físico, com a quantificação da dor pelo algômetro de pressão de Fischer.[28]

Para tratar adequadamente, Fischer et al.[23,25,27] introduziram uma metodologia sistemática que permite a pesquisa da sensibilização segmentar espinal. Esta se manifesta em nível tegumentar, no tecido celular subcutâneo, no miótomo e no esclerótomo dos segmentos acometidos e sofre a influência do sistema nervoso neurovegetativo.

O uso do mapa de dermatômeros descrito por Keegan e Garrett[29] parece ser mais adequado na análise das alterações decorrentes dos processos dolorosos. Assim, por exemplo, no pé, o dermatômero L4 é responsável pela inervação sensitiva do hálux e da região medial do pé, L5 da região dorsal dos dedos centrais e S1 do dedo mínimo e da região lateral do pé.

Parece haver correspondência entre os padrões das zonas de dor referida dos pontos de dolorimento localizados nos miótomos e os dermatômeros descritos em Keegan e Garrett,[29] que recebem a mesma inervação espinal segmentar. Tais dermatômeros correspondem às áreas de dor, à hiperalgesia e ao aumento da condutância elétrica tegumentar.

Como Testar a Sensibilidade Tegumentar?

A alteração da sensibilidade tegumentar pode ser pesquisada deslizando-se a ponta de um clipe de papel, de forma lenta e perpendicular ao trajeto dos dermatômeros.[28] O paciente indica a mudança na sensibilidade tegumentar como "cortante", de forma que os limites dos dermátomos acometidos pela hiperalgesia ou alodinia são definidos de maneira rápida no exame físico. Para facilitar e reduzir o tempo do exame, recomenda-se a realização nos membros inferiores de dois círculos acima dos joelhos e outros dois abaixo dos joelhos; nos membros superiores acima do cotovelo e outros dois entre o punho e o cotovelo. Na região paravertebral T1 a S2, realizam-se os traços verticais a 5 cm a partir do processo espinhoso. A intensidade dos estímulos sensitivos de deslizamento pode ser quantificada, como recomendado por Vecchiet e Giamberardine,[30] mantendo-se um ângulo de 45° entre tegumento e clipe de papel, enquanto se aplica uma pressão padronizada de 40 g. A vantagem da utilização do clipe de papel é o fato de estar disponível e ser de uso descartável, prevenindo possível infecção local.

Como Testar a Sensibilidade do Tecido Celular Subcutâneo?

A sensibilidade do tecido celular subcutâneo é testada pela técnica do pinçamento e rolamento.[31,32] Este teste é executado pinçando-se a pele entre o polegar e o dedo indicador do examinador e rolando sobre o tecido subjacente.

Esta manobra pode ser quantificada por um algômetro de pressão de Fischer. O algômetro de pressão é um instrumento de bolso que mede a força mecânica, acoplado a uma superfície de borracha em forma discal, de 1 cm^2 de superfície.[28] Após a manobra de pinçamento entre os dedos, a ponta do algômetro é aplicada ao lado da dobra da pele para medir sua sensibilidade à pressão.[28]

A quantificação do pinçamento do tecido celular subcutâneo pode se realizada, por exemplo, por meio de dois círculos acima do joelho e outros dois abaixo do joelho, na região paravertebral T1 a S2 (5 cm a partir do processo espinhoso), e dois círculos acima e dois círculos abaixo do cotovelo.

Como Testar a Sensibilização Muscular no Miótomo?

Os pontos de dolorimento muscular e os pontos-gatilho não aparecem de forma isolada. Geralmente, outros músculos inervados pelo mesmo miótomo também apresentam ponto de dolorimento e pontos-gatilho em seu interior. Tais achados clínicos são indicativos de sensibilização de todo o miótomo pertencente ao nível espinal de sensibilização segmentar.

O dolorimento de estruturas musculares profundas é avaliado pela compressão digital e quantificado pelo algômetro de pressão.[24,25,27,33,34] O limiar de dor à pressão, que é a força mínima que induz dor sobre a superfície de 1 cm^2, é considerado anormal se for inferior a 2 kg/cm^2, relativo a um ponto controle em área tegumentar normossensível, geralmente no mesmo local no lado contralateral.[33]

O tônus muscular pode ser avaliado pela palpação manual e confirmado pelo medidor de complacência tecidual.[24,25] Esse instrumento de uso manual, mecânico mede objetiva e quantitativamente a consistência de tecidos moles. O aumento do tônus muscular manifesta-se por meio de uma redução da complacência tecidual, ou seja, a mesma força de pressão sobre a superfície de borracha nos tecidos examinados causa menor penetração que em tecidos moles normais.[24,32] A profundidade de penetração é monitorada por uma escala conectada ao eixo do algômetro. A vantagem do medidor de complacência tecidual é a objetividade do método e a independência da reação do paciente. A validação desse equipamento já é comprovada.[35]

Como Testar a Sensibilização do Sistema Nervoso Neurovegetativo?

A disfunção do SNNV consiste em trofoedema no tecido celular subcutâneo e aumento da condutância elétrica tegumentar do segmento afetado.

A duração do trofoedema pode ser quantificada pelo algômetro, aplicando-se pressão padronizada e constante de 3 kgf durante 3 segundos.[24,25] O trofoedema é diagnosticado pela indentação, que dura alguns minutos e é sinal de aumento da atividade simpática. Tal edema está presente na área da lesão tecidual local.[24]

O medidor de condutância elétrica tegumentar (CET) revela distúrbios no componente simpático do SNNV.[13,21,36,37] As alterações são quantificadas por um micromperímetro. A escala de medição varia de 0 a 50 µA. Qualquer alteração na condutância elétrica tegumentar é indicada por um dispositivo sonoro e por alterações no microamperímetro. Antes de cada medição, o equipamento é calibrado manualmente. A técnica consiste na exploração sobre o tegumento, de modo perpendicular aos dermatômeros. As áreas com alteração de condutância podem ser demarcadas em diagrama específico, assim como os valores em microamperes. Desse modo, realiza-se a pesquisa por meio de dois círculos acima e dois abaixo dos joelhos. Na região paravertebral C2 – S5 (5 cm a partir dos processos espinhosos) e nos membros superiores, dois círculos acima e dois abaixo dos cotovelos.

A unidade tegumentar causada pelo aumento da sudorese decorrente da atividade simpática exacerbada explica os valores aumentados de condutância elétrica.[24]

Como Testar a Sensibilização no Esclerótomo?

O comprometimento do esclerótomo do segmento espinal acometido é determinado pela redução da tolerância dolorosa, medida pelo algômetro, do ligamento supraespinal do segmento espinal envolvido. Do mesmo modo, pontos dolorosos localizados em ligamentos, bursas, tendões, epicôndilos e entese são acompanhados de sinais e sintomas de sensibilização espinal segmentar, afetando o nível do esclerótomo envolvido.[38]

O processo de inflamação neurogênica pode explicar a presença de bursite, tenossinovite, epicondilite e entesopatia na região inervada pelo segmento espinal afetado.[24]

Exemplo Clínico

A dor da osteoartrose do joelho, por exemplo, é profunda, bem localizada, de intensidade variada. Pode irradiar-se para a porção inferior da coxa e o meio da panturrilha.[30] A dor pode ser desencadeada por ativação mecânica dos nociceptores, ruptura de vasos subcondrais, sangramento intracavitário ou desprendimento de fragmentos cartilaginosos. Quando os fenômenos de sensibilização espinal segmentar estão presentes, observa-se uma área de hiperalgesia nos dermátomos de L3, L4 e S2. O tecido celular subcutâneo, abaixo do tegumento acometido, apresenta-se espessado e hiperálgico à manobra de pinçamento e rolamento.[30] A avaliação com o algômetro de pressão de Fischer evidencia redução significativa do limiar doloroso em relação ao lado contralateral normal e em controles normais. A SDMF acomete os músculos vastomedial e adutor da coxa. O limiar de tolerância à pressão é estatisticamente menor nesses músculos que em controles normais.

Exames Complementares

Não há testes laboratoriais ou de imagem que confirmem o diagnóstico da SDMF. De modo geral, a velocidade de hemossedimentação, o hemograma, os estudos bioquímico e sorológico são normais. Quando positivos, tais anormalidades podem refletir outras etiologias, bem como fatores perpetuantes do quadro doloroso. Testes de atividade inflamatória e metabólica (glicemia, hormônios tireoidianos e ginecológicos), exames clínicos gerais, exame do líquido cefalorraquidiano e estudos da imagem (radiografia simples, ultrassonografia, mapeamento ósseo, tomografia computadorizada e ressonância magnética) são realizados para excluir a possibilidade de doenças traumáticas, inflamatórias, metabólicas, infecciosas e tumorais.

O estudo eletrofisiológico evidencia anormalidades características. A inserção do eletrodo de agulha registra atividade sonora espontânea de baixa amplitude na placa motora.[1,39] Em condições normais, há silêncio elétrico durante a inserção da agulha. Outro achado característico da presença de ponto-gatilho são espículas de alta voltagem durante a inserção da agulha.[1,39] Revelam, também, uma salva de locieletricamente ativos, cada qual associado a um nódulo de contração e uma placa motora disfuncional no músculo esquelético.

Apesar de ainda controverso, alguns autores demonstram, em exame ultrassonográfico, a ocorrência da resposta de contração local durante a penetração da agulha no ponto-gatilho.[1,33]

DIAGNÓSTICO DIFERENCIAL

A SDMF pode simular o comprometimento de estruturas somáticas[1,6,39-44] e viscerais.[1,4,6,39,40,43,45]

Do mesmo modo, doenças funcionais, inflamatórias, infecciosas, degenerativas ou metabólicas podem simular a síndrome[1,6,39,43] Assim, o diagnóstico diferencial é amplo. Pode ocorrer, também, a associação de doenças que causam dor regional do aparelho locomotor. As principais condições incluem distúrbios articulares, inflamatórios, tendinites, bursites, tenossinovites, doença de disco intravertebral, radiculopatias e fibromialgia.

TRATAMENTO CLÍNICO

O tratamento específico ainda é empírico, uma vez que as bases e a natureza fisiopatológica, assim como os achados neuro e bioquímicos do ambiente tecidual, ainda não estão totalmente elucidados.

O tratamento convencional da SDMF enfatiza a inativação dos pontos de dolorimento e gatilho,[6,43,46,-48,68,69] a remoção dos fatores predisponentes e desencadeantes[48,49] e o aumento da capacidade funcional dos pacientes.[12,49] Essa abordagem concentra-se nos achados locais, uma vez que a SDMF é considerada regional. Tal inativação pode ser obtida por meio de medidas não farmacológicas, como o alongamento muscular, precedido do uso de aerossóis refrescantes,[6,39,40,43,49] massagem,[49-52] resfriamento intermitente,[52] liberação miofascial, estimulação analgésica,[53] ultrassom terapêutico,[41,49,54,55] diatermia por ondas curtas,[56] calor úmido,[56] agulhamento seco,[47,57,58] acupuntura[59,63,66,67] e, mais recentemente, com as ondas de choque radiais.

Um padrão característico da inativação dos pontos-gatilho é que, geralmente, promovem efeito analgésico imediato. Tal padrão é descrito após o uso de aerossol refrescante, seguido por alongamento muscular,[6,43,50] agulhamento com ato mecânico e infiltração com anestésicos locais,[1,6,7,9,25,43,60,61,68] relaxamento pós-contração isométrica[62] e agulhamento seco.[63,64,65,68]

A técnica de acupuntura no ponto-gatilho envolve o exame e a palpação cuidadosa do ponto de tensão. Uma agulha de acupuntura é inserida de forma direta no ponto de maior dolorimento muscular, seguida de sua manipulação em várias direções, em leque e em várias profundidades, na busca de resposta contrátil local, dor ou resistência muscular à penetração da agulha. Observa-se o amolecimento imediato dos tecidos moles e o aumento do limite de tolerância dolorosa à pressão.

Esses achados clínicos são acompanhados do relato subjetivo de melhora sintomática da dor e melhora objetiva na amplitude de movimentos articulares.

Melzack et al.[66,67] encontram concordância de 71% entre os pontos-gatilho miofasciais e os pontos de acupuntura clássica descritos pela Medicina Tradicional Chinesa.

Contra indicação do agulhamento e infiltração dos pontos-gatilho: não devem ser realizados em pacientes com discrasia sanguínea, uso de anticoagulantes orais, sem acompanhamento clínico adequado, no caso de presença de infecções no local da aplicação. A incapacidade de repouso da região injetada após o procedimento, também, deve ser levada em consideração.

Dessensibilização Espinal Segmentar

O tratamento é efetuado quando os achados clínicos da sensibilização espinal segmentar estiverem presentes. Essa abordagem reduz o componente neurogênico da banda de tensão muscular.[24,61] Desse modo, o tratamento local reduz-se a uma área muscular menor, quando comparado antes do procedimento.

O fenômeno da sensibilização central é induzido por um foco nociceptivo periférico, inflamatório, degenerativo, traumático e visceral.[20,24] O agente nociceptivo pode ser um traumatismo agudo ou uma doença crônica inflamatória (artrite, bursite, tendinite, epicondilite, fasciíte) ou degenerativa. Estímulos agudos ou crônicos gerados pelo foco nociceptivo induzem à sensibilização do segmento espinal, que pode se espalhar posteriormente para níveis superiores do sistema nervoso central.[23,24]

O tratamento de ambos os componentes – central e periférico – promove resultados superiores ao da terapia limitada somente aos problemas periféricos locais. O tratamento da sensibilização pode ser realizado mediante o bloqueio paraespinal combinado com a eliminação do foco nociceptivo periférico.

De maneira prática, a sensibilização espinal segmentar deve ser identificada em qualquer caso de dor somática ou visceral. Se presente, deve ser tratada como uma entidade própria, em associação ao tratamento da causa periférica da dor. Por exemplo, pacientes com epicondilite lateral podem desenvolver um quadro de sensibilização espinal segmentar no nível de C6. A abordagem de C6 associada ao tratamento local deve ser instituída nesses casos.

Fischer et al.[23,25,61] recomendam a dessensibilização do segmento afetado através do bloqueio paraespinal, que consiste na difusão de anestésico local no tecido conjuntivo frouxo ao longo dos processos espinhosos. Essa técnica visa ao bloqueio do ramo primário posterior, responsável pela inervação dos músculos paravertebrais, da faceta articular e do ligamento supra e interespinhal. Sabe-se que a injeção de solução salina hipertônica no ligamento interespinhal induz a padrão específico de dor segmentar,[70] que corresponde aos dermatômeros descritos por Keegan e Garrett.[29] O alívio da dor segmentar é obtido com o bloqueio anestésico desses ligamentos.[23,25,61]

O bloqueio paraespinal[23,25,60,61] é seguido de dois bloqueios periféricos: o bloqueio pré-injeção e o agulhamento e a infiltração das bandas de tensão musculares. O bloqueio pré-injeção previne a dor decorrente da penetração da agulha em área de dolorimento muscular. Além do mais, previne a sensibilização decorrente da dor do bloqueio da banda tensa em si,[38,60] permitindo o agulhamento e a infiltração em uma área de maior extensão na banda tensa. O agulhamento e a infiltração das bandas tensas promovem a quebra mecânica do tecido periférico patológico[23,25,38,60,61] e se estendem até as áreas de origem e inserção muscular, não se restringindo apenas ao ponto-gatilho.

A combinação desses procedimentos ou de outros permite a normalização ou a melhora dos sinais clínicos da sensibilização segmentar e dos aspectos subjetivos da dor.

Qualquer que seja o procedimento terapêutico utilizado, deve haver a normalização dos sinais clínicos da sensibilidade segmentar.

Mesmo em casos de dor reumatológica crônica, quando outros procedimentos não tenham trazido os efeitos analgésicos desejados, essa abordagem terapêutica pode ser benéfica.[25,61]

Tratamento Pós--Dessensibilização

É imprescindível empregar as medidas de medicina física após cada injeção para minimizar o dolorimento pós-aplicação e, também, auxiliar no processo de cicatrização.[25,60,61,70]

Após cada injeção, devem-se se realizar, pelo menos, três sessões de fisioterapia. A aplicação de calor superficial úmida na forma de compressas quentes durante 20 minutos é seguida de estimulação elétrica, que visa à contração do tecido muscular do modo mais fisiológico possível. Esses estímulos elétricos induzem à contração muscular vigorosa e periódica, seguida do relaxamento dos músculos injetados (5 segundos de contração e 10 de relaxamento). Tais contrações permitem a eliminação do edema tecidual decorrente do traumatismo da injeção e previnem a inflamação causada pelo dano mecânico da injeção.[60,70] A intensidade da corrente deve ser a máxima tolerada pelo doente, porém de modo confortável.[60]

Exercícios Terapêuticos

São necessários o programa individualizado de exercícios e a correção postural, de hábitos e de estilo de vida.

Os exercícios consistem de relaxamento e movimentação ativa com a finalidade de restaurar a amplitude de movimento completa.

Estudos duplo-cegos demonstram o benefício desse programa em pacientes com dor lombar e na prevenção desta, desde que haja adesão do paciente ao programa e realização de forma sistemática.[71]

O relaxamento pós-contração isométrica (sem o movimento da articulação) provou ser eficaz.[72]

Outra técnica é a inibição dos músculos doloridos pela contração ativa, voluntária e moderada do seu antagonista.[60] Os músculos antagonistas são contraídos contra uma resistência mínima, aplicada pelo próprio paciente. Essa manobra relaxa o músculo agonista de maneira reflexa (inibição reflexa).

A utilização de gotas de aerossóis refrescantes inativam os pontos-gatilho e de dolorimento, tornando os exercícios mais eficazes e facilitando o relaxamento[70] e o alongamento.[6,39,43] Os aerossóis são aplicados em uma angulação média de 45° durante alguns segundos.

Prevenção da Decorrência da SDMF

Sempre que possível, identificar os fatores etiológicos e perpetuantes[23,48,49] que geram os pontos-gatilho para prevenir a recorrência.

O tratamento de dor tem efeitos limitados e é de curta duração, se as causas não forem removidas.[6,38,43,60,70,73]

Os fatores perpetuantes podem ser classificados como mecânicos, sistêmicos e psicoafetivos.[1,9,23] Entre os mecânicos, destacamos os distúrbios biomecânicos (assimetria de membros inferiores) e posturais (protrusão do segmento cefálico, perda de lordose cervical e lombar, posturas inadequadas durante atividades laborais, lazer e sono); o desequilíbrio e a sobrecarga muscular; o imobilismo prolongado; e a pressão constritora sobre os músculos.[1,23] A discrepância de membros gera mecanismos compensatórios de contração muscular com sobrecarga desde a pelve até o segmento cefálico.[1]

Os fatores perpetuantes sistêmicos comprometem o metabolismo energético muscular, retardando o processo de recuperação funcional. São exemplos a anemia; as anormalidades nutricionais, como a carência vitamínica (B_1, B_6, B_{12}, C e ácido fólico) e de sais minerais (cálcio, potássio, ferro), além de dietas inadequadas; as disfunções metabólicas e endocrinológicas (deficiência de estrógeno e de hormônio tireoidiano), reumatológicas (artrites e artralgias) e infecciosas (infecções virais, fúngicas e bacterianas; e as infestações parasitárias).[1,9,23] Outros fatores, como quadros alérgicos, distúrbios do sono, radiculopatia e doença visceral crônica, podem, também, perpetuar quadros dolorosos.[23]

O tabagismo promove alterações neurocirculatórias que podem agravar e retardar a recuperação destes pacientes.

Os aspectos psicoafetivos envolvem depressão, ansiedade, tensão emocional, hipocondria, ganhos secundários e comportamento doloroso.[1,9,23]

A capacidade funcional deve ser restaurada sempre que possível. Nos casos de fraqueza muscular decorrente de reflexo motor inibitório, inicialmente se inativa o ponto-gatilho para depois fortalecer os músculos afetados.

O bom prognóstico da SDMF crônica está relacionado com a abordagem multifatorial por meio da combinação de fatores médicos, psicológicos e sociodemográficos.

Alguns dos fatores que impedem a melhora do quadro álgico são a hipocondria, a insatisfação no trabalho e outros fatores psicoafetivos. O fisiatra que trata de dor crônica nunca deve se esquecer de levar em consideração os fatores citados.

Referências

1. Mense S, Simons DG. Miofascial pain Caused by Trigger Points. In Mense S, Simons DG, Russel I-J. Muscle Pain. Understanding its nature Diagnosis and tratament. Philadelphia: Lippincott William and Wilkins; 2000; 8:205-288.
2. Pongratz DE, Spath M. Morphologic Aspects of muscle pain Syndromes. A critical review. Phys Med Rehabil Clin.North Am 1997;8(1):55-68.
3. Froriep R. Ein Beittrag zur Pathologie und Therapie des Rheumatismus. Weimas, 1843.
4. Travell J, Rinzler SH. The Myofascial Genesis of pain. Postgrad Med 1952;11:425-434.
5. Hong CZ. Considerations and Recommendations regarding myofascial trigger point injection. J Musculoskeletal Pain 1994;2:29-59.
6. Travell JG, Simons DG. Myofascial Pain and Dysfunction. The Trigger Point manual: The upper extremities. v 1. Baltimore: Willians and Wilkins; 1983.
7. Sola AE, Bonica JJ. Myofascial Pain Syndrome. In Bonica JJ. The Management of Pain. 2nd ed. Philadelphia: Lea and Febiger; 1990:352-67.
8. Skootsky SA, Jaeger B, Oye RK. Prevalence of Myofascial Pain in general. Internal Medicine Practice. West J Med 1989;151:157-160.
9. Imamura ST, Fischer AA, Imamura M et al. Pain Management Using Myofascial Approach when other treatment failed. Phys Med Rehabil Clin North Am 1997;8(1):179-196.
10. Simons DG, Travel JG. Myofascial Pain Syndromes. In Wall PD, Melzack R. Texttbook of Pain. 2nd ed. Edinburgh: Churchill Livingstone; 1989:368-385.
11. Fricton JR, Kroening R, Haley D. Myofascial Pain Syndromes of the head and neck: A review of clinical characteristics of 164 patients. Oral Surg Oral Med Oral Pathol 1985;60:615-623.
12. Monsein M. Disability evaluation and Management of myofascial pain. In Rachilin ES. Myofascial Pain and Fibromialgia. Trigger Point Management St. Louis. Mosby 1994:91-119.

13. Coderre TJ, Melzack R. Cutaneous Hyperalgesia: contributions of the peripheral and central nervous systems to the increase in pain sensitivity after injury. Brain 1987;404:95-106.
14. Maigne R. Diagnosis and Treatment of Pain of vertebral origin. Baltimore: Willians and Wilkins; 1996.
15. Bonica JJ. The Management of Pain. Philadelphia Lea and Febiger; 1990.
16. Devor M. Abnormal excitability in injured axons. In Waxman SG, Kocsis JD, Stys PK (eds). The axon. New York: Oxford University Press; 1995:530-52.
17. Wall PD, Melzack R. Textbook of Pain. 3rd ed. Edinburgh: Churchill Livingstone; 1994:997-1023.
18. Fields HL. Pain. New York: McGraw-Hill; 1987.
19. Mense S. Nociception from skeletal muscle in relation to clinical muscle pain. Pain 1993;54:241-289.
20. Mense S. Pathophysiologic basis of muscle pain syndromes. Phys Med Rehab Clin North Am 1997;8:23-53.
21. Carmichael EA, Honeyman WM, Kolb LC et al. A physiological study of the skin resistance response in man. J Physiol 1941,99.329-337.
22. Richter CP, Woodruff BG. Lumbar sympathetic dermatomes in man determined by the electrical skin resistance method. J Neurophysiol 1945;8:323-338.
23. Fischer AA, Cassius DA, Imamura M. Myofascial pain and fibromyalgia. In O'Young BJ, Young MA, Steins SA. Physical Medicine and Rehabilitation Secrets, 2nd ed. Philadelphia Hanley and Belfus; 2002,60:369-378.
24. Fischer AA. Functional diagnosis of musculoskeletal pain and evaluation of treatment results by quantitative and objective techniques. In Rachlin ES, Rachlin IS. Myofascial Pain and fibromialgia: Trigger Points Management. 2nd ed. Saint Louis: Mosby; 2002,7:145-173.
25. Fischer AA, Imamura M. New concepts in the diagnosis and management of musculoskeletal pain. In Lennard TA. Pain Procedures in Clinical Practice, 2nd ed. Philadelphia Hanley and Belfus; 2002,60:369-378.
26. Glogowsky C, Wallraff J. Ein betrag zur klinik und histologic der Muskelhärten (myogelosen). Z Orthop 1951;80:237-268.
27. Fischer AA. New developments in diagnosis of miofascial pain and fibromyalgia. Phys Med Rehab Clin North Am 1997;8:1-21.
28. Fischer AA. Algometry in diagnosis of musculoskeletal pain and evaluation of treatment outcome: an update. In Muscle Pain Syndromes and fibromialgia. New York: Haworth; 1998:5-32.
29. Keegan JJ, Garrett FD. The segmental distribution of the cutaneous nerves in the limbs of man. Anat Rec 1948;102:409-437.
30. Vecchiet L, Giamberardine MA. Referred pain. Clinical significance pathophysiology and treatment. Phys Med Rehab Clin North Am 1997;8:119-136.
31. Maigne R. Diagnosis and treatment of pain of vertebral origin. Baltimore: Williams and Wilkins; 1996.
32. Korr IM, Wright HM, Chac JA. Cutaneous patterns of sympathetic activity in clinical abnormalities of the musculoskeletal system. Acta Neurovegetativa 1964;25:589-606.

33. Fischer AA. Algometry in diagnosis of musculoskeletal pain and evaluation of treatment outcome: an update. In Muscle Pain Syndromes and fibromialgia. New York: Haworth; 1998:5-32.

34. Fischer AA. Pressure algometry over normal muscles: standard values, validity and reproducibility of pressure threshold. Pain 1987;30:115-126.

35. Waldorf T, Derlin L, Nansel DD. The comparative assessment of paraespinal tissue compliance in asymptomatic female and male subjects in both prone and standing position. J Manipulative Physiol Ther 1991;14:457-461.

36. Korr IM. Sustained sympathicotonia as a factor in disease. In: The neurobiologic mechanisms in manipulative therapy. New York: Plenum; 1978:229-268.

37. Korr IM, Wright HM, Thomas PE. Effects of experimental myofascial insults on cutaneous patterns of sympathetic activity in man. Acta Neurovegetativa 1962;23:329-355.

38. Fischer AA. Myofascial Pain. In Windsor RE, Lox DM. Soft tissue injuries: diagnosis and treatment. Philadelphia: Henley and Belles; 1998:85-100.

39. Simons DG, Travell JG, Simons PT. Travell and Simons' myofascial pain and dysfunction. The Trigger Point manual. 2nd ed. Willians and Wilkins; 1999,1:1038.

40. Travell J. Early relief of chest pain by ethyl chloride spray in acute coronary thrombosis. Circulation 1951:3:120-124.

41. Gal PL, Kaziyama HH, Yeng LT et al. Síndrome miofascial: abordagem fisiátrica. Arq. Bras. Neurocirurg 1991;10:181-187.

42. Travell, J. Referred pain from skeletal muscle. The pectoralis major syndrome of breast pain and soreness and the sternomastoid syndrome of headache and dizziness. NY State J Med 1955;55:331-339.

43. Travell JG, Simons DG. Myofascial Pain and dysfunction. The Trigger Point manual: The lower extremities. Baltimore: Willians and Wilkins; 1983,2:626.

44. Reynolds MD. Myofascial trigger points in persistent posttraumatic shoulder pain. South Med Journal 1984;77:1277-1280.

45. Epstein SE, Gerber LH, Borer JS. Chest wall syndrome. A common cause of unexplained cardiac pain. JAMA 1979;241:2793-2797.

46. Rubin D. Myofascial trigger point syndromes: an approach to management. Arch Phys Med Rehab 1981;62:107-110.

47. Gerwin RD. The management of myofascial pain syndromes. J Musculoskeletal Pain 1993;1:83-94.

48. McCain GA. Treatment of fibromyalgia and myofascial pain syndromes. In Rachlin ES. Myofascial Pain and Fibromialgia. Trigger Point Management St. Louis. Mosby; 1994:31-44.

49. Simons DG, Simons, I.S. Chronic myofascial pain syndrome. In Tollison CD. Handbook of Chronic Pain Management. Baltimore: Willians and Wilkins; 1989:509-529.

50. Simons DG. Muscle pain syndrome. Part II. Am J Phys Med 1976;55:15-42.

51. Bonica JJ. Management of myofascial pain syndromes in general practice. JAMA 1957;164:732-738.

52. Morris ET. Cryotherapeutic treatment of myofascial pain syndrome. Scand J Rheumatol Suppl 1992;94:56.
53. Brig MS. Myofascial pain: trigger point injections vs. transcutaneous electrical stimulation. Scand. J Rheumatol Suppl 1992;94:55.
54. Rubin, D.; Kuitert, JH. Use of ultrasonic vibration in treatment of pain arising from phantom limbs, scars and neuromas: preliminary report. Arch. Phys. Med. Rehab., v.36, p. 445-452, 1955
55. Esenyel, M; Caglar, N; Aldemir, T. Treatment of myofascial pain. Am. J. Phys. Med., v.79, p. 48-52, 2000.
56. Maccray, RE; Patton, NJ. Pain Relief at trigger points: a comparison of moist heat and shortwave diathermy. J. Orthop. Sports Phys. Ther. v.5, p. 175-178, 1984
57. Brav, EA; Sigmond, H. The local and regional injection treatment of low back pain and sciatica. Ann. Inter. Med., v.15, p. 840-852, 1941
58. 58. Hong, C-Z. Lidocaine injection versus dry needling to myofascial trigger point. The importance of the local twitch response. Am. J. Phys. Med. Rehab., v.73, p. 256-263, 1994.
59. Radanelli, E.; Buzzi, GP. Trattamento mediante agopuntura delle fibromiositi del trapezio. Min Med., v.69, p. 3017-3019, 1978.
60. Fischer, AA. New approaches in treatment of myofascial pain. Phys Med Rehabil. Clin. North Am, V8, p.153-169, 1997
61. Fischer, AA. New injection techniques for treatment of musculoskeletal pain. In: Rachilin, E.S. Myofascial Pain and Fibromialgia. Trigger Point Management. 2nd ed. St. Louis: Mosby, 2002, p. 403-419.
62. Lewit, K.; Simons, DG. Myofascial pain: relief by post-isometric relaxation. Arch. Phys. Med. Rehab., v.65, p. 452-456, 1984
63. Gunn, CC; Milbrandt, WE; Little, AS et al. Dry needling of muscle motor points for chronic low-back pain. A randomized clinical trial with long-term follow-up. Spine, v.5, p. 279-291, 1980
64. Lewit, K. The needle effect in the relief of myofascial pain. Pain, v. 6 - p. 83-90, 1974
65. Cummings, TM, White, AR. Needling therapies in the management of myofascial trigger point pain: a systematic review. Arch. Phys. Med. Rehab., v.82, p. 986-992, 2001
66. Melzack, R. Myofascial trigger points: relation to acupuncture and mechanisms of pain. Arch. Phys. Med. Rehab., v.62, p. 114-117, 1981
67. Melzack, R.; Stillwell, DM; Fox, EJ Trigger points and acupuncture points for pain: correlations and implications. Pain, v. 3 - p. 03-23, 1992
68. Hong, C-Z. Trigger points injections: dry needling vs lidocaine injection. Am. J. Phys. Med. Rehab., v.71, p. 251, 1992.
69. Kellgren, JH. On the distribution of pain arising from deep somatic structures with charts of segmental pain areas. Clin. Sci., v.4, p. 35-40, 1942.
70. Kadus, H.; Fischer, AA.; Diagnosis and Treatment of Myofascial Pain. Mount Sinais J. Med., v. 58, p235-239, 1991.
71. Deyo, RA; Walsh, NE; Martin, DC et al. A controlled trial of transcutaneous electrical stimulation (TENS) and exercise for chronic low back pain. N. Engl. J. Med., v.322, p. 1627-1634, 1990.
72. Aleksiev, A. Longitudinal comparative study on the outcome of inpatient treatment of low back

pain with manual therapy vs. physical therapy. J. Orthop. Med., v.17, p. 10 -14, 1995

73. Rachlin, ES. Trigger points. In: Myofascial Pain and Fibromyalgia. Trigger Point Management. St. Louis. Mosby, 1994, p 145-157.

Morte Súbita Cardíaca em Atletas

Nabil Ghorayeb
Ricardo Contesini Francisco
Gustavo Fonseca Paz Ferreira
Giuseppe S. Dioguardi

O espaço, recentemente ganho na mídia, decorrente de casos de morte súbita de jovens atletas profissionais considerados modelos de saúde, gerou um grande interesse por parte dos profissionais de saúde na compreensão de seus mecanismos e suas causas. No entanto, a morte súbita em atletas (MS) é um evento raro, dramático, com impacto em toda a sociedade.[1-5]

A morte súbita em atletas pode ser definida como a morte que ocorre de forma inesperada, não traumática, instantânea ou até 6 a 24 horas após o início da prática física. Estima-se que cerca de 90% das vítimas de MS possuíam cardiopatia desconhecida ou não valorizada.[6-8]

A avaliação pré-participação é, sem dúvida, o instrumento fundamental para a identificação daqueles com as condições patológicas possíveis de evoluírem para morte súbita. Assim, a detecção através do exame clínico e de exames complementares possibilita o diagnóstico e a conduta precoce mais indicada.[9-11]

Epidemiologia

A incidência da morte súbita cardíaca em atletas jovens não é conhecida com precisão. Pesquisa sobre morte súbita não traumática durante atividade esportiva, em atletas jovens, colegiais e universitários, mostrou incidência anual de 0,75:100.000 no sexo masculino e 0,13: 100.000 no sexo feminino.[1] Maron et al.[12] relataram incidência anual de morte súbita decorrente de doença cardiovascular não diagnosticada previamente em cerca de 1:200.000 atletas colegiais participantes de esportes competitivos organizados.

Em atletas com mais de 35 anos, a frequência de morte súbita cardíaca relacionada ao exercício é significantemente maior (1:15.000 a 1:50.000/ano), principalmente devido à doença aterosclerótica coronária.

Na região de Veneto, na Itália, observou-se, após seguimento de 21 anos, mortalidade súbita anual de 1:100.000 na população geral (12 a 35 anos), de 2,3:100.000 em atletas e de 0,9:100.000 em não atletas.[12] O risco aumenta em atividades físicas vigorosas, o que não ocorre nas moderadas. É mais comum em atletas do sexo masculino, na proporção de 9:1, provavelmente devido à baixa participação de mulheres em determinados esportes.[1,9]

Na seção médica de cardiologia do esporte do Instituto Dante Pazzanese de Cardiologia (IDPC), foi realizada uma pesquisa com 700 crianças de 7 a 14 anos de idade, iniciantes de esportes em clubes paulistas, e que constou de anamnese e exame físico, apresentando anormalidades cardiológicas em 147 crianças (21%), assim distribuídas: sopro sistólico de caráter funcional (67%); arritmias diversas (45,5%); prolapso mitral sem sopro (27%); estenose aórtica congênita (3,4%); comunicação interatrial (1,3%); estenose pulmonar valvar; e hipertensão arterial sistêmica (0,7% em cada).[1-4]

FISIOPATOLOGIA

A morte súbita cardíaca, mesmo durante o exercício, apresenta-se em decorrência de uma cardiopatia subjacente. A taquicardia ventricular é responsável por 80% dos casos de morte súbita cardíaca, sendo a bradicardia e a assistólica o restante. As arritmias são desencadeadas devido à presença de substratos morfológicos, entre os quais destacam-se: fibrose e necrose miocardica, hipertrofia e alteração estrutural das fibras. A ativação desses mecanismos necessita de fatores funcionais que irão atuar como "gatilhos", entre eles: distúrbios eletrolíticos, hemodinâmicos, descarga catecolaminérgicas etc.

A importante redução do débito cardíaco é o desfecho final de qualquer mecanismo gerador do evento, evoluindo com diminuição do fluxo sanguíneo cerebral e perda de consciência, podendo ser secundários a isquemia do miocárdio ou arritmias.

No período pós-exercício imediato, enquanto a vasodilatacao arterial ainda persiste, a cessação súbita do exercício favorece a ocorrência de síncopes, arritmias e parada cardíaca imediatamente após seu término.

Os fatores fisiopatológicos propostos que podem conduzir à ativação de eventos ou a miocárdio suscetível durante o exercício físico são: elevada demanda miocárdica de oxigênio e redução simultânea da diástole e do tempo de perfusão coronariana; alteração do tônus simpático e parassimpático; liberação de tromboxano A2 e outros vasos constritores coronarianos; hipercoagulabilidade sanguínea; acidose lática e alterações eletrolíticas intra e extracelulares; concentrações elevadas de ácidos graxos livres; e excessiva elevação da temperatura corpórea.

ETIOLOGIA

A morte súbita pode ser desencadeada por alterações cardíacas ou não, sendo as cardiopatias as principais causas que, na maioria das vezes, são identificadas nos exames pré-participação. As alterações de origem cardíaca podem ser primárias (com ou sem cardiopatia estrutural identificada) ou secundárias.

No Brasil, ainda não existem dados epidemiológicos oficiais quanto à prevalência das causas de morte súbita cardíaca. Porém, os dados da literatura coincidem com levantamento citado na seção médica de cardiologia do esporte do Instituto Dante Pazzanese de Cardiologia (IDPC) de São Paulo, sendo a distribuição descrita no Quadro 1, a seguir:

Quadro 1 – Causas de morte súbita cardíaca em atletas

I – Causas primárias
　A. *Com cardiopatia estrutural*
- Miocardiopatia hipertrófica
- Hipertrofia ventricular esquerda idiopática
- Miocardiopatia dilatada (doença de Chagas)
- Miocardites
- Anomalias congênitas das artérias coronárias (jovens)
- Doença aterosclerótica coronária (> 35 anos)
- Estenose aórtica
- Prolapso valvular mitral com degeneração mixomatosa
- Síndrome de Marfan (ruptura da aorta)
- Miocardiopatia (displasia) arritmogênica do ventrículo direito

　B. *Sem cardiopatia estrutural*
- Síndrome de pré-excitação (Wolff-Parkinson-White)
- Taquicardia ventricular idiopática monomórfica
- Doenças dos canais iônicos:
   – Síndrome do QT longo (canais de Na^+ e K^+)
   – Síndrome do QT longo muito curto (canais de K^+)
   – Síndrome de Brugada (canais de Na^+)
   – Taquicardia ventricular polimórfica catecolaminérgica (canais rianodicos, RyR2)

II – Causas secundárias
- *Commotio cordis* (concussão cardíaca)
- Insolação – hipertermia
- Distúrbios hidroeletrolíticos
- Exacerbação de asma brônquica
- Cocaína (espasmo coronário)
- Anabolizantes – catecolominas
- Hormônio do crescimento – cardiotoxicidade
- Outras drogas ilícitas

Miocardiopatia Hipertrófica

A miocardiopatia hipertrófica é a causa mais comum de morte súbita cardíaca em atletas, correspondendo a aproximadamente um terço dos casos.[9] Sendo definida como hipertrofia ventricular de caráter assimétrico ou não, na ausência de uma causa cardíaca ou sistêmica. Afeta cerca de 0,2% (1:500 indivíduos) da população geral, é herdada de forma autossômica dominante, com acentuada heterogeneidade genética, clínica e morfológica.

A evolução da miocardiopatia hipertrófica é variável. Alguns indivíduos podem permanecer assintomáticos durante quase toda a vida, enquanto outros apresentam angina, arritmias, dispneia, insuficiência cardíaca, síncope e morte prematura. Morte súbita com ou sem sintomas prévios é mais comum entre os 10 e 30 anos, e ocorre frequentemente durante períodos de exercício vigoroso.

O ecocardiograma mostra hipertrofia ventricular esquerda assimétrica, com tamanho normal da cavidade do ventrículo esquerdo e aumento do átrio esquerdo. A miocardiopatia hipertrófica pode apresentar-se em forma obstrutiva ou não; esta muito mais comum. Algumas características, como sopro de ejeção sistólico, movimento anterior sistólico da valva mitral ou fechamento prematuro da valva aórtica estão associadas à obstrução dinâmica.

O aumento da espessura do septo e da parede posterior do ventrículo esquerdo pode ocorrer fisiologicamente em atletas, em consequência do treinamento físico intensivo e prolongado, porém, em geral não ultrapassa 12 a 13 mm, enquanto na miocardiopatia hipertrófica é comumente > 15 mm.

Espessura parietal do ventrículo esquerdo de 13 a 15 mm representa zona cinzenta, por vezes associada à incerteza diagnóstica, especialmente na ausência de obstrução. As características expostas na Tabela 1 contribuem para distinguir a hipertrofia ventricular esquerda fisiológica do atleta daquela da miocardiopatia hipertrófica. Excepcionalmente, persistindo dúvida, pode-se recorrer à ressonância magnética, que permite visibilizar a natureza da movimentação e da contração das fibras miocárdicas, bem como sua arquitetura e suas características histológicas.

A morte súbita cardíaca em atletas com miocardiopatia hipertrófica é provavelmente devida à taquicardia ventricular reentrante sustentada, consequente a substrato miocárdico alterado, com arquitetura desorganizada e fibrose reparadora, resultante de anormalidades microvasculares e isquemia miocárdica.[15,16] Esse evento ocorre usualmente durante atividade física intensa.

Em atletas com miocardiopatia hipertrófica, com ou sem obstrução da via de saída do ventrículo esquerdo, a participação em esportes competitivos deve ser proibida, especialmente se apresentarem fatores de risco assinalados no Quadro 2.

Tabela 1 – Características da hipertrofia ventricular esquerda na miocardiopatia hipertrófica e em atletas

Variável	Miocardiopatia hipertrófica	HVE atleta
História familiar	+	–
Dimensão VE (mm)	< 45	> 55
SIV e PPVE (mm)	> 15	13
Relação SIV/PPVE	> 1,5	< 1,5
Movimento sistólico anterior VM	+	–
Função diastólica VE	alterada	normal
Teste ergométrico	resposta isquêmica	normal
RM (movimento/contração)	alterada	normal
Redução da HVE com descondicionamento	não	sim

HVE = hipertrofia ventricular esquerda; VE = ventrículo esquerdo; SIV = septo interventricular.; PP = parede posterior; VM = válvula mitral.

Quadro 2 – Fatores de risco para morte súbita cardíaca em indivíduos com miocardiopatia hipertrófica[17]

- histórico familiar de MSC devida à MCH, sobretudo em idade ≤ 40 anos;
- taquicardia ventricular, sustentada ou não;
- síncope ou outros episódios relevantes de comprometimento da consciência;
- átrio esquerdo > 50 mm;
- fibrilação atrial paroxística;
- evidência de perfusão miocárdica anormal;
- gradiente dinâmico da via de saída do VE > 50 mmHg;
- fibrilação atrial paroxística.

MSC = morte súbita cardíaca; MCH = miocardiopatia hipertrófica; VE = ventrículo esquerdo.

A *hipertrofia ventricular esquerda idiopática* é responsável por cerca de 10% das mortes súbitas cardíacas em atletas. Não se sabe ainda se trata de entidade distinta ou de subgrupo de miocardiopatia hipertrófica. A *miocardiopatia dilatada* é causa de morte súbita cardíaca em atleta em cerca de 3% dos casos.

DOENÇA DE CHAGAS

A investigação para doença de Chagas visa principalmente à presença de comprometimento cardíaco. O encontro de anormalidades clínicas, radiológicas e eletrocardiográficas é condição para afastamento definitivo da prática esportiva. Quanto à forma crônica, denominada indeterminada (sem alterações clínicas ou em exames complementares), não são obrigatórias restrições acentuadas à atividade física, porém com os conhecimentos atuais não é possível estratificar riscos e estabelecer limites seguros de intensidade dos exercícios para proteção e segurança do atleta com essa forma da doença.[23-25]

Os dados relacionando morte súbita cardíaca e doença de Chagas em atletas são escassos. Na Seção Médica de Cardiologia do Esporte do Instituto Dante Pazzanese de Cardiologia,[9] atletas chagásicos foram acompanhados nos últimos sete anos.[25] O número baixo de indivíduos, apesar da pesquisa de rotina da doença de Chagas em todos os atletas avaliados, pode ser explicado pela própria restrição ao exercício que ocorre na maioria dos afetados pela doença. Todos os atletas com sorologia positiva apresentavam bloqueio completo do ramo direito ao eletrocardiograma.

De forma geral, são utilizados dados referentes a não-atletas para decidir sobre a desqualificação ou não de atletas com doença de Chagas, considerando de alto risco aqueles com alteração da função ventricular, portadores de arritmias ventriculares complexas e de doença avançada do sistema de condução. Não obstante tais recomendações, a adesão à interrupção da atividade competitiva, quando indicada, tem sido muito baixa.

MIOCARDITES

A miocardite normalmente é causada por agentes virais (principalmente coxsackie B8) e mediada imunologicamente, provocando lesões inflamatórias no miocárdio. O diagnóstico deve ser suspeitado em atletas que apresentem fadiga, dispneia de esforço, palpitações, síncope ou sinais de disfunção ventricular esquerda. Na presença ou ausência de sintomas, alterações eletrocardiográficas, como bloqueios cardíacos e arritmias ventriculares, devem sugerir a pesquisa diagnóstica, inclusive com biópsia endomiocárdica quando necessário.[21]

Atletas com miocardite diagnosticada ou suspeitada devem ser afastados de todos os esportes competitivos por seis meses ao menos. Somente após a normalização da função ventricular esquerda e das dimensões cardíacas e o desaparecimento das arritmias e das alterações da repolarização ventricular, pode ser permitido o retorno às atividades esportivas.

CARDIOMIOPATIA ARRITMOGÊNICA DO VENTRÍCULO DIREITO

A displasia ou miocardiopatia arritmogênica do ventrículo direito (DAVD) é doença miocárdica caracterizada por anormalidades estruturais do ventrículo direito, devido à progressiva substituição, difusa ou segmentar, do miocárdio por fibrose e tecido adiposo e arritmias ventriculares. A incidência é estimada em 1:5.000 pessoas afetando homens e mulheres de todas as raças, preferencialmente nas idades entre 16 e 45 anos.

As manifestações clínicas mais compatíveis com DAVD são arritimias ventriculares com morfologia de bloqueio de ramo esquerdo, alterações de repolarizações ventriculares, principalmente em derivações direitas e disfunção ventricular direita.

As alterações de repolarização estão presentes em 90% dos pacientes com diagnóstico de DAVD. Isso ocorre devido a defeito da condução intraventricular e no sistema de condução específico, por presença de células funcionais intermeadas por células gordurosas no sistema de condução. Ao ECG manifesta-se através de inversão de onda T, presença de onda épsilon. A principal manifestação clínica são as taquiarritmias ventriculares, podendo ser a morte súbita a sua primeira manifestação e o evento mais dramático.

A atividade física nesses atletas pode ser gatilho para a ocorrência de arritmia e, dessa forma, é contraindicada a prática de qualquer atividade física em indivíduos portadores de tal cardiomiopatia.

Origem Anômala das Artérias Coronárias

A origem anômala da artéria coronária no seio aórtico constitui a terceira causa de morte súbita cardíaca com relação à frequência e à importância, ocorrendo em cerca de 14% dos casos.[9] A mais comum dessas condições, que pode provocar morte súbita, é a origem anômala da artéria coronária esquerda.[14] A isquemia miocárdica ocorre em surtos cumulativos, que, com o tempo, resultam em fibroses esparsas do miocárdio. Predispõem a arritmias ventriculares letais, por criarem um substrato miocárdico eletricamente instável. Admite-se que os mecanismos envolvidos sejam:

- origem em ângulo agudo e dobra ou oclusão pela angulação da emergência das artérias coronárias;
- espasmo coronário pelo movimento de torção da artéria;
- compressão mecânica da artéria anômala entre os troncos das artérias pulmonar e aórtica durante o esforço.

A porção inicial da artéria pode ser intramural (dentro da túnica média da aorta), o que pode agravar ainda mais a obstrução coronária, especialmente com a expansão aórtica durante o esforço.[14,15] Como essas malformações podem não desencadear sintomas ou alterações no eletrocardiograma ou no teste ergométrico, podem não ser reconhecidas em vida. Sintomas, quando ocorrem, são habitualmente síncope ou dor torácica durante o exercício. A ecocardiografia, a medicina nuclear e a ressonância magnética podem identificar ou suspeitar da existência dessas anomalias. A confirmação anatômica é dada pela cinecoronariografia.[1,4,21] Uma vez identificada, a prática de esportes deve ser proibida. A correção cirúrgica, quando viável, restaura o fluxo coronário.[1]

Doença Aterosclerótica Coronária no Atleta

Atletas com mais de 35 anos de idade e que morrem subitamente durante o exercício são, provavelmente, portadores de doença aterosclerótica coronária, frequentemente com múltiplos fatores de risco não controlados. Cerca da metade tem história de doença aterosclerótica coronária conhecida ou sintomas prévios. Quase metade tem evidência de infartos cicatrizados. Vários mecanismos podem contribuir para precipitar infarto agudo do miocárdio e morte durante o exercício em indivíduos com doença aterosclerótica coronária:[3,8]

- ruptura de placa e trombose coronária;
- contração de uma placa não complacente, induzindo ruptura;
- alterações no contorno epicárdico das placas coronárias;
- aumento das forças de cisalhamento;
- aumento da agregação plaquetária induzida por catecolaminas;
- espasmo coronário induzido pelo exercício.

O mecanismo presumível de morte súbita em uma oclusão aguda coronária é o desenvolvimento de arritmias malignas, geralmente a fibrilação ventricular. A isquemia pode ser o gatilho para arritmias malignas, na presença de um substrato apropriado, como infarto agudo do miocárdio. Arritmias ventriculares em pacientes com infartos prévios são frequentemente induzidas pelo exercício. A isquemia nem sempre é o gatilho para morte súbita na presença de infarto antigo. O teste ergométrico nesses pacientes pode não mostrar manifestações isquêmicas precedendo o desenvolvimento das arritmias; na ausência de isquemia, o aumento de catecolaminas e outras manifestações fisiológicas do exercício podem ser os responsáveis pelo desenvolvimento de arritmias.

Há incremento de risco de morte súbita cardíaca relacionada ao exercício intenso em homens adultos, nos quais o fator mais importante é a doença arterial coronária. O risco relativo de morte súbita que ocorre durante o exercício, quando comparado a outros momentos, é cinco a sete vezes maior. Em indivíduos que não se exercitam regularmente, o risco de morte súbita quando realizam exercícios vigorosos é muito mais alto. Embora o exercício possa ser um gatilho para infarto agudo do miocárdio e morte súbita, frequentemente se mostra redutor do risco de ocorrência desses eventos em exercícios subsequentes.[1,14,20]

ESTENOSE AÓRTICA

A estenose aórtica valvar é causa incomum de morte súbita cardíaca em atletas jovens, responsável por 2,6% dos casos em uma série.[9] Há três causas etiológicas mais frequentes: reumática, congênita, calcificação ou degenerativa. Na atualidade as recomendações para elegibilidade resumem-se em:

- *Leve*: Gradiente VE/Ao < 20 mmHg, assintomáticos com ECG normal, são elegíveis para esportes competitivos.[17]
- *Moderado*: Gradiente VE/Ao 21 – 49 mmHg, assintomáticos sem hipertrofia ventricular esquerda no ECG e no ecocardiograma, teste ergométrico sem evidenciar arritmias ou isquemia, são elegíveis para atividade leve ou moderada.
- *Grave*: Gradiente VE/Ao acima de 50 mmHg ou sintomáticos com qualquer gradiente não são elegíveis para qualquer atividade física.

Após correção cirúrgica ou valvuloplastia por balão, com estenose leve, moderada ou severa residual, devem-se seguir os critérios definidos anteriormente.

SÍNDROME DE MARFAN

A síndrome de Marfan tem caráter hereditário, autossômico dominante. As manifestações ocorrem em muitos sistemas, principalmente esquelético, ocular, cardiovascular e neurológico. O diagnóstico é geralmente clínico. No sistema cardiovascular, é causa de aneurisma e dissecção da aorta ascendente e, menos caracteristicamente, dos segmentos torácico e abdominal, insuficiência aórtica, prolapso da válvula mitral com ou sem regurgitação e dilatação da artéria pulmonar na ausência de estenose valvular.

O maior risco associado ao exercício físico na síndrome de Marfan é a morte súbita, por evento elétrico e a dissecção aórtica. Arritmias são quase sempre associadas com prolapso da válvula mitral e, frequentemente, com história de palpitações. A dilatação da base da aorta ocorre de forma gradual, provavelmente pela repetição do estresse do volume ejetado pelo ventrículo esquerdo e por fragilidade intrínseca da parede vascular.

Desse modo, o manejo desses pacientes é baseado em três objetivos:

- detectar a dilatação aórtica;
- reduzir a chance de eventos traumáticos, que poderiam levar ao rompimento repentino da parede da aorta;
- reduzir o estresse repetitivo na base dilatada da aorta.

Indivíduos com síndrome de Marfan devem evitar esportes de contato, nos quais as colisões podem provocar injúria na aorta por desaceleração, e exercícios isométricos, que geralmente aumentam o produto da pressão sanguínea pela frequência cardíaca.

Para os pacientes com mínima ou branda dilatação da base da aorta, caminhadas aeróbicas provavelmente não são nocivas e podem beneficiar em termos de bem-estar e condicionamento físico geral. A expectativa de vida para as pessoas com síndrome de Marfan foi marcadamente aumentada pelo diagnóstico precoce, pela restrição de exercícios, pelo uso de betabloqueador e pela cirurgia profilática da base da aorta. O seguimento é feito com ressonância magnética. Se o diâmetro ultrapassar 55 mm, o reparo é realizado.[1,2,3,10,14]

COMMOTIO CORDIS

A concussão cardíaca é relatada na literatura como a segunda causa de morte súbita em atletas jovens.[20] É um trauma não penetrante na parede torácica, que pode induzir fibrilação ventricular, na ausência de anormalidades cardíacas subjacentes.

É observada principalmente no beisebol, entre jovens, em que a velocidade de impacto da bola e a consequente energia dispendida são, ainda, relativamente baixas (normal para a faixa etária envolvida). Níveis mais altos de energia (beisebol adulto profissional) que atingem violentamente a parede torácica; lesões traumáticas não penetrantes no futebol americano; e certos acidentes automobilísticos podem causar infarto do miocárdio, formação de aneurismas cardíacos, contusão e ruptura miocárdica, e arritmias ventriculares, mas não o fenômeno *commotio cordis*.

Commotio cordis é mais comum em crianças e adolescentes, que apresentam maior flexibilidade da parede torácica, o que provavelmente facilita a transmissão da energia do trauma do tórax ao miocárdio.[16] Acomete mais jovens do sexo masculino, o que não é inteiramente explicado pela preponderância de participantes homens nesses esportes. Nas vítimas de *commotio cordis*, o impacto ocorre habitualmente no lado esquerdo do tórax, diretamente sobre a silhueta cardíaca. Colapso instantâneo é observado em aproximadamente metade das vítimas. Nas demais, há um breve período de tontura ou desorientação. A arritmia frequentemente documentada é a fibrilação ventricular

DOENÇA NÃO ATEROSCLERÓTICA DAS ARTÉRIAS CORONÁRIAS

Cerca de 20% das mortes súbitas em atletas jovens são causadas por anormalidades coronárias: origem ou curso anormal de uma coronária (16%); doença aterosclerótica (3%); aneurisma de artéria coronária (1%); hipoplasia das artérias coronária direita e circunflexa; artérias descendente anterior ou coronária direita que se originam do tronco da artéria pulmonar; intussuscepção espontânea; dissecção das artérias coronárias; estenose fibromuscular de ramos das coronárias, incluindo os que suprem o sistema de condução; ponte miocárdica; estenose coronária induzida por radiação; arteriopatia coronária associada a transplante cardíaco; e distúrbios metabólicos, como homocisteinúria e amiloidose.[2,9,21]

Considerações Finais

A atividade física é considerada, hoje, uma das principais condutas para se adquirir saúde, prevenir e tratar doenças. No entanto, é necessária a avaliação pré-participação para se afastar doença estrutural associada, que pode se manifestar em decorrência do estímulo da atividade física vigorosa.

O problema da morte súbita cardíaca relacionada ao esporte ou à atividade física intensa é tema com algumas vertentes não resolvidas. A primeira é o fato de que não existe, em nosso meio, lei que obrigue a realização de exames clínicos de pré-participação para todos os atletas que competem em provas oficiais, o que com certeza diminuiria significativamente o número de atletas em risco de morte. Na Itália, há mais de 25 anos vigora lei obrigando a avaliação pré-participação, em que 3,3% dos mais de 33 mil atletas examinados foram afastados da prática esportiva, sendo a metade deles por cardiomiopatia hipertrófica. O segundo fato é a escassez de informações das reais causas das mortes súbitas em atletas, pois as verificadas em provas de corridas públicas, como maratona e suas variações, são omitidas pelos responsáveis, e o serviço de verificação de óbito nem chega a ser acionado para descobrir a causa da morte súbita, pois atestados de óbito são fornecidos de modo suspeito. O uso de substâncias ilícitas de risco cardíaco é de difícil constatação. Por fim, o pouco conhecimento da área de cardiologia do esporte com peculiaridades notórias e os estudos de casos não são suficientemente amplos para ditar normas de conduta definitivas. Além do mais, essa talvez seja a área mais sensível e difícil para tomar decisões sobre o afastamento parcial ou definitivo de um atleta, com risco de morte súbita, de suas atividades profissionais.

Referências

1. Estes III NAM, Salem DN, Wang PJ. Preface. In Sudden Cardiac Death in the Athlete. Armonk,
2. NY: Futura Publishing Co., Inc.; 1998.
3. Nakhlawi A, Tricoti AM, Dall'Orto CC, Mugrabi DF. Morte súbita do atleta. [Monografia]
4. Instituto Dante Pazzanese de Cardiologia; 2004. No prelo.
5. Ghorayeb N. Estratificação de risco para morte súbita em atletas. In Cruz Fº FES, Maia IG (ed). Morte súbita no novo milênio. Rio de Janeiro: Revinter; 2003:107-18.
6. Van Camp SP, Bloor CM, Mueller FO, Cantu RC, Oslon HG. Nontraumatic sports death in high

school and college athletes. Med Sci Sports Exerc 1995;27:641-7.
7. Zipes DP, Wellens HJJ. Sudden cardiac death. Circulation 1998;98:2334-51.
8. O'Connor FG, Kugler JP, Oriscello RG. Sudden death in young athletes: screening for the needle in Haystack. Am Fam Phys 1998;57(11):2763-70.
9. Maron BJ, Mitchell JH. 26 th Bethesda Conference: Recommendations for determining eligibility for competition in athletes with cardiovascular abnormalities. J Am Coll Cardiol 1994;24:848.
10. Ghorayeb N, Carvalho T, Lazzoli JK. Atividade física não competitiva para a população. In Ghorayeb N, Barros T (ed). O Exercício. Rio de Janeiro: Ed. Atheneu; 1999:249-59.
11. Katcher MS, Salem DN, Wang PJ, Estes NAM. Mechanisms of sudden cardiac death in the athlete. In Estes NAM, Salem DN, Wang PJ. Sudden cardiac death in the athlete. Armonk, NY: Futura Publishing Co. Inc.; 1998.
12. Ghorayeb N, Camargo Jr PA, Brazão Oliveira MA. Prevenção da morte súbita. In O Exercício. Rio de Janeiro: Atheneu; 2001:289-94.
13. Thompson PD. The cardiovascular complications of vigorous physical activity. Arch Intern Med. 1996;156:2297-302.
14. Maron BJ, Poliac LC, Roberts WO. Risk for sudden cardiac death associated with marathon Runnin.
15. Castellanos A. Cardiac arrest and sudden cardiac death. In Braunwald E (ed). Heart disease: a textbook of cardiovascular medicine. 6 ed. Philadelphia: W.B. Saunders Co.; 2001:890-931.
16. Maron BJ. Cardiovascular disease in athletes. In: Braunwald E (ed) Heart disease: a textbook of cardiovascular medicine. 6 ed. Philadelphia: W.B. Saunders Co.; 2001:2052-7.
17. Cruz FES.; Ghorayeb N, Vanheusden LGS. Epidemiologia da morte cardíaca súbita. In Ghorayeb N, Dioguardi G. Tratado de Cardiologia do Exercício e do Esporte. Rio de Janeiro: Atheneu; 2006.
18. Corrado D, Thiene G, Nava A et al. Sudden death in young competitive athletes: clinico-pathologic correlation in 22 cases. Am J Med 1990;89:588-96.
19. Corrado D, Pelliccia A, Bjørnstad HH et al. Cardiovascular pre-participation screening of young competitive athletes for prevention of sudden death: proposal for a common European protocol. Publish-ahead-of-print published. Eur Heart J 2005;26:516-24.
20. Ghorayeb N, Batlouni M, Pinto IM, Dioguardi GS. ipertrofia ventricular esquerda do atleta: resposta adaptativa fisiológica do coração. Arq Bras de Cardiol [tese doutorado] 2005;85(3):191-197.
21. Maron BJ. Sudden death in young athletes. N Engl J Med 2003;349:1064-75.
22. Libonati JR, Glassberg HL, Balady GJ. Coronary artery disease. In Thompson PD (ed) Exercise and Sports Cardiology. Framington, Connecticut: Mc Graw-Hill Co., Inc.; 2000:146-69.
23. Link MS, Maron BJ, Wang PJ, Estes NAM. Sudden death and other cardiovascular manifestations of chest wall trauma in sports. In Thompson PD (ed). Exercise and Sports Cardiology. New York: Mc Graw-Hill Co., Inc.; 2000:249-63.

24. Rasssi Jr A, Rassi SG, Rassi A. Sudden death in Chagas' disease. Arq Bras Cardiol. 2001;76:86-96.
25. Lopes ER. Sudden death in patients with Chagas disease. Mem Inst Oswaldo Cruz 1999;94(Suppl I):321-4.
26. Ghorayeb N, Mady C, Amato Neto V. A doença de Chagas no contexto da prática esportiva. Rev Soc Bras Med Trop 2000;33(2):233.

Seção 3

29

ABORDAGEM PSICOLÓGICA DO CLIENTE CARDIOPATA

Vera Lúcia Rodrigues Alves

Harumi Nemoto Kaihami

A constatação da relevância da reabilitação física, psíquica e social/profissional no tratamento do paciente cardiopata é amplamente conhecida e destacada nos estudos médicos e científicos.

A reabilitação cardíaca insere-se nesse contexto como um processo que visa restabelecer a capacidade funcional dos pacientes com doença coronariana ou prevenir problemas futuros. Dessa forma, pode-se "evitar a progressão da doença e sua recorrência mediante os benefícios dos exercícios e modificações dos fatores de risco".[1]

O estilo de vida hoje, em que há oferta de alimentação com preparos que propiciam escolhas nem sempre adequadas para o funcionamento do nosso organismo, e com o benefício da tecnologia propiciando o sedentarismo e outros favorecimentos, pode comprometer nossa saúde e a qualidade de vida. Observa-se que à par da comodidade e do conforto, tem-se também a possibilidade de piora na saúde, portanto, afetando a qualidade de vida.

Pode-se entender qualidade de vida, segundo Silva,[2] como o "grau de satisfação do indivíduo com a sua vida e o grau de controle que exerce sobre ela"; e qualidade de vida ligada à saúde como "o grau de limitação e desconforto que a doença e/ou sua terapêutica acarretam ao paciente e sua vida".

Assim, vê-se em alguns segmentos sociais uma crescente preocupação com a saúde, o que possibilita o diagnóstico de doenças ser efetuado com precocidade, bem como lidar de forma eficiente com a prevenção em muitos "casos". Os fatores de risco para desenvolverem determinadas doenças tornam-se, então, alvos de nosso trabalho.

A reabilitação cardíaca focando não só os pacientes com doença coronariana, mas também aqueles que apresentam fatores de risco, possibilita mudanças na atitude e no comportamento do indivíduo, sendo um processo contínuo, em que as pessoas necessitam de apoio para manter seu padrão de vida saudável.

A adesão ao padrão de vida saudável pode ser vivenciada como carregada de privações e proibições. Dessa forma, há a necessidade de se lidar com as crenças/valores das pessoas, de forma a provocar ressignificações e mudanças. As explicações racionais pautadas nas questões fisiológicas nem sempre são suficientes, pois a pessoa constitui-se de aspectos psicológicos e socioculturais, necessitando-se considerar todas as variáveis que possam interferir, de forma a sustentar a efetividade da mudança.

Há a expectativa do meio ambiente que a pessoa seja produtiva e ativa, não só relacionada ao trabalho, como também nos relacionamentos sociais e familiares. Nesse sentido, considere-se que, em nosso país, o hábito de comer e beber estão relacionados ao entrosamento social que denota *status*, muitas vezes dificultando o estabelecimento de novos hábitos saudáveis.

Com relação ao trabalho, pode-se pensar que este determina, às vezes, a "identidade da pessoa", tornando-se extremamente necessário para a sobrevivência não só financeira como também emocional. Este foco unidirecional pode conduzir ao estresse, pois há a necessidade de sucesso, de alcançar as metas traçadas.

Pode-se entender estresse como uma reação do organismo para a manutenção da homeostase diante das demandas do ambiente, englobando tanto respostas fisiológicas quanto comportamentais. Possibilita, portanto, a resposta adaptativa a cada indivíduo. Quando há dificuldade em restabelecer a homeostase, e com novas demandas ocorrendo, a pessoa pode desenvolver estresse excessivo que produz consequências psicológicas (cansaço, ansiedade, dificuldade de concentração etc.) e fisiológicas (desenvolvimento de infecções, hipertensão arterial, diabete etc.).[3]

A tecnologia, ao mesmo tempo em que facilita a vida, colocando à nossa disposição uma grande quantidade de informações/serviços, nos pressiona a tomar decisões e a agir num curto espaço de tempo. Gera a sensação de não produtividade e de constante falta de tempo, numa comparação errônea do tempo real e do tempo virtual.

Acumulam-se mais tarefas ao invés de poder relaxar e ter mais tempo de lazer, em que celular, *laptop*, *notebook* e outras tecnologias demandam tempo para se aprender a utilizar adequadamente. Essas facilidades, também, não são suficientes para impedir acidentes e situações inusitadas que causam estresse.

Dessa forma, o estresse que antes era a resposta fisiológica ante uma situação de perigo que conduzia a uma resposta de luta e fuga, hoje, é sentido psicologicamente em face do "perigo", em outros contextos: se não estiver atualizado com as mudanças, pode ocorrer demissão do trabalho, se não souber lidar com a premência das tarefas e das decisões, pode ser advertido etc.

Há que se considerar que existe o lado positivo do estresse que possibilita a melhora do desempenho físico e mental, favorecendo lidar com as situações cotidianas e, também, estabelecer formas de enfrentar situações inusitadas. O estresse pode ser contínuo, sem respostas eficazes e, então, ser negativo. O nosso corpo passa a funcionar inadequadamente, facilitando a instalação de doenças.

Ainda nesta linha, há que se pensar o que a aposentadoria representa para a pessoa, ou mesmo o desemprego. Visto que a identidade profissional, normalmente, é preponderante, a ruptura brusca pode fazer que a pessoa não consiga se organizar, estabelecer estratégias de enfrentamento em relação ao meio ambiente, consequentemente adoecendo. E uma das maneiras de lidar com a doença e/ou prevenção dela é tratar os fatores de risco.

Inscreve-se nesse panorama o exercício físico que, como relatam Bosco et al.,[4] "tem seu papel claramente definido na prevenção primária e secundária, não só das doenças cardiovasculares como também de outras, ou seja, a prescrição de exercícios físicos é uma terapêutica". Dessa forma, reafirma-se a importância dos programas de condicionamento físico para a modificação dos fatores de risco. Acrescenta-se, ainda, que

> O exercício físico tem efeito benéfico que parece resultar de interações complexas de efeitos psicológicos e fisiológicos. Além disso, é adequado salientar a diminuição do estresse, a melhora da função cardiorrespiratória, a remoção de fatores como o tabagismo e a reeducação alimentar.[4]

A Reabilitação e os Programas de Condicionamento Físico

No acompanhamento do programa de Condicionamento Físico no Instituto de Medicina Física e Reabilitação – HC – FMUSP de São Paulo (IMREA), ao longo dos anos pelo Serviço de Psicologia, observou-se que a representação social que o paciente tem de si mesmo e da doença é determinante na adesão a este tipo de programa. O significado dado à doença e o sentido da vida sofrem mudanças ao longo do tempo por variáveis diversas, como por aspectos pessoais (sexo, idade, estado civil etc.), familiares, profissionais e sociais, entre outros. Assim, faz-se necessário identificar estas variáveis individuais e grupais para ajustar o programa em diferentes momentos, visando a uma real modificação no estilo de vida do paciente.

De acordo com Fishbein,[5] o processo cognitivo que ocorre com a influência da informação relaciona-se com a mudança de comportamento, na medida em que possibilita a aquisição de novos repertórios de crenças e pensamentos, com a finalidade de favorecer modificações comportamentais visando à prevenção.

Nesse sentido, tem-se de considerar como a pessoa representa a doença, de forma a elaborar as estratégias de enfrentamento. A representação modifica-se conforme a experiência do paciente: sintomas iniciais, progressão da doença, sintomas emergentes e resposta ao tratamento. Leventhal et al.[6] "propõe que estas representações refletem a resposta cognitiva do paciente aos sintomas e doença, e que as respostas emocionais são processadas em paralelo às representações da doença".

Como observam Cooper et al.,[7] as crenças, as percepções sobre a doença têm um papel primordial no comportamento de saúde, incluindo adesão à medicação e cuidado com o estado funcional. Acrescente-se que a pessoa pode "sentir", então, que tem um controle sobre a doença e crer na possibilidade de cura.

O programa de condicionamento físico na reabilitação visa propiciar maior independência funcional e maior assertividade quanto à percepção e à manipulação dos fatores de risco que podem acarretar e/ou exacerbar os problemas cardíacos, como hipertensão, colesterol, triglicérides, hábito de fumar, sedentarismo, obesidade etc.

Aspectos Afetivos/Emocionais e o Programa Multidisciplinar no IMREA

Há que se destacar que a consciência e a prática da atividade física, por si só, não são suficientes para evitar e/ou prevenir os riscos potenciais descritos, e que os aspectos afetivos/emocionais podem contribuir para agravar ou desencadear estes fatores de risco, pois as vivências afetivas emocionais do dia a dia e como se reage a elas, também, podem levar à morte literal e/ou à vivência dela como medo diante da perspectiva de morte. A este respeito, Heller[8] observa que:

> o medo como uma experiência social adquirida, mediante a comunicação é um conhecimento prévio (comunicação de uma experiência social). O medo como um sentimento, que nos ameaçam perigos no futuro. Este tipo de sentimento pode transformar-se em afeto.

E, dessa forma, vir a interferir em nossas escolhas, por exemplo, quanto a fazer ou não um programa de condicionamento físico, pois estaria desencadeando motivação para aderir a este tipo de orientação.

Giannotti[9] relata:

> Há dois tipos de pesquisas sobre os fatores psicológicos que podem causar ou agravar a doença coronariana. Há aquelas que mostram que determinados estados emocionais podem provocar infarto e morte. Há também estudos que mostram que os fatores psicológicos e o stress atuam através de outros fatores de risco. Isto é, de imediato, em curto prazo, podem elevar o colesterol, os triglicérides, a pressão arterial...

Moreno Jr., Melo e Rocha[10] ressaltam que o estresse "associado a condições ambientais ou distúrbios do psiquismo, causa o desiquilíbrio no meio interno do organismo, também chamado de homeostase". Colocam em pauta vários fatores, tais como depressão e ansiedade, falta de apoio social ocasionando o isolamento e a marginalidade, alta responsabilidade social relacionada a pouco poder de decisão, distúrbios de ordem afetiva e outros, que estão associados à cardiopatia e também ao estresse.

Estes autores comentam, ainda, que o estresse relacionado ao estilo de vida e ao trabalho é mais estudado e vinculado a cardiopatias. Deve-se observar que é difícil avaliar o peso do fator de risco, do estresse e dos distúrbios afetivos nas doenças cardíacas. Dessa forma, o atendimento psicológico pode favorecer mudanças na pessoa, beneficiando do ponto de vista afetivo-emocional e no controle do estresse.

Folkins e Sime[11] mencionam que as mudanças fisiológicas estão relacionadas à prática de atividades físicas, provocando alterações em uma série de variáveis do tipo psicológico, como o estresse, as emoções e as estratégias de adaptação, portanto, é inegável que o condicionamento físico gera benefícios, mas só ele não é suficiente, daí a concepção de nossa Instituição ao oferecer um programa multidisciplinar.

A QUALIDADE DE VIDA E A PERCEPÇÃO DA REABILITAÇÃO

A qualidade de vida ganha importância como uma forma de amenizar os efeitos do estresse gerado pelas circunstâncias pessoais e pelas condições sociais, inerentes ao ritmo de vida, pelo fato de estarmos no mundo pautado por mudanças tecnológicas incessantes e a urgência gerada em decorrência destas transformações pessoais e/ou ambientais. Isto faz que, cada vez mais, se busque entender o que significa qualidade de vida no aqui e no agora.

Albuquerque[12] relata que a qualidade de vida passou a ter uma conotação subjetiva, ou seja, definida pela experiência de vida dos indivíduos, pela percepção desta e o significado dado a esta experiência. Assim,

> depende dos julgamentos do indivíduo sobre a sua funcionalidade física, social e psicológica e sobre a sua competência comportamental. Tais julgamentos são afetados pelas condições objetivas de saúde física, pela renda e pela dimensão, proximidade e funções da rede de relações sociais.

A autora ressalta a importância da articulação entre saúde e qualidade de vida, e a promoção da saúde é fator relevante para se pensar qualidade de vida.

Para haver promoção de saúde, pode-se, portanto, estimular a participação ativa na própria reabilitação, através da incorporação de novos princípios ao estilo de vida, como forma de ajustamento do evento estressante (impacto da doença).

A consciência dos fatores, normalmente, tem efeito "disciplinador", mobilizando as pessoas para mudanças que se referem à preocupação com a saúde física (nos aspectos relativos ao sono, à alimentação e aos exercícios). Mas não é suficiente para promover a reflexão das condições psicológicas que desencadeiam o estresse e a forma como ele é somatizado e vivenciado como expressão de conflitos e dificuldades não elaboradas. Nesse sentido, o condicionamento físico, em muitos casos, passa a ser vivido, também, como uma forma de manter algum controle sobre a doença e uma tentativa de controlar as emoções e o medo, podendo gerar uma paralisação do processo de autoconhecimento como possibilidade de ressignificar as experiências como escolhas conscientes de novos estilos de vida.

Observa-se, via de regra, que as atenções são mais voltadas para o plano físico, quando, na realidade, há necessidade de maior reflexão a respeito de aspectos psicológicos. Estas pessoas percebem que o seu modo de vida constitui-se em uma das causas do seu problema de saúde, mas não conseguem fazer uma autoanálise e/ou refletir nas reais necessidades e possibilidade de vida, mesmo sabendo que somente a adesão à atividade física na Instituição não será suficiente para solucionar todas as dificuldades. É necessária, portanto, uma mudança psicológica para enfrentar os problemas de saúde quer crônicos ou episódicos de forma mais efetiva.

Devido ao distanciamento que mantêm das questões afetivas-emocionais, é particularmente difícil a estes pacientes entrarem em contato com estes aspectos, com seus conflitos e suas limitações, uma "negação" que os impede até mesmo de inferir qualquer pensamento mais objetivo a respeito.

A dificuldade de fazer mudanças é uma constante na vida da maioria das pessoas ante uma doença e/ou a possibilidade dela e, necessariamente, acabam vivenciando mudanças que não escolheram e para as quais não se prepararam. Dessa forma, isso gera sofrimento efetivamente, como observa Freud,[13] quando muitas vezes não se consegue diferenciar o que é interno e o que é do mundo externo, propiciando o estabelecimento do princípio de realidade. Heloani e Capitão[14] referem que "o ego pode localizar o sofrimento surgindo de três direções: do nosso próprio corpo, do mundo externo ou de nossa relação com as outras pessoas". Diante da fragilidade do ego, há dificuldade em perceber que os sintomas somatizados (cardíacos) são muitas vezes manifestações de sofrimento mental.

O Atendimento Psicológico na Reabilitação Cardiovascular

Em função desta constatação, no início do programa de reabilitação, os psicólogos optaram por fazer um atendimento individualizado com avaliações e atendimentos aos pacientes e/ou familiar/cuidador. Nesse momento, focaram as necessidades e as expectativas em relação ao programa proposto, associado a um módulo de palestras com enfoque educativo, buscando tirar dúvidas e esclarecer os mitos e as verdades sobre as doenças cardíacas e o Programa de Reabilitação. Observaram uma aceitação de intervenção mais pontual e uma indisponibilidade para um processo subjetivo mais profundo e longo.

Giannotti[9] refere:

> Os fatores mais comuns que levam a não adesão ao tratamento são o desconhecimento da doença e sua necessidade, a ausência de sintomas, a rejeição do diagnóstico, a desconfiança da qualificação do profissional ou da terapêutica indicada e duração prolongada do tratamento na doença crônica.

Yohannes et al.[15] mencionam, ainda, que a baixa adesão pode estar relacionada a variáveis como dificuldade em acessar o serviço e a fatores psicológicos.

Do grupo que iniciou em 1997, dez pessoas se mantêm em programa de Condicionamento Físico até hoje, por razões diversas (medo, família, apoio social, prazer, compreensão clara dos benefícios etc.).

Cooper et al.[7] referem que as pessoas que aderem ao programa de condicionamento físico e promovem mudanças no comportamento atribuem a sua condição cardíaca ao seu estilo de vida. Parece haver uma relação com a colocação de Weinman,[6] em que a adesão se relaciona com a crença de que a doença pode ser controlada.

Culturalmente é elogiável cuidar da saúde física, é um direito e um dever, porém as "doenças" afetivo-emocionais não são vistas da mesma forma, muitas vezes enfocadas como *fraqueza de caráter*, e o preconceito existente fazem que aspectos cruciais da vida sejam desconsiderados, impedindo vivências prazerosas e saudáveis, gerando um sofrimento crônico.

Heloani e Capitão[14] citam Dejours para distinguir

> dois tipos de sofrimento: o sofrimento criador e o sofrimento patogênico. Este último surge quando todas as possibilidades de transformação, aperfeiçoamento e gestão da forma de organizar o trabalho já foram tentadas, ou melhor, quando somente pressões fixas, rígidas e repetitivas e frustrantes configuram uma sensação generalizada de incapacidade.

Analogamente, é o que aconteceu com este grupo de cardiopatas, pois buscaram o programa de reabilitação cardíaca, ou seja, fizeram um movimento no sentido de realizar mudanças de hábitos globais, se cuidarem, porém dentro de suas hierarquizações de valores e de acordo com seus históricos de vida. As mudanças ocorreram apenas naqueles fatores que exigem menos e de forma mais confortável.

Observa-se a necessidade de compreender as expectativas dos pacientes e de suas famílias, para que se possa relacioná-las com as expectativas dos profissionais e com as possibilidades dos pacientes de forma realista, estabelecendo uma direção única de tratamento. Assim, o funcionamento da família pode contribuir para que o paciente se adapte às situações correntes.

É importante compreender o paciente e seus familiares, de sorte a fornecer informação quando necessária, o acolhimento de seus sofrimentos quando adequado, para que haja um movimento para o desenvolvimento de comportamentos em direção à saúde e à qualidade de vida.

A percepção holística do homem remete ao conhecimento da psicossomática, que aponta o estilo de vida como fator crucial para a presença e/ou ausência de doença, destacando-se as vivências constantes de frustração e tensões emocionais como fatores desencadeantes desde sintomas físicos até doenças agudas e crônicas. Há que se considerar que a doença física pode gerar transtornos psíquicos e, apesar de esta inter-relação ser de conhecimento comum das pessoas, não é valorizada no que se refere aos cuidados para lidar com o estresse e promover mudanças no indivíduo.

Verifica-se em nossos pacientes que, a partir do evento traumático, quer seja através do conhecimento do diagnóstico, quer seja da vivência aguda da doença e/ou intervenção cirúrgica, ocorre o processo de conscientização dos fatores de risco e da importância da mudança de hábitos. Reagem, então, favoravelmente à proposta de cuidar-se e incluir exercício físico em seu cotidiano.

Segundo Lion, Cruz e Albanesi,[17] os "objetivos específicos da reabilitação cardíaca que incluem a estratificação dos riscos de doenças cardíacas básicas, a limitação de possíveis consequências psicológicas emocionais adversas da doença, melhora da função cardíaca, a orientação e apoio aos pacientes e seus familiares" contemplam a necessidade de o paciente ter algum conhecimento e fazer algo em prol de si mesmo.

A situação descrita é uma das variáveis que mobiliza o paciente a aderir ao programa de condicionamento físico. A assistência psicológica inicial, entretanto, não é suficiente para manter a proposta de mudanças mais ampla no que se refere à vida fora do contexto institucional, lembrando que se analisa uma proposta de programa de condicionamento físico dentro de uma Instituição Hospitalar de Reabilitação Física.

Alguns Resultados

No IMREA, há pacientes que frequentam o programa de Condicionamento Físico desde 1989, sendo 24 pessoas há mais de 10 anos, de um total de 147 pessoas atualmente em atendimento, composto por 86 homens e 61 mulheres, na faixa etária predominante entre 50 e 70 anos.

Entretanto, ante a aplicação de questionário para verificar a importância atribuída ao programa de Condicionamento Físico, os ganhos advindos dele e o motivo que possibilita continuar frequentando o programa, fica evidente a importância dada à prescrição médica e a impossibilidade de pensar a respeito.

Responderam ao questionário 28 pessoas espontaneamente, sendo 16 homens e 12 mulheres. Cooper et al.[17] mencionam que mulheres casadas engajam-se menos ao programa de reabilitação cardíaca, provavelmente, devido aos afazes domésticos e à necessidade de cuidar da família.

Pode-se constatar que a faixa etária se situa entre 51 e 70 anos, ou seja, na faixa em que os problemas cardíacos são mais comumente diagnosticados, bem como os fatores de risco ganham um colorido extra na medida em que as pessoas têm notícias de problemas de doença de conhecidos e os relacionam com a sua situação.

Verifica-se, ainda, que há pessoas já aposentadas e/ ou estabilizadas economicamente, portanto, com disponibilidade de tempo para esta atividade, embora mantenham preferência pelo primeiro horário matinal ou pelo último horário noturno, pois desempenham outras atividades ao longo do dia.

Tabela 1 – Distribuição da população por faixa etária

Idade	41 a 50 anos	51 a 60 anos	61 a 70 anos	71 a 80 anos	81 a 90 anos
	3	10	10	5	2

Tabela 2 – Distribuição da população pelo tempo de Condicionamento Físico

Tempo	0 a 1 ano	1 a 3 anos	3 a 5 anos	5 a 7 anos	7 a 9 anos	9 ou + anos
	3	5	4	4	1	10

Verifica-se que citam, preponderantemente, os problemas de saúde relacionados a problemas cardíacos (10), dores musculares (10) e colesterol (10), não mencionando problemas emocionais ou afetivos, tais como depressão.

Observa-se que a adesão de dez pessoas seguidas por muitos anos, como já mencionado, pode estar relacionada à crença do controle da doença, por estar em condicionamento físico.

As questões referentes a sentimentos antes e atualmente não foram respondidas por 16 pessoas, demonstrando o quanto há de dificuldade em lidar com os sentimentos, procurando lidar com informações e situações mais concretas.

Tabela 3 – Benefícios do condicionamento

Benefícios	n
Melhora na saúde	27
Prazer/bem-estar	13
Amigos	12
Manter a forma	10
Melhora do estresse	7
Emagrecer	5

Quanto ao suporte social, o estabelecimento de vínculos por interesse e preocupações em comum, no caso a saúde/doença, bem como o lazer gerado pelos encontros após a sessão de condicionamento físico, são variáveis motivacionais relevantes, em especial neste período de vida, em que as relações sociais tendem a ter um grande decréscimo por mudanças na família, sociais e profissionais.

Outrossim, levando-se em conta o hábito deste grupo, destaca-se a rede de apoio social criada entre seus membros, em que a DMR passa a ser utilizada como um espaço de referência para manter os vínculos de amizade que se estabeleceram neste período. Ou seja, manteve-se um grupo fechado, com horários predefinidos, com pessoas praticamente da mesma faixa etária (idoso), com vivências e perdas próprias deste momento de vida. Importante destacar que eles, inclusive, costumam reservar um tempo após o treino diário para se confraternizarem, seja no café da manhã ou na saída à noite, quando podem se autoalimentar pelos interesses em comum, de forma a preservarem um espaço para o lazer e a efetiva socialização.

Tabela 4 – Motivos para manutenção do Condicionamento Físico

Motivos	n
Reconhece os benefícios	25
Recomendação médica	18
Confiança na Instituição	14
Presença dos amigos	9
Incentivo do meio ambiente	6

Godoi[18] observa que motivação pode ser entendida "como o conjunto de processos implicados na ativação, direção, intensidade e persistência da conduta". Considere-se, ainda, que os processos motivacionais envolvem um conjunto de crenças e emoções inter-relacionadas que dirigem o comportamento. Para o início do comportamento pode haver uma motivação extrínseca, ou seja, há recompensas externas. Entretanto, para que haja a manutenção do comportamento, há de haver motivação intrínseca, ou seja, orientada pelo interesse, pela curiosidade ou pelo prazer na atividade.

Ao considerar a Atividade Física (AF), Okuma[19] diz:

> Consideram-se como determinantes pessoais as características sociodemográficas dos praticantes, as causas que a tornam praticantes, seu interesse e estímulo (motivação intrínseca), suas condições físicas, motoras e de saúde. Os determinantes ambientais são: a disponibilidade de tempo para a prática da atividade física, o local em que ele ocorre, o suporte social que o praticante têm para praticá-la. Como determinantes da AF em si são consideradas as características do programa, desde sua organização, prescrição até os aspectos didáticos em relação ao professor.

CONSIDERAÇÕES FINAIS

Como já visto anteriormente, a motivação intrínseca nestes casos é a melhoria física e/ou controle da doença, e as causas ambientais num primeiro olhar estão diretamente relacionadas, ou seja, fazer condicionamento físico em ambiente protegido, acompanhado de equipe multiprofissional, presente na Instituição o tempo todo.

Esta situação, para as pessoas que tiveram um evento traumático cardiológico, pode facilitar para aprender a conhecer os próprios limites e desenvolver a autoconfiança necessária para retomar a vida de forma diferente, com novos hábitos, visto que, após o evento, é frequente o medo de realizar atividades que possam desencadear novas crises.

Outro fator importante relacionado ao ambiente social é o apoio familiar, particularmente do cônjuge.[20] Pôde-se comprovar, neste trabalho, pela participação no programa de dois casais, em que um dava apoio e incentivo ao outro, embora só os maridos tivessem tido problemas cardíacos.

Ressalta-se que o fato de as palestras oferecidas, sobre assuntos relacionados ao programa – como estresse, hábitos de vida, nutrição saudável e outros –, serem abertas aos familiares, foram, em um período, favoráveis a adesão ao programa de condicionamento físico. Estas possibilitaram a compreensão dos benefícios gerados neste tipo de reabilitação, e a sensação de estarem participando ativamente na própria recuperação e/ou bem-estar de seus entes queridos. E para os familiares possibilitaram o esclarecimento de dúvidas, de mitos, bem como o recebimento de orientações facilitadoras para uma melhor organização em família.

Concorde com nossas observações, Yoshida et al.[21] demonstram que, com pacientes que sofreram infarto do miocárdio, o programa é baseado em três elementos – exercícios supervisionados e prescritos ante os resultados de testes cardiorrespiratórios; programa educativo que forneça informação sobre assuntos cardiológicos relevantes; e aconselhamento individual dos pacientes e familiares – possibilitou a manutenção da motivação, bem como o retorno para a vida independente e ativa.

Porém, um fator que merece ser reavaliado em relação ao grupo acompanhado é a dificuldade destes pacientes desligarem-se da Instituição e frequentarem academias e clubes na comunidade, mantendo os objetivos específicos (saúde) e ampliando suas redes sociais, levando a constatar a necessidade de rever o programa oferecido no que tange especificamente ao Serviço de Psicologia, ante a resistência a se submeter ao processo de psicoterapia formal. Planeja-se inserir, periodicamente, módulos educacionais voltados para percepção do eu e estímulo à autoanálise, bem como introduzir avaliações e *feedback* aos participantes, através da equipe como um todo.

Referências

1. Formiga ASC, Dias MR, Saldanha AAW. Aspectos psicossociais da prevenção do infarto: construção e validação de um instrumento de medida. Psico-USF 2003;10(1):31-40.
2. Kubo KM et al. Levantamento de subsídios para assistência de enfermagem ambulatorial a pacientes portadores de valvopatia aórtica. Rev Lat-Amer Enferm 2001;9(5):55-62.
3. Lipp MEN. O modelo quadrifásico do stress. In Lipp, MEN (org) Mecanismos neuropsicofisiológicos do Stress: Teoria e aplicações clínicas. São Paulo: Casa do Psicólogo; 2003.
4. Bosco R. et al. O efeito de um programa de exercício físico aeróbio combinado com exercícios de resistência muscular localizada na melhora da circulação sistêmica e local: um estudo de caso. Rev Bras de Med Esp 2004;10(1):56-62.
5. Fishbein M. Aids and behavior change: An analysis based on the theory of reasoned action. Rev Inter Psic 1990;24(1):27-56.
6. Weinman J et al. The illness perception questionnaire: A new method for assessing the cognitive representation of illness. Psycholo Health 1996;11:431.
7. Cooper A et al. Why patients do not attend cardiac rehabilitation: role of intentions and illness beliefs. Heart 1999;82:234-236.
8. Cooper AF. Factors associated with cardiac rehabilitation attendance: a systematic review of the literature. Clinic Rehabil 2002;16:541-552.

9. Heller A. Teoria de los sentimientos. Barcelona: Fontamara; 1985.

10. Giannotti A. Prevenção da doença coronária: perspectiva psicológica em um programa multiprofissional. Psicol. USP 2002;13(1). Disponível em: <http://www.scielo.br/scielo.php?script=sci_arttext&pid=S0103-65642002000100009&lng=pt&nrm=iso>. Acesso em: 09 jul 2007.

11. Moreno JRH, Melo Sesfc, Rocha Jc. Stress e doenças cardiovasculares. In Lipp, MEN (org) Mecanismos.

12. Folkins CH, Sime WE. Physical fitness training and mental health. Amer Psychol 1981;36(4):373-389.

13. Albuquerque SMRL. Assistência domiciliar: diferencial na qualidade de vida do idoso portador de doença crônica. 2001. 180 p. Dissertação (Mestrado em Ciências) Faculdade de Medicina, Universidade de São Paulo, São Paulo; 2001.

14. Freud S. O mal estar na civilização. Rio de Janeiro, Imago; 1987 (Obras Completas, v. 21).

15. Heloani Jr, Capitao CG. Saúde mental e psicologia do trabalho. São Paulo Perspec 2003;17(2). Disponível em: <http://www.scielo.br/scielo.php?script=sci_arttext&pid=S0102-88392003000200011&lng=en&nrm=iso>. Acesso em: 09 ago 2007.

16. Yohannes AM et al. Predictors of drop-out from an outpatient cardiac rehabilitation programme. Clinic Rehabil 2007;21:222-229.

17. Lion Lac, Cruz PM, Albanesi Filho FM. Avaliação de programa de reabilitação cardíaca. Análise após 10 anos de acompanhamento. Arq Bras Cardiol 1997;68(1):13-19.

18. Godoi CK. Categorias da motivação na aprendizagem. 2001. 308 p. Tese (Doutorado em Engenharia de Produção) Faculdade de Engenharia, Universidade Federal de Santa Catarina, 2001. Neuropsicofisiológicos do Stress: Teoria e aplicações clínicas. São Paulo, Casa do Psicólogo; 2003.

19. Okuma SS. O significado da atividade física para o idoso: um estudo fenomenológico. 1997. 367 p. Tese (Doutorado em Psicologia) Instituto de Psicologia, Universidade de São Paulo, São Paulo; 1997.

20. Yoshida et al. Physical and psychological improvements after phase II cardiac rehabilitation in patients with myocardial infarction. Nurs Health Sci 1999;1:163-170.

30

A Enfermagem no Atendimento da Reabilitação Cardíaca

Nilsa Cecília Mammana Madureira
Renata Maria Ortiz de Silva
Mônica Milinkovic de la Quintana

As afecções cardiovasculares são um conjunto de patologias associadas ao sistema circulatório. Não há causa única para a ocorrência destas, mas se sabe que existem fatores denominados "de risco", que influenciam no seu aparecimento ou agravamento, dentre eles: hipertensão arterial, dislipidemia, *diabete melito*, obesidade e sobrepeso, estresse emocional, disfunções motoras (paraplegia e hemiplegia), alcoolismo, tabagismo e sedentarismo. Se não forem tratados e controlados, resultam em aumento das doenças cardíacas, dentre as quais se destacam: a aterosclerose, o infarto agudo do miocárdio, o acidente vascular encefálico e a trombose. Podem, ainda, trazer complicações sérias para o indivíduo, as quais comprometem seu estado físico, causam incapacidades e exigem mudanças de estilo de vida. O diagnóstico precoce e tratamento adequado são instrumentos eficazes para o controle e a redução da incidência de manifestações súbitas ao aparelho cardiovascular.[1,2]

Diversas Associações de Saúde do mundo têm recomendado a prática regular de atividade física para a prevenção e reabilitação de afecções cardiovasculares. Os efeitos benéficos da prática de atividade física se traduzem em diminuição da pressão arterial, dos triglicérides, da intolerância à glicose e da elevação do colesterol HDL sanguíneo. O aumento da massa óssea corporal previne e reduz a osteoporose e o risco de fratura. A autoestima e a autoconfiança são intensificadas e reduz-se a ansiedade e a depressão. O condicionamento físico deve ser estimulado para pessoas hígidas e para as que apresentam um ou mais fatores de risco; através da reabilitação cardíaca, é desenvolvido um programa com exercícios físicos, educação e aconselhamento para manter e melhorar a capacidade funcional e a qualidade de vida do indivíduo, prevenindo acidentes cardíacos.[3] Para que os benefícios sejam duradouros, os indivíduos devem ter estilo de vida saudável e reduzir os fatores de risco.

Assegurar a adesão ao programa de reabilitação cardíaca é um passo importante para o sucesso do controle dos fatores de risco. Dentre as estratégias utilizadas para a adesão ao tratamento, destaca-se a introdução do profissional de enfermagem à equipe multiprofissional. A efetividade da participação do enfermeiro de forma sistemática na equipe tem sido demonstrada por vários autores e fundamenta-se na sua atuação visando à promoção da saúde, às ações educativas com ênfase nas mudanças do estilo de vida; e ao fornecimento de orientação e esclarecimento de dúvidas sobre a doença, o tratamento, os fatores de risco e os hábitos de saúde.[4]

As pessoas com doença cardiovascular precisam de informações de cuidados de saúde para poderem participar ativamente e assumir a responsabilidade de seus cuidados. A educação para a saúde pode ajudar esses indivíduos a se adaptarem à doença, evitarem complicações, seguirem a terapêutica prescrita e solucionarem problemas quando confrontados com novas situações. A meta da educação à saúde consiste em ensinar as pessoas a viver da forma mais saudável possível, isto é, esforçar-se para atingir o seu potencial de saúde máximo.

A percepção do indivíduo sobre um problema a ser enfrentado é um fator importante, que influencia na reação para a busca de melhorias. A partir deste ponto, há possibilidade de harmonizar a saúde com o viver do cotidiano.[5]

A saúde está intrinsecamente ligada à qualidade de vida, e é muito importante que os enfermeiros orientem medidas saudáveis de maneira clara e objetiva.

Ao planejar os cuidados de enfermagem aos pacientes cardiopatas, o enfermeiro utiliza-se da Sistematização da Assistência de Enfermagem – SAE, um método científico que proporciona melhorias significativas na qualidade da assistência prestada ao paciente, através do planejamento individualizado das ações de enfermagem, compreendendo as fases da consulta de enfermagem; o histórico de enfermagem; o diagnóstico de enfermagem; o plano assistencial; a prescrição de enfermagem; a evolução de enfermagem; e o prognóstico de enfermagem. Este método permite a continuidade e a integralidade do cuidado.[6,7]

Consulta de Enfermagem

A consulta de enfermagem é uma atividade independente, realizada pelo enfermeiro, cujo objetivo propicia condições para melhoria da qualidade de vida, por meio de uma abordagem contextualizada e participativa. Através da consulta de enfermagem, o profissional estabelece uma relação com o paciente, tendo por finalidade a prevenção e o controle dos desvios de saúde, e deve estar, preferencialmente, articulada com um grupo educativo.[8,9]

Histórico de Enfermagem

O histórico de enfermagem visa conhecer hábitos individuais e biopsicossociais para adaptação à unidade de tratamento, assim como identificação de problemas.[10] Utilizam-se como ferramentas a entrevista e o exame físico.

A entrevista tem por finalidade traçar o perfil do paciente, fornecendo informações a respeito dos comportamentos relacionados com a saúde. Esses comportamentos incluem padrões de sono, exercício, nutrição e recreação, os hábitos pessoais, como o fumo e uso de drogas, álcool e cafeína. Devem-se registrar dados como:

- identificação do paciente: dados socioeconômicos, ocupação, moradia, lazer e religião;
- antecedentes familiares e pessoais: agravos à saúde;
- medicamentos em uso;
- estilo de vida;
- queixas atuais;
- percepção do paciente quanto à patologia.

No que se refere ao exame físico do paciente com doença cardiovascular sugere-se a investigação da PA nas posições sentado/supino, em membro superior esquerdo e/ou direito; controle de frequência cardíaca e respiratória; controle de glicemia capilar; medidas antropométricas (peso e altura) e do índice de massa corporal (IMC); presença de edema; pulsos periféricos; condições do sistema cardiovascular, renal e neurológico.

Diagnóstico de Enfermagem

O enfermeiro analisa os dados colhidos no histórico, identifica as necessidades humanas básicas afetadas e o grau de dependência para a realização das atividades do autocuidado.

Trabalhar o diagnóstico precoce significa controlar a incidência e evitar complicações da doença e retardar agravos à saúde. Dessa forma, contribui-se diretamente com a melhoria da qualidade de vida dos pacientes.

Formular diagnósticos de enfermagem torna as metas educacionais e as avaliações da evolução mais específicas e significativas. A educação em saúde para alguns diagnósticos é a principal intervenção de enfermagem.[11]

Plano Assistencial

É a determinação global de assistência de enfermagem que o paciente deve receber diante do diagnóstico estabelecido.[12]

A assistência de enfermagem está voltada à prevenção de complicações cardiovasculares e à manutenção de níveis pressóricos normais, avaliando e controlando os fatores de risco para complicações.

O enfermeiro, também, desenvolve programa de orientação referente a hábitos de saúde, estilo de vida, medicamentos em uso e acompanhamento dos resultados de exames laboratoriais, imprescindíveis para a detecção precoce de complicações.

Prescrição de Enfermagem

Prescrição é a implantação do plano assistencial pelo roteiro diário estabelecido, que coordena a ação da equipe de enfermagem na execução dos cuidados adequados ao atendimento das necessidades humanas básicas.[12]

Evolução de Enfermagem

É o registro dos resultados dos cuidados prestados, das intervenções que se referem à terapia medicamentosa, às modificações no estilo de vida e nos hábitos de saúde.

Em relação à terapia medicamentosa, o enfermeiro deve observar dois aspectos: o paciente deve saber como e quando tomar os medicamentos e deve ser informado quanto aos possíveis efeitos colaterais. Esta orientação é importante para que não haja interrupção súbita dos medicamentos, com o risco de uma crise hipertensiva, por exemplo.

O ensino de saúde e a promoção da saúde visam encorajar as pessoas a alcançarem o nível mais elevado possível de bem-estar, de modo que elas possam viver com mais saúde e prevenir as doenças. À medida que maior número de pessoas reconhecem os efeitos significativos que o estilo de vida e o comportamento têm sobre a saúde, elas podem assumir responsabilidade por evitar os comportamentos de alto risco, como fumo, abuso de álcool, alimentação excessiva e outros hábitos não saudáveis.[11]

A evolução do processo de ensino-aprendizagem determina com que eficácia a pessoa respondeu às estratégias de ensino e até que ponto foram alcançadas as metas.

Prognóstico de Enfermagem

É a estimativa da capacidade de o indivíduo atender a suas próprias necessidades básicas, após a implementação do plano assistencial. É, também um meio de avaliação do processo em si, medindo todas as fases da SAE e chegando a uma conclusão.

O Enfermeiro e a Reabilitação Cardíaca

No Instituto de Medicina Física e Reabilitação do Hospital das Clínicas da Faculdade de Medicina da Universidade de São Paulo – IMREA–HC–FMUSP, todos os pacientes em programa de reabilitação cardíaca iniciam com a consulta do médico cardiologista e, em seguida, passam por consulta de enfermagem, para levantar os agravos à saúde, verificar a adesão do paciente ao tratamento, detectar precocemente o aparecimento de sintomas e complicações e prevenir desvios na terapêutica (Figura 1).

Hospital das Clínicas da Faculdade de Medicina da Universidade de São Paulo
Instituto de Medicina Física e Reabilitação
Divisão de Enfermagem – Equipe Cardiopatia

1. Identificação
Nome: _____ RG HC: _____
Idade: _____ Sexo: _____ Cor: _____
Diagnóstico clínico: _____
Diagnóstico de incapacidade: _____
Data do 1º atendimento: _____/_____/_____

2. Entrevista
Sabe sobre sua patologia?   ( ) Não ( ) Sim
Queixas atuais: _____
Fez alguma cirurgia?   ( ) Não ( ) Sim Qual: _____
Faz acompanhamento médico?   ( ) Não ( ) Sim Especialidade: _____
Faz uso de medicamento?   ( ) Não ( ) Sim

Nome do medicamento	Quantidade (mg)	Horário

Faz dieta? ( ) Não ( ) Sim Tipo: _____
Realiza exames laboratoriais periódicos?   ( ) Não ( ) Sim

Data	Nome do exame	Resultado

Fatores de risco	Antecedentes pessoais	Antecedentes familiares
Hipertensão	( ) Não ( ) Sim	( ) Não ( ) Sim
Dislipidemia	( ) Não ( ) Sim	( ) Não ( ) Sim
Diabetes	( ) Não ( ) Sim	( ) Não ( ) Sim
Obesidade / sobrepeso	( ) Não ( ) Sim	( ) Não ( ) Sim
Tabagismo	( ) Não ( ) Sim	( ) Não ( ) Sim
Alcoolismo	( ) Não ( ) Sim	( ) Não ( ) Sim

3. Exame Físico
Peso: _____ kg   Altura: _____ m   IMC: _____   Glicemia capilar: _____ mg/dl
PA: _____ mmHg   FC: _____ bpm   R: _____ mov/min   T: _____ °C

4. Evolução
_____
_____/_____/_____   _____
Data   Assinatura

FIGURA 1 – Impresso de Avaliação – Divisão de Enfermagem.

Dentre os cuidados prestados ao paciente durante os atendimentos de enfermagem, podem ser citados:

- aferir a pressão arterial com manguito adequado à circunferência do braço;
- verificar a frequência cardíaca;
- medir a altura e o peso;
- verificar a glicemia capilar;
- medir a circunferência da cintura e do quadril e calcular o índice de massa corporal – IMC (Figura 2).

Data	Horário	PA	FC	Glicemia capilar	Peso	Altura	IMC	Assinatura

FIGURA 2 – Impresso de Controles – Divisão de Enfermagem.

Partindo-se do princípio de que o paciente é, também, responsável por seu tratamento e entendendo-se que ele deve ter conhecimento sobre os resultados para, assim, decidir melhor sobre a conduta a ser tomada, a consulta de enfermagem (Figura 3) associada ao programa de educação à saúde (Figura 4) possibilita ao paciente discutir e compartilhar a sua vivência, além de ele receber as informações sobre a doença, a terapia e os recursos disponíveis para o controle do problema.

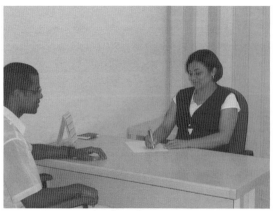

FIGURA 3 – Consulta de enfermagem.

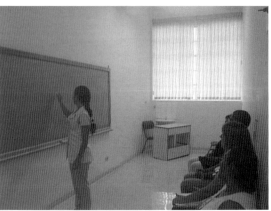

FIGURA 4 – Educação à saúde.

O conteúdo programático desenvolvido individualmente ou em grupos no programa de educação à saúde aborda os seguintes tópicos:

- Conceito de doença cardiovascular
  Sinais e sintomas
    – Taquicardia
    – Dor pré-cordial
    – Dispneia
    – Lipotímia
    – Cefaleia
    – Cãimbras
    – Parestesias
    – Impotência sexual

- Fatores de risco para doenças cardiovasculares
    – Hipertensão arterial
    – Dislipidemia
    – Diabete melito
    – Obesidade e sobrepeso
    – Estresse emocional
    – Disfunções motoras
    – Sedentarismo

- Prevenção dos acidentes cárdio e cerebrovasculares
  Estilo de vida física
    – Alcoolismo
    – Tabagismo
    – Sono e repouso
    – Higiene
    – Eliminação

- Terapêutica: medicamentos
    – Tipo
    – Dosagem
    – Quantidade
    – Horários
    – Efeitos colaterais
    – Acompanhamento de resultados de exames laboratoriais.

O Enfermeiro no Atendimento Cardiorrespiratório

Com relação à parada cardiorrespiratória (PCR), segue-se no Instituto de Medicina Física e Reabilitação HC-FMUSP a orientação preconizada pela American Heart Association.[13] Timermann et al.[14] enfatizam os tópicos relevantes em recente publicação da Sociedade Brasileira de Cardiologia (Quadro 1).

Em ambiente hospitalar ou em locais que tenham desfibrilador, este deve ser aplicado de imediato. Caso o aparelho seja do tipo bifásico, a disfibrilação pode ser de 120 a 200 joules; se monofásico, deverá ser de 360 joules. O uso de desfibrilador automático é utilizado cada vez mais (DEA).

Os medicamentos mais empregados na RCP sob orientação médica estão descritos na Tabela 1.

Quadro 1 – Tópicos relevantes

• As novas diretrizes de RCP enfatizam a importância de se realizarem compressões torácicas de alta qualidade, ou seja, com frequência e profundidade adequadas.
• A relação compressão–ventilação deve ser 30:2 para RCP realizada por um ou dois socorristas em adultos.*
• O algoritmo para tratamento da parada cardíaca sem pulso foi reorganizado de modo a incluir FV/TV sem pulso, assistolia e AESP.
• Na inserção de uma via aérea avançada estabelecida, as compressões torácicas devem ser aplicadas continuamente (100 por minuto) e as ventilações de resgate devem ser aplicadas em uma frequência de 8 a 10 ventilações por minuto (1 ventilação a cada 6 a 8 segundos).
• A confirmação de colocação do tubo endotraqueal em posição correta requer tanto avaliação clínica quanto uso de um dispositivo (por exemplo, um detector de CO_2 exalado, um dispositivo detector esofágico).
• Administração intravenosa (IV) ou intraóssea (IO) de medicamentos é preferível à administração endotraqueal.

* Em trabalhos recentes a serem publicados em 2010 prioriza-se manter apenas a massagem cardíaca.

Tabela 1 – Medicações usadas na PCR (doses de ataque)

Medicação	Apresentação	Dose inicial EV	Dose máxima
Epinefrina	Ampolas de 1 mg	1 mg de 3/3 a 5/5 min	Indeterminado
Atropina	Ampolas de 0,25 ou 0,5 mg	1 mg de 3/3 a 5/5 min	3 mg
Vasopressina	20 unidades/ml	40 unidades	40 unidades
Amiodarona	Ampolas de 150 mg	300 mg (5 mg/kg de peso)	450 mg (7,5 mg/kg de peso)
Bicarbonato de sódio – 8,4%	1 ml = mEq	1 mEq/kg de peso	Indeteminado
Sulfato de magnésio	10% (10 ml = 1 g) 20% (20 ml = 2 g) 50% (10 ml = 5 g)	1 a 2 g	0,5 a 1 g/hora

Adaptado de Timermam et al.[14]

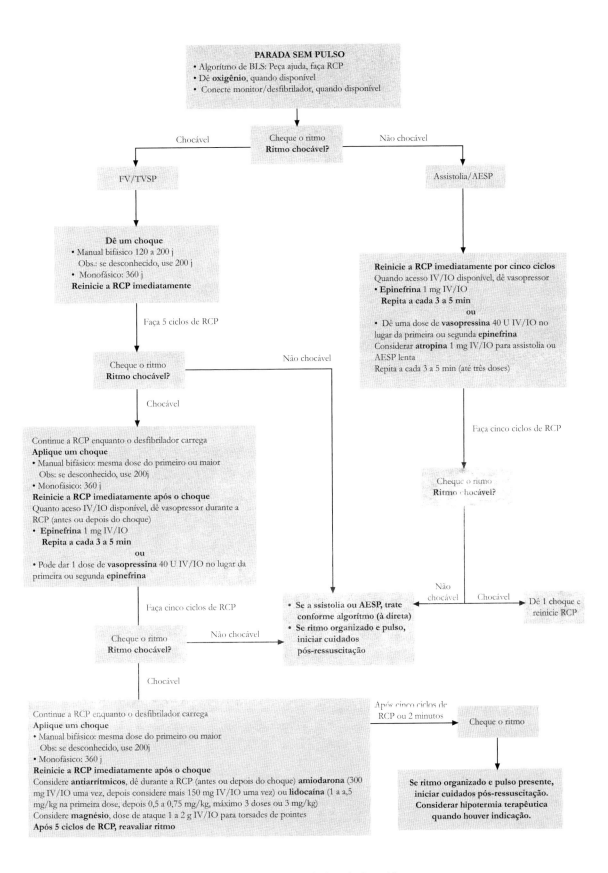

Figura 5 – Algoritmo 1. Suporte básico de vida para profissionais de saúde.

CONSIDERAÇÕES FINAIS

A atuação do enfermeiro junto ao cardiopata visa à adesão ao programa de reabilitação, e a mudança de comportamento se dá através de intervenções focadas na educação à saúde, as quais previnem agravos à saúde, implementando a qualidade de vida, dando suporte fundamental à equipe médica nas emergências.

REFERÊNCIAS

1. Miramom A, Ruivo J. Reabilitação Cardíaca. Um coração para a vida. [citado 2007 ago]. Disponível em: <http//www.medicosdeportugal.iol.pt/action/2/cnt_id/1351>.
2. Doenças Cardiovasculares. [citado 2007 ago 16] disponível em: <http://www.saúde.sc.gov.br/cidadao/de_olho_na_saúde/doencascron/doenças_cardiovasculares.htm>.
3. Ciolac EG, Guimarães GV. Exercício físico e síndrome metabólica. Rev Bras Med Esporte 2004;10(4).
4. Souza ALL, Jardim PCBV. A Enfermagem e o paciente hipertenso em uma abordagem multiprofissional – relato de experiência. Rev Latino Am Enferm 1994;2(1):5-17.
5. Silva JLL, Souza SL. Fatores de risco para hipertensão arterial sistêmica versus estilo de vida. Rev Elétron Enferm 2004;6(3):330-5.
6. Horta WA. Observação sistematizada como base para o diagnóstico de enfermagem. Revista Brasileira de Enfermagem mar 1971;(24):10-15.
7. Horta W A. Processo de enfermagem. São Paulo: EPU; 1979.
8. Cruz JCF. Consulta de enfermagem ao cliente hipertenso [dissertação]. Rio de Janeiro: Universidade Federal do Rio de Janeiro; 1989:96.
9. SAE – Sistematização da Assistência de Enfermagem Brasil Vitae. [citado 2007 ago 20]. Disponível em: <http//www. brasilvitae.com.br/ novidades_ sae.htm>.
10. Conselho Federal de Enfermagem. Dispõe sobre sistematização da assistência de enfermagem – SAE – nas instituições de saúde brasileiras: Resolução nº272/02. Brasília (DF); 2002 [citado em 24 out 2004]. Disponível em: <http://www.corensp.org.br/resolucoes.html>.
11. Smaltzer SC, Bare BG. Tratado de Enfermagem Médico-Cirúrgica. 10 ed. Rio de Janeiro: Guanabara Koogan; 2005.
12. Brandalize DL, Kalinowski CE. Processo de enfermagem: vivência na implantação da fase de diagnóstico. Cogitare Enferm set/dez 2005; 10(3):53-57.
13. American Heart Association Guideline for Cardiopulmonary Resuscitation and Emergency Cardiovascular Card Circulation 2005;112-211.
14. Como Tratar – dislipedimia e Cardiopatias/ Terapia Intensiva em Cardiologia/ Emergências. In: Carlos V, Serrano Jr, Dario C, Sobral F (ed). Barueri: Manole; 2007.

Fisioterapia na Reabilitação das Doenças Incapacitantes com Afecções Cardiovasculares

Maria Cecília dos Santos Moreira
Carla Paschoal Corsi Ribeiro
Priscilla Pereira dos Santos Otsubo

Reabilitar é oferecer condições para que o indivíduo retorne a um estilo de vida ativo, e não apenas fazer com que ele exista.
(Tyson, 1995)

Nas últimas décadas, o aumento da expectativa de vida do ser humano evidencia melhores condições de superação dos fatores causadores de mortalidade existentes e testemunha o sucesso das intervenções de saúde, como desafio à sociedade, que deve oferecer condições adequadas e dignas de vida aos seus cidadãos.[1] Paralelamente a esta realidade, as doenças crônicas, as deficiências e as incapacidades representam maior preocupação para a área da saúde.[2,3,4]

A hipertensão arterial é uma síndrome multifatorial cuja prevalência no Brasil atinge 22% a 44% da população urbana adulta.[5] A importância dessa doença, do ponto de vista da saúde pública, reside no fato de apresentar grande incidência na população e consequências altamente lesivas.[6]

A reabilitação das afecções cardiovasculares nas doenças incapacitantes implica uma interação multidisciplinar, em que o trabalho realizado pelo fisioterapeuta desempenha um papel fundamental para se alcançar a recuperação funcional destes pacientes, considerando-se a complexidade da incapacidade aos fatores de risco associados à doença coronariana.

O fisioterapeuta, na prática de sua profissão, está apto a desenvolver ações que têm por finalidade a prevenção, a promoção e a manutenção da saúde funcional, isoladamente ou num contexto de reabilitação, tanto no atendimento individual quanto no coletivo. Compete ao fisioterapeuta exercer a profissão de forma articulada com o contexto social, entendendo-a como uma forma de participação e contribuição social.[7,8]

Como processo terapêutico, utilizam-se conhecimentos e recursos próprios, tendo por objetivo promover, aperfeiçoar ou adaptar o indivíduo à melhoria da qualidade de vida. Para tanto, utiliza-se a ação isolada ou conjugada de fontes geradoras de termoterapia, crioterapia, fototerapia, eletroterapia, sonidoterapia e aeroterapia, além da cinesioterapia, da mecanoterapia e de outros recursos advindos da evolução dos estudos e da produção científica da área.[9]

As inovações conceituais, que norteiam as condutas terapêuticas no processo de reabilitação de indivíduos cardiopatas com déficit motor, consideram imprescindível a abordagem multidisciplinar, que consiste num desafio para o fisioterapeuta na introdução de novos métodos de investigação.

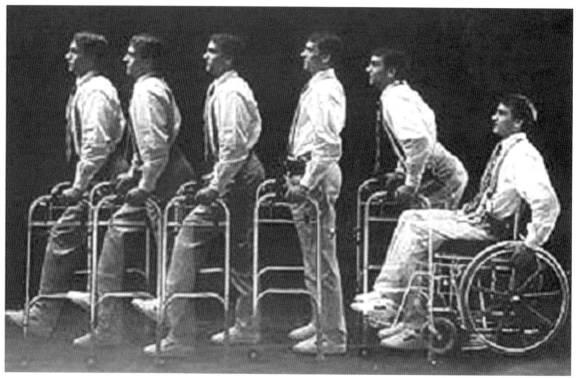

FIGURA 1 – Imagem ilustrativa da progressão da marcha em indivíduo com lesão medular (Disponível em: <http://www.wwrc.net/content/physicaltherapy.htm>. Acesso em: 24 abr. 2008).

Atuação Fisioterapêutica nas Afecções Cardiovasculares

Entre os fatores de risco de doenças cardíacas, a hipertensão é uma das principais. Ela também é responsável pelo desenvolvimento e pela progressão da aterosclerose e seus desfechos clínicos, tais como acidente vascular encefálico (AVE), infarto do miocárdio (IM), obstrução arterial periférica (OAP), insuficiência renal crônica (IRC) e o mais importante fator para a progressão de lesão renal.[10]

A atuação do fisioterapeuta é ampla e permeia todo o processo de tratamento e reabilitação, inclusive a prevenção. O fisioterapeuta pode elaborar estratégias de tratamento, tendo em vista a abordagem dos fatores de risco.[11]

Medidas não farmacológicas de caráter preventivo devem ser promovidas pelo fisioterapeuta por meio de ações individualizadas, elaboradas para atender às necessidades específicas de cada paciente, com o objetivo de restaurar e aumentar a capacidade funcional, de modo que se obtenha considerável qualidade de vida e melhora do prognóstico.[12]

aquisição de novas estratégias e habilidades, além de alteração do ambiente, de modo que o impacto da incapacidade possa ser minimizado e não constituir mais impedimentos.[13]

A preocupação do fisioterapeuta com o movimento leva a um interesse particular pela avaliação da função motora, cobrindo todos os aspectos do controle motor, tais como: amplitude de movimento, potência muscular, padrão de movimento de membros e tronco, padrões de tônus muscular, testes de movimento funcional, destreza e sensibilidade. Devem ser tomados os sinais vitais. A inspeção e a palpação da parede torácica (identificação dos padrões respiratórios), ausculta do tórax (sons cardíacos e sons respiratórios). Exame dos membros pode revelar informações acerca dos pulsos periféricos e edema.[2,3]

O processo de avaliação deve ser formal e estruturado para o estabelecimento de uma base de dados, a identificação dos objetivos e a seleção das técnicas adequadas.[3] Para tanto, no decorrer deste capítulo, descrevem-se testes e protocolos padronizados para a quantificação da evolução do tratamento das afecções cardiovasculares nas doenças incapacitantes.

Avaliação Fisioterapêutica

Alguns autores sugerem que o tratamento bem-sucedido resulte de uma combinação de três abordagens: redução da incapacidade,

Plano de Tratamento

Após a avaliação, o estabelecimento de metas em curto e longo prazos deve ser determinado, bem como o modo e o padrão de intervenção. Os objetivos da intervenção são maximizar a habilidade funcional e evitar as complicações secundárias.[14]

Um padrão para reavaliação regular deve ser estabelecido durante o planejamento da terapia, para monitorar o estado geral em diferentes estágios durante a reabilitação, concentrando-se em aspectos de recuperação funcional relacionados aos objetivos desejados.[15]

As metas gerais do tratamento fisioterapêutico nas doenças incapacitantes visam promover a maior independência funcional possível, a sua reintegração social, profissional e recreativa, e conciliar a expectativa do paciente, auxiliando-o na tomada de decisões. As metas específicas baseiam-se nas seguintes ações: posicionamento no leito, manutenção da higiene pulmonar, ventilação respiratória adequada, bons padrões respiratórios e de tosse, prevenção da estase venosa e da trombose associada ao imobilismo, prevenção das úlceras de decúbito e de deformidades, manutenção da amplitude articular, promoção de fortalecimento muscular, recuperação da mobilidade, coordenação motora e equilíbrio, melhoria e manutenção do trofismo e condições circulatórias, além de treinamento para locomoção.[2,3,14] Outros aspectos que devem ser considerados para traçar as metas fisioterapêuticas são: avaliação do ambiente domiciliar, verificação de acessibilidade e recomendação de modificações, tais como adaptações arquiteturais simples (medidas ergonômicas como rampas, corrimãos e barras paralelas) e complexas (elevadores para cadeira de rodas, deslizador para escadas).[14]

O fisioterapeuta tem importante papel na monitoração e na facilitação do ajustamento do paciente à incapacidade crônica, por meio de programas seguros de exercícios, devendo avaliar as respostas fisiológicas aos exercícios e às atividades. O registro da frequência cardíaca (FC) aferida antes, durante e depois de cada exercício ou sessão, propicia um índice simples, facilmente mensurável do consumo de oxigênio pelo miocárdio e do trabalho do miocárdio. As pressões sanguíneas devem ser rotineiramente registradas antes, durante e depois da atividade, sendo esta última tomada dentro dos primeiros 15 segundos, assim que a atividade é interrompida. A pressão sanguínea tomada e registrada durante uma atividade propicia a informação clínica útil, porque o produto *frequência–pressão* (FC x pressão sanguínea sistólica) é um índice comumente aceito do consumo de oxigênio pelo miocárdio.[2]

As medidas do resultado final são instrumentos selecionados para verificação do efeito do tratamento e, assim, devem estar de acordo com o objetivo de tratamento e é imprescindível que sejam claras e mensuráveis.[3]

TESTES

As medidas funcionais são de interesse para o paciente e o fisioterapeuta e, normalmente, relacionam-se com o grau de incapacidade ou dependência. São mais úteis se o paciente compreender sua situação e se a função for relevante para a vida diária no ambiente normal em que vive.[3] A monitoração cuidadosa é indispensável na presença de fatores de risco cardiovascular.

Pacientes de idade avançada com doenças cardíacas ou pulmonares apresentam exaustão após poucos minutos de exercício máximo convencional e a capacidade acaba tornando-se subestimada. Os métodos de mensuração dos resultados do programa de reabilitação são pouco sensíveis a pequenas variações do estado funcional do paciente. A utilização de medidas mais sensíveis, como os testes de marcha, podem traduzir melhor a capacidade de exercício funcional, pois definem uma habilidade do paciente de realizar atividades da vida diária que não se refletem por meios dos testes de exercícios convencionais. Tais medidas têm permitido detectar ganhos significativos em pacientes crônicos.[15,16]

Os testes descritos, a seguir, são alguns dos métodos amplamente difundidos na literatura atual e referem-se à medida das várias dimensões da capacidade física nos pacientes crônicos.

- *Teste da caminhada de 6 minutos* – que pode ser realizado em corredor (TC6C) proposto por Steele[17] ou em esteira (TC6E)[18] e medem a capacidade submáxima ao exercício.
- *Índice de percepção de esforço (IPE)* – idealizado por Borg,[19] classifica o esforço subjetivo ao nível do esforço realizado.
- *Treino de marcha em esteira* – modelo multissistemático para otimizar a recuperação motora e a saúde cardiovascular pós-AVE proposto por Macko.[20]
- *Habilidade para subir escadas (degraus por minuto)* – proposto e elaborado por Olney et al.[21]

É importante ressaltar que as variáveis serão selecionadas de acordo com o objetivo que se deseja investigar. O Índice de Custo Fisiológico (ICF) pode ser determinado dividindo-se a diferença entre a frequência cardíaca obtida ao final do teste empregado e a frequência cardíaca de repouso pela velocidade – (FC final – FC inicial) / velocidade –, sendo expresso em batimentos por minutos.[22]

O detalhamento dos testes citados será considerado no decorrer deste capítulo.

Os programas de exercícios precisam ser individualizados, com base nos resultados da avaliação inicial, e ajustados segundo as limitações de cada paciente. A atividade física precoce e supervisionada permite ao paciente se tornar independente quanto aos cuidados pessoais e a algumas atividades da vida diária (AVD), embora, em muitos casos, a intensidade do exercício não seja suficientemente alta, nem sua duração tão longa, a ponto de produzir efeito de treinamento no sistema cardiovascular. Os benefícios primários permanecem sendo a prevenção do descondicionamento e de complicações, como trombose venosa profunda e tromboembolia.[2,3,14,15]

Os testes, a seguir, são medidas funcionais úteis para correlacionar o impacto dos programas de reabilitação na qualidade de vida destes pacientes.

- Índice de Barthel (instrumento validado que mede a habilidade do paciente nas Atividades de Vida Diária – AVD's).[23]
- Medida de Independência Funcional – MIF (instrumento capaz de medir o grau de solicitação de cuidados de terceiros que o paciente com deficiência física exige para a realização de tarefas motoras e cognitivas).[24,25]
- Medida da Função Motora Grossa – GMFM (instrumento de observação padronizado e validado que foi criado para medir a mudança que ocorre, com o passar do tempo, na função motora grossa das crianças com paralisia cerebral).[26]
- Classificação Internacional de Funcionalidade – CIF (descrição da saúde e dos estados relacionados à saúde).[27,28,29]
- Força muscular: Dinamometria Isocinética (ferramenta de avaliação da performance muscular).[30,31] Testes Isocinéticos são úteis quando se trata de quantificar as alterações devidas a idade, tipo de incapacidade ou treino, que se observa no gráfico de força e velocidade.

Os Efeitos do Imobilismo no Sistema Cardiovascular

Idade avançada, doenças crônicas ou incapacidades são particularmente suscetíveis aos efeitos adversos do imobilismo. Por exemplo, uma pessoa sem deficiência pode apresentar encurtamento da musculatura de membros inferiores se exposta ao repouso prolongado. Em circunstâncias semelhantes, pode-se esperar que um paciente com doença do neurônio motor, desenvolvendo fraqueza ou espasticidade nos membros, apresente as mesmas complicações musculoesqueléticas, porém com maior velocidade. Cabe salientar que o grau em que cada um desses indivíduos é afetado difere totalmente de um indivíduo para outro. Portanto, a prevenção dessas complicações deve ser um dos princípios básicos do tratamento de reabilitação. Os efeitos do imobilismo não estão relacionados apenas a um segmento do corpo. A inatividade reduz a capacidade funcional do sistema musculoesquelético, resultando em fraqueza, atrofia e baixa resistência à fadiga. Os efeitos deletérios podem ser agrupados sob o termo *descondicionamento*, que é definido como uma capacidade funcional reduzida no sistema musculoesquelético e em outros sistemas corporais.[14,32]

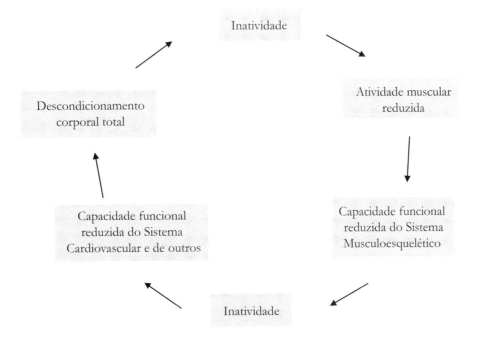

FIGURA 2 – Os efeitos do imobilismo nos diversos sistemas corporais.

Uma forma preventiva de complicação durante o período de inatividade é a realização de exercícios objetivando manutenção do alongamento e da flexibilidade global, condicionamento cardiovascular geral, fortalecimento muscular, redução da gordura corporal e relaxamento. Todas as atividades propostas devem ser realizadas de acordo com as possibilidades de cada indivíduo e sempre respeitando os limites da dor e da doença de base.[14,33,34]

EXERCÍCIOS

A prática regular de exercícios físicos pode produzir mecanismos adaptativos, que resultam no estabelecimento de uma nova situação de equilíbrio dos processos homeostáticos, amenizando ou eliminando os efeitos desencadeados pelas doenças cardiovasculares; contudo, para que os efeitos benéficos sejam obtidos em sua plenitude, os exercícios deverão ser individualizados, executados corretamente, com supervisão e orientação.[35]

A atividade física pode ser definida como qualquer movimento físico corporal produzido pelos músculos esqueléticos, havendo gasto energético. Diferencia-se do condicionamento físico, onde a habilidade ou a capacidade para executar a atividade física é medida pelo consumo máximo de oxigênio (VO_2).[36,37]

Indivíduos com déficits motores apresentam reduzida capacidade aeróbica em relação a indivíduos saudáveis com idade similar. Numerosas pesquisas realizadas contribuem para ilustrar os importantes efeitos que as modificações devidas a idade, alterações sensitivas, cognitivas e motoras, como fraqueza muscular, espasticidade, padrões anormais de movimento exercem na função cardiorrespiratória.[16] Para que se possa falar em condicionamento físico, a FC na atividade aeróbica deve ficar entre 65% a 85% da FCmáx para um indivíduo numa certa idade; valores abaixo destes são considerados exercícios leves que não promovem condicionamento físico adequado.[15] Potempa et al.[38] recomendam que os pacientes com menor performance funcional devam treinar a intensidade de 40% a 60% do VO_2máx durante três vezes por semana. É consenso na literatura que programas de treinamento aeróbico são eficazes após 10 a 12 semanas, sendo 10 semanas o tempo mínimo para se obter condicionamento cardiorrespiratório em pacientes com diferentes graus de incapacidade.[16]

Sabe-se que a atividade física estimula a função dos sistemas cardiovascular, respiratório e musculoesquelético, como também promove motivação psicológica e sensação de bem-estar. Músculos e ossos constituem a principal parte da nossa massa corporal total, e exercícios físicos provocam aumento da solidez óssea e da força muscular. No sistema cardiovascular a atividade física pode diminuir a FC e a pressão arterial, tanto em repouso como no exercício. No sistema respiratório, exercícios físicos favorecem o aumento da ventilação-perfusão e a troca gasosa em áreas pulmonares menos ventiladas. O exercício aeróbico melhora a tolerância para a realização das atividades da vida diária com menor gasto energético, maior recrutamento de unidades motoras e utilização de fibras oxidativas.[12,16]

Os benefícios do exercício físico, também, são observados na qualidade de vida dos indivíduos, evidenciados pela diminuição no estado de ansiedade e depressão, elevação da autoconfiança e da motivação para a mudança de hábitos e comportamentos, que agem no controle dos fatores de risco.[36]

A conscientização corporal melhora o autocuidado e os pacientes passam a adotar posições e posturas corpóreas mais adequadas, protegendo, sobretudo, a coluna vertebral. Muitos fatores relacionam-se na adesão e na manutenção de um estilo de vida mais ativo, entre eles, a situação socioeconômica, a influência cultural, a idade e a própria saúde. É necessário compreender quais variáveis influenciam nas mudanças de comportamento. As estratégias devem encorajar indivíduos com diferentes incapacidades a aderir a um estilo de vida mais ativo.[33]

REABILITAÇÃO FISIOTERAPÊUTICA NAS DOENÇAS INCAPACITANTES E NAS CARDIOPATIAS ASSOCIADAS

LESÃO DA MEDULA ESPINHAL (LME)

A Lesão da Medula Espinhal (LME) é uma das mais devastadoras síndromes incapacitantes que acometem o ser humano, trazendo como consequência paralisia e falência das funções vitais, défict sensitivo superficial e profundo abaixo do nível lesionado, disfunções vasomotoras, alterações autonômicas, vesicais, intestinais e sexuais.[14,32,39] A reabilitação das graves sequelas deixadas pela LME representa um dos maiores desafios enfrentados pela equipe multidisciplinar.

De acordo com a Classificação Internacional de Funcionalidade (CIF) da OMS,[27] as consequências da LME geram impacto na estrutura e na função do corpo e na atividade de participação do indivíduo. Limitações na atividade de participação são manifestadas pela redução da capacidade de realizar atividades funcionais, como vestir, tomar banho e andar. A magnitude da limitação funcional está geralmente relacionada com a gravidade da LME, mas não completamente dependente desta. Outros fatores que influenciam na limitação de atividade são motivação e disposição, adaptação e habilidade, gravidade das comorbidades adquiridas ou pré-existentes, estabilidade clínica, capacidade física e tipo de treinamento realizado no processo de reabilitação.[41]

Mediante estas complicações, torna-se fundamental o processo de reabilitação desde o início da lesão, pois a maioria dos indivíduos é acometida durante a juventude, vivendo, portanto, a maior parte de suas vidas com este comprometimento. Geralmente, tais indivíduos exibem uma perda do controle muscular, se não total, substancial abaixo do nível da lesão medular e, assim, são comumente incapazes de realizar exercícios voluntários, suficientes para manter um bom nível de preparo físico.[42]

Pacientes com lesão medular podem apresentar uma redução das dimensões cardíacas em comparação com indivíduos saudáveis e não treinados, devido à redução da massa muscular ativa, à função cardíaca alterada, à disfunção autonômica e à redução drástica da atividade física.[42]

Outro fator que acomete a resposta cardiorrespiratória de pacientes com lesão medular é a paralisia dos músculos diafragma, intercostais e acessórios, por ocasionarem uma redução da capacidade inspiratória e uma hipoventilação crônica, enquanto o acometimento da musculatura abdominal leva a uma diminuição da expiração forçada.[43] A capacidade respiratória está diretamente proporcional à quantidade de músculos inspiratórios e expiratórios envolvidos. Indivíduos com nível alto de lesão medular apresentam valores e capacidades inferiores de volume comparado àqueles com níveis mais baixos de lesão.[44]

Em indivíduos com nível de lesão medular acima da sexta vértebra torácica (T6), há um funcionamento inadequado do sistema nervoso autônomo, podendo repercutir de duas maneiras: crise autonômica hipertensiva ou disrreflexia autonômica e hipotensão ortostática.

O sistema nervoso é dividido em central e periférico. O sistema nervoso central (SNC) constitui-se pelo encéfalo e pela medula espinhal. O sistema nervoso periférico

(SNP) é subdividido em aferente (conduz a informação dos receptores periféricos para o SNC) e eferente, que conduz a informação central para os músculos esqueléticos (sistema nervoso somático) e para glândulas, músculos liso e cardíaco (sistema nervoso autônomo).

O sistema nervoso autônomo é dividido em simpático e parassimpático. Este sistema é regulado por informações dos receptores no organismo e modulados por centros cerebrais superiores, especialmente o hipotálamo.[42] A atuação desse sistema é essencial para a funcionalidade de vários sistemas fisiológicos durante o repouso, mudança postural e em especial durante o exercício físico. Dessa forma, o sistema nervoso simpático exerce uma influência direta sobre a função cardiovascular, pulmonar e os processos metabólicos, como frequência cardíaca, pressão arterial, glicogenólise, glicólise e lipólise.[42,45]

A lesão medular gera uma interrupção das vias do SNC para o SNP, que significa um prejuízo da transmissão de informações aferentes e eferentes, resultando em alterações patológicas na inervação simpática.[46] A perda total ou parcial do controle simpático para o coração ocorre em indivíduos com nível de lesão acima de T6.[43]

A disrreflexia é desencadeada por estímulos nociceptivos, entre eles as distensões de vísceras ocas, podendo ocorrer espasmo arterial, constrição da pele e vísceras abaixo do nível da lesão, resultando na elevação súbita da pressão arterial. Os barorreceptores nos sinus carotídeo, arco aórtico e vasos cerebrais detectam o aumento da pressão sanguínea que inibe o centro vasomotor, permitindo a vasodilatação acima do nível da lesão (calor, congestão nasal, manchas sanguíneas na face, pescoço, tronco e sudorese abundante).[14,46,47]

As complicações da disrreflexia autonômica incluem a espasticidade aumentada, a hipoxemia, o acidente vascular encefálico, as convulsões, a perda da consciência e, em casos mais severos, o coma e o óbito. A forma mais adequada de atuar na disrreflexia autonômica é a prevenção e a eliminação do fator desencadeante. Deve-se atentar para o controle das funções urinárias e vesical, prevenção de úlceras por pressão, unhas encravadas, uso de roupas, órteses ou acessórios apertados, que devem ser afrouxados, bem como seguir as orientações na realização de manobras de esvaziamento da bexiga e cuidados no posicionamento no leito.[2,14,46]

HIPOTENSÃO ORTOSTÁTICA

A hipotensão ortostática é a queda súbita da pressão sanguínea durante a postura ereta (passivamente) e quando se permanece nesta posição ou durante a postura sentada. Tal fenômeno manifesta-se em pacientes com LME acima de T6 e ocorre pelo represamento sanguíneo nos vasos dos membros inferiores, associado à menor liberação de aminas vasoativas (adrenalina, noradrenalina) durante as trocas posturais. Concomitantemente, sucedem os estímulos de barorreceptores dos seios carotídeos e desenvolvimento da inibição vagal.[14,46]

É de grande importância que o profissional que trabalha com indivíduos acometidos de LME fique atento aos seguintes sintomas: tontura, sudorese, palidez, náusea, turvação visual, zumbido, perda de consciência e taquicardia, devendo este quadro clínico ser revertido tão logo seja detectado. Para isso, a equipe multiprofissional deve estar treinada para executar a medida terapêutica adequada.

A mobilização precoce é o modo mais eficaz de prevenir esta manifestação clínica. Elevação sempre lenta e gradativa do tronco ou reclinar o encosto da cadeira de rodas são alguns dos procedimentos que devem ser adotados.[2,3,14]

Sempre que indicada, a posição ortostática deve ser iniciada o mais precocemente possível, com o uso da prancha ortostática. Este recurso traz benefícios na regulação cardiovascular, na capacidade respiratória, na manutenção da densidade óssea e na melhora da função corporal.[2,3,14]

O principal objetivo da prancha é possibilitar ao paciente manter a posição ortostática durante um período razoável de tempo. Outra indicação é manter a amplitude articular e evitar ou reduzir o tônus flexor causado pela postura prolongada na posição sentada numa cadeira de rodas.

O ortostatismo ainda contribui para melhora da função renal, prevenção da litíase renal e urinária, que levam à infecção e à deterioração da função do órgão excretor, prevenção da osteoporose, melhoria do metabolismo em geral, alívio dos pontos de pressão cutânea, prevenindo escaras, redução dos espasmos, benefícios psicológicos, auxiliando na reestruturação da imagem corporal.[14,46]

A prancha ostostática é um equipamento que consiste em uma prancha inclinável com apoio para os pés, cintas para fixação de joelhos, quadril e tronco e permite graduação do ângulo de inclinação. Pode ser inclinada da posição horizontal para a vertical com um motor elétrico, ou manualmente. A prancha é inclinada gradativamente durante a terapia, na qual o paciente permanece por um tempo de 20 a 30 minutos, conforme a sua tolerância. O fisioterapeuta deve registrar o controle da frequência cardíaca, aferição da pressão arterial por meio de um esfigmomanômetro, para ter a possibilidade do aumento do grau de inclinação durante a terapia, tendo por objetivo final a posição ortostática. Além disso, é importante verificar o posicionamento da articulação tibio társica e possíveis alterações na pele, como cianose, edema, entre outros.[14,48,49]

O posicionamento na prancha ortostática possibilita o trabalho de equilíbrio do corpo e o fortalecimento muscular de membros superiores, que podem ser executados por meio de atividades dinâmicas, como, por exemplo, jogar bola, arremessar argolas, exercícios com halteres de diferentes pesos, entre outros.

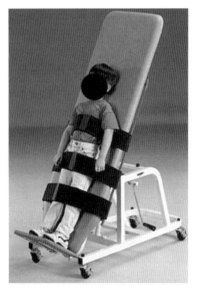 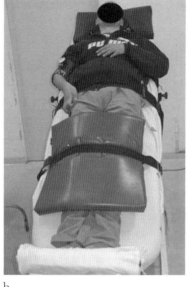 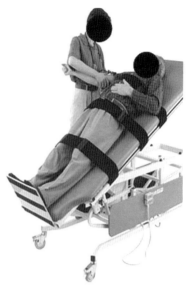

a b

FIGURA 3 – Paciente na prancha ortostática: (a) adulto; (b) infantil.

FIGURA 4 – Prancha ortostática elétrica (Fonte: SammonsPreston).

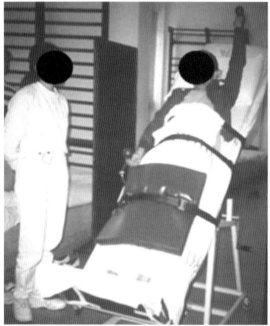 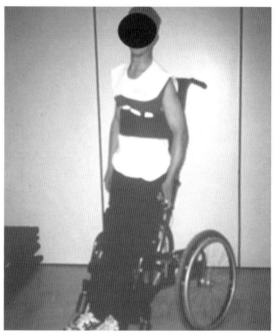

FIGURA 5 – Paciente realizando exercícios na prancha.

FIGURA 6 – Cadeira-Stand.

CINESIOTERAPIA

Entre os objetivos do exercício na LME, é importante que o paciente e seus familiares sejam orientados pela equipe multiprofissional quanto à prevenção de deformidades. A imobilidade no leito, a ausência de movimentos voluntários, a presença de espasmos musculares e o mau posicionamento do corpo são causas importantes de deformidades osteomioarticulares e de sintomatologia dolorosa. Medidas preventivas constam do posicionamento no leito nos vários decúbitos; adequação do posicionamento na cadeira de rodas; e, em alguns casos, são indicadas órteses de posicionamento para manter articulações estabilizadas. As órteses são dispositivos externos destinados a corrigir e/ou melhorar a função do corpo ou parte dele.[2,3,14,47,50]

O exercício de elevação para alívio da pressão é uma técnica na qual os pacientes se levantam sozinhos da cadeira de rodas para aliviar a pressão. Recomenda-se que levantem a cada meia hora por aproximadamente 30 segundos. Quando o paciente não pode levantar-se, utiliza-se uma posição modificada de inclinação para frente.[2,3,14,47,50]

Os exercícios são realizados inicialmente de forma passiva e, tão logo seja possível, associados aos exercícios ativos. Os objetivos dos movimentos passivos são: auxiliar a circulação, manter a força muscular, evitando, assim, o encurtamento dos tecidos moles de todas as estruturas paralisadas, e manter a amplitude de movimento total de todas as articulações. Os movimentos passivos devem ser realizados desde o primeiro dia da lesão.[2,3,14,47,50] É importante a progressão dos objetivos fisioterapêuticos quando o paciente ganha mais habilidade na sua capacidade funcional. O primeiro treinamento consiste em ensinar o paciente a rolar, sentar-se a partir do decúbito e deitar-se a partir da posição sentada. Os deslocamentos corporais, como as transferências, são de grande importância, tanto para o paciente como para o seu cuidador.[2,3,14,47,50,51,52,53]

O emprego de recursos como Estimulação Elétrica Funcional (FES) e eletroestimulação com cicloergometria de membros inferiores podem resultar em melhoria na execução de exercícios, principalmente pela manutenção da força e do trofismo muscular, secundária à adaptação central e periférica.[14,50,51,53,54]

O cicloergômetro com estimulação elétrica funcional é um equipamento que combina FES com programas de computador e uma bicicleta. É indicado em pacientes com lesão do neurônio motor superior, sendo uma grande contribuição nos programas de reabilitação multidisciplinar.

Os pacientes com lesão do neurônio motor superior são elegíveis para o tratamento se não houver complicações clínicas, incluindo disrreflexia autônoma, ossificação heterotópica nas extremidades inferiores que limitem a movimentação, osteoporose severa ou fratura óssea, instabilidade das articulações, espasticidade ou contraturas incontroláveis, presença de escaras, implantação de marca-passo, infecção crônica do trato urinário, história cardíaca instável e ou gestação.[14,41,51,53,54,55]

A reabilitação nos sistemas de cicloergometria com estimulação elétrica funcional (CFES) inicia-se com um equipamento convencional de FES. O treinamento inicial da perna consiste na estimulação superficial dos músculos quadríceps para realizar exercícios de extensão num grau de movimentação prescrito. O objetivo desta fase do programa é introduzir o paciente ao estímulo, aumentar a mobilidade das articulações, reduzir a espasticidade dos músculos e fortalecer os músculos quadríceps com exercícios de resistência progressiva por um período de quatro a seis semanas.

Estímulos elétricos aplicados nos músculos quadríceps, isquiotibiais e glúteos possibilitam ao paciente pedalar, realizando uma atividade física ativa com os membros inferiores por 30 minutos em diferentes resistências (0–7/8Kp) programados pelo profissional responsável.

Sensores localizados na ergométrica promovem uma retroalimentação para o computador que controla a velocidade e os disparos dos músculos, proporcionando uma pedalada ritmada.

- *Preparação do indivíduo*: É recomendada a verificação de pressão arterial, batimentos cardíacos e temperatura corpórea antes de iniciar a sessão.

- *Programando o computador*: Determinar os dados na seguinte ordem: tempo e número da corrida no cartucho; carga a ser utilizada (varia de 0 a 8 bKp), a seguir, estipular a quantidade de estímulo para cada grupo muscular. A corrida é iniciada com um minuto de movimentação passiva (pedalar passivo) para aquecimento dos músculos, o movimento deve ter uma velocidade acima de 35 rotações por minuto (RPM), esta fase é chamada de Warm-up e é realizada pelo terapeuta.

- *Autocontrole da cicloergometria:* Após um minuto, a partir do comando do pro-

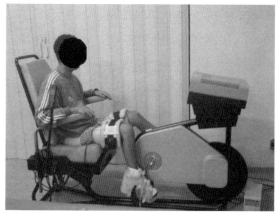

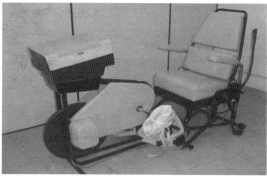

FIGURA 7 – Equipamento de cicloergometria com Estimulação Elétrica Funcional.

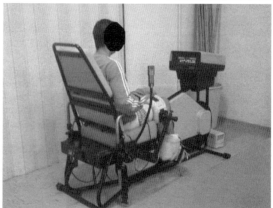

FIGURA 8 – Cicloergometria associada à Estimulação Elétrica Funcional.

fissional responsável, iniciará a entrada do estímulo elétrico; nessa fase as RPM (rotações por minuto) deverão estar em torno de 45 a 48, pois abaixo de 35 o computador detectará fadiga muscular. A porcentagem de estímulo elétrico oferecido dependerá das RPM; quanto mais baixas as RPM, mais alto será o estímulo oferecido e vice-versa. Caso os músculos entrem em fadiga, o computador detectará e oferecerá 2 minutos de *cool-down* (que será explicado mais adiante) e 5 minutos de descanso e logo reiniciará a corrida.

- *Cool-down*: Após a fase de autocontrole da cicloergometria, ou seja, após 30 minutos de corrida, os estímulos elétricos serão cessados, entra-se na fase de resfriamento da musculatura e pedala-se por 2 minutos de forma passiva. Para finalizar, desligam-se os cabos, descolam-se os eletrodos e encerra-se a sessão.

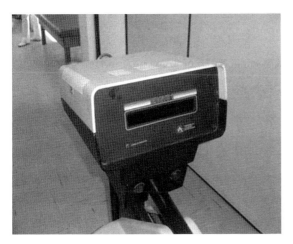

FIGURA 9 – Computador.

Entre os benefícios relatados na literatura, pode-se destacar a reversão da atrofia do ventrículo esquerdo em pacientes tetraplégicos,[56] aumento da circulação sanguínea,[57,58,59,60] melhoria do condicionamento cardiovascular,[57,61,63,64,65] redução da frequência de espasmos musculares,[54,66] prevenção e retardo da atrofia muscular,[51,54,57,67,68,69] manutenção ou aumento do grau dos movimentos passivos nas extremidades inferiores,[54,55] aumento da massa e da resistência muscular,[54,57,65,66,67,68] aumento da densidade óssea,[68,70,71,72,73,74] e redução de problemas vesicais.[68]

DEAMBULAÇÃO

Entre as incapacidades que um paciente com LME pode sofrer, a deambulação é a primeira perda observada. O paciente busca a reabilitação com o objetivo principal de retomar a marcha, já que esta é vista como a expressão biológica de liberdade e autonomia do ser humano.[2,3,14,47,51]

Vários critérios devem ser considerados no processo de treinamento da marcha. Entre eles, a força muscular suficiente dos membros superiores para sustentar o peso corporal, a amplitude de movimento total nos quadris e nos joelhos, a avaliação da deformidade da coluna vertebral (por exemplo, a escoliose), a condição cardiovascular, a avaliação da espasticidade e a motivação do paciente para o treinamento.[2,3,14,41,47,51,52]

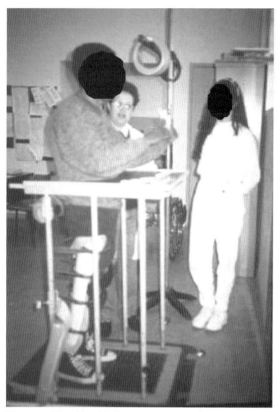 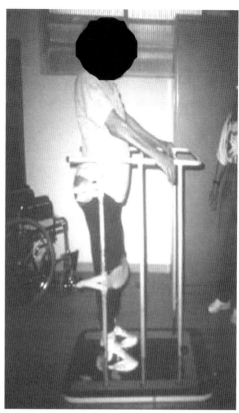

FIGURAS 10 e 11 – Treino e exercícios durante a posição ortostática no *Stand in Table*.

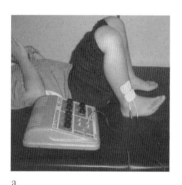 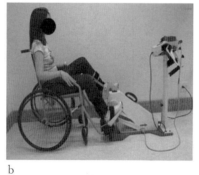 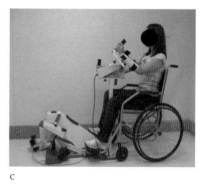

a b c

FIGURA 12 – (a) FES; (b) cicloergometria de membros inferiores; (c) cicloergometria de membros superiores.

A resistência cardiovascular adequada é imprescindível para a deambulação funcional, visto que o custo energético da deambulação paraplégica é de duas a quatro vezes maior que a deambulação normal. Com isto, a resistência vascular se torna um importante fator na determinação do sucesso ou do insucesso com o indivíduo que anda funcionalmente.[39,41,44,48]

É importante enfatizar que pessoas com doenças incapacitantes apresentam limites diferentes de tolerância à fadiga. Padrões anormais de marcha e uso de suportes auxiliares para locomoção podem resultar em fadiga precoce. Portanto, medidas de consumo de energia e correta avaliação de trabalho muscular, potência e gasto energético integram o programa de aquisição de marcha.[14,39,41,48,51,52]

Suporte de Peso Corporal

É difícil realizar o treino de marcha em pacientes que são incapazes de sustentar o próprio peso corporal ou manter-se eretos por conta de fraqueza neuromuscular, devido, em parte, aos problemas encontrados com a gravidade e as forças inerciais quando um indivíduo tenta assumir a postura ereta e mover as pernas adiante. Buscando facilitar essa etapa do processo reabilitacional e melhorar o padrão de marcha desses pacientes, o suporte de peso corporal vem sendo empregado.

O suporte de peso corporal permite suspender de forma variável os membros inferiores, de acordo com a capacidade do participante, assistindo o equilíbrio por meio da estabilização do tronco. Pesquisas prévias avaliaram os efeitos dos diferentes níveis de suporte de peso em vários parâmetros da marcha em esteira, incluindo o ângulo de deslocamento do quadril e dos joelhos, atra-

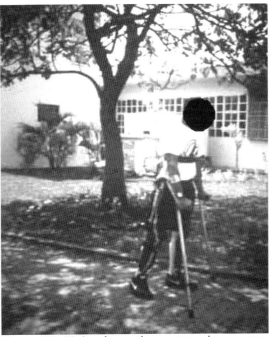

Figura 14 – Treino de marcha com tutor longo e muletas canadenses.

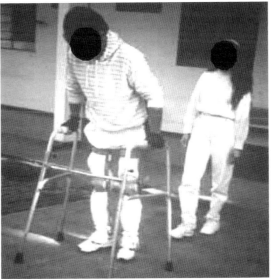

Figura 13 – Treino de marcha com andador.

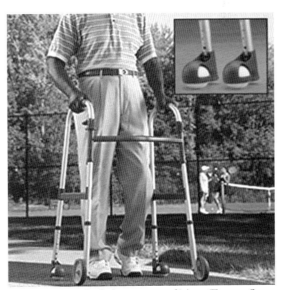

Figura 15 – Andador com rodízios (Fonte: SammonsPreston).

vés da amplitude de explosão muscular e da medida temporal da marcha. Das condições de suporte de peso, a suspensão a 30% produziu parâmetros de marcha semelhante aos mensurados a 0%. Além disso, durante a marcha no solo com nível de suspensão superior a 30%, os sujeitos eram incapazes de gerar a força de reação do solo necessária para impulsioná-los adiante.[75]

A utilização do suporte de peso corporal associado à esteira é uma das estratégias que vem sendo empregada para o treino de marcha em pacientes com diferentes incapacidades, e seus efeitos são conhecidos na literatura científica. Estudos que realizaram treinamento de marcha com suspensão de peso corporal e esteira[55,76,77,78,79] evidenciaram benefícios, tais como: redução da assimetria e espasticidade muscular, aquisição de padrão motor mais semelhante ao da marcha normal, melhora na independência durante o treino (observada através da necessidade de auxílio); maior velocidade e menor gasto energético, além de uma porcentagem reduzida de peso corporal.

O teste de esforço cardiopulmonar ou a ergoespirometria permite avaliação da capacidade funcional ou máximo poder aeróbico do indivíduo, expresso pelo $VO_2máx$. O $VO_2máx$ é considerado um dos parâmetros de grande importância, pois a capacidade do ser humano para realizar exercícios de média e longa duração depende principalmente do metabolismo aeróbico. A magnitude do

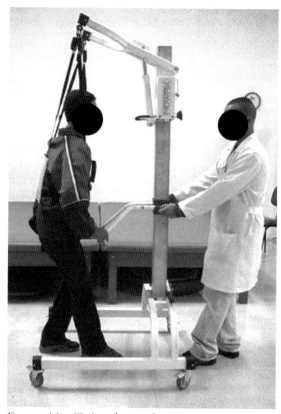

FIGURA 16 – Treino de marcha com suporte de peso corporal.

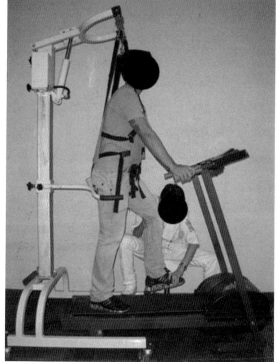

FIGURA 17 – Treino de marcha com suporte de peso corporal na esteira.

VO$_2$máx é uma variável confiável e representativa da capacidade funcional cardiorrespiratória do organismo durante esforço.[80]

Diversos autores estudaram[14,81,82] o custo energético da marcha paraplégica. Eles realçaram que o teto para a deambulação paraplégica prolongada (ou, neste caso, para deambulação normal) é um dispêndio energético cinco a seis vezes maior que a taxa metabólica basal do indivíduo. O custo energético da deambulação paraplégica é duas a quatro vezes a das pessoas normais andando com a mesma velocidade. Ele aumenta rapidamente com pequenos aumentos progressivos de velocidade, limitando a velocidade da marcha com muletas dos paraplégicos a 1,6 a 2,4 km/hora. A locomoção em cadeira de rodas, pelo contrário, não necessita de mais energia do que a marcha normal com a mesma velocidade.

Estudo realizado no IMREA – C – FMUSP a utilização do suporte de peso corporal como recurso auxiliar no treino de marcha inicial do lesado medular. Foram realizadas 21 sessões com duração de 30 minutos, 2 vezes por semana com um paciente vítima de acidente automobilístico em 2003, com diagnóstico de lesão medular completa, nível T7 do tipo hipotônico. Um teste ergoespirométrico foi realizado antes e após o treinamento. Como resultado, o paciente apresentou redução da pressão arterial de 150/100 mmHg para 120/80 mmHg, aumento da distância percorrida de 30 m para 70 m, considerável redução de tempo de duração de cada volta e redução da FC de repouso e da FC de pico. Considerando os coeficientes físicos relacionados, frequência cardíaca média por volta e tempo de realização do teste, houve expressiva melhora no desempenho físico do paciente.[83]

Acidente Vascular Encefálico e Doença Coronariana

O Acidente Vascular Encefálico (AVE) é uma síndrome clínica caracterizada pela perda aguda da função encefálica local, durante mais do que 24 horas, ou podendo acarretar a morte, devido tanto à hemorragia intraparenquitomatosa espontânea quanto ao suprimento sanguíneo inadequado para uma área do encéfalo.[84]

O AVE é uma doença comum e de grande impacto na saúde pública em todo o mundo, por ser a principal causa de incapacidades neurológicas em adultos, podendo acometer função dos membros, controle motor, equilíbrio, força e mobilidade, e devido aos altos custos despendidos com o seu tratamento agudo e em longo prazo. A incidência do AVE vem crescendo em razão do aumento da expectativa de vida e das mudanças no estilo de vida.[85]

Na maioria dos pacientes, o AVE é um evento agudo no curso de uma doença sistêmica, como aterosclerose, doença vascular

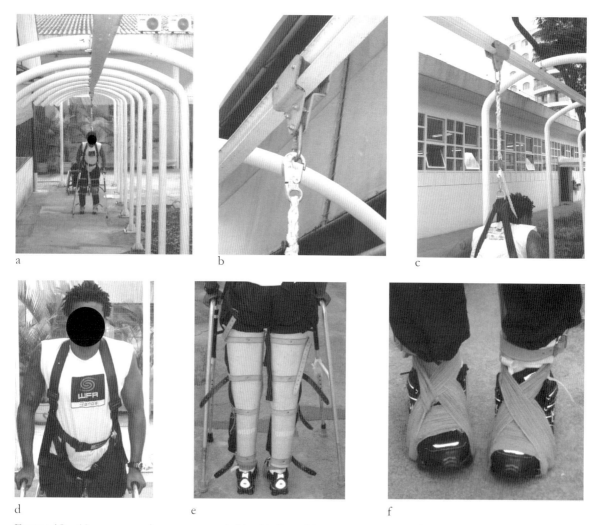

FIGURA 18 – (a) suspensor de peso corporal; (b) e (c) dispositivo que conecta o paciente ao suspensor; (d) colete; (e) talas para fixação dos MMII em extensão; (f) enfaixamento em "8" dos tornozelos.

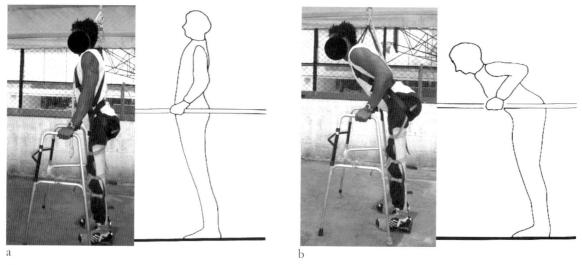

FIGURAS 19 – Posturas adotadas pelo paciente durante o treinamento e testes: (a) posição inicial, evitando a flexão de tronco; (b) com a fadiga dos MMSS, ocorre a flexão de tronco.

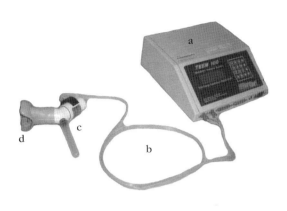

FIGURA 20 – (a) Sistema de análises metabólicas marca TEEM 100 Aerosport; (b) pneumotacômetro; (c) tubo coletor de saliva; (d) bucal.

hipertensiva ou embolia cardíaca. Até 75% dos pacientes com AVE podem mostrar evidência de doença cardiovascular associada, incluindo hipertensão (estimativa varia de 50% a 84%) e doença arterial coronariana.[14]

A doença cardíaca concomitante ao AVE tem um impacto negativo na sobrevivência em curto e longo prazos e, provavelmente, nos resultados funcionais dos pacientes. Exacerbações agudas de doença cardíaca ocorrem frequentemente durante a reabilitação na fase pós-aguda do evento. Problemas comuns incluem angina, hipertensão descontrolada, hipotensão, infarto do miocárdio, insuficiência cardíaca congestiva, fibrilação atrial e arritmias ventriculares. Tais complicações, frequentemente, causam impacto na capacidade do paciente de participar integralmente do programa terapêutico. A insuficiência cardíaca congestiva e a angina diminuem a tolerância ao exercício e reduzem a capacidade para rolar na cama, transferir-se e andar.[14]

O AVE é o resultado não somente de défcts neurológicos persistentes, mas também de um profundo descondicionamento associado aos fatores de riscos cardiovasculares. A inatividade física pós-AVE promove um descondicionamento físico e um desaprendizado motor associados ao declínio funcional. A fadiga é muito comum em sobreviventes de AVEs. Pesquisadores apontam que as adaptações de exercícios para melhorar a função, a capacidade física e a saúde cardiovascular após AVE são subestimados. Para melhorar as estratégias terapêuticas, é fundamental medir a intensidade do exercício, e a prescrição deve conter adaptações neuromusculares central e periférica.[86,87,88,89]

A conduta de reabilitação dos pacientes com AVE e complicações cardíacas associadas deve incluir monitoramento clínico formal do pulso e da pressão arterial durante as atividades físicas.[14]

Fletcher et al.[90] desenvolveram uma série útil de precauções cardíacas em pacientes em reabilitação, descritas a seguir.

A atividade deve ser interrompida se qualquer uma das situações abaixo ocorrer:

1. novo aparecimento de sintomas cardiopulmonares;
2. frequência cardíaca diminui > 20% da linha de base;
3. frequência cardíaca aumenta > 50% da linha de base;

4. PA sistólica aumenta para 240 mmHg;
5. PA sistólica diminui ≥ 30 mmHg da linha de base ou < 90 mmHg;
6. PA diastólica aumenta para 120 mmHg.

A Fisioterapia Neurológica é um processo pelo qual são ministradas, guiadas e ensinadas as demandas funcionais adequadas, a fim de estimular os mecanismos de reorganização neural na tentativa de recuperar o máximo possível de funcionalidade do paciente.

Um princípio fundamental da Fisioterapia Neurológica baseia-se na capacidade de os tecidos e os sistemas dos indivíduos se adaptarem aos estímulos terapêuticos, cuja resposta varia em amplos limites, dependendo não somente do substrato neurológico, mas também, em larga proporção, da quantidade e da qualidade de estímulos gerados pela demanda funcional.[15,91] Essa característica denomina-se Neuroplasticidade, que é a propriedade plástica do SNC, sendo responsável pelo desenvolvimento de alterações estruturais em resposta à experiência e como adaptação a condições mutantes e a estímulos repetidos.[92] Com a excessiva demanda motora necessária para realizar atividades diárias, há uma preocupação particular com pacientes hemiplégicos, pois interfere na participação de atividades sociais, aumentando a perda de condicionamento físico, além de desuso, fraqueza e atrofia muscular, resultando, muitas vezes, em maiores complicações clínicas.[93]

Petrilli evidenciou que, entre os pacientes subagudos, 87,1% tinham recuperado a habilidade de marcha após 64 dias de reabilitação.[94] Dean constatou em pacientes com AVE crônico (1,3 anos em média) que o grupo experimental obteve um desempenho significativamente melhor que o grupo controle nos testes de caminhada de 6 minutos, a velocidade na marcha, o *step* e no teste de "levantar e andar". Neste estudo os exercícios foram realizados por 4 semanas, supervisionados por fisioterapeutas, e essa melhora foi mantida por dois meses após cessado o treinamento.[95] Apesar de ocorrer uma maior recuperação motora e funcional nos primeiros três meses após o AVE, há evidência de que o exercício terapêutico é efetivo mesmo em casos crônicos.[96]

O treino aeróbico em esteira, associado ou não ao suspensor de peso corporal, vem sendo apontado, em recentes estudos científicos, como um recurso efetivo para a melhoria da função deambulatória e cardiovascular em pacientes com AVE crônico. Tradicionalmente, a ênfase na reabilitação de pacientes de acidente vascular encefálico está baseada no tratamento das deficiências neurológicas primárias, ou seja, fraqueza muscular e perda de coordenação por meio de exercícios orientados. Porém, com este programa, apenas 7% dos pacientes são capazes de deambular em ambientes que não sejam os domésticos.[89,93]

Após a alta de um centro de reabilitação, de 60% a 80% dos pacientes vítimas de

AVE são capazes de deambular de forma independente. Porém, andam a uma velocidade máxima de 0,38 a 0,80 m/s, o que é insuficiente para uma função efetiva na comunidade.[97] Preocupam-se em quantificar com exatidão a contribuição da atuação fisioterapêutica ao paciente crônico. Serão citados alguns protocolos que têm se mostrado sensíveis para detectar ganhos funcionais.

Macko et al.[20] elaboraram um modelo multissistemático para otimizar a recuperação motora e a saúde cardiovascular pós-AVE, descrito a seguir:

E, com a finalidade de promover melhorias neurológicas e cardiovasculares em pacientes hemiplégicos pós-AVE, Macko et al.[20] preconizaram:

- uso de suporte de peso corporal somente quando a velocidade inicial do treino for igual ou inferior a 0,02 km/h;
- sujeitos participantes da pesquisa com histórico de AVE há pelo menos seis meses, com severidade motora moderada, com alguma capacidade de deambulação preservada;
- acompanhamento médico especializado para elegibilidade de possíveis riscos cardiovasculares;
- utilização da velocidade como parâmetro de melhora;
- inclinação da esteira a 0° para familiarização do recurso;
- definição da velocidade inicial percorrida pelo paciente;
- finalização do treino sempre que forem observados sinais de fadiga ou instabilidade de marcha;
- tempo de treino total de 12 a 15 minutos.

O treino de marcha em esteira é uma ferramenta promissora na intervenção da

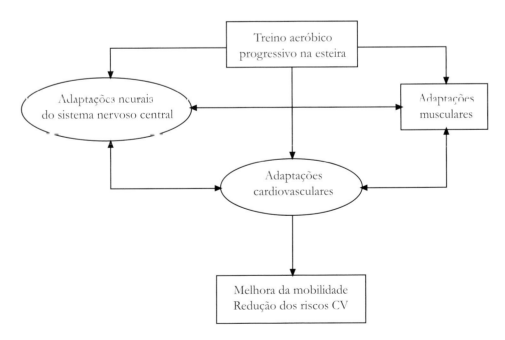

Figura 21 – Modelo multissistemático para otimizar a recuperação motora e a saúde cardiovascular pós-AVE.

restauração da marcha em indivíduos com sequelas de AVE. Tem a finalidade de realizar uma tarefa específica, com um grande número de repetições, além de promover resistência cardiovascular e aumento de força de membros inferiores. Para indivíduos com marcha hemiparética, a marcha com esteira difere da marcha em solo em termos de dificuldade promovida para o membro afetado. Em particular, a esteira promove o avanço do membro hemiparético devido à sua superfície móvel. Esta movimentação induz a uma alteração imediata dos padrões de marcha, simetria e estabilidade.[98]

Associado a isso, o movimento induzido pela esteira reforça o momento adequado da relação de movimentação dos quadris em relação aos membros inferiores, garantindo extensão de quadril durante a fase de apoio, dois componentes dos quais são pontos críticos da biomecânica da marcha.[97]

No estudo realizado por Macko et al. com 61 pacientes hemiparéticos em treino de esteira por seis meses, três vezes por semana, foi observada melhora de 17% na capacidade cardiovascular.[89]

Werner et al. estudaram a marcha de hemiparéticos em esteira com variação da inclinação de 6% a 8% e, como resultado, observaram aumento em 22% no condicionamento cardiovascular, na aptidão física e na diminuição do gasto energético, sem atingir níveis de risco de complicações cardíacas.[99]

Recentemente, testes funcionais de marcha ganharam importância tanto na prática clínica como na pesquisa científica. Em geral, estes testes são usados para mensurar a função em indivíduos com limitação física significativa. A habilidade de percorrer determinada distância por meio da caminhada, em um dado período de tempo, é um método de baixo custo, rápido e frequentemente usado para avaliar a tolerância aos exercícios. A velocidade da marcha registrada nos testes de 6 a 15,2 metros é considerada como uma medida de habilidade da marcha, já a distância percorrida nos testes de 2 a 12 minutos avalia os efeitos de um programa reabilitacional quanto a capacidade funcional, fadiga e condicionamento cardiorrespiratório.

Estes testes são citados na literatura em estudos com diferentes populações de: LME Incompleta; AVE; Paralisia Cerebral; Parkinson; Idosos; Fibromialgia; e DPOC.

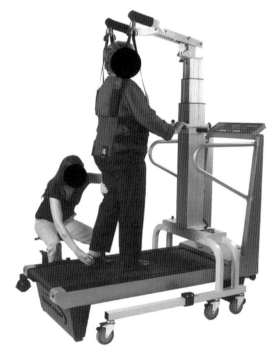

Figura 22 – Treino de marcha sobre esteira com suporte de peso corporal.

Teste de Caminhada de 12 minutos

Estuda-se o desempenho cardiopulmonar através de um teste de marcha rápida por 12 minutos, sendo este uma modificação do Teste de Cooper, no qual originalmente, os participantes realizam o teste correndo. Desenvolvido inicialmente para pessoas saudáveis, foi posteriormente adaptado para indivíduos com DPOC. Durante a realização do teste, medem-se: a frequência cardíaca instantânea, a frequência cardíaca no primeiro minuto pós-teste (manualmente), a pressão arterial através de um manovacuômetro de precisão devidamente calibrado e a distância percorrida pelo participante. As medidas de pressão arterial, geralmente, servem para acompanhamento clínico dos participantes durante o desenvolvimento dos testes, não sendo utilizadas para avaliação do desempenho, na comparação pré e pós-teste, porque a maioria dos pacientes faz uso frequente de algum tipo de medicamento, principalmente anti-hipertensivos, que podem mascarar os resultados.[100] Porém, este teste foi aprimorado e reduzido para 6 minutos.

Teste de Caminhada de 6 minutos

O teste da caminhada de 6 minutos (TC-6)[17] é considerado por alguns pesquisadores como um teste submáximo. Muitos estudos mostraram que o teste de 6 minutos é usado como uma medida de avaliação da capacidade funcional. Trata-se de um teste simples, prático e com grande facilidade operacional. O princípio básico do teste consiste em medir a maior distância que o indivíduo é capaz de percorrer num intervalo de tempo fixo de 6 minutos.

O paciente caminha por um corredor (de no mínimo 30 m) durante 6 minutos para ser registrada a distância percorrida (em metros), pois um corredor muito curto exige que os pacientes mudem frequentemente de direção, podendo reduzir a distância percorrida. O teste deve ser realizado com o auxílio de pelo menos dois profissionais familiarizados com o exame, sendo aconselhado ser aplicado em ambiente coberto para não sofrer interferências climáticas.

Para a monitorização adequada e a obtenção dos desfechos fornecidos pelo teste, alguns equipamentos são utilizados, tais como:

- *Cronômetro*, para medir o tempo.
- *Escala de percepção de sintomas (Borg)*.
- *Oxímetro de pulso*, para avaliar a oxigenação no sangue e a frequência cardíaca.
- *Esfigmomanômetro* e *estetoscópio*, para medir a pressão arterial.

Os batimentos cardíacos, a pressão arterial, a falta de ar, a fadiga nas pernas, a oxigenação do sangue e o número de respirações devem ser mensurados e registrados em repouso e logo após o término do teste. O paciente deve ser instruído para percorrer a maior distância possível do percurso conhecido durante 6 minutos, o ritmo da caminhada deve ser determinado individualmente e o paciente não pode correr. Durante o teste é recomendado dar encorajamento a cada minuto com frases-padrão como "você está indo muito bem, continue assim!", conforme orientação do guia da American Thoracic Society (ATS) para o TC-6.

O paciente pode (ou não) ser acompanhado por um profissional, desde que este fique posicionado atrás e não determine o ritmo da marcha. O ideal é realizar pelo menos dois testes, com intervalo de 30 a 60 minutos entre eles quando realizados no mesmo dia, para minimizar o efeito aprendizado.

O teste deve ser interrompido, caso o paciente apresente os seguintes sinais ou sintomas:

- oxigenação do sangue (SpO2) maior que 85%;
- dor torácica;
- dispneia;
- cãibras;
- aparência pálida;
- tontura e/ou transpiração excessiva.

Este teste mostrou-se um instrumento sensível e objetivo para medir a capacidade funcional depois de um treinamento, podendo ser aplicado em diferentes populações.[101,102,103,104]

O TC-6 pode ser realizado em esteira, oferecendo a vantagem de necessitar de um espaço físico menor, porém sua eficácia não está ainda bem-definida. Poucos são os estudos realizados comparando os resultados dos TC-6 em esteira e no corredor. Pesquisas realizadas em pacientes com DPOC demonstraram um aumento significativo na distância percorrida, quando realizada a caminhada no corredor, e relatam que uma possível causa para esse achado é que os pacientes são mais familiarizados com a caminhada em solo do que em esteira.[105]

Teste da Escalada de Escadas ou Degraus

O paciente deve subir num degrau de 30 cm de altura durante 3 minutos, na frequência de 24 degraus/min. O exercício será imediatamente seguido pela contagem da FC, a qual traduz a capacidade funcional do aparelho cardiocirculatório.[106]

Teste de Subir e Descer Escadas

Olney et al.[21] elaboraram um protocolo de subir e descer escadas, que apresentou alto índice de fidedignidade entre os examinadores (0,90), com indivíduos saudáveis. Teixeira-Salmela, em estudo sobre a performance funcional em hemiplégicos crônicos, utilizou o teste de subir escadas, solicitando aos participantes subir em um lance de escadas com seis degraus, com altura de 15 cm, aproximadamente, numa velocidade confortável, permitindo o uso do corrimão quando necessário. A média do tempo gasto, bem como a cadência (escadas/minuto), foi obtida com um cronômetro digital. A velocidade média para subir escadas antes do treinamento foi 48,2 ± 24 degraus/min, e 56,6 ± 26,7 após treinamento. A habilidade para subir escadas tem se mostrado como um bom indicativo da performance funcional em variadas populações e sido usada como medida sensível para detectar mudanças associadas com treinamento em hemiplégicos crônicos. Esta habilidade é uma condição importante para a independência funcional nas atividades de vida diária, como transpor meio-fio, tomar ônibus, além de ampliar o convívio social, contribuindo para a melhoria da qualidade de vida.[10]

O paciente com AVE, o hemiplégico treinado independentemente deambulativo, com ou sem órtese de extremidade inferior, anda a uma velocidade 40% a 45% mais lenta que o indivíduo normal, todavia o custo energético da deambulação hemiplégica é 50% a 65% mais alto.[14]

O gasto energético é uma característica de cada indivíduo, que deve ser confrontado com suas capacidades máximas. Trata-se de um aspecto fundamental da autonomia de deslocamento, e as deficiências energéticas vêm, com frequência, somar-se às diversas deficiências, sejam elas neurológicas, ortopédicas, cardiovasculares, entre outras. A consideração deste problema está na origem do desenvolvimento das técnicas de recondicionamento ao esforço visando à melhoria dos desempenhos energéticos.[108]

Kelly et al.,[93] em seu estudo, concluíram que a redução da capacidade cardiorrespiratória é um importante fator limitante para pacientes com sequelas de AVE, independentemente de sexo ou idade, podendo ser uma causa secundária que limita a transferência das habilidades de marcha aprendidas durante a reabilitação para a vida no ambiente externo.

O treinamento aeróbico não tem sido prescrito com frequência para pacientes com AVE na fase aguda ou crônica, apesar da evidência de essa população ser fisicamente descondicionada e apresentar uma alta prevalência dos fatores de risco para doenças

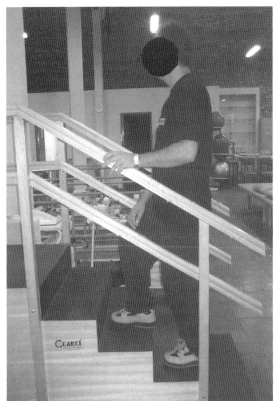

FIGURA 23 – Paciente em treino de subir e descer escadas.

cardiovasculares, que são potencialmente modificados pelo exercício.[107]

O método de medida de referência baseia-se na mensuração do consumo máximo de oxigênio (VO_2) e é considerado padrão ouro para critério de evolução da capacidade cardiorrespiratória.[109]

No adulto sadio, à velocidade livre, o consumo de oxigênio está situado, em média, a 12 ml/kg/min. Em comparação, este VO_2 no indivíduo imóvel, em decúbito, está a 3,5 ml/kg/min.[108]

Pacientes crônicos com sequelas de AVE exibem pico de VO_2máx inferior a 50% dos encontrados em indivíduos saudáveis da mesma idade.[93]

É importante enfatizar que pessoas com deficiência incapacitantes apresentam limites diferentes de tolerância à fadiga. Padrões anormais de marcha e o uso de suportes auxiliares para locomoção podem resultar em fadiga precoce. Portanto, medidas de consumo de energia são elementos da maior importância, e uma correta avaliação de trabalho muscular, potência e energia nos diversos ciclos de marcha é extremamente útil, quando o objetivo é melhorar a funcionalidade do movimento.[110]

A utilização da ergoespirometria permite a monitorização e o registro, em tempo real, da ventilação pulmonar e das trocas respiratórias, figurando-se como metodologia não invasiva de suma importância na análise mais precisa e adequada das respostas cardiorrespiratórias e metabólicas durante o exercício.[111]

Potempa et al.[38] realizaram um programa de treinamento aeróbico durante 10 semanas com 42 pacientes pós-AVE. Foram observados melhora do VO_2máx de 13,3% e aumento da carga de trabalho e do tempo de exercício.

Indivíduos hemiplégicos podem participar de um programa de treinamento aeróbico, apesar dos déficits motores. O exercício aeróbico pode aumentar a capacidade funcional e a qualidade de vida com menor gasto energético, maior recrutamento de unidades motoras e utilização de fibras oxidativas.[16]

Somente com o conhecimento dos gastos energéticos será possível discutir a melhora ou a piora na evolução do paciente depois de determinado tratamento.[110]

O Paciente com Amputação

Pacientes que requerem revascularização periférica têm riscos crescentes de complicações, incluindo isquemia silenciosa, infarto do miocárdio, arritmias e morte por doença arterial coronariana (DAC). Assim, a doença cardíaca é especialmente prevalente em pacientes com amputações, admitido para reabilitação e treinamento protético.[112]

A amputação pode ser definida como a retirada, geralmente cirúrgica, total ou parcial de um membro. As etiologias das amputações podem ser vasculares, neuropáticas, traumáticas, tumorais, infecciosas ou congênitas.[113]

O tratamento fisioterapêutico tem como finalidade obter o maior potencial funcional do paciente com amputação, visando a uma futura protetização.[114]

Na fase inicial, são orientados exercícios de fortalecimento para membros superiores, tronco e membros inferiores. Exercícios de equilíbrio e coordenação, propriocepção e transferência de peso, além do esquema corporal, também são indicados. O paciente deve ser incentivado a realizar atividades domiciliares.

O uso de repetições e tempo de treinamento deve ser dosado individualmente, sempre buscando o melhor desempenho do paciente.[112,113]

Reabilitação

Para este objetivo é necessário que o indivíduo consiga bom equilíbrio muscular, potencialização dos grupos musculares debilitados, recuperação da função muscular prévia, prevenção e eliminação de contraturas, diminuição ou eliminação de estados dolorosos, modelagem do coto e colocação de prótese em perfeitas condições de ajuste e alinhamento, além de realizar o treinamento adequado da marcha.[114]

Marcha

O gasto energético da marcha do paciente com amputação é um dos fatores mais importantes que devem ser avaliados.[112]

Perry[115] recomenda o uso de uma prótese bem adaptada que procura evitar ao máximo o uso de muletas nas amputações acima do joelho.

A deambulação com prótese, mesmo no indivíduo treinado, é uma atividade física de alto custo energético, de acordo com a classe funcional do amputado da Associação de Cardiologia de Nova Iorque. Pode-se obter uma estimativa da capacidade funcional cardíaca e da capacidade de o paciente deambular com uma prótese, conforme a Tabela 1, a seguir.[14]

Subir escadas é outra atividade de alta intensidade, de modo que o monitoramento pode ser importante para determinar a segurança durante o período de treinamento e para a liberação da execução desta tarefa fora do ambiente hospitalar. Outras atividades de treinamento de reabilitação física, nas quais o monitoramento será de valor, são: uso de auxílios deambulativos, atividades em cadeira de rodas e exercícios de fortalecimento de extremidades superiores. O monitoramento poderia ser uma maneira de convencer um paciente com amputação de extremidade inferior de que é seguro prosseguir com o treinamento protético.[14]

Tabela 1 – Custo energético da deambulação dos amputados (baseado na porcentagem de aumento acima do custo da deambulação normal – 3 METs)

	Aumento (%)	MET
Sem prótese, com muletas	50	4,5
AbJ unilateral com prótese	9 – 28	3,3 – 3,8
AcJ unilateral com prótese	40 – 65	4,2 – 5,8
AbJ bilateral com prótese	41 – 100	4,2 – 6,0
AbJ mais AcJ com prótese	75	5,3
AcJ bilateral com prótese	280	11,4
Desarticulação de quadril unilateral com prótese	82	5,5
Hemipelvectomia com prótese	125	6,75

AbJ – amputação abaixo do joelho; AcJ – amputação acima do joelho.

O Paciente com Lesão Musculoesquelética

Alguns cuidados devem ser tomados quando da utilização de recursos eletroterapêuticos no paciente ortopédico com alterações cardíacas. Aparelhos como o Micro-Ondas e o Ondas-Curtas não devem ser aplicados em pacientes que usam marca-passo cardíaco. As micro-ondas podem interferir com a sua função, causando complicações extremamente sérias.

Considerações Finais

A doença incapacitante é o resultado de déficits neurológicos persistentes e, como consequência, gera um profundo descondicionamento associado aos fatores de riscos cardiovasculares. Pesquisadores apontam que as adaptações de exercícios para melhorar a

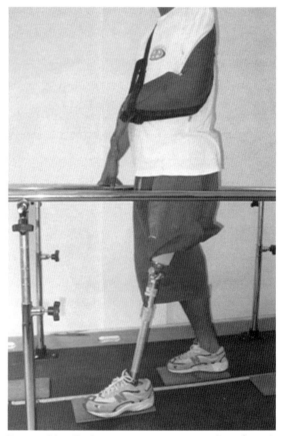

Figura 24 – Paciente com amputação realizando treinamento com prótese.

função, a capacidade física e a saúde cardiovascular após a doença incapacitante são subestimados. Para melhorar as estratégias terapêuticas, é fundamental medir a intensidade do exercício, e a prescrição deve conter adaptações neuromusculares central e periférica.

Mais de três milhões de sobreviventes pós-doença incapacitante vivem com deficiências residuais e déficits de mobilidade, mesmo após um programa de reabilitação. Sendo o movimento a função mais desejada do ser humano e a marcha, a principal aquisição esperada pelo paciente e família, o enfoque no tratamento fisioterapêutico é o de promover a maior independência e autonomia no treino de atividades funcionais e na marcha. Estudos atuais apontam a necessidade de se incluírem nas estratégias de reabilitação não somente atividades físicas e treino de mobilidade, como também componentes que incluam intervenções sociais, que, associados, reduzem a fadiga e melhoram a deambulação. Muitos estudos têm sido realizados com base no tratamento, na avaliação, na prevenção e nas consequências em curto, médio e longo prazos.[7] Porém, a maioria dos dados clínicos atuais nessa população são conhecidos por meio de estudos norte-americanos e europeus. Pouco tem sido publicado nos países em desenvolvimento.[2]

Questões sociais influenciam o prognóstico e o resultado da terapia e levam ao abandono frequente do tratamento, fato não discutido na literatura internacional.

Pesquisas futuras são necessárias para criar iniciativas com o intuito de facilitar estudos baseados na comunidade, sendo estes pré-requisitos para a sua disseminação. Para tanto, protocolos de avaliação fisioterapêuticos com questões objetivas que avaliem e quantifiquem melhor as características clínicas e os ganhos funcionais dos pacientes são necessários. Isso garantirá o aperfeiçoamento dos procedimentos terapêuticos e a continuidade do tratamento.

Tendo em vista a alta incidência de doenças incapacitantes evidenciada na clínica, o amplo crescimento dessa população no Brasil e a alta taxa de sobrevivência desses pacientes, vê-se necessária a adoção de formas alternativas de tratamento com o intuito de reduzir as disfunções apresentadas, os custos sociais e os custos do próprio paciente/família. Somado a esses fatores, após a fase aguda, os pacientes continuam a apresentar déficits limitantes, e nem sempre existem programas que incluam e abordem os pacientes crônicos de forma adequada.[107] Por isso, é fundamental que a saúde pública esteja atenta em criar um planejamento de oportunidades, para que haja uma interface entre o tratamento reabilitacional na fase aguda e a continuidade do trabalho cardiovascular na fase crônica de uma doença incapacitante, como, por exemplo, em academias, clubes e comunidades.

O fisioterapeuta deve ter em mente que o seu paciente não permanecerá sob seus cuidados numa instituição para sempre. Com os objetivos atingidos, ele será encaminhado à comunidade e deverá estar preparado para enfrentar a sociedade e suas barreiras. Portanto, é importante que o foco seja não apenas buscar a promoção da reabilitação, mas também contribuir para promover a continuidade do condicionamento cardiovascular em ambientes externos, facilitando, assim, a sua inclusão social e a busca pela melhoria da qualidade de vida.

Referências

1. Figueiredo MMP, Barbosa MCC, Moreira MCS. Avaliação de um Manual de Exercícios Domiciliares para Pacientes Externos de um Ambulatório de Bloqueio Neuromuscular. Acta Fisiátrica 2005;12(1):7-1
2. O'Sullivan SB, Schmitz TJ. Fisioterapia: Avaliação e Tratamento. São Paulo: Manole; 1993.
3. Stokes M. Neurologia para Fisioterapeutas. São Paulo: Premier, Inc.; 2000.
4. Lianza S. Medicina de Reabilitação. Rio de Janeiro. Guanabara Koogan Inc, 2001.
5. Rondon MVPB, Brum PC. Exercício Físico como Tratamento Não Farmacológico da Hipertensão Arterial. Rev Bras Hipert 2003;10(2):135-37.
6. Shoji VM, Forjaz CLM Treinamento Físico da Hipertensão. Rev Soc Cardiol ESP 2000;10:7-14.
7. Moreira MCS. Postura Sentada para Professores do Ensino Fundamental. Tese. São Paulo (SP): Universidade Presbiteriana Mackenzie; 2003.
8. Macedo AR, Almeida JCS. Relato da Câmara de Educação Superior aprovada em 12 de setembro de 2001. Rev Fisiot USP 2001;8(2):I-IV.
9. Crefito; http://www.crefito.com.br/fis_def.htm.
10. Almeida FA, D'Ávila R, Guerra EMM et al. Tratamento da Hipertensão Arterial no Paciente com Déficit de Função Renal. Rev Bras Hipert 2002:288-90.
11. Faludi AA, Mastrocolla LE, Bertolami MC. Atuação do Exercício Físico sobre os Fatores de Risco para as Doenças Cardiovasculares. Rev Socie Cardio do ESP1996;1:1-5.
12. IV Diretrizes Brasileiras de Hipertensão Arterial. Em pauta. Rev Bras Hipert 2002;9(4)361-415.
13. McLellan DL. Introduction to Rehabilitation. In: MacLellan DL, Wilson B (ed). The Handbook of Rehabilitation Studies. Cambridge: Cambridge University Press; 1997:1-21.
14. DeLisa Joel A, Gans BM, Tratado de Medicina de Reabilitação: Princípios e Práticas. São Paulo. Editora Manole; 2002.
15. Pickles B. Fisioterapia na Terceira Idade. 1 ed. São Paulo: Santos; 1998.
16. Teixeira-Salmela LF et al. Fortalecimento Muscular e Condicionamento Físico em Hemiplégicos. Acta Fisiát 2000;7(3):108-118.
17. Steele RN. Timed Walking Tests of Exercise Capacity in Chronic Cardiopulmonary Illness. J Cardiopulm Rehabil 1996;16:25-33.
18. Swerts P, Mostert R, Wouters E. Comparison of Corridor and Treadmill Walking in Patients with Severe Chronic Obstructive Pulmonary Disease. Phys Ther 1990;70:439-42.

19. Borg G. Psychophysical Bases of Perceived Exertion. Med Sci Sports Exerc 1982; 14:388-81.
20. Macko RF, Ivey FM, Forrester LW. Task-oriented Aerobic Exercises in Chronic Hemiparetic Stroke: Training Protocols and Treatment Effects. Top Stroke Rehabil 2005;12(1):45-57.
21. Olney S, Elkin N, Lowe P. An Ambulation Profile for Clinical Gait Evaluation. Physiother Can 1979;31:85-90.
22. Butler P, Engelbrecht M, Major R, Tait JH, Stallard J, Patrich JH. Physiological Cost Index or Walking for Normal Children an Its Use as an Indicator of Physical Handicap. Develop Med Child Neurol 1984;26:607-12.
23. Mahoney F, Barthel D. Functional Evaluation: The Barthel Index. Maryland State Med J 1965; 14:61-65.
24. Granger CV, Hamilton BB, Keith RA. Advances in Functional Assessment for Medical Rehabilitation Topic Ger Rehab 1986;1:59-74.
25. Riberto M, Miyazaki MH, Jucá SSH, Sakamoto H. Pinto PPN, Battistella LR. Validação da Versão Brasileira da Medida de Independência Funcional. Acta Fisiát 2004;11(2):72-6.
26. Russell D, Rosenbaum P, Gowland C et al. GMFM – Gross Motor Function Measure Manual. 2 ed. Toronto: Easter Seal Research Institute; 1993.
27. OMS – Organização Mundial da Saúde. CIF: Classificação Internacional de Funcionalidade, Incapacidade e Saúde [Centro Colaborador da Organização Mundial da Saúde para a Família de Classificações Internacionais (Org)(Coordenação da tradução Cássia Maria Buchalla). São Paulo: EDUSP; 2003.
28. Battistella LR, Brito CMM. Tendências e Reflexões: Classificação Internacional de Funcionalidade (CIF). Acta Fisiát 2002;9(2):98-101.
29. Buchalla CM. A Classificação Internacional de Funcionalidade, Incapacidade e Saúde. Acta Fisiát 2003;10(1):29-31.
30. Shinzato GT, Battistella LR. Exercício Isocinético – Sua Utilização para Avaliação e Reabilitação Músculo-Esquelética. Âmb Med Desport 1996;2(15):11-18.
31. Svetlive HD. Dinamometria Muscular Isocinética. Med Buenos Aires 1991;51:45-52.
32. Whaley MH, Blair SN. Epidemiology of Physical Activity, Physical Fitness and Coronary Heart Disease. Am Coll Sports Med Certif New 1995;1.
33. Leon AS. Consensus Development Conference on Physical Activity & Cardiovascular Health; 1995.
34. Leon AS, Norstrom J. Evidence of the Role of Physical and Cardio-Respiratory Fitness in the Prevention of Coronary Heart Disease. Quest 1995;47:311-9.
35. Foss LM, Keteyian EJ. Bases Fisiológicas do Exercício e do Esporte. 6 ed. Rio de Janeiro: Ganabara Koogan; 2000.
36. Masirono R, Denolin H. Physical Activity in Disease, Prevention and Treatment [local]Piccin Nuova Libraria; 1985.
37. Irwin S, Tecklin JS. Cardiopulmonary Physical Therapy. Mosby; 1995.
38. Potempa K, Braun LT, Tinknell T, Popovich J. Benefits of Aerobic Exercise after Stroke. Sports Med 1996;21:337-46.
39. Artiles EM, Rodríguez M, Suárez G. El Estándar de Cuidados del Alto Riesgo de Síndrome

de Desuso. Revista Cubana de Enfermería 1997;13(1):54-59.
40. Rowland TW. Effects of Prolonged Inactivity on Aerobic Fitness of Children. J Sport Med Phys Fitn 2000;34(2):147-155.
41. Greve JMD. Tratado de Medicina de Reabilitação. São Paulo: Editora Roca; 2007.
42. Schmid A et al. Physical Performance and cardiovascular and metabolic adaptation of elite female weelchair basquetball players in weelchair ergometry and in competition. Am J Phys Med Rehabil 1998;(77):6:527-33.
43. Rogers S M. Factors that Influence Exercise Tolerance. Disponível em: http://www.vard.org/mono/sci/sciroger.htm. 2002.
44. Baydur A et al. J. Lung Mechanics in Individuals with Spinal Cord Injury Level and Posture. J Appl Physiol 2001;90:405-11.
45. Legramente JM et al. Positive and Negative Feedback Mechanisms in the Neural Regulation of Cardiovascular Functional in Healthy and Spinal Cord Injured Humans. Circulat 2001; 103:1250-55.
46. Steinberg LL et al. Catecholamine Response to Exercise in Individuals with Defferent Levels of Paraplegia. Braz J Med Biol Res 2000;(33),8:913-18.
47. Greve JM, Casalis MEP, Filho TEPB. Diagnóstico e Tratamento da Lesão da Medula Espinal. 1 ed. São Paulo: Roca; 2001.
48. Figoni SF, Dayton OH. Exercise Responses and Quadriplegia. Med Sci Sports Exerc 1993; 25:433-441.
49. Nagler, W. Manual de Fisioterapia. São Paulo: Atheneu; Edusp; 1976.
50. Umphread DA. Fisioterapia Neurológica. 2 ed. São Paulo: Manole; 1994.
51. Cristiane ARL. Aspectos Clínicos da Lesão Medular. In Moura EW, Campos e Silva PA. Fisioterapia: Aspectos Clínicos e Práticos da Reabilitação. São Paulo: Artes Médicas; 2005. Associação de Assistência a Criança Deficiente – AACD.
52. Dietz V. Spinal Cord Lesion: Effects and Perspectives for Treatment. Neural Plast 2001; 8(1-2):83-90.
53. Botelho LA. Reabilitação na Lesão Medular. In: Chamlian, TR. Medicina Física e Reabilitação. Parte 1. São Paulo: UNIFESP/EPM -Departamento de Ortopedia e Traumatologia; 1999.
54. Granat MH, Ferguson AC, Andrews BJ, Delargy M. The Role of FES in the Rehabilitation of Patients with Incomplete Spinal Cord Injury – Observed Benefits During Gait Studies. Parapleg 1993;31(4):207-15.
55. Franco JC, Perell KL, Gregor RJ. Scremin AM. Knee Knetics During Functional Electrical Stimulation Induced Cycling in Subjects with Spinal Cord Injury: a Preliminary Study. J Rehabil Res Dev 1999;36(3):207-16.
56. Nash MS et al. Reversal of Adaptative Left Ventricular Atrophy Following Electrically-Stimulated Exercise Training in Human Tetraplegics. Parapl 1991;29(9):590-9.
57. Ragnarsson KT. Physiologic Effects of Functional Electrical Stimulation-Induced Exercises in SCI Individuals. Clin Orthop Relat Res 1988;(233):53-63.
58. Mutton DL et al. Physiologic Responses during Functional Electrical Stimulation Leg Cycling

and Hybrid Exercise in Spinal Cord Injured Subjects. Arch Phys Med Rehabil 1997;78:712-8.

59. Faghri PD, Yount JP, Pesce WJ, Seetharama S, Votto JJ. Circulatory Hypokinesis and FES during Standing in Persons with SCI. Ach Phys Med Rehabil 2001;82(11):1587-95.

60. Gerrits HL, De Haan A, Sargeant AJ, Van Lagen H, Hopman MT. Peripheral Vascular Changes after Electrically Stimulated Cycle Training in People with SCI. Ach Phys Med Rehabil 2001;82(6):32-9.

61. Wilder RP et al. Functional Electrical Stimulation Cycle Ergometer Exercice for Spinal Cord Injured Patients. J Long Term Eff Med Implan 2002;12(3):161-74.

62. Nash MS, Montalvo BM, Applegate B. Lower Extremity Blood Flow and Responses to Occlusion Ischemia Differ in Exercise-Trained and Sedentary Tetraplegic Persons. Arch Phys Med Rehabil 1996;77:1260-5.

63. Chillibeck PD et al. Functional Electrical Stimulation Exercice Incrases GLUT-1 and GLUT-4 Paralised Skeletal Muscle. Metabolism 1999;48(11):1409-13.

64. Sampson EE, Burnhamrs Andrews BJ. Functional Electrical Stimulation Effect on Orthostatic Hypotension after SCI. Arch Phys Med Rehabil 2000;1(2):139-43.

65. Hooker SP et al. Physiologic Effects of Electrical Stimulation Leg Cycle Exercice Training in Spinal Cord Injured Persons. Arch Phys Med Rehabil 1992;73(5):470-6.

66. Skold C et al. Effects of Electrical Stimulation Training for Six y Composition and Spasticity in Motor Complete Tetraplegic Spinal Cord-Injured Individuals. J Rehabil Med 2002;34(1):25-32.

67. Baldi JC, Jackson RD, Moraille R, Mysiw W. Muscle Atrophy is prevented in Patients with Acute SCI using FES. Spinal Cord 1998;36(7):463-9.

68. Bélanger M, Stein RB, Wheeler GD, Gordon T, Leduc B. Electrical Stimulation: Can it Increase Muscle Strength and Reverse Osteopenia in Spinal Cord Injured Individuals? Ach Phys Med Rehabil 2000;81(8):1090-8.

69. Kern H, Boncompagni S, Rossini K, Mayr W, Fanó G, Zanin ME, Podhorska-Okolow M, Protasi F, Carraro U. Long-Term Denevartion in Humans Causes Degeneration of Both Contractile and Excitation-Contraction Coupling Apparatus Which is Reversible by Functional Electrical Stimulation. J Neuropathol Exp Neurol 2004; 63(9):919-31.

70. Hangartner TN, Rodgers MM, Glaser RM, Barre PS. Tibial Bone Density Loss in Spinal Cord Injured Patients: Effects of FES Exercise. J Rehabil Res Dev 1994;31(1):50-61.

71. Bloomfield SA, Mysiw WJ, Jackson RD. Bone Mass and Endocrine Adaptations to Training in Spinal Cord Injured Individuals. Bone 1996; 19(1):61-68.

72. Mohr T. Podenphant J, Biering-Sorensen F, Galbo H, Thamsborg G, Kjaer M. Increased Bone Mineral Density after Prolonged Electrically Induced Cycle Training of Paralyzed Limbs in SCI Man. Calcif Tissue Int 1997;61(1):22-5.

73. Brito CMM et al. Densidade Mineral Óssea após Lesão Medular. Acta Fisiát 2002;9(3):127-133.

74. Rodrigues D et al. Recursos Fisioterpêuticos na Prevenção da Perda da Densidade Mineral Óssea

em Pacientes com Lesão Medular. Acta Ortop Bras 2004;12(3)183-8.

75. Mohr T, Andersen JL, Biering-Sorensen F, Galbo Bangsbo J, Wagner A et al. Adaptação de Longo Prazo ao Treinamento Cíclico Induzido Eletricamente em Indivíduos com Severa Lesão na Medula Espinhal. Acta Fisiát 1999;6(1):21-39.

76. Field-Fote EC. Combined Use of Body Weight Support, Functional Electrical Stimulation, and Treadmill Training to Improve Walking Ability in Individuals with Chronic Incomplete Spinal Cord Injury. Arch Phys Med Rehabil 2001; 82(6):818-24.

77. Wernig A, Muller S, Nanassy A. Laufband (Treadmill) Therapy in Incomplete Paraplegia and Tetraplegia. J Neurotr 1999;16:719-26.

78. Ribeiro LG, Santos TM, Lima JRP, Novaes JS. Determinantes do Tempo Limite na Velocidade Correspondente a VO_2máx em Indivíduos Fisicamente Ativos. Rev Bras Cineantropom Desemp Hum 2008;10(1)69-75.

79. Barbeau H, Vistin M. Optimal Outcomes Obtained with Body-Weight Support Combined with Treadmill in Stroke Subjects. Arch Phys Med Rehabil 2003;84(10):1438-65.

80. Silva PRS, Romano A, Yazbek JrP, Cordeiro JR. Battistella LR. Ergoespirometria Computadorizada ou Calorimetria Indireta: Um Método não Invasivo de Crescente Valorização na Avaliação Cardiorrespiratória ao Exercício. Acta Fisiát 1997;4(1):31-43.

81. Behrman AL, Harkena SJ. Locomotor Training After Human Spinal Cord Injury: a Series of Cases Studies. Phys Ther 2000;80(7):688-700.

82. Drory Y, Ohry A, Brooks ME, Dolphin D, Kellermann JJ. Arm Crank Ergometry in Chronic Spinal Cord Injured Patients. Arch Phys Med Rehabil 1990;71:389-392.

83. Faria CDV, Moreira MCS, Barbosa MCC, Sabbag LMS. Utilização do Suporte de Peso Corporal em Solo no Treino de Marcha do Lesado Medular. Acta Fisiát 2005;12(1):22-25.

84. Warlon CP et al. Stroke: A practical Guide to Management. Oxford: Blackwell Science; 2001.

85. Rodrigues JE, Sá MS, Alouche SR. Perfil dos Pacientes Acometidos por AVE Tratados na Clínica Escola de Fisioterapia da UMESP. São Paulo. Rev Neuroc 2004:28-35.

86. Michael K, Macko RF. Ambulatory Activity Profiles, Fitness, and Fatigue in Chronic Stroke. Top Stroke Rehabil 2007;14(2):5-12.

87. Michael KM, Allen JK, Macko RF. Reduced Ambulatory Activity After Stroke: The Role of Balance, Gait, and Cardiovascular Fitness. Arch Phys Med Rehabil 2005;86(8):1552-6.

88. Michael KM, Allen JK, Macko RF. Fatigue After Stroke: Relationship to Mobility, Fitness, Ambulatory Activity, Social Support, and Falls Efficacy. Rehabil Nurs 2006;31(5):210-7.

89. Macko RF, Ivey FM, Forrester LW, Hanley D, Sorkin JD, Katzel LI, Silver KH, Goldberg AP. Treadmill Exercice Rehabilitation Improves Ambulatory Function and Cardiovascular Fitness in Patients with Chronic Stroke: a Randomized, Controlled Trial. Epub. Stroke 2005;36(10):2206-11.

90. Fletcher BJ, Dunbar S, Coleman J, Jann B, Fletcher GF. Cardiac Precautions for Nonacute

Inpatient Settings. Am J Phys Med Rehab 2003; 72:140-143.
91. Bach PR. Brain Plasticity as a Basis of Sensory Substitution. J Neurolog Rehabil 1987;1:67-72.
92. Oberto LM, Azevedo FM. Sistema Inteligente de Auxílio ao Tratamento Fisioterápico Aplicando o Princípio da Neuroplasticidade em Portadores de Paralisia Cerebral. IV Workshop de Informática Aplicada à Saúde – CBComp; 2004.
93. Kelly JO, Kilbreath SL, Davies GM, Zeman B, Raymond J. Cardiorespiratory Fitness and Walking Ability in Subacute Stroke Patients. Arch Phys Med Rehabil 2003;84:1780-85.
94. Petrilli S, Durufle A, Nicolas B et al. Prognostic Factors in the Ability to Walk After Stroke. J Strok Cerebrov Diseas 2002;11(6):330-5.
95. Dean CM, Richards C, Carol L, Malouin F. Task-Related Circuit Training Improves Performance of Locomotor Tasks in Chronic Stroke: A Randomized, Controlled Pilot Trial. Arch Phys Med Rehabil 2000;81:409-17.
96. Duncan P, Studenski S, Richards L et al. Randomized Clinical Trial of Therapeutic Exercise in Subacute Stroke. Stroke 2003; 34:2173-80.
97. Ada L et al. A Treadmill and Overground Walking Program Improves Walking in Persons Residing in the Community after Stroke: a Placebo-Controlled, Randomized Trial. Arch Phys Med Rehabil 2003;84.
98. Harris-Love ML, Macko RF, Whitall J, Forrester L. W. Improved Hemiparetic Muscle Activation in Treadmill Versus Overground Walking. Neurorehabil Neural Repair 2004;18(3):154-60.
99. Werner C, Lindquist AR, Bardeleben A, Hesse S. The Influence of Treadmill Inclination on the Gait of Ambulatory Hemiparetic Subjects. Neurorehabil Neural Repair 2007;21:76-80.
100. American Thoracic Society Statement. Guidelines for the six-minute walk in test. Am J Respir Crit Care Med 2002;166:111-7.
101. Fitts S, Guthrie M. Six-Minutes Walk by People with Chronic Renal Failure. Am J Phys Med Rehabil 1995;74(54):58.
102. Koseoglu F, Inan L, Ozel S, Denven S, Karabiyikoglu G, Yorgancioglu R, Atasoy T, Ozturk A. The Effects of a Pulmonary Rehabilitation Program on Pulmonary Function Test and Exercise Tolerance in Patients with Parkinson's Disease. Functi Neurol 1997;12(6):319-325.
103. Nixon P, Joswiak M, Fricker F. A Six-Minute Walk Test for Assessing Exercise Tolerance in Severely Ill Children. J Pediat 1996;129(3):362-366.
104. Butland R, Pang J, Gross E, Woodcock A, Geddes D. Two – 6 and 12 – Minutes Walking Test in Respiratory Disease. BMJ 1982;284(6329):1607-1608.
105. Swerts P, Moster R, Wouters E. Comparison of corridor and tredmill walking in patients with severe choronic obstructive pulmonary disease. Phys Ther 1990;70:439-42.
106. Zalpour C et al. Anatomia e Fisiologia para Fisioterapeutas. São Paulo: Santos; 2005, 23:586 [Fisiologia do Trabalho e do Esporte].
107. Teixeira-Salmela LF et al. Musculação e Condicionamento Aeróbio na Performance Funcional de Hemiplégicos Crônicos. Acta Fisiát 2003;10(2):54-60.
108. Cassilas JM. Custo Energético da Marcha in A marcha humana, a Corrida e o Salto. 1 ed. São Paulo: Manole; 2000.

109. Pang MYC, Janice J, Dawson A S. Relationship Between Ambulatory Capacity Ad Cardiorespiratory Fitness In Chronic Stroke. Chest 2005;127(2):495-501.

110. Saad M. Considerações sobre a Marcha Patológica in Análise de Marcha: Manual do camo-sbmfr. São Paulo: Lemos Editorial; 1997:109.

111. Silva PRS et al. Ergoespirometria Computadorizada ou Calorimetria Indireta: Um Método Não Invasivo de Crescente Valorização na Avaliação Cardiorrespiratória ao Exercício. Acta Fisiát 1997; 4(1):31-43.

112. Pedrinelli A. Tratamento do Paciente com Amputação. São Paulo: Roca; 2004.

113. Pastre CM, Salioni JF, Oliveira BAF, Micheletto M, Junior JN. Fisioterapia e Amputação Transtibial. Arq Cienc Saúde 2005;12(2):120-24.

114. Carvalho JA. Amputações de Membros Inferiores. 2 ed. São Paulo: Manole; 2003.

115. Perry J. Gait Analysis Normal and Pathological Function. Slack. Thorofare; 1992.

O Serviço Social no Programa de Prevenção e Reabilitação Cardiovascular

ARLETE CAMARGO DE MELO SALIMENE

ROSE MARY MACIEL

CRISTINA ICHIHARA

As questões sociais e culturais atinentes ao Programa de Prevenção e Reabilitação Cardiovascular são o foco de atenção deste capítulo, sob a perspectiva do assistente social como membro integrante da equipe interdisciplinar.

Ao longo das últimas décadas, a população tem tomado consciência da importância das medidas preventivas nas doenças cardiovasculares.

O trabalho contínuo de 16 anos com pessoas acometidas por doenças coronarianas possibilitaram ao Serviço Social do Instituto de Medicina e Reabilitação – IMREA – HC – FMUSP acumular conhecimentos e informações, estabelecendo pressupostos teóricos, a saber:

1. de que o paciente com doença coronariana é um sujeito social, cuja história de vida é construída a partir de sua inserção social em um dado contexto histórico, econômico e cultural;

2. de que o processo saúde–doença é socialmente determinado, e portanto, a vulnerabilidade desse homem para os problemas de saúde se encontra vinculada às condições de vida que possui;

3. de que a reflexão e o diálogo permitem que este tenha um aprendizado útil e consciente, com o qual possa viabilizar estratégias próprias de enfrentamento do seu cotidiano, e não como mero cumpridor de tarefas impostas pelas regras do tratamento médico.

Estes pressupostos têm permeado as ações do assistente social desde o início do trabalho e perduram até os dias de hoje, por ser o indivíduo um ser singular e que, em face da doença, pode sentir-se vulnerável.[1,2,3]

Vive-se num cenário de grande metamorfose social. Com a globalização, partilha-se de benefícios, mas também de problemas, como crises econômicas, ambientais e sociais. Estas transformações têm afetado os referenciais de valores pessoais, a cultura, o conhecimento, as relações sociais, o modo de produção, o mundo do trabalho, a distribuição e o surgimento de diferentes doenças.[4,5,6,7]

A tecnologia avança rapidamente na área da saúde e, particularmente, na cardiologia gera novas formas de tratamento e caminhos para a saúde, que em sua maioria implicam altos custos, dificultando o acesso para toda a população.

No entanto, a Organização Mundial da Saúde (OMS),[7] em seu *Relatório*, de 1998, afirma que a saúde global melhorou de forma significativa nos últimos cinquenta anos, apesar do aumento da desigualdade existente entre a saúde dos ricos e dos pobres. Coexistem realidades desiguais que se contrapõem, tanto regionalmente quanto entre nações. A tecnologia gera novos estilos de vida e necessidades produzidas, que são disseminadas pelo mundo globalizado. Em contrapartida, no Brasil, tem-se uma realidade conjuntural e estrutural marcada pela desigualdade social, pela concentração de renda e pelo crescimento da pobreza e do desemprego.

Estas realidades encerram processos sociais desencadeadores de doenças, entre elas as cardiovasculares. Segundo a Organização Mundial da Saúde (OMS),[7] as doenças cardiovasculares são responsáveis por 16,7 milhões de mortes ao ano, com projeções para o ano 2020 de sua manutenção como causa principal de mortalidade e incapacitação.[1]

Constata-se também que, dentre o conjunto de todas as doenças que acometem o coração, as mortes por doença isquêmica do coração (DIC) e acidentes vasculares encefálicos (AVE) constituem, em todos os países, as principais causas de morte por doenças cardiovasculares (DCV) e, em conjunto, representam de 40% a 60% do total.[6]

No Brasil, o quadro não é diferente, pois as doenças cardiovasculares representam atualmente o principal grupo de causas de morte em todas as capitais de Estados, principalmente no Distrito Federal. Segundo Laurenti,[6] pesquisas realizadas no período de 1980-1981 e 1999-2000 comprovam que o número de mortes por doença isquêmica do coração (DIC) foi maior no sexo masculino, com maior ocorrência entre os 30 e os 60 anos; e nas idades mais avançadas, houve a predominância do sexo feminino. Quanto ao número de óbitos por acidentes vasculares encefálicos (AVE), a pesquisa revela que o sexo masculino predominou em todos os grupos etários.

Esses dados preocupam, pois evidenciam o aumento dos custos da assistência à saúde direcionados para as doenças cardiovasculares e, no caso dos idosos, agregam-se outros custos pelo fato de as pessoas idosas sofrerem de múltiplas doenças nesta fase da vida, concomitantemente.

As populações estão envelhecendo e um número cada vez maior de indivíduos vive décadas com patologias cardiovasculares e seus fatores de risco.

Deve-se considerar que, no Brasil, a cardiologia dispõe de recursos tecnológicos avançados em uma sociedade desigual, fazendo que sejam disponibilizados aos pacientes possibilidades e resultados desiguais.

As alternativas de tratamento esbarram nos limites de custo dos serviços disponíveis e nas condições sociais em que se insere o paciente.

> a promoção de saúde se faz por meio da educação, da adoção de estilos de vida saudáveis, do desenvolvimento de aptidões e capacidades individuais, da produção em ambientes saudáveis. Está estreitamente vinculada, portanto, à eficácia da sociedade em garantir a implantação de políticas públicas voltadas para a qualidade de vida e ao desenvolvimento da capacidade de analisar criticamente a realidade e promover a transformação positiva dos fatores determinantes da condição da saúde.[2]

Nas sociedades contemporâneas, cujo estilo de vida é marcado pela complexidade tecnológica, pela competitividade e pela prática de valores de consumo, o estresse, como consequência, agrega ameaça e grande risco às pessoas, do ponto de vista cardiológico e das demais patologias, ou seja, significa uma ameaça à saúde das pessoas de um modo geral. Somam-se fatores presentes, tais como: o padrão habitacional, infraestrutura, água encanada, saneamento, sistema de esgoto e eletricidade, além de serviços como a coleta de lixo doméstico, atenção primária à saúde e o sistema de educação, que devem ser considerados pelos órgãos públicos, para que o indivíduo tenha o mínimo necessário para garantir sua saúde.

Ao falar sobre saúde, deve-se falar também da evolução das políticas públicas de humanização dos serviços de saúde no Brasil, sendo esta relacionada aos direitos dos pacientes e à ética voltada ao respeito ao outro. O humanismo relaciona-se a uma ética baseada na condição humana e nos ideais partilhados pelos homens. Humanizar na atenção da saúde é entender cada pessoa em suas particularidades, tendo necessidades específicas e, criando condições para que tenha possibilidades para exercer suas vontades. Dessa forma, deve-se levar em conta seus valores e vivências, evitando quaisquer tipos de discriminação, enfim, acima de tudo, deve-se preservar a dignidade do ser humano.[3]

Os profissionais que atuam no setor da Saúde necessitam ter consciência da importância de conhecer os fatores sociais que constituem a realidade do paciente, bem como o impacto social da doença em sua vida, pois, se ignorados, podem resultar no comprometimento da ação terapêutica.

A equipe, ao trabalhar com o paciente com doença coronariana, compreende a realidade saúde/doença em seu contexto social, considerando a totalidade, de interdependência, de interdisciplinaridade, pensando a saúde como direito e responsabilidade na ética da convivência.

O cotidiano e a Participação Social

O cotidiano tem um significado na vida pessoal e nas relações sociofamiliares das pessoas, do paciente, interferindo no nível de decisões pela repetição incansável de atitudes e hábitos que, por vezes, dificultam mudanças. Pensar no cotidiano é pensar tudo aquilo que se refere ao dia a dia das pessoas: suas vivências, experiências, atitudes, gestos, relações interpessoais, atividades rotineiras e o fazer profissional deste indivíduo.

A vida cotidiana aparece, então, como uma realidade interpretada pelos homens e por eles dotada de sentido quando organizam um mundo decifrável e coerente, com elementos rotineiros, ou mesmo quando integram novos conceitos à rotina diária.

Portanto, o resultado da interação do homem com sua cotidianidade é registrado em seu corpo, contando o visível de sua história pessoal, conferindo-lhe uma singularidade e permitindo-nos identificar suas formas de participação social e as estratégias que elabora para viver socialmente. Somos um todo em interação, somos um todo em participação.

O homem aprende no grupo os elementos da cotidianidade. A participação social, portanto, é um processo sócio-humano apreendido e aperfeiçoado, que implica uma convivência democrática, contida no cotidiano, e a sociabilidade é considerada como um dos atributos que definem a essência humana.

Participar significa estar em contato com os outros indivíduos, fazer parte de um grupo, de uma sociedade; ter autonomia, tomar decisões, tanto em âmbito pessoal quanto coletivo. Portanto, é um processo de crescimento que pode ser aperfeiçoado pela prática e pela reflexão.

A vida cotidiana está carregada de escolhas. O indivíduo para fazer escolhas necessita estar apto para tanto, e ter informações que lhe permitam acessar o outro, o conhecimento produzido, domínio essencial da realidade, da organização social, da comunicação, das linguagens.

Optar por fazer os exercícios regularmente, seguir uma dieta alimentar balanceada, enfim, a mudança de hábitos implica a reelaboração destas ações no cotidiano do paciente, que necessita ser auxiliado pelos profissionais e pelos familiares para que isto aconteça.

Nesse contexto, o assistente social trabalha para instrumentalizar o paciente e a família para autonomia, decisão e participação em seus grupos, por meio dos relacionamentos estabelecidos, do conhecimento e das informações fornecidas. O profissional busca em sua atuação apreender este cotidiano, o contexto social do paciente, cuja condição passa a fazer parte de sua condição humana, porque é sobre este cotidiano que serão propostas as mudanças, é nele que se vai atuar e é nele que as alterações em decorrência da doença se instalam; é nele que estarão ocorrendo cooperação sociofamiliares, cobranças sociais ou até atitudes estigmatizantes, repercutindo principalmente no seu autocuidado.

A Prática do Assistente Social na Equipe

Levando em conta as considerações teóricas, o Serviço Social atua ante as implicações familiares sociais, culturais e econômicas que interferem na condição de saúde ou que possam desencadear, agravar ou estagnar a doença e o processo de reabilitação.

A partir desta abordagem, o assistente social tem sua atuação fundamentada no aspecto humano da relação do profissional com o indivíduo, os grupos e a comunidade, intervindo para a melhoria da qualidade de vida do paciente com doença coronariana.

A prática profissional, centrada no paciente com doença coronariana ou no cardiopata preventivo, considera as determinantes sociais do binômio saúde–doença. Tem como objetivo a aquisição de benefícios sociais e a inclusão social deste indivíduo, além de concientizá-lo para atuar de forma a suscitar uma reflexão quanto ao papel que exerce, enquanto sujeito de seu processo histórico, sendo ele potencialmente capaz de decidir sobre sua própria vida.

Os instrumentos metodológicos utilizados fornecem dados sobre os pacientes atendidos; dados que permitem ao profissional conhecer os aspectos que compõem a vida cotidiana desse grupo. Também auxiliam o profissional na elaboração de estratégias de atuação, com objetivo de alcançar os resultados esperados com o programa. Assim, é de competência do Assistente Social na equipe:

- conhecer a situação socioeconômica e cultural do paciente e sua família, para que a equipe direcione suas ações terapêuticas, considerando essa realidade;
- informar sobre o diagnóstico social, dimensionando o paciente, a família e a comunidade;
- participar da elaboração do programa terapêutico global do paciente, para definir objetivos comuns;
- orientar quanto aos recursos e aos equipamentos comunitários existentes e a rede social de apoio, que possam complementar o Programa Institucional.

Objetivos do Assistente Social no Desenvolvimento e na Efetivação do Programa

Objetivo Geral

- Favorecer o desenvolvimento da participação social dos pacientes nos diferentes grupos de pertencimento, a partir de suas relações interpessoais.

Objetivos Específicos

- sensibilizar o paciente para participação e adesão ao programa, de forma a integrar as orientações no seu cotidiano;
- propiciar aos pacientes elementos para reflexão sobre as doenças coronarianas e suas implicações sociais, com o intuito de facilitar a organização de projetos futuros;
- contribuir para a melhoria das relações interfamiliares, considerando o desempenho de papéis com autonomia e independência;
- mobilizar a família para participar do programa e para oferecer ao paciente o apoio necessário ante as implicações cotidianas de uma patologia crônica.
- o serviço social, ainda, objetiva desenvolver atividades de ensino e pesquisa, de modo a possibilitar a formação e a reciclagem de recursos humanos em saúde e o aprimoramento técnico-científico, compatibilizando os interesses e as diretrizes do Sistema Único de Saúde (SUS).

Operacionalização das Atividades

Grupo de Acolhimento

O Assistente Social procede ao acolhimento dos indivíduos que iniciam o Programa de Reabilitação Cardiovascular propriamente dito. Nesse momento são interpretados os objetivos e o funcionamento do referido Programa. Os pacientes, então, passam a se constituir como grupo, construindo um espaço de vivência. Espaço este que possibilita ajudá-lo quanto à percepção do novo papel que irá desempenhar como pessoa que integra um protocolo terapêutico interdisciplinar. É entregue e interpretado aos pacientes o Regulamento Interno de Prevenção Primária em Reabilitação Cardiovascular, bem como são fornecidas orientações quanto aos agendamentos necessários para as Avaliações específicas de cada área técnica. O grupo é levado a conhecer as áreas físicas de atendimentos Institucionais e orientado quanto ao agendamento das consultas médicas necessárias para a realização do

Programa. Neste momento, o Serviço Social objetiva oferecer conforto institucional que permita ao paciente sentir-se seguro para aderir ao tratamento proposto.

AVALIAÇÃO SOCIAL

Após o Grupo de Acolhimento, o assistente social lança mão do instrumental técnico-operativo, que envolve entrevistas individuais, baseadas em protocolos específicos para a investigação diagnóstica. Inicialmente procede à Avaliação Social, objetivando identificar a condição socioeconômica e cultural do paciente e família e diagnosticar a dinâmica das relações sociais, de forma a identificar meios que possam contribuir para a melhoria da sua qualidade de vida. Identifica-se, também, a motivação do paciente para participar desse Programa específico.

Neste momento, é estabelecido o comprometimento entre o assistente social e o paciente, imprescindível para suscitar um relacionamento que facilite o Trabalho em Grupo.

ATENDIMENTO EM GRUPO

O trabalho em grupo caracteriza-se por ser um procedimento sistematizado, que propicia aos pacientes conhecer e vivenciar experiências comuns e particulares, subjetivas e objetivas, singulares e coletivas, de cada integrante com ênfase na sua condição de ser social enquanto uma pessoa doente, buscando-se uma visão de totalidade das situações cotidianas vivenciadas, apontando alternativas de soluções.

A abordagem em grupo é norteada por métodos e técnicas específicas que permitem ao profissional estabelecer temas a serem discutidos nas sessões, possibilitando a operacionalização dos objetivos estabelecidos por meio de conteúdos programáticos. Opta-se por técnicas de dinâmica de grupo com o objetivo de favorecer o desenvolvimento e a melhoria no desempenho de papéis sociofamiliares, possibilitando-lhe refletir sobre os aspectos sociais inerentes ao cotidiano das relações interpessoais, familiares e sociais amplas, bem como das limitações decorrentes da doença.

O trabalho realizado é um processo que visa:

- favorecer a reflexão do paciente sobre sua situação e avaliar como, a partir do problema adquirido, interage em seu meio sociofamiliar;
- detectar o comprometimento ou não dos papéis sociofamiliares que possam sofrer a interferência do problema cardíaco;
- investigar possíveis formas de estigmatização e preconceitos que o paciente esteja sentindo;

- medir o nível de interação grupal, estimulando a formação de vínculos;
- propiciar ao grupo a troca de experiência comuns, apontando para a descoberta e possível, solução dos problemas compartilhados;
- despertar consciência para a alteração efetiva de hábitos e atitudes, pouco benéficos à consecução de uma vida mais saudável.

O Assistente Social atua sobre temas emergentes no próprio grupo, considerando sobremaneira o momento ao qual o paciente está vivenciando no Programa de Prevenção de Reabilitação Cardiovascular. Tais temas norteiam os seguintes aspectos:

- o paciente e sua reabilitação;
- a participação social e ampliação de relações e atividades sociais;
- estilo de vida, mudanças e qualidade de vida;
- a valorização dos conhecimentos adquiridos e a importância de operacionalizá-los no cotidiano;
- desempenho de papéis familiares e sociais;
- políticas públicas.

Dados extraídos dos protocolos de avaliação social e atendimentos do Serviço Social, em 2007, com um universo de 89 pacientes ativos no Programa de Reabilitação Cardiovascular, revelam que: 57% dos pacientes são do sexo masculino; 79% são casados; 8% são solteiros; 7% viúvos; e 6% divorciados, separados ou desquitados. A faixa etária predominante é de 59 a 68 anos, para 36 pacientes (40%); 69 a 78 anos, 22 pacientes (25%); 49 a 58 anos, 13 pacientes (15%); 39 a 48 anos, 6 pacientes (7%); 79 a 88 anos, 4 pacientes (4%). Quanto à escolaridade, 66% concluíram o ensino superior; 24% concluíram o ensino médio; e 10%; o ensino fundamental. Dos 31 pacientes com ocupação, 19% são funcionários públicos; 16% são engenheiros; 10% são comerciantes; 9% são representantes comerciais; 7% são médicos; e 39% têm outras ocupações. Sem ocupação, constatam-se 58 pacientes, dos quais 78% são aposentados; 59 pacientes (66%) referem ser chefes de família.[6]

O perfil socioeconômico dos pacientes constitui-se em importante subsídio empírico para a compreensão social e da totalidade deste grupo específico, não só para assistente social como para toda equipe técnica que o atende.

Considerações Finais

A opção pelo Programa de Prevenção e Reabilitação Cardiovascular, no IMREA – HCFM – USP, traz para o cotidiano dos pacientes informações e ações profissionais que objetivam gerar mudanças. Para tanto, o paciente deverá empenhar-se para realizar as atividades propostas e seguir as orientações recebidas, devendo assumi-las de forma integral, desenvolvendo uma consciência crítica quanto à adequação das propostas estabelecidas pela equipe.

O indivíduo percebe a necessidade de mudar seus hábitos, seu estilo de vida. Também deve estar atento à visão que tem e passa a ter de si próprio, pois, ao longo de sua trajetória, incorpora valores sociais e formas estereotipadas que utiliza em seu próprio julgamento.

A ação do assistente social faz-se por meio de uma abordagem socioeducativa permeada por uma prática reflexiva, que preconiza a adoção de estilos de vida mais saudáveis e a dissolução de possíveis esteriótipos constituídos ao longo da vida.

O indivíduo, que chega fragilizado por não saber lidar com a nova situação que surge em sua vida, exige do assistente social considerar a dinâmica que o envolve, sem desconsiderar sua história, suas vivências e seus questionamentos.

Buscam-se soluções conjuntas para operar mudanças fundamentais, a fim de que os pacientes lidem mais adequadamente com a situação, considerando os seguintes aspectos:

- aproveitamento global do Programa e das áreas técnicas envolvidas;
- efetiva mobilização para maior interação social;
- conscientização de potencialidades e limitações;
- perspectiva de ser recompensado com uma taxa menor de morbidade e maior longevidade:
- possibilidade de operar mudanças mais amplas e duradouras em seu estilo de vida.

Assim, como todos os profissionais envolvidos neste Programa, o assistente social também se volta para esse homem contemporâneo, sensível aos anseios impostos pela sociedade. O trabalho realizado visa minimizar essas adversidades, na tentativa de melhorar a qualidade de vida deste indivíduo e suas relações sociais.

Observam-se resultados positivos advindos do trabalho interdisciplinar, cuja inserção do assistente social permite acompanhar e constatar as mudanças, muitas vezes radicais, na vida destes pacientes que terão de conviver com a doença coronariana.

REFERÊNCIAS

1. Avezu A, Guimarães HP, Piegas LS. Fatores de Risco Associados com Infarto Agudo do Miocárdio na Região Metropolitana de São Paulo e no Brasil. In Nobre F, Serrano JRCV (ed). Tratado de Cardiologia SOCESP. Barueri: Manole; 2005,3:22-33.

2. Costa, A M. Integralidade, Humanização e Cuidado em Saúde. Saúde e Soc; 2004;13(3): 5-15.

3. Gazetta MLB, Ichihara C, Salimene ACM. Cotidiano e Participação Social. São Paulo: DMR-HCFM-USP/Escola de Postura; 2003.

4. Ichihara C. Atividades com grupos em Serviço Social: uma referência bibliográfica. São Paulo; 2000 [monografia].

5. Laurenti R. Mortalidade por doenças Cardiovasculares no Brasil. In Nobre F, Serrano JRCV (ed). Tratado de Cardiologia SOCESP. Barueri: Manole; 2005,2:16-21.

6. Mota AE et al. (org). Serviço Social e Saúde: Formação e Trabalho Profissional. São Paulo: OPAS, OMS, Ministério da Saúde; 2006.

7. A urbanização e a Doença Cardiovascular. Disponível em: educação.cardiol.Br/coracoesdobrasil/dowload.asp.arq=/coracoesdobrasil/pdf/urbanização.pdf. Acesso em: 08 ago 2007.

Odontologia na Reabilitação Cardíaca

Leda Maria Campos Guerra

A saúde da boca está em estreita relação com a saúde geral do paciente; muitas doenças sistêmicas podem apresentar manifestações na cavidade oral. Esta constitui uma porta de entrada para microorganismos que podem se estabelecer e afetar o restante do organismo.[1]

Uma das maiores concentrações de micro-organismos do corpo humano é encontrada na placa dental bacteriana. Essa placa é considerada o principal agente etiológico para as duas mais importantes doenças que acometem a cavidade oral: a cárie dental e a doença periodontal.

Durack[2] observa que a bacteremia transitória é produzida após 60% das exodontias, 88% das cirurgias periodontais e, aproximadamente, 40% após escovação dentária. Com base neste antecedente científico, conclui-se que a frequência da bacteremia é alta após procedimentos dentários, quando comparados com outros procedimentos terapêuticos no organismo humano.

Vários estudos demonstram associações entre doenças orais e doenças sistêmicas, assim como muitos fatores de risco são comuns à doença cardiovascular e à doença periodontal, entre eles o estresse, a ansiedade e comportamentos ligados à saúde, como a negligência no autocuidado e na dieta.

A má higiene bucal causa acúmulo de placa bacteriana e pode dar origem a bacteremias frequentes em condições fisiológicas normais, o que colocaria os pacientes cardiopatas em risco permanente de desenvolver uma endocardite infecciosa. Assim sendo, indivíduos de risco devem estabelecer e manter a saúde bucal, a fim de reduzir as fontes potenciais de bacteremias.

Devem-se estar atentos para o fato de que as doenças cardíacas são os maiores problemas sistêmicos de saúde em todo o mundo e que sua prevalência aumenta com a idade.

Nos Estados Unidos, as cardiopatias representam a principal causa de morte nos dias de hoje. No Brasil, desde a década de 1970, as doenças do aparelho circulatório aparecem como a principal causa de morte, representando mais de 30% do total de óbitos com causas definidas.

Os pacientes cardiopatas devem receber tratamento odontológico diferenciado, com atenção especial a protocolo de atendimento, abordagem do paciente e interação medicamentosa.[3]

Durante o tratamento odontológico do cardiopata, devem-se evitar alterações hemodinâmicas além das toleráveis pelo sistema cardiovascular do paciente. O estresse psicológico e o fisiológico são fatores das alterações na estabilidade hemodinâmica.

O Protocolo para redução de estresse do paciente no consultório odontológico preconiza:

- sessões mais curtas e preferencialmente pela manhã;
- uso de anestésico local para minimizar o desconforto;
- uso de medicamentos para relaxamento e controle da ansiedade, desde que em acordo com o cardiologista.

Vários autores recomendam o controle da pressão arterial em portadores de coronariopatias que venham a ser submetidos a intervenções mais invasivas, como cirurgias periodontais e bucomaxilofaciais.

Dependendo da história médica do paciente, anestésicos locais com menor concentração ou até mesmo sem adrenalina são recomendáveis. Soma-se a isso o máximo de precaução quanto à prática de injeções intravasculares.

Deve-se, também, ficar atento para os efeitos colaterais de alguns medicamentos, como os anticonvulsivantes, os agentes bloqueadores dos canais de cálcio e os imunossupressores, que podem causar crescimento gengival.

Este capítulo explorará a relação da Odontologia, especificamente, com a Cardiologia e procurará mostrar os cuidados relativos ao paciente portador de cardiopatia, estabelecendo um adequado tratamento, prevenindo doenças e intercorrências, possibilitando uma melhor qualidade de vida a esses pacientes.

ENDOCARDITE BACTERIANA

A endocardite bacteriana (EB) é um raro processo infeccioso da superfície do endocárdio, que geralmente envolve as valvas cardíacas, cujos principais fatores de risco são as lesões do endocárdio provocadas por doenças congênitas ou adquiridas. O processo inicia-se por deposição de plaquetas e de fibrina no local, colonização bacteriana e formação de vegetações, com posterior disseminação da infecção por via sanguínea.[5]

Enquanto no passado o tratamento odontológico estava fortemente relacionado à endocardite infecciosa, considerações atuais evidenciam que tal fato pode não ser verdadeiro. Essas falhas são baseadas na falta de conhecimento do período de incubação da infecção, de seus sinais clínicos e de um diagnóstico correto, na falta de conhecimento da composição da microbiota bucal e do reconhecimento da frequência de bacteremia causada espontaneamente, através de hábitos rotineiros, como escovação, bochecha e mastigação.[6-8]

Estudos mostram que as chances de estes pacientes desenvolverem EB após tratamento odontológico, mesmo com significantes fatores de risco, é muito pequena.[9]

A patogênese da endocardite infecciosa depende da ocorrência de bacteremia. A bacteremia é necessária para causar a endocardite, mas não é suficiente. Provavelmente, o número de fatores envolvidos com a ocorrência dessa morbidade é grande e/ou a sua ocorrência é esporádica, de tal modo que a probabilidade dos fatores necessários para desencadear a doença mostra-se pequena, o que explicaria a sua raridade.[10]

A maioria dos casos de endocardite infecciosa é de origem bacteriana, mas muitos micro-organismos podem causar a doença, inclusive fungos. Antes do advento dos antibióticos, era sempre fatal. Atualmente, pode ser curada por meio da terapia antibiótica e/ou troca da prótese valvar.[11]

A Associação Americana de Cardiologia elaborou, em 1997, um protocolo medicamentoso para tratamento de pacientes cardiopatas, assim como as situações clínicas em que deve ser utilizado (Figura 1).[12]

A higiene dental ou periodontal inadequada, bem como as infecções periapicais, periodontais e da mucosa bucal, pode produzir bacteremias transitórias mesmo na ausência de procedimentos odontológicos. A incidência e a magnitude das bacteremias de origem bucal são diretamente proporcionais ao grau de inflamação ou infecção.

Aqueles indivíduos que apresentam risco de desenvolver endocardite infecciosa devem ser orientados a obter e manter a melhor qualidade de saúde bucal possível, reduzindo, desta forma, as fontes de colonização e crescimento bacterianas. Uma ótima saúde bucal pode ser conseguida por meio de cuidados profissionais de rotina e métodos de controle da placa dental.[4]

Mesmo os pacientes desdentados podem desenvolver bacteremia de úlceras causadas por próteses mal adaptadas, devendo ser estimulados a realizar um exame bucal periódico ou procurar o dentista se algum desconforto se manifestar.

O uso de antissépticos, como o digluconato de clorexidina a 2%, empregado imediatamente antes dos procedimentos odontológicos, na forma de bochechos suaves, pode reduzir a população bacteriana. Deve-se evitar, entretanto, o uso contínuo deste agente (ou repetido em intervalos frequentes), pois isto pode ocasionar a seleção de micro-organismos resistentes.

Como regra geral, a AHA recomenda a profilaxia antibiótica para a EB em quase todo procedimento odontológico associado com sangramento excessivo, apesar de haver atualmente uma tendência de se restringir a profilaxia antibiótica somente antes de extrações dentais, cirurgia gengival e colocação de implantes.[12]

A – Classificação das condições cardíacas

Alto risco
- Portadores de prótese valvular
- História prévia de endocardite infecciosa
- Doenças congênitas cardíacas complexas (tetralogia de Fallot, estenose aórtica)
- *Shunts* pulmonares construídos cirurgicamente.

Médio risco
- Doenças cardíacas congênitas (persistência do canal arterial, defeito do septo ventricular e atrial, coartação da aorta, válvula bicúspide aórtica)
- Disfunção valvular adquirida (doença reumática cardíaca)
- Cardiomiopatia hipertrófica
- Prolapso de válvula mitral com regurgitação

B – Profilaxia antibiótica para pacientes de risco para endocardite infecciosa

	Antibiótico	Regime
Profilaxia padrão	Amoxicilina	*Adultos*: 2 g; *crianças*: 50 mg/kg por via oral, uma hora antes do procedimento
Pacientes incapazes de receber medicamento por via oral	Ampicilina	*Adultos*: 2 g intramuscular (IM) ou endovenoso (EV); *crianças*: 50 mg/kg IM ou EV, 30 min antes do procedimento
	Clindamicina	*Adultos*: 600 mg; *crianças*: 20 mg/kg por via oral, uma hora antes do procedimento
Pacientes alérgicos à penicilina	Cefalexina ou Cefadroxila	*Adultos*: 2 g; *crianças*: 50 mg/kg por via oral, uma hora antes do procedimento
	Azitromicina ou Claritromicina	*Adultos*: 500 mg; *crianças*: 15 mg/kg por via oral, uma hora antes do procedimento
Pacientes alérgicos à penicilina e incapazes de receber medicação via oral	Clindamicina	*Adultos*: 600 mg; *crianças*: 20 mg/kg EV, 30 min antes do procedimento
	Cefazolina	*Adultos*: 1 g; *crianças*: 25 mg/kg IM ou EV 30 min antes do procedimento

C – Procedimentos que requerem profilaxia antibiótica

Exodontias; procedimentos periodontais (incluindo cirurgias, raspagens, aplainamento radicular, sondagem e sessões de manutenção); colocação de implantes; reimplantação de dentes avulsionados; instrumentação endodôntica; apicectomias; colocação de fios com antibióticos subgengivais; colocação de bandas ortodônticas; anestesias intraligamentares; e profilaxia.

D – Procedimentos que não requerem profilaxia antibiótica

Dentística restauradora (operatória ou protética); anestesias locais; colocação de medicação intracanal e de pinos intrarradiculares; colocação de dique de borracha; remoção de sutura pós-operatória; colocação de aparelho removível protético ou ortodôntico; moldagens; aplicação de flúor; ajustes ortodônticos e selantes.

FIGURA 1 – Protocolo medicamentoso para tratamento de pacientes cardiopatas.

Um estudo recente avaliou a incidência de bacteremia após procedimentos periodontais, por meio de técnicas de culturas bacterianas convencionais e pelo método PCR (*polymerase chain reaction*), este último indicando que a incidência de bacteremia, após o uso de ultrassom, sondagem periodontal e escovação dental, foi de 23%, 16% e 13%, respectivamente, sugerindo que as bacteremias transitórias após procedimentos periodontais têm uma incidência menor do que aquela relatada em estudos anteriores.[15]

Os *Streptococcus viridans* (α-hemolíticos) são a causa mais comum de endocardite infecciosa após certas intervenções odontológicas, do trato respiratório alto e do esôfago. A profilaxia antibiótica deve, então, ser direcionada contra estes microrganismos, em qualquer tipo de procedimento de risco.[12]

O mecanismo exato pelo qual os antibióticos previnem a EB não é conhecido. Presume-se que eles exerçam sua ação em diferentes estágios do desenvolvimento da infecção. Ainda é discutível se o antibiótico afeta a incidência, o grau ou o tipo de bacteremia. Tem sido levantada a hipótese de que, se a profilaxia antibiótica realmente previne a endocardite bacteriana, isso ocorre não pela eliminação ou redução da bacteremia, mas pela redução da adesão das bactérias às valvas cardíacas ou pela inibição da multiplicação bacteriana quando já aderidas.[13]

Enquanto se aguarda um melhor esclarecimento deste assunto, a profilaxia da endocardite continua sendo recomendada em pacientes suscetíveis à doença.

Levando em consideração a importância das bacteremias espontâneas, pode-se dizer que as periodontopatias representam um risco significativo de desenvolvimento de endocardite infecciosa para os pacientes de risco, pois são fontes constantes de bacteremias transitórias, devido ao seu caráter de cronicidade inflamatória-infecciosa, funcionando como um meio de entrada dos patógenos bucais, na corrente circulatória, aumentando, assim, a probabilidade de originar a doença.[16,17]

A manutenção adequada da saúde oral para os pacientes de risco deve ser através da aplicação correta de técnicas de higiene bucal e de motivação, sendo esta a maneira de se prevenir a doença. Tais condutas são mais importantes para prevenir a endocardite infecciosa que a aplicação de uma terapêutica profilática antes de tratamentos odontológicos específicos, pois as bacteremias induzidas são programadas e ocorrem ocasionalmente, diferentemente das bacteremias espontâneas, que podem, dependendo da condição da saúde bucal do paciente, ocorrer com repetida frequência.[18,19]

Analgesia e Anestesia em Pacientes Portadores de Cardiopatias

Os pacientes com distúrbios cardiovasculares apresentam pouca capacidade de suportar ou de se recuperar do estresse.[21,24] O tratamento odontológico é considerado seguro quando realizado apropriadamente, com apenas poucas exceções. Requer estreita cooperação entre o cirurgião-dentista e o cardiologista que acompanha o paciente. O cirurgião-dentista deve informar-se com o médico sobre a natureza e a severidade da condição cardiovascular, a terapêutica medicamentosa em uso e, ao mesmo tempo, informar e discutir com o médico sobre o tratamento odontológico a ser realizado e as drogas a serem utilizadas, particularmente, quanto às limitações impostas ao seu uso.[21,22]

O uso de vasoconstritores nas soluções anestésicas locais traz grandes vantagens para a obtenção de uma anestesia eficaz. Pela vasoconstrição local provocada, ocorre um retardamento da absorção do anestésico local injetado, advindo das seguintes vantagens de sua utilização:

- aumento da duração da anestesia;
- aumento da profundidade da anestesia;
- redução da toxicidade do anestésico local;
- utilização de menores volumes da solução anestésica;
- diminuição do sangramento em procedimentos cirúrgicos.[24]

A adrenalina (epinefrina) e a noradrenalina (levoarterenol) são os vasoconstritores mais comumente utilizados.

A síntese de adrenalina e noradrenalina pelo nosso organismo ocorre na medula da glândula suprarrenal e nas fibras nervosas simpáticas pós-ganglionares. Estas substâncias estimulam receptores a localizados nas paredes das arteríolas, provocando vasoconstrição.

Questionam-se muito os efeitos sistêmicos do uso dessas drogas nos anestésicos locais em pacientes com enfermidades cardíacas ou hipertensão arterial, relacionada à sua toxicidade potencial.[22,23,26]

Acreditava-se que a quantidade de adrenalina liberada da medula suprarrenal, durante o estresse agudo, excedia acentuadamente a contida nos tubetes anestésicos de uso odontológico. Todavia, numerosos estudos bem controlados realizados nas últimas décadas têm demonstrado o oposto. Até mesmo pequenas quantidades de vasoconstritores contidas nos tubetes aumentam significativamente as concentrações plasmáticas de catecolaminas, principalmente em acidente de injeção intravascular ou dose excessiva, ou seja, que a quantidade de catecolamina exógena pode mesmo ser maior que a liberada endogenamente, e, ainda, alteram algumas medidas da função cardíaca.[25,28]

Segundo um relato conjunto da American Heart Association e da American Dental Association, em 1964, os vasoconstritores não são contraindicados a pacientes com enfermidade cardíaca diagnosticada e controlada. É recomendado o uso de sedativos a estes pacientes e promover aspiração da seringa antes da injeção.[21]

A validade desta afirmação depende de vários fatores que não foram considerados no relatório e são de grande importância, como o nível de estresse do paciente, da quantidade de anestésico local, da taxa de absorção, do tipo e da concentração do vasoconstritor, via de administração da solução, além do risco de interação com o medicamento em uso para a cardiopatia, entre outros,[24] embora um novo relatório, de 1984, tenha reiterado o princípio dizendo que "o agente vasoconstritor é geralmente indicado como um componente dos anestésicos locais" e que "só deve ser utilizado em solução de anestesia local durante práticas odontológicas, quando ficar claro que o procedimento será encurtado ou que a analgesia será mais profunda", mas que "é necessário ter extremo cuidado para evitar injeção intravascular" e "deve-se utilizar a quantidade mínima possível de vasoconstritor".[27]

Quanto à Dose

Em um relatório de uma comissão especial da New York Heart Association, é recomendado que em cada sessão não se utilize mais que 0,2 mg de adrenalina nos pacientes com problemas cardíacos. Essa quantidade está presente em 20 ml da solução de concentração 1:100.000 e em 10 ml da solução 1:50.000.[28]

Considerando que em Odontologia não são necessários mais do que 1 ou 2 ml de anestésico para os procedimentos de rotina, conta-se com uma boa margem de segurança.[29,30]

Bennett recomenda a dose máxima, para os portadores de enfermidades cardíacas, de 0,04 mg de adrenalina (4 ml da solução 1:100.000) e 0,14 mg de noradrenalina (7 ml da solução 1:50.000). Os hipertensos moderados podem ser tratados como pacientes normais em todos os aspectos. Já na hipertensão maligna, a dose máxima de adrenalina deve ser de 0,1 mg (10 ml da solução 1:100.000).[23]

O tratamento dentário de pacientes com graves doenças cardiovasculares deve corresponder a, aproximadamente, um tubete de adrenalina 1:50.000; dois tubetes de adrenalina 1:100.000; ou quatro tubetes de adrenalina 1:200.000, em cada sessão.[23,24,31]

Na prática, pode-se utilizar o anestésico com vasoconstritor abaixo da dose máxima e, se houver necessidade de maior quantidade de anestésico, continua-se com o uso daquele sem adrenalina ou noradrenalina.

Concentrações Ideais do Vasoconstritor

Utilizam-se concentrações excessivas de vasoconstritor nas soluções anestésicas locais. Alguns autores recomendam concentração de adrenalina de 1:100.000. Bennett recomenda o uso de concentração de 1:200.000.[23]

Num trabalho de Keesling e Hinds,[32] ficou demonstrado que praticamente não existe diferença na duração da anestesia entre uma concentração de 1:50.000 e de 1:250.000.[31]

Gangarosa e Halik[33] observaram que o uso de uma concentração de 1:300.000 é tão eficiente quanto o uso de uma de 1:100.000.[32]

Portanto, uma concentração menor parece ser ideal para o uso nos anestésicos locais em Odontologia, diminuindo, assim, a possibilidade de efeitos adversos provocados pela adrenalina, principalmente em pacientes cardiopatas.

É importante obter uma anestesia local profunda e prolongada com a menor dose possível de vasoconstritor em paciente cardiopata compensado. O controle e a estabilidade da cardiopatia são fatores a serem considerados antes do início do tratamento odontológico (importância da anamnese e do exame físico – pulso e pressão arteriais avaliados no consultório odontológico pré-procedimento).

O uso de injeção intraligamentar, assim como a intraóssea de solução contendo epinefrina, é, também, considerado perigoso e deve ser contraindicado nesses pacientes devido ao risco de indução de efeitos hemodinâmicos.

O uso de anestésicos locais sem vasoconstritor, o que diminui em muito a duração da ação e a profundidade do efeito anestésico, incapacita a realização do restante do procedimento sem dor e ainda pode induzir ao estresse. Essa opção só será válida se houver certeza de que o procedimento a ser realizado terá curta duração; ainda assim, deve-se estudar a melhor alternativa de anestésico local eficaz sem vasoconstritor.[24,23]

O controle adequado da dor é fundamental para o êxito do tratamento odontológico, uma vez que a dor, o desconforto e a ansiedade estão relacionados. A ansiedade é um fator que aumenta a dor, e esse aumento gera mais ansiedade, e, ainda, nos pacientes apreensivos, pode ocorrer queda de limiar de resposta à dor.[34] Como a maioria das complicações observadas durante a anestesia local – palidez, inquietação, sudorese, fadiga, palpitações, náusea e desmaio – constituem manifestações comuns da ansiedade aguda, fica evidente que muitas reações adversas atribuídas à anestesia local são, na verdade, produzidas pelo ato da injeção, consideradas psicogênicas, e não pela droga em si.[34,35] Para pacientes com alto risco de problemas cardíacos, o uso de medicamento ansiolítico deve ser considerado até mesmo para alguns procedimentos de rotina.[21]

O estresse contribui para a fisiopatologia de muitas doenças, incluindo as doenças cardiovasculares. O constante aumento de epinefrina durante as reações de estresse pode invocar uma resposta mais prolongada da pressão arterial, facilitando a liberação de norepinefrina do sistema nervoso simpático. O estresse repetitivo ou uma resposta exacerbada de estresse é um sinal da ativação desse sistema. A atividade simpática na hipertensão está envolvida no índice de morbidade e mortalidade cardiovascular e afeta mais os pacientes no período da manhã do que à tarde.[34] À tarde também é o período em que as anestesias apresentam mais tempo de duração de ação,[35] portanto, talvez se deva considerar o atendimento odontológico desses pacientes à tarde.

Cuidados com o Cardiopata

Além de se respeitar a dose máxima recomendada, tem-se que observar uma série de cuidados ao promover anestesia nos pacientes portadores de doença cardíaca e hipertensão arterial:

- Procurar utilizar anestésico com menor concentração de adrenalina ou noradrenalina.
- Promover sessões curtas evitando provocar estresse nestes pacientes.
- Utilizar medicação pré-anestésica sedativa. Cheraskin e Prasertsuntrarasai[36] mostraram que este recurso produz significante diminuição da pressão arterial em hipertensos submetidos ao tratamento odontológico. Os benzodiazepínicos (Diazepam) servem perfeitamente para este fim.
- Evitar causar dor ao paciente, utilizando anestésico tópico, injeção lenta, técnica correta etc.
- Utilizar sempre seringas que possibilitem a aspiração pré-injeção. Geralmente, os efeitos indesejáveis ocorrem por uma injeção intravascular acidental. Harris[37] mostrou que, em 3% das injeções, o bisel da agulha se encontra no interior de um vaso. Portanto, a aspiração é indispensável.
- Promover uma injeção bem lenta da solução anestésica, podendo parar a manobra antes da injeção de todo o conteúdo do tubete, caso o paciente mostre sinais de algum problema. Muitas vezes, os efeitos gerais produzidos após a anestesia são erroneamente atribuídos ao anestésico ou ao vasoconstritor. Portanto, é necessário que se tenha uma anestesia efetiva, suprimindo totalmente a dor e evitando uma tensão maior no paciente com disfunção cardiocirculatória.

Segundo Bennett,[23] "quanto maior for o risco clínico de um paciente, mais importante se torna o controle eficaz da ansiedade e da dor", ou seja, a anestesia local em pacientes diabéticos ou com problemas cardiovasculares deve ser eficiente o bastante para proporcionar um efetivo controle da dor durante e logo após o atendimento, evitando-se, desta forma, a secreção aumentada de catecolaminas e suas consequências. Isto normalmente não se consegue quando se empregam as soluções anestésicas locais sem vasoconstritor.

Quando são obedecidos os princípios da técnica de anestésica local (injeção lenta precedida de aspiração prévia), respeitadas as quantidades máximas de anestésicos por sessão, associados a vasoconstritores em concentrações mínimas – adrenalina 1:100.000 ou 1:200.000, ou, ainda, felipressina 0,03 UI/ml – o controle da dor é praticamente garantido, e a resposta ao estresse exagerada é evitada. Quando houver uma contraindicação absoluta do uso de vasoconstritores, pode-se optar pelas soluções anestésicas à base de mepivacaína 3% sem vasoconstritor, que proporcionam uma anestesia pulpar de até 20 minutos, nas injeções infiltrativas, e de até 30 a 40 minutos, nos bloqueios regionais

Um protocolo de sedação consciente está plenamente indicado[38] por meio do uso de diazepam, midazolam, lorazepam ou drogas similares ou sedação inalatória com oxigênio e óxido nitroso. Caso o paciente já esteja fazendo uso de medicação ansiolítica por indicação, solicitar ao médico que faça os devidos ajustes na posologia, se necessário.

As sessões devem ser curtas e realizadas preferencialmente na segunda parte do período da manhã (a partir das 10 horas).[39] A fim de se evitar o estresse gerado pela dor durante os procedimentos odontológicos, a anestesia local deve ter profundidade e duração adequadas, conseguido, com o uso de solução de prilocaína com felipressina, 0,03 UI/ml ou articaína com epinefrina 1:200.000, respeitando-se o limite máximo de dois tubetes anestésicos por sessão de atendimento.[23]

Contraindicações ao uso dos vasoconstritores em Odontologia podem ser classificadas em absolutas[41] e relativas.[42]

É considerada contraindicação absoluta o uso de vasoconstritor para os pacientes cardiopatas:

- com angina instável (angina do peito mesmo em repouso);
- que se recuperam de infarto de miocárdio recente (até seis meses após);
- cirurgia recente de artéria coronária (até seis meses depois);
- arritmias refratárias;
- hipertensão severa não tratada ou não controlada;
- insuficiência cardíaca congestiva não tratada ou não controlada.[41]

É contraindicação relativa ao uso de vasoconstritor adrenérgico, quando, além do risco de interação medicamentosa entre o vasoconstritor e a medicação para cardiopatia, ocorrer uso de dose acima da recomendada por sessão ou injeção intravascular.

A técnica anestésica deve ser indolor, sendo a solução anestésica injetada lentamente, após aspiração negativa.

As evidências científicas demonstram a extrema segurança dos anestésicos locais empregados em Odontologia. Os cuidados na sua administração, apesar de mais rigorosos nos pacientes cardiopatas, são seguidos na prática diária com todos os pacientes. As reações adversas são mais comuns nos pacientes com cardiopatia descompensada, enfatizando a importância da anamnese e do controle clínico durante o tratamento odontológico.

Tratamento Odontológico de Pacientes Anticoagulados

O conhecimento das condições clínicas pré-cirúrgicas permite estimar o risco intra e pós-operatório, além de propor condutas específicas para reduzir estes riscos eventuais. A avaliação pré-operatória compreende: interrogatório do quadro clínico e doenças associadas, medicamentos em uso, antecedentes pessoais e familiares de eventos hemorrágicos e trombóticos e exames laboratoriais.[43]

Em função da complexidade do procedimento cirúrgico, o cirurgião-dentista deve dispor de exames recentes, coletados a menos de vinte dias da data do procedimento. Os exames mais frequentemente utilizados na prática clínica, para avaliar presença de anemia ou infecção, avaliar o sistema de hemostasia e a intensidade da anticoagulação, são: hemograma completo com contagem de plaquetas, RNI e tempo de tromboplastina parcial ativada.

Após o conhecimento das condições clínicas do paciente anticoagulado, o cirurgião deve analisar e responder alguns pontos fundamentais:

- indicação da anticoagulação e intensidade do risco trombótico do paciente sem a anticoagulação (baixo/médio/alto);
- diagnóstico da saúde bucal e intensidade do risco hemorrágico do procedimento cirúrgico (maior/intermediário/menor);
- intervalo entre a indicação e a realização do procedimento cirúrgico;
- tipo e intensidade da anticoagulação no momento do procedimento.[43]

Especialmente para pacientes de médio ou alto risco trombótico, que são submetidos aos procedimentos odontológicos, tem sido observada uma incidência relativamente alta de eventos trombóticos quando se interrompe a anticoagulação. É fundamental que o responsável pela realização de procedimentos cirúrgicos discuta o caso com o médico que controla a anticoagulação do paciente e, desta forma, as questões mencionadas poderão ser respondidas de forma mais precisa.[45] A maioria das revisões de literatura sobre este tema destaca que um trabalho multiprofissional pode aumentar a segurança dos procedimentos cirúrgicos.

Os procedimentos odontológicos invasivos em pacientes anticoagulados devem ser realizados preferencialmente pela manhã e no início da semana, permitindo mais tempo para a observação do paciente.

Em uma revisão de literatura,[48] foi observado que a presença de infecção local pode aumentar o risco de hemorragia, portanto, se possível, os procedimentos devem ser postergados para quando o processo infeccioso estiver debelado. Em outra revisão, o uso de antibióticos em pacientes adequadamente anticoagulados aumentou a ocorrência de complicações hemorrágicas leves, porém, estas complicações foram resolvidas por meio de medidas locais.[46]

Uma técnica cirúrgica esmerada com mínimo traumatismo ao osso e às partes moles é muito importante para reduzir o risco de hemorragia local pós-operatória. Algumas situações desfavoráveis, também, podem aumentar o risco de hemorragia durante o tratamento odontológico, porém, traumatismo cirúrgico intenso, gengivite, periodontite, enfim, uma saúde bucal precária intensificam ainda mais este risco hemorrágico dos pacientes anticoagulados.[44,49]

A dor e a inflamação, frequentemente presentes no período pós-operatório, devem ser controladas com acetaminofem associado ou não à codeína. O ácido acetilsalicílico e os anti-inflamatórios não hormonais devem ser evitados. Os anti-inflamatórios inibidores de COX-2, por não interferirem na função plaquetária, podem ser utilizados com cautela nos pacientes anticoagulados. Neste caso, o RNI deve ser controlado com mais frequência.[48]

Quando utilizada, a anestesia local pode ser feita com lidocaína a 2% com adrenalina. No cardiopata, o uso de vasoconstritores (adrenalina) ainda é um tema controverso, e se recomenda que seu uso seja discutido com o cardiologista do paciente.

Os procedimentos cirúrgicos na cavidade oral induzem a uma alteração no sistema fibrinolítico.[44] A atividade fibrinolítica da saliva fica temporariamente reduzida durante o sangramento ativo na cavidade oral, porém, após a redução deste sangramento, a atividade fibrinolítica da saliva aumenta e fica mais intensa que em condições basais.[44] Esta situação pode, teoricamente, facilitar a destruição de um coágulo na cavidade oral e reiniciar um sangramento que estava previamente controlado.

A utilização de hemostáticos locais ao final do procedimento cirúrgico tem sido extensamente avaliada em pacientes anticoagulados. O agente antifibrinolítico, em particular o ácido tranexâmico, embebido em gaze e aplicado sobre a ferida cirúrgica, é eficaz na prevenção e no controle local da hemorragia.[46,48] Os agentes antifibrinolíticos não devem ser utilizados por via sistêmica em pacientes anticoagulados, pois aumentam o risco trombótico e atingem baixa concentração na saliva.

A aplicação intra-alveolar de esponja de gelatina absorvível em conjunto com suturas, também, se mostrou eficaz para evitar hemorragia nos pacientes anticoagulados submetidos a exodontias.[53] A adição de cola de fibrina à esponja de gelatina absorvível não aumenta significativamente a segurança dos procedimentos cirúrgicos odontológicos, tornando desnecessária esta associação.[50]

No período pós-operatório, é recomendado que o paciente beba líquidos gelados e evite mastigar alimentos sólidos no local da cirurgia por vários dias após o procedimento.

O uso de medicamentos antifibrinolíticos locais, como o ácido tranexâmico e/ou o ácido Epsilon Amino Caproico, são de grande valia no controle e na prevenção de episódios de sangramento nestes pacientes. Os medicamentos descritos devem ser utilizados de forma local, no pós-operatório imediato ou nos pós-traumatismos, tanto na forma líquida quanto na de comprimidos. Na forma líquida, suaves bochechos bucais podem ser executados entre duas e três vezes ao dia, e na forma de comprimido, deve ser delicadamente macerado e adicionado veículo líquido, como soro fisiológico, anestésico local, água filtrada para a confecção de uma pasta para ser pressionada sobre a ferida cirúrgica, duas a três vezes ao dia, de cinco a seta dias.[50]

O ácido tranexâmico mostrou-se mais eficaz que a aplicação intraoperatória de cola de fibrina autóloga na prevenção da hemorragia pós-operatória.[51]

Cuidados Específicos

O paciente anticoagulado deve ter uma abordagem individualizada, de acordo com o risco hemorrágico do procedimento e o risco trombótico do paciente sem anticoagulação.

Segundo as publicações de revisão de literatura, a ocorrência de complicações hemorrágicas após o tratamento odontológico não foi diferente entre pacientes com RNI abaixo de 3 em relação a pacientes não anticoagulados.[46,48] Reforça-se que a técnica cirúrgica esmerada com mínimo traumatismo sobre o osso e às partes moles, associada a um hemostático local, é fundamental para prevenir complicações hemorrágicas. O ácido tranexâmico aplicado no intra e no pós-operatórios mostrou-se eficaz na prevenção de complicação hemorrágica em pacientes que recebem anticoagulação oral.[49]

Para este grupo de procedimentos odontológicos (risco hemorrágico menor), os autores têm sido unânimes em afirmar que a anticoagulação oral adequada (RNI entre 2 e 3) não deve ser interrompida ou modificada, contanto que seja associada à aplicação de hemostático local, em especial, o ácido tranexâmico.[52-55]

Para pacientes anticoagulados com necessidade de cirurgia de risco hemorrágico menor, procedimentos odontológicos, como classificados como risco hemorrágicos menor, exodontia única, exodontias múltiplas simples e alveolectomia, são procedimentos que podem ser realizados no próprio consultório, tendo como conduta:

- manter anticoagulação oral com RNI entre 2 e 3;
- realizar procedimento com técnica esmerada;
- utilizar hemostático local.

Os demais grupos de paciente devem ser estudados para escolher uma terapia apropriada. Mesmo conhecendo os riscos e os benefícios dos diferentes esquemas terapêuticos, o cirurgião não deve interromper ou modificar a anticoagulação sem o conhecimento da equipe que acompanha o paciente.

Hipertensão Arterial

De acordo com os valores da pressão arterial (PA), os indivíduos podem ser classificados em quatro grupos:[23]

- *Normal* – PA diastólica < 80 e sistólica < 120 mmHg.
- *Pré-hipertensão* – PA diastólica = 80 – 89 ou sistólica = 120 – 139 mmHg.
- *Hipertensão estágio 1* – PA diastólica = 90 – 99 ou sistólica = 140 – 159 mmHg.
- *Hipertensão estágio 2* – PA diastólica ~100 ou sistólica ~160 mmHg.

Os pacientes do grupo 1, ou seja, *normotensos* ou com a hipertensão arterial compensada nestes níveis, podem receber qualquer tratamento odontológico, sem maiores problemas.

Nos pacientes com *pré-hipertensão*, a PA deve ser medida por três sessões consecutivas. Se em todas as medidas a PA se mantiver dentro desses mesmos limites, o paciente deve ser encaminhado ao médico para consulta.

O paciente *hipertenso* que já se encontra sob tratamento médico pode ser considerado como compensado, quando mantiver a pressão diastólica até o nível de 100 mmHg.[56]

Nesses pacientes, o tratamento odontológico pode ser realizado sem maiores problemas. Deve-se considerar um protocolo de sedação consciente, por intermédio do uso de um benzodiazepínico, via oral ou da mistura de óxido nitroso, para se evitar aumento da pressão arterial por condições emocionais.

O uso de vasoconstritores incorporados nas soluções anestésicas locais não é contraindicado, podendo ser empregada a epinefrina (1:100.000 ou 1:200.000) em pequenos volumes e injeção lenta, após aspiração negativa. O ideal é não ultrapassar o limite de dois tubetes anestésicos por sessão de atendimento.[57-60] Quando não houver previsão de sangramento importante (restaurações e preparos protéticos), pode-se empregar a felipressina como alternativa à epinefrina.

Da mesma forma que para os com pré-hipertensão, os pacientes *hipertensos no estágio 1*, na primeira sessão, devem ter sua pressão novamente medida 5 minutos após a primeira aferição. Se continuar elevada, deve ser enviado ao médico para avaliação, sendo agendada nova consulta após o controle da PA.[5]

Nos casos de urgência (pulpites ou abscessos), o paciente com pressão diastólica acima de 100 e/ou sistólica acima de 160 mmHg deve ser sedado com midazolam 7,5 a 15 mg (ação mais rápida) ou pela mistura de óxido nitroso na expectativa de manter (ou às vezes até reduzir) os níveis de PA. O alívio da dor é muito importante nesses casos. Muitos pacientes têm sua PA reduzida após uma simples anestesia local.

Cada caso é um caso. Cabe ao dentista, pela sua experiência, avaliar o risco/benefício de realizar a anestesia e outros procedimentos de urgência no próprio consultório ou em ambiente hospitalar. A prescrição de medicamentos anti-hipertensivos é de competência do médico. O cirurgião-dentista não deve usar tais medicamentos na tentativa de baixar a pressão arterial do paciente com a finalidade de prosseguir o tratamento.

Os pacientes *hipertensos no estágio 2* devem ter sua pressão arterial medida outra vez, 5 minutos após a primeira tomada. No caso de a PA se manter elevada, a melhor conduta é o encaminhamento imediato para avaliação e cuidados médicos. Portanto, nenhum tratamento odontológico deve ser realizado.[5]

No caso de uma urgência odontológica, os pacientes com hipertensão elevada, devem ser enviados para tratamento em âmbito hospitalar, onde além de assistência odontológica poderão contar com assistência médica adequada.

Cardiopatias Congênitas

As doenças relacionados ao sistema cardiovascular que interferem na conduta odontológica podem ser dividas em congênitas e adquiridas.[61]

As anormalidades do sistema cardiovascular representam as ocorrências mais frequentes entre as doenças congênitas. Em cada mil nascimentos, cerca de cinco a oito crianças apresentam lesões cardíacas, cerca de 10% a 15% anormalidade não cardíaca associada.[62]

O coração pode ser afetado por anomalias congênitas; algumas se manifestam apenas na idade adulta, outras surjem com o desenvolvimento do indivíduo, devido a fatores externos.[63]

A fisiologia das doenças, assim como seu tratamento, é particular, devendo ser avaliada e tratada o mais cedo possível, pois tratamento precoce, tanto terapêutico como cirúrgico, é o denominador comum para um bom prognóstico, nesse grupo de paciente.

As anomalias congênitas resultam de defeitos embrionários ocorridos durante o período de desenvolvimento do coração e dos grandes vasos. A incidência é de 0,05% em todos os nascimentos, e em prematuros é de 1%.[64] Cerca de 1% a 3% dos casos de doenças cardíacas após a infância são de origem congênita;[65,66] a sua etiologia é de origem desconhecida.[67,68] Apenas 2% dos pacientes com cardiopatias congênitas têm história familiar pregressa.[64] Algumas causas são conhecidas: rubéola, hipóxias, endocardites fetais, anomalias imunológicas, deficiências vitamínicas, uso de algumas drogas.[66,67,69]

O maior interesse dos cirurgiões-dentistas pela fisiopatologia das alterações cardíacas e suas implicações têm assegurado um atendimento mais eficiente com melhores resultados.

No atendimento a este grupo de pacientes, o risco durante os procedimentos odontológicos pode ser reduzido ou eliminado, quando os problemas inerentes a eles são antecipados através da realização de um planejamento adequado e cuidadoso.[73]

Os fatores de risco do atendimento odontológico a estes pacientes destacam-se naqueles que apresentam histórico das seguintes situações: taquiarritmias, bradiarritmias, insuficiência cardíaca congestiva, endocardite infecciosa, anticoagulação e cianose.

O planejamento odontológico para pacientes portadores de cardiopatias congênitas baseia-se em história clínica e cirúrgica, exames clínico e complementares, como as radiografias periapical e panorâmica, exames laboratoriais, como hemograma completo, e coagulograma.

Os exames complementares, como as radiografias periapical e panorâmica, devem ser avaliados com o objetivo de determinar a presença de foco infeccioso, cronologia de erupção dentária, possíveis alterações de forma e número de dentes, comuns em pacientes sindrômicos.

Os exames laboratoriais de rotina é que devem ser solicitados. O hemograma tem por principal objetivo a verificação de hemoglobina, hematócrito e série branca, para eventual diagnóstico e correção de quadros anêmicos, de maior viscosidade sanguínea e infecciosos. O coagulograma pode estar alterado tanto em pacientes com insuficiência cardíaca congestiva, em decorrência do déficit dos fatores de coagulação dependentes da vitamina K, quanto em pacientes com poliglobulia.

Para um atendimento seguro e correto dos pacientes com cardiopatias congênitas com risco de sangramento e/ou com risco de endocardite infecciosa, usar os protocolos de atendimento descritos anteriormente para pacientes cardiopatas.[70,71]

Doença Periodontal Relacionada à Doença Cardiovascular

Vários estudos científicos consideram a doença periodontal como um "potencial" fator de risco para a ocorrência da arterosclerose, o que desperta muito interesse nos setores médico e odontológico.[74]

Nos últimos anos, um número expressivo de artigos publicados tem discutido o risco que a doença periodontal pode conferir a algumas condições sistêmicas, incluindo doença cardiovascular, bebês com nascimento prematuro e baixo peso, alterações respiratórias, dibetes, osteoporose, entre outras.[75]

Estudos epidemiológicos e alguns outros modelos sugerem a existência de uma associação significafiva, porém moderada entre a doença periodontal e a cardiovascular. Nenhum pesquisador ou profissional de saúde pode afirmar que a relação casual entre a doença periodontal e a aterosclerose não existe. As medidas preventivas e/ou o tratamento da doença periodontal são fundamentais para saúde geral e qualidade de vida.[74]

No final da década de 1980, alguns autores reintroduziram a associação entre a

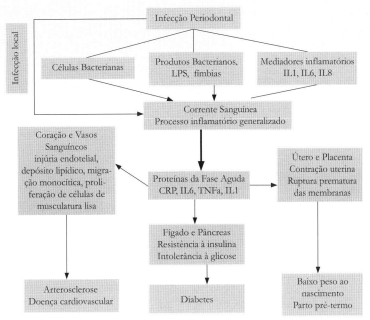

FIGURA 2 – Associações entre a doença periodontal e as doenças sistêmicas.[73]

infecção bucal e a doença sistêmica; todavia, muito mais baseados em métodos científicos que no empirismo do século XIX. Após a revisão de inúmeros artigos, pode-se afirmar que as doenças periodontais, mais especificamente as periodontites, afetam um número elevado de indivíduos em todo o mundo, e sua associação com algumas condições sistêmicas merece atenção especial de clínicos e pesquisadores. Especificamente em relação às doenças cardiovasculares, as periodontites parecem estar associadas; todavia, não se estabeleceu ainda uma relação de causa e efeito entre estas duas doenças. Avaliar parâmetros clínicos periodontais, como profundidade de bolsa e perda de inserção clínica, entre outros, com doença cardiovascular, parece a melhor forma de associação para alguns autores; no entanto, a resposta do hospedeiro, ante a presença de alguns patógenos periodontais, e a presença de mediadores pró-inflamatórios mostram-se mais representativas em outros estudos para esta associação. Assim, pesquisas futuras devem ser conduzidas para que se estabeleça qual ou quais associações entre doença periodontal e doenças sistêmicas devam ser utilizadas para o estabelecimento da relação de causa e efeito.

Até então, verificou-se a condução de estudos tendo como proposta avaliar parâmetros clínicos, definições de casos da doença periodontal, a própria infecção, a resposta inflamatória e, finalmente, a resposta imune na caracterização desta associação.[72,73]

Referências

1. Oral health in America: a report of the surgeon general: executive summary. Rockville: National Institute of Dental and Craniofacial Research; 2000.
2. Durack DT. Prevention of infective endocarditis. N Engl J Med 1995; 332;27:38-44
3. Tomas I et al. Antibiotic prophylaxis. British Dental J 2005;198(2):60- 61.
4. Dias LZS. Revista da ABO Nacional Periodontia. Cardiopatas devem receber tratamento odontológico diferenciado, com atenção especial a protocolo de atendimento, abordagem do paciente e interação medicamentos.
5. Andrade ED, Ranali J, Volpato MC. Pacientes que requerem cuidados adicionais. In Andrade ED. Terapêutica medicamentosa em odontologia. São Paulo: Artes Médicas; 2006:141-149.
6. Drangsholt MT. A new causal model of dental diseases associated with endocarditis. Ann Periodontol jul 1998;3(1):184-96.
7. Epstein JB. Infective endocarditis: Dental complications and new guidelines for antibiotic prophylaxis. J Can Dent Assoc Apr 1998;64(4):281-292.
8. Brady SJ et al. Antibiotic Prophylaxis for at-risk patients. NZ Dent Mar 2994;100(1):21.
9. Pallasch TJ. Antibiotic prophylaxis: problems in paradise. Dent Clin North Am 2003;47(4):665-79.
10. Mansur AJ. Diagnóstico da endocardite infecciosa. Arq Bras Cardiol aug 1995; 65(2):119-24.
11. Wallace SM, Walton BI, Kharbanda RK, Hardy R, Wilson AP, Swanton RH. Mortality from infective endocarditis: clinical predictors of outcome. Heart 2002;88(1):53-60.
12. Dajani S, Taubert KA, Wilson W et al. Prevention of Bacterial Endocarditis: Recommendations by the American Heart Association. JAMA 1997;277:1794-1801.
13. Wahl MJ, Pallasch TJ. Dentistry and endocarditis. CUTT Infect Dis Rep 2005;7(4):251-256.
14. Kinane DF, Riggio MP, Walker KF, MacKenzie D, Shearer B. Bacteremia following periodontal procedures J Clin Periodontol 2005;32(7):708-13.
15. Guntheroth WG. How important are dental procedures as a cause of infective endocarditis? Am J Cardiol 1984;54:797-801
16. Bueno de Moraes RG et al. A Doença periodontal e o seu relacionamento com as doenças cardiovasculares. In Brunetti MC. Periodontia Médica: uma abordagem integrada. Senac São Paulo;9:217-249.
17. Bueno de Moraes RG et al. Tratamento periodontal do paciente portador de doença cardiovascular. In Dib LL, Saddy, MS. Livro do 2411 CIO. São Paulo: Artes Médicas; 2006;25:649-661.
18. Martin M. Is there a link between tooth brushing and infective endocarditis? Int Dent J 2003;53(Suppl3):200-207.
19. Slots S. Update on general health risk of periodontal disease. Int Dent J 2003;53(Suppl3):180-190.
20. Furtado MA, Moraes R. Endocardite Infecciosa: Aspectos Preventivos Relacionados à Abordagem Clínica. In: Cardiologia e Odontologia – Uma Visão Integrada. 1 ed. São Paulo: Santos; 2007:44-45.
21. American Dental Association; American Heart Association. Management of dental problems in

patients with cardiovascular disease. J Am Dent Assoc 1964;68(3):333-42.

22. Anderson LD, Reagen SE. Local anesthetic and vasoconstrictors in patients with compromised cardiovascular systems. Gen Dent 1993;41(2):161-4.

23. Bennett CR; Monheim S. Anestesia Local e o Controle da Dor na Prática Dental. 6 ed. Rio de Janeiro: Guanabara Koogan; 1986:191p.

24. Malamed SF. Manual de Anestesia Local. 4 ed. Rio de Janeiro: Guanabara Koogan; 2001:279p.

25. Hargreaves KM, Neidle EA. Drogas adrenérgicas. In Yagiela JA, Neidle EA, Dowd FJ. Farmacologia e terapêutica para dentistas. 4 ed. Rio de Janeiro: Guanabara Koogan; 2000:85-96.

26. Naftalin IW, Yagiela JA. Vasoconstrictors: indications and precautions. Dent Clin North Am oct 2002;46(4):733-46.

27. American Dental Association. Vasoconstrictors. In: Accepted dental therapeutics. 40 ed. Chicago: American Dental Association; 1984:203-209.

28. Yagiela JA. Anestésicos locais. In Yagiela JA, Neidle EA, Dowd FJ. Farmacologia e terapêutica para dentistas. 4 ed. Rio de Janeiro: Guanabara Koogan; 2000:206-22

29. New York Heart Association. Use of epinephrine in connection with procaine in dental procedures. J Amer Dent Ass 1955;50:108-110

30. Roberts DH, Sowray JH. Farmacologia. In Analgesia local em odontologia. 3 ed. São Paulo: Santos;1995,4:19-36.

31. Budentz AW. Local anesthetics and medically complex patients. J Calif Dent Assoc 2000;28:611-9.

32. Keesling GR, Hinds EC. Optimal concentration of epinephrine in lidocaine solutions. J Amer Dent Assoc;66:337-340.

33. Gangarosa LP, Halik FJ. A clinical evolution of local anesthetic solutions containing graded epinephrine concentrations. Arch Oral Biol; 12:611-621.

34. Milgron P, Weinstein P. Dental fears in general practice: new guide for assessment and treatment. Int Dent J Jun 1993;43(3):288-293.

35. Vree T, Gielen JM. Clinical pharmacology and the use of articaine for local and regional anesthesia. Best Pract Res Clin Anaesthesiol 2005;19(2):293-308.

36. Cheraskin E, Prasertsuntarasai T. Use of epinephrine with local anesthesia in hypertensive patients. (II). J Amer Dent Assoc;56:210-218.

37. Harris SC. Aspiration before injection of dental local anesthetics. J Oral Surg;15:299-303.

38. Hasse AL, Heng MK, Garret NR. Blood pressure and electrocardiographic response to dental treatment with the use of local anesthesia. J Am Dent Ass 1986;113(4):639-642.

39. Vanderheyden PJ, Williams RA, Sims TN. Assessment of ST segment depression in patients with cardiac disease after local anesthesia. J Am Dent Ass 1989;119:407-412.

40. Malamed SF. Handbook of medical emergencies in the dental office. 5 ed. St Louis: Mosby-Year Book, 1999.

41. Perusse R, Goulet JP, Turcotte JY. Contraindications to vasoconstrictors in dentistry: Part I. Cardiovascular diseases. Oral Surg Oral Med Oral Pathol 1992;74:679-86.

42. Perusse R, Goulet JP, Turcotte JY. Contraindications to vasoconstrictors in dentistry: Part II. Hyperthyroidism, diabetes, sulfite sensitivity, corticodependent asthma, and pheochromocytoma. Oral Surg Oral Med Oral Pathol 1992;74:687-91

43. Oliveira MCM de, Rached RA. Tratamento Odontológico no Pacientes Anticoagulado. In Cardiologia e Odontologia – uma visão integrada. 1 ed. São Paulo: Santos; 2007:209-230.
44. Scully C, Wolff A. Oral surgery in patients on anticoagulant therapy. Oral Surg Oral Med Oral Pathol Oral Radiol Endod 2002;94:57-64.
45. Kovich O, Otley CC. Thrombotic complications related to discontinuation of warfarin and aspirin therapy perioperatively for cutaneous operation. J Am Acad Dermatol 2003;48:233-7.
46. Wahl MJ. Dental Surgery in anticoagulated patients. Arch Intern Med 1998;158:1610-6.
47. Jeske AH, Suchko GD. Lack of a scientific basis for routine discontinuation of oral anticoagulation therapy before dental treatment. J Am Dent Assoc 2004;134:1492-7.
48. Little JM, Miller CS, Henry RG, McIntosh BA. Antithrombotic agents: implications in dentistry. Oral Surg Oral Med Oral Pathol Oral Radiol Endod 2002;93:544-51.
49. Scully C, Wolff A. Oral surgery in pa- tients on anticoagulant therapy. Oral Surg Oral Med Oral Pathol Oral Radiol Endod 2002;94:57-64.
50. Kovich O, Otley CC. Thrombotic complications related to discontinuation of warfarin and aspirin therapy perioperatively for cutaneous operation. J Am Acad Dermatol 2003;48:233-7.
51. Wahl MJ. Dental Surgery in anticoagulated patients. Arch Intern Med 1998;158:1610-6.
52. Jeske AH, Suchko GD. Lack of a scientific basis for routine discontinuation of oral anticoagulation therapy before dental treatment. J Am Dent Assoc 2004;134:1492-7.
53. Bernardoni-Socorro C, Arteaga-Vizcaino M, Villamizar Y, Diez-Ewald M, Vizcaino-Salazar G, Torres-Guerra E, Quintero J. Mouth-washing with tranexamic acid in patients treated with oral anticoaqulants subjected to oral surgery procedures. Invest Clin 1998;39:77-83.
54. Blinder D, Manor Y, Martinowitz U, Tai cher S, Hashomer T. Dental extractions in patients maintained on continued oral anticoagulant: comparison of local hemostatic modalities. Oral Surg Oral Med Oral Patho/Oral Radiol Endod 1999;88:137-40.
55. Webster K, Wilde J. Management of anticoagulation in patients with prosthetic heart valves undergoing oral and maxillofacial operations. British Journal of Oral & Maxillofacial Surgery 2000;38:124-6.
56. Carter G, Goss A, Lloyd J, Tocchetti R. Tranexamic acid mouthwash versus au- tologous fibrin glue in patients taking warfarin undergoing dental extractions: a randomized prospective clinical study. J Oral Maxillofac Surg 2003;61:1432-5.
57. Patatanian E, Fugate SE. Hemostatic mouth-washes in anticoagulated patients undergo-ing dental extraction. Ann Pharmacother 2006;40:2205-10.
58. Gasper R, Brenner B, Ardekian L, Pe ed M, Laufer D. Use of tranexamic acid mouthwash to prevent postoperative bleeding in oral surgery patients on oral anticoagulant medication. Quintessence Int 1997;28:375-9.
59. Ramstrom G, Sindet-Pedersen S, Hall GL. Prevention of postsurgical bleeding in oral surgery using tranexamic acid without dose modification of oral anticoagulants. J Oral Maxillofac Surg 1993;51:1211-1216.

60. Davenport RE, Porcelli RJ, Lacono VJ, Bonura CF, Mallis GL, Baer PN. Effects of anesthetics containing epinephrine on catecholamine levels during periodontal surgery. J Periodont 1990;6:553-558.

61. Cawson RA, Curson I, Whittington DR. The hazards of dental local anaesthetics. Br Dent J 1983;154(4):253-258.

62. Parnell AG. The medically compromised patient. Int Dent J 1986;36(2):77-82.

63. Davenport RE, Porcelli RJ., Lacono VJ, Bonura CF, Mallis GL, Baer PN. Effects of anesthetics containing epinephrine on catecholamine levels during periodontal surgery. J Periodont 1990;6:553-558.

64. Piperno S, Kaim J. Epinephrine in local anesthesia – effect on the blood pressure of normotensive patients. N Y St Dent J 1981;47(7):392-394.

65. Haddad AS, Magalhães JCA, Moreira LD, Mendes GD, Vieira MLC. Abordagem odontológica nas cardiopatias congênitas e adquiridas. In Haddad AS et al. Odontologia para pacientes com necessidades especiais. Parte IV. 1 ed. São Paulo: Santos; 2007,21:300-14.

66. Parry JA, Harrison JE, Barnard KM. Recognizing and caring for medically compromised child:1 disorders of the cardiovascular and respiratory system. Dent Update Oct 1988;25(8):325-31.

67. Coehen L. Synopsis of Medicine in Dentistry. Saint Loius Febiger, LC; 1972:38-56.

68. Little JW, Falace DA. Dental management of the medical/y compromised patient. 2 ed. Saint Loius: Mosby; 1984:2-8, 22-97

69. Friedman WF, Braunwald E. Congeni tal heart disease. In Thorn GW and associates (edt). Harrison's principIes of internal medicine. 8 ed. New York: Blackiston Division, Mc Graw Hill Book Co.; 1977:300-50.

70. Lesclous P, Manan L. Cardiovascular disease in dentistry. Chir Dent Fr Jun 1990;527-8(60):19-233.

71. Fortuin NJ. Cardiac murmurs and other manifestations of vavular and acyanotic heart disease. In Harvey A (edt). Osler's the principIes and pratice medicine.

72. Julian OC. Cardiovascular surgery. 2 ed. Saint Louis: Mosby; 1984:22-97.

73. Hurst JW. The heart, arteries and veins. 4 ed Saint Louis: Mosby, 1984:2-8

74. Jatene I, Soares Jr LVA, Morais TMN. Cardiopatias Congênitas na Clínica Médica e Odontológica: Conduta Multidisciplinar. In Cardiologia e Odontologia – Uma Visão Integrada. 1 ed. São Paulo: Santos; 2007:49-61.

75. Pannuti CM, Moraes RGB. Doença Periodontal e Doença Cardiovascular: Aplicabilidade das Evidências na Prática da Promoção de Saúde. In Cardiologia e Odontologia – uma visão integrada. 1 ed. São Paulo: Santos; 2007:91-105.

76. Cortelli JR, Nascimento LFC. Periodontia Médica: um novo paradigma para cardiologistas e cirurgiões-dentistas. In: Cardiologia e Odontologia uma visão integrada. 1. ed. São Paulo Santos; 2007:13-25.

Terapia Ocupacional em Cardiopatia Associada à Disfunção Física

GRACINDA RODRIGUES TSUKIMOTO
CARMEN SILVIA FIGLIOLIA

O diagnóstico de afecções cardíacas no histórico médico do paciente implicará o plano de tratamento da terapia ocupacional. O conhecimento da cardiopatia e das doenças que a acompanham é de fundamental importância para a avaliação e a adaptação do tratamento conforme as necessidades de cada paciente.

A modificação dos fatores de risco é um ponto-chave na reabilitação da pessoa com cardiopatia. Cabe ao terapeuta ocupacional auxiliar o paciente a identificar seus próprios fatores de risco e a escolher aqueles que deseja modificar ou eliminar, considerando:

- condições clínicas;
- estado emocional;
- hábitos e estilo de vida;
- papéis ocupacionais;
- força muscular global;
- nível de resistência funcional nas atividades cotidianas;
- conservação de energia;
- indicação de adaptações, se necessário;
- interesses e aspirações.

As técnicas de conservação de energia auxiliam o paciente a manter sua funcionalidade de maneira ativa e independente, mesmo que para isso tenha que realizar as atividades em um ritmo mais lento. Assim procedendo, o paciente com cardiopatia atenuará a fadiga e o desconforto que o leva a diminuir ou, até mesmo, abandonar suas atividades funcionais.

A disfunção física associada à cardiopatia implica intervenções mais complexas e exige um trabalho especializado da equipe multidisciplinar de reabilitação.

O terapeuta ocupacional integra a equipe multidisciplinar desempenhando importante papel nesse processo, na avaliação e na intervenção com paciente, na reestruturação dos papéis ocupacionais, no tratamento da funcionalidade e na adequação das atividades cotidianas, além da orientação ao familiar/cuidador.

Desse modo, define ações de prevenção ou propõe e desenvolve programas de tratamento que possibilitem a melhora do estado de saúde e da qualidade de vida do paciente, capacitando-o para alcançar maior grau de independência funcional, para adquirir a autonomia e a independência necessárias à manutenção de uma vida ativa e eliminar, reduzir ou evitar os processos de exclusão social.

ATUAÇÃO DA TERAPIA OCUPACIONAL

Para melhor entender a atuação da Terapia Ocupacional, acredita-se ser preciso, primeiramente, definir a profissão, relatar sucintamente o seu desenvolvimento e contextualizar o uso da atividade humana como instrumento terapêutico.

Terapia Ocupacional é um campo do conhecimento e de intervenção na saúde, na educação e na esfera social, que reúne tecnologias orientadas para emancipação e autonomia de pessoas que apresentam, por razões ligadas a problemáticas específicas (físicas, sensoriais, psicológicas, mentais ou sociais), temporária ou definitivamente, dificuldades na inserção à participação na vida social. As intervenções dimensionam-se pelo uso de atividades, elemento centralizador e orientador na construção complexa e contextualizada do processo terapêutico. A atividade é o instrumento terapêutico do terapeuta ocupacional, que seleciona, analisa e adapta a atividade a cada indivíduo e situação, dividindo-a em fases, observando e determinando os aspectos motores, psíquicos, sensório-perceptivos, socioculturais, cognitivos e funcionais necessários à sua realização.[1]

A ocupação como forma de benefício terapêutico às pessoas doentes é descrita historicamente desde a Antiguidade. Segundo Arruda,[2] atividades como música, dança, passeios, diversão eram utilizadas pelos egípcios como tratamento cerca de 2.000 a.C. Platão, filósofo grego (427 a 447 a.C), relata em sua obra *República* a importância da música para a saúde espiritual e corporal do homem e como esta atividade é fundamental na sua formação educacional.

Arruda,[2] em suas pesquisas, encontrou um relato de Galeno no ano 172 d.C afirmando que a ocupação era o melhor remédio da natureza à felicidade, atribuindo um sentido terapêutico às ocupações humanas. Tais fatos mostram a relação da atividade com a saúde.

Com o Renascimento, período da Idade Moderna, nasce o Humanismo, século XIV, que se caracteriza pela visão do homem considerando o corpo, a alma e a história de vida, enfatizando a liberdade e a igualdade entre todos os homens. Contudo, apenas em 1789, com a Revolução Francesa, que preconiza a liberdade e os direitos humanos, é que o humanismo passa a caracterizar os atendimentos de saúde. Surge nessa época a Escola de Tratamento Moral, que propõe a utilização de jogos, trabalho e educação para a "normalização" do comportamento do doente mental.

Em 1791, Phillipe Pinel insere no Hospício Bicêtre (localizado no sul de Paris, França) o trabalho como parte do tratamento. Este modelo de atendimento difunde-se na Europa e na América, ao mesmo tempo em que segue como resultado da Revolução Industrial o movimento filosófico e científico denominado Positivismo. Este movimento fundamenta-se no princípio de que só o que é comprovado pela experiência pode ser considerado real (Escola do Pensamento Científico). Assim, o tratamento por meio das ocupações perde força.

No início do século XX, os valores humanitários passam a predominar, tendo enfoque nos fatores psicológicos e ambientais relacionados à doença mental. Os psiquiatras passam a acreditar que, por meio de um programa de ocupação, o paciente pode estabelecer uma vida comum.

A teoria da Psicologia de Adolf Meyer defendia a ideia de que o comportamento poderia ser organizado somente com a ação intencional do ser humano, com equilíbrio entre o trabalho, o lazer e o sono. Considera os aspectos biológicos e psicológicos em interação com o meio social, tendo em conta a interferência da doença no papel social.

Com esta teoria da Psicologia somada à preocupação da prevenção da doença mental e o aumento de pessoas incapacitadas pós-guerra, surge o movimento de *Reabilitação* e o tratamento pela ocupação passa a ser reconhecido no atendimento a pessoas com incapacidade física e mental. Com a necessidade de pessoas produtivas para a reconstrução da sociedade pós-guerra, a Reabilitação tem como objetivo o treinamento de hábitos de autocuidado e comportamento para a reinserção social.

No século XVIII, a ocupação com fim terapêutico aparece na literatura médica; no século XIX, é aceita como forma de tratamento; e, no século XX, surgem nos EUA manuais para capacitação de enfermeiros, para uso de ocupações com finalidade terapêutica.[3]

Em seguida, tem início nos EUA, a primeira escola regular de Terapia Ocupacional, fundada por Eleanor Clark. A partir de 1930, intervenções mais definidas, de maneira a sair do senso comum e alcançar *status* científico, vão sendo introduzidas na conduta profissional. Na formação, buscava-se preparar profissionais aptos para uma conduta terapêutica diferenciada, introduzindo-se a análise detalhada de atividades para conhecê-las previamente, a fim de adaptá-las e indicá-las de acordo com o diagnóstico, buscando transformar as atividades em instrumento de uma ciência exata.[7]

Nas décadas de 1970 e 1980, os profissionais terapeutas ocupacionais repensam suas práticas e a sua repercussão no cotidiano das pessoas atendidas. A noção de saúde passa a estar ligada à produção de vida, e não apenas ao bem-estar biopsicossocial. A Terapia Ocupacional volta-se para o cotidiano da pessoa e as transformações dos aspectos socioculturais dos sujeitos.

A ênfase da Terapia Ocupacional é na capacidade de desempenho funcional das pessoas, compreendida nos aspectos sensório-motores (coordenação motora, habilidades etc.); nos componentes de integração cognitiva (memória, atenção, concentração); e nos aspectos psicossociais (valores, interesses, relações), que são considerados essenciais para a realização das atividades cotidianas, de autocuidado, trabalho e lazer.

O repertório de atividades que podem ser utilizadas é muito amplo, abrangendo as atividades artísticas, artesanais, expressivas, lúdicas, cinesioterápicas, atividades de vida diária (AVDS) e atividades instrumentais da vida diária (AIVDS).

As atividades humanas compõem um conjunto de ações que podem ser desdobradas em etapas. Constituem instrumento terapêutico do terapeuta ocupacional, que seleciona, analisa e as adapta a cada indivíduo e situação. Para tanto, faz-se necessário que a atividade tenha sentido, significado e atenda aos desejos e às necessidades da pessoa e que se estabeleça vínculo entre o paciente e o terapeuta (vínculo terapêutico).

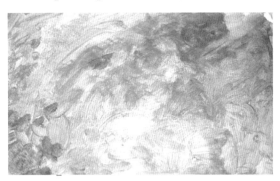

FIGURA 1 – Pinturas realizadas por pacientes da Estação Lapa.

ANÁLISE E INDICAÇÃO DE ATIVIDADES

As análises de atividades e desempenho implicam desmembrar os componentes das tarefas e atividades que constituem a ocupação e determinar quais capacidades e habilidades são necessárias para a realização da atividade especificada ou que podem melhorar se a pessoa realizar a atividade).[5]

As atividades devem ser previamente selecionadas, analisadas e adaptadas de forma individualizada para cada paciente, visando a um objetivo terapêutico definido. A análise de atividades compreende a divisão da atividade em fases definidas, operacionalizadas e de forma sequencial. Devem ser observados os componentes estáveis e situacionais, avaliando-se, ainda, o tipo de desempenho necessário para realizá-las sob enfoque cognitivo, motor, afetivo e perceptivo. O grau de complexidade da atividade terapêutica envolve a definição do instrumental, dos materiais utilizados, bem como o ambiente, os aspectos de segurança e os fatores de risco. Possibilita o autoconhecimento, o conhecimento do outro, do mundo, do espaço e do tempo em que vivemos e de nossa cultura. Permite a troca de experiências e facilita a comunicação entre as pessoas. Considerado recurso que pode proporcionar conhecimento e experiência, auxilia na transformação de rotinas estabelecidas, uma vez que oferece aos sujeitos diversos instrumentos para seu próprio uso, ampliando a comunicação, permitindo crescimento pessoal, autonomia, interação social e inclusão cultural.

A análise de atividade é um procedimento fundamental que todo terapeuta ocupacional deve realizar em sua prática, independentemente da área em que atua. Foi um procedimento que possibilitou a Terapia Ocupacional, a partir da década de 1930, ser reconhecida cientificamente. É uma forma de raciocínio utilizada para compreender as atividades, os componentes de desempenho necessários para realizá-las e os significados culturais que lhe são atribuídos. De acordo com Francisco,[6] a análise possibilita o conhecimento da atividade de maneira detalhada, observando suas propriedades específicas, considerando as exigências físicas e mentais próprias da atividade.

AVALIAÇÃO E TRATAMENTO

AVALIAÇÃO

O processo terapêutico ocupacional se inicia com a identificação das habilidades e das limitações funcionais, por meio da avaliação, que pode ser considerada o início do processo terapêutico. Com base nessas informações, são elaborados o planejamento e a implementação da intervenção, seguida de reavaliações periódicas, as quais determinam modificações do plano de tratamento, se necessário, de acordo com os objetivos traçados.

A avaliação é realizada de maneira sistemática e estruturada. É o recurso que possibilita ao terapeuta identificar habilidades, destrezas e capacidades, papéis e tarefas de responsabilidade da pessoa, anteriormente à instalação de uma deficiência ou de uma doença, expectativas de melhora com o tratamento. Vários instrumentos são utilizados para que seja traçada a linha base de intervenção até a ocasião da alta, desenvolvendo-se as tarefas e as atividades significativas para o paciente, as quais incluem as AVDs, AIVDs, o trabalho e o lazer.

São utilizados medidas objetivas e testes padronizados com validação e confiabilidade que permitam a comparação dos dados ao longo do tempo.

Aplicam-se os seguintes instrumentos de avaliação: Medida de Independência Funcional (MIF); *Health Assessment Questionnaire* (HAQ); Questionário Roland Morris; *Disabilities of the Arm, Shouder and Hand* (DASH); Destreza Manual; Minessota.

Habilidades, Destrezas e Capacidades

As habilidades são o conjunto de talentos estabelecidos e destrezas adquiridas. Assim, velocidade de percepção, raciocínio matemático, coordenação dos membros e destreza manual são habilidades genéricas relacionadas ao trabalho.[7]

As capacidades refletem a organização das aptidões de primeiro nível, por meio de respostas mais amadurecidas, menos reflexas e mais voluntárias.

As capacidades de primeiro nível são embasamentos funcionais para a cognição, a percepção e a vida emocional.

A ocupação, cuidadosamente analisada, é utilizada como meio para desenvolver e/ou melhorar habilidades e destrezas prejudicadas, mediante processos de repetição em contextos variados. Pessoas com capacidades e habilidades prejudicadas podem estar aptas a desempenhar papéis e atividades, se o ambiente estiver adaptado para isso.

Atividades de Vida Diária (AVDs) e Atividades Instrumentais de Vida Diária (AIVDs)

As AVDs básicas englobam os cuidados pessoais (alimentação, vestuário, higie-

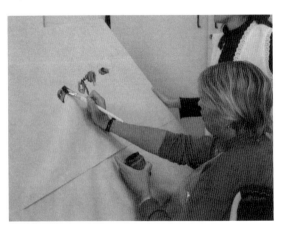
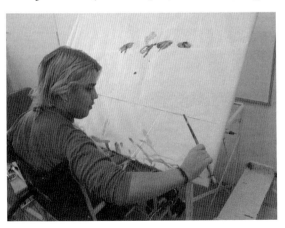

Figura 2 – Atividade para desenvolver habilidades e destrezas.

ne/aparência pessoal, locomoção/mobilidade e comunicação).

Os instrumentos mais comumente utilizados pelo terapeuta ocupacional para avaliar as AVDs são: Índice de Katz,[8] Índice de Barthel,[9] Medida de Independência Funcional (MIF),[10] Índice de Estado Funcional[11] e Escala Klein-Bell de AVD.[12]

As AIVDs relacionam-se às AVDs básicas, entretanto, excluem o cuidado pessoal propriamente dito. Englobam uma gama enorme de atividades que variam conforme os papéis desempenhados pelo paciente, como: planejamento e execução de todas as tarefas domésticas (cozinhar, lavar e passar roupas, limpar a casa, organizar objetos e pertences pessoais); atividades externas ao domicílio (realizar compras, dirigir, utilizar transporte coletivo, bancos); etc.

O instrumento mais comumente utilizado pelo terapeuta ocupacional para avaliar as AIVDs é: a Avaliação Estruturada de Habilidades Independentes de Vida (AEHIV).[13]

Trabalho

A avaliação da função ocupacional do trabalho centra-se no trabalho e na capacidade física. A avaliação da capacidade de trabalho refere-se a tarefas que exijam mudanças posturais (colocar-se em pé, levantar-se, abaixar-se) necessárias em um ambiente específico de trabalho. As avaliações da capacidade física enfocam os componentes físicos necessários para desempenhar as tarefas (força, resistência, ausência de dor e limitações articulares). Hábitos e atitudes de trabalho são comportamentos importantes a serem observados (pontualidade, assiduidade, responsabilidade, higiene e aparência pessoal, habilidade para se comunicar e interagir com as pessoas e o ambiente de trabalho).

Lazer

Relaciona-se à variedade de atividades de interesse e significado para o indivíduo e à satisfação pessoal proporcionada. São inerentes a estas liberdade de escolha, motivação e descanso. Estão entre elas música, jogos, atividades esportivas, leitura, cinema, teatro etc.

O terapeuta ocupacional avalia o comprometimento da pessoa com estas e as adapta de acordo com as necessidades.

Tratamento

Após a avaliação, são traçados os objetivos de tratamento que, de acordo com as necessidades de cada paciente, podem ser alcançados por meio de um ou mais modelos/abordagens.

Dependendo da repercussão da deficiência na vida da pessoa, o terapeuta pode enfocar mais um aspecto do que outro. As atividades sociais e de lazer devem ser estimuladas, uma vez que muitos ficam restritos à sua casa, não desejando se expor e depender dos outros.

Desde o primeiro encontro com o terapeuta,[14] o paciente deve ser participativo em seu tratamento; sua história de vida, seus desejos e suas expectativas devem ser levados em consideração na tomada de decisões.

Devemos propiciar ao paciente atividades que possibilitem a conscientização de suas dificuldades, suas possibilidades de melhora e as diferentes maneiras de adaptação que facilitem seu desempenho. Entende-se por adaptação o processo de modificação que pode ser feito, como, por exemplo, posicionamento da atividade em relação à pessoa; utilização de ferramentas e utensílios modificados; alteração do modo de execução; organização de objetos uns em relação aos outros; graduação das dificuldades; e outros.

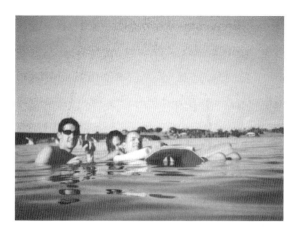

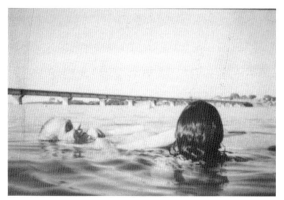

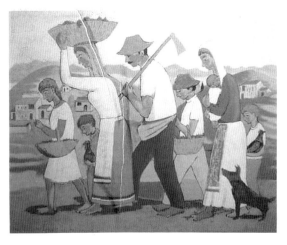

Figura 3 – Imagem de Fúlvio Pennachi – Volta ao Trabalho.

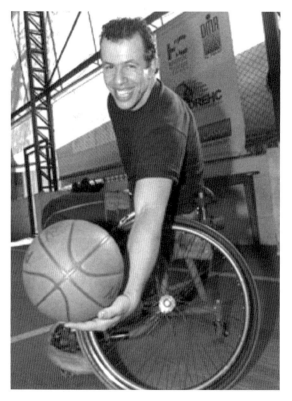

Figura 4 – Atividades de lazer.

O tratamento poderá enfatizar as alterações do ambiente, a recuperação, a melhora ou a modificação das habilidades e as destrezas comprometidas, ou o aprendizado de maneiras compensatórias para realizar as atividades.

Equipamentos, dispositivos, órteses ou recursos adaptativos são denominados tecnologia assistiva e podem ser utilizados, também, com a finalidade de possibilitar a conclusão de uma ou mais atividades. Sua eficácia depende da integração e da interdependência entre o paciente, os dispositivos/ equipamentos e o meio ambiente (casa, escola, trabalho, lazer, comunidade).

Modelos de Tratamento Comumente Indicados

• Abordagem percepto-cognitiva

As habilidades podem estar ausentes ou prejudicadas como resultado de doença ou lesão do Sistema Nervoso Central. As intervenções terapeuticas poderão produzir modificações orgânicas ou de comportamento, com base na plasticidade do sistema nervoso. Emprega-se a ocupação como meio utilizando informações e estímulos sensoriais graduados, bem como técnicas de ensino-aprendizagem.

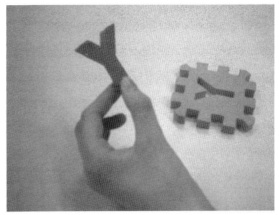
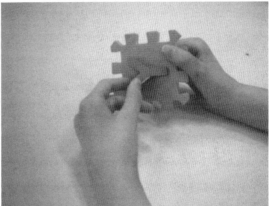
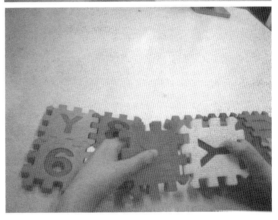

Figura 5 – Estímulos graduados.

• Abordagem biomecânica

É utilizada desde que os terapeutas ocupacionais começaram a tratar pacientes com disfunções físicas (Willard e Spackman, 1968).

A premissa principal é de que a ocupação requer habilidade para a movimentação (amplitude de movimentos e força muscular) dos membros e a resistência para permanecer

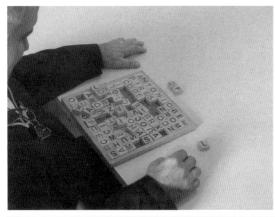

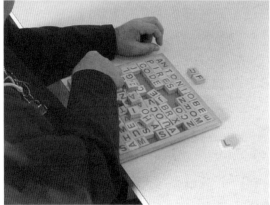

FIGURA 6 – Técnicas de ensino-aprendizagem.

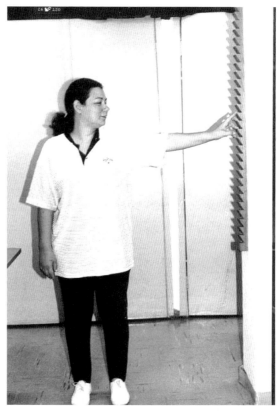

FIGURA 7 – Movimentação ativa – melhora da amplitude de movimento.

no movimento (resistência central e periférica) até a conclusão da atividade. Problemas como edema, contratura, comprometimento articular, moléstia cardiopulmonar, lesão nervosa periférica, lesão da medula espinhal, lesão por esforço repetitivo, dentre outros, são tratados pela abordagem biomecânica. Nestes casos, atividades que permitam alongamento dos tecidos moles, movimentação ativa, passiva e/ou autopassiva são empregadas para preservar e/ou melhorar a amplitude de movimentos, resistência e outros esforços para fortalecer a musculatura enfraquecida, ou níveis crescentes e graduados de exercício aeróbico para melhorar a resistência.

- Abordagem neuroevolutiva de aprendizagem motora

Aplica-se quando existe disfunção ocasionada por comprometimento do Sistema Nervoso Central, resultando na inabilidade para realizar movimentos voluntários. Mal de Parkinson, Acidente Vascular Encefálico, Tumores Cerebrais, entre outros são exemplos de patologias nas quais esta abordagem é indicada. Destina-se mais propriamente a suprir capacidades do que a desenvolver habilidades. A abordagem neuroevolutiva de aprendizagem motora compõe-se de diversas miniteorias relacionadas a aspectos do aprendizado motor,

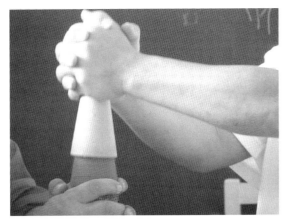

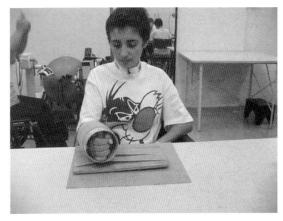

FIGURA 10 – Aprendizagem motora – aquisição do movimento voluntário.

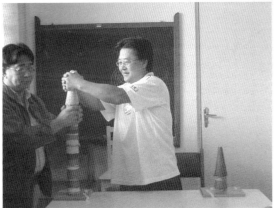

FIGURA 8 – Movimentação autopassiva – melhora da amplitude de movimento.

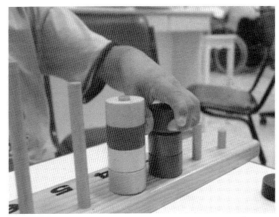

FIGURA 9 – Aprendizagem motora – aquisição do movimento voluntário.

desenvolvimentista e neurofisiológico de aquisição do movimento voluntário humano.

- Abordagem reabilitadora

Tem por finalidade tornar a pessoa tão independente quanto possível, a despeito de qualquer restrição residual.

Indivíduos independentes são aqueles que realizam tarefas para si, utilizando ou não equipamentos, métodos alternativos, ou ambiente adaptado, ou que gerenciam apropriadamente a conclusão de atividades executadas por terceiros em benefício de si mesmos.[16]

O terapeuta ensina o paciente a reconhecer e a fazer uso de suas habilidades remanescentes de maneira adaptada (ensino-aprendizagem) e utiliza a ocupação como fim. Esta obtém seu efeito terapêutico das qualidades de intencionalidade e significado.[5]

Em suma, a finalidade terapêutica ocupacional é desenvolver a competência entendida como a interação eficaz com os meios físico e social. Ser competente é possuir habilidade suficiente ou adequada para resolver suas demandas, exercer seus papéis e suas tarefas. Pressupõe níveis de suficiência e adequabilidade, pois não equivale à excelência, à normalidade ou à habilidade para realizar todas as coisas.

Os papéis desempenhados pela pessoa variam conforme o seu significado, a cultura e a motivação individual.

Vários fatores podem restringir o desempenho destes papéis e interferir no prognóstico e no processo de reabilitação. Entre eles, podemos citar:

- deformidades;
- ossificação heterotópica;
- alterações de sensibilidade;
- presença de dor;
- fraqueza muscular;
- baixa resistência física;
- déficit de coordenação motora;
- alterações do equilíbrio;
- alterações das funções corticais superiores (exemplos: apraxias, afasias, agnosias);
- fatores familiares, ambientais, socioculturais e emocionais.

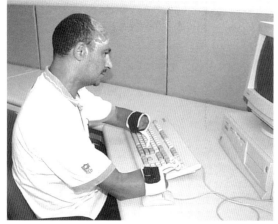

FIGURA 11 – Utilização das habilidades remanescentes de maneira adaptada (adaptações confeccionadas pelo terapeuta ocupacional em material termo moldável).

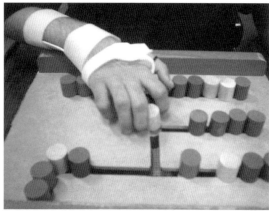

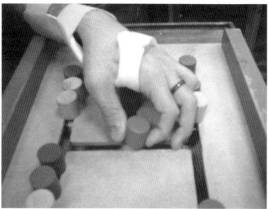

FIGURA 12 – Exercício de preensão com órtese para adequar posicionamento e auxiliar a função.

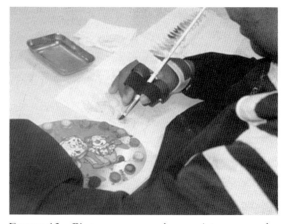

FIGURA 13 – Pintura em aquarela com órtese para adequar posicionamento e auxiliar a função.

Orientações Gerais

Orientações gerais e práticas realizadas pelo terapeuta ocupacional concorrem para a manutenção dos ganhos ou a melhoria gradativa destes e, principalmente, para a prevenção de agravos e deformidades. Estas orientações vão desde a prática de exercícios até a realização de atividades do cotidiano, a organização do ambiente e a interação social.

São orientados exercícios de alongamento, relaxamento, coordenação motora, equilíbrio estático e dinâmico e função manual com materiais encontrados no dia a dia, como bolas, toalha de rosto, grãos de cereais, esponja de banho, materiais com diferentes texturas e outros.

O cuidador deve:
- respeitar e ser respeitado pelo paciente;
- ser organizado e seguro em suas ações;
- dar informações completas, porém de modo gradual, de acordo com a necessidade;
- falar de um assunto por vez e respeitar o tempo necessário para que o paciente se coloque ou responda;
- pedir sugestões ao paciente e aos familiares;
- estimular que faça sozinho tudo o que consegue, desde que com segurança;
- respeitar as limitações e o tempo que necessita para realizar suas atividades;
- incentivar a autoconfiança;
- organizar as atividades dividindo as tarefas em etapas;
- restringir o número de estímulos oferecidos concomitantemente;
- estabelecer uma rotina diária para si e para o paciente;
- usar associações de palavras de modo a ajudar o paciente a reter as informações;
- fornecer, verbalmente ou por escrito, dicas ou pistas que levem a objetivos determinados;
- favorecer a integração do paciente nas situações da vida diária (refeições, festas, visitas, passeios, compras etc.);
- conversar com o paciente sempre de frente para ele e, se possível, na mesma altura;
- conversar sobre as coisas que fazem parte do ambiente ou do dia a dia.

O paciente deve:
- respeitar e ser respeitado pelo cuidador;
- colaborar na realização das atividades;
- seguir a rotina diária estabelecida;
- realizar sozinho tudo o que consegue, desde que com segurança;
- falar em quais situações encontra dificuldades;
- solicitar auxílio sempre que se sentir inseguro;
- falar sobre o que o agrada e o que o desagrada;
- fazer uso de listas, anotações, etiquetas, agendas, calendário que facilitem sua memória e organização.

Facilitação das Atividades de Vida Diária (AVDs)

Em geral, as pessoas com disfunção física necessitam de ajuda para realizar suas atividades diárias.

É importante que tanto o paciente como o cuidador estejam bem orientados para desempenhar seu papel da melhor maneira.

Melhorando o Ambiente Doméstico

A melhoria do ambiente doméstico corresponde à melhoria do desempenho dos envolvidos na reabilitação das pessoas com disfunção física:

- manter o ambiente bem arejado e iluminado;
- os interruptores de luz devem ser de fácil acesso e com cores que contrastem com as paredes;
- evitar pisos espelhados, irregulares, encerados e escorregadios;
- remover tapetes soltos e prender carpetes;
- prender fios soltos, mantendo-os embutidos, e eliminar quando desnecessários;
- preferir mobiliário firme e pesado e dispor mesas e cadeiras de modo a proporcionar conforto e segurança;
- elevar a altura da cama (pés devem ficar apoiados no chão) e usar colchão firme;
- preferir rampas a degraus;
- identificar os degraus com adesivos antiderrapantes e coloridos, sinalizando o desnível;
- instalar corrimãos dos dois lados da parede em escadas e corredores (corrimãos contínuos, com formato arredondado e antiderrapante);
- eliminar ou almofadar objetos pontiagudos e quinas de móveis;
- restringir o uso do fogão e de objetos cortantes para evitar queimaduras e ferimentos;
- usar campainha ou interfone para comunicação interna;
- evitar maçanetas redondas, pois são de difícil manuseio;
- instalar torneiras fáceis de abrir e fechar (alavanca ou pressão);
- manter o ambiente doméstico limpo e em ordem;
- elevar o vaso sanitário, construindo-se um patamar de tijolos no chão ou por meio de dispositivo próprio, comercializado em casas ortopédicas; facilita o sentar e levantar e promove maior segurança. redutores de assento sanitário podem ser necessários, assim como duchas higiênicas instaladas em substituição ao papel higiênico;
- instalar barras de apoio no box ou próximo a pias e vaso sanitário para prevenir quedas;
- usar tapetes ou chinelo antiderrapante dentro do box;

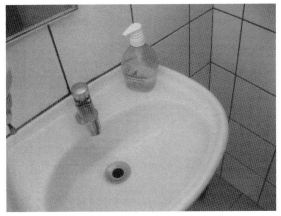

Figura 14 – Torneiras de alavanca ou pressão.

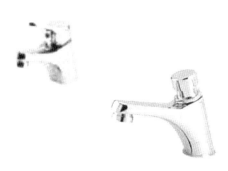

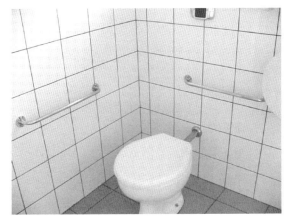

Figura 15 – Barras de apoio próximo ao vaso sanitário.

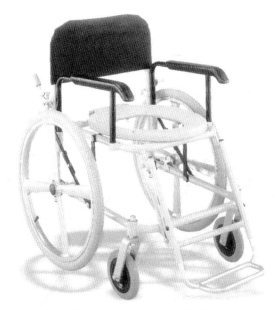

Figura 16 – Cadeira para banho e eliminações.

- preferir cortina no box, tomando cuidado com o desnível do piso;
- usar cadeira de banho ou cadeira comum, desde que firmes e seguras, para os pacientes com dificuldade de locomoção;
- verificar sempre a temperatura da água, principalmente no caso dos pacientes com alteração de sensibilidade;
- adaptar a altura e a posição do espelho de acordo com a necessidade;
- lembrar que o gabinete da pia, muitas vezes, impede o seu uso pelo cadeirante;
- redistribuir mobília no espaço, deixando as áreas de circulação livres.

Outras adequações de ambiente, mobiliário e acessibilidade podem ser pesquisadas no site da Associação Brasileira de Normas Técnicas (ABNT).[17] A ABNT especifica critérios e parâmetros técnicos de normatização da acessibilidade em conformidade com o preceito do desenho universal.

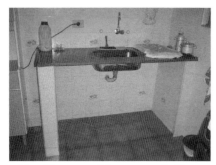

Figura 17 – Pia sem gabinete para facilitar o acesso com cadeira de rodas.

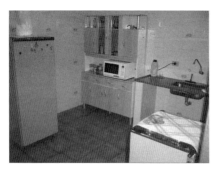

Figura 18 – Ambiente com áreas de circulação livre.

Alimentação

Alimentar-se sozinho exige coordenação motora, habilidade e destreza manual, força muscular de membros superiores, atenção, organização, orientação espacial, entre outros aspectos. Quando estes se encontram comprometidos, algumas orientações podem facilitar a realização da atividade:

- evitar que a refeição se torne longa demais, causando fadiga ou levando à ingestão dos alimentos já frios;
- estimular que o paciente escolha os alimentos que quer ingerir e a quantidade adequada sem correr riscos;
- utilizar ventosas ou antiderrapantes para fixação do prato (até mesmo um pano úmido evita que o prato deslize), quando necessário;
- adaptar uma mesa à cadeira de rodas para facilitar a atividade e permitir que as refeições sejam realizadas juntamente com os familiares;
- lembrar que facas com bom corte são mais seguras do que as mal afiadas; cortadores de pizza ou de legumes, também, podem ser úteis e são mais seguros;
- enrolar uma espuma ou material do tipo EVA no cabo dos talheres facilita o pegar para pacientes com dificuldade de preensão;
- utilizar prato fundo ou com anteparos, evitando que o paciente derrube os alimentos, bem como copos com alça ou canudos para facilitar a ingestão de líquidos.

Aos pacientes que não conseguem se alimentar sozinhos, a refeição deve ser oferecida aos poucos e em temperatura adequada. O paciente deve engolir antes que nova porção de alimentos seja oferecida. Nunca deverá ser alimentado na posição deitada; se ele não tiver condições de sentar, elevar a cabeceira da cama até aproximadamente 100°, apoiando os ombros e a nuca.

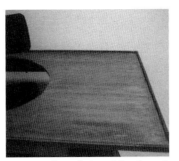

Figura 19 – Mesa adaptada à cadeira de rodas para facilitar as refeições e outras atividades.

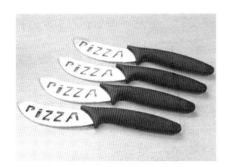

Figura 20 – Cortadores de pizza.

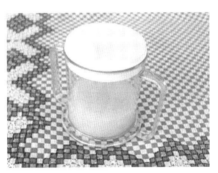

Figura 21 – Copo com alças.

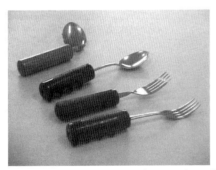
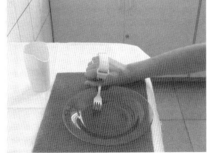

Figura 22 – Talheres adaptados; copo com abertura frontal e adaptação para substituir a presão.

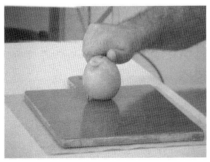
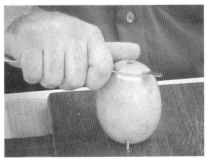

Figura 23 – Tábua adaptada com pregos galvanizados para descansar e cortar alimentos.

Vestuário

As atividades de vestuário exigem habilidades específicas, ações sequenciadas e elaboradas, que podem ser realizadas alternando-se a posição deitada, sentada e em pé, lembrando que a postura e o posicionamento devem estar adequados tanto para o paciente quanto para o cuidador.

- estimular e permitir que o paciente escolha suas roupas;
- alternar as posturas em pé e sentada para vestir-se e despir-se da cintura para baixo;
- utilizar adaptações como prolongadores, alças e argolas para facilitar o alcance e as preensões;
- substituir botões e zíperes por velcro, fazer uso de calças com elástico, sutiã com abertura frontal e evitar roupas justas são medidas facilitadoras, principalmente, em atividades externas, em que a pessoa pode necessitar utilizar sanitário;
- utilizar calçado adequado, com sola de borracha e sem cadarço.

O paciente pode realizar parte do vestuário e necessitar de auxílio, de adaptações ou dispositivos para concluí-la. A indicação de dispositivos ou adaptações deve ser feita pelo terapeuta ocupacional, pois, muitas vezes, mudanças no posicionamento da pessoa ou na execução da atividade a torna possível ou mais fácil de ser realizada, evitando-se, desse modo, a introdução de objetos ou equipamentos desnecessários ou que serão abandonados pelo paciente.

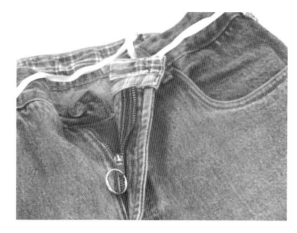
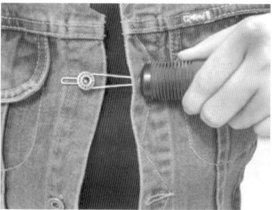

Figura 24 – Argola para zíper e adaptação para botões.

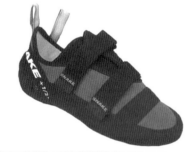
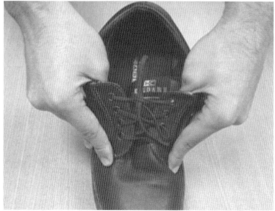

Figura 25 – Calçados com velcro e elástico.

Higiene e Aparência Pessoal

A realização das atividades de higiene e aparência pessoal depende de fatores como equilíbrio, coordenação motora, habilidade manual, integridade das funções cognitivas, entre outros. O terapeuta ocupacional fornece orientações que possibilitem um desempenho adequado e seguro destas atividades.

- realizar a atividade em local de fácil acesso e higienização;
- usar porta fio dental encontrado em lojas e supermercados facilita o manuseio do fio dental, assim como escovas fixas podem facilitar a higienização das próteses dentárias e das unhas;
- preferir lixar unhas e empurrar cutículas ao invés de cortá-las;
- optar por sabonete líquido e esponja ou luvas porta sabonetes;
- evitar frascos de xampu e outros que possuam tampas com rosca;
- lembrar que escovas de cabo longo facilitam o alcance das costas e dos membros inferiores na hora do banho;
- utilizar roupão facilita o enxugar-se;
- enxugar bem principalmente entre os dedos dos pés e nas dobras do corpo;
- incentivar o uso de creme hidratante para evitar o ressecamento da pele.

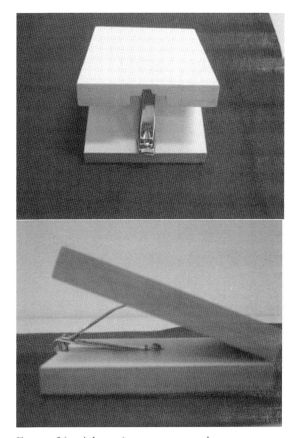

Figura 26 – Adaptação para cortar unhas.

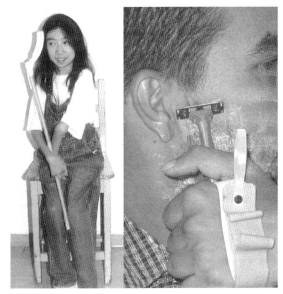

Figura 27 – Treinamento com adaptação: barba com substituição da preensão e pentear cabelo com prolongamento.

COMUNICAÇÃO

Telefone com dispositivo viva-voz ou com fone de ouvido acoplado à tiara; modificações em objetos de escrita e computador facilitam a comunicação, como, por exemplo, fixação do papel, utilização de pulseira de peso, *mouses* adaptados, *softwares* especiais, como teclado virtual com autoclique, ampliação de configuração de imagem; canetas com formato ergonômico, engrossadas e aderentes; lista de telefones úteis e em local de fácil acesso; lentes de aumento para leitura; substituição de preensão de diversos tipos para escrita.

Existem programas de computador e acessórios disponíveis para permitir que pessoas com deficiência tenham acesso à informática, como, por exemplo, teclado virtual, *Dos Vox*, *Rata Plaphoons*, *Head Device*, *Clickntype*.

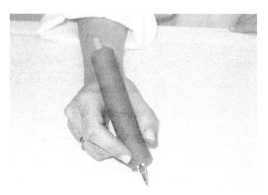
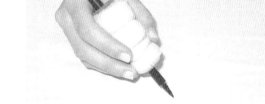

FIGURA 28 – Tubo de borracha e espuma para engrossar canetas.

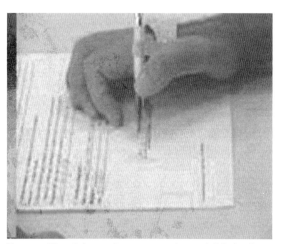
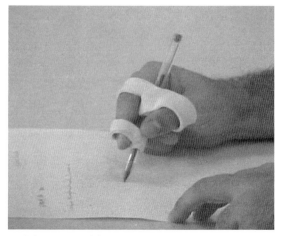

FIGURA 29 – Adaptações para escrita: pré-fabricada e com material termo moldável.

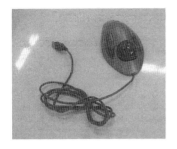 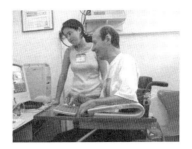 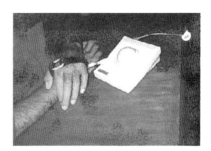

Figura 30 – Adaptações para computador e posicionamento do paciente.

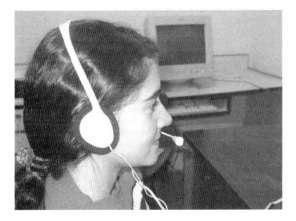 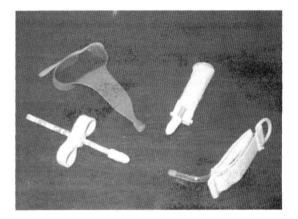

Figura 31 – Suporte do tipo tiara e adaptações para uso do teclado.

Mobilidade

Denomina-se mobilidade funcional a capacidade do indivíduo de mover-se ou mudar de posição ao realizar suas atividades. Isso inclui transferências, capacidade de transportar objetos, no que pode ser auxiliado por equipamentos como cadeira de rodas, andador, bengala e outros.

A indicação de uma cadeira de rodas e seus acessórios/adaptações deve ser feita após uma avaliação criteriosa da condição geral da pessoa, da sua incapacidade, de suas condições funcionais e medidas antropométricas. O equipamento deve favorecer distribuição de pressão, prevenir deformidades, proporcionar conforto e ser condizente com o estilo de vida do usuário.

As cadeiras de rodas podem ser de propulsão manual (com ou sem auxílio de terceiros) ou podem, também, ser motorizadas (impulsionadas por meio de um *joystick* ou *switch*).

Antes de se dirigir a um local, é preciso conhecer as condições de acessibilidade, um dos meios para isso pode ser consultando informações pela Internet. Muitas vezes, o local não é preparado para receber pessoas com deficiência, mas existem alternativas que possibilitam o acesso.

Medidas de Segurança ao Utilizar ou Manusear Cadeiras de Rodas

- frear a cadeira sempre que parar;
- erguer a cadeira de rodas sempre pela base;
- empurrar a cadeira com cuidado e atenção;
- ao subir degraus ou calçadas, encostar as rodas dianteiras no degrau, inclinar ligeiramente a cadeira para trás e empurrar, até que as rodas dianteiras estejam em cima do degrau, e só então empurrar a cadeira para cima;
- para descer calçada ou degrau, é mais seguro e exige menos esforço fazer isso de costas, o cuidador deverá ficar atrás da cadeira, descer e inclinar a cadeira para trás, amortecendo a descida, até que ela chegue ao chão.

Andadores, muletas e bengalas são recursos para auxiliar a locomoção e devem ser utilizados segundo orientação do médico ou do fisioterapeuta.

Em função da fadiga e de acordo com sua capacidade funcional, o paciente pode fazer uso alternado dos diferentes meios auxiliares para locomoção.

Atividade Profissional

A atividade profissional deve ser mantida sempre que o paciente apresentar condições físicas e cognitivas condizentes com a atividade desenvolvida. O seguimento das orientações, citadas anteriormente, e a utilização dos recursos que facilitem a execução das tarefas, a resolução dos problemas, a organização e planejamento serão primordiais para o desempenho profissional.

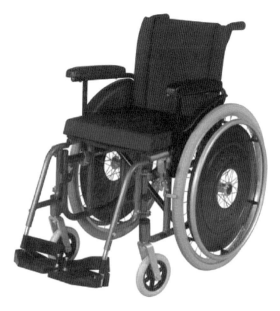
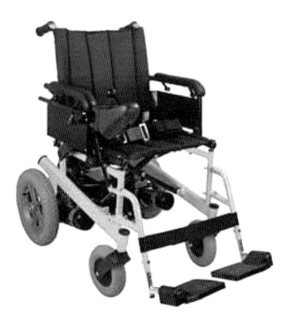

Figura 32 – Cadeira de rodas manual e motorizada.

ATIVIDADES DE LAZER

As atividades de lazer devem ser incentivadas de acordo com os interesses e as condições do paciente, com supervisão sempre que necessário. Podem ser adaptadas conforme a necessidade, sendo importante manter os hábitos da pessoa e/ou da família.

Atividades como assistir à televisão ou ouvir música podem se tornar incômodas, pois a intensidade do som é frequentemente um fator de irritabilidade somado às alterações perceptuais e cognitivas.

Desde que bem orientado, além de aliviar o estresse, o lazer pode funcionar como um excelente meio para estabelecer relações sociais, associar fatos e lembranças através de situações prazerosas.

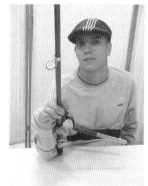
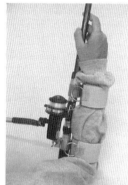

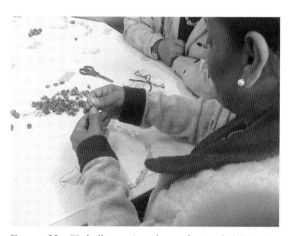

FIGURA 33 – Trabalho na área de confecção de bijuterias.

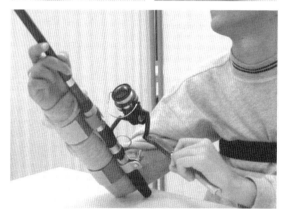

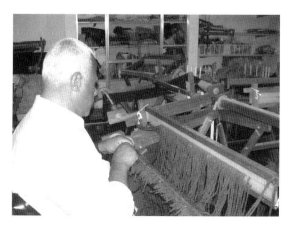

FIGURA 33 – Trabalho na área de confecção de bijuterias.

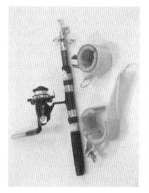
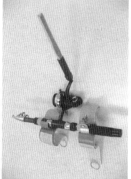

FIGURA 35 – Adaptações para pescaria: braçadeiras e prolongador de molinete.

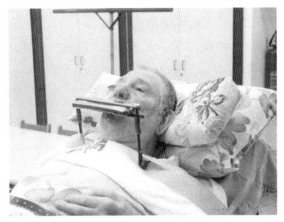

FIGURA 36 – Suporte para gaita.

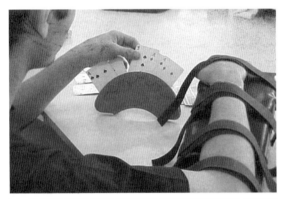

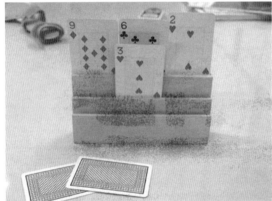

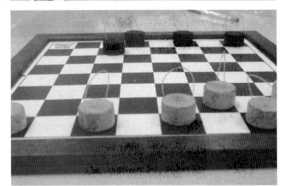

FIGURA 37 – Adaptações para jogos: suportes para cartas e alças para peças de dama.

REFERÊNCIAS

1. Tales et al. Diretriz de Reabilitação Cardiopulmonar e Metabólica: Aspectos Práticos e Responsabilidades. Arquivos Brasileiros de Cardiologia, vol 86, n1, janeiro 2006.

2. Trombly C. A, Radomski, M. V. Terapia Ocupacional para Disfunções Físicas. 5 ed. São Paulo: Santos, 2005.

3. Conselho Regional de Fisioterapia e Terapia Ocupacional (Crefito) – http://www.crefito.com.br.

4. Arruda E. Terapia Ocupacional Psiquiátrica, Rio de Janeiro, Instituto de Psiquiatria do Centro Psiquiátrico Nacional, 1962.

5. Carlo M M R P, Bartolottí CC. Terapia Ocupacional no Brasil: Fundamentos e Perspectivas. 2 ed. São Paulo: Plexus, 2001,

6. William Rush Dunton. Occupational Therapy: a manual for Nurses. Philadelphia, Saunders, 1918.

7. Castro ED, Lima EMFA, Brunelllo, MIS Atividades Humanas e Terapia Ocupacional. In De Carlo MMRP Bartolotti CC. Terapia Ocupacional no Brasil. Fundamentos e perspectivas, São Paulo: Plexus, 2001.

8. Francisco BR Terapia Ocupacional. 3 ed. Campinas: Papirus, 2004.

9. Fleishman EA, Quaintance MK. Taxonomies of human performance. The description of human tasks. New York: Academic Press, 1984.

10. Katz S, Ford AB, Mokowitz RW, Jackson BA, Jaffe MW. Studies of illness in the aged. The Index of ADL: a standardized measure of biological and psychosocial function. Jama, 1963.

11. Mahoney FI, Barthel D Functional evaluation: The Barthel Index. Maryland State Medical Journal, 1965; 14:56-61.
12. Granger CV, Hamilton BB. The Uniform data System for medical rehabilitation report of first admissions for 1992. American Journal of Physical Medicine Rehabilitation, 1994; 73: 51-55.
13. Jette AM; Branch LG. Impairment and disability in the aged. Journal of Chronic Disease, 1985; 58: 59-65.
14. Klein RM; Bell B. Self-care skills: behavioral measurement with Klein¬Sell AOL scale. Archives of Physical Medicine & Rehabilitation, 1982; 63: 335-338.
15. Espino O, Lichtenstein M, Palmer R, Hazuda H. Ethnic differences in Mini-Mental State Examination (MMSE) scores: Where you live makes a difference. Journal of the American Geriatrics Society, 2001; 49: 538-548.
16. Pedretti LW; Early MB. Terapia Ocupacional: Capacidades Práticas para Disfunções Físicas. 5 ed. São Paulo: Editora Roca, 2005.
17. Willard, Spackman. Terapia Ocupacional. 9 ed. Ganabara Koogan, 2002.
18. Moyers P. A The guide to occupational therapy practice. American Occupational Therapy Association. American Journal of Occupational Therapy, 1999 May-Jun; 53(3):247-322.
19. Associação Brasileira de Normas Técnicas (ABNT): http://www.abnt.com.br.
20. Silva OM. A Epopéia Ignorada: A Pessoa Deficiente na História do Mundo de Ontem e de Hoje. São Paulo: CEDAS, 1986. 470 p.
21. [OMS] Organização Mundial da Saúde, CIF: Classificação Internacional de Funcionalidade, Incapacidade e Saúde [Centro Colaborador da Organização Mundial da Saúde para a Família de Classificações Internacionais, Org.; coordenação da tradução Cássia Maria Buchalla]. São Paulo: Editora da Universidade de São Paulo - Edusp, 2003. 325 p.
22. Sassaki RK. Inclusão: Construindo uma Sociedade para Todos. 5 ed. Rio de Janeiro: WVA, 2003. 174 p.
23. Batista CAM. Inclusão: Construção na Diversidade: a Inclusão da Pessoa Portadora de Deficiência no Mercado Formal de Trabalho. Belo Horizonte: Armazém de Idéias, 2004. 188 p.
24. Teixeira E, Sauron FN, Santos LSB, Oliveira MC. Terapia Ocupacional na Reabilitação Física. São Paulo: Roca, 2003.
25. O portador de Deficiência: Qualidade de Vida, Autonomia de Decisão, Manual de Orientação: Cuidador Informal e Atendente Pessoal na Assistência Domiciliar. São Paulo: Lemos Editorial, 1997.
26. Lancman S. Saúde, Trabalho e Terapia Ocupacional. São Paulo: Roca, 2004. 215 p.
27. Hagedorn R. Fundamentos para a Prática em Terapia Ocupacional. 3 ed. São Paulo: Roca, 2003.
28. MacDonald JD. Terapia Ocupacional em Reabilitação. São Paulo: Santos, 1998. 515 p.
29. Lehmkuhl LD. Cinesiologia Clínica de Brunnstrom. 4 ed. São Paulo: Manole, 1987.
30. Nitriní R, Caramelli P, Mansuf LL. Neuropsicologia: das Bases Anatômicas à Reabilitação. São Paulo: HCFMUSP, 1996.

31. De Lisa JA, Gans BM, Tratado de Medicina de Reabilitação: Princípios e Práticas. São Paulo: Editora Manole, 2002.

Caderno Iconográfico

Capítulo 4

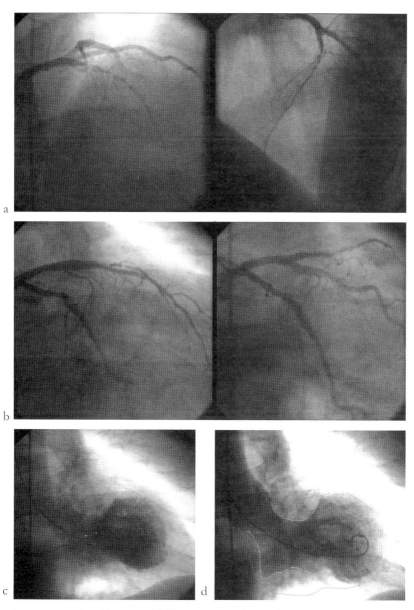

FIGURA 4 – Reestudo cinecoronariográfico em 25.8.2004, evidenciando em A e B a artéria coronária esquerda com a artéria DA ocluída e aspecto de recanalização. Em C e D, ventriculografia demonstrando imagem de grande aneurisma antero apical.

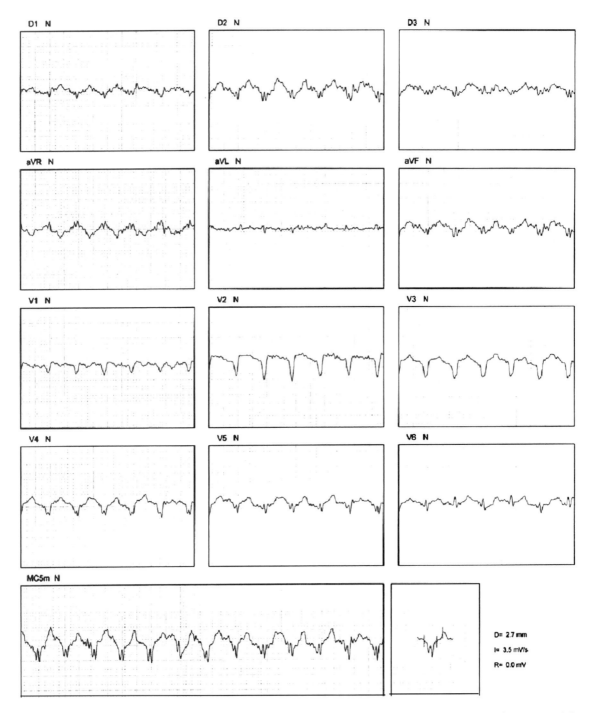

Figura 5 – Teste ergométrico associado à cintilografia miocárdica com radioisótopos (MIBI marcada com tecnécio 99 m) em 19.6.2007. Registros nas 12 derivações de Mason e Likar e na derivação MC5 no pico de exercício. Controles de PA e FC expressos na Tabela 5. Há ausência de modificações em relação ao ECG de repouso, apenas com discreto supradesnível de J/ST em área inativa induzido pelo esforço.

Capítulo 5

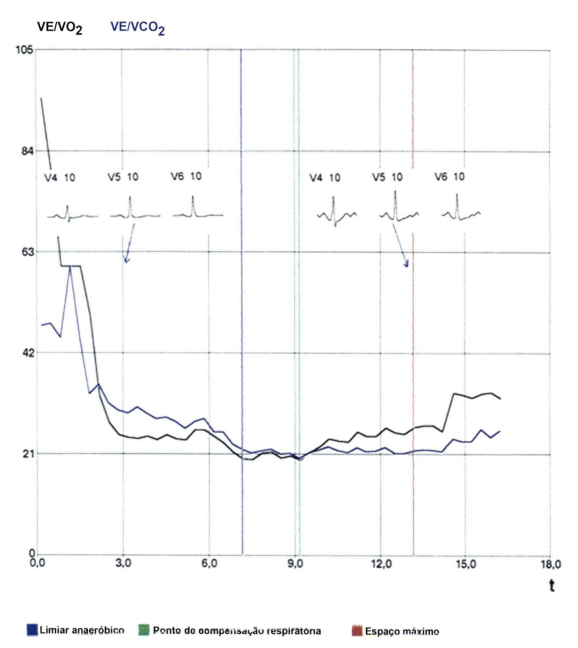

Figura 5 – Equivalentes ventilatórios VE/VO_2 e VE/VCO_2 em indivíduo normal, com 42 anos de idade, observando-se comportamento normal e distância elevada do ponto de compensação (linha verde) ao esforço máximo (linha vermelha).

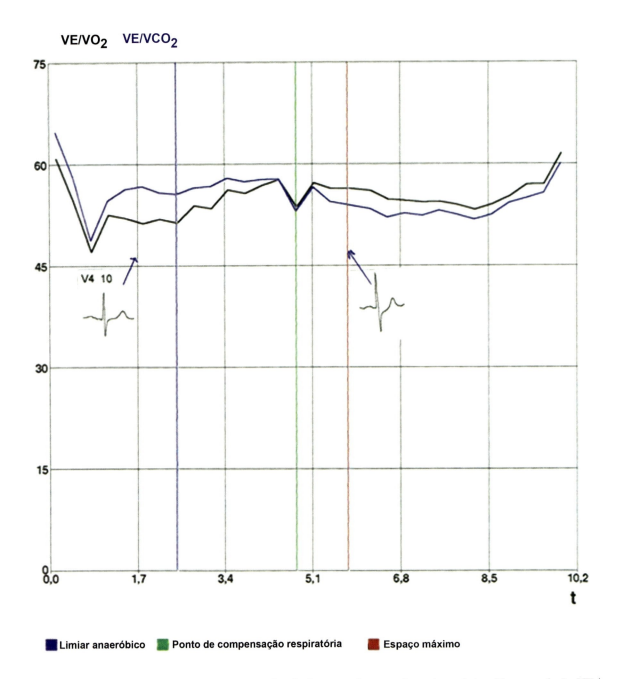

Figura 6 – Paciente de 61 anos, fumante, portador de doença pulmonar obstrutiva crônica. Nota-se relação VE/VO_2 e VE/VCO_2 elevada e resposta eletrocardiográfica normal.

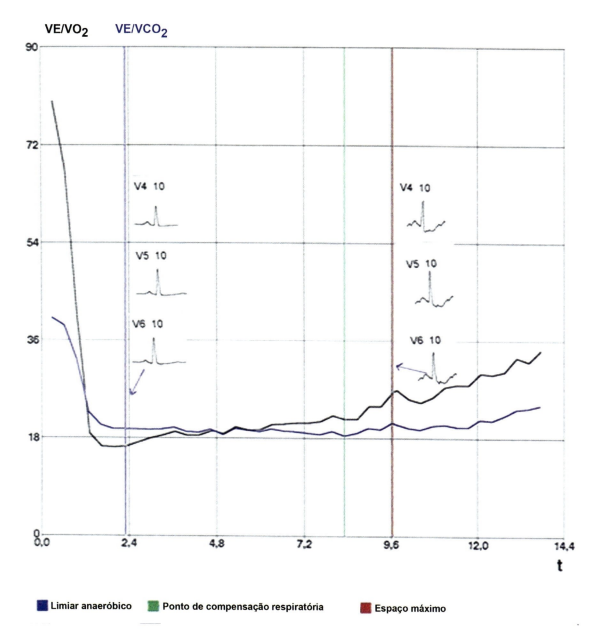

Figura 7 – Paciente de 62 anos de idade apresentando resposta isquêmica durante o teste com comportamento nos limites normais de VE/VO$_2$ e VE/VCO$_2$. Observa-se tempo curto de esforço entre o ponto de compensação (linha verde) e o esforço máximo (linha vermelha).

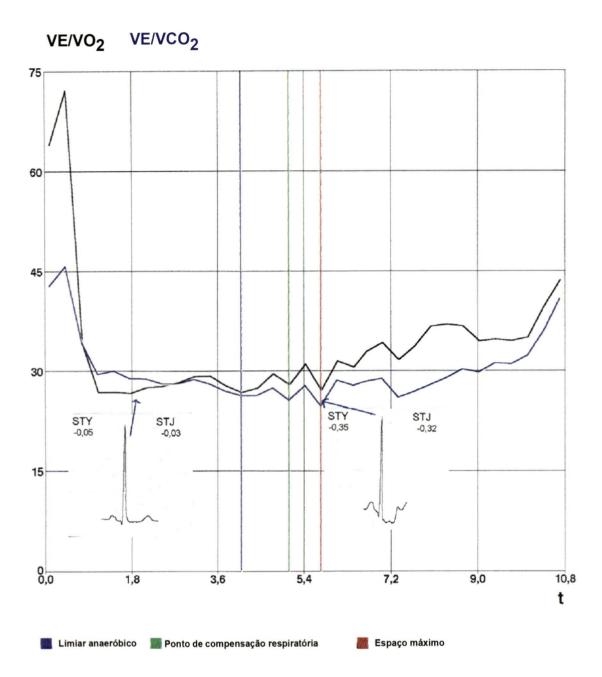

Figura 8 – Equivalentes respiratórios normais em paciente de 52 anos de idade, com resposta isquêmica ao eletrocardiograma. Observa-se distância curta entre o ponto de compensação (linha verde) e o esforço máximo (linha vermelha).

Capítulo 6

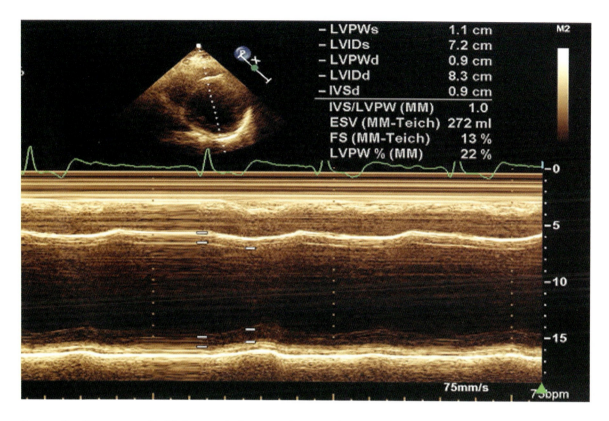

Figura 1 – Imagem modo M do ventrículo esquerdo para obtenção dos diâmetros e das espessuras parietais, guiadas pelo ecocardiograma bidimensional. Medidas em diástole realizadas coincidindo com onda q do ECG. Em sístole, nos pontos de maior incursão septal ou da parede posterior do VE, EdSep 11 mm, EdPP 9 mm, DdVE 8,3 cm e DsVE 7,2 cm.

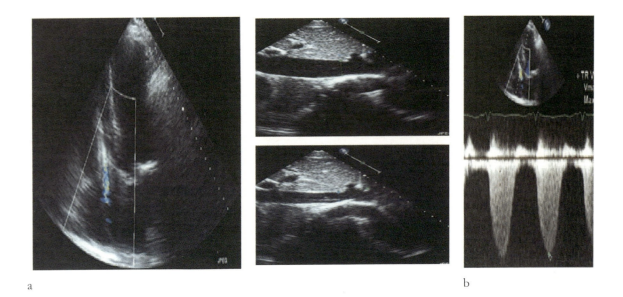

a b

FIGURA 2 – *ECO* cateterismo direito. De modo simples e reprodutível, estimam-se as pressões de câmaras direitas. (a) Pela análise dos diâmetros da veia cava inferior e de sua variação inspiratória, podem-se inferir as pressões médias de AD. Diâmetro menor que 1,5 cm e colapso sistólico completo (0 e 5 mmHg), diâmetro entre 1,5 e 2,5 cm e colapso maior que 50% (5 a 10 mmHg); diâmetro > 2,5 cm e diminuição menor que 50% (10 a 15 mmHg). Dilatação de veias hepáticas e sem alteração inspiratória (> 20 mmHg). (b) – Estimativa da pressão sistólica do VD, através da velocidade do fluxo regurgitante tricuspídeo, pela fórmula de *Bernoulli*, onde $P = 4 \times V^2$. Medimos o pico da velocidade do fluxo, assim como o gradiente entre VD e AD. Somando-se a PAD estimada, temos a PSVD.
PAD = 10 mmHg. PSVD = 57 + 10 mmHg.

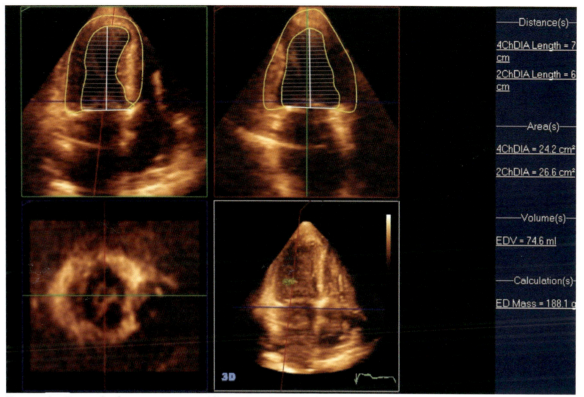

FIGURA 4 – Exemplo de reconstrução tridimensional. Esta é feita de acordo com a região de interesse (VE), onde são alinhados os cortes nos eixos sagital, coronal e transverso. Foram calculados automaticamente a massa do VE (188 g) e o volume diastólico (74,6 ml).

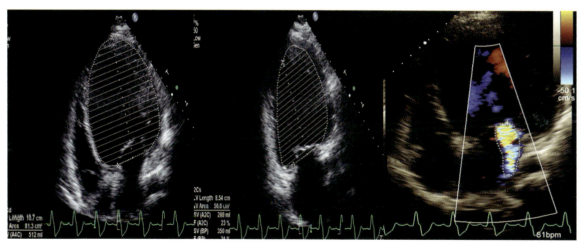

FIGURA 5 – Exemplo de paciente de 25 anos com miocardiopatia dilatada de etiologia idiopática. Observa-se importante dilatação do VE com volume de 350 ml e FE de 23%. ECG com bloqueio de ramo esquerdo. Refluxo mitral secundário de grau importante.

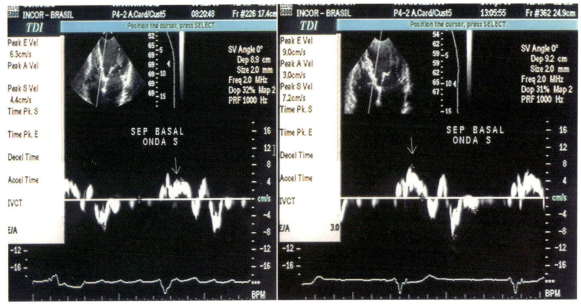

FIGURA 6 – Comparação do estudo das velocidades miocárdicas do VE, antes e após tratamento com mobilização de células progenitoras em pacientes com miocardiopatia dilatada grave. Notar a melhora significativa das velocidades sistólicas de 4,4 para 7,2 cm/s no segmento basal septal ao estudo com Doppler tecidual no exame evolutivo.

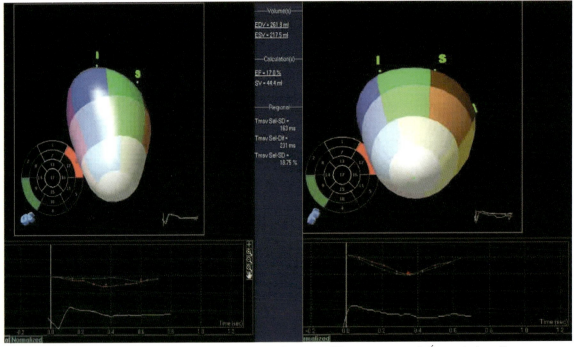

FIGURA 7 – Reconstrução volumétrica do VE ao ecocardiograma 3D em tempo real. É possível analisar as curvas de variação volumétrica de cada um dos 17 segmentos regionais, de acordo com a Sociedade Americana de Ecocardiografia. Demonstrou-se o caso de paciente com miocardiopatia dilatada com dissincronismo. À esquerda, notam-se a separação das curvas durante a sístole (seta) e um índice de dissincronismo de 18,7%. À direita, após ressincronização com marca-passo biventricular, nota-se que as curvas se aproximam e o índice passa para 0,4%, evidenciando significativa melhora. Este exame apresenta menor subjetividade que o estudo com Doppler tecidual.

Capítulo 7

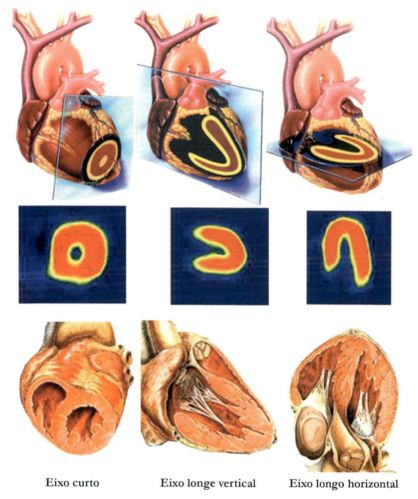

FIGURA 1 – Representação esquemática dos cortes tomográficos realizados ao longo do eixo curto e dos eixos longo vertical e horizontal do coração, na realização da cintilografia de perfusão miocárdica.

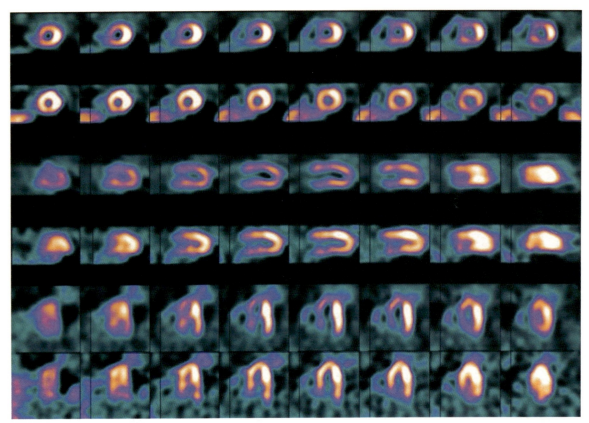

Figura 2 – Imagens cintilográficas de um paciente masculino, dislipidêmico, de 61 anos com queixas de fadiga aos esforços. Observar o defeito de perfusão acentuado e extenso, envolvendo a totalidade da região anterosseptal, do septo e do ápice do ventrículo esquerdo, induzido por esforço e com resolução completa ao repouso, consistente com isquemia miocárdica de alto risco (Figura 3 – após tratamento).

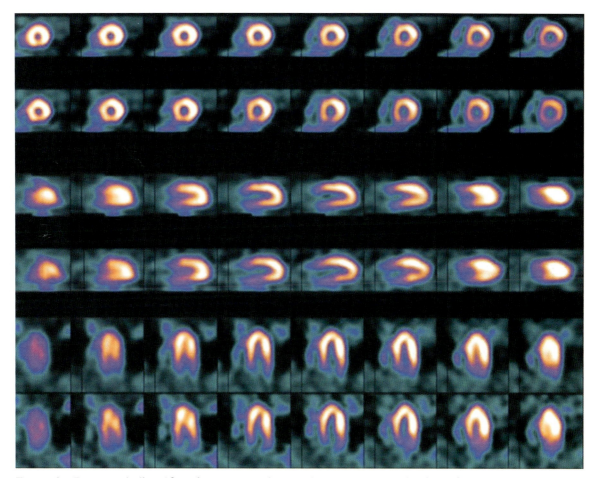

Figura 3 – Imagens cintilográficas do mesmo paciente após tratamento com implante de artéria mamária interna esquerda e anastomose no ramo descendente anterior. Observar que o defeito isquêmico de alto risco demonstrado na Figura 2, antes do tratamento, desapareceu por completo. Este paciente foi liberado para reabilitação cardiovascular e tratamento clínico agressivo com metas ideais de LDL < 70 mg/dl. A monitorização do paciente durante a reabilitação foi feita por critérios clínicos e por imagem nuclear.

Ventriculografia radioisotópica

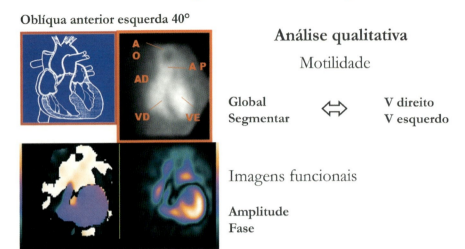

FIGURA 4 – Esta imagem mostra, no canto superior esquerdo, a figura esquemática de um coração; à sua direita, mostra uma ventriculografia radioisotópica em diástole; abaixo, à esquerda, mostra a análise de fase que é normal com ambos os ventrículos se contraindo sequencialmente; e abaixo, à direita, a análise de amplitude, mostrando motilidade normal dos ventrículos.

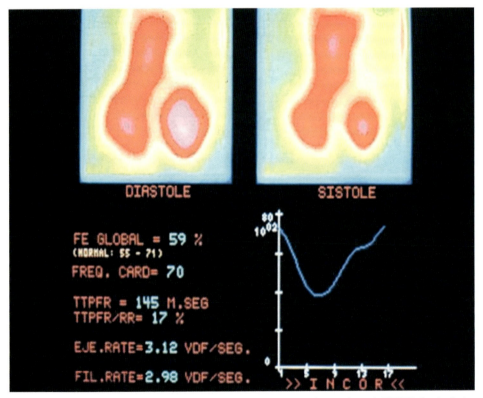

FIGURA 5 – Esta imagem mostra o ventrículo esquerdo em diástole e sístole máxima. A FEVE é calculada pelas áreas de interesse, do VE e suas contagens nas duas situações. Essas cintilografias foram realizadas na razão de 16 imagens por ciclo cardíaco. Levando em conta as mesmas áreas de interesse, pode-se ver a curva de variação de volumes do VE e calcular o tempo de ejeção e enchimento máximos, que são parâmetros de contratilidade e complacência ventricular.

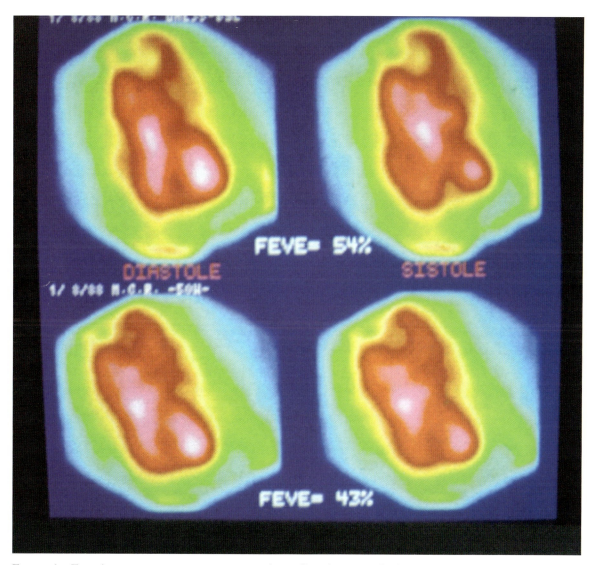

Figura 6 – Estas imagens mostram, na parte superior, a diástole e a sístole de uma paciente em repouso. As imagens inferiores mostram o efeito do exercício isométrico. Observa-se que a parede inferior, antes com motilidade normal, mostra hipocinesia ao exercício e a FEVE diminuiu de 54% para 43%. Paciente portador de insuficiência coronariana com obstrução significativa na artéria coronária direita.

SOBRE O LIVRO

Formato: 21 x 28 cm
Mancha: 25 x 30 cm
Tipologia: Garamond
Papel: Couché 90 g
n. de páginas: 808
1ª edição: 2010

EQUIPE DE REALIZAÇÃO

Edição de texto
Nathalia Ferrarezi (Assistência editorial e revisão)
Maria Apparecida F. M. Bussolotti (Preparação do original e copidesque)

Editoração eletrônica
Denise Tadei (Projeto gráfico, diagramação e tratamento de imagens)
David Menezes (Diagramação)
Renata Tavares (Capa)

Impressão
Edelbra Gráfica